现代著名老中医名著重刊丛书

许家松 著

第四辑

现代著名老中医名著重刊丛书
方药中论医集

黄帝内经素问
运气七篇讲解

人民卫生出版社

图书在版编目(CIP)数据

黄帝内经素问运气七篇讲解/方药中　许家松著. —北京：人民卫生出版社，2007. 10

（现代著名老中医名著重刊丛书　第四辑　方药中论医集）

ISBN 978-7-117-08856-5

Ⅰ. 黄…　Ⅱ. ①方…②许…　Ⅲ. ①素问-研究②运气（中医）-研究　Ⅳ. R221.1　R226

中国版本图书馆 CIP 数据核字(2007)第 092502 号

现代著名老中医名著重刊丛书（第四辑）

方药中论医集

黄帝内经素问运气七篇讲解

著　　者：方药中　许家松

出版发行：人民卫生出版社（中继线 010-59780011）

地　　址：北京市朝阳区潘家园南里 19 号

邮　　编：100021

E - mail：pmph @ pmph. com

购书热线：010-67605754　010-65264830
010-59787586　010-59787592

印　　刷：三河市宏达印刷有限公司

经　　销：新华书店

开　　本：850×1168　1/32　**印张：**29. 25　**插页：**4

字　　数：758 千字

版　　次：2007 年 10 月第 1 版　2023 年 5 月第 1 版第13次印刷

标准书号：ISBN 978-7-117-08856-5/R・8857

定　　价：49. 00 元

打击盗版举报电话：010-59787491　E-mail：WQ @ pmph. com

（凡属印装质量问题请与本社销售中心联系退换）

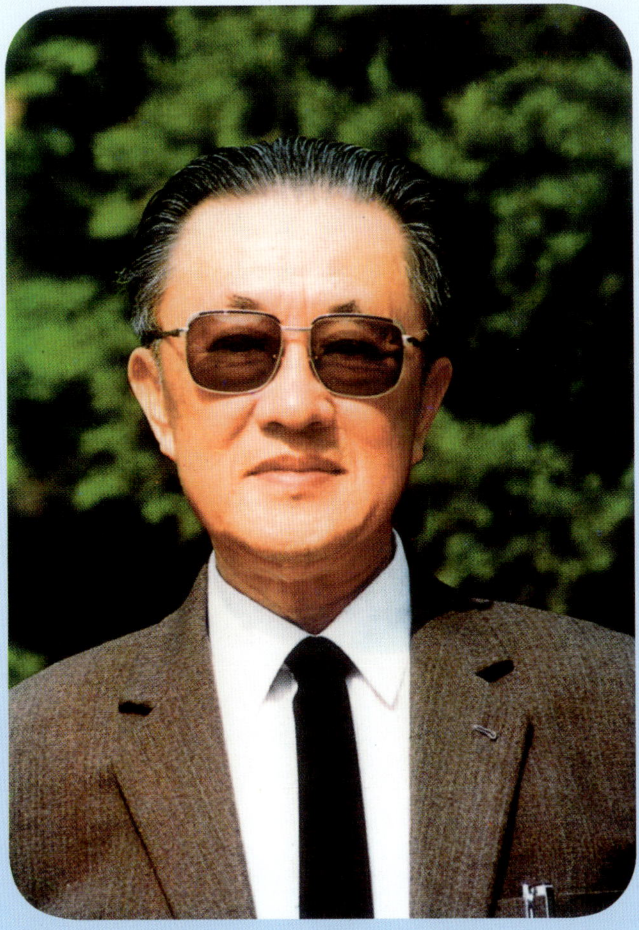

方药中

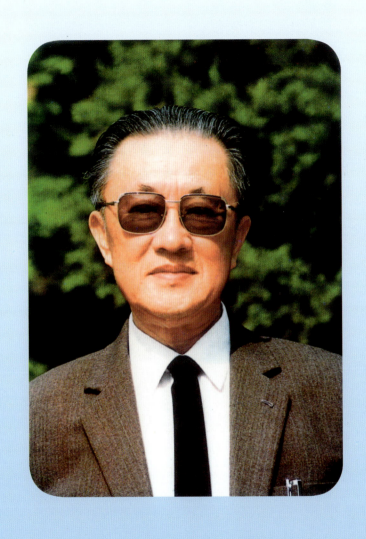

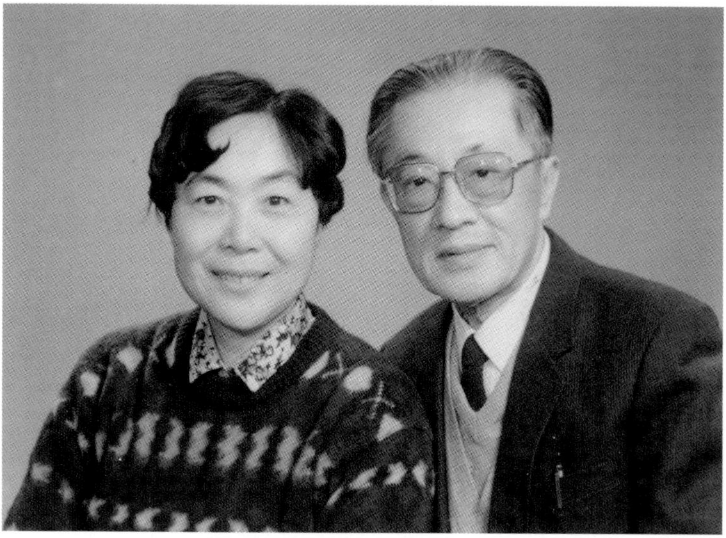

作者方药中(右)、许家松(左)

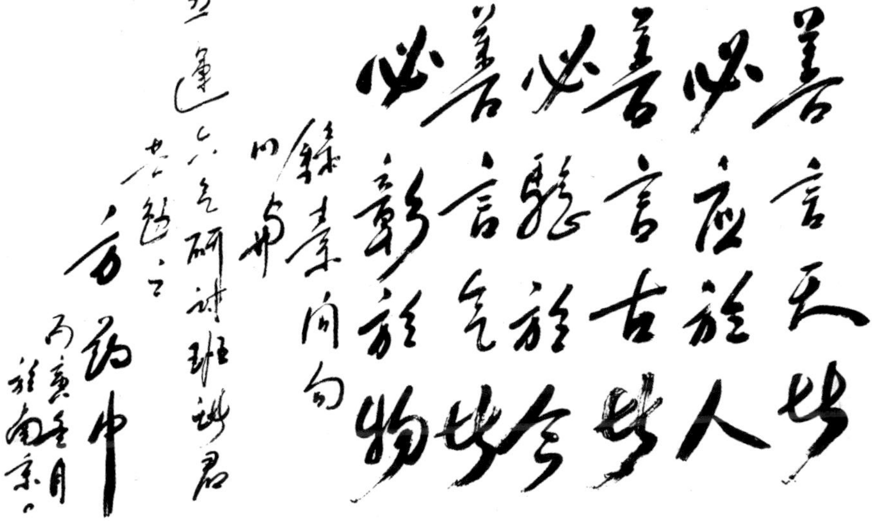

书《黄帝内经素问·气交变大论》句

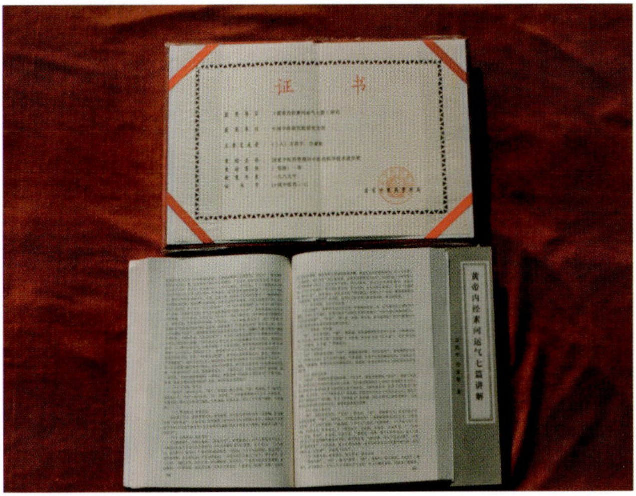

《黄帝内经素问运气七篇研究》获国家中医药局科技进步一等奖

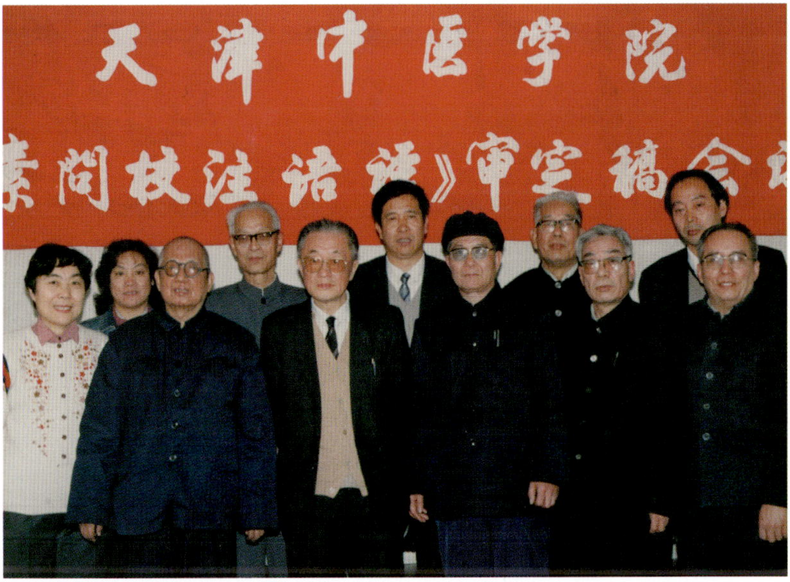

1989年2月参加人民卫生出版社主持的《素问校注语释》审定稿会议。
前排左起：郭蔼春(天津)、方药中(中研)、张灿岬(山东)、
史常永(辽宁)、余瀛鳌(中研)
后排左一：许家松(中研)、左三：王玉川(北中)

出版说明

自20世纪60年代开始，我社先后组织出版了一批著名老中医经验整理著作，包括医论医话等。半个世纪过去了，这批著作对我国近代中医学术的发展产生了积极的推动作用，整理出版著名老中医经验的重大意义正在日益彰显，这些著名老中医在我国近代中医发展史上占有重要地位。他们当中的代表如秦伯未、施今墨、蒲辅周等著名医家，既熟通旧学，又勤修新知；既提倡继承传统中医，又不排斥西医诊疗技术的应用，在中医学发展过程中起到了承前启后的作用。这批著作均成于他们的垂暮之年，有的甚至撰写于病榻之前，无论是亲自撰述，还是口传身授，或是其弟子整理，都集中反映了他们毕生所学和临床经验之精华，诸位名老中医不吝秘术、广求传播，所秉承的正是力求为民除瘼的一片赤诚之心。诸位先贤治学严谨，厚积薄发，所述医案，辨证明晰，治必效验，不仅具有很强的临床实用性，其中也不乏具有创造性的建树；医话著作则娓娓道来，深入浅出，是学习中医的难得佳作，为近世不可多得的传世之作。

由于原版书出版的时间已久，已很难见到，部分著作甚至已成为学习中医者的收藏珍品，为促进中医临床和中医学术水平的提高，我社决定将一批名医名著编为《现代著名老中医名著重刊丛书》分批出版，以飨读者。

第一辑收录13种名著：

《中医临证备要》 《施今墨临床经验集》
《蒲辅周医案》 《蒲辅周医疗经验》
《岳美中论医集》 《岳美中医案集》
《郭士魁临床经验选集——杂病证治》
《钱伯煊妇科医案》 《朱小南妇科经验选》
《赵心波儿科临床经验选编》 《赵锡武医疗经验》
《朱仁康临床经验集——皮肤外科》
《张赞臣临床经验选编》

第二辑收录14种名著：

《中医入门》 《章太炎医论》
《冉雪峰医案》 《菊人医话》
《赵炳南临床经验集》 《刘奉五妇科经验》
《关幼波临床经验选》 《女科证治》
《从病例谈辨证论治》 《读古医书随笔》
《金寿山医论选集》 《刘寿山正骨经验》
《韦文贵眼科临床经验选》 《陆瘦燕针灸论著医案选》

第三辑收录20种名著：

《内经类证》 《金子久专辑》
《清代名医医案精华》 《陈良夫专辑》
《清代名医医话精华》 《杨志一医论医案集》
《中医对几种急性传染病的辨证论治》
《赵绍琴临证400法》 《潘澄濂医论集》
《叶熙春专辑》 《范文甫专辑》

《临诊一得录》

《中医儿科临床浅解》

《金匮要略简释》

《温病纵横》

《针灸临床经验辑要》

《妇科知要》

《伤寒挈要》

《金匮要略浅述》

《临证会要》

第四辑《方药中论医集》6种名著：

《辨证论治研究七讲》

《医学三字经浅说》

《医学承启集》

《中医学基本理论通俗讲话》

《温病条辨讲解》

《黄帝内经素问运气七篇讲解》

这批名著原于20世纪60年代前后至80年代初在我社出版，自发行以来一直受到读者的广泛欢迎，其中多数品种的发行量都达到了数十万册，在中医界产生了很大的影响，对提高中医临床水平和中医事业的发展起到了极大的推动作用。

为使读者能够原汁原味地阅读名老中医原著，我们在重刊时采取尽可能保持原书原貌的原则，主要修改了原著中疏漏的少量印制错误，规范了文字用法和体例层次，在版式上则按照现在读者的阅读习惯予以编排。此外，为不影响原书内容的准确性，避免因换算造成的人为错误，部分旧制的药名、病名、医学术语、计量单位、现已淘汰的检测项目与方法等均未改动，保留了原貌。对于犀角、虎骨等现已禁止使用的药品，本次重刊也未予改动，希冀读者在临证时使用相应的代用品。

人民卫生出版社

2007年8月

方药中先生生平与学术成就

1921年农历10月14日，方药中先生生于四川省重庆市。幼时先读三年经书，后入重庆市巴蜀小学。1940年在重庆市兼善中学高中毕业。毕业后考取重庆市邮局作邮务员。同年，拜门于清代著名医家陈修园后裔、京都“四大名家”之一的陈逊斋先生门下学习中医。为了维持生活并腾出白天时间学医业医，先生不得不在邮局作长达十年的夜班。1944年出师后，取得“中医师”资格证书和重庆市执业证书，开设了“方药中诊所”。主治脾胃病兼及内、妇、儿、针各科。从1944年起，先生开始在《国医药月刊》等中医杂志上发表文章，论述中医理论，反对借“中医科学化”之名，行“中医西洋化”，亦即消灭中医之实。1951年，调至西南卫生部中医科工作。1952年以“中学西”身份，考入北京大学医学院医疗系，系统学习西医五年。在学期间，陆续发表论述中医学术体系、介绍中医经典著作的多篇论文，并完成了第一部专著《医学三字经浅说》。1957年北医毕业后，分配到中医研究院从事临床、教学和科研工作。50、60年代，他承担了卫生部举办的“西学中”高级班的教学工作，并先后承担了北京各大医学院所举办的“西学中”班教学工作，讲授《内科学》、《方剂学》、《中医基础理论》、《伤寒论》、《金匮要略》以及《内经》运气学说等，并写成专著《中医学基本理论通俗讲话》。在临床方面，先后从事大叶性肺炎、肝硬化腹水的临床诊治和研究。60、70年代，曾多次参加医疗队，长期深入到甘肃、山东、山西、新疆等边远贫困地区、灾疫区参加浮肿干瘦病、丝虫病、布氏杆菌病的救治工作，多次被评为“先进工作者”。1971年回京后参加筹建举办全国中医研究班工作，后参加创建并长期主持了中医研究院研究生班、研究生部的工作。作为中医首批硕士、博士研究生的指导教师，先后指导五十余名研究生。1979年，出版专著《辨证论治研究七讲》。1983年加入中国共产党。同年出版专著《黄帝内经素问运气七篇讲解》（与许家松合著）获1989年国家中医药局科技进步一等奖。1985年，与黄星垣等主编出版《实用中医内科学》。1986年编著出版《温病条辨讲解》（与许家松合著）。1986～1990年主持并完成国家“七·五”攻关课题《著名中医方药中对慢性肾功能衰竭的诊治经验研究》，获1991年国家中医药局科技进步三等奖。1990年被国务院授予首批国家级有突出贡献的专家。同年，获“阿尔伯特·爱因斯坦”世界科学奖荣誉证书。1993年，出版论文集《医学承启录》。1995年3月3日病逝于北京，享年74岁。

先生生前任中国中医研究院研究员、博士生导师、中国中医研究院研究生部主任、西苑医院副院长。国家科技进步奖评审委员会委员、国家自然科学基金评审委员会委员、国务院学位委员会学科评议组成员、卫生部药典委员会委员、药品评审委员会委员、中华全国中医学会常务理事等职。

方药中先生是一位在中医理论、临床、教育、科研等方面作出了全面发展、开拓与创新的著名医家。其学术贡献主要有以下五个方面：

一、一位有创见的中医理论家

1. 对中医理论体系的完善与全面论述：从20世纪40年代先生从医之日起，就不断著文坚持中医学有其固有的理论体系，并有效地指导着中医的临床。在1959年完成的专著《中医学基本理论通俗讲话》中，较全面地论述了中医理论体系的基本内容。1983年发表论文《论中医理论体系的基本内涵及其产生的物质基础》，从八个方面对这一体系作了全面论述与构建：①中医学的指导思想——整体恒动观；②中医学的理论基础——气化论；③中医学对人体生理和病理的认识——脏象论；④中医学对疾病病因与发病的认识——正邪论；⑤中医学对疾病病机的认识——求属论；⑥中医学诊断治疗疾病的主要方法与特点——辨证论治；⑦中医理论产生的物质基础——“候之所始，道之所生”；⑧中医学的论理工具——阴阳五行学说。这在中医学术界属首次从系统的角度，对中医理论体系的构成要素及其作用、地位、相互关系、结构所作的一次全面、系统、明确的表述，突破了长期以来认为中医学理论体系由“整体观”和“辨证论治”两方面组成的简约表述。先生认为，中医学的发展与创新必须遵循中医学的理论体系。

2. 对中医气化学说的整理、提高与再认识：中医气化学说是论述自然气候变化规律与生命活动、人体健康与疾病相应关系的理论。集中见述于《黄帝内经素问》“运气七篇”之中。其篇幅约占《素问》全书的三分之一。由于文字古奥、简约、且广泛涉及天文、气象、地理、物候、历法等多学科知识，历来被视为是中医的“天书”，高深莫测，长期被尘封。先生从50年代开始讲授“运气七篇”。80年代，历时四年有余，与许家松合著成《黄帝内经素问运气七篇讲解》一书，凡八十一万余言。该书的特点有三：第一，解读全文。作到逐句讲解，逐段述评，逐篇小结。作到不遗漏，不避难点、疑点，并在比较历代医家观点的基础上，进行评介，提出个人认识。该书被十余名著名中医专家评为自唐代王冰补注“运气七篇”以来的第一个全文讲解本。对中医理论与文献研究方法作了新的尝试。第二，整理其理论体系，发掘其理论实质与核心。全书总结了对“运气七篇”的理论体系，提出：自然气候自身存在着一个自稳调节机制，人与自然相通相应，也存在着自稳调节机制。“人与天地相应”才是气化学说的核心与精华。对气化学说的研究，应该突破对“五运六气运算格局”的现代气象验证这一局限，发掘和研究其实质与核心。第三，重新认识和评价中医气化学说及其在中医学中的地位。提出：中医学主要是从“气化”的角度来认识生命过程，人体生理、病理，疾病的诊断，治疗，养生康复等，因此，气化学说实属于中医学理论基础地位，体现了中医学的理论特点。

二、对辨证论治提出创新模式的一代名医

辨证论治是中医诊断和治疗疾病的主要方法与特点。古代医家对辨证论治的模式不断进行了丰富、创新与规范，先后创建了六经证治体系、三焦——卫气营血证治体系以及八纲、脏腑等辨证方法。先生认为，新的时代要求我们在继承前人经验的基础上，进行新的规范，探索新的模式以发展辨证论治。70年代，先生出版了中医第一部辨证论治专著——《辨证论治研究七讲》，对“辨证论治”模式提出了新的设计——辨证论治七步。后简化为五步，这五步是：第一步，按脏腑经络理论对疾病进行“定位”。第二步，从阴阳、气血、表里、虚实、风、热（火）、湿、燥、寒、毒对疾病进行“定性”。第三步，“必先五脏”，即在上述定位、定性的基础上，辨析出反映疾病本质的主要病理变化，完成“辨证”，提出中医诊断。第四步，“治病求本”，即找出相应的治法和方、药。第五步，“治未病”，即根据中医“五脏相关”的整体观，通过调节相关的未病脏腑，协助治疗已病脏腑，进行整体调控以提高疗效。随着时代进步，中医诊治的多是被西医明确诊断的许多疾病。中医如何探讨经西医“辨病”而又能充分体现中医“辨证论治”特点的辨病与辨证论治相结合的诊治模式，已成为中医临床无法回避和亟待解决的问题，也是中医辨证论治发展创新的一大关键。目前通行的“辨证分型定方”难以充分体现中医的整体恒动观和辨证论治优势。为此，在主持“七·五”国家课题《著名中医方药中对慢性肾衰的诊治经验研究》中，先生以“慢性肾衰”为例，设计了《慢性肾功能衰竭诊断治疗常规》。《常规》经过院内外临床验证，不但疗效领先，而且能较充分地体现中医辨证论治的优势和特点，并切实可行。为西医辨病和中医辨证论治相结合的诊治模式，提出了新的思路和设计，为中医辨证论治的发展与创新，作了新的探索。

在长达半个多世纪的从医生涯中，先生一生从不脱离临床，重点从事肝肾病的诊治研究。他创制的肝肾系列方中的黄精汤、苍牛防己汤，肾病系列方中的参芪地黄汤等，屡用屡验，久用不衰，成为一代名医留下的一份传世之宝。

三、中医研究生教育的开拓者、奠基者和一代宗师

教书育人伴随先生一生。从50年代教授西学中班到70年代开创研究生教育，先生为中医高级人才的培养倾注了一生的心血，铸成金针度人。1978年中医开始招收研究生，而对中医研究生要学什么、怎么学、培养什么样的人才，可谓史无前例，无可借鉴。先生遵循中央提出的“系统学习、全面掌握、整理提高”的一贯方针，在浩如烟海的中医典籍中，选取了《内经》、《伤寒论》、《金匮要略》、《温病条辨》四部古典医著的研读作为主干课程，以《中医各家学说研究》加以串连，以《临床系列专题》重点讲授当代新理论、新经验、新成果，共同组成中医研究生的课程体系。在学习方法上，提出“自学为主，提要勾玄”的教学方法。在培养模式上，提出了“懂理论、会看病、能讲会写”以培养适应性强的通才为主的人才培养模式。在培养途径上，采取课堂集中讲课与导师分散培养相结合。特别值得提出的是，他倡导学术开放、学术争鸣和宽松的学术空气，不搞一言堂。在艰难的物质条件下，靠自己的学术威望，遍请了近百名全国一流中医和中西医专家来班讲学交流和会诊，大大扩展了研究生的眼界和思路，大大提高了研究生班的学术地位，成为研究生教育的一面旗帜，被誉为“中医之黄埔”。他作为指导教师，培养出的大批博、硕士生，已成为中医教育、临床、科研管理的栋梁之材而遍布全国。

四、力主中医传统科研方法应与现代方法并举并重，为传统研究方法争得一席之地

先生从来不反对运用现代方法从事中医研究工作。他自己就学习了五年西医。但是反对忽视和取代中医传统方法。这是因为：其一，中医学的精深理论和丰富经验，都是运用传统方法研究和总结出来的。所谓“传统方法”，结合临床，也就是以整体恒动观为指导思想，把天地人作为一个统一整体，以“外候”为依据，以辨证论治为方法，认真收集和分析总结人体健康与疾病的变化规律与证治规律。其二，由于生命活动和疾病的极度多样化和复杂化，在中西医面前，对许多生命现象和疾病，还不能作出科学的说明，提出有效的诊治方法，未知的领域还很多。中医学从宏观入手，认真分析总结“证候”，提出的诊治手段和方法相对有效，具有优势。其三，我国是一个发展中国家，具有现代科研设备和能力的机构与人员相对集中并占少数。如果把广大中医工作者从临床出发，运用传统方法总结新经验、新认识摒弃于科研大门之外，不但脱离现实，而且会铸成错误。因此，先生从七八十年代起，就为中医科研中传统方法的运用和合法地位不断呼吁。1988 年国家中医管理局召开了“全国中医药传统科研方法研讨会”。会上，先生和中医前辈们一致呼吁和坚持，终于为中医传统科研方法争得一席之地。

五、一位坚定无畏的中医卫士

从 1944 年起，先生就著文指出，打着“中医现代化”的幌子，行消灭中医之实是“中医界的最大危机”。先生一生为维护中医大业仗义执言，刚正不屈，在中医界享有“中流砥柱”的威望。“文革”后期，“批林批孔批五行”的逆流扑面袭来，重重地撞击了先生忠诚中医的惓惓之心。先生认为，中医的理论与实践，虽来源于实践，但是，是借助于阴阳五行作为论理方法来进行总结和表述的。批五行废五行的实质是消灭中医。为此，先生不顾个人安危，奋笔疾书，发表了《评五行学说及其对中医学正反两方面的影响》一文。文中尖锐地指出，这“不是一场单纯的学术争论”，“是向中医学丰富的理论和宝贵的临床经验的进攻，企图以达到废医存药的罪恶目的”。其横眉怒对，浩然正气，犀利文笔，跃然文中。

在现代中医学史上，先生作为一位有创见的中医理论家，一位对辨证论治作出创新发展的一代名医，一位中医研究生教育的奠基人、开拓者和一代宗师，一位为捍卫中医大业不屈奋战的坚定卫士留下了自己的名字——方药中。

文以弘道，文以卫道

——《方药中论医集》妻序

《方药中论医集》是从现代著名中医学家方药中先生从医五十余载所写诸多医著中精选而成。

先生自1940年步入杏林以来，怀着对中华文明的民族尊严和对中医瑰宝的赤诚之心，精研岐黄，一生沉潜于方药之中，且笔耕不辍。作为一位有创见的中医理论家，在中医理论研究方面，他首次全面、系统地论述了中医学理论体系的基本内涵及其理论框架。首次全文诠释了中医理论中最艰深的部分——《黄帝内经素问》“运气七篇”，并在此基础上，提出“气化学说”是中医学的理论基础和理论特点。作为一代名医，他对辨证论治的模式提出了创新设计，并有效指导临床，起沉疴救危厄，给我们留下了屡用屡验的肝肾系列方。作为中医研究生教育的奠基人、开拓者和一代名师，他对中医高级人才的培养，从学习内容、方法到培养模式作了基础性工作和开拓性实践，培养出一大批中医的栋梁之材。作为中医事业坚定无畏的一名卫士，他不顾个人安危与得失，在逆流中著文为中医呐喊疾呼。这一切，均见于他的论著之中。先生讲理论，长于溯本求源，融会贯通、落实临床运用并能推陈出新，自成一家；论辨证，坚持“言必有征，无征不信”，强调理法方药的一致性；述经验，必验之于临床病例，并上升到总结证治规律。学术论争，说理透彻，义正词严，文笔犀利，气势宏阔，颇具孟轲文风。“孟轲好辩，孔道以明”。其论战文字，亦实属捍卫中医大业，不得不辩，弘道卫道而为之。综上所述，《方药中论医集》所收数百万言论著，无一不是用心血写成。先生之文，文以弘道，先生之文，文以卫道。

《方药中论医集》共六卷，包括《医学三字经浅说》、《中医学基本理论通俗讲话》、《辨证论治研究七讲》、《黄帝内经素问运气七篇讲解》，《〈温病条辨〉讲解》、《医学承启集》共六部专著。兹分别简介如下：

1.《医学三字经浅说》：《医学三字经》为清代著名医家陈修园所著。内容广泛，从医学源流到内、妇、儿各科疾病的诊治。由于用喜闻乐见的“三字”韵语写成，易诵易记，流传甚广，但内容和文字简约，指导临床尚有不足。方药中先生在20世纪40年代师从陈修园后裔著名中医陈逊斋先生，对陈门学术有深刻理解。50年代，先生在北京大学医学院学习西医之际，抱着“他山之石，可以攻玉”的态度，吸取西医的一些方法，来解读中医古籍，著成《医学三字经浅说》一书。该书以原著论列的疾病为纲，从病因、病机、症状证候、诊断、治疗、预后、预防等方面，博引近百种历代中医文献，进行系统整理和全面阐释。在治疗方面，补列了五百余首常用方剂，还补充了针灸治疗。实际上，《浅说》已将原书扩展成以内、妇、儿、针各科常见病、多发病的一部临床必备书。由于资料丰富，论述系统全面，具有很强的实用性。出版后十分畅销，成为中医师的临床必备书和西学中教材。80年代，作者对全书进行了较大修改和补充，出版了“修订版”。此次是在“修订版”的基础上，对文献出处等作了一些补充和修正。

2.《中医学基本理论通俗讲话》：此书是方药中先生全面

系统论述中医学基本理论的一本专著。该书原是先生在50、60年代为北京各大医学院、所“西医学习中医班”讲授中医基础理论而写的一本教材，经整理由内部印刷成多种单行本，流传甚广。由于历史原因，未能正式出版。书中从阴阳五行、天地人合一，藏象、经络、精气神、病因、病机、治则等八个方面对中医基本理论作了全面、系统论述。书中突出“天地人合一”的中医理论特色，对自然规律与人体生理、病理、疾病诊治、养生方面的密切关系所作论述尤有卓见和新意。该书说理深入浅出，表达通俗易懂，密切结合临床，是学习和理解中医基础理论的一部优秀的基础读物。

3.《辨证论治研究七讲》：该书是方药中先生研究辨证论治的一部专著，也是中医辨证论治研究的第一部专著。辨证论治是中医诊断治疗疾病的主要方法、特点和优势所在。因此，对辨证论治的理解、掌握也就成为中医提高临床疗效的关键所在，也是中医学发展和创新的关键所在。该书系统论述了辨证论治的概念、理论基础和基本精神。在继承和汲取前人各种辨证论治方法和优点的基础上，提出了辨证论治规范化、程序化的新模式——辨证论治七步。“七步”融外感内伤辨证于一系，汇理法方药于一体。书中对临床辨证的具体内容、步骤和方法一一论列，并以先生临床医案作出具体运用示范。该书以说理深入浅出、提出创新设计、紧密指导临床应用为特点。是中医工作者学习、掌握和研究辨证论治，提高临床疗效的一部必读书。

4.《黄帝内经素问运气七篇讲解》：中医气化学说是中医学的理论基础和理论特点。其内容集中见述于《黄帝内经素问》“运气七篇”之中，约占《素问》篇幅的三分之一。由于其内容博大深奥，文字简约，并涉及多学科知识，历来被认为是《内经》中最艰深的部分。该书对"运气七篇"进行了全面、系统的研究与论述。"总论"部分对"运气七篇"的指导思想、自然观、生理病理观、病因病机论、诊治法则、方药理论、运气计算方法及其在医学中的运用、运气学说在中医学中的地位和评价，作了全面系统的概述。"各论"部分对"运气七篇"原文逐句加以解释，逐段进行述评，逐篇作出小结。对全文中的难点、疑点和有争议的问题，在比较分析历代医家注释的基础之上，提出作者见解。全书对"运气七篇"总结其理论体系，揭示其科学内涵、精神实质和精华所在；阐述其临床指导意义；客观评价其在中医学中的地位与影响。该书被多位著名中医学家誉为自唐代王冰补注"运气七篇"以来的第一全文讲解本，对中医理论和文献研究进行了开拓创新性研究。获国家中医药管理局 1989 年科技进步一等奖。该书为方药中、许家松合著。

5.《温病条辨讲解》：《温病条辨》一书，系清代著名医家、"温病四大家"之一的吴瑭（鞠通）所著，流传甚广。在温病学诸多著作中，堪称是一部全面、系统、集大成、有创新、切实用的温病学专著。中国中医研究院自 1978 年招收首届研究生以来，即将《温病条辨》列入系统学习的四部古典医著之一，并作为研究生专业必修课的一门学位课程。《温病条辨讲解》就是作者在长期给研究生讲授《温病条辨》的基础上写成的。全书设总论和各论两部分。在"总论"中系统介绍了中医学对传染病的认识并评述伤寒与温病学派之争。对温病学的源流与发展、伤寒与温病的关系及全书基本内容作全面介绍。在"各论"中一是对《温病条辨》原文逐条进行了讲解。二是设"临证意义"，提示辨证和运用的要点。三是列"临床运用举例"，选录了吴瑭本人和现代十余位著名中医运用《温病条辨》理法方药诊治疾病的精彩医案，也收录了作者医案，作为例证，以助学以致用。此书为方药中、许家松合著。

6.《医学承启集》：该书是方药中先生业医五十年医学论文中的精品之作。在理论研究部分，对中医理论中的重大问题，如：中医学理论体系的基本内涵、气化学说、脏象学说、阴阳五行、伤寒与温病学派之争等，均进行了系统整理、精辟论述和深入研究。有些学术观点，如中医理论体系的基本内涵，在中医学术界系属首次提出。这些论文，不但反映了先生精深的学术思想，而且确属现代中医理论研究方面的高水平之作，并在国内外产生了广泛影响。在临床研究部分，对中医辨证论治的模式，提出新的设计和论证，并以个人验案说明其具体运用。对中医辨证论治的发展、研究和规范化具有指导意义。先生对肝炎、肝硬化腹水、慢性肾功能衰竭等疑难病症的诊治经验，不但疗效显著，并形成了系列方药。对“慢性肾衰”的诊治研究，属国家攻关课题，疗效居国内先进水平，并获国家中医药科技进步奖。对临床经验的阐述，文中不停留在一方一药和个案介绍，而是遵循中医理论体系，系统总结中医诊治规律，不但示人以方药，而且示人以规矩，便于指导后学。在杂文和商榷文字部分，有的文章，如《论五行学说》一文，是在“文革”批五行的特殊历史条件下写成的。先生挺身而出，据理力争。从中反映了先生坚定维护中医学这一中华文化瑰宝的耿耿忠心和勇气。总之，本书在理论研究部分，作到了溯本求源，系统整理，阐发提高，并形成了个人学术体系。在临床研究部分，作到了总结诊治规律，严格临床验证，理法方药一致。该书对中医学的继承、发扬与创新具有承前启后的作用。

此次对上述六本著作的整理，主要作了以下工作：①对原书稿中所引用的文献，补充了文献出处，核对了原文，作了勘误；②收集、整理、补进了从未收入的文章，如1944年发表的《目前中医界的一个最大的危机——一般人所说的中医科学化》，1994年写的《中医理论体系的发展》等，使论著的时间跨度达五十年之久；③对我们合写的论著在内容上作了一些修改和补充；④对全部书稿从文字上、体例上作了一些技术上的处理；⑤每本均配加了与著作年代同时的照片，其中如先生与陈逊斋先生的合影，据说是著名中医陈修园之后裔陈逊斋先生仅存的一张珍贵照片了。

把一生论著勒成一部，是先生心存久远的一大夙愿。多年来，我也不断收到读者来信，要求购书、寄书、甚至帮助复印书。因此这也是广大读者的诉求。怀着对先生绵绵无尽的思念、敬佩和责任感，支持我在已近古稀之年，不避寒暑、夜以继日、一字一句地完成了这二百余万言书稿的整理工作。在书稿的整理过程中，我更加领悟到中医理论的博大精深和中医经验的珍贵丰厚。我深深感受到了先生对中医学发展的高瞻远瞩、深谋远虑和睿智求实的良苦用心。在那气势浩荡，行云流水般的文字中，先生那心正口直、性刚气豪的性格跃然纸上。我屡屡被他那一颗为中医而跃动着的赤胆忠心而感动得热泪夺眶……。一句话，先生著作，心血凝成。文以弘道，文以卫道，文如其人。

现在，先生夙愿终于得以实现了。书成之日，我将捧上《方药中论医集》敬献于先生墓前告慰先生：《方药中论医集》是您留给杏林的一方完璧，也是您眷恋的爱妻为您献上的一个永不凋谢的花环。

《方药中论医集》承蒙人民卫生出版社胡国臣社长的慨然承允，中医出版中心主任、编辑的全力支持才得以顺利出版。

在此谨致以深深的感谢。

我的学生马晓北博士，在紧张的工作中帮我打印文稿，查找文献并校稿，李洪涛硕士帮助校稿，在此一并致谢。

许家松

2007年8月于北京西苑

前　言

这本书是我们在1980年春开始编写的。自党的十一届三中全会以来，中医工作有了进一步的开展。在中医理论学习方面，要求学习《内经》，通读原著的同志愈来愈多，但是由于《内经》“其文简，其意博，其理奥，其趣深”，特别是《素问》中的《天元纪大论》、《五运行大论》、《六微旨大论》、《气交变大论》、《五常政大论》、《六元正纪大论》、《至真要大论》七篇大论（以下简称“七篇”），更是“辞理秘密”，十分难懂，致使不少学习《内经》的同志，特别是初学者在读到“七篇”时，学不下去，往往中道辄止，不得不放弃了对“七篇”的学习。而“七篇”的内容十分丰富，就文字篇幅来看，约占《素问》的三分之一；就所述内容来看，它与《素问》的其他篇章一脉相承，息息相通，互为补充，是《内经》中极其重要的组成部分。中医的整体恒动观、自然观、气化学说、病因病机学说、治则治法、制方选药等等，可以说无一不是渊源于此“七篇”之中。因此，放弃了对“七篇”的学习，实际上也就等于放弃了对《内经》的学习，放弃了对中医基本理论的学习。这样就直接影响到对《内经》的全面掌握和对中医基本理论的完整理解，直接影响到对中医学的继承和发扬。我们编写本书的目的，就是希望通过对“七篇”的讲解，使读者能够较顺利地通读“七篇”，以期在正确理解中医理论，特别是在正确理解运气学说方面起一点微薄的作用。

本书分为总论和各论两部分。总论部分分九个方面对“七篇”进行了概括性的介绍和讨论。这九个方面是：运气七篇的指导思想——整体恒动观；运气七篇对人体生理及病理生理的认识——气化论；运气七篇对疾病病因的认识——正邪论；运气七篇对疾病病机的认识——求属论；运气七篇对疾病诊断治疗原则方面的认识——辨证论治；运气七篇对选药、制方、服药及其他治疗方面的认识；运气七篇中有关岁运、岁气计算方法的介绍；运气七篇的真伪及其与《内经》其他篇章的关系问题；认真学习“七篇”，正确对待运气学说等。通过总论，我们力求说明“七篇”不仅仅是推算五运六气、与《内经》其余篇章并无联系、可有可无的篇章，而是中医理论的概括，与《内经》其他篇章一脉相承，密切相关，是《内经》中一个极为重要、不容分割的组成部分。通过总论，不但使读者对“七篇”所述主要内容及其基本精神有一个概括的了解，而且从中可以认识到中医理论体系的独特性、系统性和完整性。各论部分，我们吸取了以往各种《内经》注本的长处，采取了与以往不同的注释方法，对“七篇”原文无选择地、逐句进行了较详细的讲解，逐段加以述评，逐篇加以总结。在讲解中，特别是在讲解许多难点、疑点及有争议的问题时，我们参考了历代著名注家的有关注释，并在比较分析诸家注释的基础上，提出了我们自己的见解并加以讨论。在讲解中，我们注意了原文的系统性、连贯性，尽量使分散在原文中的有关内容通过讲解连贯、系统起来。此外，在讲解中，我们尽可能做到语言通俗易懂，深入浅出。我们希望凡具有一般文化水平和中医基础的中医工作者及中医院校学生，通过阅读本书就能够通读“七篇”原文并能基本了解其精神实质，同时，也愿以此与从事《内经》教学和研究的同道，就“七篇”进行交流和讨论。

本书的编写过程，也是我们深入学习“七篇”的过程。

"七篇"所讨论的内容是如此广泛，从寥廓的宇宙，悬朗周旋于天穹上的日月星辰，到地面上的草木虫兽、谷肉果菜，从寒暑的往来更替到生命的生长壮已。"七篇"正是在如此广阔的背景上，来展示它对人体生命现象、疾病病因病机、诊断治疗、遣方用药等一系列问题的认识并阐述其变化规律的。这就不能不使我们对"七篇"在中医理论体系中的地位在认识上一步一步地深化。我们认为，"七篇"充分反映了中医理论体系的形成过程，它所阐述的丰富内容，正是中医理论的基础和渊源。回顾本书的编写过程，从对"七篇"的理解和评价，到讲解方法，乃至逐句逐段的解释，我们都曾反复琢磨切磋，深感探幽索隐之乐，然亦不时慨叹做学问之难。春去秋来，岁月如流。今天，本书终于脱稿了。虽然我们力图把本书写得好一些，但由于受知识面和水平所限，书中不可避免地存在着许多不足甚至谬误之处。我们愿以本书作为引玉之砖，希望能够通过本书的出版引起大家对"七篇"的重视和进一步的深入探讨。我们更殷切地希望能够得到读者对本书的批评和指正。

方药中　许家松

一九八二年八月十八日于北京

中医研究院

目　录

总论

《黄帝内经素问》中的《天元纪大论》、《五运行大论》、《六微旨大论》、《气交变大论》、《五常政大论》、《六元正纪大论》、《至真要大论》七篇大论，后世称为“运气七篇”或“七篇大论”（以下简称“七篇”）。“七篇”比较集中地、全面地、系统地介绍了中医学中的理论基础——气化学说，亦即运气学说，内容十分丰富。从篇幅字数来看，约占《素问》全书的三分之一；从论述内容来看，它从中医学的指导思想、理论基础、病因病机认识，到诊断治疗原则、方剂药物的临床运用都做了较系统的论述，特别是对气候变化与物候、病候及其诊断与治疗的特点，更做了详细的归纳和说明。因此，“七篇”可以说是《内经》一书基本精神的总结性篇章，是《内经》一书的极其重要的组成部分。历代研究《内经》的著名学者中，多数学者都加以肯定并作诠释。但是，自宋·林亿等人在“新校正”中对“七篇”提出质疑以后，后世学者中也有不少人支持“新校正”的论点；近代亦有人更据此对“七篇”持完全否定态度，甚至全面攻击，致使不少人对“七篇”忽视，甚至歧视之。同时，由于“七篇”文字古奥，又涉及多学科知识，义理难明，使人望洋兴叹，知难而退，不得已非用不可时，亦多索句引章，终非全貌。这样就大大影响了对《内经》的全面学习和对中医理论体系的完整理解。现在，要求学习《内经》原著的呼声越来越高，但在学习“七篇”时，或受成见影响，或由于“七篇”文字障碍，或由于内容生疏，能认真加以卒读者还不很多。因此，促使我们编写了《黄帝内经素问运气七篇讲解》一书，以期对读者学习“七篇”有所帮助。为了使读者在学习“七篇”原文之前，对“七篇”的主要内容及其基本精神有一概括的了解，我们分九个部分加以总论，即：一、运气七篇的指导思想——整体恒动观；二、运气七篇对人体生理及病理生理的认识——气化论；三、运气七篇对疾病病因的认识——正邪论；四、运气七篇对疾病病机的认识——求属论；五、运气七篇对疾病诊断治疗原则方面的认识——辨证论治；六、运气七篇对选药、制方、服药及其他治疗方面的认识；七、运气七篇中有关岁运、岁气计算方法的介绍；八、运气七篇的真伪及其与《内经》其他篇章的关系问题；九、认真学习“七篇”，正确对待运气学说九个篇章。希望通过总论，使读者能够较容易地阅读和理解“七篇”原文；同时，也阐述了我们对“七篇”的一些基本看法，以期与读者共商。

一、运气七篇的指导思想——整体恒动观

中医学是我国古代劳动人民在长期生产、生活及与疾病做斗争的实践过程中，逐渐积累经验并形成的一门医学科学。其指导思想，我们认为就是古人在长期的生产、生活及与疾病做斗争的实践过程中所逐渐形成的整体观和恒动观。所谓“整体”，即完整地、全面地来观察自然现象，分析问题，处理问题。所谓“恒动”，即不断运动。对待一切变化都必须从运动的角度来认识。我国现存的第一部古代医学著作《黄帝内经》（以下简称《内经》），是一部我国古代人民与疾病做斗争的经验总结性著作。高保衡、林亿在序《内经》时明确指出，《内经》之作，是古人“上穷天纪，下极地理，远取诸物，近取诸身，更相问难”而成（《重广补注黄帝内经素问·序》），说明整体恒动观贯穿于《内经》之中，而在“七篇”中尤为明显突出。

整体恒动观在“七篇”中主要体现在天地一体观、五脏一体观、人与天地相应三个方面：

（一）天地一体观

“天地一体”，就是说天和地是一个整体。“天地”，古人是指整个自然界而言。《天元纪大论》开篇就首先指出：“天有五行，御五位，以生寒暑燥湿风，人有五脏，化五气，以生喜怒忧思恐。”“变化之为用也，在天为玄，在人为道，在地为化。”“在天为气，在地成形，形气相感而化生万物矣。”“天地者，万物之上下也。”上述论述都明确地指出了天和地是一个整体。这也就是说，自然界中的一切现象，它们之间都是互相影响、互相作用、互相依存而不是孤立地存在。在“七篇”中论证天

地一体比较突出的主要有以下四个方面的内容：

1. 四时一体　“四时”就是指每年的春、夏、秋、冬这四个季节。众所周知，四季各有特点：春温，春生；夏热，夏长；秋凉，秋收；冬寒，冬藏。所谓春温、春生，也就是指在春天里气候开始温暖，一切枯萎了的草木又开始萌芽生长，冷冻了的土地和河流解冻了，蛰藏着的小动物又开始活动起来了，整个自然界充满了新生的现象。所谓夏热、夏长，也就是指在夏天里，气候比较炎热，一切植物都长得十分茂盛，各种生物活动也都更形活跃，整个自然界充满了一派欣欣向荣的景象。所谓秋凉、秋收，也就是指在秋天里，气候又开始转向清凉，植物生长的果实都成熟了，可以收取了，茂盛的树木又开始凋落了，许多动物的活动也开始减少了，整个自然界出现了一派收敛冷落的景象。所谓冬寒、冬藏，也就是指在冬天里，气候又转为寒冷，多数植物都已枯萎，河流也冻结了，许多小动物又重新蛰伏躲藏起来，停止活动了，整个自然界中的许多生命现象，好像藏伏起来一样。春温，春生；夏热，夏长；秋凉，秋收；冬寒，冬藏，这是一年四季各自独有的特点，但是，它们实质上却是一个不可截然划分的整体。因为只有有了春温、春生，才有夏热、夏长，才有秋凉、秋收，才有冬寒、冬藏。《至真要大论》谓：“夫气之生与其化，衰盛异也。寒暑温凉，盛衰之用，其在四维。故阳之动，始于温，盛于暑；阴之动，始于清，盛于寒。春夏秋冬，各差其分。故《大要》曰：彼春之暖，为夏之暑，彼秋之忿，为冬之怒。谨按四维，斥候皆归。其终可见，其始可知。”这段原文明确地指出，一年中四个季节的变化是连续的、渐变的，是在原有基础之上发生发展起来的，没有温热也无所谓寒冷，没有生长也就无所谓收藏，也就无所谓第二年的再生长。正因为四季是一个不可分割的整体，所以才会有温热寒凉、生长收藏的消长进退变化；正因为有了温热寒凉、生长收藏的消长进退变化，所以才产生了生命，有了生命也才有了可能正常的发育和成长。

2. 六气一体　“六气”，其含义之一就是指自然界中的风、寒、暑、湿、燥、火六种气候。空气流动就是风，气候寒冷就是寒，气候炎热就是暑或火，气候潮湿就是湿，气候干燥就是燥。这六种气候，基本上是在一年四季气候消长进退变化中产生出来的，所以这六种气候也是自然界应该具有的正常现象，而且直接影响着生物的生长和变化，缺一不可。如果没有风，万物就不能萌芽生长；没有暑和火，万物就不能欣欣向荣；没有湿，万物就得不到正常的滋润；没有燥，自然环境就会过度潮湿，万物就不能坚敛成熟；没有寒，万物就不能得到闭藏和安静，就会影响到来年的再生再长。《五运行大论》谓：“燥以干之，暑以蒸之，风以动之，湿以润之，寒以坚之，火以温之。”《气交变大论》谓：“夫五运之政，犹权衡也，高者抑之，下者举之，化者应之，变者复之，此生长化成收藏之理，气之常也，失常则天地四塞矣。”上述原文明确地说明了六气虽然是由自然界气候变化所产生，各有特点，但是它们之间是互相作用、互相调节的。因为自然界中有了六气的变化，所以才有一年四季的温、热、凉、寒和生长收藏的消长进退。因为有了六气的变化，所以自然界的气候才有可能互相调节以利万物的正常发育成长，并使整个自然气候形成一个有机的整体。

3. 万物一体　天地间万物，古人认为都不是孤立存在的。自然界中物与物之间都是相互作用、相互影响而产生新的变化。西周末年史伯就曾经说过：“和实生物，同则不继，以他平他谓之和，故能丰长而物归之，若以同裨同，尽乃弃矣。”（《国语·郑语》）春秋时代齐国的晏婴也说过：“若以水济水，谁能食之，若琴瑟之专一，谁能听之？”（《左传·昭公二十年》）这里所说的“和”，简单地说，就是两种以上不同的事物之间的协调和统一。“以他平他”的“他”，就是指各种事物或一个事物的各个方面。“以他平他”就是指这两个“他”，互相作用，协调统一，也就是“和”。如果没有各个事物或一个事物的各个方面相互作用，则自然界或自然界中的某一种事物便不能够产生正常的变化或出现应有的效果。以饮食为例，如果没有各方面的相互作用，这个饮食便做不好或者根本做不出来，所谓“以水济水，谁能食之”。以音乐来说，没有音律协调，也就成不了一个乐曲，所谓“若琴瑟之专一，谁能听之”。这也就是所谓“以同裨同，尽乃弃矣”。这种物与物之间的关系，普遍存在于自然界之中。“七篇”一般均以五行来表示物与物之间的错综复杂关系。《天元纪大论》谓：“木火土金水火，地之阴阳也，生长化收藏下应之。”五行之间的关系不是相生就是相制。五行之中的任何一行都与其他四行密切相关。《五运行大论》谓：“其于万物，何以生化……辛胜酸……咸胜苦……酸胜甘……苦胜辛……甘胜咸……”“气有余则制己所胜而侮所不胜，其不及则己所不胜侮而乘之，己所胜轻而侮之。”这就是说这种物与物之间的相互作用和相互制约，普遍存在于自然界之中。于此可见，古人从生活实践中确实是已经认识到了天地万物之间，它们是彼此密切相关的，是互相依存、互相制约的，万物是一体的。这是古人通过生产斗争，运用当时的农牧业、手工业生产技术知识，对当时人们生活和生产中所不可缺少的如金、木、水、火、土等几种物质性质做了比较深入的观察和了解的基础上，对客观物质世界的概括。

4. 成败倚伏生乎动　天地是一体的，四时六气是一体的，万物是一体的，但是这个一体，中医学认为绝对不是静止的一体，而是处在不断的运动变化之中。《六微旨大论》谓：“成败倚伏生乎动，动而不已则变作矣。”自然界怎样在运动呢？《五运行大论》中的回答很明确：“帝曰：动静何如？岐伯曰：上者右行，下者左行，左右周天，余而复会也。”“帝曰：地之为下否乎？岐伯曰：地为人之下，太虚之中者也。帝曰：冯乎？

岐伯曰：大气举之也。”这两段话加以语释就是说，自然界是怎样运动的呢？那就是，人所居住的地，并不是固定不动的，它是悬挂在太虚之中，同时是不断地自右而左上下地转动着。自然界中的一切变化，都是由于运动而产生的。所以《天元纪大论》又说：“动静相召，上下相临，阴阳相错，而变由生也。”没有运动便没有变化，没有生命，因此这个运动是不断的、连续的、永无休止的，所以《六微旨大论》说：“帝曰：有期乎？岐伯曰：不生不化，静之期也……出入废则神机化灭，升降息则气立孤危，故非出入则无以生长壮老已，无升降则无以生长化收藏。”“七篇”不但提出了整个自然界是一个整体，而且也十分明确地提出了自然界的一切变化都是在不断运动中形成。没有运动就没有变化，也就没有生命。

（二）五脏一体观

五脏，就是一般所说的心、肝、脾、肺、肾。中医学认为，五脏就是组成人体的五个系统，并认为人体所有的器官都可以包括在这五个系统之中。这五个系统及其所属器官，虽然各有其独特作用，但是它们之间是密切相关的，是一个不能截然分离的整体。心、肝、脾、肺、肾五脏，每一脏都有它所属的器官，心所属器官为小肠，肝所属器官为胆，脾所属器官为胃，肺所属器官为大肠，肾所属器官为膀胱。除此以外，还有心包络和三焦。以上合称“十二官”。人体所有器官、组织均又分别属于这“十二官”之下，如舌、血脉与心的关系，目、筋与肝的关系，口唇、肌肉与脾的关系，鼻、皮毛与肺的关系，耳、前后二阴、骨与肾的关系等等。十二官之间，则又互相作用，彼此相关，如《五运行大论》中谓“脾生肉，肉生肺……肺生皮毛，皮毛生肾……肾生骨髓，髓生肝……”等等。关于五脏相关的问题，《内经》其他篇章论述甚详，“七篇”中集中论述虽不多，但在论述气候变化与病候的关系时，则无处不体现着五脏一体、相生相制的精神，特别是在《至真要大论》讨论病机时，特别强调了“必先五胜”的问题。凡此均说明了“七篇”对于人体器官，不论是从其本身的作用上看，还是从其相互关系上看，都认为是相互联系而不是彼此孤立的整体。

（三）人与天地相应

“人与天地相应”，即人与自然界是相应的，自然界中的一切变化都直接影响人体并发生与之相应的变化。《六微旨大论》谓：“上下之位，气交之中，人之居也……气交之分，人气从之，万物由之。”《气交变大论》谓：“太过者先天，不及者后天，所谓治化而人应之也。”“七篇”中大量的内容都是论述天地变化与人体健康和疾病的关系，说明“人与天地相应”正是“七篇”的中心内容。“七篇”中有关“人与天地相应”的具体论述，主要有两个方面：其一是认为人秉天地正常之气而生存。自然界中的一切生命现象，其中首先是人，都是由天地间正常气候变化产生的。“七篇”明确指出，正常的自然气候变化是产生生命的基本条件。没有正常的自然气候变化，或自然气候变化严重反常，比如说只有火没有水，或者只有寒冷没有温热，或气候变化超过极限，则根本不会产生生命，有了生命也不可能如正常变化中那样发育和成长。其二是天地变化与人体的健康和疾病密切相关。自然界中的一切事物都是运动不息并不断变化着，其中比较明显的就是季节气候的变化和地理环境对人体的影响。在气候变化方面，“七篇”认为，一年四季气候及作用上的特点已如前述，即：春温春生，夏热夏长，秋凉秋收，冬寒冬藏。由于人与天地相应，这些气候和作用上的特点都直接与人体生理病理密切相关。“七篇”中大量论述了季节气候变化与人体健康、疾病之间的关系，尤其是在《气交变大论》、《五常政大论》、《六元正纪大论》中论述最多最详。《五常政大论》中把季节气候的变化区分为“平气”、“太过”、“不及”三大类，分别介绍了不同气候对人体健康和疾病的不同影响及其表现。《六元正纪大论》中把六十年周期中的每一个年份的气候变化特点和每一年中每一个时段的气候特点及与人体病候的相应关系详细地加以表列。由此说明“七篇”对于气候变化与人体疾病的关系高度重视，并认为其中有其固有的规律可循。在地理环境方面，“七篇”认为方位的差异和地势的高下与气候变化密切相关，因而“七篇”又认为人体的健康和疾病又与地理环境密切相关。《五常政大论》中明确指出：“东南方，阳也，阳者，其精降于下，故右热而左温；西北方，阴也，阴者，其精奉于上，故左寒而右凉，是以地有高下，气有温凉，高者气寒，下者气热，故适寒凉者胀，之温热者疮，下之则胀已，汗之则疮已。”“阴精所奉其人寿，阳精所降其人夭。”“西北之气散而寒之，东南之气收而温之，所谓同病异治也。”“七篇”就是这样把地理环境与气候变化联系起来，把气候变化又与人体的健康和疾病联系起来，成为中医学“因时制宜”、“因地制宜”这一治疗原则的理论渊源。

综上所述，“七篇”认为，从整个自然界来说，天地是一个整体；从人体内部来说，五脏是一个整体；从人与天地之间的关系来说，人与天地又是一个整体。天地万物之间不但是一个整体，而且是在不断地运动和变化着，人体五脏之间也是在不断地运动和变化着，人与天地之间也是在不断地运动和变化着。正因为如此，所以“七篇”认为，一切都必须从整体恒动的观点出发，来观察、分析自然界中的一切变化，包括人体的健康和疾病，因此，整体恒动观就成为“七篇”中的指导思想而贯穿于“七篇”所述的各个方面之中。

二、运气七篇对人体生理及病理生理的认识——气化论

“气”，就是指风、热、火、湿、燥、寒六气，亦即自然界中的各种气候变化。“化”，《天元纪大论》谓：“物生谓之化。”“在地为化，化生五味。”这就是说，所谓“化”，就是指自然界中的各种物化现象。因此，质言之，所谓“气化”，就是说，自然界中的各种生命现象，是在自然界正常气候变化的基础上产生的。有气然后有化，没有气就没有化。这也就是《天元纪大论》中所述：“在天为气，在地成形，形气相感而化生万物矣。”“气化”是“七篇”的理论基础。因此，“七篇”对于人体生理和病理生理的认识也完全是从“气化”的角度来认识，从“气化”的角度出发来研究人体的生理现象、病理现象、疾病的诊断、治疗和预防原则的。中医学中的气化学说，是中医对人体生理、病理认识的理论基础，也是“七篇”所论述的中心内容。

“七篇”中有关人体生理及病理生理认识方面，加以归纳，主要有以下五个方面：

（一）太虚寥廓，肇基化元

“七篇”认为，人的生命是由天地间正常气候变化而产生的。如果天地间没有正常的气候变化，人的生命就根本不会产生，一切生命活动现象也都不会出现。因此，《天元纪大论》谓：“太虚寥廓，肇基化元，万物资始，五运终天，布气真灵，揔统坤元，九星悬朗，七曜周旋，曰阴曰阳，曰柔曰刚，幽显既位，寒暑弛张，生生化化，品物咸章。”这一段话的意思就是：自然界是如此的辽阔，无边无际啊！它是一切生命现象产

生的基础和源泉，万物因为有了它而有了开始，风、热，火、湿、燥、寒等气候的正常变化，使整个大地出现了各种生命现象。为什么会出现这样的气候变化呢？这是因为天体上的日月五星不断地在那里运转的结果。因为有了日月五星的运转，所以大地上才有寒有热，有明有暗，形成了季节气候的往复变化。因为有了季节气候的正常变化，所以才产生了万物。从这一段原文可以看出，"七篇"认为，自然界气候变化是产生一切生命现象的基础，当然也包括人的生命在内。《五运行大论》又谓："燥以干之，暑以蒸之，风以动之，湿以润之，寒以坚之，火以温之，故风寒在下，燥热在上，湿气在中，火游行其间，寒暑六入，故令虚而生化。"所谓"寒暑六入"，即一年之中各种气候变化正常，则"虚而生化"即各种物质化生。全句意即自然界中各种物质生命现象的产生，都是由于六气作用正常的结果。"七篇"中的这两段经文是气化学说的主要理论根据。

（二）五运之政，犹权衡也

"七篇"认为，自然界气候变化的过程也是自然气候本身的一个亢害承制、淫治胜复的过程。所谓"淫"，即过度；"治"即正常；"胜"，即偏胜；"复"，即报复、恢复；"亢"，即亢盛；"制"，即制约。这就是说，自然气候变化中某种气候变化偏胜了，自然就会受到其他相反气候变化的制约，从而使它重新恢复到正常状态。因此，"七篇"中所提出的"亢害承制"、"淫治胜复"，实际上也就是自然气候中的自稳调节现象。正因为自然气候变化有其固有的自稳调节作用，所以自然气候也才能始终维持着相对稳定以利于自然界万物的正常生长。《气交变大论》中所谓："夫五运之政，犹权衡也，高者抑之，下者举之，化者应之，变者复之，此生长化成收藏之理，气之常也，失常则天地四塞矣。"《至真要大论》中所谓："有胜则复，无胜则否。"均是指自然气候变化中的这种自调作用而言。由于"人与天地相应"的原因，中医学认为，自然界中的这种自调规律，同样可以运用于人体的变化。因而《七篇》也就用自调规律来说明人体的生理及病理生理变化，认为人体如果处于自调状态，就是生理状态；反之，如果处于失调状态时，那就是病理状态。“七篇”中在论述人体疾病的诊断治疗中，几乎无一不是从“亢害承制”、“淫治胜复”的角度，把疾病看成是人体正气失调的一种外在表现。于此说明了中医学对于人体生理及病理生理的认识，基本上是从气化学说演绎而来。气化学说正是中医对人体生理及病理生理认识的理论基础。

（三）寒热燥湿，不同其化

“七篇”认为，不同的气，有不同的化，亦即认为风、热、火、湿、燥、寒六气。其在物化上各有其不同的作用及不同的化生对象。《五常政大论》谓：“五类衰盛，各随其气之所宜也。……各有制，各有胜，各有生，各有成。”“寒热燥湿，不同其化也。”因此，从人体的生理及病理生理变化上来说也就各有特点。《六元正纪大论》谓：“厥阴所至为里急，少阴所至为疡胗、身热，太阴所至为积饮、否隔，少阳所至为嚏呕、为疮疡，阳明所至为浮虚，太阳所至为屈伸不利。”“风胜则动，热胜则肿，燥胜则干，寒胜则浮，湿胜则濡泄，甚则水闭胕肿，随气所在以言其变。”《至真要大论》谓：“诸风掉眩，皆属于肝；诸寒收引，皆属于肾；诸气膹郁，皆属于肺；诸湿肿满，皆属于脾……诸痛痒疮，皆属于心。”以上所述，都说明了不同的气候变化可以有不同的疾病表现，因而对于人体的疾病部位和临床表现也就都可以用六气来加以确定和命名。这就是后世中医病名中诸如肝病、风病；心病、火病；脾病、湿病；肺病、燥病；肾病、寒病等的由来。

（四）之化之变，各归不胜而为化

“七篇”认为，六气之间，由于运动的原因，所以它们之间也就不断地发生新的变化。《天元纪大论》谓：“物生谓之化，物极谓之变。”“故其始也，有余而往，不足随之，不足而往，有余从之。知迎知随，气可与期。”这就是说六气之间可以互相转化。因而从人体病理生理变化来说，也就必须要时刻注意到这种相互转化问题。这也就是《至真要大论》中所谓：“夫百病之生也，皆生于风寒暑湿燥火，以之化之变也。”如何转化呢？《六元正纪大论》中提出了“各归不胜而为化”的问题。所谓“各归不胜而为化”，即在人体的病理生理变化中，不论其所属病变器官上的变化或者是证候性质上的变化，一般都循本身所胜的方面转化。从病变部位来说，肝病向脾病转化，脾病向肾病转化，肾病向心病转化，心病向肺病转化，肺病向肝病转化。从病变性质上来说，即风病向湿病转化，湿病向寒病转化，寒病向热病转化，热病向燥病转化，燥病向风病转化。这就是《六元正纪大论》中所指出的：“太阴雨化，施于太阳；太阳寒化，施于少阴；少阴热化，施于阳明；阳明燥化，施于厥阴；厥阴风化，施于太阴。各命其所在以徵之也。”对于“各归不胜而为化”的问题，虽然在临床具体运用上不能机械对待，但是从生理及病理生理变化来说，各种生理及病理生理变化可以互相转化则毫无疑义。

（五）微者小差，甚者大差

“七篇”认为，六气的反常变化小大与疾病的轻重是一致的，气候反常变化小的，临床表现少，疾病轻微；气候反常变化大的，临床表现也就多，疾病重。这就是《六元正纪大论》中所谓的：“微者小差，甚者大差，甚则位易气交易，则大变生而病作矣。”

“七篇”中以气化理论来认识人体生理及病理生理方面，大致可以归纳为以上五点。但是应该指出，气化论是中医学的理论基础，它涉及到中医学中的各个方面。以上五点不过仅就“七篇”中有关生理及病理生理认识的主要方面而言，实际上其他各个方面也均可以用“气化”来加以认识和理解，因此，我们必须对中医学中的气化学说加以认真地学习和深入地研究。

三、运气七篇对疾病病因的认识——正邪论

“正”，就是正气，就自然气候而言，是指自然气候的正常变化。“邪”，就是邪气，就自然气候而言，是指自然气候的反常变化。气候的反常变化，“七篇”中叫做“胜气”。《五运行大论》谓：“燥胜则地干，暑胜则地热，风胜则地动，湿胜则地泥，寒胜则地裂（固），火胜则地固（裂）。”这就是说，在自然气候偏胜的情况下，自然界就会出现反常而成为灾害。前已述及，由于“人与天地相应”，人体的疾病部位及疾病性质与气候的反常变化密切相关，那么人体的发病原因当然也同样可以用正邪的观点来认识和分析。“七篇”中有关疾病病因认识的论述，归纳之有以下四个方面：

（一）气相得而和，不相得则病

所谓“气相得而和”，从病因学的角度来说，就是自然气候变化正常，人体能够与之相应，这就是正常，属于健康状态。这种正常的气候变化叫“正气”。人体的这种适应气候变化的能力也叫“正气”。这就是说，在正气居于主导地位时，人体就健康无病。反之，所谓“不相得则病”，从病因学的角度来说，即自然气候与季节不相应。例如春行秋令，冬行夏令，应温反凉，应寒反热等等，就叫做“不相得”。人体不能与气候变化相适应也叫做“不相得”，这就是反常。这种反常的气候变化叫“邪气”，人体的这种不能适应气候变化的外在表现也叫“邪气”。这就是说在邪气偏胜，居于主导地位时，人体就会发生疾病。《五运行大论》中所谓的：“上下相遘，寒暑相临，气相得则和，不相得则病……从其气则和，违其气则

病……非其位则邪，当其位则正……气相得则微，不相得则甚。”均是指此种情况而言。

（二）高下之理，地势使然

“七篇”认为，人体的寿夭，亦即体质的强弱，疾病的实虚，与人体所处的地理环境密切相关。《五常政大论》谓：“东南方，阳也。阳者其精降于下。……西北方，阴也。阴者其精奉于上。”“阴精所奉其人寿，阳精所降其人夭。”“地有高下，气有温凉，高者气寒，下者气热，故适寒凉者胀，之温热者疮。”“一州之气，生化寿夭不同，其故何也？岐伯曰：高下之理，地势使然也。”“高者其气寿，下者其气夭。”这就是说，在西北地区的人，比较健康，寿命较长；在东南地区的人，健康较差，寿命较短。同时，方位、地势不同，所生的疾病也不相同。这也就是说，“七篇”认为，健康的良否，疾病的发生，与人所居住的地理环境密切相关，与人体体质的强弱有关，因为地理环境不同，气候条件就不一样。

（三）根于中者命曰神机，根于外者命曰气立

“七篇”认为，自然界各种生物的成与败，盛与衰，一方面取决于自然界的气候条件，另一方面更取决于机体本身的内在因素。《五常政大论》谓：“五类盛衰，各随其气之所宜，故有胎孕不育，治之不全，此气之常也。”“根于中者命曰神机，神去则机息。根于外者命曰气立，气止则化绝。”这里所谓的“中”，即机体的内在因素，亦即内因。这里所谓的“外”，即外在气候条件，亦即外因。只有在外因与内因共同作用的基础上才能构成正常的生理活动。从人体发病学的角度来理解，亦即外因与内因均可使人发生疾病。

（四）正气存内，邪不可干

“正气”，此处是指人体生理活动正常。“邪气”，是指使人发生疾病的各种致病因素，亦即“七篇”中所谓的“胜气”。《素问遗篇·刺法论》谓：“五疫之至，皆相染易……不相染者，正气存内，邪不可干。”《刺法论》虽然不属于“七篇”的范围，但它也是《素问》中讨论运气学说的文章，当然也可以反映运气学说对于病因的认识。论中所谓的“五疫”，指各种传染病。“染易”，即传染。“不相染者，正气存内，邪不可干”说明传染病也可能不传染，原因是人体正气可以抗邪，因此邪不能传。这也就是说，人体疾病的发生虽然可以由于外因，也可以由于内因，但是在一般情况下，内因是主要的，外因通过内因而起作用。关于正气与邪气，内因与外因的关系问题，《内经》其他篇章中论述很多，《素问·评热病论》谓：“邪之所凑，其气必虚。”《灵枢·百病始生》谓：“风雨寒热，不得虚，邪不能独伤人。”《灵枢·五变》更是反复举例来说明这个道理。篇中谓：“一时遇风，同时得病，其病各异……论以比匠人。匠人磨斧斤，砺刀削，斲材木……坚者不入，脆者皮弛，至其交节而缺斤斧焉。夫一木之中坚脆不同，坚者则刚，脆者易伤，况其材木之不同，皮之厚薄，汁之多少，而各异耶。夫木之早花先生叶者，遇春霜烈风，则花落而叶萎。久曝大旱，则脆木薄皮者，枝条汁少而叶萎。久阴淫雨，则薄皮多汁者，皮溃而漉。卒风暴起，则刚脆之木，枝折杌伤。秋霜疾风，则刚脆之木根摇而叶落。凡此五者，各有所伤，况于人乎。”张机在《金匮要略》中虽然一方面提出了“风气虽能生万物，亦能害万物，如水能浮舟，亦能覆舟”，强调了自然气候与人体健康的关系，但是同时又明确提出了“若五脏元真通畅人即安和”，“不遗形体有衰，病则无由入其腠理”，更强调了人体正气对于疾病发生与否的决定作用。这些论述，不但十分明确地说明了正气与邪气的相互关系，外因和内因的相互关系，也十分明确地说明了中医学在疾病病因认识上的整体观。这些认识与“七篇”中所述的病因学认识，完全一致。

四、运气七篇对疾病病机的认识——求属论

所谓“病机”，即疾病的发病机制。“七篇”认为，疾病的发病机制有二：其一，致病因素的特异作用；其二，在致病因素作用以后的病理生理变化。对于病机，“七篇”是极为重视的，认为它是取得疗效的关键所在。《至真要大论》谓：“经言盛者泻之，虚者补之，余锡以方士，而方士用之尚未能十全。余欲令要道必行，桴鼓相应，犹拔刺雪污……可得闻乎？岐伯曰：审察病机，无失气宜。”如何审察病机？根据《至真要大论》所论述的有关内容，基本上可以用“求其属”三字归纳之。所谓“属”，即归属。所谓“求其属”，质言之，也就是根据临床有关发病的各方面的条件和表现，分别加以归类，并分析其间的相互关系，从而做出正确的判断。为什么要“求属”？如何来“求属”？综合“七篇”的有关内容，基本上可以归纳为以下四个方面：

（一）候之所始，道之所生

“候”，就是表现于外的各种现象。“道”，就是规律或法则。《五运行大论》谓：“夫候之所始，道之所生。”这就是说，根据事物的外在表现，就可以总结事物固有的变化规律。《五运行大论》又谓：“夫变化之用，天垂象，地成形，七曜纬虚，五行丽地。地者，所以载生成之形类也。虚者，所以列应天之精气也。形精之动，犹根本之与枝叶也。仰观其象，虽远可知也。”这就是说，天地变化是密切相关的，可以通过观察天体日月星辰的变化和地面生物生长变化情况来寻找自然变化的规律。《五运行大论》还说：“燥以干之，暑以蒸之，风以动之，

湿以润之，寒以坚之，火以温之……故燥胜则地干，暑胜则地热，风胜则地动，湿胜则地泥，寒胜则地裂（固），火胜则地固（裂）矣。”这就是说自然界的六气，各有其不同的特点和作用，因此就可以根据这些特点和对万物的作用来总结其规律。《天元纪大论》也说：“夫变化之为用也，在天为玄，在人为道，在地为化，化生五味。道生智，玄生神。神在天为风，在地为木，在天为热，在地为火，在天为湿，在地为土，在天为燥，在地为金，在天为寒，在地为水。故在天为气，在地成形，形气相感而化生万物矣。”《五运行大论》还谈到“怒伤肝……风伤肝 ……喜伤心……热伤气 ……思伤脾……湿伤肉，风胜湿 ……忧伤肺……热伤皮毛 ……恐伤肾……寒伤血……”等等。这就是说自然气候的变化与地面上的物化现象密切相关，与人体的生理和病理密切相关，因而也就可以根据自然气候变化有关的各方面因素与人体的生理病理密切联系起来，把它视为一个整体，由此来寻找和总结人体疾病的防治规律，并运用于指导临床。这也就是《素问·阴阳应象大论》中所说的：“论理人形，列别脏腑，端络经脉，会通六合，各从其经，气穴所发，各有处名，谿谷属骨，皆有所起，分部逆从，各有条理，四时阴阳，尽有经纪，外内之应，皆有表里。”由此可见，运气学说的物质基础就是自然界客观存在着的气候变化以及生物（包括人体在内）对这些变化而产生的相应反应。运气学说把自然气候现象和生物现象统一起来，把自然气候和人体发病统一起来，从客观表现上来探讨气候变化和人体健康与疾病的规律。这也就是“七篇”在论述病机时特别强调“求其属”的原因。

（二）谨守病机，各司其属

“求属”的原因，既如上述，那么，临床分析病机时，如何“求属”呢？“七篇”提出了“各司其属”的问题。所谓“各司其属”，就是根据与患者发病有关的各种条件和外在表现，加以分别归类。分类的方法有三：其一，根据与发病有关的气候特点进行分类，例如，病发于春，伤于风者，归为风病类；病发于夏，伤于热者，归为火病类；病发于长夏，伤于湿者，归为湿病类；病发于秋，伤于燥者或凉者，归为燥病类；病发于冬，伤于寒者，归为寒病类等等。其二，根据人体脏腑的功能进行分类，例如，疏泄失职者，归为肝病类；神明之乱者，归为心病类；运化不行者，归为脾病类；治节不行者，归为肺病类；封藏不能者，归为肾病类等等。其三，根据临床症状特点进行分类，例如，诸暴强直者，归为风病类；诸热瞀瘈者，归为火病类；呕吐腹泻者，归为湿病类；口燥咽干者，归为燥病类；澄沏清冷者，归为寒病类等等。总的说来，就是根据与发病有关的各方面条件和临床表现，对这些临床表现以心、肝、脾、肺、肾定位，以寒热盛衰等定性。这就是“七篇”中所说的“各司其属”。

（三）必先五胜

“五胜”，即五脏之气偏胜。“必先五胜”，意即在前述“各司其属”的基础上，还要再进一步分析这些归属之中，究竟是哪一个脏腑在疾病中起主导作用？是哪一种偏胜之气在疾病中起主导作用？如何“必先五胜”，也就是如何来确定产生主导作用的病所和病气。“七篇”中提出了内外的问题。《至真要大论》谓：“从内之外者调其内，从外之内者治其外。”“定其中外，各守其乡。”这就是说，“七篇”认为“必先五胜”的重点主要就是要找原发，如肝病及脾者重点在肝；热极生风者，重点在热等等。关于“各司其属”、“必先五胜”的问题，我们在各论《至真要大论》关于病机十九条讲解中，有比较详细的讨论，请参阅。

（四）有者求之，无者求之，盛者责之，虚者责之

《至真要大论》谓：“谨守病机，各司其属，有者求之，无者求之，盛者责之，虚者责之。”这里所说的“有者”和“盛者”，是指实证。“无者”和“虚者”，是指虚证。“求”和“责”，都是指探索。“有者求之，无者求之，盛者责之，虚者责之”，就是说在分析病机时，在前述的定性定位的基础上，还应进一步分清虚实。如肝病可由于肝实，也可由于肝虚；热病可以有真热，还可以有假热等等。“七篇”认为，只有在定位定性都完全明确以后，才能对有关证候的发病机制作出正确的判断。

五、运气七篇对疾病诊断治疗原则方面的认识——辨证论治

对于疾病的诊断治疗问题，“七篇”认为，主要就是要在前述认识的基础之上，特别是前述病机认识的基础之上对患者进行辨证论治。《至真要大论》谓：“必伏其所主而先其所因，其始则同，其终则异，可使破积，可使溃坚，可使气和，可使必已。”这里所说的“伏其所主而先其所因”，质言之，也就是辨证论治。

“七篇”中有关辨证论治的原则，归纳之，有以下七个方面：

（一）伏其所主，先其所因

前已述及，“七篇”认为在病机分析上要“谨守病机，各司其属，有者求之，无者求之，盛者责之，虚者责之，必先五胜”。因此在治疗上就要“伏其所主，先其所因”。所谓“伏其所主，先其所因”，就是要治其原发，治病求本。这也就是《至真要大论》中所述：“从内之外者调其内；从外之内者治其外；从内之外而盛于外者，先调其内而后治其外；从外之内而盛于内者，先治其外而后调其内；中外不相及，则治主病。”

（二）谨察阴阳所在而调之，以平为期

《至真要大论》谓：“谨察阴阳所在而调之，以平为期。”“阴阳”，此处是指阴证或阳证，亦即疾病的性质。“所在”，即疾病的部位。“平”，即恢复正常状态。这就是说，“七篇”认为辨证论治的原则也就是要在前述定位定性的基础之上补弊矫偏。偏胜之气得到了矫正之后，恢复到正常状态，治疗就应终

止。不及不足以矫偏，太过则会造成新的偏胜之气，因此应以恢复到正常状态为度。

（三）正者正治，反者反治

《至真要大论》谓：“正者正治，反者反治。”所谓“正者正治”，即临床表现和证候性质完全一致者，用“正治”的方法，亦即用“治热以寒”、“治寒以热”的方法来治疗。正治法由于其所用方药与临床表现与证候性质完全相逆，所以正治法又名逆治法。所谓“反者反治”，即临床表现与证候固有性质完全相反者，则须用反治的方法，亦即用“治热以热”，“治寒以寒”的方法来治疗。反治法，由于其所用方药与临床表现一致，所以反治法又叫从治法。为什么治疗上有正有反？“七篇”认为，这是因为寒证和热证都有真有假。从治病求本的角度出发，真寒者用热药治疗，真热者用寒药治疗，这就是正治。真寒假热者用热药治疗，真热假寒者用凉药治疗，这就是反治。《至真要大论》谓：“寒之而热者取之阴，热之而寒者取之阳，所谓求其属也。”就是指反治而言。“七篇”之所以提出正治和反治，这是因为证有真假，所以治有逆从。辨真假，分逆从，这是辨证论治中的一个十分重要的内容。

（四）微者调之，其次平之，盛者夺之

《至真要大论》谓：“微者调之，其次平之，盛者夺之。”所谓“微者调之”，即疾病在轻浅阶段，不用重剂，因为人体本身具有自调能力，因此在治疗时只需轻剂帮助人体自调能力的恢复，疾病即可以自然痊愈。“其次平之”，即在疾病较重的情况下，用药也要相应稍重，因为病之较重者，邪气偏胜也较重，不用稍重之剂就不能平其偏胜，所以必须使用稍重之剂才能平其病势，疾病才能治愈。“盛者夺之”，即邪气亢盛，病情急重者，必须用重剂以攻其邪。因为邪气极盛的情况下，正气已经不能自调，邪不去，正就不复。所以对于急重患者，临床上必须使用重剂攻邪。

(五)上下所主,随其攸利,疏气令调

《至真要大论》谓:“上下所主,随其攸利。”又谓:“逆之,从之,逆而从之,从而逆之,疏气令调,则其道也。”所谓“上下所主,随其攸利”,即根据患者的主病,再根据药物的主要作用进行针对性的处理。要注意到所用药物在性味上的特点及使用上的先后和方剂组成上的配伍问题。这也就是《至真要大论》中所谓的:“少阳之主,先甘后咸;阳明之主,先辛后酸;太阳之主,先咸后苦;厥阴之主,先酸后辛;少阴之主,先甘后咸;太阴之主,先苦后甘,佐以所利,资以所生,是谓得气。”所谓“逆之,从之,逆而从之,从而逆之,疏气令调”,“逆之”,即前述之正治法。“从之”,即前述之反治法。“逆而从之”,即先用逆治法后用从治法。“从而逆之”,即先用从治法后用逆治法。“疏气令调”,即使人体气血通过治疗而得以恢复正常流畅。这也就是说,“七篇”认为,在对疾病的治疗中,既要药证相符,又要注意到配伍得当,还要注意到先后缓急。只有做到这样,才能达到“疏气令调”,使气血流畅,恢复健康。

(六)大毒治病,十去其六,谷肉果菜,食养尽之

《五常政大论》谓:“大毒治病,十去其六;常毒治病,十去其七;小毒治病,十去其八;无毒治病,十去其九;谷肉果菜,食养尽之,无使过之,伤其正也。”所谓“大毒”、“小毒”、“常毒”、“无毒”,是指药物毒性的大小或有毒、无毒。“七篇”认为,药物虽然可以攻邪,但是同时也可以伤正。即使是无毒药物,由于药物本身必然有其性味上的偏胜,长期使用也必然会因药性之偏而导致人体之偏。因此,“七篇”认为临床上使用药物治病时,特别在使用有毒药物时,必须适可而止。未尽之处,根据“微者调之”的治疗原则,以饮食营养调之即可,以免毒药过用而使人体正气受伤,病反不除。关于这方面,“七篇”十分重视,告诫谆谆。《六元正纪大论》谓:

“大积大聚，其可犯也，衰其大半而止，过者死。”亦属此义。

（七）必养必和，待其来复

《五常政大论》谓：“其久病者，有气从不康，病去而瘠，奈何?”岐伯曰：……化不可代，时不可违……无代化，无违时，必养必和，待其来复。”所谓“久病”，即慢性病患者。“气从不康，病去而瘠”，即在治疗上无误，但健康不能迅速恢复。“无代化，无违时”，即不能着急，因为慢性病患者的恢复要依靠自己的正气，需要一定的过程。“必养必和，待其来复”，即在这种情况下要注意从生活起居、饮食营养方面进行调理，经过一段时间，就会自然恢复。这就是说，“七篇”认为，对于慢性病患者，在治疗上不能着急，不能完全依靠药物，更不能急于求成，揠苗助长。只有注意患者的饮食营养，生活起居，耐心地促进其自然恢复。“治养相合”，这是中医学治疗久病、慢性病的一个重要原则。

六、运气七篇对选药、制方、服药及其他治疗方面的认识

“七篇”中不但在对疾病的诊断和治疗原则上进行了系统论述，从而奠定了辨证论治体系的基础，而且在对药物的质量选择上、药物的性味归经上及其与治疗的效果关系上、方剂的组成上、若干外治法的具体运用上，都有深入具体的论述。“七篇”中关于上述各方面的论述，加以归纳，有以下几个方面：

（一）司岁备物

《天元纪大论》谓：“在地为化。”“在天为气，在地成形，形气相感而化生万物。”《至真要大论》谓：“天地合气，六节分而万物化生。”在论中明确提出了：“厥阴司天，其化以风；少阴司天，其化以热；太阴司天，其化以湿；少阳司天，其化以火；阳明司天，其化以燥；太阳司天，其化以寒。”并且还明确指出“地化……司天同候，间气皆然”的问题。因此“七篇”认为气不同，化亦不同，所以在药物的质量问题上也就提出了“司岁备物”的问题。所谓“司岁备物”，即根据各个年份不同的气候特点，采集与气候变化相应的药物，这样的药物质量好。这也就是《至真要大论》中所谓的：“司岁备物，则无遗主矣。帝曰：先岁物何也？岐伯曰：天地之专精也。”反之，各个年份的气候变化特点与所生的药物不相类，这种药物的质量就不好。这也就是《至真要大论》中所谓：“非司岁物何也？岐伯曰：散也，故质同而异等也。气味有厚薄，性用有躁静，治保有多少，力化有浅深，此之谓也。”由于如此，所以“七篇”提出“司岁

备物”，以保证药物的质量。这一理论，遂成为后世所谓“道地药材”的理论基础。

（二）五味入胃，各归所喜攻

“五味”，指辛、甘、酸、苦、咸五味。这里指药物或食物。“各归所喜攻”，即五味各有它自己所喜欢作用的部位。“七篇”认为，不同的药物，有不同的性味，因而也就有其不同的作用部位，亦即一般所谓的药物的性味归经。“七篇”认为，这种药物归经的理论十分重要。如果不重视药物的归经作用，不按归经用药，则药物就不能有针对性地到达病所从而产生应有的效果，前述病机分析的定位问题也就失去了临床意义。《至真要大论》谓：“服寒而反热，服热而反寒者何也？岐伯曰：悉乎哉问也。不治五味属也。”这里所指的“不治五味属也”，即指在治疗上不按药物性味归经用药，所以用之无效，甚至“服寒而反热，服热而反寒”。于此可以看出，“七篇”对于药物性味归经理论的高度重视。

（三）久而增气，物化之常，气增而久，夭之由也

“七篇”认为使用药物治疗疾病，必须适可而止。长期服用药物是造成人气偏胜损害健康的重要原因。《至真要大论》谓：“久而增气，物化之常也。气增而久，夭之由也。”就是指此而言。

（四）能毒者以厚药，不胜毒者以薄药

“七篇”认为，在药物治疗中，还必须注意患者的体质差异，其对药物的反应如何，一般说来，体质较好，能接受治疗，服药后无不良反应者，可以根据病情给予性能较峻、毒性较大的药物。反之，如患者体质较差，不能接受治疗，服药后反应较大者，则不能给予峻药、毒药，只能给予作用较缓、毒性较小或无毒药物。这就是说在用药上必须因人制宜。《五常政大论》谓：“能毒者以厚药，不胜毒者以薄药。”就是指此而言。

（五）治热以寒，温而行之；治寒以热，凉而行之

“七篇”认为，服药必须注意服药方法。用寒药治疗热病时，如果服而不受，可以凉药热服。认为这样可以减轻或避免服药反应。反之，如果在用热药治疗寒病时，服后不受，则要考虑热药凉服，认为这样可以减轻或避免服药反应。《五常政大论》谓：“治热以寒，温而行之；治寒以热，凉而行之。治温以清，冷而行之；治清以温，热而行之。”即指上述情况而言。

（六）治有缓急，方有大小

“七篇”认为，由于疾病有轻重缓急，所以方剂的组成也就有大有小。“七篇”中对方剂分类基本有两种方法。其一，将方剂分为大、小、缓、急、奇、偶、复七类，即后世所谓的“七方”。这也就是《至真要大论》中所谓的“奇之制也”、“偶之制也”，“补上治上制以缓，补下治下制以急”，“制小其服”“制大其服”，“奇之不去则偶之，是为重方”。其二，将方剂分为大、中、小三类。这也就是《至真要大论》中所谓的：“君一臣二，制之小也；君一臣三佐五，制之中也；君一臣三佐九，制之大也。”

（七）方制君臣

“七篇”认为，一方之中，有主有次，因此提出方剂中的君臣佐使问题。所谓“君”，即方中的主要药物。所谓“臣”，即辅助君药发生作用的药物。所谓“佐使”，即协同臣药的药物。《至真要大论》谓：“方制君臣，何谓也？岐伯曰：主病之谓君，佐君之谓臣，应臣之谓使。”就是指此而言。

（八）摩之，浴之，薄之，劫之，开之，发之，适事为故

“七篇”认为，对于疾病的治疗，除了药物、食物以外，还可以用其他的多种治疗方法。《至真要大论》谓：“摩之，浴之，薄之，劫之，开之，发之，适事为故。”《灵枢·病传》亦有“或有导引行气，乔摩炙熨，刺焫，饮药”之说。所谓“摩之”，张隐庵注：“摩者，上古多用膏摩而取汗。”所谓“浴之”，张隐庵注：“浴者，用汤药浸渍也。”（《黄帝内经素问集注·至真要大论》）“灸熨”，即灸法。“刺焫”，即烧针。“饮药”，即服药。这就是说，疾病的治疗方法是多种多样的，可以内服药物治疗，也可以用其他各种外治方法治疗。

七、运气七篇中有关岁运、岁气计算方法的介绍

“七篇”在岁运、岁气的计算及其临床运用方面，虽然用了较多的篇幅反复论列，但是由于散见于各篇，且文字简约，因此，一般不易看懂，影响读者对原著的学习。为了帮助读者对“七篇”中有关岁运、岁气的运算方法及其临床运用能有较系统的了解，我们做了以下的归纳和整理，以供阅读原著时参考。

（一）释干支

所谓“干支”，即“天干”和“地支”的简称，实际上就是古代计算年、月、日、时和方位的符号。早在殷代就已经开始用干支纪日、纪旬，汉以后就逐渐以干支纪年。“干”有单个的意思，如颜师古注《汉书·食货志》云：“干，犹个也。”古人最早用干来纪日，每天的计算以日出日没为准，日出没一次就是一天，所以“干”又叫作“天干”。如《皇极经世》云：“十干，天也。”“支”，有分支的意思，古人最早用来纪月，每一个月是以月亮盈亏来计算的，月亮盈亏一次就是一月。从阴阳属性上看，日为阳，月为阴，阳为天，阴为地，所以“支”又叫作“地支”。天干有十个，依次相数是：甲、乙、丙、丁、戊、己、庚、辛、壬、癸；地支有十二个，依次相数是：子、丑、寅、卯、辰、巳、午、未、申、酉、戌、亥。干支的次第先后，并不是随便排列的，它不等于一、二、三、四，仅仅是指一个数字符号，它还包含着万物由发生而少壮，而繁盛，而衰老，而死亡，而更始的含义在内。根据《史记·律书》及《汉书·律历志》的解释，十干中的“甲”字，被解释为“出

甲于甲”，“甲”字同“荚”，指嫩芽破土而出的初生现象；“乙”字被解释为“奋轧于乙”，指幼苗逐渐抽轧而生长；“丙”字被解释为“明炳于丙”，指阳气充盛，生长显著；“丁”字被解释为“万物丁壮”，“大盛于丁”，指幼苗不断地壮大成长；“戊”字被解释为“丰楙于戊”，指幼苗日益茂盛；“己”字被解释为“理纪于己”，指幼苗已成熟至极；“庚”字被解释为“敛更于庚”指生命开始收敛；“辛”字被解释为“悉新于辛”，指新的生机又开始酝酿；“壬”字被解释为“怀任于壬”，指新的生命已开始孕育；“癸”字被解释为“陈揆于癸”，指新的生命又将开始。十二地支也是一样，十二支中的“寅”字被解释为“万物始生螾然也”；“卯”字被解释为“言万物茂也”；“辰”字被解释为“万物之蜄也”；“巳”字被解释为“阳气之已尽”；“午”字被解释为“阴阳交曰午”；“未”字被解释为“万物皆成有滋味也”；“申”字被解释为“阴用事，申贼万物”；“酉”字被解释为“万物之老也”；“戌”字被解释为“万物尽灭”；“亥”字被解释为“阳气藏于下也”；“子”字被解释为“万物滋于下”，“孳萌于子”；“丑”字被解释为“纽牙于丑”。于此可见，不管是天干或是地支，其次第都不是仅指数字的排列，而是包含有生物生、长、收、藏，再生长的含义在内，因而在医学运用上古人也就把它与季节、方位、脏腑性能、治疗方法密切联系起来。例如《内经》中所说的“肝主春，足厥阴少阳主治，其日甲乙，肝苦急，急食甘以缓之；心主夏，手少阴太阳主治，其日丙丁，心苦缓，急食酸以收之；脾主长夏，足太阴阳明主治，其日戊己，脾苦湿，急食苦以燥之；肺主秋，手太阴阳明主治，其日庚辛，肺苦气上逆，急食苦以泄之；肾主冬，足少阴太阳主治，其日壬癸，肾苦燥，急食辛以润之，开腠理，致津液，通气也。”（《素问·脏气法时论》）这就是上述认识在临床中的具体运用，也说明了干支的含义和其所包括的具体内容。学习运气学说之前应该加以了解。

关于干支的运用，有以下四个方面：

1. 干支配阴阳　干支的阴阳属性，总的来说，天干属阳，地支属阴。但如从天干地支本身来说，则天干地支都可以再分阴阳，一般说天干中的甲、丙、戊、庚、壬属阳，因此这五干又称阳干；乙、丁、己、辛、癸属阴，因此这五干又称阴干。地支中的子、寅、辰、午、申、戌属阳，因此这六支又叫阳支；丑、卯、巳、未、酉、亥属阴，因此这六支又叫阴支。分的方法是按干支的排列次序，单数为阳，双数为阴。

为什么干支单数为阳、双数为阴呢？刘完素云："凡先言者为刚为阳，后言者为柔为阴也。"（《伤寒直格论方·卷上》）这就是说甲与乙比，甲在先而乙在后，故甲为阳而乙为阴。子与丑比，子在先而丑在后，故子为阳而丑为阴。这个解释是讲不通的。乙与丙比，乙明明是在丙之先，但乙却属阴而丙属于阳。因此一般仍以奇为阳，偶为阴来解释。但是为什么奇一定为阳，偶一定为阴，一般仍然没有说清楚。作者意见要解释这个问题仍应从阴阳本身来解释为好。前章已述及，自然界的一切事物和现象都可以用阴阳加以归类，而一切事物也只有有了阴阳之间的运动才能产生无穷的变化。干支本身既然包含有万物生长、繁盛、衰老、死亡、更生的含义在内，因此它本身必然就有阴阳的区分，否则它就不可能发生变化，这是一方面；另一方面干支本身也有数字的含义，而数字不论大小，但总不出奇偶两数，因此自然也就可以以奇偶区分阴阳，我们认为这就是干支单数为阳，双数为阴的理由。

2. 干支配五行

（1）天干配五行：十天干可以把它们分成甲乙、丙丁、戊己、庚辛、壬癸等五对，然后分别配以五行以测定每年的岁运。配的方法是以天干甲乙与五行中的木相配，丙丁与火相配，戊己与土相配，庚辛与金相配，壬癸与水相配。

为什么以甲乙配木、丙丁配火、戊己配土、庚辛配金、壬癸配水呢？一般有两种解释。其一：十天干本身次序的排列是按每年生长化收藏的次序来排列的，而五行相生的次序，也正是生长化收藏的次序，因此也就按次序与木、火、土、金、水五行相配；其二：在方位上甲乙属东方，东方是木位，所以甲乙属木；丙丁属南方，南方是火位，所以丙丁属火；戊己属中央，中央是土位，所以戊己属土；庚辛属西方，西方是金位，所以庚辛属金；壬癸属北方，北方是水位，所以壬癸属水。至于为什么要以两干来配五行中的一行呢？那是因为五行之中又有阴阳，木有阳木阴木，火有阳火阴火，土有阳土阴土，金有阳金阴金，水有阳水阴水的缘故。

（2）地支配五行：十二地支也可以分别配以五行，其相配的结果是：寅卯属木，巳午属火，申酉属金，亥子属水，辰未戌丑属土。

为什么以寅卯配木、巳午配火、申酉配金、亥子配水、辰未戌丑配土呢？这是因为地支主要是用来纪月的，每年农历正月属寅，二月属卯，三月属辰，四月属巳，五月属午，六月属未，七月属申，八月属酉，九月属戌，十月属亥，冬月属子，腊月属丑。由于寅卯是正、二月，正、二月是春季，木旺于春，所以寅卯属木。巳午是四、五月，四、五月是夏季，火旺于夏，所以巳午是属火。申酉是七、八月，七、八月是秋季，金旺是秋，所以申酉属金。亥子是十、冬月，十、冬月是冬季，水旺于冬，所以亥子属水。五行之中以土为最重要，所以土旺四季，也就是说一年四季都有土旺的月份，每年春季的三月，夏季的六月，秋季的九月，冬季的腊月都是土旺的月份，三月在地支上属辰，六月在地支上属未，九月在地支上属戌，腊月在地支上属丑，由于土旺四季的关系，所以辰未戌丑都属于土。

3. 地支配三阴三阳六气　十二地支除了配五行以外，更主要的还是配三阴三阳六气。所谓三阴就是一阴（厥阴），二阴（少阴），三阴（太阴）；所谓三阳就是一阳（少阳），二阳（阳明），三阳（太阳）。所谓六气就是风、寒、暑、湿、燥、火。六气之中，由于火与暑基本上属于一类，所以一般便不列暑与火而只把火分为君火与相火两种。地支配三阴三阳六气，其相配的结果是：子午少阴君火，丑未太阴湿土，寅申少阳相火，卯酉阳明燥金，辰戌太阳寒水，巳亥厥阴风木。

为什么要以子午配少阴君火，丑未配太阴湿土，寅申配少阳相火，卯酉配阳明燥金，辰戌配太阳寒水，巳亥配厥阴风木呢？一般有这样两种解释：其一，十二地支的前六支属阳属刚，后六支属阴属柔，前后配合起来也就是阴阳结合起来，就构成了子午、丑未、寅申、卯酉、辰戌、巳亥六对，然后按照五行相生的次序把它排列起来，就构成了上述的相配情况；其二，三阴三阳六气有正化对化的不同，什么叫正化呢？正化就是指产生六气本气的一方。对化就是指其对面受作用或相互影响的一方。十二地支中的寅卯辰位置在东方，巳未午在南方，申酉戌在西方，亥子丑在北方。午的位置在正南方，南方是火位，所以君火生于午，也就是正化于午，午的对面受作用的一方是子，因此对化于子，所以子午均属于少阴君火；未的位置在西南方，同时未在月份上属于长夏，土旺于长夏，所以土正化于未，未的对面一方是丑，因此对化于丑，所以丑未均属太阴湿土；寅的位置在东方，东方属木，因为木生火的关系，所以火生于寅，也就是正化于寅，寅的对面一方是申，因此对化于申，所以寅申均属于少阳相火；酉的位置在正西方，西方是金位，所以金正化于酉，酉的对面一方是卯，因此对化于卯，所以卯酉均属于阳明燥金；戌的位置在西北方，西方属金，北方属水，因为金生水的关系，所以戌属于水，也就是水正化于戌，戌的对面一方是辰，因此对化于辰，所以辰戌均属太阳寒水；亥的位置在北方，北方属水，因为水生木的关系，所以木生于亥，亥的对面一方是巳，因此对化于巳，所以巳亥均属于厥阴风木。

4. 干支结合纪年　天干和地支配合可以用来纪年，也可以用来纪月，也可以用来纪日。可以依据其所属干支的属性来分析这一年或这一月或这一日的变化大致情况。目前我们在医学运用上主要是用干支来纪年，因此我们在这里也主要谈干支结合纪年。干支结合纪年的方法是把每一年配上一个天干和一个地支，配的方法是天干在前，地支在后，按着干支的顺序依次向下排列。天干的第一位是甲，地支的第一位是子，把天干的第一位甲与地支的第一位子相互配合起来便是甲子，因此这一年便叫甲子年。从甲子年开始，天干和地支相互配合，每年不同；天干往复排列六次，地支往复排列五次，共得六十年，以后才又轮到甲和子相合，所以每六十年称为一周或者叫一个甲子。我们一般看见一个快满六十岁的人称为年近花甲，过了六十岁的人叫年逾花甲，这就是取六十年是一个甲子的意思。为了避免临时换算的麻烦，我们这里把干支相合一周的次序排列如下表：

六十年干支结合纪年表

干	甲	乙	丙	丁	戊	己	庚	辛	壬	癸
支	子	丑	寅	卯	辰	巳	午	未	申	酉
干	甲	乙	丙	丁	戊	己	庚	辛	壬	癸
支	戌	亥	子	丑	寅	卯	辰	巳	午	未
干	甲	乙	丙	丁	戊	己	庚	辛	壬	癸
支	申	酉	戌	亥	子	丑	寅	卯	辰	巳
干	甲	乙	丙	丁	戊	己	庚	辛	壬	癸
支	午	未	申	酉	戌	亥	子	丑	寅	卯
干	甲	乙	丙	丁	戊	己	庚	辛	壬	癸
支	辰	巳	午	未	申	酉	戌	亥	子	丑
干	甲	乙	丙	丁	戊	己	庚	辛	壬	癸
支	寅	卯	辰	巳	午	未	申	酉	戌	亥

（二）五运

五运就是木运、火运、土运、金运、水运的简称。在自然界中一年四季的气候变化是春去夏来，夏去秋至，秋去冬来，冬去春至循环运转不已的。前面讲过，一年四季都可以用五行的概念来加以归类，春属木，夏属火，长夏属土，秋属金，冬属水，一年四季的气候变化循环运转不已，实质上也就是木、火、土、金、水等五行的循环运转不已，因此木、火、土、金、水五运，实质上也就是指在自然界中各个季节气候方面正常或异常的变化。

1. 大运

（1）什么是大运：大运就是主管每年全年的岁运。换句话说也就是指各年的气候变化以及人体与之相应而发生的脏腑功能变化的一般规律，因此我们可以用大运来说明这一年全年的气候变化情况和脏腑作用的大致情况。

大运分为土运、金运、水运、火运、木运五种。各运的特点与五行的特性一致，今年是哪一个大运主岁，今年的气候变化和人体脏腑的变化就会表现出与之相应的五行特性。例如大运是土运，这一年在气候变化上就与湿的作用密切相关，在人体脏腑上就与脾胃的作用密切相关，因为湿、脾、胃等在五行归类上都属于土。假如大运是金运，这一年在气候变化上就与燥的作用密切相关，在人体的脏腑上就与肺、大肠的作用密切相关，因为燥、肺、大肠在五行上都属于金。假如大运是水运，这一年在气候变化上就与寒的作用密切相关，在人体脏腑上就与肾、膀胱的作用密切相关，因为寒、肾、膀胱等在五行归类上都属于水。假如大运是木运，这一年在气候变化上就与风的作用密切相关，在人体脏腑上就与肝、胆的作用密切相关，因为风、肝、胆等在五行归类上都属于木。假如大运是火运，这一年在气候变化上就与热的作用密切相关，在人体脏腑上就与心、心包络、小肠的作用密切相关，因为热、心、心包络、小肠等在五行归类上都属于火。于此可见大运是什么呢？不过是古人在人与天地相应的观念下所摸索总结出来的一套自然气候和人体脏腑变化的规律而已，没有什么难以理解的地方。

（2）天干化五运：前面已经提到，天干配五行是甲乙属木，丙丁属火，戊己属土，庚辛属金，壬癸属水。但在五运的变化上，便又要把这十个天干的阴阳干重新配合而有其另外的属性，这就叫做天干化五运。所谓化就是变化，这也就是说天干在五运的变化中，还具有它另外的属性而不能以未经变化的五行属性来运用它。天干化生五运的结果是：凡是天干上逢甲己之年，大运便属土运，逢乙逢庚之年大运便属金运，逢丙逢辛之年，大运便是水运，逢丁逢壬之年大运便属木运，逢戊逢癸之年大运便属火运。

为什么十天干在化五运上和配五行上其属性上不一致呢？这是因为十天干配五行是以五方、五季等关系来确定的，而五运则是根据天象变化，也就是天上星辰之间的变化来确定的。关于这方面的解释，我们在《五运行大论》有关原文的讲解中，作了比较详细的讨论，请读者参看各论中有关讲解。

2．主运

（1）什么是主运：主运就是指每年气候的一般常规变化，这些变化基本上是年年如此，固定不变的，所以叫作主运。

每年的主运也分为木运、火运、土运、金运、水运五种，各运的特点与五行的特性一致。这一年中的某一段时间是属于哪一个主运主事，这段时间的气候变化和人体脏腑的变化也就会表现出与之相关的五行特性。例如这段时间是属于木运主事时，这段时间在气候变化上就与风的作用密切相关，在人体脏腑上就与肝的作用密切相关……其余各运也是一样可以依此类推。

(2) 主运的推算方法：主运分五步，分司一年当中的五个运季，每步所主的时间，亦即每个运季的时间为七十三日零五刻。主运五步的推算从每年的大寒日开始，按木、火、土、金、水五行相生的次序依次推移，即木为初运，火为二运，土为三运，金为四运，水为五运。

主运五步的交司时间，从日上来说基本相同，即木运都起于大寒日，火运起于春分后十三日，土运起于芒种后十日，金运起于处暑后七日，水运起于立冬后四日，年年如此，但从时上来说，则各年亦小有出入。兹将各年主运交司时刻简介如下：

①子、辰、申年

初运（木）：大寒日寅初初刻起。

二运（火）：春分后十三日寅正一刻起。

三运（土）：芒种后十日卯初二刻起。

四运（金）：处暑后七日卯正三刻起。

五运（水）：立冬后四日辰初四刻起。

②丑、巳、酉年

初运（木）：大寒日巳初初刻起。

二运（火）：春分后第十三日巳正一刻起。

三运（土）：芒种后第十日午初二刻起。

四运（金）：处暑后第七日午正三刻起。

五运（水）：立冬后第四日未初四刻起。

③寅、午、戌年

初运（木）：大寒日申初初刻起。

二运（火）：春分后第十三日申正一刻起。

三运（土）：芒种后第十日酉初二刻起。

四运（金）：处暑后第七日酉正三刻起。

五运（水）：立冬后第四日戌初四刻起。

④卯、未、亥年

初运（木）：大寒日亥初初刻起。

二运（火）：春分后第十三日亥正一刻起。

三运（土）：芒种后第十日子初二刻起。

四运（金）：处暑后第七日子正三刻起。

五运（水）：立冬后第四日丑初四刻起。

十二支中，子、辰、申、寅、午、戌在阴阳属性上属阳，所以子、辰、申、寅、午、戌等年，均属阳年。在五行上也是一样，子为阳水，申为阳金，辰、戌为阳土，午为阳火，寅为阳木。丑、巳、酉、卯、未、亥在阴阳属性上属阴，所以丑、巳、酉、卯、未、亥等年，均属阴年，巳为阴火，酉为阴金，丑、未为阴土，亥为阴水，卯为阴木。凡阳年的初运，均起于阳时，所以申、子、辰三阳年都起于寅，寅、午、戌三阳年都起于申。阴年的初运，均起于阴时，所以巳、酉、丑三阴年都起于巳，亥、卯、未三阴年都起于亥。

3. 客运

(1) 什么是客运：客运是指每年五个运季中的特殊变化。它虽然是每年轮转，也有一定规律可循。但由于十年之内，年年不同，如客之来去，所以叫作客运。

每年的客运也分为木运、火运、土运、金运、水运五种。各运的特点也与五行的特性一致，这个运季是哪一个客运主事，这个运季中的气候变化和人体脏腑的变化也就会表现出与它相关的五行特性。例如这个运季的客运是土运时，这个运季在气候变化上就与湿的作用密切相关，在人体脏腑上就与脾胃的作用密切相关，其余各运也是一样，均可依此类推。

(2) 客运的推算方法：客运的推算是在每年值年大运的基础上进行的。每年值年大运就是当年客运的初运，客运的初运按照当年大运确定后，以下即按五行相生的次序依次推移。例如，丁壬之年大运为木运，因此丁壬之年客运的初运便是木运，二运便是火运，三运便是土运，四运便是金运，终运便是水运，其余各年依此类推。

4. 大运、主运、客运之间的关系

大运、主运、客运都是运用五行学说配以天干来计算和推测自然界气候变化和人体脏腑变化的方法。三者的作用是：大运说明全年的气候变化和人体变化总的情况，主运说明一年之中各个季节中的气候变化和人体脏腑变化的一般情况，客运则说明一年之中各个季节的气候变化和人体脏腑变化的特殊情况。三者之间的关系以大运为主，因为大运包括全年，其次是客运，因为根据客运可以分析每年各个季节中的特殊变化情况，至于主运则年年如是。提出主运来谈的原因，一方面是根据主运可以了解每年各个运季中的常规变化，另外一方面也是为了帮助分析客运，因为没有一般也就无法考虑特殊，没有主运也就没有客运。

（三）六气

六气就是风、寒、暑、湿、燥、火的简称。六气之中的暑气与火气，基本上属于一类，所以运气中所说的六气，在运用上，一般就不说风、寒、暑、湿、燥、火，而说风、寒、湿、燥、君火、相火。风、寒、湿、燥、君火、相火六种气候上的变化，基本上是在一年四季阴阳消长进退的变化下产生出来的。因此，六气一般又以三阴三阳为主结合十二地支来说明和推算每年气候的一般变化和特殊变化。每年的六气，一般分为主气与客气两种，主气用以述常，客气用以测变。客气与主气相合，称客主加临，可以用来进一步分析气候的复杂变化，以下我们分开来扼要地谈：

1. 主气

（1）什么是主气：主气和主运的意义基本相同，也是指每年各个季节气候的常规变化，由于这些变化是常规如此，年年固定不变，所以叫作主气。

主气分为风、君火、相火、湿、燥、寒六种。各气的特点，也可以用五行加以归类。这一个节序是哪一个主气主时，这一节序便会表现出与之相关的五行特点。例如，这一节序是风气主时，它便会在各方面表现出木的特点。这一节序是火气主时，它便会在各方面表现出火的特点。这一节序是湿气主时，它便会在各方面表现出土的特点。这一节序是燥气主时，它便会在各方面表现出金的特点，这一节序是寒气主时，它便会在各方面表现出水的特点。六气主时是年年不变的，所以我们说主气是指每年各个节序的常规变化。

(2) 主气的推算方法：根据一年的气候变化特点，一年之中可以分为二十四个节气。这二十四个节气是：

立春　雨水　惊蛰　春分　清明　谷雨　立夏　小满　芒种　夏至　小暑　大暑　立秋　处暑　白露　秋分　寒露　霜降　立冬　小雪　大雪　冬至　小寒　大寒

每一节气管十五天多一点。

主气有六，因此主气主时也就分为初、二、三、四、五、终六步。六气六步主时的次序是与五行相生的顺序一致，按木、火、土、金、水顺次推移。一年四季是从春季开始，春主风，属木，因此便以厥阴风木为初之气；木能生火，因此便以少阴君火为二之气；君火相火都属于火，同气相随，便以少阳相火为三之气；火能生土，便以太阴湿土为四之气；土能生金，便以阳明燥金为五之气；金能生水，便以太阳寒水为终止之气。

主气的推算方法是：把一年二十四节气分属于六气六步之中，从每年大寒日开始计算，十五天多一点为一个节气，四个节气为一步，每一步为六十天又八十七刻半，六步为一年。

2. 客气

(1) 什么是客气：客气是各年气候上的异常变化。这些变化一般说来虽然也有规律可循，但是由于它年年转移，与主气固定不变不同，所以我们叫它异常，又因为来了一次之后，又要距离一定时间才再重来，好像客人一样，所以叫作客气。

客气同主气一样也分为风、湿、燥、寒、君火、相火六种，其五行特点与主气一样，其不同的是：主气只管每年的各个季节，而客气除了也管每年中的各个节序而外，它还可以概括全年，客气十二年一转，在这十二年之中是年年不同的，所以我们说客气是指各个年度的具体变化。

（2）客气的推算方法：推算客气首先要知道三阴三阳和司天在泉四间气是什么。为了清楚这些，现在我们分开来讲。

①三阴三阳：阴和阳的本身，古人认为可离可合，合则为一阴一阳，离则为三阴三阳。这也就是说明阴和阳本身都又可以按照所含阴气阳气的多少而把它们各分为三，阴分为三就是三阴，阳分为三就是三阳。三阴之中以厥阴阴气最少，其次是少阴，以太阴阴气最盛，因而厥阴又叫一阴，少阴又叫二阴，太阴又叫三阴。阳也是这样，三阳之中以少阳阳气最少，阳明次之，以太阳阳气最盛，因而少阳又叫一阳，阳明又叫二阳，太阳又叫三阳。客气推算是按三阴三阳次序，即以一阴（厥阴）、二阴（少阴）、三阴（太阴）、一阳（少阳）、二阳（阳明）、三阳（太阳）再配以子、丑、寅、卯、辰、巳、午、未、申、酉、戌、亥十二地支和风、寒、湿、燥、君火、相火，再配以木、火、土、金、水五行来进行运算。其相配的方法，我们在干支节内已经谈过，凡是值年地支逢巳逢亥之年，不管它们天干是什么，都配以三阴三阳中的厥阴，六气中的风，五行中的木；凡是值年地支逢子逢午之年，不管它们天干是什么，都配以三阴三阳中的少阴，六气中的君火，五行中的火……相配以后便是：子午少阴君火，丑未太阴湿土，寅申少阳相火，卯酉阳明燥金，辰戌太阳寒水，巳亥厥阴风木。逐年客气的推算也就依此次序逐年推移、循行不已，六气六年一转，地支十二年一转，周而复始，如环无端。

②司天在泉四间气：司天在泉就是值年客气在这一年之中

主事的统称。主管每年上半年的客气就叫司天之气，主管每年下半年的客气就叫在泉之气。四间气就是在司天之气和在泉之气左右的气。我们前面讲过了，六气分作六步来推移，司天之气占一步，司天之气的左边一步是司天左间，司天之气的右边一步是司天右间；在泉之气占一步，在泉之气的左边一步是在泉左间，在泉之气的右边一步是在泉右间。司天之气的左间、右间和在泉之气的左间、右间加在一起就是四间气，司天在泉加上左右间气，共为六气。值年客气逐年转移，因此司天在泉四间气也每年不同。

司天在泉左右四间气是根据前述地支配三阴三阳的结果来推算的。也就是说凡是逢子逢午之年就是少阴君火司天，凡是逢丑逢未之年就是太阴湿土司天，凡是逢寅逢申之年就是少阳相火司天，凡是逢卯逢酉之年就是阳明燥金司天，凡是逢辰逢戌之年就是太阳寒水司天，凡是逢巳逢亥之年就是厥阴风木司天。在六步中，每年的司天之气总是在六步中的第三步上，司天之气确定了，在泉之气以及左右四间气也就知道了，因为司天之气的对面就是在泉之气，司天的左右也就是司天的左间、右间，在泉的左右也就是在泉的左间、右间。

按照三阴三阳的次序，司天与在泉之间有下列的关系，即：阳司天，阴就在泉，阴司天，阳就在泉。司天在泉的阴阳，在它们阴阳的多少上也是相应的，即：司天是一阴（厥阴），在泉必定就是一阳（少阳），司天是二阴（少阴），在泉必定就是二阳（阳明），司天是三阴（太阴），在泉必定就是三阳（太阳）。与此相反也是一样，司天是一阳（少阳），在泉一定就是一阴（厥阴），司天是二阳（阳明），在泉就一定是二阴（少阴），司天是三阳（太阳），在泉就一定是三阴（太阴）。司天在泉之气确定了，左右四间气自然也就确定了。以庚子年为例，按照地支配三阴三阳的结果，子午少阴君火，所以庚子年便是少阴君火司天，少阴是二阴，因此本年的在泉之气便是二阳（阳明），按照三阴三阳次序排列，司天少阴的左间是太阴，右间是厥阴，在泉阳明的左间是太阳，右间是少阳。其余各年可以依此类推。

③客气的异常变化：客气的司天在泉左右间气六年一转移，这是客气的一般变化规律，但是在特殊的情况下，也可以出现异常的情况，司天在泉之气不按一般规律转移，这就是《内经》中所说的“不迁正”、“不退位”（见《素问遗篇·刺法论》）。所谓“不迁正”，也就是应该转到的值年司天之气没有转到。所谓“不退位”，也就是应该转位的司天之气仍然停留。举例来说：例如巳亥年，巳亥厥阴风木，因此该年便是厥阴风木司天。巳亥年的次年是庚子年，子午少阴君火，因此庚子年便是少阴君火司天。假使巳亥年风木之气有余，留而不去，到了庚子年在气候变上及其他方面仍然表现出已亥年所有的风气、木气特点，这就是不退位；少阴君火之气自然也就不能到来，这就是不迁正。司天在泉之气有了不迁正、不退位的情况，左右间气自然就应升不升，应降不降。客气的升降失常，不按一般规律进行轮转，这就属于异常。

（3）客主加临：所谓客主加临，就是将客气加在主气上面，换句话说也就是把主气和客气放在一起来加以比较分析和推算。为什么要把主气和客气加在一起来比较分析呢？这是因为主气是一年中气候的一般变化，而客气则是一年中气候的特殊变化，首先了解了一般变化，才能够进一步分析它的特殊变化，不但要了解其一般变化，而且要进一步分析它的特殊变化，才能真正认识这一事物。所以我们在分析每年气候变化的时候，也就必须把主气和客气对照起来加以比较分析，也只有如此，才能从中找出它们的各种变化规律，“以客加主，而推其变。”（《普济方·卷六·五运六气图》）其意亦即在此。

客主加临的方法是：把值年司天的客气与主气的三之气相加，主气的初之气是厥阴风木，二之气是少阴君火，三之气是少阳相火，四之气是太阴湿土，五之气是阳明燥金，终之气是太阳寒水，值年司天的客气固定地加在主气的三之气上，实际上也就是固定地加在少阳相火之上，相加之后，主气六步不动，客气六步则每年按一阴、二阴、三阴、一阳、二阳、三阳的次序，依次推移，六年一转，运行不息。

（四）运气相合

每年的年号上都有一个天干，也都有一个地支。前面讲过，天干的作用是用来分析各年的运，地支的作用则是用来分析各年的气。但运和气两者之间并不是孤立的，它们常是相互作用，相互影响，这种情况“七篇”叫作“同化”（《素问·六元正纪大论》）。因为运气之间有同化的关系，所以我们要分析各年的全面情况，单从运上来分析或者单从气上来分析不行，必须要把各年的干支结合起来分析，换句话说也就是要把运和气结合起来分析，只有在运气相合的情况下，才能分析和推算出各年的大致变化情况，这也是干和支为什么必须结合起来运用的原因。

1. 运和气的盛衰　运和气的盛衰要根据运和气的五行生克关系来测定。运生气或者运克气都叫作运盛气衰。例如：庚辰年的年干是庚，乙庚化金，所以庚辰年的大运是金运，庚辰年的年支是辰，辰戌太阳寒水，所以庚辰年的值年司天之气便是寒水，金与水的关系是金生水，用在这里也就是运生气，因此庚辰年这一年便是运盛气衰。甲辰年的年干是甲，甲己化土，所以甲辰年的大运是土运，甲辰年的年支是辰，辰戌太阳寒水，所以甲辰年的值年司天之气便是寒水，土与水的关系是土克水，用在这里也就是运克气，因此甲辰年这一年也是运盛气衰。与此相反，气生运或者气克运便叫作气盛运衰。例如：己亥年的年干是己，甲己化土，所以己亥年的大运是土运，年支是亥，巳亥厥阴风木，所以己亥年的值年司天之气便是风木，木与土的关系是木克土，用在这里也就是气克运，因此己亥年这一年便是气盛运衰。甲子年的年干是甲，甲己化土，所以甲子年的大运是土运，年支是子，子午少阴君火司天，所以甲子年的值年司天之气便是火，火与土的关系是火生土，用在这里也就是气生运，因此甲子年也是气盛运衰。

为什么要分别各年运和气的盛衰呢？目的有二：其一，根据运气的盛衰可以推算出各年变化的主次，运盛气衰的年份，在分析当年变化时，便以运为主，以气为次；反之，气盛运衰的年份，在分析当年变化时，便以气为主，以运为次；其二，根据运气盛衰可以进一步推算各年的复杂变化，根据生克的关系，气生运为顺化，气克运为天刑，运生气为小逆，运克气为不和。顺化之年，变化较为平和，小逆及不和之年，变化较大，天刑之年变化则特别剧烈。

2. 天符岁会　天符和岁会是根据运和气不同结合的情况而命名的，天符之中又可分同天符、太乙天符，岁会之中又有同岁会。一般说来，逢天符之年，气候变化较大，同天符之年同此；逢岁会之年，气候变化较小，同岁会之年同此；如逢太乙天符之年则气候变化最烈。其推算方法如下：

(1) 天符：凡是每年的值年大运与同年的司天之气在五行属性上相同，便叫天符。以己丑年为例，己丑年的年干是己，甲己化土，所以己丑年的大运是土运，年支是丑，丑未太阴湿土司天，所以己丑年的司天之气是太阴湿土，大运是土，值年司天之气也是土，大运与值年司天之气的五行属性相同，所以己丑年便是天符之年。在甲子一周的六十年中逢天符者，计有乙卯、乙酉、丙辰、丙戌、丁巳、丁亥、戊子、戊午、己未、己丑、戊寅、戊申十二年。

(2) 岁会：凡是每年值年的大运与同年年支的五行属性相同，便叫岁会。以丁卯年为例，丁卯年的年干是丁，丁壬化木，所以丁卯年的大运便是木运，年支是卯，卯在五行上属木，大运是木，年支五行属性也是木，所以丁卯年便是岁会之年。在甲子一周的六十年中，逢岁会者，计有甲辰、甲戌、己丑、己未、乙酉、丁卯、戊午、丙子八年，其中己丑、己未、乙酉、戊午四年既属岁会，又属天符，因此单纯是岁会的年份，实际上只有四年。

(3) 同天符：凡是年干与年支在阴阳属性上都属于阳，同时值年大运又与同年的在泉之气的五行属性相同，便叫同天符。以庚子年为例，庚子年的年干是庚，庚是单数，属于阳干，年支是子，子也是单数，属于阳支，年支年干都属于阳，所以庚子年属于阳年。庚子年的年干是庚，乙庚化金，所以庚子年的大运是金运；年支是子，子午少阴君火司天，阳明燥金在泉，所以庚子年的在泉之气是阳明燥金。年干属阳，年支也属阳，大运属金，在泉之气也属金，所以庚子年便是同天符之年。在甲子一周的六十年中，逢同天符者，计有甲辰、甲戌、庚子、庚午、壬寅、壬申六年。其中甲辰、甲戌两年，既属同天符，又属岁会，因此单属同天符之年，实际上只有四年。

(4) 同岁会：凡是年干与年支在阴阳属性上都属于阴，同时值年大运又与同年在泉之气的五行属性相同，便叫同岁会。以辛丑年为例，辛丑年的年干是辛，辛是双数，属于阴干，年支是丑，丑也是双数，属于阴支，年支年干都属于阴，所以辛丑年属于阴年；辛丑年的年干是辛，丙辛化水，所以辛丑年的大运是水运，年支是丑，丑未太阴湿土司天，太阳寒水在泉，所以辛丑年的在泉之气是太阳寒水。年干属阴，年支也属阴，大运属水，在泉之气也属水，所以辛丑年便是同岁会之年。在甲子一周六十年中，逢同岁会者，计有辛未、辛丑、癸卯、癸酉、癸巳、癸亥六年。

(5) 太乙天符：既逢天符，又为岁会，换句话说也就是这一年的大运与司天之气、年支的五行属性均皆相同，便叫太乙天符。以戊午年为例，戊午年的年干是午，戊癸化火，所以戊午年的大运是火运，年支是午，子午少阴君火司天，同时午在五行上也属于火。大运是火，司天之气是火，年支的五行属性也是火，所以戊午年便是太乙天符之年。在甲子一周六十年中，逢太乙天符者，计有己丑、己未、乙酉、戊午四年。

3. 平气　平就是平和，气就是变化，五运之气平和，无太大的变化，既非太过，又非不及，就叫做平气。遇着这样的年份，也就叫平气之年。

平气的推算方法，从总的原则上来说，是在五行生克的基础上推算的。至于具体的推算方法，一般则大致有下列两种：

（1）根据运气之间的关系来推算：是否平气之年，一般都是按照岁运的太过不及与同年司天之气及干支的五行属性之间的相互关系来确定。有下列情况之一者，都属于平气之年：

①运太过而被抑：所谓运太过而被抑，即凡属岁运太过之年，如果同年的司天之气在五行上与它是一种相克关系时，这一年的岁运便可以因受司天之气的克制而不致太过，从而构成平气。以戊戌年为例，戊戌年的年干是戊，戊癸化火，所以戊戌年的大运是火运，戊是单数，是阳干，阳干属太过，所以戊戌年是火运太过。戊戌年的年支是戌，辰戌太阳寒水司天，所以戊戌年的司天之气是水。五行中水与火的关系是相克的关系，太过的火受司天寒水之气的抑制，便不会太过，所以戊戌年便是平气之年。在甲子一周的六十年中，逢运太过被抑而得平气之年者，计有戊辰、戊戌、庚子、庚午、庚寅、庚申六年。

②运不及而得助：所谓运不及而得助，即凡属岁运不及之年，如果同年的司天之气在五行属性上与之相同，或它的年支五行属性与之相同，这一年的岁运也可以成为平气。例如：乙酉年的年干是乙，乙庚化金，因此乙酉年的大运是金运，乙是双数，是阴干，阴干属不及，所以乙酉年是金运不及之年，乙酉年的年支是酉，卯酉阳明燥金司天，所以乙酉年的司天之气是金，金运不及之年，如果同年司天之气是金，它便会受司天

金气的帮助而不会不及，所以乙酉年是平气之年。又如：辛亥年的年干是辛，丙辛化水，因此辛亥年的大运是水运，辛是双数，是阴干，阴干属不及，所以辛亥年是水运不及之年，辛亥年的年支是亥，亥在五行上属于水，不及的水运得到了地支水的帮助，便不会不及，所以辛亥年也是平气之年。在甲子一周的六十年中，逢运不及得助而成平气之年者，有丁卯、乙酉、丁亥、己丑、癸巳、辛亥、乙卯、丁巳、己未九年。

（2）根据每年交运时年干与日干的关系来推算：前面已经提到，每年初运交运的时间总是在年前的大寒节交接。交运的第一天，如果年干与日干相合，或者年干与时干相合，也可以产生平气。例如：壬申年初运交运的大寒节第一天日甲子是丁卯，丁壬同可化木，刚柔相济，这就是年干与日干相合，因此壬申年可以算做一个平气之年。其他的甲与己合、乙与庚合、丙与辛合、戊与癸合等，同样都属平气，可以类推。

总的来说，天符、岁会、同天符、同岁会、太乙天符、平气等，都是在运气相合的基础上变化出来的，也就是说只有通过运气相合，我们才能进一步全面地来分析每年的各种复杂变化，因此我们在运用运气学说时也必须把运和气结合起来分析，不能分开。

（五）在医学上的应用

运气学说在医学上的应用，加以归纳，一般大致可以分以下两个方面：

1. 推测每年气候变化和疾病流行的大致情况

（1）每年气候变化和疾病流行一般情况的推测：每年自然气候和疾病流行的一般情况，我们都可以根据运气中所说的主运主气变化的规律来加以推测。

从五运来说，木为初运，初运的时间是从每年的大寒节开始至春分节后（具体交司时刻见第 37 页，以下同），相当于每年的春季。由于木在天为风，在人为肝，因此每年春季在气候变化上便以风气变化较大，在人体中便以肝气变化较大、肝病较多为其特点。火为二运，二运的时间大约是从每年的清明节至芒种节后，相当于每年的夏季，由于火在天为热，在人为心，因此每年夏季在气候变化上，便以逐渐转热，在人体也以心气转旺、心病较多为其特点。土为三运，三运的时间大约是从每年的芒种后至处暑节后，相当于每年的夏秋之间，由于土在天为湿，在人为脾，因此每年夏秋之间在气候变化上便以雨水较多，湿气较重，在人体中，也以脾气较旺、肠胃疾病较多为其特点。金为四运，四运的时间大约是从每年的处暑后至立冬节后，相当于每年的秋季，由于金在天为燥，在人为肺，因此每年的秋季，在气候变化上便以较为干燥，在人体中也以肺气较旺、呼吸道疾病较多为其特点。水为五运，五运的时间大约是从每年的立冬节后至大寒节前，相当于每年的冬季，由于水在天为寒，在人为肾，因此每年的冬季在气候变化上也以比较寒冷，在人体也以肾气较旺、骨节方面疾病较多、容易感冒为其特点。

从六气上来说，基本上与五运相似，主气的初之气为厥阴风木，时间包括大寒至惊蛰四个节气，相当于每年的初春，其一般气候变化亦以多风，疾病流行亦以多肝病为其特点。二之气为少阴君火，时间包括春分至立夏四个节气，相当于每年的暮春初夏，其一般气候变化，亦以逐渐转热，疾病流行亦以心病较多为其特点。三之气为少阳相火，时间包括小满至小暑四个节气，相当于每年的夏季，其一般气候变化和疾病流行，也以天气甚热、心病暑病较多为其特点。四之气为太阴湿土，时间包括大暑至白露四个节气，相当于每年的暮夏初秋，其一般气候变化，亦以湿气较重，发病情况也以脾胃病较多为其特点。五之气为阳明燥金，时间包括秋分至立冬四个节气，相当于每年的秋冬之间，其一般气候变化，亦以燥气较重，发病情况也以肺病较多为其特点。终之气为太阳寒水，时间包括小雪至小寒四个节气，相当于每年的严冬，其一般气候变化，亦以严寒，发病情况也以关节疾病较多、容易感冒为其特点。

由此可见，每年气候一般变化是：春风、夏热、长夏湿、秋燥、冬寒；每年一般的发病情况是：春季肝病较多，夏季心病较多，长夏脾病较多，秋季肺病较多，冬季肾病较多。五季轮转，周而复始，各年情况，大致相同。

（2）各年气候变化和疾病流行特殊情况的推测：前已述及，春风、夏热、长夏湿、秋燥、冬寒，春多肝病、夏多心病、长夏多脾病、秋多肺病、冬多肾病，这是每年气候变化和疾病流行的一般情况，年年如此，大致相同。不过在这个一般情况之下，各个年份有时也有它的特殊变化和表现，比如说，夏热冬寒，这是个一般情况，任何一个年份都是夏热冬寒，绝对不可能变成冬热夏寒，但在夏热冬寒的这个大前提下，各个年份也并不是绝对相同的，往往可以出现相对的差异。比如说：夏天都很热，但这年夏季的热就可能比那年夏季的热重些或者是轻些；冬天都很冷，但这个冬季的冷就可能比那个冬季的冷重些或者是轻些；春天都主风，但这年风的变化比那年风的变化有大小不同；长夏都主湿，但今年湿的变化和去年湿的变化也可能有轻重各异。秋季本来主燥，但这年秋季却表现出了湿的变化；春天本来主风，但那年春季却同时表现出了燥的变化。疾病的流行也是一样，春天本来多肝病，但这年的春天吐泻病却很多；秋天本来多肺病，但那年的秋天心病反而多发。诸如此类，如果与一般情况相对来说，均属于反常现象，也就是我们所说的特殊情况。

各年自然气候和疾病流行的特殊情况，古人认为仍然是有规律可循的，即可以根据各年值年大运和各年值年的客气变化规律来加以推测。现在我们分别来讲：

①从值年大运来推测各年气候上和发病上的特殊情况：各年自然气候上和疾病流行的特殊变化情况，我们可以从各年值

年的大运来推测。具体推算的方法有二：

其一，根据各年大运的五行属性来推算，甲己化土，乙庚化金，丙辛化水，丁壬化木，戊癸化火。大运是土，这一年的气候变化就以湿为特点，疾病方面则以脾病较多，春夏秋冬四季都可以在其一般变化的基础上，表现出湿的变化或者发生脾病；大运是金，这一年的气候变化就以燥为特点，疾病方面则以肺病较多，春夏秋冬四季都可以在其一般变化的情况下表现出燥的变化或多发肺病，余可类推。其二，根据各年大运的太过、不及、平气来推算。岁运太过之年在气候变化和疾病流行上除了考虑岁运本身的影响以外，还要根据五行生克的关系来考虑它之所胜；岁运不及之年在气候变化和疾病流行上除了考虑岁运本身的影响以外，还要根据五行生克的关系来考虑它之所不胜。以戊子年和辛丑年为例：戊子年在值年大运上是属于火运太过之年，因此戊子年这一年在气候变化上便以火为特点，在疾病上便以心病为特点。太过之年除了考虑火气偏盛之外，还要考虑它之所胜，火可胜金，因此戊子年这一年除了在气候上考虑到火气偏旺的特点以外，还要考虑到燥的特殊变化，在疾病上除了考虑到心病多发的特点以外还要考虑到肺病也可多发。辛丑年在值年大运上是属于水运不及之年，因此辛丑年这一年在气候变化上便以寒为特点，在疾病上便以多肾病为特点。不及之年还要考虑它之所不胜，水不胜土，因此辛丑年这一年除了在气候上考虑寒的特点以外，还要考虑到湿的特殊变化，在疾病上除了考虑到肾病多发以外，还要考虑到脾胃病也会很多。除此而外，在太过不及的情况下，还要考虑到胜复的问题。所谓胜复就是在偏胜过度的情况下，自然界或人体中都会相应产生一种复气，以制止这种过度的偏胜。岁运太过之年，它要影响其所不胜，但这个影响到了一定程度，它便会产生出复气来制止这个太过的岁运。例如：庚子年为金运太过，金可胜木，由于五行相制，火可以克金，因此在木气被克过甚的情况下，火气便可以成为复气而产生异常，由于如此，所以在庚子年里，我们不但在气候上要考虑到燥的特点、风的特点，同时还要考虑到火的变化，在疾病上要考虑到肺病、肝病，同时也还要考虑到心病。又如：辛丑年为水运不及，水不胜土，但由于五行相制，木气便可以成为复气而产生异常，所以辛丑年里，我们不但在气候上要考虑到寒的特点、湿的特点，同时也还要考虑到风的特点，在疾病上要考虑到肾病、脾病，同时也要考虑到肝病。由此可见，不论是岁运太过之年或者是岁运不及之年，一般都要考虑到本气、胜气、复气三方面。太过之年除本身以外，要考虑到我所胜和我所不胜。不及之年除本身外，要考虑到我所不胜和胜我者所不胜。这些关系实际上也就是五行制化关系在运气中的具体应用。除此以外，需要说明的，还有两点：第一点是岁运太过之年，岁气来得都比较早，岁运不及之年，岁气来得都比较迟；第二点是如遇平气之年，则不论是在任何情况下，其变化一般都相对地减小。这两点也很重要。

②从值年司天在泉之气来推测各年气候上和发病上的特殊情况：推测各年气候上和发病上的特殊变化，我们还必须运用值年司天在泉的客气来作分析。因为各年气候和疾病方面的变化与各年值年司天在泉之气密切相关，一般来说，司天之气主管上半年，在泉之气主管下半年。仍以庚子年为例，庚子年的年支是子，子午少阴君火，所以庚子年是火气司天；少阴是二阴，二阴司天就必须是二阳在泉，所以庚子年便是阳明燥金在泉；由于庚子年是君火司天、燥金在泉，所以庚子年这一年上半年便是火气主事，下半年便是燥气用事；在气候上来说，上半年就要比平常热一点，下半年就要比平常燥一点；在疾病上来说，上半年便以热病、心病较多，下半年便以燥病、肺病较多。不过需要注意的是，司天在泉之气虽然各主半年，但从总的情况来说，司天之气又可影响在泉之气和间气而主管全年。除此而外，还要考虑到司天在泉之气的五行相胜而作进一步的

分析。以庚子年为例，这一年的变化，应该就是：全年在气候上来说比较热一点，下半年就比较干燥一点，全年气候除以燥热为特点以外，还可以有风气变化上的异常，在疾病上来说，上半年心病、热病比较多，下半年肺病、燥病比较多，全年的疾病在性质上除了以燥热为特点以外，并容易兼有风病、肝病的表现。

2. 为预防疾病及临床诊断治疗各方面提供重要参考　每年气候和疾病流行的情况既然都可以应用上述运算方法来加以推测，那么在预防疾病及临床诊断治疗方面，当然也就可以以之作为重要的参考。在预防方面，我们可以根据各年气候和疾病的大致情况，从而作出各种预防措施。比如说：庚子年按照运气规律来说，应该是天气比较燥热，热证很多，容易发生抽风的症状，疾病所属脏腑一般以心、肺、肝三脏为主，因此我们凡是遇到庚子年的时候就可以根据上述这些情况采取相应的预防措施，从而消除或减少它们对人体健康的不良影响。在疾病的诊断和治疗方面也是一样，我们可以根据各年的气候和疾病的变化及流行情况来对病人进行全面的分析。比如说：在庚子年对于疾病所属的脏腑方面，我们便应多考虑心、肺、肝，在证候性质方面，我们便应多考虑热和燥；在辛丑年对于疾病所属的脏腑，我们便应多考虑肾、脾、肝，在证候性质方面，我们便应多考虑寒和湿，余可类推。其他如运气中所谈的各种内容，如太过、不及、平气、天符、岁会等等，都无一不与预防、诊断、治疗密切相关。

关于岁运、岁气的运算方法及其实际应用，一般说来，大致如此。至于“七篇”中有关这方面涉及的内容还有很多。例如，反常气候变化的好发季节、方位、常数、南北政等等，在此均未作介绍。因为我们在此先作通俗、集中介绍的目的，只是为了使读者在阅读原著以前，先了解一个粗略的概貌，以减少阅读原著时的困难。至于详细内容，请阅读各论讲解。

八、运气七篇的真伪及其与《内经》其他篇章的关系问题

现在通行的《黄帝内经素问》是唐·王冰次注，宋·林亿等新校正，明·顾从德刻本。由于王冰在次注本书的序文中谈到了原书有九卷，但“今之奉行，惟八卷尔”，“第七一卷，师氏藏之”。这就是说，唐代流行的《素问》已经缺了一卷，王冰在撰注《素问》时，将所得之“秘本”，连同“兼旧藏之卷，合八十一篇二十四卷，勒成一部”，使《素问》一书终成全璧。宋·林亿等奉诏对本书作《新校正》时，对王冰在序中所提到的这一问题提出了质疑。《新校正》云：“详素问第七卷，亡已久矣。按皇甫士安，晋人也，序《甲乙经》云亦有亡失。《隋书·经籍志》载梁《七录》亦云止存八卷。全元起，隋人，所注本乃无第七。王冰，唐宝应中人，上至皇甫谧甘露中已六百余年，而冰自谓得旧藏之卷，今窃疑之。仍观《天元纪大论》、《五运行大论》、《六微旨大论》、《气交变大论》、《五常政大论》、《六元正纪大论》、《至真要大论》七篇，居今《素问》四卷，篇卷浩大，不与《素问》前后篇卷等。又且所载之事，与《素问》余篇略不相通。窃疑此七篇乃《阴阳大论》之文，王氏取以补所亡之卷，犹《周官》亡《冬官》，以《考功记》补之之类也。又按汉张仲景《伤寒论》序云，撰用《素问》、《九卷》、《八十一难经》、《阴阳大论》。是《素问》与《阴阳大论》两书甚明，乃王氏并《阴阳大论》于《素问》中也。要之，《阴阳大论》亦古医经，终非《素问》第七矣。”在此，《新校正》对“七篇”非《素问》原书内容，而是王冰“并论补亡”之作作了相当肯定的结论。自此以后，对于“七篇”是否为

《素问》原文便引起了争议。争议主要围绕着《新校正》所提出的两个问题进行。其一，“七篇”是否是《素问》原文；其二，“七篇”中所论内容与《素问》中其他篇章是否相通？自宋以后至金、元、明、清以来的知名学者中，多数学者对“七篇”持肯定态度，或作诠释，或在论著中加以引证发挥，把“七篇”视为经典著作，作为《内经》中一个不可分割的重要部分。但也有少数学者对“七篇”持否定态度。其中有明·缪希雍反对最力。他在《本草经疏》中说：“原夫五运六气之说，起于汉魏之后乎？何者？张仲景汉末人也，其书不载也……是以知为后人所撰。”缪氏连《新校正》提出的“并论补亡”都不承认。近代以来持否定态度者也不乏其人，但更多则视“七篇”若有若无，避而不谈，把它摒弃于《内经》之外。有的人提出运气学说不但汉代未提及，就是两晋南北朝，也从未见诸记载，因而认为是“伪作”，是“荒诞不经的文字游戏”，“毫无实际和科学根据”，“纯属无稽之谈”等等。

“七篇”是“伪作”吗？我们的回答是：否。因为我们认为提出“七篇”是伪书者毫无根据。“伪书”论者的根据之一是：“皇甫士安，晋人也，序《甲乙经》云亦有亡失。《隋书·经籍志》载梁《七录》亦云止存八卷。全元起，隋人，所注本乃无第七。”这就是说，既已亡失，就不能复得。后来王冰找到了原书是不可能的，所以是“伪书”。我们认为“伪书”论者所提供的根据和王冰序中所述完全是一致的。王冰已明确指出：“今之奉行，惟八卷耳。”只不过王冰说缺的一卷“师氏藏之”。“师氏藏之”有没有可能呢？我们认为是有可能的，不能轻易否定。因为先秦以前的文字经始皇焚书之后，流散于民间者极多。现在尚能看到的一些古书不少就是汉代“求遗书于天下”的情况下献出来的。“七篇”失而复出，当然也有可能。远的不说，亡佚两千余年的《孙子兵法》不是近年来才重现于世吗？其次，从王冰次注《素问》的整个过程来看，其治学态度是极其严谨的。他在整理过程中，对所作增补删编一一详述，所谓“加字以昭其义”，“迁移以补其处”，“别目以题篇首”，“增益以光其意”等等，而且声明“凡所加字，皆朱书其文，使今古必分，字不杂糅”，毫不含混，一字不苟。例如对《针解篇》最后一段文字，由于无法解释，所以就干脆不予解释，并明确指出：“此一百二十四字，蠹简烂文，义理残缺，莫可寻究，而上古书，故且载之，以伫后之具本也。”对《五运行大论》中的缺字，宁缺而未以意补之。对《刺法论》和《本病论》两篇由于亡佚，所以就实事求是地存目注亡，也没有因为维持八十一篇求其全而任意增补。由于如此，所以没有根据怀疑王冰所谓“时于先生郭子斋堂，受得先师张公秘本”，是在说假话。皇甫士安说了一句缺一卷，全元起也因为缺第七卷，所以未注第七卷，伪书论者就以此为据来否定亡书复出的可能；王冰也说缺第七一卷，但他找到了秘本，而且秘本保存者有名有姓，伪书论者就可以据此轻率地指为伪书，如此结论未免有失严谨和公正。

伪书论者根据之二是“七篇”篇卷浩大，不与《素问》前后篇等。这就是说，“七篇”在篇幅上与《素问》其他篇章长短不一，所以是伪书。这个理由更站不住脚。因为“七篇”从总的文字篇幅来看是大一些，但是“七篇”之中也有长有短，《六元正纪大论》、《至真要大论》最长，《五常政大论》、《气交变大论》次之，其他如《天元纪大论》、《五运行大论》、《六微旨大论》则并不长。《阴阳应象大论》全篇共有1，880字，而《天元纪大论》才只有1，116字，在篇幅上就比《阴阳应象大论》要小得多。所以，用篇幅大小，字数多少作为辨别真伪的论据，是站不住脚的。

伪书论者根据之三是“七篇”与《素问》余篇，略不相通。真的是这样吗？我们的回答也是：否。我们认为，“七篇”与《素问》其他篇章比较，不论是从语言上或是从内容上来看，其基本精神是一致的，而且是息息相通、互为补充的。首先从语言上看，《素问》其他篇章韵语很多，“七篇”中亦是，而且不少韵语在内容上相似甚至完全一样。例如，《素问·灵兰秘典论》中谓：“窘乎哉！消者瞿瞿，孰知其要，闵闵之当，孰者为良。”《气交变大论》中也谓：“肖者瞿瞿，莫知其妙，闵闵之当，孰者为良。”从文义、文风上来看，这两段文字可以说完全一样。再如《素问·举痛论》谓：“善言天者，必有验于人；善言古者，必有合于今。”《气交变大论》中亦谓：“善言天者，必应于人，善言古者，必有合于今。”从文义、文风上来看，这两段文字也可以说完全一样。使用韵语是先秦语言上的特点之一。“七篇”与《素问》其余篇章在语言上如此“相通”甚至相同，说明“七篇”和《素问》其余篇章都是属于同一时期的作品。其次，从所述内容来看，“七篇”同《素问》其余篇章中的内容更是处处“相通”，而且是互为补充。例如，“七篇”中对五味与五脏补泻的关系问题，所述内容与《素问·藏气法时论》中所述内容完全一样。再如《素问·六节藏象论》中提出了“天以六六为节”的问题，但没有深入解释。《六微旨大论》中也提出了“六六之节”的问题，而且是作为一个专门问题提出，而后加以回答。原文谓“愿闻天道六六之节，盛衰何也”之后，岐伯给予了相当明确的回答。原文谓：“上下有位，左右有纪，故少阳之右，阳明治之；阳明之右，太阳治之；太阳之右，厥阴治之；厥阴之右，少阴治之；少阴之右，太阴治之；太阴之右，少阳治之。”这就是说，所谓“六六之节”的含义，就是用三阴三阳来统领六气。这一段论述，对《素问·六节藏象论》作了十分重要的补充。这类例子，俯拾皆是。我们在前面所讲的“七篇”中的许多认识，实际上也都是《内经》中其他篇章各种论点的总结，也都可以在《内经》其他篇章中找到论证。由此看来，那种认为“七篇”与《素问》其他篇章“略不相通”之说也是根本站不住脚的。

至于其他所谓“伪书”的论据，如认为什么仲景书中未载呀，汉代未提及呀等等，就更不能成立。因为仲景书仍在，张仲景在其《金匮要略》中明明讨论过“有未至而至，有至而不至，有至而不去，有至而太过”等问题，而且明确提出过“冬至之后，甲子夜半少阳起”的问题。这个问题，只要稍稍认真翻阅一下《金匮要略》，并把这些内容和“七篇”对照一下，就自然明了，无须再加以讨论了。即使退一步，认为“七篇”虽不是伪书，而是王冰把失传的《阴阳大论》补入《素问》之中，那么，《阴阳大论》也仍然是与《素问》同时代的另一部医学经典著作，反映了那一时代的医学成就。既然大家已经公认，《内经》并非出自一人之手，一时之作，那么就更没有理由把“七篇”排除在《素问》之外。它和《素问》其余篇章相互补充，相得益彰，只能会使我们更全面地学习和继承我国古代的医学遗产。

综上所述，我们认为“七篇”不是伪书，说是王冰塞入的私货是没有根据的。“七篇”不但不是与《内经》无关，而是与《内经》密切相关，是《内经》中一个不可分割的重要组成部分。那种把“七篇”摒弃于《内经》之外的提法和做法，我们认为是对《内经》的一种曲解，是对中医理论体系的一种割裂。

九、认真学习“七篇”，正确对待运气学说

“七篇”是《内经》中一个极其重要的组成部分。“七篇”所论述的内容虽然广泛涉及并论述了中医学的各个方面，但它主要还是论述中医学中的气化学说，亦即运气学说。“七篇”能够从古代流传至今，有它一定的社会背景，当然也有它一定的积极作用，特别是它具有的朴素的唯物主义和辩证法思想，通过长期的实践验证被人们肯定了下来。“七篇”所具有的朴素唯物主义和辩证法思想，我们认为主要表现在以下几个方面：

首先，“七篇”强调了自然界中气候变化与自然界生命现象之间的不可分割性，强调了整个宇宙是一个统一的整体。它通过金、木、水、火、土五运和风、火、热、湿、燥、寒六气之间的运动变化，说明了宇宙间的自然变化都是彼此联系，相互作用，互相转化，互为因果的。特别是强调了人禀天地正常变化之气而生存，受天气异常变化之气而百病由生。“七篇”中把天地人统一起来认识的论述，俯拾即是。这种认识我们认为是充满了朴素的唯物主义和辩证法思想。

其次，“七篇”强调了宇宙间一切事物都是在运动着的，不是绝对固定不变的，而是在那里不断地发展、变化着。一切变化的产生都是五运之间运动不已的结果。而五运之间的运动不已，则又是由五运之间的盛衰盈虚引起的，强调了“气有多少，形有盛衰，上下相召而损益彰”，“形有盛衰，谓五行之治”，“动静相召，上下相临，阴阳相错而变由生”（《天元纪大论》），“成败倚伏生乎动”（《五常政大论》）等等。“七篇”中

以大量篇幅论述五运之间的太过、不及、胜复、郁发等等，基本上都是从五运阴阳之间的运动观念来阐述和讨论的。这些认识我们认为也是充满了朴素的唯物主义和辩证法思想的。

再次，“七篇”强调了自然界中的一切变化是可知的，是有其规律可循的，是可以为人所掌握和运用的。“七篇”中明确指出：“五气运行，各终朞日。”“九星悬朗，七曜周旋，曰阴曰阳，曰柔曰刚，幽显既位，寒暑弛张。”“至数之机，迫迮以微，其来可见，其往可追。”“善言始者，必会于终，善言近者，必知其远，是则至数极而道不惑。”“推而次之，令有条理，简而不匮，久而不绝，易用难忘，为之纲纪。”（《天元纪大论》）这就是说自然界中的一切变化是有规律可循的。“七篇”中还明确提出“必折其郁气，先资其化源，抑其运气，扶其不胜，无使暴过而生其疾，食岁谷以全其真，避虚邪以安其正，适气同异多少制之。”（《六元正纪大论》）“通天之纪，从地之理，和其运，调其化，使上下合德，无相夺伦，天地升降，不失其宜，五运宣行，勿乖其政。”（同上）这就是说自然界中的变化规律不但可以认识，而且完全可以为人所掌握和运用。这些认识也是具有朴素的唯物主义和辩证法思想的。

“七篇”正是从这些认识出发，提出了中医学对人体生理、病理生理的一系列认识，提出了诊断治疗上的因人、因地、因时制宜以及同病异治、异病同治等治疗原则。因而可以说“七篇”所论述的内容是中医学基本理论的基础及渊源。当然，“七篇”也有其不足的一面，这就是运气循环论的认识。“七篇”认为气运变化是循环不已的，但这种运动，则又是循环的，是周而复始的。“七篇”强调：“有余而往，不足随之，不足而往，有余从之。”（《天元纪大论》）“应天之气，动而不息，故五岁而右迁，应地之气，静而守位，故六朞而环会。”（同上）“七篇”中的这种“五运相袭”、“周而复始”、“如环无端”的运动循环没有发展的认识，无疑是错误的。当然，“七篇”

中的这种循环论认识，有其历史条件。这就是说古人虽然在生活和生产实践中，注意到了四时气候，暑往寒来，冬去春来，观察到了日月星辰的运行，今年如此，明年也如此，从而认识到了这一切都是在不断运动，但因为受到当时历史条件和科学发展的限制，不可能认识到事物运动和发展的真实面貌，所以很自然地从直观的、表面的现象来认识，从而得出不完全正确的、片面的结论。

关于运气学说，虽然历代中医书中均有论述，是中医学中的一个重要组成部分，但是在如何对待它这个问题上，历来就存在不同的认识和态度。有人认为“以天之六气，加临于岁之六节，五行胜复盈亏之理，无有不验，传曰：天之高也，星辰之远也，苟求其故，千岁之日至可坐而致也。”（虞抟《医学正传·卷一·医学或问》）“医之道，运气而已矣，学者可不由此入门而求其蕴奥耶。”（李梴《医学入门·卷首·运气总论》）更有人把运气学说中论述的一些内容，视为千年不易的至理。有的中医书如《普济方》、《伤寒钤法》等，甚至按照五运六气，胪列方药，把甲子一周六十年的处方都开了出来；也有的人则认为：“四序有非时之化，百步之内，晴雨不同，千里之外，寒暄各异，岂可以一定之法而测非常之变耶。”（张飞畴《伤寒兼证析义·运气》）“当时圣人不过言天地之气运行旋转如此耳，至于人之得病，则岂能一一与之尽合，一岁之中不许有一人生它病乎。”（徐灵胎《医学源流论·司天运气论》）认为运气学说不足为凭，无益于医。还有的人则认为“医家有五运六气之术，大则候天地之变，寒暑风雨，水旱螟蝗，率皆有法；小则人之众疾，亦随气运盛衰。今人不知所用，而胶于定法，故其术皆不验。假令厥阴用事，其气多风，民病湿泄，岂普天之下皆多风，普天之下皆病湿泄耶？至于一邑之间旸雨有不同者，此气运安在？欲无不谬，不可得也。大凡物理有常有变，运气所主者，常也，异夫所主者皆变也。常则为本气，变则无所不至，而各有所占。故其候有从、逆、淫、郁、胜、复、太过、不足之变，其发皆不同。若厥阴用事多风，而草木荣茂，是之谓从；天气明洁，燥而无风，此之谓逆；太虚埃昏，流水不冰，此之谓淫；大风折木，云物浊扰，此之谓郁；山泽焦枯，草木凋落，此之谓胜；大暑燔燎，螟蝗为灾，此之谓复；山崩地震，埃昏时作，此之谓太过；阴森无时，重云昼昏，此之谓不足。随其所变，疾疠应之，皆视当时当处之候，虽数里之间，但气候不同而所应全异，岂可胶于一定？熙宁中，京师久旱，祈祷备至，连日重阴，人谓必雨，一日骤晴，炎日赫然。予因事入对，上问雨期，予对曰：雨候已见，期在明日，众以谓频日晦溽，尚且不雨，如此旸燥，岂复有望？次日果大雨。是时湿土用事，连日阴者，从气已效，但为厥阴所胜，未能成雨。后日骤晴者，燥金入候，厥阴当折，则太阴得伸，明日运气皆顺，以是知其必雨。此亦当处所占也。若它处候别，所占亦异。其造微之妙，间不容发。推此而求，自臻至理。”（沈括《梦溪笔谈·卷七·象数一》）“运气一书，……岂可胶泥其法而不求其法外之遗耶，如冬有非时之温，夏有非时之寒，春有非时之燥，秋有非时之热，此四时不正之气，亦能病人也……又况百里之内晴雨不同，千里之邦，寒暖各异，此方土之候，各有不齐，所生之病，多随土著，岂可皆以运气相比例哉，务须随机达变，因时识宜，庶得古人未发之旨，而能尽其不言之妙也。”（汪机《运气易览·序》）“读运气者，当知天道有是理，不当曰理必如是也。……自余有知以来，常以五六之义，逐气推测，则彼此盈虚，十应七八，即有少不相符者，正属井蛙之见，而见有未至耳，岂天道果不足凭耶，今有昧者，初不知常变之道，盛衰之理，孰者为方，孰者为圆，孰者为相胜反胜，主客承制之位，固每凿执经文，以害经意，徒欲以有限之年辰，概无穷之天道。隐微幽显，诚非易见。管测求全，陋亦甚矣！……然又有一等偏执己见，不信运气者，每谓运气之学，何益于医！且云疾病相加，岂可以运气以施治乎！非切要也，余喻之曰：若所云者，似真运气之不必求，而运气之道，岂易言哉！凡岁气之流行，即安危之关系，或疫气遍行，而一方皆病风温，或清寒伤藏，则一时皆犯泻利；或痘疹盛行，而多凶多吉，期各不同；或疔毒遍生，而是阳是阴，每从其类；或气急咳嗽，一乡并兴；或筋骨疼痛，人皆道苦；或时下多有中风；或前此盛行痰火。诸如此者，以众人而患同病，谓非运气之使然欤……第运气之显而明者，时或盛行，犹为易见，至其精微，则人多阴受，而识者为谁，夫人殊禀赋，令易寒暄，利害不侔，气交使然。故凡以太阳之人而遇流衍之气，以太阴之人而逢赫曦之纪，强者有制，弱者遇扶，气得其平，何病之有；或以强阳遇火，则炎烈生矣；阴寒遇水，则冰霜及矣。天有天符，岁有岁会，人得无人和乎？能先觉预防者，上智也；能因机辨理者，明医也；既不能知而且云乌有者，下愚也。然则运气之要与不要，固不必辨，独慨乎知运气者之难其人耳。由此言之，则凿执者本非智士，而不谕者又岂良材！二者病则一般，彼达人之见，自所不然。故善察运气者，必当顺天以察运，因变以求气，如杜予之言历，曰，治历者，当顺天以求合，非为合以验天，知乎此，则可以言历矣。而运气之道亦然，既得其义，则胜复盛衰，理可窥也，随其机而应其用，其有不合于道者，未之有也。戴人曰：病如不是当年气，看与何年运气同，便向某年求活法，方知都在至真中。此言虽未尽善，其亦庶几乎得运气之意矣。”（张介宾《类经·运气类》）这就是说对于运气学说中的某些具体运算不可机械对待，应从天地人各方面进行综合分析，根据具体情况作具体处理，这才符合运气学说的精神实质。以上三种意见，我们同意后者，特别完全同意沈括、张介宾的议论，我们认为沈括和张介宾的态度，就是对运气学说应有的正确态度。我们对于运气学说的正确态度应该是认真研究，但对其中的具体运用，又不能机械地对号入座。为什么要认真研究呢？理由很明显，因为运气学说中所谈的一些规律，是古人多少年来经验的累积。古人在长期的生活和生产实践中，注意到了四时气候暑往寒来的一般特点，也注意到了各种流行疾病与季节之间的密切关系，注意到了各个年份在气候上和疾病上的共同点，也注意到了各个年份在气候上和疾病上的不同点，从而总结出来一套规律和推算方法。这是很宝贵的一份医学遗产，岂容轻易否定！在目前气候上的变化，各年有共同点，但确也有不同点，客观存在不容否定。至于疾病的流行情况，轻重程度，各个年份确也并不一样，某些病，有的年份流行就比较广，临床表现也比较重，而有的年份流行面就比较小，临床表现也比较轻，这些都是事实。对于这些客观存在的情况，我们怎能视若无睹，而不对中医学中已经提出的一些线索，古人既有的一些有关可贵经验加以重视和研究呢？至于对于运气学说为什么又不可拘泥呢？理由也很明显，一方面运气学说虽然是古人在长期生活和生产实践中经验累积而来，但是毕竟受到当时历史条件、科学发展的限制，不可能完全认识到自然变化的全貌，所以也很自然地只能从直观的、表面的现象来作归纳，因而得出来的结论也就自然不会完全正确和那么细致。由于如此，所以“七篇”中虽然花了很大的篇幅来介绍运气学说，然而却一再谆谆告诫我们，不能机械地来运用运气。《六元正纪大论》说：“行有顺逆，至有迟速……至高之地，冬气常在，至下之地，春气常在，必谨察之。”《五常政大论》也说：“地有高下，气有温凉，高者气寒，下者气热。”《至真要大论》更明确地提出来：“时有常位，而气无必也。”何尝是把运气当作一成不变来看待呢？另一方面气候的变化和疾病的流行也完全可以受人的影响，因为在一定条件之下，在一定程度上人是可以控制自然的变化和疾病的流行的。比如说：天花这个病按照运气学说的推算，多在子午寅申之年流行，但是现在由于人工免疫的结果，天花在世界上基本绝迹了。在子午寅申的年份里，我们便不大可能发现天花。这就是说自然界的一些气候变化或疾病流行的规律，是可以加以改变的。李天池在所著《时疫温病气运征验论》一书中说："当于未病之前，节饮食之辛温，慎风寒之传里，即偶染疫疠，可无性命之忧，守身在我，何患于六气耶！人定胜天，不亦然乎。"这些都说明了气候变化和疾病流行，都可以在一定的条件下和一定程度上受到人的控制，既然气候变化和疾病流行都可以在一定程度上受到控制，那么我们在分析古人对于气候变化和疾病流行的一些经验时，又怎么能置现代所有的其他条件于不顾而机械地来运用这些经验呢？由于如此，所以我们认为对于运气学说必须要有正确态度，可以把它作为分析自然气候变化和疾病流行情况的重要参考，但又不能完全依靠它而不考虑其他条件。更重要的是对于运气学说我们还必须进一步再作深入的研究，通过实践，依靠大量的调查统计资料来作更深入全面地分析。这也就是"七篇"中早就指出的："善言天者，必应于人；善言古者，必验于今；善言气者，必彰于物；善言应者，同天地之化；善言化言变者，通神明之理。"（《气交变大论》）一定要把理论和实践结合起来。总之，我们认为机械地来运用运气学说，把它视为千年不变的至理，或者断然抹杀，把它视为迷信，均无益于医，无疑都是片面的认识。

各论

一、《天元纪大论》讲解

【题解】

“天”，一般作自然界讲。“元”，同“源”，有根源之意。“纪”，指纲纪，一般作规律或规定解。“天元纪”，即自然现象发生的根源及其变化规律。本篇主要讨论自然气候变化发生的原因及其一般规律，提出了五运六气的一些基本概念和测算法则，是一篇有关运气学说的概论性文章，故名《天元纪大论》。

【原文】

黄帝问曰：天有五行，御五位(1)，以生寒暑燥湿风(2)，人有五脏，化五气，以生喜怒思忧恐(3)，论言五运相袭(4)而皆治之，终朞之日，周而复始，余已知之矣，愿闻其与三阴三阳之候，奈何合之(5)？鬼臾区稽首再拜对曰：昭乎哉问也。夫五运阴阳者，天地之道也(6)，万物之纲纪，变化之父母，生杀之本始，神明之府也，可不通乎？

【讲解】

(1) 天有五行，御五位：“五行”，即木火土金水。“五位”，即东南西北中五个方位。“御”，有驾驭或统属之意。我国古代常用五行概念作为论理工具对自然现象和多种事物进行经验归类和说理。“天有五行，御五位”一句，意即自然界的东南西北中五个方位，均可以用木火土金水分别加以归属或代表之，亦即东方属木，南方属火，西方属金，北方属水，中央属土。这是古人借用当时的哲学概念作为说理工具来归类自己的经验和阐述自己对自然现象的认识的一种方法。

（2）以生寒暑燥湿风：“寒暑燥湿风”，是指自然气候的五种变化。“寒”就是寒冷，“暑”就是炎热，“燥”就是干燥，“湿”就是潮湿，“风”就是刮风。“以生”二字是承以上“五位”而言，意即东方多风，南方偏热，西方偏燥，北方偏冷，中央偏湿。把自然界中的五个方位和气候变化上的特点密切联系起来。

（3）人有五脏，化五气，以生喜怒思忧恐：“五脏”，指人体的心、肝、脾、肺、肾。“五气”，指风、火、湿、燥、寒。不过，这里所说的“五气”，不是指气候，而是指与气候中风、火、湿、燥、寒作用相似的五种生理现象。《五运行大论》谓：“燥以干之，暑以蒸之，风以动之，湿以润之，寒以坚之，火以温之。”人体生理或病理活动中有干燥现象的即属于燥；有温热或者化物现象的即属于火（暑）；有动的现象的即属于风；有滋润现象或液体潴留现象的即属于湿；有寒冷或凝泣现象的即属于寒。“喜怒忧思恐”，是指人的精神活动，又称“五志”。五志与五脏、五气密切相关。

上文把自然界中的五位、五气与人体生理活动中的五脏、五气、五志密切联系起来，以此说明人与天地相应的整体观念。

（4）五运相袭：“五”，指木、火、土、金、水五类现象。“运”，指运行或运动。“袭”，指承袭。“五运相袭”，指自然界中或人体生理活动中的五类现象，它们之间不是孤立的，而是互相联系、互相转化、循环不已的，所以下文说：“终朞之日，周而复始。”

（5）愿闻其与三阴三阳之候，奈何合之："三阴三阳"，即阴阳。阴和阳都可以依据其阴气和阳气的多少而再各分为三。阴分为三，即：一阴、二阴、三阴；一阴阴气最少，二阴阴气较多，三阴阴气最多。阳分为三，即：一阳、二阳、三阳；一阳阳气最少，二阳阳气较多，三阳阳气最多。一阴又名厥阴，二阴又名少阴，三阴又名太阴；一阳又名少阳，二阳又名阳明，三阳又名太阳。"候"，即现象。"合"，即配合。"三阴三阳之候，奈何合之"一句，意即自然界及人体生理或病理生理的各种现象，如何与阴阳配合，亦即如何以阴阳概念来加以归纳和说明之。《素问·移精变气论》谓："余欲临病人，观死生，决嫌疑，欲知其要，如日月光，可得闻乎？岐伯曰：色脉者，上帝之所贵也，先师之所传也。上古使僦贷季，理色脉而通神明，合之金木水火土四时八风六合，不离其常，变化相移，以观其妙，以知其要，欲知其要，则色脉是矣。"这一段话，一方面说明了人体生理或病理生理变化有其本身固有的变化规律及客观的外在表现，并可以根据这些客观外在表现而进一步分析其内在的实质，这就是所谓"理色脉而通神明"。另一方面也同时说明了可以借用当时的哲学思想，亦即阴阳五行学说来联系上述这些客观外在表现并以之作为说理工具，这就是所谓"合之金木水火土……以观其妙"。本节所述合阴阳之候的问题与《素问·移精变气论》中所述的精神是一致的。从中也可以看出，阴阳五行学说在中医学中的地位，只不过是作为一种说理工具而已。

（6）夫五运阴阳者，天地之道也：这一段文字，亦见于《素问·阴阳应象大论》，原文云："阴阳者，天地之道也，万物之纲纪，变化之父母，生杀之本始，神明之府也。"但只提到阴阳，没有提到五行。于是，有主张"存阴阳，废五行"者，遂以此段作为"阴阴有用，五行无理"的论据，对五行持否定态度。但是，通观《内经》全书，从对自然现象的解释，到对人体生理、病理的阐述，疾病的诊断治疗，几乎无处不是以阴阳五行来立论的。《素问·宝命全形论》谓：“人生有形，不离阴阳，天地合气，别为九野，分为四时，月有大小，日有短长，万物并至，不可胜量，虚实呿吟，敢问其方？岐伯曰：木得金而伐，火得水而灭，土得木而达，金得火而缺，水得土而绝，万物尽然，不可胜竭。”《素问·藏气法时论》更进一步指出：“五行者，金木水火土也，更贵更贱，以知生死，以决成败，而定五脏之气，间甚之时，死生之期也。”即以《素问·阴阳应象大论》而言，亦无处不是以阴阳五行立论，把阴阳与五行结合起来。该篇谓：“天有四时五行以生长收藏，以生寒暑燥湿风。人有五脏化五气，以生喜怒悲忧恐。”又谓：“故喜怒伤气，寒暑伤形，暴怒伤阴，暴喜伤阳，厥气上行，满脉去形，喜怒不节，寒暑过度，生乃不固。故重阴必阳，重阳必阴。”接着，该篇就以五行概念对自然现象和人体生理及病理生理现象进行了系统归类，最后结论性地指出：“天地者，万物之上下也；阴阳者，血气之男女也；左右者，阴阳之道路也；水火者，阴阳之征兆也；阴阳者，万物之能始也。”于此可见，阴阳与五行是不可分的，阴阳中有五行，五行中有阴阳。因此，本篇一开始就提出“天有五行，御五位”，“五运相袭”，接着又提出“其与三阴三阳之候，奈何合之”的问题，最后提出了“夫五运阴阳者，天地之道也，万物之纲纪，变化之父母，生杀之本始，神明之府也，可不通乎”的结论性意见。它与《素问·阴阳应象大论》的精神完全一致，但提法上更为完整。

【述评】

本篇是关于运气学说的概论性文章。因此在篇首即明确提出运气学说“人与天地相应”的指导思想，明确提出“五位”——东南西北中，“五气”——寒暑燥湿风，“五脏”——心肝脾肺肾，“五志”——喜怒思忧恐之间的相互关系，并把

"五位"放在首要地位，亦即认为因为有了五方的不同，所以才有寒暑燥湿风等正常气候的变化；因为有了正常的气候变化，所以才有正常的生命现象。这一指导思想是用古代先进的哲学思想——阴阳五行学说来加以说理并用之于具体实践之中，这就是原文所提到的"天有五行御五位，以生寒暑燥湿风"，"五运相袭"，"三阴三阳之候，奈何合之"，"阴阳者，天地之道也"等内容。它充分体现了中医学，包括运气学说在内的指导思想——整体恒动观以及阴阳五行学说在中医学中的重要地位。

【原文】

故物生谓之化(1)，物极谓之变(2)，阴阳不测谓之神(3)，神用无方谓之圣(4)。夫变化之为用也，在天为玄(5)，在人为道(6)，在地为化，化生五味(7)，道生智，玄生神(8)。神在天为风，在地为木，在天为热，在地为火，在天为湿，在地为土，在天为燥，在地为金，在天为寒，在地为水，故在天为气，在地成形，形气相感而化生万物矣(9)。然天地者，万物之上下也；左右者，阴阳之道路也；水火者，阴阳之征兆也；金木者，生成之终始也。气有多少，形有盛衰，上下相召而损益彰矣(10)。

【讲解】

(1) 物生谓之化："物"，指一切物质。"生"，指发生，从无到有。"物生谓之化"，指一切物质的产生及物候现象的出现，都有一个从无到有的运动发展过程。这个过程叫作"化"。

(2) 物极谓之变："极"，指极度。"变"，指转化。"物极谓之变"，意即一切物质其本身发展到了极度时就会向另外的方面转化。这个转化过程叫作"变"。

(3) 阴阳不测谓之神："神"，指正常的自然现象或人体正常的生理变化，亦即指自然界包括人体在内的正常变化规律。自然界的变化规律是极其复杂的，深远的，无穷无尽的，因而也不是一时能够完全认识和掌握的。这些自然变化规律，一般虽然可以用阴阳五行学说作为说理工具而加以阐述，但还是远远不能完全加以说明和掌握运用的，因此认为“阴阳不测谓之神”。

（4）神用无方谓之圣：“用”，指作用或表现。“方”，有“违”或“逆”之义。“圣”，指高明。“神用无方谓之圣”，意即自然规律是不可违逆的，能够顺应自然规律，按规律办事，这就是高明的人。

（5）在天为玄：“玄”，指深远。“在天为玄”，意即天道深远，亦即自然变化规律极其复杂，目前尚不能完全明了。

（6）在人为道：“道”，作规律解。“在人为道”，系承上句“在天为玄”而言，意即天道虽然极其复杂而深远，但人还是可以逐步地认识其规律的。

（7）在地为化，化生五味：“地”，指土地。“化”，指变化，指物质的产生，亦即前述的“物生谓之化”。“五味”，指辛、甘、酸、苦、咸五味。广义言之，是泛指土地所生的一切动、植、矿物。“在地为化，化生五味”一句，亦系承上句“在天为玄”，“在人为道”而言，意即天道虽然复杂而玄远，但是它的作用及其变化可以通过土地上生物的生长变化情况来加以分析并总结其规律。这也就是说，“道”，可以通过物化来认识。

（8）道生智，玄生神：“智”，指聪明智慧。“道生智”，意即人类在了解了自然变化规律以后，就可以产生聪明智慧，并运用它来为人类服务。“玄生神”一句，仍系承前句而言，意即天道虽然玄远，但它的作用表现在物质变化上，因此自然也就可以通过物质的各种变化来推求自然界的各种变化规律。王冰序《素问》谓：“天机迅发，妙识玄通。”亦即“在天为玄，在人为道”，“道生智，玄生神”之义。

（9）神在天为风，在地为木，在天为热，在地为火，在天为湿，在地为土，在天为燥，在地为金，在天为寒，在地为水，故在天为气，在地成形，形气相感而化生万物矣：这一段主要解释“神”的含义。此处所指在天之风、热、湿、燥、寒，是指自然界的气候变化。此处所指的木、火、土、金、水，是指土地上的各种物质。“在天为风，在地为木……”，说明土地上各种物质的产生和变化与自然界的气候变化密切相关，所以原文说：“在天为气，在地成形，形气相感而化生万物矣。”自然界气候变化与土地上各种物质的生长变化密切相关，相应的气候变化，产生相应的物质变化，这是自然界正常的现象，这种自然界的正常现象，中医学名之曰“神”。因此，“神”的含义，质言之，也就是指自然界，包括人体在内的各种正常表现和变化。

（10）天地者，万物之上下也；左右者，阴阳之道路也；水火者，阴阳之征兆也；金木者，生成之终始也。气有多少，形有盛衰，上下相召而损益彰矣：此段主要解释物质变化产生的条件及其外在的表现。在这里，首先指出“天地”，即整个自然环境是物质产生的基础，自然环境和物质的产生、变化是一个整体，这就是原文中所谓的：“天地者，万物之上下也。”其次指出来这个整体并不是静止的一体，而是在那里不断地从无到有不停地运动着，这就是原文中所谓的：“左右者，阴阳之道路也。”这一运动，永远是以由盛到衰或者由热到寒相互转化的形式而表现出来，这也就是原文中所谓的：“水火者，阴阳之征兆也。”“气有多少，形有盛衰，上下相召而损益彰”一句，是说运动表现在生物的生长变化方面，则是生物本身的生长收藏现象。这也就是原文中所谓的：“金木者，生成之终始也。”这里以“木”代表生，代表萌芽，以“金”代表收，代表成熟。这就是说，生物本身的终始，即由萌芽而生长而成熟而衰退而再生长的过程，其来源都是由于运动。

【述评】

本节指出了物质变化的定义，即所谓“物生谓之化，物极谓之变”。同时也指出了物质变化是十分复杂而玄远的，现在还不容易完全弄清楚，即所谓：“阴阳不测谓之神。”但是，同时又指出，并不是绝对不可知的，即我们可以通过自然界各种现象，特别是可以从自然气候变化与生物生长的相应变化来推求自然变化的规律，即所谓：“在天为玄，在人为道，在地为化，化生五味，道生智，玄生神。”并从观察自然变化中认识到了整个自然界是一个整体，自然界气候的变化与自然界生物生长的变化又是一个整体。同时还认识到了自然界物质的生长收藏之所以产生是由于物质本身的变化，而变化的产生则又来源于运动，而运动的产生则又由于物质本身的盛衰。这些认识构成了中医学中的整体恒动观念，它是中医学中的指导思想，它反映在中医学中的各个方面，值得我们高度地加以重视。

【原文】

帝曰：愿闻五运之主时也何如？鬼臾区曰：五气运行，各终朞日(1)，非独主时也。帝曰：请闻其所谓也。鬼臾区曰：臣积考《太始天元册》(2)文曰：太虚寥廓，肇基化元(3)，万物资始，五运终天，布气真灵，揔统坤元(4)，九星悬朗，七曜周旋，曰阴曰阳，曰柔曰刚，幽显既位，寒暑弛张，生生化化，品物咸章(5)。臣斯十世，此之谓也。帝曰：善。何谓气有多少，形有盛衰？鬼臾区曰：阴阳之气各有多少，故曰三阴三阳也。形有盛衰，谓五行之治，各有太过不及也(6)。故其始也，有余而往，不足随之，不足而往，有余从之，知迎知随，气可与期(7)。

【讲解】

(1) 五气运行，各终朞日：“五气”，指风、火、湿、燥、寒。“朞”，为“期”的异体字，同“期”，一般指时限。“五气运行，各终朞日”，意即风、火、湿、燥、寒等气候的变迁，各有一定的时限。以一年来说，每年可分为春、夏、长夏、秋、冬五季，每季七十三日有奇。风、火、湿、燥、寒分属此五季之中，亦即春风、夏火、长夏湿、秋燥、冬寒，周而复始，各主一定的时间。这就是“五气运行，各终朞日”的一种含义。从各个年度来说，各年度在气候上常不尽相同，风、火、湿、燥、寒常常各有偏胜，例如今年多风，明年多雨，后年偏旱……这些偏胜现象，一般均以一年为时限，并且按照一定规律进行，这也叫作“五气运行，各终朞日”。由于“五气运行”可以是指一年中的各个时令，也可以是指各个年度的特殊变化，所以原文谓“五气运行，各终朞日，非独主时也”。

（2）《太始天元册》：古书名，现已失传。太始，《周易·乾凿度》谓气之始为“太初”，形之始为“太始”，意即最早、最古。天元，是指自然现象发生变化的根源。《太始天元册》大概是古代最早研究自然变化规律的专书。

（3）太虚寥廓，肇基化元：太虚，即太空，指整个宇宙。寥廓，为“辽阔”的假借字。“太虚寥廓”，意即整个宇宙无限广大，无边无际。肇基，指最原始的基础。化，指生化。元，指根源。此两句意译之，即一切物质变化最原始的基础就是辽阔的太空。

（4）万物资始，五运终天，布气真灵，揔统坤元：此几句系承上句而言。万物，指一切物质。资，有资生、依靠或借助之意。始，指开始生长变化。“五运终天”，指风、火、湿、燥、寒等五气在太空中的往返运行。“布气真灵”，指五气敷布正常而协调就会有生机。“揔统坤元”，揔，为“总”的异体字。坤，指土地。全句意即大地上一切物质的生化，都是在无边的太空作用之下而进行的，而太空之所以能够产生如此巨大的作用，则又是由于风、火、湿、燥、寒等气候的变化，这就是原文中所谓的“万物资始，五运终天”。只要太空中五气变化正常而协调，那它就可以直接作用于大地而使大地上能有正常的物质生长变化，从而成为大地上一切物质正常生长变化的力量源泉，这也就是原文中所谓的“布气真灵，揔统坤元”。

（5）九星悬朗，七曜周旋，曰阴曰阳，曰柔曰刚，幽显既位，寒暑弛张，生生化化，品物咸章：九星，广义言之，是泛指太空中繁多的星辰；狭义言之，指太空中的九个星，王冰谓：“九星谓天蓬、天芮、天冲、天辅、天禽、天心、天任、天柱、天英。”（见《素问》王注）。七曜，又称“七政”，一般指日、月、五星，亦即日、月、金星、木星、水星、火星、土星。悬朗、周旋，指在太空中高悬、明亮并循环运转。“曰阴曰阳，曰柔曰刚”，是承上文而言，意即由于有日月星辰的运行，所以才有了昼夜，也就有了阴阳柔刚。“幽显既位，寒暑弛张”，幽，指阴，指夜；显，指阳，指昼；寒，指冷；暑，指热。全句意即有了昼夜、阴阳，所以在大地上才有了寒暑冷热。“生生化化，品物咸章”，生，指生长；化，指变化；品物，指多种多样的物质；章，指繁荣、茂盛。全句紧承上文，意即因为有寒暑的变化，所以才有不同季节；因为有了季节，所以才有大地上各种物质的正常生长和变化。

（6）阴阳之气各有多少，故曰三阴三阳也。形有盛衰，谓五行之治，各有太过不及也：此段主要解释“何谓气有多少，形有盛衰”。气有多少是指阴阳之气各有多少。前面已经述及，阴阳之气可以根据其气多少再分：阴气可分为一阴、二阴、三阴；阳气可再分为一阳、二阳、三阳。形有盛衰，是指五行各有盛衰，亦即各有太过和不及。前已述及，阴阳五行是古人用以归纳事物，阐述经验的一种说理工具。阴阳五行本身各有盛衰多少、太过与不及的变化，也就是说，一切事物也都各有盛衰多少，太过与不及的不同变化，对任何事物的分析都应该一分为二。研究自然气候，也就是研究归纳其盛衰多少的变化规律。

（7）故其始也，有余而往，不足随之，不足而往，有余从之，知迎知随，气可与期：此段主要论述气候变化的规律。气候的变化，古人从经验中认识到，盛与衰，总是交替地进行着，总是在向着自己的对立面不断地转化。例如，天气温热到了一定时候，自然就要向寒凉方面转化；寒凉到了一定时候，自然就要向温热方面转化。这也就是原文中所谓的：“有余而往，不足随之，不足而往，有余从之。”这也就是说，因为有了盛衰多少，所以才有运动；因为有了运动，所以才有自然界正常的物质变化。这种盛衰多少的变化，又总是有余与不足不断地相互转化。因此，了解这一规律，气候的变化就是可以预知的，有规律可循的。此即原文中所谓“知迎知随，气可与期”。这个规律，古人是高度重视的。

【述评】

本节首先提出了“五气运行，各终朞日”，即气候变化，各有时限。各年度之间的气候变化，以一年为单位；一年之中的气候变化，以一个季度为单位。其次，提出了自然界之所以能产生万物，其根本原因是由于自然气候的正常变化有利于万物的结果。再次，提出了气候之所以产生变化的原因，关键在于运动；运动之所以产生，则又在于气候本身的盛衰多少。从而得出了“有余而往，不足随之，不足而往，有余从之”的规律性的结论。这种把整个自然界视为一个整体；把气候变化与物质生长密切联系起来；把变化的出现看成是运动的结果；而运动的产生是事物本身的不平衡，是一分为二的结果。这些认识是十分卓越的，是古人“仰观天，俯察地，远取诸物，近取诸身”长期观察得来的，是中医学中的精华。

【原文】

应天为天符，承岁为岁直，三合为治(1)。帝曰：上下相召奈何？鬼臾区曰：寒暑燥湿风火，天之阴阳也，三阴三阳上奉之。木火土金水火，地之阴阳也，生长化收藏下应之。天以阳生阴长，地以阳杀阴藏。天有阴阳，地亦有阴阳。木火土金水火，地之阴阳也，生长化收藏。故阳中有阴，阴中有阳。所以欲知天地之阴阳者，应天之气，动而不息，故五岁而右迁，应地之气，静而守位，故六碁而环会[2]，动静相召，上下相临，阴阳相错，而变由生也[3]。

【讲解】

（1）应天为天符，承岁为岁直，三合为治：此节主要谈对自然界气候变化的测算方法及其原理。对于自然气候变化，亦即运气的测算，古人主要是以六气、干支合阴阳五行来进行测算。在测算时以天之风、火、热、湿、燥、寒六气配以三阴三阳，亦即以厥阴（一阴）配风，以少阴（二阴）配热，以太阴（三阴）配湿，以少阳（一阳）配火，以阳明（二阳）配燥，以太阳（三阳）配寒。由于热和火系属一类，又把火分为君火和相火。这就是本节原文中所谓的："寒暑燥湿风火，天之阴阳也，三阴三阳上奉之。"以地之生长化收藏现象配以木、火、土、金、水五行，亦即以"生"配木，以"长"配君火、相火，以"化"配土，以"收"配金，以"藏"配水。生长化收藏在测算时又可用阴阳加以归类，亦即生长属阳，化收藏属阴。这也就是本节原文中所谓的"木火土金水火，地之阴阳也，生长化收藏下应之，""天有阴阳，地亦有阴阳"，"阳中有阴，阴中有阳"。在生物的生长变化上，天气居于主导地位，天气表现为温热时，多数生物就表现为生长，天气转为寒凉时，多数生物就表现为收藏。这也就是本节原文中所谓的："天以阳生阴长，地以阳杀阴藏。"由于天之六气与地之五行密切相关，而六气与五行又各有盛衰多少，太过不及，所以测算各个年度的特殊变化时，就要把六气和五行亦即五运结合起来分析。测算时，一般以司天之气和在泉之气代表该年度的天气，以值年大运代表该年度的五运。凡是值年大运的五行属性与同年司天之气的五行属性相同，叫作"天符"之年。值年大运的五行属性与同年年支的五行属性相同，叫作"岁会"之年。凡是年干与年支在阴阳属性上都属于阳，同时值年大运又与在泉之气的五行属性相同，就叫作“同天符”之年。凡是年干与年支在阴阳属性上都属于阴，同时值年大运又与同年在泉之气的五行属性相同，就叫作“同岁会”之年。因为“天符”之年是值年大运的五行属性与同年司天之气相同，所以原文中称谓“应天为天符”。因为“岁会”之年是值年大运的五行属性与同年年支的五行属性相同，所以原文中称“承岁为岁直”。在测算“天符”、“岁会”时，由于需要把值年大运、司天之气和年支的五行属性这三个方面结合起来进行分析，所以原文中叫作“三合为治”。关于“天符”、“岁会”的计算方法，请参看总论运气推算部分。

（2）应天之气，动而不息，故五岁而右迁，应地之气，静而守位，故六朞而环会：“应天之气”，指与天之六气相对应之气。前文已述及：“寒暑燥湿风火，天之阴阳也，三阴三阳上奉之，木火土金水火，地之阴阳也，生长化收藏下应之。”因此，与天之六气对应之气，亦即木火土金水五行之气。在这里也就是指木火土金水五运。按照五运运行规律，每年一转，亦即前文所述的：“五运相袭而皆治之，终朞之日，周而复始。”所以叫作“动而不息，故五岁而右迁”。“应地之气”，指与地之五行亦即木火土金水五运相对应之气，这也就是指风、火、湿、燥、寒、热六气。在一年中风、火、湿、燥、寒、热各有其所属季节，春风、夏热、长夏湿、秋燥、冬寒，相对固定，周而复始，所以叫作“静而守位，六朞而环会”。五运运行指其变，每年不同，所以叫“动而不息”；六气变化指其常，年年如此，所以叫“静而守位”。

（3）动静相召，上下相临，阴阳相错，而变由生也：此段文字系承上文而言。这里所说的“动”，即上文所谓的“应天之气”，亦即木火土金水五运。这里所说的“静”，即上文所谓的“应地之气”，亦即风火湿燥寒热六气。“动静相召，上下相临”，即“五运”与“六气”相互作用，相互影响。这里所说的“阴阳相错”，“阴”是指“五运”，“阳”是指“六气”。“五运”有五，年年不同，“五岁而右迁”；“六气”有六，风火湿燥寒热各有其所属季节，“六朞”而环会。这就是说，各个年度在气候上总是有常有变。各个年度在气候变化上，有其相同之处，也有其不同之处。由于各个年度在气候上有常有变，年年不同，因此各个年度在物化上自然也就有所不同，这就叫“阴阳相错而变由生”。这也就是说，因为运和气有动静的不同特性，所以才出现了阴阳相错的现象；因为有阴阳相错，所以才出现了运动；因为有了运动，所以才能发生变化，变化的发生正是运动的结果。

【述评】

本节以天符、岁会的具体测算方法为例，指出了各个年度在气候变化上有其常，亦即风火湿燥寒热各有其所属季节，年年如此，基本相同，静而守位；但也有其变，亦即各个年度的气候变化又不尽相同，今年可能多风，明年则可能偏湿，后年则可能偏热，动而不息。由于各年有常有变，因而各年在气候变化上以及物化上均不尽相同。因此，我们在分析各个具体年度的气候变化时就不能只看其常，不看其变，或者只看其变，不看其常。在具体测算时，必须把五运与六气结合起来分析，把值年大运与司天之气及其五行属性结合起来分析。这也就是运气学说中所谓的“运气同化”。运气学说中的“运气同化”观点，是中医学整体恒动观念在运气测算中的具体运用。它把动和静结合起来，把常和变结合起来。这种认识无疑是正确的。

【原文】

帝曰：上下周纪(1)，其有数乎？鬼臾区曰：天以六为节，地以五为制(2)。周天气者，六朞为一备(3)；终地纪者，五岁为一周(4)。君火以明，相火以位(5)。五六相合而七百二十气，为一纪，凡三十岁；千四百四十气，凡六十岁，而为一周，不及太过，斯皆见矣[6]。

【讲解】

（1）上下周纪：上，指天之六气；下，指地之五行，亦即木、火、土、金、水五运；周，指循环运转；纪，指规律。“上下周纪”，即指五运六气循环运转的规律。由于五运六气的运动形式是周而复始，如环无端，因此谓“上下周纪”。

（2）天以六为节，地以五为制：节，有分段或节度之意；制，有控制或规定之意；天，指天之六气。前文已述及：“寒暑燥湿风火，天之阴阳也，三阴三阳上奉之。”这就是说天之六气可以用三阴三阳来归纳划分。以厥阴代表风，少阴代表热，太阴代表湿，少阳代表火，阳明代表燥，太阳代表寒。三阴三阳其数为六，故曰“天以六为节”。地，指木火土金水五运。前文已述及：“木火土金水，地之阴阳也，生长化收藏下应之。”这就是说地之生长化收藏等物化现象，可以用木火土金水五行来归纳、计算。以木代表生，以火代表长，以土代表化，以金代表收，以寒代表藏。木火土金水其数为五，故曰地以五为制。

（3）周天气者，六朞为一备：天气，即风、火、湿、燥、寒；朞，即时限；周，此处有巡回运转，循环不已之意；备，有全或尽之义，此处指一周。从一年的循环运转来说，一年分为六步，即六个时段，每个时段为六十天又八十七刻半。六气按风、君火、相火、湿、燥、寒次序，各占一个时段，依次运转，始于初之气，终于终之气，循环一周就是一年。通过这六步的运转，这一年中的气候变化情况，就可以基本反映出来。因此，原文谓：“周天气者，六朞为一备。”从各个年度之间气候的特殊变化来说，也同样有个六气巡回运转的问题，亦即各个年度间气候的特殊变化常以六年为一个周期，一年一转。但是这个运转次序和一年中六步的运转次序不同，而是按风——君火——湿——相火——燥——寒的次序，亦即以一阴——二阴——三阴——一阳——二阳——三阳为序，依次运转。每气主管一年，这也叫作“周天气者，六朞为一备”。前者属于“主气”运转情况，年年如此；后者属于“客气”运转情况，每六年为一运转周期。关于主气、客气的具体运算，可参阅总论运气运算部分。

(4) 终地纪者，五岁为一周：地，即木、火、土、金、水五行，此处是指木、火、土、金、水五运。“地纪”，即五运运行规律。“周”，已如上述，有循环运转之意。五运的运动形式，如同六气一样，也是巡回运转，循环不已。从一年中的循环运转来说，一年之中按木、火、土、金、水分为五个运季：木为初运，火为二运，土为三运，金为四运，水为终运。每年初运代表春，主生；二运代表夏，主长；三运代表长夏，主化；四运代表秋，主收；终运代表冬，主藏。每个运季时间为七十三天零五刻。五运按此顺序，始于初运，止于终运，依次运转，循环 一周，就是一年。通过五运轮转，这一年中物质的生长变化情况就可以基本反映出来。从各个年度的特殊变化来说，各个年度也同样有一个按上述顺序循环运转规律，以年为单位，一年一转，以五年为一个周期。这里所说的情况，正属于后者，所以谓：“终地纪者，五岁为一周。”前者属于“主运”运转，年年如此；后者属于“中运”（又称“大运”）运转，以五年为一运转周期。每年的“中运”不同，各个年度也因此而产生相应的特殊变化，这叫作“客运”。客运的运转，如同主运运转形式一样，以木、火、土、金、水为序循环运转。关于中运、主运、客运的具体运算，均见总论中运气运算部分。

(5) 君火以明，相火以位：要理解“君火以明，相火以位”这句话，首先必须讨论两个问题：一个问题什么是君火？什么是相火？什么是明？什么是位？另一个问题是为什么五行中木、土、金、水都只有一，而火独分为二？这两个问题解决了，“君火以明，相火以位”这句话也就自然理解了。

什么是君火？“君”，指最高主持者；火，指事物生长和变化的动力。因此，所谓君火，质言之，亦即使事物生长和变化的最高主持者和动力。以自然变化来说，有了它，生物的生长化收藏才能够进行。以人体变化来说，它是人体生理活动的中枢，有了它，生理活动才能进行。这个火叫作“君火”。什么是相火？相火是在君火指挥下具体完成、促使自然界多种生物成长变化或人体生长发育的火。它是在君火主持指挥下发挥其作用的，处于臣使地位。有了它，君火的作用才能具体落实。这个火就是“相火”。明，光明之意，指君火的正常表现。位，指位置，亦即安于本位充分发挥其本身应尽的职能。因此，所谓“君火以明，相火以位”者，质言之，亦即君火的主持指挥作用正常，相火的作用才能正常；君火相火的作用正常，自然界物化现象及人体的生理活动也才能够正常进行。这就叫“君火以明，相火以位”。张介宾《类经》注云：“六气之序，君火在前，相火在后，前者肇物之生，后者成物之实，而三百六十日中，前后二火所主者，止四五六七月，共一百二十日，以成一岁化育之功，此君相二火之为用也。”又云：“夫天人之用，神明而已，惟神则明，惟明乃神，天得之而明照万方，人得之而明见万里，皆此明字之用，诚天地万物不可须臾离者，故气交变大论曰，天地之动静，神明为之纪；生气通天论曰，阳气者，若天与日，失其所则折寿而不彰，故天运当以日光明。此皆君火以明之义也。”明确地说明了君火和相火的作用和关系。

为什么五行中木、土、金、水都各为一，而火独分为二？要回答这个问题，必须首先了解火的作用。前已述及，火是使物质变化的动力，没有火的作用物质就不能发生变化，自然界生长化收藏现象就不能进行。因此，火在六气六步中，从时限看来，君火、相火各主一步，好像只占了两步，而实际上君火这一步统率着全年的变化。从生长化收藏的物化作用来说，只有相火主长，因此实际上仍只占一步，并无特殊，《五运行大论》云："风寒在下，燥热在上，湿气在中，火游行其间，寒暑六入，故令虚而生化。"这里所说的"火游行其间"的火，就是指的君火。它是气化和物化的统帅和动力，没有它，气化和物化现象都不能正常地进行。这就是木、土、金、水都各有一，而火独分为二的原因。

（6）五六相合而七百二十气，为一纪，凡三十岁；千四百四十气，凡六十岁，而为一周，不及太过，斯皆见矣：此段文字，系解释前述"上下相召"之理。五，指木火土金水五运；六，指风火热湿燥寒六气。前已述及，六气是指自然界多种气候变化；五运是指自然界各种物质的生长化收藏各种物化现象。物质的物化现象与气候的气化现象是密切相关的，没有气化也就没有物化，只有气与物相互作用才能产生物的变化，这就叫作"形气相感而化生万物"。由于如此，所以我们分析气化物化现象时，便必须把气候变化与物质变化结合起来加以分析。这种气化现象与物化现象的相互作用，运气学说叫作"运气同化"。这种把气化现象与物化现象结合起来分析研究的方法则叫作"五六相合"，也就是五运六气相合。

五六相合的具体运算方法，运气学说以干支为符号来进行具体运算。干支结合六十年为一个甲子，这就是原文所谓的"凡六十岁而为一周"。气，就是节气。十五天为一个节气，一年二十四个节气，六十年共一千四百四十个节气。每个节气在气候变化上都有它的特点。由于各年的气候变化有常有变，有盛有衰，每年均不尽相同，因此要研究总结这些气候变化规律，就必须要了解六十年一个周期的全部变化后，才能总结出其规律。这就是原文所谓的："千四百四十气，凡六十岁而为一周，不及太过，斯皆见矣。"于此说明了运气学说中的各种运算结论，并不是主观臆断，而是从长时期的实际观察中总结得来。关于干支甲子的具体运用，见总论中运气运算部分。

【述评】

本节主要介绍了五运六气的运行规律是："天以六为节，地以五为制。周天气者，六朞为一备。"即六气的运行，以六为周期，循环运转。"终地纪者，五岁为一周"，即五运的运行，以五为周期，循环运转。其次，解释了为什么五运之中木、土、金、水均各为一，而火独分为二。同时，也指出，总结五运六气的盛衰变化必须把自然界气候的变化和物质的生长化收藏等物化现象密切结合起来进行分析，要注意它的常和变，盛和衰，并且要经过较长的时间，即六十年的周期进行全面地、周密地观察，才能总结出各个年度的一般的和特殊的变化规律。这些认识从指导思想上说，它把自然界看成一个整体，把气候变化和物质生长变化密切结合起来；它把各个年度的一般变化和特殊变化区别开来，并且认为需要长时间的进行综合分析和认真总结才能有所了解。这些认识无疑地是完全正确的，因而在这种认识基础上，从经验中所提出的五年周期，六年周期，六十年周期的问题，就值得我们加以高度重视。

【原文】

帝曰：夫子之言，上终天气，下毕地纪，可谓悉矣。余愿闻而藏之，上以治民，下以治身，使百姓昭著，上下和亲，德泽下流，子孙无忧，传之后世，无有终时(1)，可得闻乎？鬼臾区曰：至数之机，迫迮以微，其来可见，其往可追(2)，敬之者昌，慢之者亡，无道行私，必得夭殃，谨奉天道(3)，请言真要。帝曰：善言始者，必会于终；善言近者，必知其远，是则至数极而道不惑，所谓明矣(4)。愿夫子推而次之，令有条理，简而不匮，久而不绝，易用难忘，为之纲纪，至数之要，愿尽闻之。鬼臾区曰：昭乎哉问！明乎哉道！如鼓之应桴，响之应声也(5)。

【讲解】

(1) 上以治民，下以治身，使百姓昭著，上下和亲，德泽下流，子孙无忧，传之后世，无有终时：此段文字主要说明了研究运气的目的是为了更好地保障人民和自身的健康，这就是原文所谓的“上以治民，下以治身”，并且要把这些有关知识加以普及，作到人人懂得，这就是原文所谓的：“使百姓昭著，上下和亲。”从而使之永远为人类造福，并且世世代代地传下去，这就是原文所谓的：“德泽下流，子孙无忧，传之后世，无有终时。”此段文字，阐发了“医乃仁术”的思想，也明确地指出了研究运气学说的目的和任务。

(2) 至数之机，迫迮以微，其来可见，其往可追：至，指高深或复杂；数，指变化规律；机，指机制或机转。迫迮，有逼迫之义；微，指细微或细致；“迫迮以微”，系承“至数之机”而言，意即为了更好地保障人民的健康，十分迫切地要求我们要认真而细致地来研究和探索自然界气候变化的规律。“其来可见，其往可追”句中之“其”，是指自然气候的变化；来可见，往可追，意即对将要到来的气候变化可以预知，对已过去的现象，可以探求和解释，亦即可以掌握其变化规律。此一小段意译之，即由于人民健康的需要，十分迫切地要求我们要认真细致地来探索自然界气候变化规律，从而使我们能够预知并解释自然界气候的各种变化。

(3) 谨奉天道：谨，指谨慎小心或认真；奉，有遵循或接受之义；天道，指自然界变化规律。“谨奉天道”，即认真地按自然规律办事。由于自然规律是客观存在的，是不随主观而改变的，因此必须遵循而不能违反；如果主观违反，那就必然招致严重后果。所以，原文在此着重指出：“敬之者昌，慢之者亡，无道行私，必得夭殃。”句中的“无道”一词，意即不遵循客观规律。“行私”，意即按主观意图办事。“夭殃”，指必然发生灾害。“无道行私，必得夭殃”一句，明确指出了遵循客观规律办事的当然性和必然性，以及不按客观规律办事的严重性和危害性。

（4）善言始者，必会于终；善言近者，必知其远，是则至数极而道不惑，所谓明矣：此段紧承上段而言。前段着重指出遵循客观规律办事的当然性和必然性，此段则着重指出对客观规律了解的全面性。所谓“始”，即开始；“终”，即终末；“近”，即现在；“远”，即将来。这就是说，对自然变化，不仅要了解它的开始，也要了解它的发展；不仅要知道它的现在，也要知道它的未来。只有彻底对它了解，才能作到心中有数，运用它为人类健康服务。这就叫“至数极而道不惑”，这就是“明”。

（5）愿夫子推而次之，令有条理，简而不匮，久而不绝，易用难忘，为之纲纪，至数之要，愿尽闻之。鬼臾区曰：昭乎哉问！明乎哉道！如鼓之应桴，响之应声也：推，即推敲，推测；次，即次序。“推而次之”，指研究整理，亦即对自然变化规律加以条理化。“匮”，此处读“愧”（kuì），作缺乏解。“简而不匮”，即简要而不空洞和遗漏。“易用难忘”，即容易掌握。这一段文字，意即为了能使自然变化规律，容易为人所掌握，有必要加以整理并使之条理化，简明扼要，并且要求作到十分准确，能够在实践中加以验证，即所谓：“如鼓之应桴，响之应声。”

【述评】

本节文字，首先指出自然变化规律是客观存在的，是不随主观意志而改变的，因此必须加以遵循，不能违反；如果违反，那就必然招致严重后果，即所谓“无道行私，必得夭殃”。其次，指出了对于自然变化规律必须全面地了解和掌握。只有全面了解和掌握了它的变化规律，才能真正作到心中明了有数，即所谓：“善言始者，必会于终；善言近者，必知其远，是则至数极而道不惑。”再次，指出为了能够使自然变化规律容易为人掌握和运用并流传下去，永远为人类造福，十分必要加以整理研究并使之简要准确，即所谓“令有条理，简而不匮”，“如鼓之应桴，响之应声”，“传之后世，无有终时”。这些记述说明了古人不论是在认识上、态度上，以及方法上都是十分正确的。

【原文】

臣闻之，甲己之岁，土运统之；乙庚之岁，金运统之；丙辛之岁，水运统之；丁壬之岁，木运统之；戊癸之岁，火运统之。

【讲解】

本节中所说的甲己、乙庚、丙辛、丁壬、戊癸等，统称“天干”。其次序是甲、乙、丙、丁、戊、己、庚、辛、壬、癸，共十个，所以天干又称“十干”或“十天干”。运气学说以天干作为符号并把它与五行、五方、年度联系起来，以甲乙代表东方木，以丙丁代表南方火，以戊己代表中央土，以庚辛代表西方金，以壬癸代表北方水，以之作为代号来观察分析总结和具体计算各个年度的气候变化。这就是王冰注中所谓的：“太始天地初分之时，阴阳析位之际，天分五气，地列五行，五行定位，布政于四方，五气分流，散支于十干。”天干的五行属性及其具体运用，有如下几个方面的内容：其一，由于五行有其固定的方位，而天干又分别代表五方，因此十天干也有其固定的五行属性，即甲乙属木，丙丁属火，戊己属土，庚辛属金，壬癸属水。其二，由于自然界变化常常是错综复杂的，在五方之中的若干自然现象，又可以根据五行特性再加归类，例如天空中出现青色气体的属于木，出现红色气体的属于火，出现黄色气体的属于土，出现白色气体的属于金，出现黑色气体的属于水。这就是说，五行之中还可以再分五行。其三，由于天干代表着一般的五行属性，同时也代表着特殊五行属性，而天干又可用以代表各个年度作为纪年的符号，因此各个年度的气候变化，自然就可以根据其年干来对各个年度的气候变化进行测算。其四，各个年度的气候特殊变化，一般说不外偏盛和偏衰或太过与不及两个方面，因此在天干的运用中，又可以根据天干的阴阳，即十天干中的单数为阳干，双数为阴干，以阳干代表太过，阴干代表不及，来表示各个年度气候变化的盛和衰或太过和不及。这就是天干在实际运用方面的一些具体内容。于此可见，这些内容并不是随意规定的，而是根据实际情况定出来的。东南西北中就是五方，青红黄白黑就是五色。东方属木，作为代表符号的甲乙自然就属于木。青色属木，只要有青色出现，与它有关的天干自然也就属木。前者运气学说叫作“天干配五行”，后者叫作“天干化五运”。不论是“天干配五行”，或者是“天干化五运”，总之都是根据客观存在的物候现象而非其他。

“甲己之岁，土运统之……”一节，是自然界气候变化中的一个特殊情况。“甲己之岁”，即在年干上逢甲逢己之年。六十年甲子中，年干上逢甲逢己之年共十二年，即：甲子年，甲戌年，甲申年，甲午年，甲辰年，甲寅年，己巳年，己卯年，己丑年，己亥年，己酉年，己未年。“土运统之”，即这十二年在五运中属土运主事；在气候变化上，湿的特点比较明显。“乙庚之岁”，即在年干上逢乙逢庚之年，六十年甲子中，年干上逢乙逢庚之年共十二年，即：乙丑年，乙亥年，乙酉年，乙未年，乙巳年，乙卯年，庚午年，庚辰年，庚寅年，庚子年，庚戌年，庚申年。“金运统之”，即这十二年在五运中属金运主事；在气候变化上以燥的特点比较明显。“丙辛之岁”，即在年干上逢丙逢辛之岁。六十年甲子中，年干逢丙逢辛之年共十二年，即：丙寅年，丙子年，丙戌年，丙申年，丙午年，丙辰年，辛未年，辛巳年，辛卯年，辛丑年，辛亥年，辛酉年。“水运统之”，即这十二年在五运中属水运主事；在气候变化上，寒的特点比较明显。“丁壬之岁”，即在年干上逢丁逢壬之年。六十年甲子中年干逢丁逢壬之年共十二年，即：丁卯年，丁丑年，丁亥年，丁酉年，丁未年，丁巳年，壬申年，壬午年，壬辰年，壬寅年，壬子年，壬戌年。“木运统之”，即这十二年在五运中属木运主事；在气候变化上，风的特点比较明显。“戊癸之岁”，即在年干上逢戊逢癸之岁。六十年甲子中，年干上逢戊逢癸之年共十二年，即：戊辰年，戊寅年，戊子年，戊戌年，戊申年，戊午年，癸酉年，癸未年，癸巳年，癸卯年，癸丑年，癸亥年。“火运统之”，即这十二年在五运中属火运主事；在气候变化上，火的特点比较明显。前面已述天干的五行属性为：甲属于木，己属于土，乙属于木，庚属于金，丙属于火，辛属于金，丁属于火，壬属于水，戊属于土，癸属于水。为什么在这里甲己成了土，乙庚成了金，丙辛成了水，丁壬成了木，戊癸成了火呢？这是因为古代望气家在甲和己的位置上看到了黄色的气体，在乙和庚的位置上看到了白色的气体，在丙和辛的位置上看到了黑色的气体，在丁和壬的位置上看到了青色的气体，在戊和癸的位置上看到了红色的气体，而黄、白、黑、青、红五色又各有它的五行属性：黄属土，白属金，黑属水，青属木，红属火。因此，就成了“甲己化土”，“乙庚化金”，“丙辛化水”，“丁壬化木”，“戊癸化火”。这也就是我们前面所说过的“天干化五运”。所谓“化”，也就是各个不同方位之间所出现的一种特殊的变化。王冰注本指出：“黄气横于甲己，白气横于乙庚，黑气横于丙辛，青气横于丁壬，赤气横于戊癸，故甲己应土运，乙庚应金运，丙辛应水运，丁壬应木运，戊癸应火运。大抵圣人望气以书天册，贤者谨奉以纪天元。”这里所说的“黄气横于甲己……”。就是说在各个不同方位之间所见到的各种不同颜色的气。所说的“圣人望气以书天册”，“天册”就是记录自然气候变化现象的本册，亦即上述这些现象和规定都是古人在“观天”过程中，根据客观现象的实际情况加以记录。所说的“圣者谨奉以纪天元”，即我们根据这些客观存在的现象就可以总结出自然气候变化的规律，明确地说明了上述这些规律的提出，完全是来自实际的观察和认真的总结而来。为了便于使读者容易了解，兹将六十年甲子天干化五运情况示意如图1。

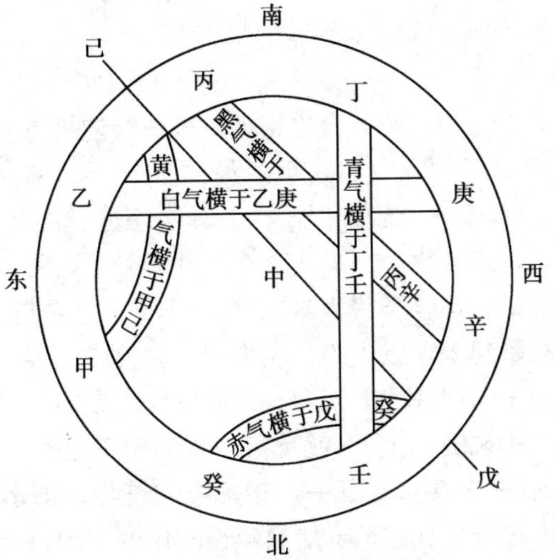

图1　天干化五运关系示意图

【述评】

本节介绍了“天干化五运”的测算方法，即“甲己化土”，“乙庚化金”，“丙辛化水”，“丁壬化木”，“戊癸化火”。这是古人从实际观察自然变化中所作出来的结论。这种现象据气象工作者谈，可能与地磁活动、磁场变化有关。历史上记载天空的五色变化资料很多，特别是宋代在这方面记录不少，值得我们加以认真研究。

【原文】

帝曰：其于三阴三阳，合之奈何？鬼臾区曰：子午之岁，上见少阴；丑未之岁，上见太阴；寅申之岁，上见少阳；卯酉之岁，上见阳明；辰戌之岁，上见太阳；巳亥之岁，上见厥阴。少阴所谓标也，厥阴所谓终也[(1)]。厥阴之上，风气主之；

少阴之上，热气主之；太阴之上，湿气主之；少阳之上，相火主之；阳明之上，燥气主之；太阳之上，寒气主之。所谓本也，是谓六元(2)。帝曰：光乎哉道！明乎哉论！请著之玉版，藏之金匮，署曰《天元纪》(3)。

【讲解】

(1) 其于三阴三阳，合之奈何？……所谓终也：本节主要讲地支配三阴三阳六气。这里所说的子午、丑未、寅申、卯酉、辰戌、巳亥等，统称“地支”。其次序是子、丑、寅、卯、辰、巳、午、未、申、酉、戌、亥，共十二个，所以又称十二支或十二地支。运气学说以地支作为符号并把它与三阴三阳、年度直接联系起来，以子午代表少阴，以丑未代表太阴，以寅申代表少阳，以卯酉代表阳明，以辰戌代表太阳，以巳亥代表厥阴。这里所说的“上”，就是指当年的司天之气。这里所说的“标”，有两个含义：其一，指标志或符号，即运气学说以三阴三阳为符号来标志地支所属年份气候变化的特点。这也就是前面原文中所说的：“寒暑燥湿风火，天之阴阳也，三阴三阳上奉之。”后面《六微旨大论》中所说的：“气之标也。”其二，指标首，亦即气候变化的起首或开始。这里所说的“终”字，有终末之义，亦即气候变化的末尾。“标”字在这里应作标首解。张介宾注“少阴所谓标也，厥阴所谓终也”一句云：“标，首也；终，尽也。六十年阴阳之序，始于子午，故少阴为标，尽于巳亥，故厥阴为终。”

(2) 厥阴之上，风气主之；……是谓六元：此节文字紧承上节，“上”，此处作“司天”解。“厥阴之上，风气主之”一语，联系上节三阴三阳所配年支的规律，即凡属年支上逢巳逢亥之年，即属于厥阴风气司天，亦即凡属年支上逢巳逢亥之年，这一年的气候变化以风为特点，与风的变化密切相关。根据这个测算方法，六十年中各个年份的气候变化特点大致情况是：逢巳逢亥之年共十年，即：己巳、乙亥、辛巳、丁亥、癸巳、己亥、乙巳、辛亥、丁巳、癸亥。这十年中气候变化已如上述与风的变化密切相关。逢子逢午之年共十年，即：甲子、庚午、丙子、壬午、戊子、甲午、庚子、丙午、壬子、戊午。这十年中气候变化与热的变化密切相关。逢丑逢未之年共十年，即：乙丑、辛未、丁丑、癸未、己丑、乙未、辛丑、丁未、癸丑、己未。这十年中气候变化与湿密切相关。逢寅逢申之年共十年，即：丙寅、壬申、戊寅、甲申、庚寅、丙申、壬寅、戊申、甲寅、庚申。这十年的气候变化与火密切相关。逢卯逢酉之年共十年，即：丁卯、癸酉、己卯、乙酉、辛卯、丁酉、癸卯、己酉、乙卯、辛酉。这十年中气候变化与燥密切相关。逢辰逢戌之年共十年，即：戊辰、甲戌、庚辰、丙戌、壬辰、戊戌、甲辰、庚戌、丙辰、壬戌。这十年中气候变化与寒密切相关。加以归纳即：子午少阴君火，丑未太阴湿土，寅申少阳相火，卯酉阳明燥金，辰戌太阳寒水，巳亥厥阴风木。这也就是地支配三阴三阳六气。在这种配合中，年支是代表各个年份的符号，三阴三阳是代表气候变化的符号。它们的物质基础是气候本身。因此，原文在介绍了三阴三阳配六气后明确提出："所谓本也。"本，就是风寒暑湿燥火六气。自然界的一切生命现象是在自然界正常的气候变化的基础之上产生的。没有自然界的正常气候变化，便没有生命。因此，自然气候也就成为自然界中生命的源泉，因此，六气也叫"六元"。这也就是原文中所说的："所谓本也，是谓六元。"这里所说的"本"，指本质，也可以解释为生命之本。"元"，同源。此处指生命现象的根源。原文明确地指出了风寒暑湿燥火六气在自然生命现象中的本源地位。

关于地支配三阴三阳六气，通过本节所述，明确了下面两个问题。其一，六十年一个周期中，各个年度的气候变化情况是按一阴（厥阴）、二阴（少阴）、三阴（太阴）、一阳（少阳）、二阳（阳明）、三阳（太阳）的顺序进行，今年是一阴司天，明年一定是二阴司天，后年一定是三阴司天，依次轮转，如环无端。这也就是本节原文中所说的："子午之岁，上见少阴；丑未之岁，上见太阴；寅申之岁，上见少阳；卯酉之岁，上见阳明；辰戌之岁，上见太阳；巳亥之岁，上见厥阴。少阴所谓标也，厥阴所谓终也。"其二，六气之中，风、湿、燥、寒均各居其一，惟火热分为二，少阴少阳均主火热，但明确指出了"少阴为标"，即少阴为首，亦即其余的五气均系在少阴主持下进行，这是前述"君火以明，相火以位"的提法在运气测算中的具体运用。

还需要解释一个问题，这就是地支配五行的问题。地支配五行，一般情况是：寅卯属木，巳午属火，申酉属金，亥子属水，辰戌丑未属土。但是，为什么在地支配三阴三阳六气中却变成了子午少阴君火，丑未太阴湿土，寅申少阳相火，卯酉阳明燥金，辰戌太阳寒水，巳亥厥阴风木，与地支的一般五行属性完全不同呢？要回答这个问题，必须弄清有关六气的正对化问题。十二地支，如同十天干一样，古人也把它作为一个符号代表自然界中的方位，即以寅卯代表东方，巳午代表南方，申酉代表西方，亥子代表北方，辰戌丑未代表中央。以五行归类之，则寅卯属木，巳午属火，申酉属金，亥子属水，辰戌丑未属土。但是古人认为气候变化的规律，其运行方向总是向它相对的方向运行。《六元正纪大论》说："帝曰：愿闻其行，何谓也？岐伯曰：春气西行，夏气北行，秋气东行，冬气南行，故春气始于下，秋气始于上，夏气始于中，冬气始于标。春气始于左，秋气始于右，冬气始于后，夏气始于前，此四时正化之常。"明确指出了气候变化的运行规律，总是向它的相反方向运行，巡回运转，动而不已。由于如此，所以寅位虽然在东方属木，但是它必然要向西方属金的申位转化，午位虽然在南方属火，但是它必然要向北方属水的子位转化。这种现象后世就叫它"正对化"。张介宾在所著《类经图翼·正化对化图说》中说："六气分上下左右而行天令，十二支分节令时日而司地化，然以六气而加于十二支则有正化对化之不同，如厥阴之所以司于巳亥者，以厥阴属木，木生于亥，故正化于亥，对化于巳也；少阴所以司于子午者，以少阴为君火，当正南离位，故正化于午，对化于子也；太阴所以司于丑未者，以太阴属土居中，王于西南未宫，故正化于未，对化于丑也；少阳属相火，位卑于君，火生于寅，故正化于寅，对化于申也；阳明所以司于卯酉也，以阳明属金，酉为西方金位，故正化于酉，对化于卯也；太阳所以司于辰戌者，太阳属水，辰戌属土，然水行土中而戌居西北，为水渐王乡，是以洪范五行，以戌属水，故正化于戌，对化于辰也。一曰正司化令之实，对司化令之虚，一曰正化从本生数，对化从标成数，皆以言阴阳之衰盛，合于十二辰以为动静消息者也。”张氏介绍的资料，说明了十二地支的五行属性为什么有两种不同的认识，解释了十二地支在配三阴三阳六气方面，其五行属性不同于一般的理由。为了便于读者了解，兹将《类经图翼》中所附六气正对化图加字转录示意于下：

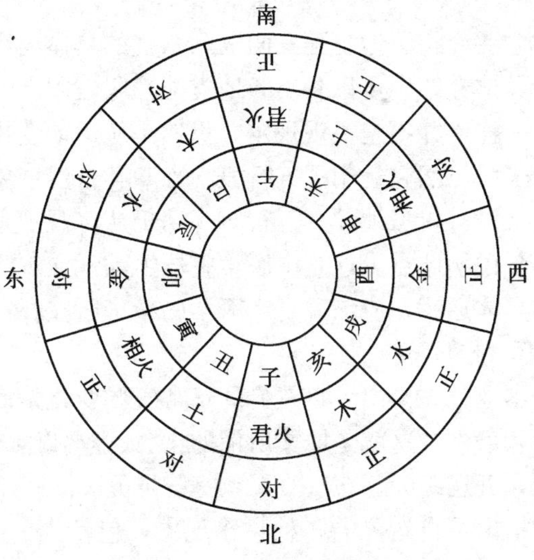

图 2　六气正对化图

(3) 光乎哉道！明乎哉论……署曰《天元纪》：此几句是总结全文，也是承前节文字而言。全文对自然气候变化的规律作了详细的阐述之后，提出要求对自然变化规律加以总结，并且要求在总结中作到简单化、条理化，以便掌握和运用。这也就是上节原文中所谓的“推而次之，令有条理，简而不匮，久而不绝，易用难忘，为之纲纪”。因此，本节及上节也就根据此一要求将测算自然气候变化的方法加以简明化。这就是上两部分所归纳出来的：甲己化土，乙庚化金，丙辛化水，丁壬化木，戊癸化火。子午少阴君火，丑未太阴湿土，寅申少阳相火，卯酉阳明燥金，辰戌太阳寒水，巳亥厥阴风木。上述天干配五运，地支配三阴三阳六气两套公式，是运气推算的要诀，也确实做到了简单明了，易用难忘。所以原文赞誉说：“光乎哉道！明乎哉论！”并且要“著之玉版，藏之金匮，署曰《天元纪》”。说明了本篇在运气七篇中的重要地位以及首先学习本篇的意义。

【述评】

本节主要介绍了地支配三阴三阳六气的具体内容及其标本关系。从具体介绍中可以看出，地支配三阴三阳六气，如同天干化五运一样，并不是主观规定，仍然是从运动变化的客观现象总结而来。虽然它运用了五行概念来归类自然现象和阐述认识，但它又没有机械地硬套五行，一切仍从客观现象出发，上述内容充分说明此点。这是中医学整体恒动观在观测自然气候变化中的具体运用，应该说是中医学的精华所在。

【本篇小结】

(1) 本篇首先提出了自然界的正常气候变化是产生生命现象的基础和条件，这就是原文所谓的：“太虚寥廓，肇基化元，万物资始，五运终天，布气真灵，揔统坤元。”

(2) 指出了自然界的各种物化现象，包括人的脏腑结构、生命现象等，都是在自然界正常气候变化的前提下产生的，这就是原文所谓的："在天为气，在地成形，形气相感而化生万物。""天有五行，御五位，以生寒暑燥湿风，人有五脏，化五气，以生喜怒思忧恐。"充分体现了"天地人合一"、"人与天地相应"的整体观念。

（3）指出了物化现象的发生是来源于运动，有了运动才有变化，而运动变化之所以发生，则又由于自然气候有盛有衰，有多有少，盛衰多少之间互相影响和作用，而自然气候之所以有盛有衰，则又由于天体中日月星辰运动的结果。这就是原文中所谓的："物生谓之化，物极谓之变。""气有多少，形有盛衰，上下相召而损益彰。""九星悬朗，七曜周旋，曰阴曰阳，曰柔曰刚，幽显既位，寒暑弛张，生生化化，品物咸章。"

（4）指出了自然规律是可以掌握的，这就是原文中所谓的"至数之机，迫迮以微，其来可见，其往可追"，"善言始者，必会于终；善言近者，必知其远，是则至数极而道不惑"。但同时又指出，自然规律只能加以顺应和利用，不能违反，这就是原文中所谓的"神用无方谓之圣"。如果无视自然规律，任意违反，那就必然带来严重后果，这就是原文中所谓的"敬之者昌，慢之者亡，无道行私，必得夭殃"。

（5）指出自然规律可以用阴阳五行学说加以总结和运用。因此，对于阴阳五行学说必须加以掌握。这就是原文中所谓的："夫五运阴阳者，天地之道也，万物之纲纪，变化之父母，生杀之本始，神明之府也，可不通乎。"同时以阴阳五行为工具提出了对自然气候变化的具体推算方法，这就是原文中所提出来的天干化五运，地支配三阴三阳六气以及天符、岁会等具体内容。

二、《五运行大论》讲解

【题解】

五，指五行；运行，指运动变化。本篇主要讨论五运六气的物质基础，运动变化规律与万物生化方面的关系以及具体运算方法，故以五运行名篇。

【原文】

黄帝坐明堂，始正天纲，临观八极，考建五常(1)，请天师而问之曰：论言天地之动静，神明为之纪，阴阳之升降，寒暑彰其兆(2)。余闻五运之数于夫子，夫子之所言，正五气之各主岁尔，首甲定运，余因论之(3)。鬼臾区曰：土主甲己，金主乙庚，水主丙辛，木主丁壬，火主戊癸。子午之上，少阴主之；丑未之上，太阴主之；寅申之上，少阳主之；卯酉之上，阳明主之；辰戌之上，太阳主之；巳亥之上，厥阴主之。不合阴阳，其故何也？岐伯曰：是明道也，此天地之阴阳也。夫数之可数者，人中之阴阳也，然所合，数之可得者也。夫阴阳者，数之可十，推之可百，数之可千，推之可万。天地阴阳者，不以数推以象之谓也(4)。帝曰：愿闻其所始也。岐伯曰：昭乎哉问也！臣览《太始天元册》文，丹天之气经于牛女戊分，黅天之气经于心尾己分，苍天之气经于危室柳鬼，素天之气经于亢氐昴毕，玄天之气经于张翼娄胃，所谓戊己分者，奎壁角轸，则天地之门户也(5)。夫候之所始，道之所生，不可不通也(6)。帝曰：善。

【讲解】

(1) 始正天纲，临观八极，考建五常："天纲"，高世栻解释为“天文之大纲”，意即天体方面的大的规律性的现象，例如日月五星的运行情况，二十八宿的方位等等。“八极”，即八方之远。地之八方为东、西、南、北、东南、西南、东北、西北。考，指考察；建，即建立；“五常”，此指木、火、土、金、水五行运气的法规。全句意即古人在认真观察天体日月星辰的运动变化以及大地上生物的生长变化的基础上，以五行概念来归类自己的经验和阐述自己对自然气候变化的认识，并建立起一套对自然气候变化的运算公式。“考建五常”一句，说明五行概念的运用，并不是任何主观臆测，而是在“考”的前提下“建”立起来的，明确地指出了运气学说的物质基础是客观的、变化着的自然现象本身而非其他。

（2）天地之动静，神明为之纪，阴阳之升降，寒暑彰其兆：“动静”，指运动；“神明”，指正常的变化规律；“升降”和“动静”一样，也是指运动；“寒暑”，指一年中的季节气候特点。全句意即：自然界的气候变化是一种正常现象，虽然这些现象为什么产生，我们一时还认识不清楚，好像“冥冥之中，自有主者”，即所谓的“神明为之纪”。但是它的规律，可以通过一年中的季节气候变化特点表现出来，即所谓“阴阳之升降，寒暑彰其兆”。因此我们也就可以根据一年中的季节气候变化特点来总结其规律。再一次指出运气学说中所提出的一些气候变化规律及其运算公式是来源于实际观察，是根据自然气候变化的客观表现总结而来。

（3）首甲定运，余因论之：自“余闻五运之数于夫子……首甲定运，余因论之。”一段，是指《六节藏象论》中黄帝与岐伯的一段问答。原文云：“余已闻天度矣，愿闻气数何以合之？岐伯曰：“天以六六为节，地以九九制会，天有十日，日六竟而周甲，甲六复而终岁，三百六十日法也。”“五运相袭，而皆治之，终朞之日，周而复始，时立气布，如环无端。”这一段内容只谈到了运用干支甲子来配合五行的问题，没有具体地谈如何运用干支来具体推算岁运，因此在上篇及本篇进一步加以讨论，即原文所谓的："余因论之。"从这一段文字中可以看出一个问题，即本篇所论内容与《素问》其他各篇是前后呼应的，是互相补充的，这是运气七篇应属《内经》原著而非后人伪托的例证之一。

(4) 土主甲己……不以数推以象之谓也：这段文字是解释《天元纪大论》中所提出的甲己化土，乙庚化金，丙辛化水，丁壬化木，戊癸化火，以及子午少阴君火，丑未太阴湿土，寅申少阳相火，卯酉阳明燥金，辰戌太阳寒水，巳亥厥阴风木等十一个公式的。在这十一个公式中，不论是在天干化五运中，还是在地支配三阴三阳六气中，其阴阳五行属性都与一般配法有所不同。一般情况下，甲乙寅卯合木，丙丁巳午合火，均属阳；戊己辰戌丑未合土，庚辛申酉合金，壬癸亥子合水，均属阴。但在天干化五运及地支化三阴三阳六气的公式中，却有了变化，例如属阳的甲木变成了阴土，属阳的丙火变成了阴水，属阴的子水变成了阳火，属阴的申金变成了阳火…… 这也就是原文所谓的："不合阴阳。"为什么会有这样的变化呢？本节作了解释，即阴阳的概念是相对的，因此在实际运用中，绝对不能机械地套用，特别是自然气候变化只能根据它的表现于外的客观现象来决定它的阴阳五行属性，这就是原文所说的："夫阴阳者，数之可十，推之可百，数之可千，推之可万。天地阴阳者，不以数推以象之谓也。"这里所说的"天地之阴阳"，就是指自然界气候变化的阴阳五行属性。"不以数推以象之谓也"，就是说不能以一般的干支属性来加以计算，而要根据它的实际变化重新赋予它们新的阴阳五行属性。关于天干化五运，地支配三阴三阳六气的阴阳五行属性问题，在《天元纪大论》中已作讨论，此处从略。

(5) 丹天之气经于牛女戊分……则天地之门户也：此段承上文而言。上文指出："天地阴阳者，不以数推以象之谓也。"

亦即根据客观自然现象来重新赋予干支以阴阳五行属性。根据什么客观自然现象？这里明确指出，天干化五运中的阴阳五行属性和一般不同的原因，是根据天象变化而来。这里所说的牛、女、心、尾、危、室、柳、鬼、亢、氐、昴、毕、张、翼、娄、胃、奎、壁、角、轸等是天上的星名。上述二十个星，加上房、箕、斗、虚、觜、参、井、星等八个星，合称“二十八宿”。二十八宿是天体上的恒星。它们分布的位置，正当日月五星循行的黄道上。它们的次序名目，自东南方起，向北向西，而南而东，再复会于东南方原位。二十八宿中的角、亢、氐、房、心、尾、箕，是东方七宿，又称苍龙星座。斗、牛、女、虚、危、室、壁，是北方七宿，又称玄武星座。奎、娄、胃、昴、毕、觜、参，是西方七宿，又称白虎星座。井、鬼、柳、星、张、翼、轸，是南方七宿，又称朱雀星座。二十八宿的宿名起源很早。最初古人是把它作为标志方位及日月五星的运动位置来运用的。自唐开元（公元713～741）前后，王希明著《丹元子步天歌》，在文中把“三垣”、“二十八宿”作为划分天区的主体，以后二十八宿便被用来作为划分星空区域的基础。二十八宿划分星空的方法，即通过二十八宿星距的二十八条赤经线，把天空分划作二十八个区域，并以之观察星空的各种变化。在干支定位方面，前已述及，甲乙属东方，丙丁属南方，戊己属中央，庚辛属西方，壬癸属北方。在二十八宿的位置方面，牛宿、女宿在北方偏东之癸位。奎宿、壁宿当西北方戊位。因此，这里所谓的“丹天之气经于牛女戊分”，即古代望气家可以在西北方牛、女、奎、壁诸宿之间看到丹气，亦即红气。红色在五行属性上属火，所以“戊癸化火”主火运。心宿、尾宿当东方偏北之甲位。角宿、轸宿，当东南方己位。因此这里所谓的“黅天之气经于心尾己分”，即古代望气家可以在东南方心、尾、角、轸诸宿之间看到黄气。黄色在五行属性上属土，所以“甲己化土”主土运。危宿、室宿当北方偏西之壬位。柳宿、鬼宿当南方偏西之丁位。因此这里所谓的“苍天之气经于危室柳鬼”，即古代望气家可以在西南及西北方危、室、柳、鬼诸宿之间看到青气。青色在五行属性上属木，所以“丁壬化木”主木运。亢宿、氐宿当东方偏南之乙位。昴宿、毕宿当西方偏南之庚位。因此，这里所谓的“素天之气经于亢氐昴毕”，即古代望气家可以在西南及东南方亢、氐、昴、毕诸宿之间看到白气。白色在五行属性上属金，所以“乙庚化金”主金运。张宿、翼宿位于南方偏东之丙位。娄宿、胃宿位于西方偏北之辛位。因此，这里所谓的“玄天之气经于张翼娄胃”，即古代望气家可以在东南及西北方张、翼、娄、胃诸宿之间看到黑气。黑色在五行属性上属水，所以“丙辛化水”主水运。至于原文中所谓的“所谓戊己者，奎壁角轸，则天地之门户也”一段，张介宾注解得比较清楚，他说：“余尝考周天七政躔度，列春分二月中，日缠壁初，以次而南，三月入奎娄，四月入胃昴毕，五月入觜参，六月入井鬼，七月入柳星张，秋分八月中，日缠翼末，以交于轸，循次而北，九月入角亢，十月入氐房心，十一月入尾箕，十二月入斗牛，正月入女虚危，至二月复交于春分而入奎壁矣，是日之长也，时之暖也，万物之发生也，皆从奎壁始，日之短也，时之寒也，万物之收藏也，皆从角轸始，故曰春分司启，秋分司闭，夫既司启闭，要分门户而何？然自奎壁而南，日就阳道，故曰天门，角轸而北，日就阴道，故曰地户。”（《类经图翼·奎壁角轸天地之门户说》）这就是说每年春分以后白天逐渐增长，气候逐渐变暖，万物生长欣欣向荣，而春分时太阳的运行正在奎宿、壁宿之位，天干定位正在午位。这就是所谓“自奎壁而南，日就阳道，故曰天门”。每年秋分以后，白天逐渐变短，气候逐渐变凉，万物逐渐转向收藏状态，而秋分时太阳的运行正在角轸之位，天干定位正在己位。这就是所谓“角轸而北，日就阴道，故曰地户”。这也就是说，每年的春分秋分为气候变化的转折点，由阴转阳的节气就是天门，由阳转阴的节气就是地户。为了便于了解，将《类经图翼》中的五天五运图，加字转录如下：

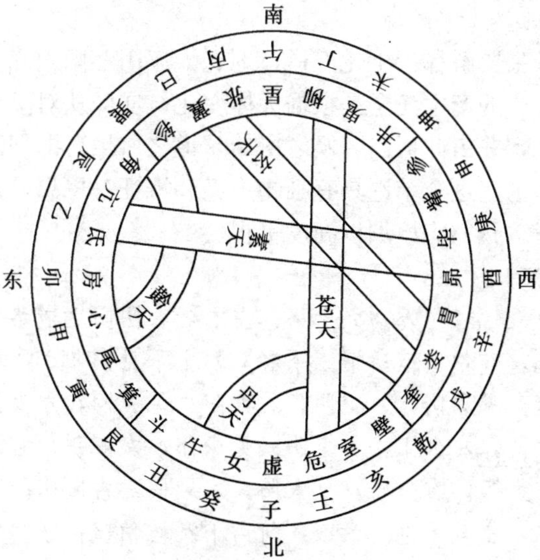

图3　五天五运图

说明：①图中心交叉的曲直线为五天气。②自内向外第一圈为二十八宿方位。③外圈的十天干，十二地支，示干支所属方位，例如天干中的甲乙，地支中的寅卯辰，在方位上均代表东方，其余类推，外圈中的乾坤巽艮表示四隅的卦爻。

（6）夫候之所始，道之所生，不可不通也：候，就是外候，也就是自然界客观存在表现于外的现象。道，就是规律。“候之所始，道之所生”一语，就是说自然变化的规律完全是从自然界中的各种物候现象总结出来的。这句话在这里一方面是解释甲己化土，乙庚化金，丙辛化水，丁壬化木，戊癸化火的来源，完全是根据天象的变化；另一方面也指出了“道”是在“候”的基础上产生的，亦即规律是在物化现象的基础之上总结出来的，理论是在实践的基础之上总结出来的。由此可以看出，实践是运气学说的基础和来源，也是中医理论产生的基础和源泉。

【述评】

本节主要解释天干化五运，地支配三阴三阳六气十一个运气计算公式的产生完全是根据天体变化，亦即从对星空的实际观测而来，并由此得出“候之所始，道之所生”即理论来源于实践的结论。这个结论具有唯物主义和辩证法思想，是中医学中的精华。我们应该加以高度重视。

【原文】

论言天地者，万物之上下，左右者，阴阳之道路(1)，未知其所谓也。岐伯曰：所谓上下者，岁上下见阴阳之所在也。左右者，诸上见厥阴，左少阴，右太阳；见少阴，左太阴，右厥阴；见太阴，左少阳，右少阴；见少阳，左阳明，右太阴；见阳明，左太阳，右少阳；见太阳，左厥阴，右阳明。所谓面北而命其位，言其见也。帝曰：何谓下？岐伯曰：厥阴在上，则少阳在下，左阳明，右太阴；少阴在上，则阳明在下，左太阳，右少阳；太阴在上，则太阳在下，左厥阴，右阳明；少阳在上，则厥阴在下，左少阴，右太阳；阳明在上，则少阴在下，左太阴，右厥阴；太阳在上，则太阴在下，左少阳，右少阴。所谓面南而命其位，言其见也(2)。上下相遘，寒暑相临，气相得则和，不相得则病。帝曰：气相得而病者何也？岐伯曰：以下临上，不当位也(3)。

【讲解】

(1) 天地者，万物之上下，左右者，阴阳之道路：从广义来说，万物之上是天，下是地，故曰：“天地者，万物之上下”。天和地是一个整体，互相作用，互相影响。天气总是由右向下，地气总是由左向上。从阴阳属性来说，天属阳，地属阴。这就是说，阳总是由右往下，阴总是由左往上，阴升阳降，动而不已，周而复始，如环无端，故曰："左右者，阴阳之道路。"从狭义来说，这里所说的上下左右，是指每年的司天在泉四间气。上是指司天之气，下是指在泉之气，左右是指司天之气或在泉之气的左间气、右间气。司天在泉四间气其运行情况，如同前述一样，总是上者右行，下者左行，阳降阴升，周而复始。本节原文所谓的"所谓上下者，岁上下见阴阳之所在也"，就是指此而言。为了便于了解，示意如下图：

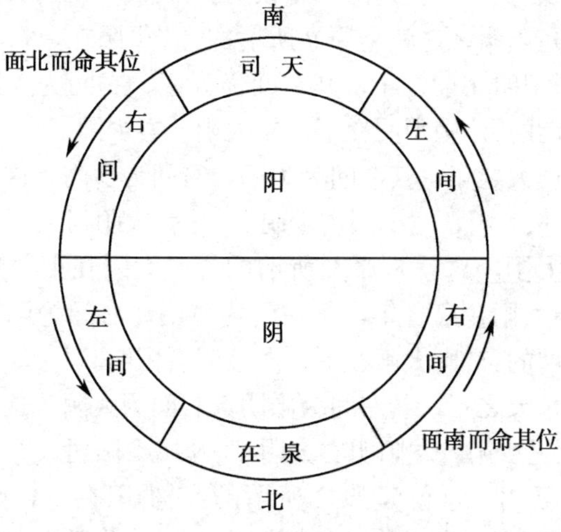

图4 司天在泉四间气运转示意图

(2) 所谓上下者，岁上下见阴阳之所在……所谓面南而命其位，言其见也：此一大段，具体介绍各个年份司天在泉四间气的计算方法，归纳如下：

厥阴司天之年，其左间为少阴，右间为太阳。这就是原文所谓的："上见厥阴，左少阴右太阳。"凡属厥阴司天之年，其在泉之气一定是少阳。这就是原文所谓的："厥阴在上，则少阳在下。"凡属少阳在泉之年，其左间为阳明，右间为太阴。这就是原文所谓的："则少阳在下，左阳明右太阴。"这里需要加以说明的是：司天和在泉的左右，不是从同一方位来确定左右的。确定司天之气的左右是从司天之位面北。这就是原文所谓的“面北而命其位”。确定在泉之气的左右是从在泉之位面南。这就是原文所谓的“面南而命其位”。由于方向相反，所以司天的右间方向对在泉来说，则是左间；司天的左间方向对在泉来说，则是右间。

少阴司天之年，其左间为太阴，右间为厥阴。这就是原文所谓的：“见少阴，左太阴，右厥阴。”凡属少阴司天，其在泉之气一定是阳明。这就是原文所谓的：“少阴在上，则阳明在下。”凡属阳明在泉之年，其左间为太阳，右间为少阳。这就是原文所谓的：“则阳明在下，左太阳，右少阳。”

太阴司天之年，其左间为少阳，右间为少阴。这就是原文所谓的：“见太阴，左少阳右少阴。”凡属太阴司天，其在泉之气一定是太阳。这就是原文所谓的：“太阴在上，则太阳在下。”凡属太阳在泉之年，其左间为厥阴，右间为阳明。这就是原文所谓的：“则太阳在下，左厥阴右阳明。”

少阳司天之年，其左间为阳明，右间为太阴。这就是原文所谓的：“见少阳，左阳明右太阴。”凡属少阳司天，其在泉之气一定是厥阴。这就是原文所谓的：“少阳在上，则厥阴在下。”凡属厥阴在泉之年，其左间为少阴，右间为太阳。这就是原文所谓的：“则厥阴在下，左少阴右太阳。”

阳明司天之年，其左间为太阳，右间为少阳。这就是原文所谓的：“见阳明，左太阳右少阳。”凡属阳明司天，其在泉之气一定是少阴。这就是原文所谓的：“阳明在上，则少阴在下。”凡属少阴在泉之年，其左间为太阴，右间为厥阴。这就是原文所谓的：“则少阴在下，左太阴右厥阴。”

太阳司天之年，其左间为厥阴，右间为阳明。这就是原文所谓的：“见太阳，左厥阴右阳明。”凡属太阳司天，其在泉之气一定是太阴。这就是原文所谓的：“太阳在上，则太阴在下。”凡属太阴在泉之年，其左间为少阳，右间为少阴。这就是原文所谓的：“太阴在下，左少阳右少阴。”

根据以上所述可以总结出两条公式，其一：一阴（厥阴）司天，一定是一阳（少阳）在泉；二阴（少阴）司天，一定是二阳（阳明）在泉；三阴（太阴）司天，一定是三阳（太阳）在泉。反之，一阳（少阳）司天，一定是一阴（厥阴）在泉；二阳（阳明）司天，一定是二阴（少阴）在泉；三阳（太阳）司天，一定是三阴（太阴）在泉。总的来说，就是阳司天，阴在泉；阴司天，阳在泉。阴阳之气多少方面完全相应，无一例外。其二：阴阳之间的升降运转，总是按一阴（厥阴）⟶二阴（少阴）⟶三阴（太阴）⟶一阳（少阳）⟶二阳（阳明）⟶三阳（太阳）的顺序，按上者右行，下者左行的方向运行，并在此基础上构成司天在泉四间气以六年为一个周期，循环运转，如环无端，周而复始。为了便于理解，兹将十二年司天在泉四间气配合三阴三阳的运转情况示意如下图。

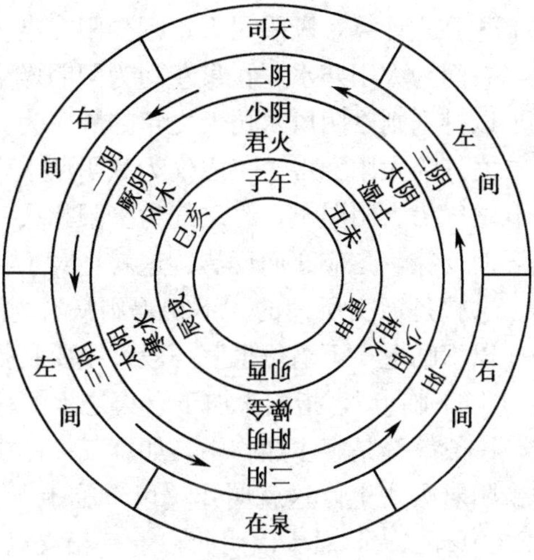

图5　三阴三阳司天在泉四间气运转图

（3）上下相遘，寒暑相临……以下临上，不当位也：上，指司天之气。下，指在泉之气。司天之气反映当年全年的气候特殊变化情况，但着重在当年的上半年。在泉之气一方面受当年司天之气的影响，但同时又反映当年下半年的气候特殊变化。四间气也是一样，一方面受司天在泉之气的影响，但同时又反映各个季节的特殊变化。"上下相遘，寒暑相临"，即当年司天在泉四间气中所表现出来的特殊变化与每年各个季节所应有的一般气候变化相加，两相比较，如果出入不大或者基本一致，那么问题不大，例如：太阴湿土司天之年，按照上述计算公式，太阴司天，则太阳在泉。司天之左间为少阳，右间为少阴。在泉之左间为厥阴，右间为阳明。加以排列则太阴湿土司天之年的顺序为：初之气厥阴风木，二之气为少阴君火，三之气为太阴湿土，四之气为少阳相火，五之气为阳明燥金，终之气为太阳寒水。与每年各个季节的一般气候变化，基本一致，所以问题不大。这就是原文所说的"气相得则和"。反之，如果出入太大或完全相反，那么就会有影响，例如：厥阴风木司天之年，按上述公式计算，厥阴司天，则少阳在泉。司天左间为少阴君火，右间为太阳寒水。在泉左间为阳明燥金，右间为太阴湿土。加以排列则厥阴风木司天之年的顺序为：初之气为阳明燥金，二之气为太阳寒水，三之气为厥阴风木，四之气为少阴君火，五之气为太阴湿土，终之气为少阳相火。这一年就变成了春应温而反凉，冬应寒而反热。这就会对生物的生长有不利的影响。这就是原文所谓的"不相得则病"。至于"气相得而病者……以下临上，不当位也"一段，主要是指君火相火的关系而言。"以下临上"，指相火加于君火之上。这可从两方面来理解它，一般解释是客主加临中，如客气中的少阳相火加于主气中的少阴君火之上，这就叫作"以下临上"。如高世栻注云："六气之中有二火，君火以明而在上，相火以位而在下，如卯酉阳明司天，则少阴在泉，少阴之左太阴也，太阴湿土加于初之气厥阴风木，则少阳相火加于二之气少阴君火，以火加火，其气相得，虽曰相得，以在下之火加临于上，不当位也。《六微旨大论》曰：君位臣则顺，臣位君则逆，此之谓也。”（《黄帝素问直解》）另一方面则可以从“君火以明，相火以位”的精神来理解。关于“君火以明，相火以位”，已在《天元纪大论》中加以讨论，即指君火的主持指挥作用正常，相火的作用才能正常，自然界物化现象及人体生理活动也才能正常。君火是肇物之生，相火是成物之实，因此这里所谓的“以下临上”，不能只看成一年之中某一个时期的客主加临反常，而应看成这一年中主持全年气候变化的君火失去了正常的主持指挥作用以致全年的气候反常。由于全年气候反常，所以尽管从计算公式中看虽然主客相得，似乎问题不大，但是实际上却不行，不能按照一般公式来计算。“气相得则和，不相得则病”，这是指其常；“气相得而病”，这是指其变。至于为什么出现这个变，这就是因为“君火”不“明”，“相火”不“位”，“以下临上”的结果。

【述评】

本节主要介绍了司天在泉四间气的具体推算方法及三阴三阳巡回运转情况，同时也指出在具体运算中的“常”和“变”的问题。对于运气学说，一方面固然是要重视它的具体测算方法，但另一方面又不能机械地生搬硬套。沈括《梦溪笔谈·象数一》曾明确指出：“医家有五运六气之术，大则候天地之变，寒暑风雨，水旱螟蝗，小则人之众疾，亦随气运盛衰，今人不知所用而胶于定法，故其术皆不验……大凡物理有常有变，运气所主者，常也，异夫所主者，皆变也，常则为本气，变则无所不至。”明确地指出了对于运气的运算，必须要明常知变。这一认识是完全正确的。

【原文】

帝曰：动静何如？岐伯曰：上者右行，下者左行，左右周天，余而复会也[(1)]。帝曰：余闻鬼臾区曰：应地者静。今夫子乃言下者左行，不知其所谓也，愿闻何以生之乎？岐伯曰：天地动静，五行迁复[(2)]，虽鬼臾区其上候而已，犹不能遍明，夫变化之用，天垂象，地成形，七曜纬虚，五行丽地。地者，所以载生成之形类也。虚者，所以列应天之精气也。形精之动，犹根本之与枝叶也，仰观其象，虽远可知也[(3)]。帝曰：地之为下否乎？岐伯曰：地为人之下，太虚之中者也。帝曰：冯乎？岐伯曰：大气举之也[(4)]。

【讲解】

（1）上者右行，下者左行，左右周天，余而复会也：前段已经指出："天地者，万物之上下，左右者，阴阳之道路。"这是指天地之间的运动。这里所说的"上者右行，下者左行，左右周天，余而复会"，是指它的具体运动形式。"上"是指天，天在地之上，在人之上，故曰"上"；"下"是指地，地在天之下，在人之下，故曰"下"。"周"，指圆周，有环绕之义。"周天"，即环绕天体做圆周式运动；"余"指循环一周之后，"复会"，即重复回到原位。全句意即在上的天，其运动形式是由右向下；在下的地，其运动形式是由左向上。一上一下，一左一右，呈旋转圆周式的运动。对于"周天"二字，古人有两种解释：其一，以太阳行经星空的位置环绕一周之后为周天，这样一个周天，需要三百六十五天多一点，因此把周天分为365.25°，认为太阳每天移行一度，一个周天就是一年。这也就是《素问·六节藏象论》中所谓的："日行一度，月行十三度而有奇焉，故大小月三百六十五日而成岁。"其二，以日出于东，没于西，次日再出于东为一个周天。这也就是《礼记·月令》孔颖达所疏的："凡二十八宿及诸星皆循天左行，一日一夜一周天。"运气学说中所指的"周天"，一般均按前者解释，即指一年之中各个季节气候变化的巡回运转而言。

（2）应地者静……天地动静，五行迁复：此段文字主要讨论天地动静问题。一般来说，“天为阳，地为阴”，阳动阴静，亦即天动地静。但是中医学认为，任何变化都是在运动中产生，没有运动就没有变化。自然界中一切变化，都是天地互相作用的结果。天属阳主动，但动中有静；地属阴主静，但静中有动。这就是《天元纪大论》中所讲的：“天有阴阳，地亦有阴阳。”“应天之气，动而不息，故五岁而右迁，应地之气，静而守位，故六朞而环会。动静相召，上下相临，阴阳相错而变由生。”由于如此，所以天地动静不是绝对的而是相对的。实际上天在那里不断地动，地也在那里不断地动。这就是原文中所说的“天地动静，五行迁复”。迁复本身就是运动，没有运动就根本不会产生迁复，于此进一步解释了天地之间的关系以及“下者左行”的原因。

（3）夫变化之用，天垂象，地成形……仰观其象，虽远可知也：前节谈到变化来源于运动，此节谈这一规律提出的物质基础，即变化来源于运动这一规律的提出是在古人认真观察自然现象的基础之上总结而来。这里所说的“天垂象”中的“天”是指天体，指星空；垂，指从上到下；象，指天象，亦即日月五星的运行规律；这也就是原文中所谓的“七曜纬虚”。“地成形”中的“地”是指土地；成，指成长或发生；形，指有形的物质，亦即土地上各种物质的生长变化现象；这也就是原文中所谓的“五行丽地”。这里所说的“形精之动”的“形”，是指地上的物质，“精”是指精气，亦即正常的气候变化；“形精之动”，是指正常气候变化与物质生长之间的关系。这个关系古人从经验中看出来是密切相关的，是互相作用的。这就是原文中所谓的“犹根本之与枝叶”。这个关系虽然很微妙，但是完全可以从自然现象的客观表现来加以认识和总结。这也就是原文中所谓的：“仰观其象，虽远可知。”于此说明变化来源于运动这一规律的提出，绝不是哪一个圣贤的灵机一动或主观臆测，而是古人在长期的实践中认真观测并总结天文、气象和物候变化所得出来的结论。这也就是运气学说的客观物质基础。

（4）地之为下否乎……大气举之也：这里进一步讨论天地上下的问题，指出了地在下只是相对的在下，亦即在人之下。原文中的“太虚”是指宇宙。“冯乎”的“冯”字，通“凭”，有凭借、依靠之义。“岐伯曰：地为人之下，太虚之中者也。帝曰：冯乎？岐伯曰：大气举之也。”一句，明确指出了人所在的地，是依靠大气的举托而悬存于宇宙之中。

【述评】

本节主要讨论了天地上下动静问题。指出了天地动静只是相对的，实际上天在动，地也在动，天地之间的关系是一个根本与枝叶的整体关系，并明确指出了地只是在人之下，实际上是在太虚之中，同时还指出，上述这些认识是来源于对自然变化的实际观察。从本节所述内容来看，古人不但认识到了日月星辰位置上的变化与地上的物化现象密切相关，而且也认识到地球本身的所在位置及其自转现象。这在当时的科技条件下来说，令人震惊。于此说明了古人所提出的“候之所始，道之所生”，亦即根据现象以求本质这一思想方法的正确性。

【原文】

燥以干之，暑以蒸之，风以动之，湿以润之，寒以坚之，火以温之。故风寒在下，燥热在上，湿气在中，火游行其间，寒暑六入，故令虚而生化也[1]。故燥胜则地干，暑胜则地热，风胜则地动，湿胜则地泥，寒胜则地裂，火胜则地固矣[2]。

【讲解】

（1）燥以干之……故令虚而生化也：此段文字，主要介绍风、寒、暑、湿、燥、火六气的作用及其与物化现象的关系。燥气的作用是使自然气候保持正常的干燥，不至于过分潮湿。这就是所谓的“燥以干之”。暑气是指夏气，夏季炎热而潮湿，因此暑气就是热与湿相结合的气。“蒸”，从字义上讲有液体化为气体上升之意。这在正常情况下有利于生物的生长变化，就像我们用火烧水化气熟物一样。这就是说每年夏季主长，万物繁茂华实，与暑气密切相关。这就是所谓的“暑以蒸之”。风的作用是动，空气流动就产生风，它在六气之间产生着调节作用。风从东南来它就给人带来了温热，风从西北来它就给人带来了寒凉。一年之中的季节气候变化以及生长收藏与风向密切相关。东风、南风主生主长，西风、北风主收主藏。所以《素问·风论》说：“风者，善行数变。”“风者，百病之长也。”这也就是所谓的“风以动之”。湿气的作用是使自然气候保持着正常的滋润而不至于过分干燥。这就是所谓的“湿以润之”。寒的作用是使自然气候处于正常的静止状态，从而使自然界的生长状态暂时处于静止以备第二年的再生。“坚”字，从字义上来说，有守之意。所谓“守”，从中医学来说，即阳气内藏而不外泄。这就是所谓“寒以坚之”。火的作用是使自然气候保持正常的温热状态，使不至于过分寒凉。这就是所谓“火以温之”。风、寒、暑、湿、燥、火六气各有其所属季节。这就是春风，夏火，长夏湿，秋燥，冬寒。一年之中，冬季春季在气候上偏寒偏冷，寒冷在阴阳属性上属阴，阴位居下，所以说“风寒在下”。夏季、秋季，偏热偏燥，燥热在阴阳属性上属阳，阳位居上，所以说“燥热在上”。长夏偏湿，长夏在春夏与秋冬之间，所以说“湿气在中”。六气之中，火很重要，因为火主化，万物的生长没有火的作用就不能正常进行。“君火”是自然界物化现象的最高主持者和动力。有了它，生物的生长化收藏才能够进行，因此它存在于一年各个季节之中。各个季节的寒热温凉都只是相对而言，实际上任何季节没有适当的气温都是不行的。这就是所谓的：“火游行其间。”“寒暑六入”一句中的“寒暑”，是指一年而言。“六入”之六，是指六气；自外而来曰“入”。六入，即指六气自天而入。这就是说，大地上由于在天之六气的正常作用下，所以才产生了万物的生长化收藏现象。所以原文说："寒暑六入，故令虚而生化。""虚"字，此处可以作"空虚"解，亦即指地上的物化现象是从无到有。也可以作"太虚"解，亦即指地上物化现象的产生是由于天之六气作用于地的结果。

（2）燥胜则地干……火胜则地固矣：前节是指六气的正常情况，六气正常，就能使万物正常生长变化，所谓"虚而生化"。这一节是言六气出现了偏胜的异常情况。所谓"燥胜则地干"，就是说气候太干燥了，地面上就会出现过分干旱现象。"暑胜则地热"，就是说暑热太盛了，地上也就会出现酷热现象。"风胜则地动"，就是说风太大了，地面上就会出现飞沙走石，吹屋折树的风灾。"湿胜则地泥"，就是说雨太多了，地面上就会出现泥泞。"寒胜则地裂"，其"裂"字，不合实际，可能是与下句"火胜则地固"中之"固"字互误，因此拟改为"寒胜则地固"。这就是说太寒冷了，地面上就会出现地冻过甚的现象。"火胜则地裂"，就是说太热了，地面上就会出现干裂的现象。风、寒、暑、湿、燥、火作用正常叫"六气"，它是自然界万物生长所必需；如偏胜失常，那就叫"六淫"。所谓"淫"，指过度或反常。如果六气作用反常，那就不但不能有利于万物的生长，反而会损害万物，形成灾害。

【述评】

本节介绍了风、寒、暑、湿、燥、火等自然气候的作用及其与自然界物化现象的关系，认为自然气候正常的情况下就有利于万物的生长。自然气候反常就会形成灾害。《内经》中的这种有常有变，以常测变的观点，体现在中医学中的各个方面。张仲景继承了《内经》的认识并进一步加以论述。他在《金匮要略·脏腑经络先后病脉证》篇中说："夫人禀五常，因风气而生长，风气虽能生万物，亦能害万物，如水能浮舟，亦能覆舟。"他所说的生万物的风就是六气，害万物的风就是六淫。他以水能浮舟又能覆舟两种不同的作用为例，通俗而形象地对《内经》的精神作了说明，充分体现出中医学对自然气候变化观察中“一分为二”的辩证法思想。知常知变，这是中医学指导思想中的精华所在，我们应当加以高度重视和认真继承。

【原文】

帝曰：天地之气，何以候之[1]？岐伯曰：天地之气，胜复之作，不形于诊也。《脉法》曰：天地之变，无以脉诊[2]。此之谓也。帝曰：间气何如？岐伯曰：随气所在，期于左右。帝曰：期之奈何？岐伯曰：从其气则和，违其气则病，不当其位者病，迭移其位者病，失守其位者危，尺寸反者死，阴阳交者死[3]。先立其年，以知其气，左右应见，然后乃可以言死生之逆顺[4]。

【讲解】

（1）天地之气，何以候之：“天地之气”，指自然界气候变化。“何以候之”中的“候”字，指切脉。“天地之气，何以候之”是指出一个问题，即自然气候的变化能否反映在脉象上从而通过切脉察知自然气候的变化。

（2）天地之气，胜复之作……天地之变，无以脉诊：此几句是承上句问话而言。明确指出，自然界气候变化不能通过脉象来了解。这就是所谓的：“天地之气，胜复之作，不形于诊。”“天地之变，无以脉诊。”应该指出，《内经》一贯认为，“人与天地相应”，强调脉应四时阴阳，认为：“天地之变，阴阳之应，四变之动，脉与之上下，以春应中规，夏应中矩，秋应中衡，冬应中权。”“春日浮，如鱼之游在波，夏日在肤，泛泛乎万物有余，秋日下肤，蛰虫将去，冬日在骨，蛰虫周密，君子居室。”（《素问·脉要精微论》）但在这里却又明确指出“天地之变，不以脉诊”，何故？关于这个问题，应从两方面来理解：其一，《内经》所谓的“人与天地相应”，是指自然气候变化可以影响人体生理变化，因而不同的季节变化可以出现不同的脉象，例如春弦、夏洪、秋毛、冬石等，但这绝不等于说人可以作为测量气候变化的仪器，凭切脉就可以了解天气的变化。因为原文问的是“天地之气，何以候之”而“天地之气，胜复之作，不形于诊”。这与“天地之变，阴阳之应，四变之动，脉与之上下”，完全是从两个不同的角度来论述的。前者是问能否根据脉象来推测出天气的变化；而后者则是指已经出现的变化，脉与之相应。其二，脉象是人体生理活动及病理生理活动的一种外在表现，亦即体征。如果根据“人与天地相应”的道理来反推气候变化的话，那么至多也只能反映一般变化情况和当时的情况，而不能据此推测气候的特殊变化和转归。这里原文问的是“胜复之作”，指气候的特殊变化情况，因而说“不形于诊”。加以气候变化只是影响脉象变化的原因之一，其他因素，如饮食、劳动、精神情志、疾病等多种因素，均无一不可以影响脉象发生变化，因此，当然不能从脉象来诊察气候的变化。王冰注此云：“平气及胜复，皆以形证观察，不以诊知。”马莳注此云：“天地之气及胜复之作，统贯六位，难以诊候。”高世栻注云：“天地之气，五运六气也。胜复之作，淫胜郁复也，运气之变，发为民病，非诊候之可知也。”这些说法都解释了“天地之变，无以脉诊”的道理。

（3）间气何如……阴阳交者死：此段文字是从另一个角度来谈自然气候变化与脉象的关系及根据脉象以确定疾病的生死逆顺问题。前节曾述及，不能根据变化以反推自然气候的变化，但根据“人与天地相应”的道理，自然气候变化确实又可以密切影响人体脉象，并且可以根据所出现的脉象来推测患者疾病轻重，预后良否。这里所说的“间气”，是指一年中各个节气。“随气所在，期于左右”，是指各个年度的各个节气中的特殊气候变化。“随气所在”的“气”字，是指各个年度的司天之气和在泉之气。“左右”，是指司天或在泉之气的左间、右间。“从其气则和，违其气则病”，中的“气”字，指六气主时的正常之气。全句也就是指所谓的“客主加临”。所谓“从其气则和”，即客气与主时之气一致，则脉象如同平常一样，与气相从，变化不大。所谓“违其气则病”，即客气与主气不一致，则脉象就会出现反常而为疾病。这里所谓的“不当其位”、“迭移其位”、“失守其位”的“位”字，是指脉象中脏腑所居之位。“尺寸”，是指脉的尺脉和寸脉。“阴阳交”，是指阴脉与阳脉易位。这就是说在每年六气主时中的各个节气，如果脉“不当其位”、“失守其位”、“迭移其位”，尺脉寸脉相反，阴脉阳脉易位，都属于反常，预后不良。《素问·脉要精微论》谓：“阴阳有时，与脉为期，期而相失，知脉所分，分之有期，故知死时。微妙在脉，不可不察，察之有纪，从阴阳始，始之有经，从五行生，生之有度，四时为宜。”《素问·平人气象论》谓：“脉有逆从四时，未有藏形，春夏而脉瘦，秋冬而脉浮大，命曰逆四时也。”《素问·玉机真脏论》谓：“脉从四时，谓之可治……脉逆四时，为不可治。”这些论述的精神与本节所述完全一致，读者可以互参。

（4）先立其年，以知其气，左右应见，然后乃可以言死生之逆顺：前段文字提出，一年之中各个季节的气候变化与人的脉象密切相关，特别是可以根据脉象与季节的关系来判断疾病的预后良否，而影响脉象与季节关系的因素又常与各个季度中气候的特殊变化有关，测算各个季节气候的特殊变化与主时主气之间的关系，则又可以运用前述地支配三阴三阳六气的计算公式来加以推算。因此，要判断本年各个季节气候方面的特殊变化及病人的死生逆顺，预后良否，首先就必须要根据各个年度的干支把当年值年的司天之气确定下来。这就是原文所谓的：“先立其年，以知其气。”这里所说的“先立其年”，就是说先定出当年的干支。“以知其气”的“气”字，就是指这一年的司天之气，例如今年是甲子年，按照三阴三阳配六气的公式，子午少阴君火司天，则今年的司天之气就是少阴君火。

"左右应见"一句中的"左右"，是指司天在泉之气的左间、右间。这就是说司天之气确定了，在泉之气也就确定了；司天在泉之气确定了，它的左右间气自然也就确定了。以上述少阴君火司天为例，少阴君火司天，自然就是阳明燥金在泉。司天的左间就是太阴，右间就是厥阴。在泉的左间就是太阳，右间就是少阳。这就是"左右应见"。司天在泉四间气确定了，自然也就可以通过客主加临的情况加以分析推算，再结合着脉象的当位不当位的情况来判断疾病的转归和预后。这就是原文所谓的"然后乃可以言死生之逆顺"。

【述评】

本节主要介绍了自然气候变化与人体脉象的关系。一方面提出了不能根据脉象来反推自然气候的各种变化，即所谓"天地之变，无以脉诊"；但另一方面则又提出了自然气候变化与人体密切相关，人与天地相应，即所谓"从其气则和，违其气则病"。同时还指出了如何计算的方法，即所谓"先立其年，以知其气"。这些提法是古人从实际观察中总结出来的经验。有人根据原文"天地之变，无以脉诊"一语，就否定自然气候变化与脉诊的关系；也有人根据原文"脉从四时"等以脉测天，把脉说得玄之又玄。这些看法都没有能够全面地理解《内经》原文的精神实质，而是片面地强调了一个方面，并把它绝对化了。

【原文】

帝曰：寒暑燥湿风火，在人合之奈何？其于万物，何以生化(1)？岐伯曰：东方生风，风生木，木生酸，酸生肝，肝生筋，筋生心(2)。其在天为玄，在人为道，在地为化。化生五味，道生智，玄生神，化生气(3)。

【讲解】

（1）寒暑燥湿风火，在人合之奈何？其于万物，何以生化："寒暑燥湿风火"，即指天之六气。"在人合之"，即指自然气候变化，亦即六气变化与人体的生理及病理生理变化方面的关系和影响。“其于万物”，指自然气候变化与自然界各种物化现象的关系。全句意即自然气候变化与自然界各种物化现象包括人体生理及病理生理现象密切相关。“合之奈何”及“何以生化”是作为问话提出，其意在于要求就六气与自然界一切物化现象加以具体化。在这一小节中，指出了自然气候变化是一切生命现象的基础，把六气摆在了主导的地位。质言之，也就是没有自然界正常的气候变化，也就没有人，没有物，没有生命。这是对前篇中所提到的“太虚寥廓，肇基化元，万物资始，五运终天，布气真灵，揔统坤元”一段进一步的阐发，也是中医学中天地人合一以及原文如何对自然现象取类比象的理论基础。

（2）东方生风，风生木，木生酸，酸生肝，肝生筋，筋生心：本节及以下各节均是承上文而言。上文要求就风火湿燥寒等气候变化与自然界一切物化现象，包括人体在内的生命现象加以联系并具体化。本节以下即是对上述现象加以具体联系并总结其规律。这个总结是在对客观自然现象进行长期周密地观察中作出的，是古人与自然界做斗争及生活实践的经验总结。它首先就自然加以定位，即以东南西北中五方为基础，联系与这五个方位有关的一切自然物化，包括人体在内的各种现象，运用五行学说加以经验归类。这一归类虽然非常广泛，但仍属举例性质。其具体方法也就是在《天元纪大论》中一开始就提出来的：“天有五行，御五位，以生寒暑湿燥风，人有五脏，化五气，以生喜怒思忧恐。”本节首先确定方位是东方，东方多风，因此便把风与东方联系起来归为一类。这就是原文所谓的“东方生风”。由于植物的萌芽生长与风密切相关，因此便又把风与木联系起来归为一类，这就是原文所谓的“风生木”。由于植物生长出来的果实多有酸味，因此便又把木与酸联系起来归为一类，这就是原文所谓的“木生酸”。由于酸味根据中医临床经验又与藏象学说中的肝密切相关，肝病常表现为反酸、喜酸，治疗肝病的药物常为酸味，因此便又把酸与肝联系起来归为一类，这就是原文中所谓的“酸生肝”。由于在临床观察中发现人体五脏中的肝又常与五体中的筋密切相关，肝有病常可表现为拘急痉挛或肢体屈伸不利，筋病常是肝病的外在表现，因此便又把肝与筋联系起来，归为一类。这就是原文中所谓的“肝生筋”。由于在临床观察中发现肝与心之间，肝对心有资生助长的作用，在治疗上补肝也就可以补心，因此便又把肝与心联系起来。这就是原文所谓的“肝生筋，筋生心”。从以上举例可以看出，本节是以寒暑燥湿风五气为基础，广泛联系其与人体、万物的生化关系进行归类。其具体方法就是列举自然方位，其次联系万物生长变化，再次联系人体脏腑及其所属器官，最后联系本方位、本物体、本脏腑与它方位、它物体、它脏腑之间的关系。这也就是《素问·五脏生成篇》中所谓的：“五脏之象，可以类推。”也就是一般所说的“取类比象”。而“取类比象”的物质基础，则又是根据客观存在的自然界现象，是从生活实践中周密观察和认真总结而来。

(3) 其在天为玄，在人为道，在地为化。化生五味，道生智，玄生神，化生气：在研究自然气候变化与万物生长、人体生理活动方面，为什么要采取取类比象的方法呢？本节作了解释。这里所说的“玄”，有玄远、深远或不能完全理解之义。“在天为玄”，意即天道玄妙，一时还不能弄清楚。这里所说的“道”，即道理或规律。“在人为道”，意即天道虽然玄远，但人总得要探索其道理，寻找其变化规律。这里所说的“化”，即变化。《天元纪大论》曾对“化”字作过解释，即：“物生谓之化。”“五味”，主要是指可以供人食用或药用的动植物。“化生五味”，即天地之间的变化可以从自然界动植物的生长变化情况反映出来。“智”，即聪明才智，也就是指人的智慧。“道生智”，亦即由于人的智慧就可以总结出自然变化的规律。联系上句，就是说由于人的智慧，就可以根据自然界动植物的生长变化情况来探索和总结自然界的变化规律。"玄生神"句中的"神"字，张介宾在《类经图翼·医易》中云："存乎中者神也……寂然不动者神也……见可而进，知难而退，我之神也……春夏为岁候之神……昼午为时日之神……推之于人，则仁义礼智，君子之神……乐天知命，道德之神……推之于医，则神圣工巧，得其神也……精进日新，志惟神也……察之形声，则坚凝深遽，形之神也……长洪圆亮，声之神也……诊之脉色，则绵长和缓，脉之神也……清苍明净，色之神也……"这就是说所谓"神"，质言之，就是指整个自然界中包括人体在内的一切生命活动的正常外在表现。"化生气"的"气"字，指作用或功能。前后加以联系，这就是说自然界变化的道理虽然极其复杂而深远，当前一时还弄不很清楚，但是由于它本身的变化和运行规律总可以通过对土地上的各种物化现象表现出来，因此也就可以根据自然界中各种物化现象来探索其内在实质，总结其变化规律。这就是中医学在研究自然变化的规律时，为什么要采取取类比象的观察、认识和说理方法。

【述评】

本节介绍了以自然界气候寒暑燥湿风为中心来联系人体的生理及病理生理变化，联系自然界中的一切物化现象的具体方法。认为自然界的变化虽然复杂深远，但是完全可以根据其外在的表现来探索其内在实质，总结其变化规律。这些认识是符合朴素的唯物论和辩证法思想的。因此，我们对于以这一方法总结出来的许多内容，应该认为这是古人在长期生产实践和生活实践中认真观察所做出来的经验总结，必须加以认真对待，不能轻率加以否定。

【原文】

神在天为风，在地为木(1)，在体为筋，在气为柔，在脏为肝(2)。其性为暄(3)，其德为和(4)，其用为动(5)，其色为苍(6)，其化为荣[7]，其虫毛[8]，其政为散，其令宣发[9]，其变摧拉，其眚为陨[10]，其味为酸[11]，其志为怒。怒伤肝，悲胜怒；风伤肝，燥胜风；酸伤筋，辛胜酸[12]。

【讲解】

（1）神在天为风，在地为木：前节已述及，神，是指自然界包括人体在内的正常变化的外在表现。本节及以下各节即具体介绍这些表现，并以天之六气和地之五行为中心加以经验归类。风是天之六气之一。一年四季之中，以春季为多风季节，而春主生，自然界的植物一般均在每年春季开始萌芽生长。因此，古人从经验中把六气中之风与五行中之木联系起来，归属一类，认为这是天地间一种正常物候现象。这就是原文所谓的“神在天为风，在地为木”。

（2）在体为筋，在气为柔，在脏为肝：筋，是人的五体之一。所谓“五体”，指人体的皮、肉、筋、脉、骨，亦即构成人体身躯的五种组织。筋，指人体的筋腱。古人认为人体肢体的活动与筋腱的作用密切相关。人体肢体的拘急痉挛，中医叫“筋急”。人体肢体的弛缓瘫痪，中医叫“筋缓”。人体肢体活动屈伸自如，中医叫“筋柔”。筋的作用以筋柔为正常，以筋急、筋缓为病态。由于筋的作用主屈伸，而屈伸运动在藏象上属于肝的作用，所谓：“肝者，罢极之本。”（《素问·六节藏象论》）筋的作用，可以视为肝的作用的外在表现，因此，原文谓：“在体为筋，在气为柔，在脏为肝。”把筋和肝归为一类。由于在五行的概念中，“木曰曲直”，而“木”又与六气中的“风”密切相关，因此，又把“风”、“木”与“筋”、“肝”、“柔”等联系起来。

（3）其性为暄：这里所说的“其”字和以下各句中所说的“其”字，是指六气中的“风”，五行中的“木”，五体中的“筋”，五脏中的“肝”。以下各句是讲风、木、筋、肝的特点、作用、表现、与动植物生长的关系、灾变等。根据这些特点，属于自然气候变化方面的，就可以归属于“风”一类；属于自然界物化现象方面的，就可以归属于“木”一类；属于人体生理或病理变化方面的，就可以归属于“筋”或“肝”一类。这些都是古人就实践中的观察，以五行概念为中心所做的经验归类。

“性”，此处是指气候性质的寒热温凉。一年四季的气候，春温、夏热、秋凉、冬寒。暄，从字义上讲，有温暖之义。温暖是春天的气候特点。春与风密切相关，与木密切相关，归为一类，因此原文谓：“其性为暄。”

（4）其德为和：“德”，是哲学上的术语，义为各种具体事物的特殊性质或特殊规律。《管子·心术上》谓：“德者，道之舍。”“和”，指和平或缓和。此处可理解为气候上的不冷不热。“其德为和”，即指春季在气温上的特点为温暖，风的作用比较温和，风和日暖，是万物萌芽生长所必须具有的自然条件。

（5）其用为动：“用”，指作用；“动”，指运动。“其用为动”，指风、木、筋、肝等作用均与运动密切相关。前已述及，事物的变化来源于运动，所谓：“成败倚伏生于动，动而不已则变作矣。”（《素问·六微旨大论》）这就是说，在自然气候变化方面与风密切相关，在植物的生长方面与木本身的季节性密切相关，在人体的运动方面与人体中的“筋”密切相关，在人体生理及病理生理活动方面与肝的作用密切相关。

（6）其色为苍：苍，即青色，代表木色，凡事物外观为青色，均可以和风、木、筋、肝联系起来，例如肢体出现拘急痉挛患者，面色常出现青色。肝病晚期患者，亦常出现青黯面色。任何疾病如出现青色外观，临床上即可以诊断为病位在肝，这是古人经验的总结。

（7）其化为荣：化，指变化，此处可解释为化生，亦即前节所谓的：“在地为化，化生五味。”这是指自然界生物的生长变化现象。荣，指繁盛，“其化为荣”，是指生长茂盛。这就是说，从自然界物化现象来说，生长茂盛与春有关，与温暖和风有关。从人体运动现象来说，气血流畅，生机旺盛与筋有关，与肝有关。

(8) 其虫毛：虫，是泛指自然界中的动物。《大戴礼》谓："有羽之虫，三百六十而凤凰为之长；有毛之虫，三百六十而麒麟为之长；有甲之虫，三百六十而神龟为之长；有鳞之虫，三百六十而蛟龙为之长；有倮之虫，三百六十而圣人为之长。"这就是说，凤凰等多种长羽毛的动物叫羽虫，麒麟等多种长毛的动物叫毛虫，乌龟等多种身长介壳的动物叫甲虫，蛟龙等身上长鳞甲的动物叫鳞虫，人类等身上无甲无鳞无壳、皮肤光滑的动物叫倮虫。羽虫、毛虫、介虫、鳞虫、倮虫，中医统称"五虫"。认为其胎孕生长与气候变化有一定关系。这里所说的"其虫毛"，就是说身上多毛的动物，其胎孕生长与温和气候及多风季节以及地区有一定关系。

(9) 其政为散，其令宣发：政，指职能。令，指时令，即季节。散，高世栻解释："散，敷布也。"宣发，即宣通、生发。全句之意是：从自然界气候变化来说，春暖风和之令，万物因阳气的敷散宣通而生发；从人体生理及病理生理变化来说，人体因肝的敷散疏泄作用而气血宣通。

(10) 其变摧拉，其眚为陨：变，指反常的变化。眚(shěng 音省) 过失之意，此指灾害。摧拉，指崩溃。陨，指陨灭。"其变摧拉，其眚为陨"，其意是：从自然气候变化来说，春季温热太过，风太大不是和风而是狂风，那就不但不能有助于植物的萌芽生长，反而会使萌芽新生的植物死亡成为灾害。从人体生理及病理生理变化来说，筋的作用过度紧张，不但不能使人体肢体活动正常，反而会出现拘急痉挛、惊痫抽搐的"筋急"现象；肝的作用过亢，疏泄太过，不但不能使气血流畅，反而可因肝阳上亢而出现卒倒眩仆，危及生命。

(11) 其味为酸：酸，即酸味。由于植物果实多数均具酸味，因此酸为木之味。由于天之六气中的风，人之五体中的筋，五脏中之肝，其在五行归类上均属木类，因此凡在临床表现上出现酸感觉的一切表现，例如：反酸、身酸痛等，在病机上均可考虑肝、筋、风的问题。

（12）其志为怒。怒伤肝，悲胜怒；风伤肝，燥胜风；酸伤筋，辛胜酸：志，指人的精神情志。“其志为怒”，指人之所以发怒，与肝的作用失调有关。“怒伤肝”，指人在发怒的情况下又可以反过来使肝受到损害。悲，指悲哀，也是指人的精神变化。“悲胜怒”，指人在发怒的过程中，如果遇到了悲哀的事，其怒气可以自然消失转化。风，指气候变化。“风伤肝”，指自然界风的变化严重反常影响人体时，由于风与肝属于一类，所以首先伤害人体的肝。燥，也是指气候变化，指气候干燥时，风力常常就变小。辛，五味之一。辛辣味的食物或药物可以使酸味减轻或消失。将以上一段加以归纳，说明了两方面的问题：其一，自然界气候的严重反常及人体本身精神情志的极度变化，都可以使人体相应的器官受到损害发生疾病。这就是原文所谓的“怒伤肝”，“风伤肝”。其二，发生变化之后，自然界本身可以自己调节恢复其正常变化。这就是原文中所谓的“燥胜风”。人体本身也可以因情志的变化、饮食的变化而出现自稳调节，恢复稳定。因而在治疗上也就可以利用上述情况而进行主动的治疗，例如临床对于癫狂病人采用七情相胜的精神疗法。一般疾病食疗药疗上的“五味和合”等都是在这一思想指导下的具体运用。这也就是原文中所谓的“悲胜怒”、“辛胜酸”。中医理论中，则以五行相胜的规律来加以解释和归纳。

【原文】

南方生热，热生火，火生苦，苦生心，心生血，血生脾(1)。其在天为热，在地为火(2)，在体为脉，在气为息，在脏为心(3)。其性为暑(4)，其德为显(5)，其用为躁(6)，其色为赤[7]，其化为茂[8]，其虫羽[9]，其政为明，其令郁蒸[10]，其变炎烁，其眚燔焫[11]，其味为苦[12]，其志为喜。喜伤心，恐胜喜；热伤气，寒胜热；苦伤气，咸胜苦[13]。

【讲解】

(1) 南方生热，热生火，火生苦，苦生心，心生血，血生脾：南方气候相对炎热，故曰“南方生热”。热之极曰火，热和火属于一类，故曰“热生火”。以火烧物，焦而味苦，故曰“火生苦”。在人体来说，心为君主之官，是人体中的最高主持者，人体中的生长变化无不在它的主持下进行，好像六气中火对万物的物化现象起主导作用一样。因此，古人把心归于五行概念中的火类。苦为火之味，故曰“苦生心”。“心主血”，血与心密切相关，同属一类，故曰“心生血”。血的来源是由于饮食营养变化而来，饮食营养的运化与脾胃的作用密切相关，故曰“血生脾”，意即血生于脾。于此说明了五方、五行、五味、五脏之间的联系，而这些联系完全是从长期反复的实践和观察中总结而来的。

(2) 在天为热，在地为火：热是天之六气之一，故曰“在天为热”。火是五行之一，热与火在性质上同属一类，热极就可以生火，故曰：“在天为热，在地为火。”

(3) 在体为脉，在气为息，在脏为心：脉，就是经脉，是人体气血流通之道，是人的五体之一。“在气为息”一句中之“息”字，作呼吸解。一次呼吸叫做一息。气血在经脉中流通运转，中医认为与呼吸密切相关。《灵枢·五十营》谓：“人一呼，脉再动，气行三寸，一吸，脉亦再动，气行三寸，呼吸定息，脉行六寸……一万三千五百息，气行五十营于身，水下百刻，日行二十八宿，漏水皆尽，脉终矣。”所以原文谓：“在气为息。”“心主脉”，脉与心密切相关，同属一类，故曰“在脏为心”。这样就把心、脉、息、同前面讲的南方、火、苦、血等自然地联系起来。

(4) 其性为暑：暑，有炎热之义，在季节上指每年的夏季。炎热是夏季气候上的特点，与五行中的火同属一类，故曰“其性为暑”。

(5) 其德为显：显，指明显，有明亮之义。五行中火的特性是炎上、红亮。在火热的作用下，自然界的生长现象繁茂昌盛，十分明显，故曰“其德为显”。

(6) 其用为躁：躁，张志聪解释为：“火之动象也。”高世栻解释为：“气机迅疾，故其用为躁。”这就是说，在自然气候变化方面，夏季炎热，具躁动的气候特点。在人体生理和病理生理方面，脉和心对外界的各种反应迅疾，各种变化首先反映在心率和脉搏上的变化，故曰“其性为躁”。

(7) 其色为赤：赤，即红色，代表火色。凡事物变化外观上表现红色，均可以和热、火、脉、心等联系起来，例如各种急性炎症，其外观常表现为红肿热疼。这种现象中医就叫有火、有热。临床治疗中即可以按火、热来处理。

(8) 其化为茂：化，指自然界生物的生长变化。茂，指茂盛。“其化为茂”，就是说从自然界物化现象来看，万物生长呈现繁密茂盛，主要在夏季，它与夏季炎热气候密切相关。从人体的生理活动来看，气血流畅，与人体心的作用、脉的作用正常密切相关。

(9) 其虫羽：羽，指羽毛。羽虫，指身上长羽毛的动物，主要指鸟类。“其虫羽”，就是说鸟类的胎孕生长与炎热气候有一定的关系。参见前节“其虫毛”条。

(10) 其政为明，其令郁蒸：明，指明亮，明显，与“其德为显”之义相似。郁蒸，高世栻解释为：“郁蒸，盛热也。”意即在炎暑盛热季节，常因气候炎热而使人有郁闷熏蒸之意，故曰“其令郁蒸”。

(11) 其变炎烁，其眚燔焫：炎，指火热炽盛；烁，通“铄”，指熔化金属，《考工记》：“烁金以为刃。”此处指在反常情况下，可因过度炎热而致明显消耗，例如盛夏季节，人体因炎热而消瘦即属“炎烁”。燔（fán 音凡）义为焚烧；焫（ruò 音弱），同爇，亦为焚烧之义。“其眚燔焫”，意即炎热太过。从自然气候变化来看，可以引起焚烧成为灾害；从人体生理及病理生理变化来看，可以因火热太过津液消耗形成消烁。

（12）其味为苦：苦，即苦味。由于火烧之物，常为焦苦，因此苦为火味。由于六气中之热，五行中之火，五体中之脉，五脏中之心，其在五行归类中均属火类，因此凡属在临床上表现为口苦咽干等一类表现，均可考虑心、脉、火的问题，按火证、热证加以处理。

（13）其志为喜。喜伤心，恐胜喜；热伤气，寒胜热；苦伤气，咸胜苦：“其志为喜”，指人之所以能有喜悦的表现与心的作用密切相关。“喜伤心”，指过度欢喜会损害心，例如有人因突然高兴过度而出现卒倒眩仆，神志不清，即属“喜伤心”之类。恐，指恐惧。“恐胜喜”，指人在高兴欢喜中，如果有所恐惧，则其欢喜高兴自然消失。“热伤气”，即火热过盛的情况下，可以使人体生理功能因过度旺盛而走向反面出现衰退现象，例如夏月中暑衰竭，即属于“热伤气”之类。“寒胜热”，指寒冷可以使炎热消退。“苦伤气”，指苦味的食物或药物可以因苦味具有清降作用而使人阳气受伤。咸，指咸味，五味之一。具咸味的食物或药物多具寒凉作用。因火热太盛而出现口苦咽干等症状时，使用咸寒治疗，亦有以“寒胜热”之意。如以五行概念来说，苦为火味，咸为水味，因此“咸胜苦”，又有水克火之意。

【原文】

中央生湿，湿生土，土生甘，甘生脾，脾生肉，肉生肺[1]。其在天为湿，在地为土[2]，在体为肉，在气为充，在脏为脾[3]。其性静兼[4]，其德为濡[5]，其用为化[6]，其色为黄[7]，其化为盈[8]，其虫倮[9]，其政为谧，其令云雨[10]，其变动注，其眚淫溃[11]，其味为甘[12]，其志为思。思伤脾，怒胜思；湿伤肉，风胜湿；甘伤脾，酸胜甘[13]。

【讲解】

（1）中央生湿，湿生土，土生甘，甘生脾，脾生肉，肉生肺：中央，指东南西北四方之中的低平地方。由于低平之处，相对潮湿，故曰“中央生湿”。湿与土，在五行中属于一类，土得水湿滋润方能生物，故曰“湿生土”。土地上生长出来的植物多数为甜味或淡味，甘在五味中亦可作淡解，故曰“土生甘”。在人体中脾胃为仓廪之官，主饮食运化，饮食来源于水谷，脾胃能完成其纳化作用，其物质基础是水谷，故曰“甘生脾”。饮食纳化正常就能使人体肌肉充盛，故曰“脾生肉”。肺在人体中为相傅之官，主治节，司呼吸。人体正常生理活动得以进行，其能源是纳入人体的饮食营养物质与自然界中的大气在肺中进行综合作用后的产物。这就是《灵枢·刺节真邪论》中所谓的：“真气者，所受于天，与谷气并而充身者也。”正是在谷气与大自然清气的共同作用下，脾才能“生肉”。“肉生肺”，亦即肉生于肺。于此说明了五方、五行、五味、五脏之间的关系，把天、地、人视为一个统一的密切结合的有机体。

（2）其在天为湿，在地为土：湿，即湿润之气，是六气之一，为自然界中正常气候变化之一种，故曰“在天为湿”。土是五行之一，土能生物，必须要有一定的湿润才行，干土是不能生物的。天有一定的雨量，地才能生长万物，湿与土密切相关，故曰：“在天为湿，在地为土。”把天与地密切地结合起来，视为一个整体。

（3）在体为肉，在气为充，在脏为脾：肉，就是人体的肌肉，是人体的五体之一。“在气为充”的“充”字，有充实之义。高世栻注解云：“在气为充，土气充于四旁也。”“在气为充”一句，意即全身各个器官都是建立在土的基础之上，都是依靠脾土的运化作用而得到充实，然后才能进行其各自的正常生理活动。脾主运化，运化作用与脾密切相关，故曰“在脏为脾”，把肉、充、脾三者密切联系起来，同时也同前面讲的五方中的中央，六气中的湿，五行中的土密切联系起来归属一类。

(4) 其性静兼：静，指相对静止。兼，指无所不在。土地相对来说是处于静止状态，但由于它承载万物，万物都不能离开土地而生长变化，故曰“其性静兼”。

(5) 其德为濡：濡（rú 音如）有沾湿之义，引申可作滋润解。由于脾主运化，有敷布津液、滋润全身的作用，故曰“其德为濡”。

(6) 其用为化：化，即“化生五味”。由于脾主运化，有将纳入之水谷变化成为精微物质输送全身的职能，这也就是《素问·六节藏象论》中所谓的：“能化糟粕转味而入出者，其华在唇四白，其充在肌，其味甘，其色黄，此至阴之类，通于土气。”故曰“其用为化”。

(7) 其色为黄：黄，即黄色，代表土色。凡事物变化在外观上表现为黄色，均可以和湿、土、肉、脾等联系起来，例如各种原因引起的黄疸，中医或列属湿热，或列属寒湿，认为属于湿病，属于脾病，因而在治疗上也就以助脾利湿或清胃渗湿为主要治疗方法。这是古人的经验总结。

(8) 其化为盈：盈，有充满之义。“其化为盈”，高世栻注云：“物之充也。”亦即土气生化作用正常，脾运化功能良好。从自然现象上说，则万物丰盛；从人体来说，则肌肉壮满。

(9) 其虫倮：倮，同裸，指身上无毛、无鳞、无羽、无甲，皮肤光平。倮虫，即无羽毛鳞甲护身的动物的总称。《礼记·月令》“其虫倮”，孙希旦集解云：“凡物之无羽、毛、鳞、介，若蛙、蚓之属，皆倮虫也。”人属倮虫之最高级者。古人认为，倮虫的胎孕生长与低平地带、气候湿润的环境有一定关系，故曰“其虫倮”，把它和中央、土、湿等联系起来。

(10) 其政为谧，其令云雨：谧（mì 音密），指安宁或平静。“其政为谧”，从自然现象中之方位来说，中央由于方位居中，受外来影响较小，一般相对安宁平静。从六气中的湿来说，由于湿性凝滞，与风、火、燥、寒比较，相对静止。从人体脾胃来说，其作用主要是纳和化，与他脏相比较，也相对静止，故曰“其政为谧”。令，主要指时令，脾旺于长夏，长夏季节雨水较多，潮湿较重，故曰“其令云雨”。

(11) 其变动注，其眚淫溃：动注，指雨水过多，高世栻注云：“云行雨施，故其变动注。”淫溃，指水邪泛滥。全句意即雨湿太甚，则可造成水邪泛滥，淫雨成灾。

(12) 其味为甘：甘，即甜味，亦作淡味解。土地上生长之植物，其味多属甜味或淡味，故曰“其味为甘”。由于六气中之湿，五行中之土，五脏中之脾，其在五行归类中均属于土，因此临床上凡表现口淡、口甜，或小便发甜等，均可考虑脾胃，按脾胃病定位进行辨证论治，例如对消渴病（包括现代医学的糖尿病在内）的治疗，古人或用黄连之类清胃，或用白术之类健脾，即根据此理而来。

(13) 其志为思。思伤脾，怒胜思；湿伤肉，风胜湿；甘伤脾，酸胜甘：“其志为思”，指人所以能够思考，与脾的作用密切相关。“思伤脾”，指过度思考就会损伤脾的作用。“怒胜思”，指人在发怒时就不能认真考虑问题。“湿伤肉”，即在湿邪过盛的情况下可以使肌肉的作用失常，例如在水饮内停的情况下可以使肌肤出现浮肿，在潮湿环境中可以出现肌肉酸重等，均属于“湿伤肉”之类。“风胜湿”，从自然气候变化来说，风可以使潮湿的环境转为干燥，山雨欲来，阴霾蔽空，常常是几阵狂风，即雨散云消。从人体来说，水饮内停发为浮肿的患者，常常可以用疏风的方法发汗消肿。这些都属于“风胜湿”之类。“甘伤脾”，甘指五味，此处亦可作饮食解，饮食过度可以损伤脾胃的纳化功能。甘字亦可作甜味解，饮食甜味过多，常常可以使脾胃的纳化功能减退，出现中满现象，中医叫作“甘能壅中”。“酸胜甘”，酸味的食物或药物常有帮助脾胃纳化的作用，特别是在进甜食过多而出现胃脘胀满，纳食减退的情况下，进食酸味的食物或药物，常可使症状迅速改善，这就叫作“酸胜甘”。从五行概念来说，酸在五行中属木，甘在五行中属土，因此，“酸胜甘”，亦有木克土之意。这些都是古人在与疾病做斗争中的经验总结。

【原文】

西方生燥，燥生金，金生辛，辛生肺，肺生皮毛，皮毛生肾(1)。其在天为燥，在地为金(2)，在体为皮毛，在气为成，在脏为肺(3)，其性为凉(4)，其德为清(5)，其用为固(6)，其色为白(7)，其化为敛(8)，其虫介(9)，其政为劲，其令雾露(10)，其变肃杀，其眚苍落(11)，其味为辛(12)，其志为忧。忧伤肺，喜胜忧；热伤皮毛，寒胜热，辛伤皮毛，苦胜辛(13)。

【讲解】

(1) 西方生燥，燥生金，金生辛，辛生肺，肺生皮毛，皮毛生肾：西方气候相对清凉和干燥，故曰“西方生燥”。西方地高山多，亦即《素问·异法方宜论》中所谓的：“西方者，金玉之域，砂石之处。”金属埋藏相对多些，故曰“燥生金”。由于西方相对清凉而干燥，人们在饮食上偏嗜辛辣，故曰“金生辛”。由于辛辣之味对于人体肌表有宣散作用，例如食用姜葱辣椒之类具有辛辣味的食物或药物可以使人温暖汗出，而肌表皮毛与人体的肺密切相关，故曰“辛生肺”，“肺生皮毛”。由于肺气的宣通与否与肾的作用密切相关，例如肺气不宣时，常常可以引起小便不利，肺气虚衰时，常常可以出现尿频遗尿，在五行概念上，肺肾之间的关系是母子关系，肺生肾，母病可以及子，故曰“皮毛生肾”。

(2) 其在天为燥，在地为金：燥，即干燥，是六气之一，故曰“在天为燥”。金，五行之一，西方气候清凉而相对干燥，同时西方地高多山为金玉之域，故曰“在地为金”。把六气和五行以及五方统一起来研究，把燥、金、西方归属一类。

（3）在体为皮毛，在气为成，在脏为肺：皮毛就是人体皮肤及附属于皮肤上的毛发，皮毛是人体的五体之一。“在气为成”的“成”字，作完成或成熟解。全句意即人体气血流注，升清降浊，必须经过肺的作用才能最后完成。高世栻注此云：“在气为成者，感秋气而万物成就也。”这是从自然界的物化现象来讲的，其义一致。为什么人体气血流注，升清降浊等生理活动必须有肺的参与才能最后完成？这是因为肺司呼吸、朝百脉的原因，故曰“在脏为肺”。这样就把皮毛、成、肺三者之间的关系密切联系起来。

（4）其性为凉：凉，即清凉。从自然方位上来看，西方相对清凉些，从季节气候特点来看，每年秋季气候相对清凉，因此，凉、西、秋在五行概念上同属于金，故曰“其性为凉”。

（5）其德为清：清，指清肃，亦指明净。每年秋季自然界现象是树凋叶落，但同时天气清明，秋高气爽。这也就是《素问·四气调神大论》中所谓的：“秋三月，此谓容平，天气以急，地气以明。”故曰“其德为清”。

（6）其用为固：固，指坚固，亦指保卫。“其用为固”一句，张介宾注云：“坚而能固，金之用也。”王冰注云：“固，坚定也。”高世栻注云 ：“万物成实，故其用为固。”这就是说从自然气候变化与物候现象来看，每年秋季植物生长已是完全成熟时期，居于巩固阶段，从人体生理变化来看，人体纳入的水谷通过肺的作用与天气相交，气血流注，升清降浊至此完成，产生出人体的真气，因此肌表坚实，腠理致密，正气抗邪能力增强，故曰“其用为固”。

（7）其色为白：白，即白色，代表金色。凡事物变化外观表现白色，均可以和凉、燥、金、肺等联系起来，例如在气候清凉的季节中，人的皮肤颜色便相对白皙一些。临床经验凡属肺虚患者，颜面常呈苍白，即其例证。

(8) 其化为敛：敛，指收敛，亦有聚集之义。每年秋季，在自然物化现象中，生长现象多数停止处于收敛状态，春夏生长之物完全成熟可以收取聚集，故曰“其化为敛”。

(9) 其虫介：介，指甲壳，介虫，指带有甲壳的虫或水族。“其虫介”，指带甲壳的生物，其胎孕生长与秋季清凉气候有一定关系。

(10) 其政为劲，其令雾露：劲，指锐利有力。每年秋季，西风刚劲，树凋叶落，自然界一变而为一片萧索景象，故曰“其政为劲”。雾露，表示清凉。“其令雾露”，意即秋季气候由炎热变为清凉。

(11) 其变肃杀，其眚苍落：肃杀，即肃清和杀灭。苍，此处指树木，苍落，指树凋叶落，毫无生意。“其变肃杀，其眚苍落”，就是说如果秋气太过，自然界物候现象就可以过早地由收敛而呈现一片萧条，形成灾害。生，在五行属性上属木；杀，在五行属性上属金。杀太过就会影响生，亦即金克木或金乘木之意。

(12) 其味为辛：辛，即辛辣味，为五味之一。由于辛辣之味可以宣肺散寒，与肺的作用密切相关，因此古人将五味中之辛味与五脏中之肺、五行中的金归属一类，故曰“其味为辛”。

(13) 其志为忧。忧伤肺，喜胜忧；热伤皮毛，寒胜热；辛伤皮毛，苦胜辛：“其志为忧”，指人之所以能有忧悲的表现，与肺的作用密切相关。“忧伤肺”，指忧悲过度可以使肺气受到损害。“喜胜忧”，指在忧悲过程中突逢喜事，则又可以使忧悲现象消失转化。“热伤皮毛”，即过热的情况下可以损伤肺的作用。从五行概念来说就是火克金或火乘金。“寒胜热”，即寒凉可以消除温热。此处是承“热伤皮毛”而言，意即热伤肺时，可以用寒凉来消除肺热。“辛伤皮毛”，指过服辛辣可以因辛散太过而使肺受损伤。“苦胜辛”，指苦味的药物可以因苦味药物的清降作用而制止辛辣之味的辛散作用，使之不至于过于辛散。从五行概念来说，苦属火，辛属金，因此，“苦胜辛”有火克金之意。

【原文】

北方生寒，寒生水，水生咸，咸生肾，肾生骨髓，髓生肝(1)。其在天为寒，在地为水(2)，在体为骨，在气为坚，在脏为肾(3)。其性为凛(4)，其德为寒(5)，其用为□(6)，其色为黑(7)，其化为肃(8)，其虫鳞(9)，其政为静，其令□□(10)，其变凝冽，其眚冰雹(11)，其味为咸(12)，其志为恐。恐伤肾，思胜恐；寒伤血，燥胜寒；咸伤血，甘胜咸(13)。

【讲解】

(1) 北方生寒，寒生水，水生咸，咸生肾，肾生骨髓，髓生肝：北方气候相对寒冷，故曰“北方生寒”。水性寒凉，故曰“寒生水”。水气多之处为海，海水味咸，故曰“水生咸”。在人体来说，肾主水，咸为水之味，故曰“咸生肾”。肾主藏精，髓属精之类，髓藏于骨中，骨以髓为养，故曰“肾生骨髓”。人体中的肝与肾气是母子关系，肝的作用正常与否与肾水的充足与否密切相关，故曰“髓生肝”。在此把北方、寒、水、咸、肾、骨、髓、肝等密切联系起来。

(2) 其在天为寒，在地为水：寒，是天之六气之一，故曰“在天为寒”。水是五行之一，故曰“在地为水”。气候寒冷，水性寒凉同属一类，故曰：“在天为寒，在地为水。”把天地间无形之气与有形之水密切联系起来归属一类。

(3) 在体为骨，在气为坚，在脏为肾：骨，是人体五体之一，骨的作用是任身，亦即作为人体的支架。“在气为坚”中的“坚”字，作坚硬解，意即骨质坚硬，才能支撑身体。由于骨中之髓是精之所化，肾主藏精，因此骨属于肾。骨、髓、肾、坚同属一类，所以原文谓："在体为骨，在气为坚，在脏为肾。"

(4) 其性为凛：凛（lín 音林），有寒冷及战慄之义。在季节上冬主寒，寒冷是冬季气候上的特点，寒冷时常出现战慄，因此战慄亦称寒战，故曰"其性为凛"。

(5) 其德为寒：寒，即寒冷。"其德为寒"，与"其气为凛"之义相近似，亦即季节气候上的特点为寒冷之意。张介宾注此云："冬气寒冷，水之德也。"

(6) 其用为□：□，阙文。张介宾补为"其用为藏"，注云："藏字原阙脱简也，今补之，闭藏生气，水之用也。"高世栻补为"其用为操"，注云："原本阙，今补……操，贞固也。"所谓"藏"，即闭藏，从自然气候特点来说，冬季万物闭藏；从人体生理特点来说"肾主藏"，是人体中的储藏系统。"操"字，亦有坚持固守之义，与"藏"义近，但从中医常用术语看，似以张注"其用为藏"，补为"藏"字较好。

(7) 其色为黑：黑，即黑色，代表水色。凡事物变化在外观上表现黑色，均可以和寒、水、肾、骨等联系起来，例如临床上患者面色出现黑色时即可定位在肾，定性为寒。这是古人经验的总结。

(8) 其化为肃：肃，即肃清，亦有肃静之义。张介宾注云："肃然静定，水之化也。"高世栻注云："其化为肃，物之常也。"每年冬季物化现象相对静止，处于闭藏状态，故曰"其化为肃"。

(9) 其虫鳞：鳞，即鳞甲，鳞虫，指带鳞的动物，主要是指鱼类。鱼类的胎孕生长与水密切相关，故曰"其虫鳞"。

(10) 其政为静，其令□□：静，指静止，其义同前。□□，原阙。张介宾补为"闭塞"，注云："闭塞二字原阙，今补足之，天地闭塞，冬水令也。"高世栻补为"严贞"，注云："严寒贞固，故其令严贞。"两家所补，均不甚贴切，似以补为

"冰雪"为妥。以"令"字，主要指时令。参看以上各节，"其令"均突出了时令的特点，如东方、风、木一类，其令"宣发"；南方、热、火一类，其令"郁蒸"；中央湿土一类，其令"云雨"；西方、燥、金一类，其令"雾露"；本节北方、寒、水一类，冬令严寒，冰雪为严寒季节的特点。《素问·四气调神大论》谓："冬三月，此为闭藏，水冰地坼，勿扰乎阳。"盖即此义，故补以"冰雪"较为贴切。

(11) 其变凝冽，其眚冰雹：凝冽，指冰天雪地，十分寒冷，"冰雹"，指天降冰雹。"其变凝冽，其眚冰雹"，指天气寒冷过甚，或出现冰雹，就会伤人伤物成为灾害。

(12) 其味为咸：咸，即咸味，水之大者曰海，海水味咸，故咸为水味。由于六气中之寒，五行中之水，五体中之骨，五脏中之肾，其在五行归属中均属水类，因此临床上表现为口中咸味，或在饮食上喜咸恶甘时均可考虑定位在肾，定性为寒，按阳虚进行辨证论治。

(13) 其志为恐。恐伤肾，思胜恐；寒伤血，燥胜寒；咸伤血，甘胜咸：恐，即恐慌、恐惧。"其志为恐"，指人之所以能有恐惧表现与肾的作用密切相关。"恐伤肾"，指过度恐惧时可以使肾受到损伤，例如人在过度恐慌时可以出现尿失禁等，即属于"恐伤肾"之临床表现。"思胜恐"，指人如能平静地思虑问题，则恐惧情绪就会消失或转化。"寒伤血"，血为精的一种，周澂之《读医随笔》谓："精有四：曰精也，血也，津也，液也。"在肾寒的情况下可以影响血液的生成。"燥胜寒"，此处"燥"字应作燥热解，即以热胜寒之意，意即因肾阳虚衰而出现伤血现象时可以用温补肾阳的方法来进行治疗。据报道，对现代医学再生障碍性贫血一病的治疗，多采用温肾之剂为主而取得效果当即此理。"咸伤血"，咸属水属寒，血得寒则凝之意。"甘胜寒"，甘为土味，寒属水类，"甘胜寒"，从五行概念来说，即以土制水。甘属脾，寒属肾，脾肾为人之先后天，

“甘胜寒”，亦可理解为以后天补先天。

【述评】

以上五节，主要介绍了如何以天之六气及地之五行为中心具体联系自然界的各种物化现象及人体生理和病理生理现象，亦即对原文所提出的“寒暑燥湿风火在人合之奈何？其于万物何以生化?”的具体回答。

(1) 文中列举了大量的自然现象，把天地的正常变化和异常变化，人体的生理、病理生理以及自然界的物化现象等进行了广泛的联系，如五方、六气、五行、五味、五色、五脏、五体、五志、五虫等，充分体现了中医学天、地、人相应的统一整体观。

(2) 在此五节中，以天之六气、地之五行为中心进行了归类。如把东方、风、木、酸、苍、肝、筋、怒等性质相近而又经常联系在一起的一类现象归属为一类。这种联系和归类，不是出于主观想象，而是古人根据长期的观察，多次的重复、验证，将其具有共同性质、作用、表现、变化（即所谓性、用、德、化、政、令、变、眚等）的一类现象，以五行的形式，进行了归类。

(3) 这种联系和归类对疾病的诊断和治疗具有指导意义。原文所列举的自然现象，其相互关系不外相互联系、相互资生、相互制约三个方面。如风、木、酸、苍、肝、筋、怒等即属于相互紧密联系的一类，在临床上就可以据此来诊断疾病的部位，如对因怒而发病者，或出现抽搐、肢体拘挛“风”的表现者，或外观色青、口酸、反酸者，即可定位在肝。如酸生肝、肝生筋、筋生心等，即属于相互资生的关系，治疗时即可根据其相互资生的一面，补其不足。如怒伤肝、酸伤筋、悲胜怒、燥胜风、辛胜酸，即属于相互制约或克伐的关系，在诊断和治疗上，如属大怒而病，就可以定位在肝，除采用疏肝泻肝等法治疗外，还可以根据肺胜肝的关系，补肺以制肝。

上述这些规律性的认识，虽然是以五行和六气概念为中心来归类经验、阐述道理的，但是其具体内容则都是在长期生活和与疾病做斗争的实践中的经验总结，是我国医药学遗产的重要组成部分，而且至今仍具有临床指导意义，因此我们必须采取科学的态度，绝对不能因为涉及五行归类而轻率加以否定。

【原文】

五气更立，各有所先(1)，非其位则邪，当其位则正(2)。帝曰：病生之变何如？岐伯曰：气相得则微，不相得则甚(3)。

【讲解】

(1) 五气更立，各有所先：五气，即东南西北中五方之气，这里指风火湿燥寒。“更立”，是指互相改变。“各有所先”，指前述五气各有其先期而至的时候。这就是说风火湿燥寒虽然各有其所属季节，即春风、夏热、长夏湿、秋燥、冬寒，但常常又可以出现与所属季节不相应的特殊气候，这就是原文所谓的“五气更立，各有所先”。以前所述各节是述常，此处所述则言变。前者属于运气学说中的“主气”，后者属于运气学说中的“客气”。对于气候变化，运气学说认为有常有变，因此在具体运算和运用中，一定要知常知变。这是运气学说的指导思想和基本精神。

(2) 非其位则邪，当其位则正：这是指“客主加临”。所谓“客主加临”，即以“客气”加在“主气”之上对比分析，如果客气与主气性质上一致，例如主气是厥阴风木之气，加在主气之上的客气也是厥阴风木之气，季节气候变化并不特殊，这样情况就问题不大，这就叫作“当其位则正”。反之，客气与主气不一致或完全相反，例如主气是少阳相火之气，加在主气之上的客气是太阳寒水，这样季节气候上就可能出现特殊的变化，本来这一季节应该炎热，但是由于客气是太阳寒水之气，反而出现了寒冷，直接影响了生物的生长，应长不长，这样就会出现异常，这就叫作“非其位则邪”。

(3) 病生之变何如……气相得则微，不相得则甚：前节是指气候变化而言，此言是指气候正常与否与疾病的关系而言。“气相得则微”，是指主客之气一致的季节，即气候正常，则疾病就少就轻；“不相得则甚”，指主气客气不一致的季节，即气候反常，则疾病就多就重。

【述评】

本节主要介绍了主气与客气之间的关系，及其与发病的密切影响，介绍了推测气候变化正常与反常及判断人体疾病轻重、预后良否的具体方法，告诉人们对于气候变化要知常知变及以常测变。这是古人可贵的经验。

【原文】

帝曰：主岁何如[1]？岐伯曰：“气有余，则制己所胜而侮所不胜[2]；其不及，则己所不胜侮而乘之，己所胜轻而侮之[3]。侮反受邪，侮而受邪，寡于畏也[4]。帝曰：善。

【讲解】

(1) 主岁何如：主岁，即值年岁运。值年岁运称大运，亦称中运。值年岁运以天干为符号，按前述天干化五运之五行相生次序依次轮回运转。亦即按甲己化土，乙庚化金，丙辛化水，丁壬化木，戊癸化火次序轮流主岁。这也就是马莳所注：“主岁者，亦谓前五方之气各治一岁之政也。”

(2) 气有余，则制己所胜而侮所不胜：五运之气各有太过不及，亦即可有盛衰。这也就是《天元纪大论》中所讲过的：“形有盛衰，谓五行之治，各有太过不及也。”“气有余”，即指值年之岁运太过。在推算上，凡年干属阳的均属太过之年，例如甲年为土运太过之年，庚年为金运太过之年，丙年为水运太过之年，壬年为木运太过之年，戊年为火运太过之年。从自然气候变化来说，岁运太过之年在气候变化上除了本身气候偏盛之外，它还要影响它所胜的气候和它所不胜的气候，例如土运太过之年，除了当年湿气偏盛之外，它还要影响到水，亦即气温也要受到影响出现反常，它还要影响到木，亦即风速也要受到影响出现反常，这就叫作："气有余，则制己所胜而侮所不胜。"从人体脏腑之间的关系来说也是一样，例如人体脾湿偏盛时，它不仅在临床上表现为脾湿偏盛的症状，如腹满、泄泻等，它还要影响到肾，在临床上出现小便不利、浮肿等症状，也可以影响到肝，在临床上出现肝区疼痛、眩晕甚至肢体拘急等症状，这也叫作"气有余，则制己所胜而侮所不胜。"

（3）其不及，则己所不胜侮而乘之，己所胜轻而侮之："其不及"，是指值年岁运不及，在推算时凡属年干属阴之年，均属不及之年，例如己年属土运不及之年，乙年属金运不及之年，辛年属水运不及之年，丁年属木运不及之年，癸年属火运不及之年。岁运不及之年，从自然气候变化来说，在气候变化上除了本身气候偏衰之外，它还要影响到它所不胜的气候和它所胜的气候，例如土运不及之年，除了当年气候偏燥以外，它还要影响到木，即风比较多出现反常，它还要影响到水，即气温受到影响出现反常，这就叫作"气不及，则己所不胜侮而乘之，己所胜轻而侮之"。从人体脏腑之间的关系来说也是一样，例如人体脾气虚衰的情况下，它不仅表现为脾虚症状，如纳少、便溏、消瘦等，它还要影响到肝，在临床上出现肝区疼痛、出血、失眠等，也可以影响到肾，在临床上出现腰痛、尿少、浮肿等症状，这也叫作"其不及，则己所不胜侮而乘之，己所胜轻而侮之"。

（4）侮反受邪，侮而受邪，寡于畏也：侮，指以下犯上，例如木本应克土，但如果木不及不能克土，土反过来影响了木，使木出现了反常，这就叫"侮"。"侮反受邪"，意即本身反受己所胜者之侮而出现反常，例如前述之木反受土侮而发病，即属"侮反受邪"。"寡于畏也"句中之"寡"，指失去；畏，即正常的克制，意即"侮反受邪"的原因，是由于失去了正常的克制所致。五行学说不仅强调相生，而且更加强调相制。这就是在后面《六微旨大论》中所论：“亢则害，承乃制，制则生化。”“侮反受邪，寡于畏也”一句，说明了“制”在维持正常的气候变化及正常生理活动和病理生理活动方面的重要作用。

【述评】

本节主要介绍了五运之间的关系及其相互影响和作用。从自然气候变化来说，各种气候之间是密切相关的，一种气候变化必然要涉及其他气候变化，同时也必然受到其他气候变化的作用和影响。从人体脏腑之间的生理和病理变化来说，一个脏器有病，必然要涉及到其他脏器，同时也必然受到其他脏器的作用和影响，因而也就提示我们，不论是分析自然界的气候变化，或是分析人体疾病的病机，都必须从全面来考虑问题，不能只看一点，不及其余。这是中医学整体恒动观在运用中的具体体现，是中医学的精华。

【本篇小结】

（1）本篇指出了运气学说的物质基础是自然界存在的客观现象，正如原文所谓的“始正天纲，临观八极”，“候之所始，道之所生”，是古人对自然现象认真观察后的经验总结。

（2）本篇一方面指出了阴阳五行学说是在认真观察自然现象的基础上提出的，运气学说把它作为阐述自己的认识和归类自己经验的说理工具，这就是原文所谓的“阴阳之升降，寒暑彰其兆”，“考建五常”；但另一方面又同时提出，对待阴阳五行的运用不能机械地生搬硬套，强调一切必须根据实际观察，这就是原文指出的，在“不合阴阳”的情况下，则“天地阴阳者，不以数推以象之谓也”，“夫候之所始，道之所生”。

（3）本篇较详细地介绍了司天在泉四间气的运行规律及计算方法。

（4）本篇指出了天地之间的运动形式是呈旋转式的圆周运动。这就是原文所谓的：“上者右行，下者左行，左右周天，余而复会。”并且明确指出人所居的大地是悬浮在宇宙之中，这就是原文所谓的：“地为人之下，太虚之中者也……冯乎……大气举之也”。

(5) 本篇指出了六气的作用及其常和变在自然界的各种外在表现。

(6) 本篇指出了自然气候变化与脉诊的关系：一方面强调了不能以脉测天，这就是原文所谓的“天地之变，无以脉诊”；但另一方面又强调了人与天地相应，不同季节有不同的脉象表现，并且可以据此判断疾病的预后和转归，这就是原文所谓的：“从其气则和，违其气则病。”“先立其年，以知其气，左右应见，然后乃可以言死生之逆顺。”

(7) 本篇介绍了以天之六气及地之五行为中心，联系人体的生理及病理生理表现以及自然界各种物化现象的具体内容。在介绍这些具体内容中，首先述常，然后论变，最后强调了五气相关、五脏相关。对如何了解和分析自然现象以及人体生理和病理生理现象作了十分系统地、全面地介绍和总结。

三、《六微旨大论》讲解

【题解】

六，指风、热、火、湿、燥、寒六气。微，指精微或细微。旨，意义，含义。本篇系在前两篇概论六气变化的基础之上进一步讨论六气精微的含义和变化的规律，故名《六微旨大论》。

【原文】

黄帝问曰：呜呼远哉！天之道也，如迎浮云，若视深渊，视深渊尚可测，迎浮云莫知其极(1)。夫子数言谨奉天道，余闻而藏之，心私异之，不知其所谓也。愿夫子溢志尽言其事，令终不灭，久而不绝，天之道可得闻乎(2)？岐伯稽首再拜对曰：明乎哉问天之道也！此因天之序，盛衰之时也(3)。

【讲解】

(1) 呜呼远哉！天之道也……迎浮云莫知其极：呜呼，叹词。哉，语气词，表示感叹语气。天，指宇宙。道，指变化规律。本句是一个倒装句，慨叹宇宙广阔无边，其变化规律玄远难测，以下"若视深渊"，"如迎浮云"等句，均系为形容天道玄远而言。

(2) 天之道可得闻乎：此一段系承上段而言，意即天道虽然玄远，但仍然需要探索其变化规律，并且使之流传下去。这就是说，尽管古人认为天道玄远而有感慨，但却并不认为它不可知，而是认为可以总结其变化规律。这就是原文所谓的"尽言其事"；并认为也一定能够总结出其规律，使之流传下去，这就是原文所谓的"令终不灭，久而不绝"。

(3) 天之道也！此因天之序，盛衰之时也：此句紧承上段，提出了如何总结天道的方法，“因天之序”的“因”，此处作根据解。序，作次序解。“盛衰之时”的“时”，作时令或季节解。盛衰，指阴阳盛衰，亦即指气候的寒热温凉，消长进退。全句意即天道变化虽然玄远，但仍可以根据自然界气候寒热温凉、消长进退的次序来总结其变化规律。

【述评】

本节说明了三个问题。其一，承认自然界变化规律是极其复杂的，也是不容易掌握的。其二，认为它并非不可知，是可以认识并加以总结的。其三，总结其变化规律的唯一方法就是根据自然气候的外在客观表现。这也就是《五运行大论》中所谓的“候之所始，道之所生”。认识规律只能从客观现象入手来探讨和总结，这一指导思想应该说是完全正确的。

【原文】

帝曰：愿闻天道六六之节(1)盛衰何也？岐伯曰：上下有位，左右有纪。故少阳之右，阳明治之；阳明之右，太阳治之；太阳之右，厥阴治之；厥阴之右，少阴治之；少阴之右，太阴治之；太阴之右，少阳治之。此所谓气之标，盖南面而待也(2)。故曰：因天之序，盛衰之时，移光定位，正立而待之(3)。此之谓也。少阳之上，火气治之，中见厥阴；阳明之上，燥气治之，中见太阴；太阳之上，寒气治之，中见少阴；厥阴之上，风气治之，中见少阳；少阴之上，热气治之，中见太阳；太阴之上，湿气治之，中见阳明(4)。所谓本也，本之下，中之见也，见之下，气之标也，本标不同，气应异象(5)。

【讲解】

(1) 六六之节：“天道六六之节”一语，首先见于《素问·六节藏象论》。原文云：“天以六六之节，以成一岁。”因此多数注家均根据《素问·六节藏象论》的一段原文：“天有十日，日六竟而周甲，甲六复而终岁，三百六十日法也。”来加以解释，认为“六六”就是指六个甲子，即六个六十天，六六三百六十天为一年。这个解释我们认为并不确切。因为，第一，《内经》中对于一年的时间，是采用三百六十五天来计算的，并不是按一年为三百六十天计算的。以五运而言，主运分五步，分司一年中的五个运季，每步所主时间为七十三天零五刻，则每年为三百六十五天多一点；以六气而言，主气分六步，把一年为二十四节气分属于六步之中，从每年大寒日开始计算，十五天多一点为一个节气，四个节气为一步，每一步为六十天又八十七刻半，六步为一年，如此则每年也是三百六十五天多一点。就是在《素问·六节藏象论》一篇中，也是首先提出了“三百六十五日而成岁”。文中首先提出了：“天为阳，地为阴；日为阳，月为阴；行有分纪，周有道理，日行一度，月行十三度有奇焉，故大小月三百六十五日而成岁，积气余而盈闰矣。”然后才提出：“天有十日，日六竟而周甲，甲六复而终岁，三百六十日法也。”从这一段原文中可以明显看出，《内经》对于一年的时间计算，是采用了三百六十五日，即一个回归年的日数。之所以在后面又提出三百六十天的问题，只不过以此说明当时还有三百六十日为一年的历法。文中提此的原因只不过以此说明《内经》对一年时间的计算方法上与三百六十日历法有区别。因此这里的“六六”，根本不是指六六三百六十天的问题。第二，《素问·六节藏象论》中，对于“六六”一词，已经作了比较明确的解释，原文云：“夫六六之节，九九制会者，所以正天之度，气之数也。天度者，所以制日月之行也；气数者，所以纪化生之用也。”这里所说的“天之度”、“气之数”，就是指日月运行与气候变化的规律。因此，这里所谓的“六六”，很明显地就是指观测自然气候变化的一种方法，根本不是只谈什么六六三百六十天的问题。

我们的意见，所谓“六六之节”，一个“六”字，应该是指风、热、火、湿、燥、寒六气；一个“六”字，应该是指三阴三阳（厥阴、少阴、太阴、少阳、阳明、太阳）。“节”，有节令、节段、节制之意。因此，“天道六六之节”一语，直译之，也就是说一年中的风、热、火、湿、燥、寒等自然界气候变化情况，可以根据阴阳多少的特点而用三阴三阳区分为六个节令或六个节段。我们的根据：其一，《素问·天元纪大论》中明确指出：“寒暑燥湿风火，天之阴阳也，三阴三阳上奉之。”“在天为气”，王冰注曰：“气谓风热燥湿寒。”这就是说，六气的变化情况可以用三阴三阳来加以归属和测算。其二，本篇对“帝曰：愿闻天道六六之节，盛衰何也”问话的回答完全是以三阴三阳的概念来作回答。整个运气学说中，在分析风、热、火、湿、燥、寒六气变化时，也无一处不是以三阴三阳来立论，毫无例外，根本不涉及什么六六三百六十日的问题。因此，我们认为所谓“六六之节”，实际上也就是以三阴三阳来归属和测算六气的一种方法。这就是“天以六六之节”一语的含义。

（2）盖南面而待也：上节谈天道六六之节，此节谈天道如何六六之节。前已述及，“六六”中一个“六”字是指三阴三阳，即阴和阳都可以根据其阴阳之气的多少而各再分为三。阴可以再分为一阴（厥阴）、二阴（少阴）、三阴（太阴）；阳可以再分为一阳（少阳）、二阳（阳明）、三阳（太阳）。按照阴阳学说，阴阳之间总是消长进退，循环运转，阳极阴生，阴极阳生，由阳入阴，由阴出阳。因此，三阴三阳的运转总是按一阳（少阳）→二阳（阳明）→三阳（太阳）→一阴（厥阴）→二阴（少阴）→三阴（太阴）→一阳（少阳）这样的次序进行，如此周而复始，如环无端。它们在一年之中各有一定位置，按照一定规律进行运转。这也就是原文所谓的：“上下有位，左右有纪。”其在运转次序先后上总是按照上述次序来进行，由阳入阴，由阴出阳。这也就是原文所谓的：“少阳之右，阳明治之，阳明之右，太阳治之，太阳之右，厥阴治之；厥阴之右，少阴治之；少阴之右，太阴治之；太阴之右，少阳治之。”“因天之序，盛衰之时也。”不过，以上所述三阴三阳的位置及其运转次序的确定，是有条件的，即一定是在面向南面的条件下进行观测。这也就是原文中所谓的“南面而待”。兹将上述三阴三阳的位置及其运转情况，示意如下图：

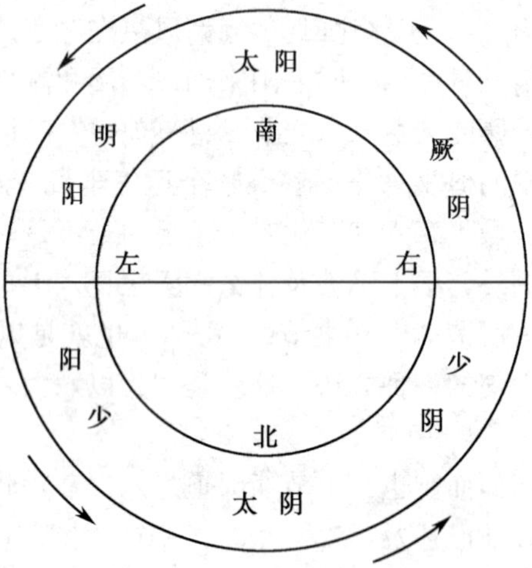

图6　三阴三阳运转次序图

（3）移光定位，正立而待之：“移光定位，正立而待”一语，张介宾解释云：“光，日光也。位，位次也。凡此六气之次，即因天之序也。天既有序，则气之旺者为盛，气之退者为虚。然此盛衰之时，由于日光之移。日光移而后位次定，圣人之察之者，但南面正立而待之，则其时更气移，皆于日光而见之矣。故生气通天论曰：天运当以日光明，正此移光定位之义。”（《类经·运气类》）这就是说，六气的变化与日光对地面的照射密切相关。因此，通过观察日光照射地面物体的投影移动变化情况，就可以反映六气的进退盛衰情况。这也就是说，前述的三阴三阳位置及其运转次序并不是主观臆测的，而完全是根据日光在地面上的投影的移动变化情况实测得出的，即张氏所谓的“其时更气移，皆视日光而见之矣”。

移光定位，古人是用圭表来进行实测的。圭表是我国最古老、最简单的天文观测仪器之一。表，是垂直立于地平面的一根标杆或石柱。圭，是正南正北方向水平位置带有刻度的尺，日中时用来度量表影的长度。圭和表互相垂直，就组成了圭表。一般在日中时量度太阳光照射标杆所成影长，从这个影子的长短周期性变化，可以测定一个回归年的日数和一年的各个季节。这就是圭表的应用。

古代的表，一般是由竹、木制成。汉以后改用铜来制造。圭，一般都用石制造。早期的圭比较粗糙。梁代以后，石圭面上凿上深沟，里面浇水，用来校正圭面的水平。以后历代对于圭表代有改进。较大的改进见于宋代。宋代沈括在其《景表仪》中记述了对圭表的改进方法。他用铅垂线来校正表的垂直。为了减少日光散射对表影测量的影响，他建议建造晷影堂，即把圭表设置在一个密室内，仅使日光通过表端，并建立副表。观测时使副表适在正表的阴影中，正副两表影端重合。这就增加了表影的浓度，可以更准确地测量影长。

“移光定位，正立而待”，运用圭表进行实测，不但说明了我国古代学者的聪明智慧，也同时说明了运气学说的基本内容，都是古人在认真观察自然变化的基础上的实际测定，不是主观臆测，更不是随意编造。

（4）少阳之上，火气治之，中见厥阴……太阴之上，湿气治之，中见阳明：这一段主要谈六气中的标本中气问题。所谓“标”，就是标识或标志。所谓“本”，就是本气。所谓“中气”，就是“中见之气”，质言之，也就是在本气之中可以见到的气。标本中气之间，三阴三阳为标。这是因为三阴三阳本身只是作为一个标识或标志，分列以之代表六气。厥阴代表风，少阴代表热，太阴代表湿，少阳代表火，阳明代表燥，太阳代表寒。六气为本，这是因为风、热、火、湿、燥、寒本身才是

六气变化的本气。风就是风气，热就是热气，火就是火气，湿就是湿气，燥就是燥气，寒就是寒气。中气为与本气相关或相反的气。少阳火的中气为厥阴风，阳明燥的中气为太阴湿，太阳寒的中气为少阴热。反之也是一样，厥阴风的中气为少阳火，少阴热的中气为太阳寒，太阴湿的中气为阳明燥。这就是原文所谓的："少阴之上，火气治之，中见厥阴；阳明之上，燥气治之，中见太阴；太阳之上，寒气治之，中见少阴；厥阴之上，风气治之，中见少阳；少阴之上，热气治之，中见太阳；太阴之上，湿气治之，中见阳明。"为什么本气之中又可以出现与之相关或相反的中见之气呢？原因之一是：六气变化到了一定限度，常可向相反方面转化，例如，热可以向寒方面转化，寒也可以向热的方面转化，所以"少阴之上，热气治之，中见太阳"，"太阳之上，寒气治之，中见少阴"。湿可以向燥方面转化，燥也可以向湿方面转化，所以"太阴之上，湿气主之，中见阳明"，"阳明之上，燥气治之，中见太阴"。风，可以转化为热，火借风威；火，可以转化为风，热极生风。所以"厥阴之上，风气治之，中见少阳"，"少阳之上，火气治之，中见厥阴"。原因之二是：六气本身也有个盛衰和有余不及的问题。热气有余是热，热气不及便是寒；寒气有余是寒，寒气不及便是热。所以，"少阴之上，热气治之，中见太阳"，"太阳之上，寒气治之，中见少阴"。燥气有余是燥，燥气不及便是湿；湿气有余是湿，湿气不及便是燥。所以，"阳明之上，燥气治之，中见太阴"，"太阴之上，湿气治之，中见阳明"。总的来说，标本中气问题，从阴阳概念来说，就是阴阳之间不但要注意到阴阳本身的特点，还要注意到它们之间的相互转化；从表里概念来说，要注意到表里本身的特点，还要注意到它们之间的相互出入，可以由表入里，也可以由里达表，这也就是一般所说的：太阳与少阴为表里，阳明与太阴为表里，少阳与厥阴为表里。一句话，不管是推测气候变化抑或是分析疾病转变，都要从整体恒动的观点来加以认识。这就是标本中气提法的实质所在。

（5）所谓本也，本之下，中之见也，见之下，气之标也，本标不同，气应异象：《素问·天元纪大论》谓："所谓本也，是谓六元。"张志聪亦谓："风寒暑湿燥火，天之阴阳也，三阴三阳上奉之，故以天气为本而在上。"六元就是六气。这就是说，由于六气是本，居于根本地位，所以六气在上。"中之见也"，就是中见之气，前已述及，中见之气是在本气的基础之上提出的，所以位列本气之下，因此原文谓："本之下，中之见也。""气之标也"，标是标识或标志，是代表本气的符号，所以位列最下，因此原文谓："见之下，气之标也。"这种以三阴三阳配六气的方法是根据什么呢？是根据六气本身客观的相应表现制定的，因此原文谓："本标不同，气应异象。"

【述评】

本节说明了三个问题：其一，提出了以三阴三阳配六气；其二，提出了标本中气及其间的相互关系问题；其三，指出这种以三阴三阳配六气的方法，是根据实际观察测定出来的，这就是原文所谓的："本标不同，气应异象。""移光定位，正立而待之。"再次说明运气学说中的若干测算方法是从实际观察中总结而来。

【原文】

帝曰：其有至而至，有至而不至，有至而太过(1)，何也？岐伯曰：至而至者和，至而不至，来气不及也，未至而至，来气有余也(2)。帝曰：至而不至，未至而至如何？岐伯曰：应则顺，否则逆，逆则变生，变则病(3)。帝曰：善。请言其应。岐伯曰：物，生其应也，气，脉其应也(4)。帝曰：善。

【讲解】

（1）其有至而至，有至而不至，有至而太过："其"，指应有的正常气候变化。"至而至"，指到了一定季节就出现相应的气候变化，例如春温，夏热，秋凉，冬寒等等。“至而不至”，指到了相应季节而实际气候仍然和上一个季节的气候相似，例如春应温而仍寒，夏应热而仍温，秋应凉而仍热，冬应寒而不寒等等。“至而太过”，指到了相应季节而实际气候超过常度，例如春应温而热，夏应热而太过，秋应凉而寒，冬应寒而太过等等。至于至而至，至而不至，至而太过，张仲景有很形象的解释。《金匮要略·脏腑经络先后病脉证》云：“问曰：有未至而至，有至而不至，有至而不去，有至而太过，何谓也？师曰：冬至之后，甲子夜半少阳起，少阳之时，阳始生，天得温和。以未得甲子，天因温和，此为未至而至也；以得甲子而天未温和，为至而不至也；以得甲子而天大寒不解，此为至而不去也；以得甲子而天温如盛夏五六月时，此为至而太过也。”这一段文字，不但具体解释了《内经》有关原文，也说明了张仲景对运气学说的高度重视。“至而至”、“至而不至”、“至而太过”，一方面说明了自然气候有常有变，同时另一方面也说明了运气学说从来就不主张机械地来对待气候变化。

（2）至而不至，来气不及也，未至而至，来气有余也：“来气”，指实际的气候情况，实际气候情况与季节不相应，应温不温，应热不热，应凉不凉，应寒不寒，均属来气不及，至而不至；反之，温而太过，热而太过，凉而太过，寒而太过，均属来气有余，未至而至。

（3）应则顺，否则逆，逆则变生，变则病：“应则顺”，指气候变化与季节相应。气候与季节相应属于正常，就有利于自然界万物的正常生长。“否则逆”，指气候变化与季节不相应。气候与季节不相应属于反常，属于灾变，就不利于万物的正常生长。所以原文谓：“逆则变生，变则病。”

（4）物生其应也，气脉其应也：前已述及，气候变化有常有变，有至而至，有至而不至，有至而太过。如何来判定，唯一的标准只能是根据客观表现。从自然界来说，自然界生物的生长收藏情况符合正常，例如春温，春生；夏热，夏长；秋凉，秋收；冬寒，冬藏等就是常。反之，春不生，夏不长，秋不收，冬不藏就是变。这也就是原文所谓的："物，生其应也。"从人体来说，脉与四时相应，例如春脉弦，夏脉洪，秋脉毛，冬脉石等就是常。反之，春不弦，夏不洪，秋不毛，冬不石等就是变。这也就是原文所谓的："气，脉其应也。"

【述评】

本节主要论述了六气变化的常变问题。"至而至"，与季节相应为常。"至而不至"、"至而太过"、"未至而至"，与季节不相应为变。判断常变的标准，从自然界来说，根据物候；从人体来说，根据脉象。常则万物化生，身体康健；变则万物不荣，发生疾病。这是中医学中天地一体观、人与天地相应观在分析自然气候变化与人体发病学方面的具体运用。

【原文】

愿闻地理之应六节气位何如(1)？岐伯曰：显明之右，君火之位也(2)；君火之右，退行一步，相火治之(3)；复行一步，土气治之；复行一步，金气治之；复行一步，水气治之；复行一步，木气治之；复行一步，君火治之(4)。

【讲解】

(1) 愿闻地理之应六节气位何如："地理"，指大地的物化情况；"六节"，指三阴三阳；"气"，指风、热、火、湿、燥、寒六气；"位"，指三阴三阳六气的所在位置和次序。"地理之应六节气位"一语，意即天之六气与地之物化现象之间的相应关系。

(2) 显明之右，君火之位也：以下紧承上句，介绍天之六气与地之物化现象之间的相应关系。"显明"，即阳气逐渐明显。王冰、张介宾均解释为："春分后六十日有奇。"意即春分节以后，白昼逐渐增长，气温逐渐增高，万物生长逐渐茂盛。这些现象均属阳气逐渐增长明朗之象，故春分以后至立夏一段时间，名曰显明。这一段时间，由于气候逐渐温暖，万物开始明显生长，因此这一段时间配以少阴君火，故原文谓："显明之右，君火之位。""右"字，仍指面南而命其位。这就是说春分节之后六十日有奇，是少阴君火主时的位置。

（3）君火之右，退行一步，相火治之：前述"显明之右"与此处所述"君火之右"中的"右"字，均系"面南而命其位"，即观测者面对南方命位，如此则少阴之右，便是少阳。这也就是王冰注中所谓的"谓南面视之，在位之右也"。"退行一步"，张介宾注："退行一步，谓退于君火之右一步也，此自斗建巳中以至未中，步居正南，位直司天，主三之气，乃小满后六十日有奇，相火之治令。"（《类经·运气类》）这就是说，君火之后，右行一步便是相火主时。右行何以名之曰"退行"？这是针对主气与客气的运转方向不同的情况而言的。关于客气的运转方向，前已述及，是按一阴（厥阴）→二阴（少阴）→三阴（太阴）→一阳（少阳）→二阳（阳明）→三阳（太阳）的次序，"上者右行，下者左行，左右周天，余而复会"，而主气的运转方向，则是按厥阴→少阴→少阳→太阴→阳明→太阳的次序进行，如与客气命位的方向一致，均以"面北而命其位"的话，则主气运转方向恰好与客气运转的方向相反。所以主气的运行叫做"退行"。兹将上述情况示意如图7：

（4）复行一步……君火治之：指再退行一步，少阳相火退行一步是太阴湿土，再退行一步是阳明燥金，再退行一步是太阳寒水，再退行一步是厥阴风木，再退行一步又是少阴君火。这就是根据自然界中风、君火、相火、湿、燥、寒的客观存在及其与一年中各个季节的相应关系情况，把一年分成六个节段，亦即六步，每步六十日而有奇。如是循环运转，周而复始，如环无端，年年如此。

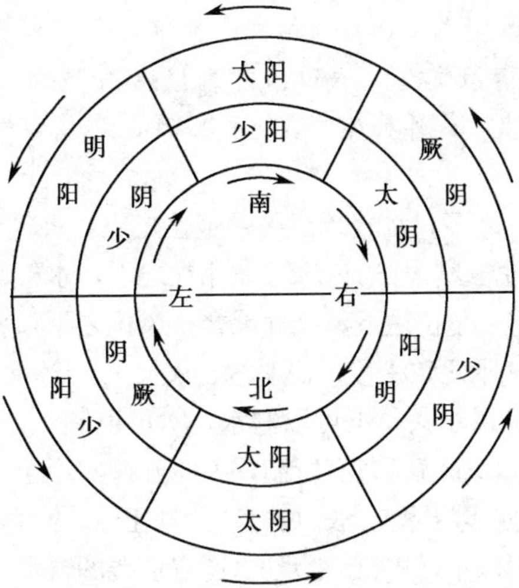

图7　六气主气客气运转方向图

说明：①上图外圈为客气运转方向，内圈为主气运转方向。
②如以同一方向命位，从箭头方向可以看出，主气与客气运转方向完全相反。

【述评】

本节主要介绍了风、热、火、湿、燥、寒六气与一年之中季节时令及其物化现象之间的相应关系。一年之中风与春与生有关，热和火与夏与长有关，湿与长夏与化有关，燥与秋与收有关，寒与冬与藏有关。这样就把天气与地气之间的关系密切结合起来。其次，介绍了六气在一年中的具体主时时间，即一年之中再分六步，每步六十天而有奇。同时也介绍了六步之间的循环运转顺序，即按风、火、湿、燥、寒的顺序循环运转，周而复始，如环无端，年年如此。这是古人对自然界气候变化在一年中的客观表现及其与物化现象之间的相应关系的总结。

【原文】

相火之下，水气承之；水位之下，土气承之；土位之下，风气承之；风位之下，金气承之；金位之下，火气承之[1]；君火之下，阴精承之[2]。帝曰：何也？岐伯曰：亢则害，承乃制，制则生化[3]，外列盛衰，害则败乱，生化大病[4]。

【讲解】

(1) 相火之下，水气承之……金位之下，火气承之："承"，有制止、抵御之义，亦通"惩"。"相火之下，水气承之；水位之下，土气承之；土位之下，风气承之；风位之下，金气承之；金位之下，火气承之"一段，说明木、火、土、金、水五行，各有所制，即水可以制火，土可以制水，木可以制土，金可以制木，火可以制金。由于五行各有所制，因此五行才不至于出现无制的偏胜现象而使生（木）、长（火）、化（土）、收（金）、藏（水）的生化现象得以正常进行。"承"，还有承袭的含义，"相火之下，水气承之；水位之下，土气承之；土位之下，风气承之；风位之下，金气承之；金位之下，火气承之"一段，说明木、火、土、金、水五行，其所不胜者是紧紧跟随着它的，是时刻监制着它的。因此，一般说来，五行是不大可能出现过激的偏胜现象的。这是自然现象上的一种自稳调节。由于自然界有这样一种自稳调节，所以自然界中的物化现象才能长期地保持着相对稳定。这是自然气候变化的基本规律，是一种正常的自然现象。这也就是《素问·气交变大论》中所谓的："夫五运之政，犹权衡也，高者抑之，下者举之，化者应之，变者复之，此生长化收藏之理，气之常也，失常则天地四塞矣。"这里，《内经》以"权"与"衡"之间的变动平衡情况为例来说明自然气候变化上的变动平衡情况，是一个十分具体而又形象的说明。

(2) 君火之下，阴精承之："君火"，我们在《天元纪大论》中已作过讲解，主要是指主持自然气候正常变化的火。换言之，也就是指自然界正常气候变化和物质正常生长的动力。

"阴精"，则是指自然界中产生正常变化的基础物质。"君火之下，阴精承之"一句，就是说自然界中的各种正常变化虽然是在"君火"的作用下而产生，但君火之所以能发挥其正常的推动作用，则又与自然界中所具有的相应基础物质密切相关。它们之间互相作用，互为因果。"阴精"，紧紧地依承着"君火"，水火既济，则君火的推动作用就能正常进行；如果"阴精"不能承制"君火"，水火分离，则君火的作用就不能正常进行，变为邪火，成为灾害。这就是原文所谓的"君火之下，阴精承之"一句的实质。这句话不但阐明了"君火"与"阴精"之间的相互关系，也进一步阐明了六气之中，为什么风、寒、燥、湿均各有一，而火独有二的道理。

（3）亢则害，承乃制，制则生化："亢"，就是亢进或亢盛。"承"，已如前述，就是制止或承袭。这就是说自然变化过于亢进或亢盛，如果超过了极限，就会成为灾害。举例来说，正常的气温可以有利于生物的生长，但是如果温度过高的话，就不但不能有利于生物的生长，反而可以使生物因过热而枯焦死亡。这就是"亢则害"。但是，如果气温到了一定限度时，就会向相反的方面转化，或者出现相反的力量来调节它。比如说，太热了，天要下雨，或夏季炎热到一定程度就会向秋凉转化；冬寒到极点，就会向春温转化等等。这样就不但不会对生物生长有害，反而会使生物更有利地正常生长。这就是"承乃制，制则生化"。亢害承制，这是自然变化的客观规律，是古人对自然变化长期观察后得出来的经验总结。由于如此，五行学说在对待五行之间的关系方面，重视相生，更重视相克。认为只有在五行互相制约的情况下，才能产生正常的生长和变化，明确地指出"制"，也就是"克"，在生化中的决定性作用。这种"亢害承制"、"制则生化"的关系，也就是一般所谓的"制化作用"。制化作用的关键就在于五行之间的互相制约。应该指出，五行学说认为，五行之间的这种制约现象，绝对不是静止的、不变的，而是随着五行之间的盛衰盈虚不断变化。五行之间的互相制约是在五行之间不断运动的情况下产生作用；而五行之间的运动又是由于五行之间盛衰盈虚的结果。因此，“亢”的现象是必然存在的。没有盛衰盈虚，也就没有运动，没有变化。问题只在于“亢”到了什么程度以及是否有所制约，如果是“亢”而有“制”，那么这种现象仍属于五行之间的“相克”现象。这种“亢”和“制”的过程，也正是运动和变化的过程。这也就是本篇原文所指出的：“夫物之生从于化，物之极由乎变，变化之相薄，成败之所由也。”把它认为是一种正常现象；反之，如果是“亢”而失“制”，那就是五行之间的相乘或相侮了。这也就是《五运行大论》中所讲的：“气有余，则制己所胜而侮所不胜；其不及，则己所不胜侮而乘之，己所胜轻而侮之。侮反受邪，侮而受邪，寡于畏也。”所谓“寡于畏”，即失去了承制，因此这就是一种反常的现象。由此可见，五行学说中的“制则生化”，实际上就是指五行之间互相制约中所产生的作用，其关键在于“制”。这也就是五行之间的相互关系中，五行学说为什么重视“生”，更重视“克”，从而提出“亢害承制”、“制则生化”的理由。

(4) 外列盛衰，害则败乱，生化大病：“外列盛衰”一语，各家注解不一。张志聪注云：“外列盛衰者，谓外列主岁主气，有盛有衰，如主岁之气与主时之气，交相亢极则为害更甚，故曰害则败乱，生化大病。”高世栻注云：“外列盛衰者，盛已而衰，衰已而盛，四时之气可征也。若亢极而害则败乱内生，致生化大病。”张志聪是从具体运算上解，高世栻是从四时盛衰上解，但从总的精神上来看是一致的。我们认为，文中“外列”，就是指自然界客观表现。“盛衰”，就是指自然界气候变化和物化现象上的盈虚消长，而这种盈虚消长，前已述及，正是五行之间不断运动变化的结果。这是自然界中的正常现象，因此，原文用“外列盛衰”一语把它肯定下来。“害则败乱，生化大病”一句，是针对自然气候变化及物化现象上的反常情况来提的。“害”字，原文已经解释，即“亢则害”。这就是说，“害”就是“亢”，也就是说自然气候变化及物化现象不是盈虚消长，不是盛已而衰，衰已而盛，而是出现偏胜失制的情况，这就是“害”，就是反常，就要影响生物正常的生长变化。这就是原文所谓的“害则败乱，生化大病”。王冰注中所谓的：“亢过极也，物恶其极。”张志聪注中所谓的：“交相亢极则为害更甚。”高世栻注中所谓的：“若亢极而害，则败乱内生。”各家提法不同，但其精神则一。

【述评】

本节首先提出了“君火之下，阴精承之”的问题，以此说明君火与阴精之间的承制关系。《内经》全书在阴与阳之间的关系上认为：“阴阳之要，阳密乃固”，“阳予之正，阴为之主”，“阳气者，若天与日，失其所则折寿而不彰”，主张以阳为主导，以阴为基础。“君火之下，阴精承之”，正是这一理论在认识自然气候方面的具体体现和运用。其次，提出了五行之间各有所制，从而提出了“制则生化”的问题。在五行之间的相互关系中，把“制”，也就是“克”，放在了主要地位。再次，提出了五行之间盛衰盈虚是自然界的客观存在，是一种正常现象，只有在“亢”而失“制”的情况下才是反常，从而提出了“亢害承制”的规律。这种阴阳之间，以阳为主导，阴为基础，五行之中，以制为主，必先五胜，亢害承制的理论，对中医学影响很大，直接指导着中医的临床实践。今天我们学习它，研究它，仍有着极其重大的实际意义。

【原文】

帝曰：盛衰何如？岐伯曰：非其位则邪，当其位则正(1)，邪则变甚，正则微。帝曰：何谓当位？岐伯曰：木运临卯，火运临午，土运临四季，金运临酉，水运临子，所谓岁会，气之平也。帝曰：非位何如？岐伯日：岁不与会也。帝曰：土运之岁，上见太阴；火运之岁，上见少阳、少阴；金运之岁，上见阳明；木运之岁，上见厥阴；水运之岁，上见太阳，奈何？岐伯曰：天之与会也。故《天元册》曰天符。天符岁会何如[(2)]？岐伯曰：太一天符之会也。帝曰：其贵贱何如？岐伯曰：天符为执法，岁位为行令，太一天符为贵人。帝曰：邪之中也奈何？岐伯曰：中执法者，其病速而危；中行令者，其病徐而持；中贵人者，其病暴而死。帝曰：位之易也何如？岐伯曰：君位臣则顺，臣位君则逆[(3)]。逆则其病近，其害速；顺则其病远，其害微。所谓二火也。帝曰：善。

【讲解】

(1) 非其位则邪，当其位则正：这一段主要介绍"当位"与"非位"的问题。所谓"当位"，就是值年大运的五行属性与年支的五行固有属性相同。以丁卯年为例，丁壬化木，所以丁卯年的大运便是木运。丁卯年的年支是卯，卯的固有五行属性是木。大运是木，年支的五行属性也是木，所以丁卯年便属于"当位"，当位之年叫做"岁会"。凡属岁会之年，在气候变化上就比较正常；在人体疾病上也比较缓和。这就是原文所谓的："木运临卯，火运临午，土运临四季，金运临酉，水运临子，所谓岁会，气之平也。""中行令者，其病徐而持。"为什么岁会之年，气候变化比较正常，人体疾病一般也比较缓和呢？这是因为年支固有的五行属性是代表正常的季节气候变化和物化现象的，寅卯代表风、木；巳午代表火、热；申酉代表燥、金；亥子代表寒、水；辰戌丑未代表湿、土。值年大运的五行属性代表各个年度的特殊变化。如果值年大运的五行属性与年支固有的五行属性相同，则说明这一年的气化和物化现象完全属于正常并无特殊。所以，凡是属于"岁会"之年，气候变化便无特殊，人体疾病也无特殊，基本在正常范围。这也就是原文所谓的"当其位则正"，"正则微"。

所谓"非位"，就是值年大运的五行属性与年支的固有五行属性不同，而与当年的司天之气的五行属性相同。以戊寅年为例，戊寅年的年干是戊，戊癸化火，所以戊寅年的大运是火运。年支是寅，寅申少阳相火司天，所以戊寅年的司天之气是少阳相火。大运是火，值年司天之气也是火。大运与值年司天之气的五行属性完全相同。所以戊寅年便属于"非位"。"非位"之年叫做"天符"。凡属天符之年，在气候变化上就比较剧烈；在人体疾病上便比较凶猛。这也就是原文所谓的"岁不与会"，"土运之岁，上见太阴；火运之岁，上见少阳、少阴；金运之岁，上见阳明；木运之岁，上见厥阳；水运之岁，上见太阳"，"天之与会也，故《天元册》曰天符"，"天符为执法……中执法者，其病速而危"。为什么天符之年，气候变化剧烈，人体疾病也比较凶猛呢？这是因为司天之气的五行属性代表着该年的特殊变化。值年大运也是代表着该年的特殊变化。这就意味着该年气候变化及物化现象均出现偏胜，"亢则害"。所以凡是"天符"之年，气候变化便会出现严重反常。由于"人与天地相应"，所以人体疾病自然也就不同一般，而出现严重反常。这也就是原文所谓的"非其位则邪"、"邪则变甚"。

（2）天符岁会何如：这是指这一年按照前述规定方法计算，既是"天符"之年，同时又是"岁会"之年；即该年大运的五行属性既与该年的司天之气五行属性相同，同时又与年支的五行固有属性相同，这样的年份叫做"太一天符"之年。以戊午年为例。戊午年的年干是戊，戊癸化火，所以戊午年的大运是火运。年支是午，子午少阴君火司天。同时，午在固有的五行属性上也属火。所以，戊午年便是太一天符之年。这也就是原文所谓的："天符岁会何如？岐伯曰：太一天符之会也。"凡属太一天符之年，一般认为，在气候变化上特别剧烈；在人体疾病上也就特别凶猛危险。这也就是原文所谓的："太一天符为贵人……中贵人者，其病暴而死。"关于为什么太一天符之年，其气候变化上特别剧烈，在人体疾病上特别凶险呢？我们认为不太好理解。根据原文“太一天符为贵人”的提法，以及高世栻 对《天元纪大论》中“应天为天符，承岁为岁直，三合为治”的注释，把“三合”解释为太一天符的提法，我们认为，太一天符之年以解释为气候变化和人体疾病情况介于天符与岁会之间为好。这是因为，其一，太一天符命之曰“贵人”。贵人者，得人扶持也。“三合为治”，治者，不乱也。二词均为褒义词。其二，从分析气候变化来看，由于其大运与司天之气的五行属性相同，构成了“天符”之年的类似变化；但另一方面，又由于其大运与年支固有的五行属性相同，又构成了与岁会之年的类似情况。二者综合作用，有其属于偏盛反常的一面，但也有其属于正常的一面。所以，其气候变化及人体疾病变化应较岁会之年剧烈，但较天符之年又较和缓一些。这是我们的看法，很不成熟，只作为一个问题在此提出讨论，还待以后进一步研究。

(3) 君位臣则顺，臣位君则逆：这里所说的“位”字，指客主加临，即客气加在主气之上的位置。主气指一年之中正常主时之气。客气指各个年度的特殊之气。“客主加临”，即将客气加在主气上面，也就是把一年中各个季节正常应有的气候变化和该年中各个季节所出现的反常变化放在一起，加以比较分析，再从中总结它们之间的各种变化规律。这也就是《普济方·五运六气图》中所谓的：“以客加主而推其变。”六气之中以火为主，这是因为火属阳，无阳则阴无以化。火，又分为二，即君火与相火。君火指火之温，相火指火之热，程度不同，作用也不同。“君位臣”，指客气是君火，加于主气相火之上；“臣位君”，则相反，是指客气是相火，加于主气君火之上。“君位臣则顺”，是说少阳相火主时之时（在三之气，即小满至大暑一段时间），而该时客气值少阴君火，也就是说这个季节天应炎热而实际并不太热。这种现象并不严重影响自然气候的变化和万物的正常生长，虽然也算特殊，但问题不大，所以称之为“顺”。“臣位君则逆”，是说少阴君火主时之时（在二之气，即春分至小满一段时间），而该时客气值少阳相火，也就是说这个季节天应温而反大热，这种现象就属于太过，属于炎变，例如春旱之类，这就要严重影响自然气候变化和万物的正常生长。这个反常的气候变化，影响就很大，所以称之为“逆”。顺，对人体影响不大，这也就是原文所谓的：“顺则其病远，其害微”。逆，则对人体影响很大，这就是原文所谓的：“逆则其病近，其害速。”

【述评】

本节首先介绍了运气相合和客主加临的具体内容，提出了当位与非位的问题，提出了天符、岁会、太一天符的具体测算方法及其与自然气候变化、人体疾病变化的关系问题，还提出了“君位臣”、“臣位君”的顺逆问题。在对这些问题的分析上，基本上都是以“常”、“变”来立论的，认为气候有“常”也有“变”，“常”就是“正”，“正则微”，“其害微”；“变”就是“邪”，“邪则变甚”，“ 其害速”。这是古人长期观察自然气候变化及其与人体疾病的关系得来的经验总结，值得我们加以高度重视。

【原文】

愿闻其步何如[(1)]？岐伯曰：所谓步者，六十度而有奇，故二十四步积盈百刻而成日也。帝曰：六气应五行之变[(2)]何如？岐伯曰：位有终始，气有初中[(3)]，上下不同，求之亦异也。帝曰：求之奈何？岐伯曰：天气始于甲，地气治于子，子甲相合，命曰岁立[(4)]，谨候其时，气可与期。帝曰：愿闻其岁，六气始终，早晏[(5)]何如？岐伯曰：明乎哉问也！甲子之岁，初之气，天数始于水下一刻[(6)]，终于八十七刻半；二之气，始于八十七刻六分，终于七十五刻；三之气，始于七十六刻，终于六十二刻半；四之气，始于六十二刻六分，终于五十刻，五之气，始于五十一刻，终于三十七刻半；六之气，始于三十七刻六分，终于二十五刻。所谓初六(7)，天之数也。乙丑岁，初之气，天数始于二十六刻，终于一十二刻半；二之气，始于一十二刻六分，终于水下百刻；三之气，始于一刻，终于八十七刻半；四之气，始于八十七刻六分，终于七十五刻；五之气，始于七十六刻，终于六十二刻半；六之气，始于六十二刻六分，终于五十刻。所谓六二(7)，天之数也。丙寅岁，初之气，天数始于五十一刻，终于三十七刻半；二之气，始于三十七刻六分，终于二十五刻；三之气，始于二十六刻，终于一十二刻半；四之气，始于一十二刻六分，终于水下百刻；五之气，始于一刻，终于八十七刻半；六之气，始于八十七刻六分，终于七十五刻。所谓六三(7)，天之数也。丁卯岁，初之气，天数始于七十六刻，终于六十二刻半；二之气，始于六十二刻六分，终于五十刻；三之气，始于五十一刻，终于三十七刻半；四之气，始于三十七刻六分，终于二十五刻；五之气，始于二十六刻，终于一十二刻半；六之气，始于一十二刻六分，终于水下百刻。所谓六四(7)，天之数也。次戊辰岁，初之气，复始于一刻，常如是无已，周而复始。帝曰：愿闻其岁候何如？岐伯曰：悉乎哉问也！日行一周(8)，天气始于一刻，日行再周(8)，天气始于二十六刻，日行三周(8)，天气始于五十一刻，日行四周(8)，天气始于七十六刻，日行五周(8)，天气复始于一刻，所谓一纪也。是故寅午戌岁气会同，卯未亥岁气会同，辰申子岁气会同，巳酉丑岁气会同，终而复始。

【讲解】

(1) 愿闻其步何如：这里的“其”字，指六气。“步”字，指位置和时间。“其步”，指风、热、火、湿、燥、寒六气在一年之中的相应时间和位置。前已述及，古人把一年的时间分成六个部分，每个部分算一步，一年共分六步。一年是三百六十五天又二十五刻，分为六步，则每步是六十天又八十七刻半。

一天叫一度，所以原文谓："所谓步者，六十度而有奇。""奇"，指零数，即八十七刻半。一年有二十四个节气，配以六步，则每步属有四个节气。由于一年中的六步，反映了六气在一年之中的相应节序及变化，所以对六步一般不叫它一、二、三、四、五、六步，而称之为初之气，二之气、三之气、四之气、五之气、终之气。初之气从大寒节开始，包括立春、雨水、惊蛰至春分为止四个节气。风从东来，天气开始温暖，相当于每年的春季，所以初之气为厥阴风木。二之气从春分节开始，包括清明、谷雨、立夏至小满为止四个节气。天气已经明显温暖，相当于每年的暮春初夏，所以二之气为少阴君火。三之气从小满节开始，包括芒种、夏至、小暑至大暑为止四个节气。天气十分炎热，相当于每年的盛夏，所以三之气为少阳相火。四之气从大暑节开始，包括立秋、处暑、白露、至秋分为止的四个节气。天气炎热而潮湿，相当于每年的夏末秋初，所以四之气为太阴湿土。五之气从秋分节开始，包括寒露、霜降、立冬至小雪为止四个节气。天气开始转凉，秋高气爽，气候比较干燥，相当于每年的秋末冬初，所以五之气为阳明燥金。终之气从小雪节开始，包括大雪、冬至、小寒至大寒为止四个节气。天气寒冷，冰天雪地，相当于每年的严冬，所以终之气为太阳寒水。由于六步反映了一年中各个季节气候的变化，而且年年基本如此，每步都代表着一定的时令，所以"六步"又叫作"六气主时"，又叫作"主气"或"主时之气"。由于主时的六气在一年之中并不是不动的，即使是在所属的节序中，各个年度也有来去早晏的不同，来回运转，这就好像人在走路一样，所以主时之气又称之为"步"。兹将六气主时节气步位示意如图 8。

（2）六气应五行之变：六气，指风、热、火、湿、燥、寒。五行，指木、火、土、金、水。"六气应五行"，指天之六气与地之五行，亦即气候变化与地面上万物生长化收藏各种物

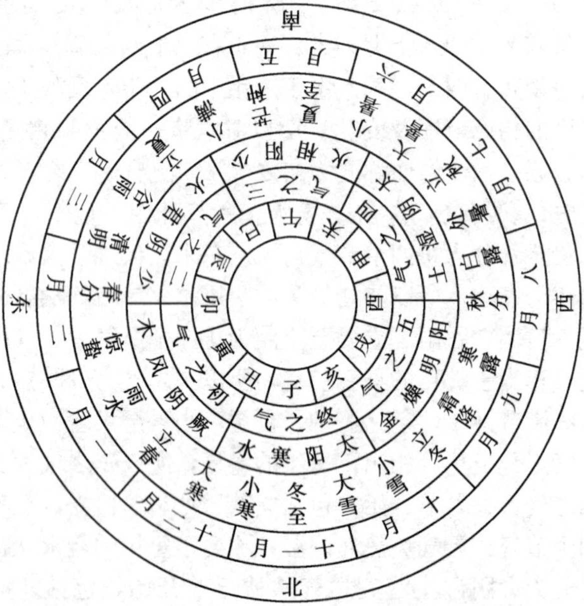

图 8　六气主时节气图

化现象之间的相应关系。这也就是《天元纪大论》中已经讲述的："在天为风，在地为木；在天为热，在地为火；在天为湿，在地为土；在天为燥，在地为金；在天为寒，在地为水。故在天为气，在地成形，形气相感而化生万物。""寒暑燥湿风火，天之阴阳也，三阴三阳上奉之，木火土金水火，地之阴阳也，生长化收藏下应之。天以阳生阴长，地以阳杀阴藏。"由于如此，所以在前述六气主时节气步位上，古人以初之气配厥阴风木，二之气配少阴君火，三之气配少阳相火，四之气配太阴湿土，五之气配阳明燥金，终之气配太阳寒水，把六气与三阴三阳五行密切配合起来。这也就是张志聪注中所谓的："五行者，谓厥阴风木主初气，君相二火主二气三气，太阴湿土主四气，阳明燥金主五气，太阳寒水主六气，此主时之五行，守定位而不移者也。”关于句中所谓“之变”二字，是指主时六气在各个年度中的变化。问话中主要指各年度六气不同的交司时间。因此原文也就据此作出回答，较详细地阐述了各个年度的不同交司时刻及其运转规律。

（3）位有终始，气有初中：位，指六气主时的时间位置。“位有终始”，意即六气在一年之中虽有其一定的相应时间位置，但是在这一段时间中，由于有开始和终末的不同，所以开始时的情况和终末时的情况也不相同。气，指六气本身。“初中”，即把每一气本身再分为前后两个时段。初，言其开始的一段时间；中，言其终末的一段时间。这也就是张介宾所注的：“初言其始，气自始而渐盛也，中言其盛，气自盛而渐衰也。”“初”与“中”在一步的六十天又八十七刻半时间中，各占一半，亦即“初”占三十天多一点，“中”也占三十天多一点。这也就是本篇原文所谓：“初凡三十度而有奇，中气同法。”为什么“气有初中”？这是因为“位有终始”，也就是说，六气本身并不是静止不变的，而是在那里不断地运动变化，消长出入，因而在分析各步之中的情况时，也必须以动的观念来分析，不能机械对待。这也就是原文所谓的：“上下不同，求之亦异。”这是中医学中的整体恒动观在分析自然气候变化上的具体体现。

（4）天气始于甲，地气始于子，子甲相合，命曰岁立：以下是讲推求六气在各个年度中的交司时刻及运转周期的具体方法。文中的“甲”，是指天干。天干有十，即：甲、乙、丙、丁、戊、己、庚、辛、壬、癸。文中的“子”，是指地支。地支有十二个，即：子、丑、寅、卯、辰、巳、午、未、申、酉、戌、亥。古人以干支结合纪年，即从天干中的“甲”和地支中的“子”开始，按上列顺序，依次结合纪年，六十年一轮转。这就是原文所谓的“子甲相合，命曰岁立”。也就是说，要推求各个年度六气交司时刻，首先就要确定该年的年度，然后才能推算该年度六步的运转情况及交司时刻，并进一步总结其运转规律。

（5）六气始终，早晏：“六气始终早晏”中的始，指每年六气开始的时刻。“终”，指每年六气终止的时刻。由于六气六步之中，每步是六十天而有奇，而一年又只分为六步，因此每步均有零数。由于这零数的影响，形成各个年度六气的交司时刻并不相同，其交司时刻有早有晏。全句是问每个年度六气交司时刻的具体时间，详见原文。

（6）天数始于水下一刻：“天数”，即自然规律。此处是指六气的交司时刻。在计时方面，古人有两种计时方法：一种是滴漏法。这种方法是把一昼夜分为一百刻。具体计时是用“漏壶”，即用壶边或壶底有孔可以滴水的壶贮水，使水经过漏孔自然滴漏。观察一昼夜壶水漏减多少以计算时间。最早的滴漏法有两种，一种是沉箭漏，即用一根木质箭杆，上刻一百刻，从漏壶盖上插入壶中，随着壶中水的减少，箭往下沉，从盖边就可以看出应有时刻；另一种是浮箭漏，即把漏壶中的水聚集在另一个容器里，再用一根刻有时刻的箭杆固定在此容器中，随着容器中水量的增加，看水淹没箭杆上时刻的情况就可以看出应有时刻。由于这种方法是以“孔壶为漏，浮箭为刻”，所以滴漏法又统称漏刻法。对于漏刻的制作和使用，代有改进。如宋代沈括对漏壶注水管的口径，箭上刻度的均匀性，甚至漏壶中所用泉水的质量，都作过精细的观察和研究，以提高漏刻的准确性，但其原理还是一样。另一种是一日划分为十二时法。汉代以后，把一昼夜平分为子、丑、寅、卯、辰、巳、午、未、申、酉、戌、亥十二个时辰。每个时辰相当于现在的两个小时。宋以后又规定把每个时辰再分为初和正两个相等部分，例如卯初、卯正，寅初、寅正等等。由于与漏下百刻的计时法同时存在，而一百又不能被十二整除，十二时辰和一百刻在配合上发生了困难，因此历史上曾对百刻法有所改动。清初把一日百刻改为一日九十六刻。这样十二个时辰分为初、正，实际上成了二十四小时。一日昼夜九十六刻，则每时四刻。这和现代的二十四小时计时法基本一样。不同者只是古计时法是每刻分为十分。这里所说的水下一刻是指漏下百刻法的时刻，一刻相当于现在的十四点四分。水下一刻相当于现在的三时十四点四分。甲子年的初之气开始于大寒节的水下一刻，即寅时初刻。经过六十日八十七刻半以后，终于春分日的八十七刻半，即子时初刻。以下依此类推。

（7）初六、六二、六三、六四：这里所谓的“初六”，初，指第一年；六，指六步。“初六”，即甲子年这一年中六气六步的交司时刻。甲子年六气六步的交司时刻是：初之气始于水下一刻，终于八十七刻半；二之气始于八十七刻六分，终于七十五刻；三之气始于七十六刻，终于六十二刻半；四之气始于六十二刻六分，终于五十刻；五之气始于五十一刻，终于三十七刻半；终之气始于三十七刻六分，终于二十五刻。这样，从六步的初之气开始到六之气终止，就是这一年的六气六步的交司时间，这一年就叫“初六”。“六二”，二，指第二年；六，仍然是指六步。“六二”，即指第二年，亦即乙丑年这一年中六气六步的交司时刻。以下“六三”，指第三年，亦即丙寅年这一年中六气六步的交司时刻。“六四”，指第四年，亦即丁卯年中六气六步的交司时刻。其具体起止时间见原文，以“初六”为例，依次类推。

（8）日行一周，日行再周，日行三周，日行四周，日行五周：古人从直观上认为太阳每天行一度，一年行三百六十五度又复回到原来的位置。这就是日行一周。这也就是说，“日行一周”就是一年；“日行再周”就是二年；“日行三周”就是三年；“日行四周”就是四年；“日行五周”就是五年。原文所说的：“日行一周，天气始于一刻，日行再周，天气始于二十六刻，日行三周，天气始于五十一刻，日行四周，天气始于七十六刻，日行五周，天气复始于水下一刻，所谓一纪也。”就是从第一年开始到第四年，这四年中六气六步的交司时刻是各不相同的。到了第五年，又重复回到第一年的交司时刻上。这也就是说各个年度六气六步的交司时刻是以四年为一纪，即以四年为一个周期。根据这个情况，在具体计算上就可以得出一个结论，那就是凡是年支上逢寅、逢午、逢戌之年，其各年六气六步的交司时刻是相同的；逢卯、逢未、逢亥之年，其各年的六气六步交司时刻是相同的；逢辰、逢申、逢子之年，其各年的六气六步交司时刻是相同的；逢巳、逢酉、逢丑之年，其各年的六气六步交司时刻是相同的。因为这些年支之间都是相隔四年，符合四年一个周期的规律。这就是原文所谓的：“寅午戌岁气会同，卯未亥岁气会同，辰申子岁气会同，巳酉丑岁气会同，终而复始。”

【述评】

本节主要介绍了各个年度中六气六步的具体交司时刻，提出了六气的交司时刻以四年为一个周期的自然规律及其运用干支来运算的具体方法，其精确度到了以分为标准。这是古人在长期观察中实测的结果，我们应该加以重视。

【原文】

帝曰：愿闻其用也。岐伯曰：言天者求之本，言地者求之位，言人者求之气交[(1)]。帝曰：何谓气交？岐伯曰：上下之位，气交之中，人之居也。故曰：天枢之上，天气主之；天枢之下，地气主之；气交之分，人气从之，万物由之[(2)]。此之谓也。帝曰：何谓初中[(3)]？岐伯曰：初凡三十度而有奇，中气同法。帝曰：初中何也？岐伯曰：所以分天地也。帝曰：愿卒闻之。岐伯曰：初者地气也，中者天气也。帝曰：其升降何如？岐伯曰：气之升降，天地之更用也。帝曰：愿闻其用何如[(4)]？岐伯曰：升已而降，降者谓天；降已而升，升者谓地。天气下降，气流于地；地气上升，气腾于天。故高下相召，升降相因，而变作矣。帝曰：善。寒湿相遘，燥热相临，风火相值[5]，其有间乎？岐伯曰：气有胜复，胜复之作，有德有化，有用有变，变则邪气居之[6]。帝曰：何谓邪乎？岐伯曰：夫物之生从于化，物之极由乎变，变化之相薄，成败之所由也。故气有往复，用有迟速，四者之有，而化而变，风之来也[7]。帝曰：迟速往复，风所由生，而化而变，故因盛衰之变耳。成败倚伏游乎中何也？岐伯曰：成败倚伏生乎动，动而不已，则变作矣[8]。帝曰：有期乎？岐伯曰：不生不化，静之期也。帝曰：不生化乎？岐伯曰：出入废则神机化灭，升降息则气立孤危。故非出入，则无以生长壮老已；非升降，则无以生长化收藏。是以升降出入，无器不有[9]。故器者生化之宇，器散则分之，生化息矣。故无不出入，无不升降。化有大小，期有近远，四者之有，而贵常守，反常则灾害至矣。故曰：无形无患[10]。此之谓也。帝曰：善。有不生不化乎[11]？岐伯曰：悉乎哉问也！与道合同，惟真人也。帝曰：善。

【讲解】

(1) 言天者求之本，言地者求之位，言人者求之气交：这里所说的“天”，就是天气，亦即自然气候变化。所说的“本”，就是风、热、火、湿、燥、寒六气。“言天者，求之本”，意即研究自然气候变化主要就是研究六气的变化。所以张介宾说：“本者，天之六气风寒暑湿燥火是也……言天者求之本，谓求六气之盛衰而上可知也。”这里所说的“地”，就是指地面生长化收藏的各种物化现象。所说的“位”，就是六步，亦即一年中二十四个节气所属的部位。“言地者，求之位”，意即研究地面各种物化现象主要就是根据六步来研究时序与各种物化现象之间的关系。所以张介宾说：“位者，地之六步，木火土金水火是也……言地者，求之位，谓求六步之终始而下可知也。”木火土金水火在这里意味着自然界生长化收藏各种物化现象。这也就是《天元纪大论》中所谓的：“木火土金水火，地之阴阳也，生长化收藏下应之。”这里所说的人，是指人的生命现象和生理活动。所说的“气交”，就是天地之中。这也就是下文所谓的：“上下之位，气交之中，人之居也。”天与地是一个整体。它们是互相作用的，气候变化直接影响着地面物质的生长化收藏；而地面物质的生长化收藏现象反过来又可以影响气候变化。这也就是下文所谓的：“天气下降，气流于地，地气上升，气腾于天，故高下相召，升降相因，而变作矣。”人的生命现象和生理活动也正是在天地的相互作用下而产生的。这也就是《素问·宝命全形论》中所谓的：“人以天地之气生，四时之法成。”“人生于地，悬命于天，天地合气，命之曰人。”“言人者，求之气交。”意即研究人的生命现象及其生理活动，主要就要研究人与自然的关系，自然界气化和物化现象对人体的影响。所以张介宾说：“人在天地之中，故求之于气交，则安危亦可知矣。”这里明确地指出，天与地是一个整体，人与天地又是一个整体。这是中医学指导思想和理论基础的具体体现。

（2）天枢之上，天气主之；天枢之下，地气主之；气交之分，人气从之，万物由之：天枢，王冰注云：“天枢当脐之两旁也，所谓身半矣，伸臂指天，则天枢正当身之半也。”他把“天枢”解释成为人体脐旁的天枢穴。张介宾注云：“枢，枢机也，居阴阳升降之中，是为天枢，故天枢之义，当作中字解。”我们认为，以张注为是。因为这里主要是讨论天地人之间的关系问题，而不是具体讨论人体的上下问题。“天枢”一词，我们认为，“枢”，有转枢之义，与天地之气的升降出入有关，是指天地之气交接的枢纽。用一“枢”字，以示天地之间不但是一个整体，而且它们之间是不断地在运动着。由于它们之间的不断运动，所以才产生出自然界的各种物化现象和人的生命现象。这也就是原文所谓的：“气交之中，人气从之，万物由之。”以“天枢”一词，说明自然界是处于不断的运动之中。这就是“天枢”一词的基本含义。

（3）何谓初中：“初”，指开始；“中”，同“终”，指终末。这里是指六气六步之中，每一步不论是在气化上或者物化上都有一个先后始终的问题，不能以静止的观点来看待每一步的变化。每一步中，不论在气候变化上或是物化现象上都是在不断变化，各种变化都有一个由渐变到突变的过程。六气六步在一年中每步各占六十天多一点。由于每一步都有一个先后始终的不同，所以每一步又可分为先后两个时段。每一个时段各占三十天多一点。前段叫“初”，后段叫“中”。这就是原文所谓的：“初凡三十度而有奇，中气同法。”

（4）愿闻其用何如：“用”，指作用，也指表现。“其”，指前述的“初”、“中”。其用何如，是指六步之中，“初”、“中”的作用和运动表现形式。在六步中，“初”，代表地气，从阴阳概念上来说也就是代表“阴”；“中”，代表天气，从阴阳概念上来说也就是代表“阳”。阴阳之间，总是阴阳互根，阴升阳降，阴阳之间总是不断消长进退，“重阳必阴，重阴必阳”。因此，这里所说的“初”和“中”之间的关系和作用以及它们的运动形式，实际上和阴阳一样，也是以消长进退、升降出入为它的运动形式。这也就是原文所谓的：“初者地气也，中者天气也。”“升已而降……降已而升。”张介宾所说的：“初中者，所以分阴阳也。”“天无地之升，则不能降，地无天之降，则不能升，故天地更相为用。”这也就是说，六气六步虽然各有一定步位，但是它们是在那里不断运动和不断变化的。因此，不能以机械的、静止的观点来分析六气六步的问题。

（5）寒湿相遘，燥热相临，风火相值：句中“寒湿”、“燥热”、“风火”是指六气。“相遘”、“相临”、“相值”，均是指相遇。全句意即风、热、火、湿、燥、寒六气虽然各有所属步位，例如初之气为风，二之气为热，三之气为火，四之气为湿，五之气为燥，终之气为寒之类，但由于六气有常有变，可以出现特殊的变化。这里所说的“寒湿相遘”，即冬季而雨水太多；所说的“燥热相临”，即秋季而仍炎热；所说的“风火相值”，即春季大热如盛夏。均是指各个季节中的特殊变化而言。也就是指一般所说的“客主加临”现象。

（6）气有胜复，胜复之作，有德有化，有用有变，变则邪气居之：这一段是解释自然气候为什么会出现特殊变化的原因。这里所谓的“有德有化，有用有变”，是指六气本身固有的气候特点与自然界物化现象的相应关系，它们本身的作用和相应的反常现象。“风”的“德”是“敷和”，亦即“敷布阳和”，这就是说，“风”在季节上代表春，它的气候特点是温，大地春回，自然气候普遍温暖，这就是“敷布阳和”。“风”的“化”是“生荣”，这就是说，风与物化现象上的关系是“生”，亦即在春风的影响下，万物又开始萌芽生长。“风”的“用”是“动”，这就是说在春天里，在春风的作用下，自然界又开始变为活跃。“风”的“变”是“振发”，这就是说风如果反常，不是和风而是急风、狂风，则不但不会有利于万物的萌芽生长，反而可以使开始萌芽生长的生物受到损伤成为灾害。这就是《气交变大论》中所谓的：“东方生风，风生木，其德敷和，其化生荣，其政舒启，其令风，其变振发，其灾散落。”《五运行大论》中所谓的：“风以动之。”“风胜则地动。”“热”和“火”的“德”是“彰显”，亦即阳气非常明显。这也就是说，“火”、“热”在季节上代表夏。它的气候特点是炎热。“火”、“热”的“化”是“繁茂”。这也就是说，“火”、“热”与物化现象的关系是“长”，亦即在炎热的作用下，万物长势最好，欣欣向荣。“火”、“热”的“用”是温热。“火”、“热”的“变”是“销烁”。这也就是说，“火”、“热”如果反常，“火”、“热”太过，那就会使万物焦枯。这就是《气交变大论》中所谓的“火以温之”，“火胜则地固（裂）”。“湿”的“德”是“溽蒸”。这就是说“湿”在季节上代表长夏，它的气候特点是炎热而潮湿，好像以火烧水蒸物一样。“湿”的“化”是

"丰备"，这就是说在湿热交互作用下可以使物化现象更加完备和成熟。"湿"的"用"是滋润。"湿"的"变"是"骤注"，这就是说"湿"如太过，那就会潮湿太甚，暴雨成灾。这就是《气交变大论》中所谓的："中央生湿，湿生土，其德溽蒸，其化丰备，其政安静，其令湿，其变骤注，其灾霖溃。"《五运行大论》中所谓的"湿以润之"，"湿胜则地泥"。"燥"的"德"是"清洁"。这就是说，"燥"在季节上代表秋，它的气候特点是凉爽而干燥，也就是一般所说的秋高气爽。"燥"的"化"是"紧敛"，就是说在秋凉的气候中，在物化上开始收敛，欣欣向荣的树木开始树凋叶落。"燥"的"用"是"干"，即使潮湿的现象转为干燥。"燥"的"变"是"肃杀"，即干燥而太过，那就会使物化现象停止，干枯死亡。这就是《气交变大论》中所谓的："西方生燥，燥生金，其德清洁，其化紧敛，其政劲切，其令燥，其变肃杀，其灾苍陨。"《五运行大论》中所谓的"燥以干之"，"燥胜则地干"。"寒"的"德"是"凄沧"。这就是说，"寒"代表冬季，它的气候特点是寒冷。"寒"的"化"是"清谧"，亦即安静。这就是说冬季里在物化现象上从表面上看，好像不生不长而处于静止的状态。"寒"的"用"是"坚"，"坚"字有坚守之义。这就是说，"寒"的作用就是闭藏。"寒"的"变"是"凛冽"，"凛冽"即过于寒冷，过于寒冷即可因冰雪霜雹而成冻害。这就是《气交变大论》中所谓的："北方生寒，寒生水，其德凄沧，其化清谧，其政凝肃，其令寒，其变凛冽，其灾冰雪霜雹。"《五运行大论》中所谓的"寒以坚之"，"寒胜则地裂（固）"。由于六气本身各有其相应的"德"、"化"、"用"、"变"，而在其"变"的过程中，亦即在自然气候的反常变化过程中，常由于六气之间存在着互相影响和互相调节以求恢复稳定的因素，因此就出现了"胜复"现象。所谓"胜"，即偏胜；"复"，即恢复或报复。这就是说，六气中任何一个气，如果有偏胜的现象，由于六气中任何一个气都紧随着一个可以承制它的相应的气，例如前述的“相火之下，水气承之；水位之下，土气承之；土位之下，风气承之；风位之下，金气承之；金位之下，火气承之”等等，因此，一气偏胜，它气就必然来复。正因为有这样一个“胜”和“复”的过程，所以才产生了自然气候上与季节不相应的特殊变化。也正因为这种“复”，是属于自然气候上的一种自稳调节，是为了使这一偏胜之气恢复到原有的正常状态上来，所以原文才说：“气有胜复，胜复之作，有德有化，有用有变，变则邪气居之。”在这里，把“邪”，亦即自然界反常的气候变化与“胜复”联系起来；把“邪”与“德”、“化”、“用”、“变”联系起来。这就是说，“邪”的出现是“变”的结果；但另一方面也是“胜复”过程中，亦即自然气候自稳调节过程中所必然会出现的现象。这也就是为什么在六气变化中会出现“寒湿相遘”、“燥热相临”、“风火相值”等气候特殊变化的道理。

（7）气有往复，用有迟速，四者之有，而化而变，风之来也：此几句是进一步解释自然界气候的常和变与自然界物化现象的密切关系。“气有往复”一句，是指六气之间有来有往，亦即季节气候之间的来回运转，冬去春来，夏来春去，夏去秋来，冬来秋去，冬去春又再来。随着季节的往复而与各个季节相应的风、热、火、湿、燥、寒六气自然也就随之运转，周而复始，如环无端。“用有迟速”一句，“迟”指慢，指不及；“速”，指快，指太过。全句指六气在自然运转过程中有常有变。应至而至，与季节相应，这就是常。迟至也就是至而不至，速至也就是至而太过，或早或迟均属与季节不相应，这就是变。六气往复运转的常变，与自然界物化现象的正常与否密切相关。六气往复正常，与季节相应，就能使万物正常生化；六气往复反常，至而不至，至而太过，或迟或速，与季节不相应，就会使自然物化上发生灾变。这里“气有往复”一句以述常，“用有迟速”一句以测变。至于在实际观察中如何判定自然气候变化上的常和变的问题，古人认为观测风向是一个较好的方法。因为风向与气候变化密切相关，东风带来了春天和温暖，南风带来了夏天和炎热，西风带来了秋天和凉爽，北风带来了冬天和严寒。因此，观测风向就可以判断六气运转的常和变。春刮东风，夏刮南风，秋刮西风，冬刮北风就是常；反之，春刮西风，夏刮北风，秋刮东风，冬刮南风就是变。所以原文谓：“气有往复，用有迟速，四者之有，而化而变，风之来也。”“迟速往复，风所由生。”张介宾注：“气有往复，进退也，用有迟速，盛衰也，凡此四者之有，而为化为变也，但从乎化，则为正风之来，从乎变，则为邪风之来，而人之受之者，安危系之也。”张氏在这里所说的“正风”，即与季节相应的正常风向；所说的“邪风”，即与季节不相应的相反风向。“从乎化，则为正风之来，从乎变，则为邪风之来”，说明了自然气候变化的常和变与自然界物化现象上的常和变密切相关。

（8）成败倚伏生乎动，动而不已，则变作矣：成败，指事物的盛衰；倚，指相因；伏，指隐伏或潜伏；动，指运动。全句意即一切事物，包括人体在内的一切生命现象，其盛衰是互为因果的。“盛”之中潜伏着“衰”的因素，衰之中潜伏着“盛”的因素，这就叫“成败倚伏”。所以张介宾注云：“夫物盛则衰，乐极则哀，是福之极而祸之倚也，否极而泰，是祸之极而福所伏也，故当其成也，败实倚之，当其败也，成实倚之。”为什么会出现这种成败倚伏现象呢？这是因为事物本身总是在那里不断运动，而运动总是在不断地向相反的方面转化。所以原文谓：“成败倚伏生乎动，动而不已则变作矣。”我们前面讲的自然气候变化方面的四时六气六步的循环运转，春去夏至，暑往寒来，物化方面的生长化收藏自然现象，就是这种认识在自然现象中的具体体现和例证。

（9）升降出入，无器不有：“升降出入”，指运动。古人认为，运动的方向总是向相对的方向转化。从天地上下来说，上总是向下运转，下总是向上运转。从阴阳内外来说，总是由阳入阴，由阴出阳。这也就是本篇前面所述的：“气之升降，天地之更用也……升已而降，降者谓天；降已而升，升者谓地。天气下降，气流于地；地气上升，气腾于天。故高下相召，升降相因而变作矣。”《阴阳应象大论》中所谓的：“清阳为天，浊阴为地；地气上为云，天气下为雨；雨出地气，云出天气。”“重阴必阳，重阳必阴。”“器”张介宾解释：“凡物之成形者，皆曰器。”这就是说，器，在这里泛指一切物质。“升降出入，无器不有”一句，质言之，就是说只要有物质存在就有运动存在。也就是说，没有不运动的物质。所以原文谓：“不生不化，静之期也……出入废则神机化灭，升降息则气立孤危。故非出入，则无以生长壮老已；非升降，则无以生长化收藏。是以升降出入，无器不有。”“无不出入，无不升降”。明确地阐述了变化来源于运动，没有运动也就没有变化。

（10）无形无患：形，指形体，这里是指物质。患，祸害、灾难之义，此指盛衰灾变。前面讲了“升降出入，无器不有”，“无不出入，无不升降”，这里是说只要有物质存在，就有运动变化存在，除非根本不存在物质；既然不存在物质，当然也就谈不到运动变化，也就谈不到有什么盛衰灾变，所以说“无形无患”。这实际上是进一步肯定了物质与运动、运动与变化之间的不可分离的绝对关系。

（11）有不生不化乎：生，指生命；化，指变化。“生化”二字，总指生命现象。这一问句下面答话的含义，是用肯定语气来强调了生命现象与运动之间的必然联系。这一段如果加以直译就是说：“有没有不生长变化的生命呢？回答说：你问得真详尽呀！如果说有，那只有是神仙了。”因为假设的条件是不存在的，生活中是没有“真人”的，所以，这一回答实际上是以表面肯定的语气，表达了实际上否定的内容，即否定有不生不化的生命。这同前面“不生不化，静之期也”，“无形无患”的含义完全一样。实际上是对“无不出入，无不升降”这一卓越认识的进一步肯定。但是把“真人”等否定的内容当作肯定的提法来评是论非，这实际上是对中医学指导思想的一种曲解。

【述评】

本节重点讨论了中医学中的一个十分重要的问题，即中医学的指导思想整体恒动观以及气化学说问题。

在本节中，经文首先提出了“言天者，求之本，言地者，求之位，言人者，求之气交”，“上下之位，气交之中，人之居也”，“气交之分，人气从之，万物由之”。认为“天地一体”，“人与天地相应”。其次，经文又提出了“物之生从于化，物之极由乎变，变化之相薄，成败之所由也”，“成败倚伏游乎中”，“成败倚伏生乎动，动而不已，则变作矣”，“升降出入，无器不有”，“无不出入，无不升降”，“器者，生化之宇，器散则分之，生化息矣”。十分明确地指出，有物质就有运动，有运动就有变化；反之，没有物质就没有运动，没有运动也就不会产生变化。运动终止，物质变化也就终止。

上述这些论点是十分卓越的。它与唯物辩证法在认识上有很多相通之处。但是也应该指出，《内经》中的这种恒动观念，由于历史条件的限制，也有很大的局限性。如较多地强调了“周而复始”、“如环无端”等。这也就是说比较更多地强调了宇宙间事物的运动是循环的。这表现在前面所述：“周天气者，六朞为一备；终地纪者，五岁为一周。”“五六相合而七百二十气，为一纪，凡三十岁；千四百四十气，凡六十岁，而为一周，不及太过，斯皆见矣。”“所谓六四，天之数也。次戊辰岁，初之气，复始于一刻，常如是无已，周而复始。”这些提法，把自然气候的各种周期性变化，如五年周期、六年周期、四年周期以及一年中的季节气候周期都作了比较绝对的肯定，并以此来解释六十年周期中各个年份的周期性变化，万物的生长，疾病的流行和预后等。由于自然变化相对微小，常以亿万年为单位，这样的认识，如果应用于某些学科和一定时间、范围之内，也能产生一定的指导作用。这也就是运气学说的部分内容，例如主运、主气、节序等等，对于医学、历学、农学等学科，在一定程度上还有指导实践的作用。但是，如果作为一种指导思想来看，作为一种规律和法则来看，则这种认识是有很大程度形而上学和唯心主义成分的，应该有批判地加以运用。

【本篇小结】

（1）本篇指出了自然变化的规律是深远的，是一时还认识不清楚的，但是应该加以探索，是可以根据其外在表现与物化现象加以总结的。这也就是原文所谓的：“天之道也，如迎浮云，若视深渊。”“尽言其事，令终不灭，久而不绝。”“因天之序，盛衰之时也。”

（2）本篇提出了具体研究自然气候变化的方法，即运用阴阳五行学说来总结天道变化。这也就是原文所谓的“六六之节”。

（3）本篇指出六气有常有变，其常其变均与自然界物化现象及人体生理变化密切相关。因此也就可以根据自然界物化现象及人体生理活动现象来观测自然气候的常和变。这也就是原文所谓的：“应则顺，否则逆，逆则变生，变则病。”“物，生其应也，气，脉其应也。”

（4）本篇具体提出了六气六步的运行次序以及各个不同年度的不同交司时刻，从而总结出自然气候变化在一年中的季节周期以及不同年度间的四年周期。

（5）本篇指出了自然界气候变化中的自稳调节与自然界各种物化现象上的密切关系，从而总结出“亢则害，承乃制，制则生化”这一自然变化规律。

（6）本篇提出了“运气同化”的问题，介绍了“岁会”、“天符”、“太一天符”的具体运算方法及有关年份。提出了“客主加临”的问题，介绍了少阴君火与少阳相火在加临中位置与顺逆的关系。

（7）本篇最后着重地讨论了物质变化与运动之间的关系问题，明确地作出了物质是运动的基础，运动是物质变化的原因，没有物质就没有运动，没有运动也就没有物质变化的正确结论。

四、《气交变大论》讲解

【题解】

关于“气交”，在《六微旨大论》中有明确的解释，原文云：“帝曰：何谓气交？岐伯曰：上下之位，气交之中，人之居也。”这里的“气”，指六气；“交”，指相交，亦即交互作用。“上下之位”，“上”，指天气；“下”，指地气。天气与地气是互相作用、上下运转的，故曰“气交”。“变”，指灾变。本篇主要内容是论述由于天地交互作用，上下运转而出现太过、不及，从而出现了气候的异常变化，以及万物因此而出现灾变，人体因而发生疾病的道理，故名《气交变大论》。

【原文】

黄帝问曰：五运更治，上应天朞，阴阳往复，寒暑迎随(1)，真邪相薄，内外分离，六经波荡，五气倾移，太过不及，专胜兼并(2)，愿言其始，而有常名，可得闻乎？岐伯稽首再拜对曰：昭乎哉问也！是明道也。此上帝所贵，先师传之，臣虽不敏，往闻其旨。帝曰：余闻得其人不教，是谓失道，传非其人，慢泄天宝。余诚菲德，未足以受至道，然而众子哀其不终，愿夫子保于无穷，流于无极，余司其事，则而行之(3)奈何？岐伯曰：请遂言之也。《上经》曰：夫道者，上知天文，下知地理，中知人事，可以长久(4)。此之谓也。帝曰：何谓也？岐伯曰：本，气位也。位天者，天文也。位地者，地理也。通于人气之变化者，人事也。(5)。故太过者先天，不及者后天，所谓治化而人应之也。

【讲解】

(1) 五运更治，上应天朞，阴阳往复，寒暑迎随：“五运更治”，指木、火、土、金、水的运行和变化，也就是指自然界各种生物的生、长、化、收、藏现象。“天”，指六气；“朞”，周期。“天朞”意即风、热、火、湿、燥、寒六气各有它所属的时序。“五运更治，上应天朞”，意即地面上生物生、长、化、收、藏的节序与风、热、火、湿、燥、寒的时序是完全相应的。这就是说生与风相应，长与火热相应，化与湿相应，藏与寒相应。“阴阳往复”一句中的“阴阳”，既是指天之六气，也是指生长化收藏现象。这也就是《天元纪大论》中所谓的：“寒暑燥湿风火，天之阴阳也，三阴三阳上奉之。木火土金水火，地之阴阳也，生长化收藏下应之。”“往复”，指风热火湿燥寒六气和生长化收藏五运的来回运转。“寒暑”，指一年，也指一年中的各个节序。“迎随”，“迎”指来，“随”指去。全句意即由于六气的来回运转，所以才产生了各种生物的生长化收藏现象的来回运转，所以也才形成了一年中季节上的变化。质言之，也就是一年中各个季节，各有它的气候特点和相应的正常物化现象。季节、气候、物化现象相应就是正常，反之就是失常。这也就是《阴阳离合论》中所谓的：“生因春，长因夏，收因秋，藏因冬，失常则天地四塞。”

（2）真邪相薄，内外分离，六经波荡，五气倾移，太过不及，专胜兼并：前一小节是指自然气候、季节、物化方面的正常情况，此一小节是指它的反常情况。“真邪相薄”句中的“真”字，同“正”字，也就是指“正气”，亦即正常的气候变化。《灵枢·小针解》谓：“神，正气也。”这里的“神”，就是指自然界的正常现象，“邪”，指不正常的气候变化。《灵枢·小针解》谓：“客者，邪气也。”这里的“客”，就是指“客气”，亦即指反常的特殊气候变化。“薄”字同“搏”，意即相互斗争或相互作用。“真邪相薄”，也就是《灵枢·小针解》中所谓的：“神客者，正邪共会也。”“内外分离”句中的“内外”，指阴阳。“六经波荡”句中的“六经”，指三阴三阳，亦即指天之六气。“五气倾移”句中的“五气”，指木、火、土、金、水五行，亦即指生长化收藏。“太过不及”句中的“太过”，指气候变化和物化现象未至而至，“不及”，指气候变化和物化现象至而不至，也就是统指气化和物化现象与季节不相应。“专胜兼并”句中的“专胜”，指太过，即一气独盛，侵犯它气，例如岁木太过，则乘土侮金；“兼并”，指不及，即一气独衰，它气来乘来侮，例如岁木不及，则金乘土侮。这一小节说明在气候反常的情况下自然界中风热火湿燥寒六气和季节之间的正常作用就会受到破坏，生物的生长化收藏等物化现象也就会因此受到严重的影响。

（3）保于无穷，流于无极，余司其事，则而行之：此节承上节而言。“保”，指保存；“流”，指流传；“无穷”、“无极”，均有永远之意。“司”，职司之意，“事”，指观察气候变化及其与生物的关系。用今天的话来说，就是研究气象或研究气象医学等。“则”，指法则或准则，此处可作效法、遵循讲。此一小节意译之，就是对自然界气候变化规律及其与各种物化现象上的密切关系，其正常与异常变化现象，来加以总结，使之形成规律性的认识，并且永远流传下去，成为研究自然气候变化与生物关系的准则。

（4）夫道者，上知天文，下知地理，中知人事，可以长久：“道”，作规律解。“道者”，指掌握自然变化规律的人。“上知天文，下知地理，中知人事”，有两层意思：其一，指研究自然变化规律，应该就天文、地理、人事三方面综合起来加以研究，亦即把天地人三者视为一个有机的整体来进行多学科的综合研究；其二，是要求研究自然变化规律的人必须具有广博的知识。

（5）本，气位也。位天者，天文也。位地者，地理也。通于人气之变化者，人事也：此一小节系承上节而言。解释研究自然变化为什么要上知天文，下知地理，中知人事。“本”，在这里指根本或关键。“气位”，指作用的部位。这也就是说研究自然变化规律，其关键在于研究自然变化中各个作用部位的具体变化。所以原文说：“本，气位也。”研究天体日月星辰变化与风雨寒暑之间的关系就是天文。所以原文说：“位天者，天文也。”研究地域方位、高下寒温燥湿与物化现象的关系，就是地理。所以原文说：“位地者，地理也。”研究人体生理现象和病理生理现象与天地之间的关系，这就是人事。所以原文说：“通于人气之变化者，人事也。”

【述评】

本节指出了自然界生物的生长化收藏现象与季节气候变化密切相应，来回运转，这就是正常。反之，如果出现气候与季节不相应，至而不至，未至而至，这就是反常。为了保障人体健康，因此要认真研究天文、地理及其与人体健康和疾病之间的关系，总结其规律并使之流传下去，以使司其事者有所遵循。《内经》在这里强调了天地人之间密不可分的整体关系，因而在研究方法上也强调了天地人应综合分析总结的方法。这种认识是完全正确的，也是十分可贵的，因而必须加以继承和发扬。

【原文】

帝曰：五运之化[(1)]，太过何如？岐伯曰：岁木太过[(2)]，风气流行，脾土受邪[(3)]。民病飧泄食减，体重烦冤，肠鸣腹支满，上应岁星[(4)]。甚则忽忽善怒，眩冒巅疾。化气不政，生气独治[(5)]，云物飞动，草木不宁，甚而摇落，反胁痛而吐甚，冲阳绝者死不治[(6)]，上应太白星[(7)]。

【讲解】

（1）五运之化：“五运”，一般是指木火土金水五行的变化，亦即指地面上的生物生长化收藏各种物化现象。但这里主要是指的人体心肝脾肺肾五脏在自然气候反常变化的影响下所出现的病理生理变化。由于人体的心肝脾肺肾可以五行加以归类，如肝属木，心属火，脾属土，肺属金，肾属水。因此，它们在病因作用下所出现的各种病理生理变化，均可以叫作“五运之化”。由于自然界气候变化亦可以五行加以归类，如风属木，热属火，湿属土，燥属金，寒属水，而六气对人体五脏的影响，又都可以用五行概念来加以统一认识，因此，这也可以叫做“五运之化”。本节以下主要讲在自然气候特殊变化下人体五脏的相应变化。因此，本节一开始就提出了“五运之化”的问题。

（2）岁木太过：“岁木太过”，即木运太过之年。凡是年干属于木运而且在天干排列顺序上是单数（即阳干）的年份，就是木运太过之年。以壬申年为例，壬申年的年干是壬，丁壬化木，凡是逢丁逢壬之年都是木运。壬在十天干排列顺序上属于单数，阳干，属太过，因此，壬申年从大运来说便是岁木太过之年。六十年中属于岁木太过之年共六年，即：壬申、壬午、壬辰、壬寅、壬子、壬戌六年。

（3）风气流行，脾土受邪：“风气流行”一句，在这里有两重含义：其一，指自然气候变化中风气偏盛；其二，指在风气偏盛的情况下，人体肝气也相应偏盛，这也就是《素问·阴阳应象大论》中所谓的“风伤筋”，“风气通于肝”。由于“气有余，则制己所胜”（《五运行大论》），“五脏相通，移皆有次，五脏有病，则各传其所胜”（《玉机真脏论》），因此，肝气偏盛，则必然传之于脾使脾土受邪发病。以下原文所述之“飧泄食减，体重烦冤，肠鸣腹支满”等，均是“脾土受邪”的临床表现。

（4）上应岁星：“上应”，指与天体上的星辰相应。古人认为，自然界气化和物化现象的发生来源于运动，而运动的发生又与日月五星的运行密切相关。“岁星”，即木星，是行星。其运行方向是由西而东，在恒星之间移行，十二年一周天，古人用以纪年，并认为它的周期变化与农事密切相关，故名“岁星”。“上应岁星”一句，意即自然界风气流行与天体上木星的运行变化有关。据现代认识，木星在恒星间的运行周期为11.86年，与太阳活动周期11.11年相近。太阳活动周期与自然气候变化有关，已为近人所公认，因此木星的活动周期是否也与太阳活动周期有关，与自然气候有关，应该也是一个值得探讨的问题。

（5）化气不政，生气独治：“化气”，从自然气候来说，指湿土之气。从人体脏腑来说，指脾胃之气。“政”，有主其事者之义。“化气不政”，意即自然气候方面“湿以润之”的作用失常。人体脏腑方面，脾胃的作用失常，也就是前面所述的“脾土受邪”。“生气”，在这里是指“风气”或“肝气”。“独治”，指偏胜失治，也就是指风和肝的作用偏胜而出现反常。原文中所谓的“忽忽善怒，眩冒癫疾”，“胁痛而吐甚”等等，均是肝气偏胜的临床表现。所述的“云物飞动，草木不宁”等等，均是自然气候和物化现象反常的表现。

（6）冲阳绝者死不治：“冲阳”，穴位名称。《铜人腧穴针灸图经》谓在足跗上，去陷谷穴三寸。《针灸大成》谓去陷谷二寸。一般认为穴在足背部的最高点处，直对第二跖骨间隙。穴处可以摸到足背动脉搏动。冲阳穴为足阳明胃经穴位。“冲阳绝”，即穴处不能摸到动脉搏动，表示胃气败绝，故曰：“冲阳绝者，死不治。”此处是指如肝气太盛，乘犯脾土，如果乘克太甚，则可导致脾胃败绝而致人于死。

（7）上应太白星：太白星，即金星。金星光耀夺目，为五星中之最白者，故名“太白”。金星与木星，古人认为有相制的关系。金星变化与六气中的燥有关，而燥又与人体中的肺有关。一般情况下由于天体星辰之间的互相作用，所以才出现了自然气候变化上的自稳调节。由于自然气候本身存在着自稳调节，所以人体五脏之间也才有自稳调节。“上应太白星”一句，就是指的这种自稳调节现象，用运气学说的术语来说就是“胜复”，所谓“胜”，就是偏胜；“复”，就是报复或者恢复。前面讲过了，木星在运行中有偏胜，就会影响气候上风的偏胜，人体中肝的偏胜以及因此而出现脾的失常。由于有自稳调节，所以如果木星在运动中有偏胜时，金星就来制约它使之恢复正常运行，因而自然气候和人体五脏之间也就与之相应恢复正常。这就是古人解释自然气候和人体生理活动之所以会出现自稳调节的原因，所以原文继“风气太过，脾土受邪……上应岁星”之后，最后又提出了“上应太白星”的问题。

上述内容加以小结就是：凡是岁木太过之年，从自然气候上来说，这一年，风的变化比较突出，多大风，暴风；从人体五脏来说，肝气偏盛，脾气容易受损，因而临床表现上以肝脾症状为主。由于自然气候和人体五脏之间存在着互相作用和自稳调节，因此，在这种互相作用过程中也可能因矫枉过正而出现相应气候和相应脏腑的一些反常表现。从气候变化来说，可以由于风胜而出现燥胜的现象；从人体五脏来说，可以由于肝盛出现脾衰，又出现肺气失常的现象。因此，在岁木太过之年，在气候变化上要考虑到风、湿、燥三气的特殊变化问题，在人体五脏上要考虑到肝、脾、肺三个器官的特殊变化问题。

【原文】

岁火太过(1)，炎暑流行，肺金受邪(2)。民病疟(3)。少气咳喘(4)，血溢血泄注下(5)，嗌燥耳聋，中热肩背热(6)，上应荧惑星(7)。甚则胸中痛，胁支满胁痛，膺背肩胛间痛，两臂内痛(8)，身热骨痛而为浸淫(9)。收气不行，长气独明，雨水霜寒，上应辰星(10)。上临少阴少阳(11)，火燔焫，水泉涸，物焦槁，病反谵妄狂越(12)，咳喘息鸣，下甚血溢泄不已，太渊绝者死不治(13)，上应荧惑星。

【讲解】

（1）岁火太过：“岁火太过”，即火运太过之年。凡是年干属于火运，而且在天干排列顺序上是单数（即阳干）的年份，就是火运太过之年，以戊辰年为例，“戊”，戊癸化火，凡是逢戊逢癸之年都属火运，戊在十天干次序中属于单数，单数为阳干，属太过，因此戊辰年从大运来说便是岁火太过之年。六十年中，属于岁火太过之年共六年，即：戊辰、戊寅、戊子、戊戌、戊申、戊午六年。

（2）炎暑流行，肺金受邪：岁火太过之年，从气候变化来说，以炎热为特点；从人体五脏病变来说以心病为特点。由于火与金的关系是相制的关系，火可克金，火太过就可乘金、伤肺，因此原文谓：“炎暑流行，肺金受邪。”

（3）民病疟：“疟”，即疟疾。“病疟”，即患疟疾。疟疾是每年夏秋季常见病，也是地方病，多发在南方炎热地带。“火”在五行归类上，除了意味着炎热以外，还意味着南方和夏季。“金”在五行归类上意味着凉、西方和秋季。联系上句“炎暑流行，肺金受邪，民病疟”，意即疟疾是一种地方病，主要发生在南方炎热地带；也是一种季节性疾病，主要发生在每年的夏秋季节。这是古人的经验总结，也是古人以五行为工具归类自己经验的典型说明。

（4）少气咳喘：“少气”，即气受到损伤而出现不足。“火”在阴阳属性上属于阳，火太过，则阳热太盛。按照前几篇所述之运动变化规律，盛极必衰，阳热太盛了必然要向阳气虚衰方面转化，所以火热太过就会“少气”。这也就是《阴阳应象大论》中所谓的“壮火之气衰”，“壮火散气”，“壮火食气”，“热伤气”。咳喘，指咳嗽气喘，咳和喘均与肺的作用失常有关。这也是因为火盛可以乘金，热病可以伤肺的缘故。

（5）血溢血泄注下：“血溢”，“血泄”都是指出血。一般来说，血从上出、外出叫“血溢”，如鼻出血、吐血、咳血、肌衄等。血从下出叫“血泄”，例如便血、尿血，崩漏等。“注下”，指水泄，即大便稀水。各种出血，从病变部位来说与心有关，因为“心主血”；从证候性质来说，多数与火热有关，因为血热则妄行。"注下"，从病变部位来说与大肠有关，"大肠者，传导之官"，肺与大肠相表里，故与肺有关，肺可以移热于大肠。联系前文，这也就是说，"岁火太过"之年，由于"炎暑流行，肺金受邪"，所以可以因心肺病变而出现上述症状。

(6) 肩背热："肩背"，主要指人体肩胛部。人体胸部，肩背部与五脏中的心、肺密切相关。因为手太阳小肠的经脉循行部位是："……上循臑外后廉，出肩解，绕肩胛，交肩上，入缺盆……"手阳明大肠经的循行是："……上臑外前廉，上肩，出髃骨之前廉，上出于柱骨之会上，下入缺盆……"小肠属心，大肠属肺。这就是说"岁火太过"之年，可以因心肺病变而出现这些症状。

(7) 上应荧惑星：荧惑星，即五星中的火星。由于荧惑星在光度上变化很大，在运行形态上也错综复杂，足以惑人，故名"荧惑"。"上应荧惑星"一句，其解释与前述"上应岁星"相同。

(8) 两臂内痛：人体上肢两臂内侧部位属于手太阴肺经、手厥阴心包经、手少阴心经循行部位。手太阴肺经在上肢的循行部位是："……横出腋下，下循臑内，行少阴心主之前，下肘中，循臂内上骨下廉，入寸口……"。手厥阴心包经在上肢的循行部位是："……上抵腋下，循臑内，行太阴少阴之间，入肘中，下臂，行两筋之间，入掌中……"手少阴心经的循行部位是："……下出腋下，循臑内后廉，行太阴心主之后，下肘内，循臂内后廉，抵掌骨锐骨之端……"手厥阴心包与心在作用上相同，可以代心用事，因此心肺有病时可以出现"两臂内痛"。

(9) 浸淫：指浸淫疮。《诸病源候论·浸淫疮候》谓"浸淫疮，是心家有风热，发于肌肤，初生甚小，先痒后痛而成疮，汁出浸溃肌肉，浸淫渐阔乃遍体……以其渐渐增长，故名浸淫也。”各种疮痒，从病变部位来说，均可定位在心。这也就是《至真要大论》中所谓的“诸痛痒疮，皆属于心。”从证候性质来说，各种疮痒多属风热。这也就是《诸病源候论·头面身体诸疮候》中所谓的：“夫内热外虚，为风湿所乘则生疮……湿热相搏，故头面身体皆生疮。”这也就是说“岁火太过”之年，容易因心病而发生疮疡。

（10）收气不行，长气独明，雨水霜寒，上应辰星：“收气”，是指金气。“辰星”，指五星中的水星。全句是指在“岁火太过”之年，由于火盛乘金的缘故，致使秋收之气不行。由于胜复的原因，火气太盛则水气来复，所以反而出现“雨水霜寒”的反常现象，而天体星辰间，除了出现火星的变化以外，还同时出现了水星的变化，其道理与前述“岁木太过”之年相同。

（11）上临少阴少阳：“上”，这里是指司天。这里是说在“岁火太过”的年份里，如果再遇上当年的司天之气是少阴君火或少阳相火司天的话，那火就比一般更加亢盛。因为大运是火太过，司天之气又是火，火上加火，所以就会如火燎原，不可收拾，严重危害自然界万物的正常生长，所以原文说：“上临少阴少阳，火燔焫，水泉涸，物焦槁。”六十年甲子中，岁火太过而又逢少阴、少阳司天的年份有戊子、戊午两年。

（12）谵妄狂越：“谵妄”，即胡言乱语；“狂”，指发狂；“越”，指逾垣上屋。总的来说就是指“神明”之乱。由于心主神明，所以神明之乱属于心病。这也就是说“岁火太过”之年，由于心病及火热太过的原因，所以在临床上可以出现“谵妄狂越”这类症状。

（13）太渊绝者死不治：“太渊”，穴位名称。穴在腕掌侧横纹上桡侧六分之一段的中点处，亦即相当于拇伸长展肌腱与桡侧腕屈肌腱线之中点处。此处可以摸到桡动脉的搏动。太渊穴为手太阴肺经的穴位。“太渊绝”，即穴处不能摸到动脉搏动，表示心肺气均皆败绝，故曰："太渊绝者，死不治。"此处是指心热太盛，乘犯肺金，如果乘克太甚，则可导致心肺败绝而致人死亡。

根据以上所述加以小结就是：凡是岁火太过之年，从自然气候上来说，这一年中比较炎热；从人体五脏来说，心气偏盛，肺气容易受损，因而在疾病表现上常以心肺病变为主。由于胜复原因，也可以出现暴热暴冷的反常气候变化和肾气失衡的临床表现。因此，在岁火太过之年，在气候变化上要考虑到热、燥、寒三气的特殊变化问题。在人体五脏上要考虑到心、肺、肾三脏的特殊变化问题。

【原文】

岁土太过[(1)]，雨湿流行，肾水受邪[(2)]。民病腹痛，清厥意不乐，体重烦冤[(3)]，上应镇星[(4)]。甚则肌肉萎，足痿不收[(5)]，行善瘈，脚下痛[(6)]，饮发中满食减，四支不举[(7)]。变生得位[(8)]，藏气伏，化气独治之，泉涌河衍，涸泽生鱼[(9)]，风雨大至，土崩溃，鳞见于陆[(10)]，病腹满溏泄肠鸣，反下甚而太溪绝者死不治[(11)]，上应岁星[(12)]。

【讲解】

(1) 岁土太过："岁土太过"，即土运太过之年。凡是年干属于土运而且在天干排列顺序上是单数（即阳干）的年份，就是土运太过之年。以甲子年为例，甲子年的年干是甲，甲己化土，凡是逢甲逢己之年都是土运。甲在十天干次序中属于单数，阳干，为太过，因此甲子年从大运来说便是岁土太过之年。六十年中属于岁土太过之年共六年，即：甲子，甲戌，甲申，甲午，甲辰，甲寅六年。

(2) 雨湿流行，肾水受邪：岁土太过之年，从气候变化来说以雨水很多，比较潮湿为特点。从人体五脏病变来说，以脾病为特点。但由于土与水的关系是相制的关系，土可以克水，土太过就可乘水伤肾而出现肾病，因此原文谓："雨湿流行，肾水受邪。”

（3）民病腹痛，清厥意不乐，体重烦冤：人体少腹部与脾胃、肾、膀胱、肝、胆均皆密切相关。因为足太阴脾经在腹部的循行部位是：“……上膝股内前廉，入腹……”足阳明胃经在腹部的循行部位是：“……其直者，从缺盆下乳内廉，下挟脐，入气街中。其支者，起于胃口，下循腹里，下至气街中而合……”足少阴肾经在腹部的循行部位是：“……上股内后廉，贯脊属肾，络膀胱……”其去腹中行五分处之横骨、大赫、气穴、四满、中注、肓俞、商曲、石关、阴都等穴位，均属足少阴肾的穴位。足太阳膀胱经在腹部的循行部位是：“……循肩膊内，挟脊抵腰中，入循膂，络肾，属膀胱……”肾与膀胱一脏一腑，密切相关。足厥阴肝经在腹部的循行部位是：“……循股阴，入毛中，过阴器，抵小腹……”足少阳胆经在腹部的循行部位是：“……循胁里，出气街……”肝与胆一脏一腑密切相关。少腹两旁的五枢、带脉等穴位亦是足少阳胆经穴位。由于如此，所以腹痛与肝脾肾均有密切关系。“清”，此处指下利清谷。“厥”，此处指手足逆冷，“意不乐”，指忧思不乐。“体重”，指身体沉重。“烦冤”，指烦躁而委屈。这些症状均与脾虚湿盛有关。全句意即岁土太过之年，由于“雨湿流行，肾水受邪”的原因，所以在临床上即可出现上述症状。

（4）上应镇星：“镇星”，即五星中的土星。土星的运行二十八年一周天，与二十八宿的数目相同，好像每年轮流坐镇或填充在二十八宿之中一样，所以土星又名填星。“上应镇星”一句，其解释与前述“上应岁星”，“上应荧惑星”一样，不再详释。

（5）甚则肌肉萎，足痿不收：“肌肉萎”，指肌肉萎缩。“足痿”，指足部肌骨萎弱瘫痪不能站立行走。《素问·痿论》谓：“脾气热，则胃干而渴，肌肉不仁，发为肉痿。肾气热，则腰脊不举，骨枯而髓减，发为骨痿。”《素问·生气通天论》

谓："因于湿，首如裹，湿热不攘，大筋緛短，小筋弛长，緛短为拘，弛长为痿。"这就是说，"肌萎"，"足痿"从病位来说与脾肾有关，从病性来说与湿有关。全句意指岁土太过之年，由于"雨湿流行，肾水受邪"，因此可以出现上述症状。

(6) 行善瘈，脚下痛："瘈"，有拘急、痉挛或抽搐之义。《素问·玉机真脏论》谓："病筋脉相引而急，病名曰瘈。"此句是形容前句"足痿不收"时所出现的行动障碍现象。

(7) 饮发中满食减，四支不举："饮"，指水饮。"饮发"，即人体在致病因素作用下而引起的液体排泄障碍，水饮潴留。"中满"，即腹部胀满。"食减"，即食欲减退，进食量减少。"四支"，即四肢。"四支不举"，即肢体运动障碍。以上这些症状，中医学认为，都与脾胃作用失常有关。因为，脾主运化，胃主纳食，脾主肌肉四肢。脾的运化作用失常，就可以出现上述症状。这也就是说，"岁土太过"之年，由于脾土的作用失常，就有可能出现上述症状。

(8) 变生得位："变"，指灾变或病变；"生"，指发生；"位"，指位置或时间。高世栻注云："变而生病，当土王之时也。""王"，同"旺"。从一年来说，"土旺"的季节，一说"土旺于长夏"；一说"土旺四季"，亦即土旺于辰、戌、丑、未这几个月份。这就是说"岁土太过"之年，虽然说从自然气候来看，全年均以"湿胜"为特点，从人体疾病部位来说，均以脾病为特点，从证候性质来说，均以"湿"为特点，但是灾变的发生，由于"土旺于长夏"及"土旺四季"的原因，一般又以每年的长夏及三月（辰月）、六月（未月）、九月（戌月）、十二月（丑月）等一段时间中比较突出。这就叫做"变生得位"。

(9) 藏气伏，化气独治之，泉涌河衍，涸泽生鱼："藏气"，指闭藏之气；"伏"，指低下。"藏气伏"一句，指闭藏的作用低下，亦即应闭藏而不闭藏。"化气"，指土气；"独治"，指偏胜。“化气独治之”一句，指雨湿之气偏胜，亦即雨水太多。“泉涌河衍”，指水势汹涌，河水泛滥。“涸泽”，指干涸了的池溏或水聚之处。“涸泽生鱼”一句，指由于雨水多，干涸了的池溏都聚满了水可以生鱼。这几句经文总的意思就是说：由于“岁土太过，雨湿流行”，雨水太多了，水应藏而不能藏，因而泛滥成灾。

（10）风雨大至，土崩溃，鳞见于陆：这一段有两层意思，一层意思是：雨太大了，水就会多，水多了反过来又可以侮土而出现“土崩溃”，“鳞见于陆”的情况。这就是墨子所谓的：“五行无常胜，说在宜（多）。”（《墨子·经下》）也就是说木火土金水五行，谁占绝对优势谁就胜。水太多了就可以反过来犯土。再一层意思是雨太大了，风气就要来“复”它。一般情况下大雨而同时出现大风，雨不久就会自然停止。这也就是前篇已经讲过的：“土位之下，风气承之。”“亢则害，承乃制，制则生化。”这是自然气候本身具有的自稳调节。这也就是本段所说的“风雨大至”，大雨之后提出了大风，紧接着又提出“上应岁星”等问题的原因。

（11）反下甚而太溪绝者死不治：太溪，穴位名，在足内踝后，跟骨上动脉陷中，为足少阴肾经穴位。本句意即“岁土太过”之年，“雨湿流行，肾水受邪”，如肾受邪太甚，在太溪穴处不能摸到动脉搏动，即意味着肾气已绝，预后不良，故曰“死不治”。

（12）上应岁星：“岁星”，即木星，义见前解。此处是指“岁土太过”之年，木气自然来复，从天体星辰来说，木星也会有相应的变化。

这一段加以小结就是：凡属“岁土太过”之年，从自然气候变化来说，以“雨湿流行”为特点。从人体疾病的发病脏腑来说，以脾病和肾病多发为特点，从疾病性质来说，以湿病、水病为特点。由于胜复的原因，在气候上还可以出现风的特殊变化，在病变上可以出现肝的特殊变化。因而在“岁土太过”之年，在气候变化上除了考虑湿和寒的变化而外，还要考虑风的变化；在人体疾病方面，除了考虑脾和肾的病变以外，还要考虑到肝的病变。

【原文】

岁金太过(1)，燥气流行，肝木受邪(2)。民病两胁下少腹痛，目赤痛眦疡，耳无所闻(3)。肃杀而甚(4)，则体重烦冤，胸痛引背，两胁满且痛引少腹，上应太白星(5)。甚则喘咳逆气，肩背痛，尻阴股膝髀腨胻足皆病(6)，上应荧惑星(7)。收气峻，生气下(8)，草木敛，苍干雕陨，病反暴痛，胠胁不可反侧，咳逆甚而血溢，太冲绝者死不治(9)，上应太白星。

【讲解】

(1) 岁金太过：“岁金太过”，指金运太过之年。凡是值年天干在五行属性上属金，而在十天干的排列顺序上又是单数，即阳干的，即为金运太过之年。以庚午年为例，庚午年的年干是庚，乙庚化金，因此庚午年的大运便是金运。庚在十天干中属于单数，为太过，因此庚午年便是金运太过之年，亦即岁金太过之年。六十年中岁金太过之年有庚午、庚辰、庚寅、庚子、庚戌、庚申六年。

(2) 燥气流行，肝木受邪：“燥”，指干燥。燥气，在运气学说中有两重含义：一代表干燥，一代表清凉。这是因为“阳明燥金”在六气六步中代表五之气，在季节上代表秋季。秋天的气候比较干燥，不像长夏雨季那样潮湿；秋天的气候转为凉爽，不像夏天那样炎热。此句是说“岁金太过”之年，由于气候较凉，春天应温不温，好像秋天的气候一样。这样就会影响生物的正常生长。从五行之间的关系来说，燥属金，春属木，“气有余则制已所胜”，因此，金气偏胜就必然要乘木，使木气受损。由于人体中的肝在五行中归属于木，“肝旺于春”，春生之气受到影响，肝自然也要受到影响而发生疾病，所以原文谓："燥气流行，肝木受邪。"

（3）民病两胁下少腹痛，目赤痛眦疡，耳无所闻：人体的两胁下，少腹，目、耳等部位均与肝胆密切相关。因为足厥阴肝经的循行部位是："……循股阴，入毛中，过阴器，抵小腹，挟胃属肝络胆，上贯膈，布胁肋，循喉咙之后，上入颃颡，连目系……"足少阳胆经的循行部位是："起于目锐眦……从耳后入耳中……循胁里……过季胁……"在五行归类上，肝属阴木，胆属阳木。因此在"岁金太过"之年，由于"燥气流行"，所以就可以出现上述"肝木受邪"的症状。

（4）肃杀而甚："肃杀"中的"肃"字，指肃清；"杀"字，指杀灭，也有成熟或衰老的含义。在秋季里由于气候转凉，自然界生物因此出现收敛成熟的现象，由夏季的欣欣向荣而变为树凋叶落，生长现象趋于停止，这就好像被肃清和杀灭了一样。因此"肃杀"二字代表秋气，从物化现象来说这也是一种正常现象。但是如果肃杀太甚，亦即秋气太甚，在气候上过于寒凉，那就会因气候严重的反常而使人体"肝木受邪"，发生一系列病变。以下原文所谓的"体重烦冤，胸痛引背，两胁满且痛引少腹"等等，均是指"肃杀而甚"时而引起肝胆病变的临床表现。

（5）上应太白星：太白星即金星。"岁金太过，燥气流行"之年与天体上金星的变化密切相关，故原文谓："上应太白星。"

（6）甚则喘咳逆气，肩背痛，尻阴股膝髀腨䯒足皆病："甚"，指肃杀太甚；"喘"，即气喘；"咳"，即咳嗽；"逆气"，即气往上逆，此处是用以形容咳喘。"肩背"，前已述及主要为手太阳小肠及手阳明大肠经脉循行部位，与心肺有关。"尻"（kāo），指骶骨以下尾骶骨的部分；"阴"，指外生殖器；"股"，指大腿部；"膝"，指膝关节部位；"髀"，指大腿的上半部；腨（zhuān 音专），指小腿肚，相当于小腿腓肠肌部位。

“骱”（háng 音杭），又称骭骨，指人体小腿部的前内侧，相当于小腿胫骨部位。“尻阴股膝髀腨骱足皆病”一句，意即外阴部、尾骶部、大腿部、膝关节部、小腿部以及足掌部皆有疾病。这些部位从经脉循行来看，主要与人体的肝胆密切相关。因为足厥阴肝经的经脉循行部位是：“起于大指丛毛之际，上循足跗上廉，去内踝一寸，上踝八寸，交出太阴之后，上腘内廉，循股阴，入毛中，过阴器……”足少阳胆经的经脉循行部位是：“……下合髀厌中，以下循髀阳，出膝外廉，下外辅骨之前，直下，抵绝骨之端，下出外踝之前，循足跗上，入小指次指之间……”加以归纳，全句意即“岁金太过，燥气流行”之年，如“肃杀而甚”，不但可以引起肺的疾病，如“喘咳逆气”等肺经的症状，而且由于“肝木受邪”，还可以出现上节所述的“两胁下少腹痛，目赤痛眦疡，耳无所闻”，以及本节所述的“尻阴股膝髀腨骱足”等肝经和胆经的症状。同时由于“胜复”的原因，岁金太过则火气来复，还可以出现“肩背痛”等心经的症状。

（7）上应荧惑星：“荧惑星”，即火星。此处是指如“岁金太过，燥气流行”之年，由于胜复的规律，金气偏胜时，火气必然来复；火气来复又与天体上火星变化有关。因此原文谓：“上应荧惑星。”

（8）收气峻，生气下：“收气”，即金气，燥气，亦即秋收之气。“生气”，即木气，风气，亦即春生之气。“收气峻”，即前述之“岁金太过，燥气流行”。“生气下”，即前述之“肝木受邪”。在“收气峻，生气下”的情况下，自然气候及物化表现上就是草木不能正常萌芽生长。这就是原文所谓的：“草木敛，苍干雕陨。”这里的“苍”字，就是指草木。“苍干雕陨”就是指草木的树凋叶落现象。在人体疾病表现上就可以出现肺肝心等疾病现象。这也就是原文所谓的：“病反暴痛，胠胁不可反侧，咳逆甚而血溢。”

(9) 太冲绝者死不治："太冲"，穴位名称。穴在足大趾本节后二寸，亦即在足背部当第一跖骨间隙之中点处，为足厥阴肝经穴位。"太冲绝"，即在太冲穴处不能触到动脉搏动。全句意即"岁金太过"之年，"肝木受邪"，如果肝木受邪太甚，太冲脉绝，那就意味着肝气已绝，故曰："太冲绝者，死不治。"表示预后不良。

这一段加以小结就是：凡属"岁金太过"之年，从自然气候变化来说，以"燥气流行"，气温偏凉为特点。从人体受病脏腑来说，以肺病及肝胆病多发为特点；从证候性质来说，以燥病为特点。由于"胜复"的原因，在气候变化上还可以出现热的变化甚至暴热的特殊变化；在病变上还可以出现心的特殊变化。因此，在岁金太过之年，在气候变化上除了考虑凉和燥的变化以外，还要同时考虑火热的变化；在人体疾病的诊断治疗方面，除了考虑肺和肝的问题以外，还要考虑心的病变问题。

【原文】

岁水太过(1)，寒气流行，邪害心火(2)。民病身热烦心躁悸，阴厥上下中寒，谵妄心痛，寒气早至(3)，上应辰星(4)。甚则腹大胫肿，喘咳，寝汗出憎风(5)，大雨至，埃雾朦郁，上应镇星(6)。上临太阳(7)，则雨冰雪，霜不时降，湿气变物，病反腹满肠鸣，溏泄食不化，渴而妄冒(8)，神门绝者死不治(9)，上应荧惑、辰星(10)。帝曰：善。

【讲解】

(1) 岁水太过："岁水太过"，即水运太过之年。凡是值年天干在五行属性上属水，而在十天干的排列顺序上又是单数，即阳干的，均是水运太过之年。以丙寅年为例，丙寅年的年干是丙，丙辛化水，因此丙寅年的大运便是水运。丙在十天干排列顺序上属于单数，即阳干，阳干为太过，因此丙寅年便是水运太过之年，亦即"岁水太过"之年。六十年中"岁水太过"

之年有丙寅、丙子、丙戌、丙申、丙午、丙辰六年。

（2）寒气流行，邪害心火：“寒”，指寒冷。“太阳寒水”在六气六步中代表终之气，因此在季节上代表冬季，此句意即在“岁水太过”之年，气候较冷，应热不热；从自然界物化现象来说，会影响万物的正常生长，不能欣欣向荣。从五行之间的关系来说，寒属水，热属火。水气偏胜，就必来乘火，使火气受损。由于人体中的心在五行归属中属于火，“心旺于夏”，夏长之气由于岁水太过而被抑，心属火，心自然也要受到影响而发生疾病，所以原文谓：“寒气流行，心火受邪。”

（3）民病身热烦心躁悸，阴厥上下中寒，谵妄心痛，寒气早至：“身热”，即发热。人体发热常与感受寒邪有关，因为寒邪束于肌表，亦即在致病因素作用之下，人体肌表调节功能因之障碍，所以就会出现体温升高的发热现象。这也就是《六微旨大论》中所谓的：“太阳之上，寒气治之，中见少阴。”《热论》中所谓的：“人之伤于寒也，则为病热。”“今夫热病者，皆伤寒之类也。”“烦心躁悸”，指心烦、心慌、心跳加快。“阴厥”，即因寒而引起的手足逆冷。“上下中寒”句中的上下中即上中下三焦。全句意即全身均出现寒象。“谵妄”，即谵语狂妄。“心痛”，即心前区疼痛。“寒气早至”，即冬季来早，未至而至，至而太过。以上就是说，由于“岁水太过”之年，“寒气流行，邪害心火”，因此这一年从气候变化来说，冬季来得比较早，也比较寒冷；从人体疾病来说，容易因伤寒而发热，也容易因受寒邪“上下中寒”而发生“阴厥”等证，还容易出现心痛、心跳、心慌、谵语狂妄等心病病症。

（4）上应辰星：辰星，即水星。“岁水太过，寒气流行”之年，与天体上的水星变化密切相关，故原文谓：“上应辰星。”

（5）甚则腹大胫肿，喘咳，寝汗出憎风：“岁水太过”之年，“寒气流行”。寒可以伤肾，肾被伤，则水气不行。水停在腹，则腹大如鼓；水停在腿，则为胫肿；水停在肺，则为喘咳；“寝汗出”，即睡梦中出汗，亦即盗汗，与肾虚有关；“憎风”，即恶风，与卫气有关，由于“卫气出下焦”，因此也与肾虚有关。这就是说在“岁水太过”之年，由于寒伤肾的原因，使肾的作用受到损害，因而可以在临床上出现上述肾受损伤的证候。

（6）大雨至，埃雾朦郁，上应镇星：“大雨至”，即天降大雨。“埃雾朦郁”是形容大雨时或自然界过度潮湿时尘雾迷茫的自然景象。高世栻注云：“土湿如雾，朦昧郁结也。”“镇星”，即土星。这里是用以说明上述雨湿现象的发生与天体上土星的变化有关。以上这些自然现象，运气学说认为，都是由于“岁水太过，寒气流行”因而土气来复的表现。为什么“大雨至，埃雾朦郁”是一种“胜复”的表现呢？我们认为这应该从气温的高低这一角度来分析。因为“岁水太过，寒气流行”，就意味着天气很冷，气温很低，这种情况下不应是下雨而应该是降霜雪。此述“大雨至”，实际上意味着气温的回升，因此，这是一种“复气”，亦即自然气候变化中的自稳调节表现。

（7）上临太阳：“上”，指司天之气。“上临太阳”，即这一年的司天之气是太阳寒水。全句意即“岁水太过”之年，如果再遇上司天之气是太阳寒水，那就会寒上加寒，气候变化更加严重反常。六十年中“岁水太过”而又逢太阳寒水司天之年有丙辰、丙戌两年。岁运是水，司天之气也是水，岁运与司天之气的五行属性完全相同，叫“天符”，所以丙辰、丙戌两年为天符之年，意味着气候变化剧烈。

（8）雨冰雪，霜不时降，湿气变物，病反腹满肠鸣，溏泄食不化，渴而妄冒：“雨冰雪，霜不时降”，指“岁水太过，寒气流行”之年，由于“胜复”原因，因此气温时高时低，时而为雨水，时而为霜雪，冷暖无常。“湿气变物”，指由于“寒气流行”，“土气来复”的原因，整个气候偏寒、偏湿，因此可以使自然界物化现象出现灾变，发霉变质；“腹满肠鸣，溏泄食不化”等，是指脾不化湿的各种临床表现；“渴而妄冒”，“渴”，指口渴，是指由于脾为湿困，不能运布津液，因而出现口渴症状，“妄”，指谵语狂妄，“冒”，同“瞀”，指神识不清，这是指“邪害心火”的临床表现。以上意即凡属“岁水太过”之年，从自然气候来说，可以出现偏寒偏湿，冷暖异常的现象；从人体疾病来说，可以出现脾运失常的湿困现象以及心失神明的神明之乱现象。

(9) 神门绝者死不治：“神门”，穴位名，在掌后锐骨之端陷中，穴当腕侧横纹尺侧三分之一段的中点处，即锐骨之后，尺侧腕屈肌腱桡侧之凹陷处，为手少阴心经的穴位。“神门绝”，即神门穴处不能触到动脉搏动，意味着心气绝。意即如“岁水太过”，“邪害心火”过甚，心气绝者预后不良，因此谓：“死不治。”

(10) 上应荧惑、辰星：“荧惑”，即火星。辰星，即水星。本句意即“寒气流行，邪害心火”等自然变化现象均与天体上的水星、火星变化有关。

本段加以小结就是：凡属岁水太过之年，从自然气候变化来说，以“寒气流行”，气温比较冷为特点。从人体受病脏腑来说，以肾病及心病多发为特点；从证候性质来说，以寒病为特点。由于“胜复”原因，气候上还可以因湿气来复出现湿的变化如大雨和雨水多的特殊变化；在病变上还可以出现脾的特殊变化。因此：在“岁水太过”之年，在气候变化上除了考虑寒的变化以外，还要考虑到湿的变化；在人体疾病的诊断治疗方面，除了考虑肾和心的病变以外，还要同时考虑到脾的病变。

【述评】

本节主要论述了六十年中属于岁运太过之年的自然气候变化以及物化现象的特点，人体受病的脏腑及其临床表现。根据有关论述总结其规律是：凡属岁运太过之年，其在自然气候变化上和在人体疾病变化上的规律为：本气偏胜，所胜受邪，所不胜来复。例如“岁木太过”之年，则风气偏胜，湿气受邪失常，燥气来复而出现应温不温的异常气候。这种异常气候严重地影响万物的正常生长。其在人体受病脏腑及其证候性质方面则肝气偏胜，脾土受邪，肺气来复，因而在临床上出现肝脾肺三脏的疾病表现。这些气化、物化以及人体疾病的变化现象又与天体上日月五星的变化密切相关。虽然所述及的某些具体内容，特别是上应五星的内容，还有待于在认真观察以后才能判断其确切与否，但是现代气象学也认为，太阳系九大行星的运行是造成异常气候的自然因素之一。因此，上应五星的问题还不能轻率地加以否定。更重要的是这种把天地人作为一个整体来研究人体疾病的观点和方法，我们认为，是正确的，值得我们加以研究、继承和发扬。

【原文】

其不及何如？岐伯曰：悉乎哉问也！岁木不及[(1)]，燥乃大行，生气失应，草木晚荣[(2)]，肃杀而甚，则刚木辟著，柔萎苍干[(3)]，上应太白星[(4)]。民病中清，胠胁痛，少腹痛，肠鸣溏泄，凉雨时至[(5)]，上应太白星，其谷苍[(6)]。上临阳明[(7)]，生气失政，草木再荣，化气乃急[(8)]，上应太白、镇星，其主苍早[(9)]。复则炎暑流火，湿性燥，柔脆草木焦槁[(10)]，下体再生，华实齐化[(11)]，病寒热疮疡疿胗痈痤[(12)]，上应荧惑、太白，其谷白坚[(13)]。白露早降，收杀气行，寒雨害物，虫食甘黄，脾土受邪[(14)]，赤气后化，心气晚治，上胜肺金，白气乃屈，其谷不成，咳而鼽[(15)]，上应荧惑、太白星。

【讲解】

（1）岁木不及：“岁木不及”，即木运不及之年。凡是值年天干在五行属性上属木，而在十天干的顺序上又是属于双数，即阴干的，均是木运不及之年。以丁卯年为例，丁卯年的年干是丁，丁壬化木，因此丁卯年的大运便是木运。丁在十天干中属于双数，即阴干，阴干为不及，因此丁卯年便是木运不及之年，亦即岁木不及之年。六十年甲子中岁木不及之年有：丁卯，丁丑，丁亥，丁酉，丁未，丁巳六年。

（2）燥乃大行，生气失应，草木晚荣：“燥”，指气候干燥，又指清凉。“阳明燥金”在六气六步中代表五之气，因此在季节上代表秋季。本句意即在“岁木不及”之年，气候较凉。春季应温不温，好像秋天一样，因而生物的萌芽和生长就会受到影响。从五行之间的关系来说，燥属金，温、生属木。应温不温就属于木气不及。木不及，金就要来乘之，使生气受损，草木生长缓慢。这就是原文所谓的：“燥乃大行，生气失应，草木晚荣。”

（3）肃杀而甚，则刚木辟著，柔萎苍干：前已述及，“肃杀”，就是肃清和杀灭，代表秋凉之气。“刚木”，指坚硬的树木；“辟著”，王冰注：“辟著，谓辟著枝茎，干而不落也。”考“辟”，同闢，有打开之义；“著”，指昭著，亦即十分明显之意。“刚木辟著”，当指坚硬的树木因燥甚而明显干裂。“柔萎苍干”，王冰注：“柔，软也。苍，青也。柔木之叶，青色不变而干卷也。”高世栻注为：“萎，犹草也。”此当指柔软的青草因燥甚而变得干枯。全句就是说，如果秋气太甚，春天应温不温和秋天的气候一样，则生气停止，已生长的草木，也会因气候严重反常而干枯。

（4）上应太白星：太白星，即金星。“上应太白星”，指气候变凉，变燥，春行秋令，与天体上金星的变化有关。类似句子，前文已屡作解释，以下可以类推，不再做解释。

（5）民病中清，胠胁痛，少腹痛，肠鸣溏泄，凉雨时至：“中”，此指内，指里，亦作遭受解，如“中风”之“中”字。“清”，指清冷或清凉。“中清”，指人遭受清冷之气的侵袭而致脏腑虚寒。张志聪注云：“清凉之气乘于中而中气冷也”，即是此义。以下所述“胠胁痛，少腹痛，肠鸣溏泄”等症状，均是指人体肝气虚寒而出现疏泄失职的表现。“凉雨时至”，则是指天气偏凉。全句意即“岁木不及”之年，由于“燥乃大行”的原因，所以从自然气候来说偏于寒凉；从人体来说，由于肝气不及，疏泄失职，所以好发肝虚肝寒病证。

(6) 其谷苍：“谷”，指农作物。“苍”，指青色。青色的农作物属于五行中之木类。张介宾注云：“谷之苍者属木，麻之类也。”“其谷苍”，指“岁木不及”之年，属于木类的农作物生长尤其不好。

(7) 上临阳明：“上”，指司天之气。“上临阳明”，即司天之气为阳明燥金。“生气失政”，即生长之气失去作用。全句意即“岁木不及”之年，由于“燥乃大行”，生长之气本来就很差了，如果再逢阳明燥金司天，那就会燥上加燥，凉上加凉，生长之气就更加衰退。六十年中“岁木不及”而又逢阳明燥金司天者有丁卯、丁酉两年。

(8) 草木再荣，化气乃急：“草木再荣”，指草木再度生长。“化气”，指“土气”。“化气乃急”，就是说“岁木不及”之年，因气候偏凉，草木在春夏生长不好。由于“土气”主“化”，因此，只有到土气主时的时候，才有可能较好生长。六气六步之中，四之气为“太阴湿土”。这就是说，在这种年份只有到了四之气，亦即到了大暑以后，秋分以前这一段时间才能较好地生长。这也就是前文所说的“草木晚荣”之意。

(9) 其主苍早：“苍”，指青色，此指草木生长情况。“苍早”，指早死。王冰注云：“苍色之物，又早凋落，木少金乘故也。”“其主苍早”一句，意即“岁木不及”之年，草木一方面“晚荣”，一方面又早凋。质言之，就是由于“燥乃大行”，即由于天气偏凉的原因，草木晚荣早凋，生长期短，所以生长不好。

(10) 复则炎暑流火，湿性燥，柔脆草木焦槁：“岁木不及”之年，“燥乃大行”，金气来乘。金气偏胜，火气就要来复。这就是说如果气候太凉，由于气候自调的作用，反而可以出现炎热的现象。这就是原文所谓的“复则炎暑流火”。“湿”，指潮湿。“燥”，指干燥。“湿性燥”，指气候炎热时，草木水分不足出现干枯的现象。所以下文接着提出：“柔脆草木焦枯。”于此可见，“复”，虽说为自然气候本身的一种自稳调节现象，但是由于复本身也是一种特殊变化，因此在“复”的过程中，也就常常可以由于矫枉过正的原因而出现新的灾变，《至真要大论》中所谓的“复而反病”，就是指此而言。

（11）下体再生，华实齐化：“下体”，指草木根部。“华”，同花，指开花；“实”，指果实。“下体再生”，指草木从根部重新生长。“华实齐化”，指开花结果同时出现。这就是说，在“岁木不及”之年，虽然在夏季炎热季节中也可以再出现生长现象，但是由于生长得晚，所以也生长不好。这也就是前面所说的在“岁木不及”之年里，草木生长常常是“晚荣早凋”的原因。

（12）病寒热疮疡痱胗痈痤：以上所述均系中医病名。“寒热”，指发热恶寒的病，可能指疟疾。“疮疡”，指皮肤生疮或皮肤溃疡。“痱”，为“疿”的异体字；“痱胗”，指皮肤发疹性疾病。“痈”，指肿疡，即疮疡红肿高起，焮然疼痛，周围界限清楚者。“痤”，即痤疮。以上是指火气来复时，亦即由于反常的炎热气候所引起心的疾病。

（13）其谷白坚：“白”，指白色；“坚”，指坚硬。例如稻类谷物，即属白坚谷物。白坚谷物在五行归类中属金。这里是指在火气来复中，由于金受火刑，所以白坚之谷不能正常生长。

（14）白露早降，收杀气行，寒雨害物，虫食甘黄，脾土受邪：此一小节是小结“岁木不及”之年的自然气候特点，生物生长特点以及人体疾病的特点。“白露早降，收杀气行”两句，指本年春天应温不温，春行秋令，气候偏凉。“寒雨害物”一句，指因为气候偏凉，所以就影响生物的正常萌芽生长。“虫食甘黄”一句中的“甘黄”，指农作物，意即“岁木不及”之年，土来反侮，亦即天气偏凉时，雨水较多，农作物由于潮湿而容易生虫。“脾土受邪”一句，指“岁木不及”之年，影响到肝气不及，疏泄失职，脾的运化作用也因之失职，因而在这一年中也会发生脾病、湿病。

（15）赤气后化，心气晚治，上胜肺金，白气乃屈，其谷不成，咳而鼽：此一小节是小结“岁木不及”之年，由于“燥乃大行”，火气来复时所出现的物化反常现象和人体病变情况。“赤气后化，心气晚治”两句，指这一年的后半年可以出现炎热现象。“上胜肺金，白气乃屈，其谷不成”三句，指天气由偏于寒凉而转为炎热。“白气”，指清凉之气；“乃屈”，指清凉之气消退而变为炎热。“其谷不成”句中之“谷”，即前述白坚之谷。这是说天气的异常变化使秋天应收的谷物不能正常成熟。“咳而鼽”一语中的“咳”，指咳嗽；“鼽”，指鼻衄，亦即鼻出血。咳嗽和鼻衄，均属肺的疾病。这就是说在炎热气候中，由于火胜可以刑金，因此人体也就会出现肺的病变。

这一段的小结就是：凡属“岁木不及”之年，从自然气候变化来说，以“燥乃大行”气温偏凉为特点。从自然界物化现象来说，草木生长不好，晚荣早凋。从人体疾病来说，肝气不及，疏泄失职，因此除了肝本脏功能低下以外，还要影响到脾的运化不行。由于胜复的原因，后半年会出现“火气来复”。因此，在自然气候变化上就可以出现炎热的现象，因而会影响在秋天里相应谷物的正常成长和成熟。在人体方面，也可以因气候炎热而发生肺的病变而出现疟疾、咳嗽、鼻衄和各种皮肤发疹性疾病。在“岁木不及”之年，在气候变化上除考虑气候偏凉的问题，还要考虑到“湿”的问题、“热”的问题。在疾病的诊断治疗方面，不但要考虑到肝的问题，同时还要考虑到脾的问题和肺的问题。

【原文】

岁火不及[1]，寒乃大行，长政不用[2]，物荣而下，凝惨而甚，则阳气不化，乃折荣美[3]，上应辰星，民病胸中痛，胁支满，两胁痛，膺背肩胛间及两臂内痛，郁冒朦昧，心痛暴瘖，胸腹大，胁下与腰背相引而痛，甚则屈不能伸，髋髀如别[4]，上应荧惑、辰星，其谷丹[5]。复则埃郁，大雨且至，黑气乃辱[6]，病鹜溏腹满，食饮不下，寒中肠鸣，泄注腹痛，暴挛痿痹，足不任身[7]，上应镇星、辰星，玄谷不成[8]。

【讲解】

(1) 岁火不及："岁火不及"，指火运不及之年。凡是年干属于火运而且在天干排列顺序上是双数，即阴干的年份，就是火运不及之年。以癸酉年为例，癸酉年的年干是癸，戊癸化火，凡是逢癸之年都是火运。癸在十天干排列顺序上属于双数，为阴干，阴干属不及，因此癸酉年从大运来说便是岁火不及之年。六十年中属于岁火不及之年共六年，即：癸酉、癸未、癸巳、癸卯、癸丑、癸亥六年。

(2) 寒乃大行，长政不用："寒"，指寒冷。"寒乃大行"，指"岁火不及"之年，在气候上偏于寒冷。"长"，指万物的生长。从自然气候来讲，夏属火；从生长化收藏来看，"长因夏"，夏主长。"长政不用"，意即火不及则不能发挥其使万物正常生长的作用。为什么"岁火不及"之年会"寒乃大行，长政不用"呢？这是因为自然界气候变化上，寒和热是相对的，热不足就必然是寒有余，应热不热必然是意味着相对的寒冷。用五行概念来说，热属火，寒属水。"其不及，则己所不胜侮而乘之"，"火不及"，水就来乘，所以"岁火不及"之年，就必然是"寒乃大行，长政不用"。

(3) 物荣而下，凝惨而甚，则阳气不化，乃折荣美："物荣"，指万物欣欣向荣，"物荣而下"，指"岁火不及"之年，由于气候比较寒冷，因此万物生长受到影响而不能欣欣向荣，亦即前述“长政不用”之意。“凝惨”，指寒冷时生机好像停止而呈现萧索阴惨的景象。“阳气不化”，指阳气不足，所以不能化生万物。“凝惨而甚，则阳气不化，乃折荣美”一句，是解释为什么在气候寒冷时，万物就不能较好生长的原因。

（4）民病胸中痛，胁支满，两胁痛，膺背肩胛间及两臂内痛，郁冒朦昧，心痛暴瘖，胸腹大，胁下与腰背相引而痛，甚则屈不能伸，髋髀如别：此一小段指“岁火不及，寒乃大行”之年中，人体比较多见的临床症状。在五行归类上“火”与“心”属于一类，“寒”与“肾”属于一类。这就是说，在“岁火不及”的年份里，从人体发病脏腑来说，以心病和肾病比较多见；从证候性质来说，以寒证比较多见。“胸中”，指胸部，“膺”，也是指胸部，均是人体心的部位。胸中痛，膺背痛，说明病在心。“肩胛间”，是手太阴的循行部位。两臂内侧指手厥阴和手少阴经脉的循行部位。因此肩胛部和两臂内侧主要属心的部位。“肩胛间及两臂内痛”，也说明了病在心。“暴瘖”，指突然不能言语，多属心病。“朦昧”，指神志不清，亦多属心病。“胸腹大”常系因水邪潴留胸腹所致，多与肾病有关。“腰背”属于肾的部位，腰背痛多属肾寒所致。“髋髀如别”，意即髋部和大腿上部剧烈疼痛好像髋部和股部要分开一样。《素问·脏气法时论》把“胸中痛，胁支满，胁下痛，膺背肩胛间痛，两臂内痛，虚则胸腹大，胁下与腰相引而痛”均定位为“心病”。《灵枢·经脉》把“脊痛腰似折，髀不可以屈”，列为足太阳膀胱经“是动病”的临床表现。膀胱与肾相表里，因此亦可定位在肾。上述症状描述归属心肾病变，与本篇所述基本相同。也就是说，“岁火不及”之年，容易出现上述心病、肾病的症状。

（5）其谷丹：“谷”，指谷物。“丹”，指红色。红色的谷物五行归类属火一类。这里是指在“岁火不及”的年份里，由于气候上应热不热，农作物因此生长不好。其中尤其是五谷之中属火的这一类谷物，例如黍类或麦类尤其生长不好。

（6）复则埃郁，大雨且至，黑气乃辱："复"，指复气。"岁火不及"之年，由于"寒乃大行"，"寒"在五行中属于"水"，水气偏胜，土就要来复它。原文所谓的"埃郁，大雨且至"，就是土气来复的自然表现。为什么大雨表示土气来复呢？这要从气温的高低来加以理解。因为寒而太甚，那就意味着霜雪，不下霜雪而下大雨就意味着气温的回升。"黑气"，黑在五行中属于水色，此处代表寒气。"黑气乃辱"，意即在土气来复的情况下，寒气偏胜的现象就可以自然消退而恢复正常。

（7）病骛溏腹满，食饮不下，寒中肠鸣，泄注腹痛，暴挛痿痹，足不任身："骛"，就是鸭；"溏"，指大便不成形。鸭的大便常不成形，因此，人的大便不成形者，一般叫"骛溏"。"挛"，指痉挛拘急；"痿"，指肢体痿弱；"痹"，指肌肉关节疼痛麻木。"足不任身"，指两足不能支持身体，亦即不能站立。以上这些症状，从病变部位来说多属脾胃病；从证候性质来说，多属寒湿证。《素问·脏气法时篇》论曰："脾病者，身重善肌肉痿，足不收行，善瘈，脚下痛，虚则腹满肠鸣，飧泄食不化。"认为上述症状均属脾病。这就是说，在土气来复的过程中，人体可以因感受湿邪而出现脾胃寒湿的症状。

（8）玄谷不成："玄"，有黑色之义；"玄谷"，即黑色谷物，黑为水色，因此"玄谷"指在五行归类中属于水类的谷物。"玄谷不成"，是指在"岁火不及，寒乃大行"之年，由于土气来复的原因，水类谷物，例如豆类谷物常常因此生长不好。

这一小段的小结就是：凡属"岁火不及"之年，从自然气候变化来说，以偏于寒冷为特点；从物化现象来说，农作物由于寒冷的原因不能较好地生长，特别是黍类、豆类谷物不能较好地生长；从人体疾病来说，以心肾虚寒等病比较多发。由于胜复的原因，从气候变化来说，可以出现湿邪偏胜的特殊气候变化；从人体疾病来说还可以出现脾胃湿盛等症状。因此，在分析自然气候变化和人体疾病的时候，要予以综合考虑。

【原文】

岁土不及[1]，风乃大行，化气不令[2]，草木茂荣，飘扬而甚，秀而不实[3]，上应岁星，民病飧泄霍乱，体重腹痛，筋骨繇复，肌肉瞤酸，善怒[4]，藏气举事，蛰虫早附，咸病寒中[5]，上应岁星、镇星、其谷黅[6]。复则收政严峻，名木苍雕，胸胁暴痛，下引少腹，善太息，虫食甘黄[7]，气客于脾，黅谷乃减，民食少失味，苍谷乃损[8]，上应太白、岁星。上临厥阴，流水不冰，蛰虫来见，藏气不用，白乃不复[9]，上应岁星，民乃康[10]。

【讲解】

(1) 岁土不及："岁土不及"，指土运不及之年。凡是年干属于土运而且在天干排列的顺序上是双数，即阴干的年份就是土运不及之年。以己巳年为例，己巳年的年干是己，甲己化土，凡是逢己之年都是土运，己在十天干的排列顺序上属于双数即阴干，阴干属于不及，因此己巳年从大运来说便是土运不及之年。六十年中属于土运不及之年共六年，即："己巳、己卯、己丑、己亥、己酉、己未六年。

(2) 风乃大行，化气不令："风"，在气候变化上指刮风，在季节上指春，在物化现象上指生，在气温变化上指温暖。"化"，在气候变化上指下雨和潮湿，在季节上指长夏，在物化现象上指化，在气温变化上指炎热而潮湿。"令"指季节。"化气不令"，即应该下雨的季节不下雨，应该潮湿的季节不潮湿，气候变化与季节不相应。"风乃大行"，即在上述"化气不令"的情况下，长夏季节不是下雨而是多风，好像春天一样。用五行概念来说，风属木，化属土。土不及，则木来乘之。所以，"岁土不及"之年，"化气不令"就必然是"风乃大行"。

(3) 草木茂荣，飘扬而甚，秀而不实：这是指“岁土不及”之年里的物化现象。由于在“岁土不及”的年份里，“风乃大行”，风主生，所以草木生长还是比较茂盛的。这就是原文所谓的“草木茂荣”。但是由于风气偏胜的原因，常常因大风而将萌芽生长的草木吹坏吹散。这就是原文所谓的“飘扬而甚”。由于“化气不令”的原因，下雨很少，因此已经生长的草木也不能正常生长而成熟。这就是原文所谓的“秀而不实”。

(4) 民病飧泄霍乱，体重腹痛，筋骨繇复，肌肉瞤酸，善怒：“飧”（sūn 音孙）。“飧泄”，指消化不良性腹泻。“霍乱”，指上吐下泻。“筋骨繇复”句中之“繇”（yáo 音摇），同摇，指摇动；“复”指反复。“筋骨繇复”，意即肢体痉挛拘急抽动。“肌肉瞤酸”句中之“瞤”（shùn 音顺），指瞤动。全句意即肌肉颤动酸痛。以上飧泄、霍乱、体重，均属脾胃衰弱的临床表现。腹痛、筋骨繇复、肌肉瞤动、善怒，则属于肝病、风病的证候。这些证候加以综合分析，则属于脾虚肝乘之证。这就是说在“岁土不及”之年里，由于“风乃大行，化气不令”的原因，人应之则会在临床上出现“土败木贼”、“脾虚肝乘”之证。

(5) 藏气举事，蛰虫早附，咸病寒中：“藏气”，指冬令之气，亦即闭藏之气。“蛰虫”，指蛰伏泥土中过冬的虫类；附，指归附；“蛰虫早附”，指因“岁土不及”，水气反侮，冬令闭藏之气早到，使蛰虫提前入蛰。“寒中”一语，有两层含义，一指受寒，一指疾病性质属于寒。全句意即在“岁土不及”的年份里，不但可以因为“风乃大行”而出现前述的一系列气候变化和物化现象上的反常以及临床上的一系列脾虚肝乘的症状，而且还可以由于“己所胜，轻而侮之”的原因而出现反克现象，冬令来早，动物因早寒而过早地藏伏起来准备过冬，人体也因为早寒容易受寒而出现虚寒的症状。

(6) 其谷黅：“黅”（jīn 音今），指黄色；“黅谷”，指黄色谷物，例如小米之类谷物即属黅谷。黄色为土色，“其谷黅”，意即“岁土不及”之年，属土类的谷物，在生长方面将要受到影响。

（7）复则收政严峻，名木苍雕，胸胁暴痛，下引少腹，善太息，虫食甘黄：“复”，即报复或恢复，此指复气。“收政”，指“金气”。这就是说在“岁木不及”之年里，由于“风乃大行”，木气偏胜，所以到了一定时候金气要来复它。这就是原文所谓的：“复则收政严峻。”在复的过程中，由于金主肃杀，所以草木会出现“名木苍凋”的现象；在人体疾病上会出现肺盛乘肝，如“胸胁暴痛，下引少腹，善太息”等症状。由于五行关系中，相乘相侮常同时存在，在木为金乘的情况下，还会出现土反侮土的情况，因而也就有可能出现湿胜，由湿生虫而又出现“虫食甘黄”的情况。于此可见，“胜复”虽然说是自然界的一种自稳调节现象，但在这个自调过程中却又不断地产生出新的偏胜和失调现象，因而又要不断地进行新的自调。在自调中出现的平衡现象只能是相对的，而不平衡才是绝对的。生命现象也正是在这个不平衡的盛衰盈虚不断转化的过程中不断向前发展和变化。

（8）苍谷乃损：“苍谷”，指青色谷物，如麻、麦一类谷物。苍为木色，“苍谷”的生长良否，与木气正常与否有关。在金来复木的情况下，木气受损，因而属木类的苍谷也要相应受到损害，所以原文接着提出：“上应太白岁星。”亦即前述金来克木之意。

（9）上临厥阴，流水不冰，蛰虫来见，藏气不用，白乃不复：“上”，指司天之气。“上临厥阴”，即厥阴风木司天之年。这一小段是承前面所述之“藏气举事，蛰虫早附，咸病寒中”之后而言，意即在“岁土不及，风乃大行”的年份里，如果再遇上厥阴风木司天之年，则风气更甚。风与温同属一类，因此这一年在气候上便偏温偏热，因而就可以出现“流水不冰”，“蛰虫来见”，“藏气不用”的现象。由于气候偏温不凉，所以也就不会出现“名木苍凋”等“收政严峻”的现象。这就是原文所谓的“白乃不复”。“白”字，在此指“秋”、“凉”而言。

(10) 民乃康：“民乃康”一句，不好理解。因为，“岁土不及，风乃大行”之年，如果再碰上厥阴风木司天，则风气必然特盛，这样不但更加乘土而且必然要反侮燥金，使秋冬应凉不凉，应寒不寒。在这样的情况下不可能出现“民乃康”的局面。因此，疑“民乃康”一句之前有漏简或“康”字为错讹。王冰注此云：“岁厥阴上临，其岁少阳在泉，火司于地，故蛰虫来见，流水不冰也，金不得复，故岁星之象如常，民康不病。”张介宾注亦大致同此。高世栻注此云：“厥阴上临，则风木生动，故流水不冰，蛰虫来见，生而不藏，故藏气不用，此上临厥阴，金气不复，故白乃不复，木气有余，故上应岁星，胜而不复，故民乃康。”我们认为，王、高等注是不符合《内经》精神的，特别是本篇论述的胜复规律的。因为，《内经》十分明确地指出过：“逆秋气，则太阴不收，肺气焦满。逆冬气，则少阴不藏，肾气独沉。”(《素问·四气调神大论》)“生因春，长因夏，收因秋，藏因冬，失常则天地四塞。”(《素问·阴阳离合论》)“有胜则复，无胜则否。”“复已而胜，不复则害。”(《素问·至真要大论》)从本篇上下文来看，“岁木不及，燥乃大行”，如上临阳明，则火气来复。“岁水不及，湿乃大行”，如上临太阴，则风气来复。均言有胜则有复，而出现气候、星象及人体疾病的异常变化。王、高等注认为“胜而不复，民气乃康”，竟然把“流水不冰”，“生而不藏”等反常现象视为正常并认为是“民康不病”的原因，显然与《内经》的基本精神背道而驰，不足为训。我们对此暂持保留态度，不作强解。

这一小段加以小结就是：凡属“岁土不及”之年，从自然气候变化来说，以偏于干燥，雨水不足，风气偏胜为特点；从农作物的生长来说，以“秀而不实”为特点；从人体疾病情况来看，以肝脾等病为多见。由于胜复乘侮方面的原因，还可以出现寒凉偏胜的特殊气候变化，从人体疾病来说，还可以出现肺肾等脏腑的特殊变化，因此，在分析自然气候变化和人体疾病的时候，要予以综合考虑和分析。

【原文】

岁金不及[(1)]，炎火乃行，生气乃用，长气专胜[(2)]，庶物以茂，燥烁以行[(3)]，上应荧惑星，民病肩背瞀重，鼽嚏血便注下[(4)]，收气乃后[(5)]，上应太白星，其谷坚芒[(6)]。复则寒雨暴至，乃零冰雹霜雪杀物[(7)]，阴厥且格，阳反上行，头脑户痛，延及囟顶发热[(8)]，上应辰星，丹谷不成[(9)]，民病口疮，甚则心痛[(10)]。

【讲解】

（1）岁金不及：岁金不及，指金运不及之年。凡是年干属于金运而在天干排列顺序上是双数（即阴干）的年份，就是金运不及之年。以乙丑年为例，乙丑年的年干是乙，乙庚化金，凡是逢乙之年都是金运。乙在十天干的排列顺序上属于双数，属于阴干，阴干为不及，因此乙丑年从大运上来说便是金运不及之年。六十年中属于金运不及之年共六年，即：乙丑、乙亥、乙酉、乙未、乙巳、乙卯六年。

（2）炎火乃行，生气乃用，长气专胜："炎火"，在气候变化上指炎热。"生气"，"长气"，均是指物化中的生长现象。全句意即"岁金不及"之年，气候应凉不凉，也就是偏于温热。在温热气候中，生物容易生长，所以原文说："炎火乃行，生气乃用，长气专胜。"用五行概念来说，岁金不及，火就要来乘之，所以说"炎火乃行"；夏属火，"长因夏"，所以"长气专胜"。"岁金不及"，木就要来侮之，所以说"生气乃用"。

（3）庶物以茂，燥烁以行："庶物"，指万物，意即由于气候炎热，所以自然界万物生长茂盛，亦即前述"生气乃用"，"长气专胜"之意。"燥烁"，"燥"指干燥；"烁"指烧灼，亦有闪烁发光之义。此处是形容炎热烧灼而致农作物焦枯的现象，亦即由于炎热而出现旱象，谷物虽然长得好，但收成却不好。需要说明的是，运气学说中所说的“燥”字，一般说指秋季气候。所以这个“燥”字，有清凉干燥之意，因此“燥”在五行归类上属于金。但这里所说的“燥”字，却不是这个含义，而是指在炎热气候中出现的燥热现象，是由于“炎火乃行”的结果。于此可见，中医书中所说的“燥”字，实际上应有双重含义，可以是由凉而生，也可以由热而生。由凉而生的燥，后世叫“凉燥”，由热而生的燥，后世称“燥热”、“温燥”。“凉燥”与“燥热”，性质完全不同，应该加以区分。

（4）民病肩背瞀重，鼽嚏血便注下：“肩背”，属心小肠部位。心与小肠在五行归类上属火。“瞀”（mào 音冒），指头晕眼花，亦指心烦意乱，精神错乱；“瞀重”，即瞀的症状较重，一般属于心病、火病。《素问·至真要大论》谓：“诸热瞀瘈，皆属于火。”“鼽嚏”，即喷嚏。“血便”，即大便下血。“注下”，即急性腹泻。这些症状均属肺大肠的病证。全句意即在“岁金不及”之年，由于“炎火乃行”，火来刑金的原因，因此在临床上不但可以出现肺病，而且也可以出现心病。

（5）收气乃后：“收气”，即秋气，凉气。此句意即“岁金不及”之年，天气偏热，气候应凉不凉，秋气晚至。

（6）其谷坚芒：“坚”，指坚硬；“芒”，指锋利；“坚芒”，此处是指“金”的特性，因为金刃总是坚硬而锋利。“其谷坚芒”指金谷，例如稻一类谷物，即属坚芒谷物。此处指在“岁金不及”的年份里，由于秋气气候反常，应凉不凉，因此会影响属“金”一类的谷物的成熟和收取。

（7）复则寒雨暴至，乃零冰雹霜雪杀物：“复”，指复气。“岁金不及”之年，由于“炎火乃行”，所以水气来复，因而在气候变化上出现暴寒的现象，所以原文谓：“复则寒雨暴至。”

“乃零冰雹霜雪杀物”句中之“乃零”二字，“零”，为“令”字的假借字，“乃零”即“乃令”。全句意即由于寒气来复，天气暴冷，所以才出现了霜雪冰雹以致影响了生物的正常成长而形成灾害。

（8）阴厥且格，阳反上行，头脑户痛，延及囟顶发热：“厥”，涵义之一，指气血逆乱。《伤寒论》谓：“阴阳气不相顺接，便为厥。”（第337条）“阴厥”，即寒厥，意即由于寒而引起的厥证；“格”，指格拒；“阴厥且格”，亦即中医书中所谓的“阴盛格阳”、“真寒假热”证。“阳反上行”，指被格拒之阳气往上行。“脑户”，穴位名称，穴在后头部当枕外隆凸上缘之凹陷处。“囟”，即囟门，“囟顶”，即由囟门至巅顶部位。全句意即在阴盛格阳的情况下，由于阳浮于上，临床上可以出现发热、头痛等真寒假热症状。

（9）丹谷不成：“丹”，指红色，“丹谷”，即红色谷物一类农作物，例如黍类、麦类谷物即属于丹谷。丹谷在五行归类上属于火。“岁金不及”之年，“炎火乃行”，火气太盛，水气就要来复。在水克火的情况下，属火一类的“丹谷”就不能正常成长，所以原文谓：“上应辰星，丹谷不成。”

（10）民病口疮，甚则心痛：“口疮”，即口中生疮一类疾病，总的来说属于心病。《素问·至真要大论》谓：“诸痛痒疮，皆属于心。”全句意即在寒气来复的情况下，心气受到损害可以出现口疮、心痛等症状。

这一小段加以小结就是：凡属“岁金不及”之年，从自然气候变化来说，以偏于炎热，火气偏胜为特点；从物化现象上来说，长势较好，但由于天热天旱的原因，容易枯萎，收成不好；从人体疾病来说，以肺病、心病等为多见。由于胜复乘侮的原因，还可以出现暴冷的特殊气候变化；从人体疾病来说，也还可以出现肾、膀胱等脏腑的病变。因此，在分析自然气候变化和人体疾病的时候必须要从各个方面予以综合分析。

【原文】

岁水不及[1]，湿乃大行，长气反用，其化乃速，暑雨数至[2]，上应镇星，民病腹满身重，濡泄寒疡流水，腰股痛发，腘腨股膝不便，烦冤足痿清厥，脚下痛，甚则跗肿[3]，藏气不政，肾气不衡[4]，上应辰星，其谷秬[5]。上临太阴[6]，则大寒数举，蛰虫早藏，地积坚冰，阳光不治，民病寒疾于下，甚则腹满浮肿[7]，上应镇星，其主黅谷。复则大风暴发[8]，草偃木零，生长不鲜[9]，面色时变，筋骨并辟，肉瞤瘛，目视䀮䀮[10]，物疎璺[11]，肌肉胗发，气并鬲中，痛于心腹[12]，黄气乃损，其谷不登[13]，上应岁星。

【讲解】

(1) 岁水不及：岁水不及，指水运不及之年。凡是年干属于水运而在天干排列顺序上是双数，即阴干的年份，就是水运不及之年。以辛未年为例，辛未年的年干是辛，丙辛化水，凡是逢辛之年都是水运，辛在十天干的排列顺序上属于双数即阴干，阴干属于不及，因此辛未年从大运来说便是水运不及之年。六十年中属于水运不及之年共六年，即：辛未、辛巳、辛卯、辛丑、辛亥、辛酉六年。

(2) 湿乃大行，长气反用，其化乃速，暑雨数至："湿"，在气候变化上指潮湿，指多雨。"长"，指生长。"化"，指生长变化。全句意即在"岁水不及"的年份里，由于气候应寒不寒，所以雨多雪少，生物生长变化很快，所以原文谓："湿乃大行，长气反用，其化乃速，暑雨数至。"用五行概念来说，寒属水，湿属土，岁水不及，土就要来乘之，所以原文谓："岁水不及，湿乃大行。"

(3) 民病腹满身重，濡泄寒疡流水，腰股痛发，腘腨股膝不便，烦冤足痿清厥，脚下痛，甚则跗肿：以上所列症状，如腹满、身重、濡泄，均属脾病、湿病。"寒疡"，即疮疡之属于虚寒者；"流水"，指疮面渗出液体；"寒疡流水"，指寒性疮疡渗出物多，这也属于脾湿的表现。“腰”、“股”、“腘”、“腨”、“膝”等主要属于肾、膀胱部位。“烦冤”，指烦乱而委屈。“足痿清厥”，指足痿无力及脚冷。“跗肿”，指足肿。这些症状主要与肾膀胱病变有关。此一小段意即在“岁水不及”之年中，由于“湿乃大行”，因此在人体疾病上，以脾病、肾病、湿病等为多见。

（4）藏气不政，肾气不衡：“藏气”，指闭藏之气。藏气的正常与否，与寒有关，亦即《素问·阴阳离合论》中所谓的“藏因冬”。“岁水不及”之年，意味着应寒不寒，不寒就不能藏，所以说“岁水不及”之年，“藏气失政”。“寒”与人体的肾在五行归类上同属于水，应寒不寒，应藏不藏，必然要引起人体肾气的失调，所以说“岁水不及”之年，“肾气不衡”。

（5）其谷秬：“秬”（jù 音巨），即黑黍。黑色谷物在五行归类上属于水，“其谷秬”指“岁水不及”之年，由于天气应寒不寒，属于水类的谷物生长和收成都会受到影响。

（6）上临太阴：“上”，指司天。“上临太阴”，指“岁水不及”而又逢太阴湿土司天之年。“岁水不及”而又逢太阴湿土司天之年。六十年中共有辛丑、辛未两年。

（7）大寒数举，蛰虫早藏，地积坚冰，阳光不治，民病寒疾于下，甚则腹满浮肿：此一小段承上述“上临太阴”情况而言，“岁水不及”而又逢太阴湿土司天，会出现两种情况，一种情况是“岁水不及”之年，本来就是“湿乃大行”，再碰上太阴湿土司天，则必然是湿上加湿，湿邪太盛，所以这一年雨水就更多，人体脾湿的症状也就会更严重，所以原文谓：“甚则腹满浮肿，上应镇星。”另一种情况是太阴湿土司天，则太阳寒水在泉。因此，在六气六步的终之气这一步时，就有可能会出现特别寒冷的气候，所以原文谓：“上临太阴，则大寒数举，蛰虫早藏，地积坚冰，阳光不治，民病寒疾于下。”这就是说在岁水不及的年份里，在自然气候方面，特别是在四之气湿土主时的时候，湿邪更重，雨水更多，但是在终之气太阳寒水主时的时候，则会更加寒冷。因而在人体疾病方面也要更多地重视脾肾和寒湿的问题。

（8）复则大风暴发：湿邪偏胜，则必然风气来复，所以原文谓："复则大风暴发。"因而也就引起了自然气候上、物化现象上和人体疾病上一系列的特殊变化。

（9）草偃木零，生长不鲜：这是指大风暴发时所引起的物化反常现象。"偃"，指倒下；"零"，指零落，"草偃木零"，指在暴风中而出现草倒叶落的现象。"鲜"，指色泽鲜明。"生长不鲜"，指在暴风中草木为风所折，其外观形萎色枯而不是如正常生长时那样色泽鲜明。

（10）面色时变，筋骨并辟，肉瞤瘛，目视䀮䀮：这是指大风暴发时引起的疾病临床表现。"面色时变"，指患者面色不时变化。"并辟"，指痉挛拘急现象。"肉瞤瘛"，指肌肉抽动。"目视䀮䀮"，指视物不清。这些都是在大风的影响下而出现的肝木之气偏胜的表现。

（11）物踈璺："踈"，指通；"璺"（wèn 音问），指破裂。"物踈璺"，此处是指大风暴发时，物体常因大风吹而干裂。

（12）肌肉胗发，气并鬲中，痛于心腹："胗"，同疹；"胗发"，即发生皮疹。"气并鬲中"，指肝气疏泄失职出现的气滞不通现象。不通则痛，所以常常表现为心腹疼痛。中医书中所说的"心痛"，多指上下腹部疼痛。这就是说在肝气偏胜时，由于肝的疏泄失职而可以在临床上出现皮疹、腹痛等症状。

（13）黄气乃损，其谷不登："黄气"，指土气。"黄气乃损"，指岁水不及之年，"湿乃大行"。由于胜复的原因，风气来复，偏胜的湿气就会受到抑制而恢复到正常情况，这就叫"黄气乃损"。此"损"字不宜作"损伤"解，应作"制"字来理解。"其谷不登"句中的"其"字，指"土谷"，亦即前述之"黅谷"。"其谷不登"，意即在土气偏胜的情况下，木气来复，但在复的过程中，由于风气太甚，所以影响属于土类谷物的正常生长。这也就是前面所讲过的“复已而病”。

这一小段加以小结就是：凡属岁水不及之年，从自然气候变化来说，以偏于潮湿，雨水较多为特点；从物化现象上来说，以生长较快为特点；从人体疾病来说，以脾病、肾病为多见。由于胜复的原因，在自然气候方面还可以出现大风、暴风的变化；在物化上还可以因大风而出现草偃木零的现象；在人体疾病上还可以出现肝气横逆或肝失疏泄的症状。因此，在分析这样年份的自然气候变化和人体疾病的时候，也必须从以上几个方面综合加以分析。

【原文】

帝曰：善。愿闻其时也[1]。岐伯曰：悉哉问也！木不及，春有鸣条律畅之化，则秋有雾露清凉之政[2]，春有惨凄残贼之胜，则夏有炎暑燔烁之复[3]，其眚东[4]，其脏肝，其病内舍胠胁，外在关节[5]。火不及，夏有炳明光显之化，则冬有严肃霜寒之政[6]，夏有惨凄凝冽之胜，则不时有埃昏大雨之复[7]，其眚南[8]，其脏心，其病内舍膺胁，外在经络[9]。土不及，四维有埃云润泽之化，则春有鸣条鼓拆之政[10]，四维发振拉飘腾之变，则秋有肃杀霖霪之复[11]，其眚四维[12]，其脏脾，其病内舍心腹，外在肌肉四支[13]。金不及，夏有光显郁蒸之令，则冬有严凝整肃之应[14]，夏有炎烁燔燎之变，则秋有冰雹霜雪之复[15]，其眚西[16]，其脏肺，其病内舍膺胁肩背，外在皮毛[17]。水不及，四维有湍润埃云之化，则不时有和风生发之应[18]，四维发埃昏骤注之变，则不时有飘荡振拉之复[19]，其眚北[20]，其脏肾，其病内舍腰脊骨髓，外在溪谷踹膝[21]。夫五运之政，犹权衡也[22]，高者抑之，下者举之，化者应之，变者复之，此生长化成收藏之理，气之常也，失常则天地四塞矣。故曰：天地之动静，神明为之纪，阴阳之往复，寒暑彰其兆[23]。此之谓也。

【讲解】

（1）愿闻其时也：“时”，指时令或季节。此段系承上节岁运不及而问，意即希望了解在岁运不及的年份中，乘侮胜复与季节的关系。以下即分别介绍木、火、土、金、水五运不及之年乘侮胜复的规律。

（2）春有鸣条律畅之化，则秋有雾露清凉之政：“鸣”，指音响，“条”，指树木枝条；“鸣条”，指春风吹动树木枝条发出响声。“律”，指音律，“畅”，指和调悦耳。“雾露清凉”，指凉爽气候。这是指一年中正常的气候变化而言。“鸣条律畅之化”是指春天的正常气候变化；“雾露清凉之政”是指秋天的正常气候变化。这也就是说春天的气候正常，秋天气候也就正常。

（3）春有惨凄残贼之胜，则夏有炎暑燔烁之复：“惨凄残贼”，指春天里应温不温，应生不生，春天气候好像秋天一样。“炎暑燔烁”，是指夏天里的酷暑炎热。全句意即在岁木不及之年中，春天比较凉，但是这一年的夏天却比一般更加炎热。从五行概念来说，“春有惨凄残贼之胜”，是由于岁木不及，金气来乘的结果；“夏有炎暑燔烁之复”，则是金气偏胜，火来克金的表现。于此可以看出，复气发生的时间主要在其本气主时的季节。火气来复主要在夏天，如本节所述。如系金气来复则在秋天，水气来复则在冬天，木气来复则在春天等。

（4）其眚东：“眚”（shěng 音省），义与损同，可以作损害解，亦可以作疾病或过失解。“东”，即东方。古人以东、南、西、北、中五方作为定位指标，并用以和自然气候变化、物化现象、人体生理及病理现象联系起来，用木、火、土、金、水五行加以归类。这也就是《素问·天元纪大论》中所谓的：“天有五行御五位，以生寒暑燥湿风，人有五脏化五气，以生喜怒忧思恐。”“其眚东”，意即在岁木不及之年，其在自然气候方面和物化现象方面的反常现象以及人体病理方面，凡归属于木类的有关内容均会受到损害而出现反常。其损害的原因是由于东方的岁木之气不及。在岁木不及之年中，从自然气候来说，东风无力，气温偏低；物化方面，生发不好；疾病方面肝气不足等，均属“其眚东”的范围之内。

（5）其病内舍胠胁，外在关节：“舍”，此处指疾病所在部位。“胠”（qū 音区），指人体腋下胁上的部位。“胁”，指腋下肋骨所在的部位。“外在”，此处是指躯体以外的四肢。“关节”，此处是指肢体上的骨关节。“胠胁”主要为足厥阴肝经经脉循行的部位。肢体活动自如能屈能伸与筋腱的作用有关。肝主筋，关节为筋之府，亦即关节为筋腱的所在部位。“其病内舍胠胁，外在关节”一句，意即“岁木不及”之年，由于肝气不及，因此在人体疾病方面主要表现在胠胁及四肢关节部位。

（6）夏有炳明光显之化，则冬有严肃霜寒之政：“炳”，指光明显著，亦指点燃，古人燃烛曰“炳烛”。“严”，指严厉，“肃”，指肃杀。全句是说夏天炎热，冬天寒冷，是指正常的气候变化。这也就是说夏天气候正常，冬天气候也就正常。

（7）夏有惨凄凝冽之胜，则不时有埃昏大雨之复：“惨凄凝冽”，指寒冷；“埃昏大雨”，指湿土如雾，大雨倾盆。“不时”，即随时，亦即不固定于一个季节。全句意即在岁火不及的年份里，夏天比较寒冷，应热不热，同时还可以随时出现阴雨的反常变化。从五行概念来说，夏天属于火，寒冷属于水。“夏有惨凄凝冽之胜”，是岁火不及，水气来乘的结果。阴雨、潮湿属于土，“不时有埃昏大雨之复”，则是由于水气偏胜，土来克水的表现。值得提出的是：其他复气发生的时间均出现在其本气主时之时，而为什么惟土气来复独言“不时”？这是因为，《内经》认为，土在万物生化过程中居于非常重要的地位，所谓“土生万物而法天地”；土与其他四行的关系是“土载四行”；土合方位则“土治中央”；土合脏腑则“入通于脾”。至于土与季节的关系则有两种提法：一种认为“脾主长夏”，“通于土气”，也就是说长夏为土气所主之时，另一种认为土旺四季。由于脾土之气生养万物，溉濡四脏，它的作用应该是贯穿于全年四时之中，而不仅独主于一个季节。因此，把一年四季中的最末一个月，即辰、戌、丑、未四个月作为土主之时。本节即采取了土旺四季的说法，认为土气来复的时间为“不时”，也就是不固定于一时，而是四季皆可有复。

（8）其眚南：“南”，即南方。意即认为在岁火不及之年，其在自然气候、物化现象、人体疾病方面的反常变化，以及凡属于与火类有关的各方面均会受到损害而出现反常的原因是由于南方岁火之气不及所致。在岁火不及之年中，从自然气候来说，南风很少，夏行冬令，应热不热，阴天较多，雨水较多；物化方面生长不好；疾病方面，心气不足等，均属于“其眚南”的范围之内。

（9）其病内舍膺胁，外在经络：由于手少阴心经与手厥阴心包络的经脉循行，或“起于心中”，“下出腋下”，或“起于胸中”，“循胸出胁，下腋”，因此心病时可以在胸胁部位出现症状。由于心主血主脉，心为君主之官，因此心病时也可表现在全身经脉。全句意即岁火不及之年，人体疾病主要表现为心气不及，因此可以在前述部位发生疾病。

（10）四维有埃云润泽之化，则春有鸣条鼓拆之政：“四维”，此处是指四季。《素问·至真要大论》谓：“寒暑温凉，盛衰之用，其在四维。故阳之动，始于温，盛于暑；阴之动，始于清，盛于寒。春夏秋冬，各差其分。故《大要》曰：彼春之暖，为夏之暑，彼秋之忿，为冬之怒，谨按四维，斥候皆归，其终可见，其始可知。”明确地指出，“四维”就是春夏秋冬四季。“埃云润泽”，指正常的降雨现象。“鸣条”与前述“鸣条”之义相同，指正常的春风。“鼓拆”，指在春风的鼓动下，植物破荚而出的萌芽生长现象。全句意即一年四季中降雨量正常，雨水充足，则春天里万物生长就自然良好。

（11）四维发振拉飘腾之变，则秋有肃杀霖霪之复：“振拉飘腾”句中的“振”字，指振动；“拉”，指破坏或摧残，“飘腾”，指飘起升腾。此处是指大风狂风摧屋拔树的现象。“霖霪”，指久雨成灾。全句意在岁土不及之年里，一年四季降雨量较少，可以出现风灾，但到了秋天又可以出现暴雨大雨。从五行概念来说，风属木，雨属土，“四维发振拉飘腾之变”，是岁土不及之年，木气来乘的结果。“肃杀”属金，“秋有霖霪之复”，则又是由于风气偏胜，金来克木的表现。不过“霖霪”，则不能用金克木来解释。这只能理解为木为金制之后，木不能制土，因而土气又出现失制的现象，所以淫雨成灾。此亦即前述之“复已反病”之意。

（12）其眚四维：“四维”，前已解释是指一年春夏秋冬四季，意即在岁土不及之年里，由于雨水失调，因此在自然气候、物化现象、人体疾病方面的反常变化，凡属与土类有关的各方面均会受到损害而出现反常。由于五行之中，“土载四行”，“土为万物之母”，因此，“土气不及”时，木、火、金、水四行也均会受到损害，生物在生、长、化、收、藏各个方面也都会受到影响。所以原文谓：“其眚四维。”

（13）其病内舍心腹，外在肌肉四支：中医书中的“心”字，除指“君主之官”外，一般指心窝部，亦即胃脘部；“腹”，一般指下腹部。人体胃脘部及下腹部与脾胃密切相关。人体肌肉、四肢均属于脾之所主。而脾在五行归类上又属于土。全句意即凡属岁土不及之年，人体也相应出现脾气不及而在心腹、肌肉、四肢等部位发生疾病。

（14）夏有光显郁蒸之令，则冬有严凝整肃之应：“光显”，此处是指炎热；“郁蒸”，是指热而多雨，好像以火烧水，以水蒸物一样。热而湿，这是夏令的正常气候变化。“严凝”，此处是指寒冷；“整肃”，是指万物处于闭藏状态。冷而闭藏，这是冬令的正常气候及物化现象。全句意即夏天气候变化正常，冬天气候变化和物化现象自然也就正常。

（15）夏有炎烁燔燎之变，则秋有冰雹霜雪之复：“炎烁燔燎”，指天气过于炎热。全句意即在岁金不及的年份里，夏天常常过于炎热。从五行概念来说，秋属金，岁金不及亦即金气不及。在自然气候上来说也就是应凉不凉。金不及，则火来乘之，风来侮之。所以这一年夏天也就特别炎热。原文中“秋有冰雹雪霜之复”一句，不好理解。因为“岁金不及”之年，火乘风侮，不可能出现“冰雹雪霜”的严寒现象，而且复气一般亦多在本气主时之时来复，前段原文亦明确指出：“岁金不及，炎火乃行，生气乃用，长气专胜，庶物以茂，燥烁以行……收气乃后。”既云“收气乃后”，岂有秋见冰雹霜雪之理。因此原文中之“秋”字可能有误，似改为“冬有冰雹雪霜之复”为妥。对于此句，王冰及新校正均未加解释，说明难解。高世栻解释为：“秋有冰雹霜雪之复，金之子水复胜而克火也。”绕了一个大圈，虽勉强解释，然义理不足以服人。

（16）其眚西：“西”，即西方。西方属金，在岁金不及之年，其在自然气候、物化现象、人体疾病等方面，凡属与金类有关的各方面均可以受到损害而出现反常。例如在岁金不及之年中，从自然气候来说，西风较少，秋行夏令，应凉不凉；物化方面由于过于炎热而干枯故收成不好；人体疾病表现为肺气不足等等，均属于“其眚西”的范围之内。“其眚西”，即认为出现上述反常变化的原因，是由于西方金气不足所致。

（17）其病内舍膺胁肩背，外在皮毛：“膺胁肩背”，这些部位与肺密切相关，如手太阴肺经即循行于胸部。皮毛属于肺之所主。全句意即在“岁金不及”之年，由于肺气不足，因此人体疾病可以表现在胸胁肩背及皮毛等部位。

（18）四维有湍润埃云之化，则不时有和风生发之应：“湍润埃云”，指正常的雨水量，“和风生发”，指正常的萌芽生长。全句意即一年四季中如果雨水适度，则植物生长情况就好。

（19）四维发埃昏骤注之变，则不时有飘荡振拉之复：“埃昏”，指土湿如雾如蒙；“骤注”，指暴雨大雨如倾如注。“飘荡振拉”，指大风、暴风摧物折树。全句意即一年之中，如果雨水失调出现暴雨大雨时，则常常也会出现大风暴风而形成狂风暴雨的反常现象。这样就会影响植物的正常生长而形成灾害。从五行概念来说，水不及，则土气偏胜，雨湿流行，风气来复。“埃昏骤注”即为土气偏胜，土湿如雾，大雨倾注的自然景象。“飘荡振拉”即为风气来复，狂风大作，摧树折木的自然景象。

（20）其眚北：北，即北方。北方在五行上属于水。“其眚北”，意即造成前述灾害的原因是由于北方的岁水之气不及所致。凡属岁水不及之年，其在自然气候、物化现象、人体疾病等各个方面，凡是归属水类的有关方面均会受到损害而出现反常。例如：在岁水不及之年中，从自然气候来说，北风少，应寒不寒，冬行春令，风雨成灾；物化方面应藏不藏；疾病方面肾气不足等等，均属于“其眚北”的范围之内。

（21）其病内舍腰脊骨髓，外在溪谷踹膝：“腰为肾之府”，“肾主骨生髓”，因此，腰脊骨髓均属于肾。关于“溪谷踹膝”，王冰注云：“肉之大会为谷，肉之小会为溪，肉分之间，溪谷之会，以行荣卫，以会大气。”这样解释范围过大，因为肉之大会小会处，全身均有，许多经都有溪谷，何以原文在此独把溪谷列为肾之所属？不好理解。高世栻在注中引《阴阳应象大论》云：“溪谷属肾。又肾脉从踹至膝，故外在溪谷踹膝。”查《阴阳应象大论》原文：“论理人形，列别脏腑，端络经脉，会通六合，各从其经，气穴所发，各有处名，“溪谷属骨，皆有所起，分部逆从，各有条理……”文中虽然说到“溪谷属骨”，但“属骨”二字此处系作骨之连接处来解释，和“溪谷”一样，是一个专用术语，这段文字不论从什么角度出发，都没有“溪谷属肾”的含义。我们认为，原文把“溪谷踹膝”连在一起来提，可能是指踹膝部位上的溪谷，例如在膝下的内辅骨后、大筋下，亦即在膝部内侧面、腘横纹内侧两筋间凹陷处的阴谷穴，及在足内踝后方，当内踝尖与跟腱后缘连线中点处之太溪穴。“踹”、“膝”为足少阴肾、足太阳膀胱经脉所循行的部位。而“阴谷”、“太溪”又均是足少阴肾经的穴位。全句意即在“岁水不及”之年里，人体肾气也相应不足，因此在临床上也就可以发生与肾有关的部位，例如腰脊、骨髓以及膝关节、小腿及阴谷、太溪等的病变。

(22) 夫五运之政，犹权衡也：“权”指秤锤；“衡”，指秤杆。用秤称物时，根据所称物体的轻重拨动秤锤就可以使秤杆保持相对平衡。这里是用以比喻木、火、土、金、水五运在运行变化中的自动调节现象。五运变化中，本气太过时，其所不胜之气就要来复它，使之不要太过。复气偏胜了，同样又要受到复气所不胜之气来复。正因为有了这种层层制约，所以自然界在气候上才能够维持着一个相对平衡的局面。而自然界的各种生命现象也正是在这个不断胜复的过程中正常生长。所以原文对此加以总结说：“高者抑之，下者举之，化者应之，变者复之，此生长化成收藏之理，气之常也，失常则天地四塞也。”

(23) 天地之动静，神明为之纪，阴阳之往复，寒暑彰其兆：“动静”，指前述之五运变化中的各种胜复现象。“神明”，此处是指自然规律。“阴阳之往复”，指季节气候上的阴阳消长进退，例如春来冬去，夏去秋来，冬来秋去等等。“寒暑”，指气温的高低，也指一年。全句意即季节气候的各种变化及其自然调节现象，这是自然界本身固有的规律。这些变化可以从一年中春温、夏热、长夏湿、秋凉、冬寒等气温的变化中反映出来。所以也就可以根据一年各个季节中的正常和异常气候变化及其与物化现象、人体疾病表现等各个方面的关系来综合分析并总结其规律。

【述评】

本节主要论述了六十年中属于岁运不及之年的自然气候变

化以及物化现象的特点，人体受病的脏腑及其临床表现。根据有关论述，总结其规律是：凡属岁运不及之年，其在自然气候变化上和人体疾病变化上的规律为本气不及则所不胜来乘，所胜反侮。例如岁木不及之年则风气偏衰，燥气偏胜，风少，气温低，春行秋令，出现应温反凉的异常情况。到了夏天，由于火气来复，则又可以出现酷热的异常情况。由于湿气反侮，所以又可以出现湿胜及湿热交蒸的情况。这种反常气候可以严重影响各个季节中的相应农作物的正常生长。其在人体受病脏腑及其证候性质方面也相应地表现为肝气偏衰，肺气、心气、脾气偏胜的疾病表现。这种分析方法，与前述的岁运太过之年一样，是把天地人作为一个整体来研究并从而总结人体疾病的规律的，值得我们加以认真地学习、继承和发扬。

【原文】

帝曰：夫子之言五气之变，四时之应(1)，可谓悉矣。夫气之动乱，触遇而作，发无常会，卒然灾合(2)，何以期之？岐伯曰：夫气之动变，固不常在，而德化政令灾变(3)，不同其候也。帝曰：何谓也？岐伯曰：东方生风，风生木，其德敷和，其化生荣，其政舒启，其令风，其变振发，其灾散落(4)。南方生热，热生火，其德彰显，其化蕃茂(5)，其政明曜，其令热，其变销烁，其灾燔焫。中央生湿，湿生土，其德溽蒸，其化丰备，其政安静，其令湿，其变骤注，其灾霖溃(6)。西方生燥，燥生金，其德清洁，其化紧敛，其政劲切，其令燥，其变肃杀，其灾苍陨(7)。北方生寒，寒生水，其德凄沧，其化清谧，其政凝肃，其令寒，其变凓冽，其灾冰雪霜雹(8)。是以察其动也，有德有化，有政有令，有变有灾，而物由之，而人应之也(9)。

【讲解】

(1) 五气之变，四时之应：“五气”，指风、火、湿、燥、寒五种气候变化。“四时”，指春、夏、秋、冬。全句意即“五气”各有其相应的季节，即：春应风，夏（包括长夏）应火、湿，秋应燥，冬应寒。

（2）发无常会，卒然灾合：“发”，指五气变化中的反常现象；“常会”，指固定的遇会时间。“卒然”，指突然；“灾合”，即合而成灾。全句意即五气之间的一些反常变化，如胜复乘侮等等，一切均系根据当时的具体变化情况而发生的，并无固定的时间。这也就是原文中所谓的“触遇而发”，以及《至真要大论》中所谓的“有胜则复，无胜则否”，“胜有微甚，复有多少”，“时有常位而气无必也”等。于此可见，《内经》虽然在七篇大论中以大量篇幅介绍了五运在太过及不及时的一般胜复乘侮规律，但这是从自然界的自稳调节方面着眼的，至于在各个年度中的具体变化，则仍然是从实际情况出发，并不主张机械对待。这是运气学说的基本精神，必须加以正确理解。

（3）德化政令灾变：“德”，有恩惠之义。对人有好处曰“施德”，感激他人给我的好处曰“感德”，对人不好曰“失德”。自然界对我们最大的好处就是它能产生万物，所以说：“天地之大德曰生。”（《易·系辞》）此处是指一年中各个季节及其相应的气候，对物化现象或人体生命现象的益处。

“化”，有生之义。《六微旨大论》谓“物之生从于化。”《天元纪大论》谓“故物生谓之化。”“化生五味。”《辞源》：“天地之生成万物曰化。”此处是指一年各个季节及其相应气候在物化过程中或人体生理活动中的作用特点。“德”和“化”，都是自然界对生物包括人类有益处的特点和表现，所以下文谓：“德化者，气之祥。”祥者，吉祥也。

“政”，一作正，意即正常的职能。主其事者曰政，如旧官制有学政、盐政之类。此处是指一年中各个季节及其相应的气候及人体相应器官的正常作用和职能。

“令”，指号令或时令。此处是指一年中各个季节的气候特点。一年中的各个季节、相应的气候以及人体相应器官的正常作用和职能是固定的，也是十分明确的，所以下文谓："政令者，气之章。""章"者，规定也，彰明于外也。

"灾"，即灾害。此处是指一年中及其相应的气候变化发生严重反常时，对自然界物化现象和人体生理活动所造成的损害。所以下文谓："灾眚者伤之始。""伤"者，损伤也。

"变"，指变化。《天元纪大论》谓："物极谓之变。"《六微旨大论》谓："物之极，由乎变。"这就是说事物发展到了一定程度就会发生变化。此处是指一年中及其相应气候变化发生严重反常时，如果偏胜到了极度就会向对立方面转化，从而使偏胜的事物又恢复到正常，所以下文谓："变易者，复之纪。""复者"，报复，恢复也。

(4) 其德敷和，其化生荣，其政舒启，其令风，其变振发，其灾散落：这一段是指木的德、化、政、令、灾、变情况。

"其德敷和"："敷"就是敷布；"和"，就是阳和，也就是春天的温暖。木在季节上属于春，在气候上属于风，属于温，"其德敷和"，就是说一年中春季给自然界的好处是带来了温暖。

"其化生荣"："生"，就是萌芽生长；"荣"，就是繁盛。"其化生荣"，就是说由于春回大地，给整个自然界带来了温暖，所以万物也就开始萌芽生长，日益繁盛。

"其政舒启"："舒"，就是舒展，疏通，流畅；"启"，就是打开，拆开、开启。"其政舒启"，就是说由于大地春回，使河水解冻，冰融雪消，植物破土而出，开始萌芽生长，自然界处于一片舒展、通畅的状态。

"其令风"："令"，指春季。"其令风"，就是指春风、东风。就是说在春季里，以徐徐东风吹拂为特点。

"其变振发"："变"，指特殊变化。"振发"，指风气偏胜。"其变振发"，就是说春天的风应该是和风、微风，如果风势太盛，就是特殊变化。

“其灾散落”：“灾”，指灾害；“散落”，指飘散零落。“其灾散落”，是承上句而言，就是说如果风势太大，不是和风、微风，而是狂风、大风的话，那就会因风太大而把刚刚萌芽生长的植物吹得飘散零落，成为灾害。

（5）其德彰显，其化蕃茂，其政明曜，其令热，其变销烁，其灾燔焫：这一段是指火的德、化、政、令、灾、变情况。

“其德彰显”：“彰显”，就是彰明显著。火在季节上属于夏，“其德彰显”，意即在夏天里烈日当空，炎热似火。

“其化蕃茂”：“蕃茂”，就是十分茂盛。“其化蕃茂”，意即在夏天里，万物生长十分茂盛，欣欣向荣。

“其政明曜”：“明曜”的“曜”字，指太阳，“其政明曜”，意即在夏天里，烈日炎炎。

“其令热”：“令”，指夏令。“其令热”，意即夏天气候炎热。

“其变销烁”：“销烁”，指以火烧物使之熔化或焦枯。“其变销烁”，此处是指如果天气过于炎热；就会出现物化现象上的反常。

“其灾燔焫”：“燔焫”，有燃烧之义。“其灾燔焫”，就是指在过于炎热的情况下，植物就会因热旱而枯萎死亡成为灾害。

（6）其德溽蒸，其化丰备，其政安静，其令湿，其变骤注，其灾霖溃：这一段是指土的德、化、政、令、灾、变情况。

“其德溽蒸”：“溽”，同濡，指滋润；“蒸”，指以火烧水蒸物。“其德溽蒸”，意即在夏令中由于天气炎热同时雨水也多，因此出现湿热熏蒸的情况。

“其化丰备”：“丰备”，即丰富而完备，意即完全成熟。“其化丰备”，就是说，在长夏里，由于天气炎热，雨水充足，因而植物就能完全成熟。

“其政安静”：“安静”，指稳定。“其政安静”，意即在长夏季节中天气虽然炎热，但由于雨水多，因此火气就不会过于偏胜，天气也不会太热，植物生长也不会出现旱象而能正常稳定地成熟生长。

“其令湿”：“令”，指长夏。“其令湿”，就是说长夏属于雨季，雨水较多，气候偏于潮湿。

“其变骤注”：“骤注”，即大雨如注。“其变骤注”，意即在气候反常时可以出现大雨、暴雨。

“其灾霖溃”：“霖”，指下雨；“溃”，指崩溃或溃决。“其灾霖溃”，意即如果气候严重反常，雨水特多，则可以淫雨成灾，发生洪水，使土溃水泛。

(7) 其德凄洁，其化紧敛，其政劲切，其令燥，其变肃杀，其灾苍陨：这一段是指金的德、化、政、令、灾、变的具体情况。

“其德清洁”：“清”，即清凉，清冷；“洁”，指干净明亮。“其德清洁”，意即在秋天里，天气凉爽而晴朗，秋高气爽。这也就是《素问·四气调神大论》中所谓的：“地气以明。”

“其化紧敛”：“紧敛”，即紧缩和收敛，亦有成熟之义。“其化紧敛”，意即在秋天里，植物的生长已经成熟，可以收取。

“其政劲切”：“劲切”，指秋风急切有力，“其政劲切”，意即在秋天里，西风急劲，一般植物开始凋落收敛，停止生长。

“其令燥”：“令”，指秋令。“其令燥”，意即在秋天里，天气转凉，雨水也少。

“其变肃杀”：“肃杀”，指肃清和杀灭。“其变肃杀”，意即在秋天里，如果过于寒凉，秋行冬令，则会使植物过早过快地出现凋谢。

“其灾苍损”：“苍”，指树木；“陨”，指凋落死亡。“其灾苍陨”，意即如果秋天气候严重反常，过于寒冷，则可以使植物过早凋落或死亡而造成灾害。

（8）其德凄沧，其化清谧，其政凝肃，其令寒，其变溧冽，其灾冰雪霜雹：这一段是指水的德、化、政、令、灾、变的具体情况。

“其德凄沧”：“凄沧”，指寒冷时自然界呈现出冷清、悽凉的景象。“其德凄沧”，意即在冬天里由于气候寒冷而使人产生凄凉的感觉。

“其化清谧”：“清”字指冷；“谧”，指秘，亦即安静，又有闭藏之义。“其化清谧”，意即在冬天里由于天气严寒，植物的生长一般处于停止闭藏状态。

“其政凝肃”：“凝”指凝固或凝结；“肃”，指肃清。“其政凝肃”，意即冬天严寒，土地冻结，滴水成冰，一般植物不再生长。

“其令寒”：“令”，指冬令。“其令寒”，意即冬天应该寒冷。

“其变溧冽”：“溧冽”，指过度寒冷。“其变溧冽”，意即冬天虽然应该寒冷，但过度寒冷，则属反常。

“其灾冰雪霜雹”：意即过于寒冷，则因冰雪霜雹而成为灾害。

（9）是以察其动也，有德有化，有政有令，有变有灾，而物由之，而人应之也：“察”，此处指观察分析；“动”，指气化与物化间的动态变化；“由”，指原因；“应”，指相应的变化。全句意即观察研究分析气候变化的规律，其方法是既要了解其常，亦即首先要了解其德、化、政、令各个方面的特点，也要了解其变，亦即了解其变、灾各方面的具体表现，并且要把气候变化与物化现象以及人体生理、病理表现综合起来加以分析。这样就能够找出物化方面和人体病理表现与季节气候变化方面的关系及其发生变化的原因。

【述评】

本节主要介绍了一年中各个季节在气候变化上的正常及其反常情况，以及它与物化现象、人体生理及病理活动上的密切关系。所提的德、化、政、令、灾、变等具体内容，完全是古人在长期生活实践中及与疾病作斗争中，通过实际观察总结出来的。我们必须加以高度重视并加以继承和发扬。

【原文】

帝曰：夫子之言岁候，其不及太过，而上应五星(1)。今夫德化政令，灾眚变易，非常而有也(2)，卒然而动，其亦为之变乎(3)。岐伯曰：承天而行之，故无妄动，无不应也(4)。卒然而动者，气之交变也，其不应焉。故曰：应常不应卒(5)。此之谓也。帝曰：其应奈何？岐伯曰：各从其气化也(6)。帝曰：其行之徐疾逆顺(7)何如？岐伯曰：以道留久，逆守而小，是谓省下(8)。以道而去，去而速来，曲而过之，是谓省遗过也(9)。久留而环，或离或附，是谓议灾与其德也(10)。应近则小，应远则大(11)。芒而大倍常之一，其化甚(12)；大常之二，其眚即发也(13)。小常之一，其化减(14)；小常之二，是谓临视，省下之过与其德也(15)。德者福之，过者伐之(16)。是以象之见也，高而远则小，下而近则大，故大则喜怒迩，小则祸福远(17)。岁运太过，则运星北越，运气相得，则各行以道(18)。故岁运太过，畏星失色而兼其母(19)，不及，则色兼其所不胜(20)。肖者瞿瞿，莫知其妙，闵闵之当，孰者为良(21)，妄行无征，示畏侯王(22)。帝曰：其灾应何如？岐伯曰：亦各从其化也(23)，故时至有盛衰，凌犯有逆顺，留守有多少，形见有善恶，宿属有胜负，征应有吉凶矣(24)。帝曰：其善恶何谓也？岐伯曰：有喜有怒，有忧有丧，有泽有燥(25)，此象之常也，必谨察之。帝曰：六者高下异乎？岐伯曰：象见高下，其应一也，故人亦应之(26)。帝曰：善。

【讲解】

(1) 其不及太过，而上应五星：“五星”，即木、火、土、金、水五星。全句意即风、火、湿、燥、寒气候方面的各种变化，均与五星变化有关。这也就是说天体上星辰的变化与自然界气候的变化密切相关。

（2）今夫德化政令，灾眚变易，非常而有也：此句中的“非常而有也”，不好解释。因为本文中述及“德化者，气之祥，政令者，气之章”，一年之中各个季节都有德，有化，有政，有令，应该是“常而有也”，而不是“非常而有也”。我们认为“非常而有也”一语，可能是仅指“灾眚变易”而言。因为灾变是一种反常现象，可以说是“非常而有”。王冰注此云：“德化政令，气之常也。灾眚变易，气卒交会而有胜负者也。”即是此意，甚是。张志聪注此云：“德化政令，灾眚变易，又非一定常有之气，如卒然而为德化政令，卒然而为灾损变易。”认为“德化政令”可以是“卒然而为”，显然是对于“德化政令”的含义并未理解，欠通。疑原文“今夫德化政令”之后有漏文，暂存疑，不强解。

（3）卒然而动，其亦为之变乎：“卒然”，即突然；“其”，指五星。此句是承前句“其不及太过，而上应五星”而言。意即问某些突然而来的突变是否亦与五星变化相应。

（4）承天而行之，故无妄动，无不应也：“承”，指承袭或紧随；“天”，指天体上的五星；“行”，指运行。全句意即自然界中的一切气候变化和物化现象的发生均与天体上星辰运行变化有关。这就是说因为有了天体星辰在运行上的变化，所以才有自然界气候的变化；因为有了自然界气候的变化，所以才有季节，才有寒暑以及因之而来的各种物化现象。这也就是《天元纪大论》中所说的：“九星悬朗，七曜周旋，曰阴曰阳，曰柔曰刚，幽显既位，寒暑弛张，生生化化，品物咸章。”以及本篇一开始就提出的：“五运更治，上应天朞，阴阳往复，寒暑迎随。”于此可以看出，天地完全是一个整体，天地人之间也完全是一个整体。人与天地相应，所以原文谓：“承天而行之，故无妄动，无不应也。”

（5）卒然而动者，气之交变也，其不应焉。故曰：应常不应卒：此段是对前句“卒然而动，其亦为之变乎”问话的回答。句中的“卒”字，是指突然，亦有临时的含义，在意义上与“常”字相对，亦即“反常”或“不常”。王冰注云：“不常，不久也。”因此，此处是指一时性、一过性、局限性的反常气化或物化现象。“气之交变也”，即“气交之变也”。关于“气交”，前已解释，是指天气与地气的交互作用。此处是指自然界中某些突然的、一时性的反常变化，常常是一种在天气与地气交互作用过程中发生的临时现象。“其”，是指天体上的五星。“常”，是指德、化、政、令，亦即指各个季节中的正常气候和物化现象。本段意即某些突然而来的一时性或局限性的反常气候和物化现象，只是一种在天气与地气交互作用过程中所出现的临时现象，并不涉及总体的气化或物化现象，所以它也就不一定与五星变化相应。这就是原文所谓的：“应常不应卒。”不过应该指出，根据《内经》总的精神来看，这种不应五星的现象，只能是一时性的、局限性的、影响面不大的反常变化。这也就是王冰所谓的“所谓无大变易而不应”。关于大的灾眚，一般说还是与五星变化相应的。我们在前面讲述过的各个太过不及年份中所出现的胜复乘侮以及因此而发生的各种灾眚现象，一般说来都上应五星。例如在“岁木太过”之年，除了“上应岁星”以外，还“上应太白星”；“岁木不及”之年，除了“上应太白星”以外，还“上应太白、镇星”，“上应荧惑、太白星”等等，都是例证。因此，我们在分析“应常不应卒”这句话时，还必须根据灾眚的具体情况进行具体分析，不能一概而论。

（6）各从其气化也：“各”，指五星；“气”，指气候；“化”，指物化。这里是讲五星如何与自然界气候及物化现象相应。此句意即木星的运行在气候上与春相应，与风相应，与温相应；在物化上与生相应。火星的运行，在气候上与夏相应，与热相应；在物化上与长相应。土星的运行，在气候上与长夏相应，与湿相应；在物化上与化相应。金星的运行，在气候上与秋相应，与凉相应，与燥相应；在物化上与收相应。水星的运行，在气候上与冬相应，与寒相应；在物化上与藏相应。这就是原文中所谓的："各从其气化。"

（7）其行之徐疾逆顺："其"，指五星；"行"，指运行；"徐疾"，指慢和快；"逆顺"，指进退。本句是说五星的运行情况，有快有慢，有进有退。

（8）以道留久，逆守而小，是谓省下："道"，这里是指五星在天体上运行的轨道；"以道留久"，指五星在其运行轨道上运行很慢。"逆"，指退行；"逆守而小"，指五星在其运行轨道上逆行而且星体越来越小。"省"，有检察或分析之义；"下"，指地面。"省下"，意即检察或分析地面上的变化。全句意即天体上的五星如果在运行中出现了迟缓不前或者逆行的话，那就意味着地面上有了特殊的变化，即可以根据这一现象的出现而对地面上的情况进行检察或分析。

（9）以道而去，去而速来，曲而过之，是谓省遗过也："以道而去"，指五星运行时按正常的轨道运行。"去而速来"，指又很快地退行回来。"曲而过之"，指回来时较去时曲折而且超过了原来的轨道范围。"省遗过"，张介宾注云："谓察有未尽而复省其所遗过失也。""过"字，作过失讲，此处指不正常现象。全句意即天体上的五星在运行中出现了在运行轨道上往来迂回的现象时，则应更加细致地来考察和分析地面上的一些反常现象。

（10）久留而环，或离或附，是谓议灾与其德也："久留而环"，指五星在运行中不沿轨道正常运转，而是在原处绕圈。"或离或附"，指与其周围星辰之间有时接近，有时远离。"议灾与其德"，指分析其属于灾变或者属于正常。全句意即如果天体上五星在运行中出现了上述现象时，有时是属于灾变的现象，但有时也可能是属于正常现象。应该指出，这里所说的“德”，其含义与前述的“德化政令”中之“德”字含义一样，指对地上的生命现象有好处的正常现象。前句中所说的“过”字，与“德”字在意义上是相对的，指对地面上生命现象不利的反常现象，不能附会到社会人事上去。张志聪注“省下”云：“谓察其分野之下，居民之有德有过者也。”又注“议灾与其德”句云：“谓君民之有过者，议降之以灾，有德者，议降之以福也。”高世栻在注文中亦有类似议论。这些说法是不符合《内经》原文精神的，应予分析批判。

(11) 应近则小，应远则大：“应”，指地面变化与五星的变化相应情况；“近”、“远”，指近期、短期或远期、长期；“小”、“大”，指肉眼观察五星时星体的小或大。张介宾注此云：“所应者近而微，其星则小，所应者远而甚，其星则大。”此句是指肉眼观察星空时星体的大小与地面变化的关系。意即在肉眼观察中，运星的星体比较小，则地面的变化也就小，变化时间也比较短；运星的星体比较大，则地面的变化也就大，变化的时间也比较长。肉眼观察运星的大小与运星距离地面的远近密切相关，距离地面近就大，距离地面远就小。这就是说，运星距离地面远，其相应变化就小；距离地面近，其相应变化就大。

(12) 芒而大倍常之一，其化甚：“芒”，指五星的光芒。“芒而大倍之常”，即运星的光亮度比平常大一倍。“其”，指地面上的相应气化和物化现象。本句意即如果运星的光亮度较正常所见大一倍时，则地面上相应的气化及物化现象就会亢盛。例如如果火星的光亮度大一倍于正常时，则地面上就会比一般情况下炎热，植物的生长现象也比一般加快。其余运星变化情况与地面及物化现象的关系可以依此类推。

(13) 大常之二，其眚即发也：“大常之二”，即运星的亮度比正常大二倍。“其眚即发也”句中的“即”字，指即刻。本句意即看到运星的亮度比平常所见大两倍时，则灾变即刻就要发生。

(14) 小常之一，其化减：“小常之一”，即运星的亮度比平常小一倍。“其化减”，指地面上的气候及物化现象相应衰减。例如火星的亮度比正常所见小一倍时，则地面气候就比一般凉爽，夏天应热不热，因而植物生长也比正常缓慢。其余可以依此类推。

(15) 小常之二，是谓临视，省下之过与其德也：“小常之二”，即运星的亮度比正常小二倍，也就是黯然失色。“临视”，指去认真考察。“省下之过与其德”，即考察地面上的气候变化及物化现象，哪些是正常，哪些是反常。这就是说要密切注意天体星辰的变化及其与地面气化及物化现象之间的关系，并据此总结其变化规律。

(16) 德者福之，过者伐之：“德”，此处指自然气候及物化现象正常；“过”，指不正常；“福”，指幸福，即对生命现象有利；“伐”，指消伐或损害。本句意即自然气候及物化现象正常，对人体及各种生命现象就好。反之就不好，就有损害。有的注家把“福”字解释成“赐福”，把“伐”字解释成“讨伐”，把自然变化现象附会到政治人事上去，这是根本不符合《内经》精神的。

(17) 高而远则小，下而近则大，故大则喜怒迩，小则祸福远：这几句是总结前面所述五星变化及其与地面物化的关系并解释运星在肉眼观察中为什么有大有小的原因。“高而远则小”，意即运星位置比较高，距离地面比较远，那么在肉眼观察中运星的形体就小。“下而近则大”，意即运星位置比较低，距离地面比较近，那么在肉眼观察中运星的形体就比较大。“大则喜怒迩”句中的“喜怒”，指突然的变化。“迩”（ěr 音尔），近的意思。意即运星大的时候对地面上的影响就比较大，突然的变化也比较多。“小则祸福远”句中的“祸福”，也是指变化现象。正常的变化就是“福”，反常的变化就是“祸”。“远”，指距离很远，亦即关系不大，意即运星小的时候对地面上的影响不大。总的来说就是运星距离地面近影响就大，距离地面远影响就不大。这是古人在观察天体星辰运行变化中的经验总结。

（18）岁运太过，则运星北越，运气相得，则各行以道：“岁运太过”，指岁运太过之年。“运星”，指与岁运有关的星，例如“岁木太过”之年，其运星是岁星等等。“北越”，指运星在运行中离开正常轨道偏北。张介宾注此云：“运星，主岁之星也。北越，越出应行之度而近于北也。盖北为紫微太一所居之位。运星不守其度而北越近之，其恃强骄肆之气可见。”全句意即岁运太过之年，其主岁之星向北运行。“运气相得”句中的“运”字指五运；“气”字，指六气。“运气相得”，指运和气之间是一种和调状态，例如岁会之年或平气之年均属于运气相得之年。“各行以道”，指运星各自按正常轨道运行。全句意即平气之年或岁会之年，运星在运行中按正常轨道运行，没有什么特殊变化。由此可见，我们前面讲的太过、不及、平气等年份，在计算方法上虽然是根据干支的阴阳属性及五行之间的生克关系来确定的，但实际上主要则是从观察天体星辰变化中总结得来的结论。天体星辰变化才是其物质基础。这是《内经》“候之所始，道之所生”这一指导思想在运气的实际运用中的具体体现，有认为“干支格局”纯系主观臆测者，应加以深思。

（19）岁运太过，畏星失色而兼其母：这是指五星之间在自然变化时的亮度和颜色上的变化。“畏星”，即运星所胜之星，例如运星是岁星，那么“畏星”就是镇星。“其母”，指“畏星”之母，例如“畏星”是镇星，那么“其母”就是荧惑星。“兼其母”，王冰注此云：“木失色而兼玄，火失色而兼苍，土失色而兼赤，金失色而兼黄，水失色而兼白，是谓兼其母也。”全句意即岁运太过之年，畏星黯然无光同时兼见其母星的颜色。例如岁木太过之年，则镇星黯然无光同时兼见红色。余可依此类推。

（20）不及，则色兼其所不胜：“不及”，指岁运不及之年。“色兼其所不胜”，指运星黯然失色同时兼见其所不胜之星的颜色。这也就是王冰注中所谓的：“木兼白色，火兼玄色，土兼苍色，金兼赤色，水兼黄色，是谓兼不胜也。”本句意即岁运不及之年，运星黯然无光，同时还兼见其所不胜之星的颜色，例如岁木不及之年，则岁星黯然无光同时兼见白色。余可依此类推。

（21）肖者瞿瞿，莫知其妙，闵闵之当，孰者为良：“肖”，同“消”，有消减或消瘦之义。“瞿瞿”，王冰注“勤勤也”。“闵闵”，有糊涂昏昧之义。这是一段感叹的话，意即对于前述内容虽然殚精竭虑地来研究它，但是仍然是糊涂，究竟哪些内容是好的，哪些内容又是不好的，弄不清楚。于此说明，《内经》作者虽然一方面较具体地介绍了“上应五星”的内容，但另一方面又对某些内容持怀疑和保留态度。值得注意的是，这一段话亦见于《素问·灵兰秘典论》，原文云：“至道在微，变化无穷，孰知其原！窘乎哉，消者瞿瞿，孰知其要！闵闵之当，孰者为良！”这一段是在介绍了人体脏腑的作用以后发出的感叹之语。感慨人体脏腑作用变化无穷，虽然殚精竭虑地来研究它，也仍然有糊涂不清之感。但是原文在感叹之后，紧接着就提出了“恍惚之数，生于毫氂，毫氂之数，起于度量，千之万之，可以益大，推之大之，其形乃制”的问题。这就是说，以上所述的内容虽然还有糊涂不清楚的地方，但是仍然应该从极细微的地方去观察和研究。经过反复的积累资料和总结分析，就一定可以获得明确的、规律性的认识。这就是所谓的“千之万之，可以益大，推之大之，其形乃制。”这里虽然是在讲人体的脏腑功能问题，但是我们认为，同样可以运用到天体星辰变化与自然气候变化和物化现象间的关系这一问题上来。这是《内经》的治学态度和治学方法，值得我们学习和继承。

（22）妄行无征，示畏侯王：“妄行”，即乱说，“征”，指根据；“无征”，就是没有根据。“侯王”，指当时的统治者。本句是批判某些人把天体星辰变化附会政治人事的做法，认为这是乱说乱来，毫无根据，只能起到吓唬统治者的作用。

（23）亦各从其化也：“各从其化”与前述“各从其气化”的含义一样。不过前者是指正常的相应变化，此处是指灾变的相应变化。例如木星亮度大于正常时，则属“岁木太过”、“风乃大行”之年等等，所以原文谓“亦各从其化”。

（24）故时至有盛衰，凌犯有逆顺，留守有多少，形见有善恶，宿属有胜负，征应有吉凶矣：“时”，指时令或季节。“时至有盛衰”，指五星的变化与时令季节变化不相应的反常现象，例如前面所讲的“芒而大倍常之一”，“大常之二”，就是“盛”；“小常之一”，“小常之二”，就是“衰”，“凌犯”，一般是指以下犯上。这里是指五星之间的胜复乘侮以及彼此之间在运行过程中的欺凌犯侮情况，例如前面所讲的“运星北越”，“畏星失色而兼其母”，“色兼其所不胜”等等，均属于凌犯现象。“逆顺”，通常作正常与反常解，正常曰“顺”，反常曰“逆”。“凌犯有逆顺”，指五星之间所出现的某些欺凌乘侮现象，有时属于正常，有时属于反常。例如：某些胜负现象一般就属于正常，所谓“有胜则复，无胜则否”。乘侮现象一般就属于反常。“留守”，指运星在运行轨道上稽留不前的现象。“留守有多少”，即运星在运行轨道上稽留的时间有多有少。“形见”，指肉眼所见运星的形态。“善恶”，高世栻注曰：“和蔼而善，闪烁而恶。”“形见有善恶”，意即运星在人的肉眼所见中其亮度上可以有正常或反常的变化。“宿”，指天体上的星辰；“属”，指其所属的季节、月份及方位；“胜负”，指星辰与所属季节月份及方位之间的五行生克关系。“宿属有胜负”，意即五星与其所属季节月份及方位之间也有一个生克的关系问题。张介宾注此云：“宿属，谓二十八宿及十二辰位，各有五行所属之异，凡五星所临，太过逢王，不及逢衰，其灾更甚。太过有制，不及得助，其灾必轻，即胜负也。”即为此意。“征”，指征兆或现象；“应”，指地面气候及物化现象上的相应变化情况。“征应有吉凶”，意即由于天体上的五星在运行中有正常或反常的各种现象，所以地面上的气化或物化现象也有相应的正常或反常的各种变化。一言以蔽之，就是自然界的气候变化与物化现象完全是在天体星辰的运行变化基础上发生的。没有天体上星辰的正常运行也就没有地面上的正常气候和物化现象。

(25) 有喜有怒，有忧有丧，有泽有燥：这几句是人们通过直观对星光变化所作的形容和描述。王冰注此云：“夫五星之见也，从深夜见之。人见之喜，星之喜也，见之畏，星之怒也。光色微曜，乍明乍暗，星之忧也。光色迥然，不彰不莹，不与众同，星之丧也。光色圆明，不盈不缩，怡然莹然，星之喜也。光色勃然临人，芒彩满溢，其象懔然，星之怒也。泽，洪润也。燥，干枯也。”这就是说，星光和谐，看了令人喜欢的就是星之喜；星光闪闪，看了令人害怕的就是星之怒；星光乍明乍暗的就是星之忧；星光特殊，不与众同的就是星之丧；星光润泽的就是星之泽；星光干枯的就是星之燥。不过星光的这些表现一般来说是一种正常现象，对地面的气候变化和物化现象没有什么大的影响，因此必须要与前述的各种反常现象相区别，所以原文谓“此象之常也”。

(26) 象见高下，其应一也，故人亦应之：这里所说的“象”，是指前述星光变化中的喜怒忧丧泽燥等形象。“高下”，是指星辰距离地面的高下。前面讲过：“高而远则小，下而近则大，故大则喜怒迩，小则祸福远。”认为星辰对地面的影响与星体距离地面远近有关。此处是问星光喜怒忧丧泽燥等现象对地面的影响是否也与星体距离地面远近有关。其回答是“其应一也”，即距离远近的影响是一样的，即与高下无关。“人亦应之”，即对人也是一样，没有什么影响。全句意即星火灿烂闪烁，这是一种正常现象，因此，不论它距离地面远近高下如何，对自然气候、物化现象、人体健康都没有什么影响。

【述评】

本节主要介绍了五星变化与自然气化和物化现象上的相应关系问题。在其相应关系上提出了以下五个问题。其一是“应常不应卒”；其二是五星在天体上的运行情况及其与地面距离的远近，对地面气化物化现象有密切影响；其三是天道玄远，有的地方还认识不清楚；其四是以天象变化来附会政治人事是“妄行无征”，只不过是“示畏侯王”，吓唬封建统治者而已；其五是星光闪烁是星空中的正常现象，与地面气化和物化现象无关，应该与五星的异常变化相区别。在这段文字中，一方面总结了古人长期积累下来的“观天”经验，把天地人作为一个整体来观察；认为天地人密切相关，彼此相应；另一方面又对其中某些地方提出了质疑，对某些星辰变化现象作了区别对待。这些不但说明了古人在科研工作中的整体观念，也说明了古人的实事求是精神和严格的科学态度，值得我们认真学习。

【原文】

其德化政令之动静损益皆何如？岐伯曰：夫德化政令灾变，不能相加也(1)。胜复盛衰，不能相多也(2)。往来小大，不能相过也(3)。用之升降，不能相无也(4)。各从其动而复之耳(5)。帝曰：其病生何如？岐伯曰：德化者气之祥(6)，政令者气之章(7)，变易者复之纪(8)，灾眚者伤之始(9)，气相胜者和，不相胜者病(10)，重感于邪则甚也(11)。帝曰：善。

【讲解】

（1）德化政令灾变，不能相加也：“德化政令灾变”，前面已经讲解过。总的来说就是指自然气候及其相应的物化现象的正常和异常变化。“不能相加”一语中的“加”字，即“强加”或“增加”的意思。全句意即自然气候变化及物化现象有其本身固有的变化规律，是不随人的主观意志而改变的。这里提示人们，对于自然变化规律只能加以了解、掌握和利用，而不能随意加以违反。任意违反自然规律的人，那就必然要受到自然规律的惩罚从而产生极其严重的不良后果。这也就是《天元纪大论》中所讲的：“敬之者昌，慢之者亡，无道行私，必得夭殃。”

(2) 胜复盛衰，不能相多也：“胜”，指偏胜；“复”，指报复或恢复；“盛”，指旺盛；“衰”，指衰退。前已述及，“盛衰”是物质变化的原因，也是物质运动的结果。“胜复”是自然变化的一种自稳调节现象。这也就是说“胜复盛衰”是一种自然规律。“不能相多”，指胜复盛衰之间不能偏胜。假如一方偏胜，例如胜多复少，或复多胜少，或盛多衰少，或衰多盛少，那就是“相多”。这样自然规律就会被破坏，就会形成严重的灾害，甚至影响生命的正常存在。《至真要大论》谓：“有胜则复，无胜则否。”“胜有微甚，复有多少。”说明胜复盛衰之间必须大体相等，才能维持自然界的相对稳定状态，所以原文说：“胜复盛衰，不能相多也。”

(3) 往来小大，不能相过也：此句中“往来小大”，究何所指？不好肯定。历代注家也无比较明确一致的解释。王冰谓此指胜复日数，其注云：“胜复日数，多少皆同，故曰不能相过也。”张介宾注云：“胜复小大，气数皆同，故不能相过也。”也说是指胜复，而且说得比王冰还要原则一点。张志聪则说是指年份，其注云：“太过为大年，不及为小年，有余而往，不足随之，不足而往，有余随之，故曰不能相过也。”高世栻则认为是指五星，其注云：“五星之往来小大不能相过。”这几家意见我们比较同意高注。因为本节中的几句话都是各有所指的。关于胜复问题，前句已明确指出："胜复盛衰不能相多也。"此句如再作胜复解，恐非经文原义。张志聪注则明显可以看出是强解。这一段又是承上文"上应五星"而言，在论述五星变化中，原文曾十分明确地指出五星形体及亮度的大小与自然气候变化及物化现象的胜复盛衰密切相关。"胜复盛衰"既然"不能相多"，五星的"往来小大"自然也就"不能相过"。所以我们认为高注比较合理，姑从之以俟高明。

（4）用之升降，不能相无也："用"，指作用，此处是指五气五星之用。由于五星变化与地面自然气候及物化现象密切相关，因此广义言之，也可以说是风火湿燥寒之用，生长化收藏之用。"升降"，指运动，亦即指自然变化中的消长进退现象。《六微旨大论》中曾明确指出："升降出入，无器不有。""非升降则无以生长化收藏。"说明了没有运动就没有变化，没有生命。在这里是指自然界中的一切正常变化有赖于五气五季之间的消长进退，五星之间的正常运转。这也就是本篇一开始就提出来的"五运更治"，"阴阳往复"的基本精神。升降出入是不能没有的，所以原文说："用之升降，不能相无也。"

（5）各从其动而复之耳："各"，此处是指五星，五季，五气。"动"，指运动。"复"，指恢复到原来的情况。此句是指五星、五季、五气的运动方式总是来回运转，周而复始。这也就是《素问·六节藏象论》中所谓的："五运相袭而皆治之，终期之日，周而复始，时立气布，如环无端。""五气更立，各有所胜，盛虚之变，此其常也。"

（6）德化者气之祥："德"，指自然对生命现象的好处；"化"，指化生现象；"气"，指气候；"祥"，指吉祥。本句意即自然界的生命现象是由于正常的气候条件所产生。

（7）政令者气之章："政"，指主其事者，即职能；"令"，指季节或时令；"章"，指表现。全句意即风火湿燥寒等气候，各有其主要职能和外在表现。

(8) 变易者复之纪:"变",指物质变化到了极度;"易",指改变;"复"指恢复或报复;"纪",指规律。全句意即物质变化到了极度时,就会向对立的方面转化,这是自然变化的规律。此句是对前句"各从其动而复之耳"的说明。

(9) 灾眚者伤之始:"灾眚",指灾害;"伤",指对生命现象的损伤;"始",即开始。全句意即气候变化严重反常成为灾害时,就会对生命现象有所损伤。

(10) 气相胜者和,不相胜者病:"气",指六气,"相胜",指气候偏胜时,其所不胜之气能加以承制。"和",指正常,在人体来说就是健康。"不相胜",指气候偏胜时,没有承制之气来加以制约。"病",指反常,在人体来说就是疾病。全句意即,气候反常时,气候之间能够自然调节恢复正常,那就好,对人体健康来说影响不大。反之,如果气候反常时,不能自然调节则成为灾害,对人体来说就会影响健康发生疾病。这也就是《六微旨大论》中所谓的"亢则害,承乃制,制则生化,外列盛衰,害则败乱,生化大病"这一基本精神的又一具体运用。

(11) 重感于邪则甚也:此句系承上句而言。"重感",即再感;"邪",即病邪,泛指各种致病因素。此句意即如果在气候严重反常而又不能自然调节迅速恢复正常的情况下,人体再感受除气候因素以外的各种致病因素的话,那么病情就会比一般更重。

【述评】

本节着重指出了自然变化本身有其固有的规律。自然气候变化本身是处于一种自稳调节状态,而这种自稳调节现象的产生则又来源于运动。自稳调节正常则自然界的气候变化及生命现象也就正常。反之,如果自稳调节失常,则自然气候变化及物化现象也就反常,人体健康也就要受到影响。如果在气候严重反常的情况下再感受其他致病因素,则疾病就会更加严重。

这种重视自然环境与人体发病关系的同时，也不忽视其他致病因素的认识，应该说是完全正确的，我们应予以重视。

【原文】

所谓精光之论[1]，大圣之业[2]，宣明大道，通于无穷，究于无极[3]也。余闻之，善言天者，必应于人，善言古者，必验于今，善言气者，必彰于物[4]，善言应者，同天地之化[5]，善言化言变者，通神明之理[6]，非夫子孰能言至道欤！乃择良兆而藏之灵室[7]，每旦读之，命曰《气交变》，非斋戒不敢发，慎传也。

【讲解】

(1) 精光之论："精"，指精深；"光"，指光辉。"精光之论"，指以上所述的一些论述，意即本篇所述的这些内容都是精深而很有价值的。

(2) 大圣之业："圣"，指抱负极大，对学问道德均极好可称风范的人为"圣"；"业"，即事业。此处是承上而言，意即研究自然变化与人体健康的关系是一门极其高深而有价值的科学研究工作，是一个有学问和有远大理想的人的伟大事业。

(3) 宣明大道，通于无穷，究于无极："大道"，即自然变化规律，"宣明"，指揭示或阐明。"宣明大道"，意即深入研究自然变化，揭示并阐明其实质。"通"，指通晓。"究"，指深入研究。"无穷"，"无极"，均是指无边无际，没有止境。全句意即天道玄远，自然变化规律极其复杂，学无止境，如果要揭示并阐明其变化规律，必须不断深入地研究下去。

(4) 善言天者，必应于人，善言古者，必验于今，善言气者，必彰于物："善言天者，必应于人"，指研究天体星辰运行变化时，必须要把人体变化与之结合起来，看人体变化是否与人相应。"善言古者，必验于今"，指研究古人的认识和经验时，要把它和当前的变化结合起来，看古人的认识和经验是否能够在今天也得到验证。“善言气者，必彰于物”，指研究自然气候变化时，要把它和自然界的物化现象结合起来，看它是否能从物质变化中反应出来。全句意即研究自然科学必须从实际出发，实践才是检验其正确与否的唯一标准。

（5）善言应者，同天地之化：“应”，指相应。“同”，指同一或统一。“化”，指变化。全句意即研究天体日月星辰运行与自然气候变化及物化现象间的相应关系时，必须从整体恒动的角度出发，对宇宙变化进行总体的研究。

（6）善言化言变者，通神明之理：“神明”，此处是指自然规律。本句意即研究自然变化时，必须了解这些自然变化的规律以及它们为什么产生这些变化的道理。因此，也就要求研究者要具有广博的自然科学知识。这也就是前文所谓的“大圣之业”和后文所谓的“非夫子谁能言其至道欤”。这就是说没有广博的知识要想“宣明大道”是不可能的。

（7）乃择良兆而藏之灵室：“择”，即选择。“良兆”，指好的时间。“藏之灵室”，指找一个好地方把它好好保存起来。此句以及下文其意是说对于科研成果必须严肃对待，高度珍视并认真学习，所谓“每旦读之”。于此可以看出，古人对于科学研究工作的高度重视及其严肃性。

【评述】

本节主要论述了对待自然科学研究的应有态度，研究方法以及对研究者的严格要求。首先，指出了自然科学研究工作是一个伟大的事业。其次，指出了研究自然科学要从实际出发，实践是检验真理的唯一标准。再次，要求研究时要有整体观念，要有广博的自然科学知识。最后指出对于科研成果必须严肃对待，高度珍视，并认真学习。这些认识，我们认为是完全正确的。由此还可以说明，《内经》中的许多具体内容，尽管还有不少地方不能圆满解释，但它是建立在长期大量的实践基础上，又是持此严谨、科学的治学态度总结出来的，因此，不能由于目前还不能科学地加以说明就轻易地断之为“主观臆测”。我们对待祖国医学遗产，应该抱极其慎重的态度。文中对科研工作提出的一些要求，直到今天还有其重要的现实意义。

【本篇小结】

(1) 本篇提出了自然变化有其固有的变化规律，认为自然变化是整体的，是天地人相应的，是恒动的。这就是原文所谓的：“五运更治，上应天朞，阴阳往复，寒暑迎随。”并且认为这些规律是为历代所高度重视的。这就是原文所谓的“此上帝所贵，先师传之。”

(2) 本篇介绍了在岁运太过及岁运不及的各个年度中不同的气候变化、物化现象及疾病表现；也介绍了五运之间在变化中的复杂的连锁关系；并总结出太过之年，本气流行，所胜受邪，所不胜来复，不及之年，本气不及，所不胜流行，所不胜之不胜来复，从而认为“五运之政，犹权衡也，高者抑之，下者举之，化者应之，变者复之，此生长化成收藏之理，气之常也，失常则天地四塞矣”。即得出了五运之间在变化中所产生的各种复杂连锁的关系，实际是自然气候自稳调节的一种正常变化这一结论。

(3) 本篇指出了自然气候变化及物候变化现象与天体上星辰的运行变化密切相关。这就是原文所谓的：“其不及太过，而上应五星。”同时也对“上应五星”中的若干问题提出了质疑，这也就是原文所谓的：“肖者瞿瞿，莫知其妙，闵闵之当，孰者为良。”并对某些把天象变化附会政治人事的做法进行了批判。这也就是原文所谓的：“妄行无征，示畏候王。”

(4) 本篇指出了自然变化规律是客观存在的，是不以人的主观意志而可以加以改变的。这就是原文所谓的：“德化政令不能相加也，胜复盛衰不能相多也，往来大小不能相过也，用之升降不能相无也。”如果规律本身受到影响失去正常，那就成为灾害。这也就是原文所谓的："气相胜则和，不相胜则病。"

（5）本篇最后着重指出自然科学的研究工作是一项伟大的事业，要求自然科学工作者在研究工作中要一切从实际出发，要理论联系实际，要有整体观念，要有广博的知识，对于科研成果要严肃对待，高度重视并认真学习。

五、《五常政大论》讲解

【题解】

"五"，指木、火、土、金、水五运。"常"，指一般变化规律。"政"，同正，指正常的作用和职能，也有外在表现的涵义。这也就是《素问·气交变大论》所谓的："政令者，气之章。"章者，彰明于外也。"五常政"三字，质言之，即木、火、土、金、水五运在其运行变化中的一般规律及其外在表现。本篇主要内容是介绍五运的"平气"、"太过"、"不及"的一般变化情况及其在气候、物候和疾病上的各种表现，因此以"五常政"名篇。

【原文】

黄帝问曰：太虚寥廓，五运回薄，衰盛不同，损益相从(1)，愿闻平气何如而名？何如而纪也？岐伯对曰：昭乎哉问也！木曰敷和，火曰升明，土曰备化，金曰审平，水曰静顺(2)。帝曰：其不及奈何？岐伯曰：木曰委和，火曰伏明，土曰卑监，金曰从革，水曰涸流(3)。帝曰：太过何谓？岐伯曰：木曰发生，火曰赫曦，土曰敦阜，金曰坚成，水曰流衍(4)。

【讲解】

(1) 太虚寥廓，五运回薄，衰盛不同，损益相从："太虚"，指宇宙；"寥廓"，同辽阔，指无边无际。"太虚寥廓"，指宇宙至大，无边无际。"五运"，即木、火、土、金、水五运，此处泛指自然界风、火、湿、燥、寒等气候变化及自然界生、长、化、收、藏等物化现象。“回”，指循回或来回；“薄”，同搏，有相互作用之义。“五运回薄”，意即自然界风、火、湿、燥、寒等气候变化与生、长、化、收、藏等物化现象，总是来回运转，互相作用。“盛”，指旺盛；“衰”，指衰退。“损”，指损害；“益”，指助益。“衰盛不同，损益相从”，意即自然气候变化有盛有衰，因而物化方面也就有损有益。张志聪注：“有盛衰则损益相从矣。”此一小节意即宇宙是无边无际的，宇宙间由于有风、火、湿、燥、寒等气候来回运转变化，所以才产生了自然界的物化现象。由于气候运转变化中有衰有盛，所以物化方面也就有损有益。这是继《天元纪大论》中所谓的“太虚寥廓，肇基化元，万物资始，五运终天，布气真灵，揔统坤元”和《五运行大论》中所谓的“风寒在下，燥热在上，湿气在中，火游行其间，寒暑六入，故令虚而生化”之后，对气候变化与物候变化之间的关系，作了进一步的阐述。

（2）愿闻平气何如而名……木曰敷和，火曰升明，土曰备化，金曰审平，水曰静顺：五运在其来回运转中，其变化不外三种情况，即“平气”，“不及”，“太过”。所谓“平气”，即和平之气，亦即气候不盛不衰，完全正常。以下是介绍五运平气的具体命名。

“木曰敷和”：“木”，在方位上代表东方，在季节上代表春季，在气候上代表风，代表温暖，在物化现象上代表生。“敷”，即敷布；“和”，即温和。“敷和”，张志聪解释为：“敷布阳和之气以生万物。”“木曰敷和”，意即在春天里，东风劲吹，风给大地带来了温暖。自然界万物开始萌芽生发。这是春季里的正常气候变化和自然景象，所以木的平气命名曰“敷和”。

“火曰升明”：“火”，在方位上代表南方，在季节上代表夏季，在气候上代表火、热，在物化现象上代表长。“升”，即向上；“明”，即明亮。“升明”，张志聪解释为：“火性炎上，其德显明。”意即在夏天里，南风给大地带来了炎热。自然界万物生长茂盛，欣欣向荣。这是夏季里的正常气候变化和自然景象，所以火运的平气命名曰“升明”。

“土曰备化”：土在方位上代表中央，在季节上代表长夏，在气候上代表潮湿，在物化现象上代表化。“备”，即完备或完全；“化”，指生化。“备化”，张志聪解释曰：“土主化物。”“丰厚满溢，湿土之化也。”张介宾解释为：“土含万物，无所不备，土生万物，无所不化。”意即在长夏季节里，气候炎热，雨水较多，植物生长变化完全成熟。这是长夏季节里的正常气候变化和自然景象，所以土运的平气命名曰“备化”。

“金曰审平”：“金”，在方位上代表西方，在季节上代表秋季，在气候上代表清凉、干燥，在物化上代表收。“审”，指审慎；“平”，指和平。“审平”，张志聪解释为：“金主肃杀，得其和平，不妄刑也。”意即在秋天里，金风送爽，干燥清凉的气候，使农作物进入收成阶段。同时，西风瑟瑟，也带来了树凋叶落的收敛景象。这是秋天里的正常气候变化和自然景象，所以金运的平气命名曰“审平”。

“水曰静顺”：“水”，在方位上代表北方，在季节上代表冬季，在气候上代表寒冷，在物化上代表闭藏。“静”，指静止；“顺”，指自然。“静顺”，张志聪解释为“水体清净，性柔而顺。”“水运和平，故虽藏而不害于物也。”意即在冬天里，北风凛冽，雪地冰天，气候寒冷，一般植物停止生长，动物也藏伏起来处于相对的静止状态。这是冬季里的正常气候变化和自然景象，所以水运的平气命名曰“静顺”。

（3）其不及奈何？岐伯曰：木曰委和，火曰伏明，土曰卑监，金曰从革，水曰涸流：“不及”，即不够正常标准，至而不至。亦即气候应温不温，应热不热，应凉不凉，应寒不寒。以下是介绍五运不及的具体命名。

“木曰委和”：“委”，同“萎”，有衰退之义；“和”，指温和。“委和”，张志聪解释为：“不能敷布阳和而委弱。”意即在春天里，东风无力，气候应温不温，万物应生不生。这是春天里气候的反常变化和自然景象，所以木运不及命名曰“委和”。

“火曰伏明”：“伏”，指低下；“明”，指明亮。“伏明”，张志聪解释为：“光明之气不升而下伏”。意即在夏季里，南风来迟，气温不高，应热不热，植物应长不长。这是夏天里的气候反常变化及其自然景象，所以火运不及命名曰“伏明”。

“土曰卑监”：“卑”，作低下、衰微解；“监”，有监制、监管之义。“卑监”，张介宾注云：“气陷不达，政屈不化。”张志聪注云：“土气不及，则卑下坚守而不能同备于四方矣。”王冰注云：“土虽卑少，犹监万物之生化也。”高世栻注云：“卑监，化成不备，卑以自监矣。”这些解释，或比较含混，如二张，或不够恰当，如王、高。《内经》认为，“土生万物”，“治中央”，“载四行”，因此，在万物生化中土对其他四行有监制作用。“卑监”，指在土的作用低下的情况下，不能正常发挥其化物和监制其他的作用。意即在长夏季节里，如果下雨太少就会出现应湿不湿的干旱现象。这是在长夏季节气候的反常变化及其自然景象，所以土运不及命名曰“卑监”。

“金曰从革”：“从”，指顺从或相随；“革”，指改变或变革。“从革”，张志聪注曰：“金性本刚，不及则从火化而变革矣。”意即在秋天里，气候本来应该转为凉爽，但是应凉不凉，反而出现了夏天的炎热现象。这就好像金属在火的烧炼下改变了它本来的形态一样。这种现象就叫作“金从火化”。用五行概念来说就是金运不及则火来乘之。秋季应凉不凉，植物应收不收，这是秋季气候的反常变化及其自然景象，所以金运不及命名曰“从革”。

“水曰涸流”：“涸”，就是干涸，水干曰涸；“流”，就是流水。“涸流”，张志聪注曰：“水气不及，则源流干涸矣。”水，在季节上代表冬天，在气候上代表寒冷，因此“涸流”就意味着冬季不是千里冰封，而是冬行秋令，气候干燥，河流干涸。冬季里应该寒冷而不寒冷，物化现象上应该闭藏而不闭藏，这是冬季气候变化上的反常现象，所以水运不及命名曰“涸流”。

（4）太过何谓？岐伯曰：木曰发生，火曰赫曦，土曰敦阜，金曰坚成，水曰流衍：“太过”，即超过正常标准，未至而至，至而太过。亦即气候不应温而温，或虽应温而太过；不应热而热，或虽应热而太过；不应凉而凉，或虽应凉而太过；不应寒而寒，或虽应寒而太过。以下是介绍五运太过的具体命名。

“木曰发生”：“发”，指升发，发动；“生”，指生长。“发生”，王冰注云：“宣发生气，万物以荣。”张志聪注云：“发生盛也。”意即在春季里阳气发动过早，植物萌芽生长提前。在春季里，阳气发动，气候转温，植物开始萌芽生长本来完全是正常现象，但是如果春来太早，那就意味着冬令缩短，应藏不藏，即属于反常现象，所以木运太过命名曰“发生”。

“火曰赫曦”：“赫”，指显赫或色红似火：“曦”（xī 音希），即早晨的阳光。“赫曦”，张志聪注曰：“光显明盛也。”这就是说，如果早晨的阳光就已经光显明盛，色红如火，其炎热可知。意即在夏季里，气候比一般更加炎热或者夏月来早，不应该炎热的时候就开始炎热。夏月来早或夏令酷热，这是一种反常的气候变化，所以火运太过命名曰“赫曦”。

“土曰敦阜”：“敦”，有厚之义；“阜”，指土山。“敦阜”，王冰注：“敦，厚也。阜，高也。”土余，故高而厚。土在季节上代表长夏，在气候上代表湿。土高而厚，意即在长夏季节里雨水太多，潮湿特盛。这是在长夏里的气候反常变化，所以土运太过命名曰“敦阜”。

“金曰坚成”：“坚”，即坚硬；“成”，即收成之义。“坚成”，张介宾注云：“金性坚刚，用能成物，其气有余则坚成尤甚也。”金在季节上代表秋，在气候上代表凉和燥。“金曰坚成”，意即在秋季里清凉特甚，或秋令来早。这是在秋季里的气候反常变化，所以金运太过命名曰“坚成”。

“水曰流衍”：“流”，即流水；“衍”，指泛滥。“流衍”，张志聪注云：“满而溢也。”这就是说水太多。水在季节上代表冬季，在气候上代表寒冷。水太多，就意味着冬季过于寒冷或冬令来早。这是冬季气候的反常变化，所以水运太过命名曰“流衍”。

【述评】

本节主要介绍了五运平气、不及、太过的具体命名，即：木的平气叫敷和，不及叫委和，太过叫发生。火的平气叫升明，不及叫伏明，太过叫赫曦。土的平气叫备化，不及叫卑监，太过叫敦阜。金的平气叫审平，不及叫从革，太过叫坚成。水的平气叫静顺，不及叫涸流，太过叫流衍。从以上命名来说，可以看出古人是以五行作为工具来归类自然界中的气候和物候变化的，并以五行这五种物质本身变化的外在表现来分别归类自然界气候及物候变化现象而加以命名的。从这些命名的字义上看，完全是自然界一些物质变化客观现象的形象描述，非常朴实。于此可见中医学理论及其所用的某些名词术语，基本上来源于古人对自然界变化现象的观察总结。阴阳五行只不过用以作为归纳自己的认识和经验的说理工具而已。

【原文】

帝曰：三气之纪(1)，愿闻其候。岐伯曰：悉乎哉问也！敷和之纪(2)，木德周行，阳舒阴布，五化宣平，其气端，其性随，其用曲直(3)，其化生荣，其类草木(4)，其政发散(5)，其候温和，其令风(6)，其脏肝，肝其畏清，其主目(7)，其谷麻，其果李，其实核(8)，其应春(9)，其虫毛，其畜犬(10)，其色苍(11)，其养筋(12)，其病里急支满(13)，其味酸(14)，其音角(15)，其物中坚(16)，其数八(17)。

【讲解】

(1) 三气之纪:“三气”,指平气、不及、太过。“纪”,此处是指年。“三气之纪”,指平气、不及、太过之年。以下是分别介绍平气、不及、太过之年的各种气化、物化现象和人体疾病的相应关系。这里所介绍的具体内容与《气交变大论》中所介绍的情况有相似之处,但是有不少新的充实。因此,本篇可以和《气交变大论》相互参看。

(2) 敷和之纪:“敷和之纪”,指木运平气之年。张志聪注:“木之平运,是谓敷和。”意即岁运属于木运而又属于平气的即是敷和之纪。推算平气的方法,一般根据两点:其一是“运太过而被抑”,即凡属岁运太过之年,如果与同年的司天之气在五行属性上是一种相克的关系时,这一年的岁运便是平气。以戊戌年为例,戊戌年的年干是戊,戊癸化火,所以戊戌年是火运之年。戊在天干中属单数阳干,阳干为太过,所以戊戌年便是火运太过之年。戊戌年的年支是戌,辰戌太阳寒水司天,所以戊戌年的司天之气是水。五行中水与火的关系是相克的关系,即水克火。太过的火受司天寒水之气的抑制而不至于太过,所以戊戌年便是平气之年。其二是“运不及而得助”,即凡属于岁运不及之年,如果与同年司天之气的五行属性相同,这一年的岁运也可以构成平气。以乙酉年为例,乙酉年的年干是乙,乙庚化金,因此乙酉年的岁运是金运。乙在天干排列上是双数,属于阴干,阴干为不及,所以乙酉年是金运不及之年。乙酉年的年支是酉,卯酉阳明燥金司天,所以乙酉年的司天之气是金。金运不及之年,如果同年的司天之气是金,它便会受司天金气的帮助而不会不及,所以乙酉年便是平气之年。根据以上计算方法,六十年中岁运属木运而又是平气属于敷和之纪的年份有丁亥、丁巳两年。

(3) 木德周行,阳舒阴布,五化宣平,其气端,其性随,其用曲直:这里是谈岁运属于木运的平气之年的气候及物候一般变化及表现。

“木德周行”：“木”，指岁运属于木运之年；“德”，指对生命的有益作用。《素问·气交变大论》曰：“风生木，其德敷和。”这就是说，“木德”就是“敷和”。“周”，指普遍；“行”，指走。“周行”，即遍布各处。全句意即在木运的平气之年里，阳和敷布，无处不到，春满人间。

“阳舒阴布”：“阳”，指阳气；“阴”，指阴精；“舒”，指通畅；“布”，指分布。“阳舒阴布”，意即在木运的平气之年里，由于“木德周行”，所以自然界阴阳和调，运行分布均皆正常。

“五化宣平”：“五化”有二义，其一指五谷之化，即泛指农作物的生长；其二指生长化收藏物化现象。“宣平”，指正常。全句意即木运平气之年，由于“木德周行”，所以自然界生物生长变化一切正常。

“其气端”：“端”，指端正，即气候变化完全正常。

“其性随”：“随”，指随和或缓和。指气候平和，没有剧烈的变化。

“其用曲直”：“曲”，指弯曲；“直”，指伸直，木的正常作用为能曲能直。本句意即平气之年，植物生长良好，柔软和调，伸屈自如。

（4）其化生荣，其类草木：“化”，指化生；“荣”，指茂盛；“草木”，泛指植物。这两句意即在木运的平气之年里，植物生长茂盛。

（5）其政发散：“政”，指主事或职能。“发”，指升发；“散”，指通散。“其政发散”，意即在木运平气之年里，自然作用上以升发通散为特点。

（6）其候温和，其令风：“候”，指气候；“令”，指时令。这两句意即木运的平气之年，气候温和，风比较多。

（7）其脏肝，肝其畏清，其主目：“其脏肝”，“其主目”，意即木运平气之年，人体脏腑中肝与之相应，表现为肝的作用活跃。由于肝开窍于目，所以目的作用相应正常。“肝其畏清”一句此系附加说明。“清”，指清凉；“畏”，指畏惧。此句意即由于肝气活跃与气候温暖有关，所以“肝旺于春”。如果气候偏于清凉，那就会影响肝气的正常活跃。用五行概念来说，肝属木，“清”属金，“肝其畏清”，亦即金来克木之意。

(8) 其谷麻，其果李，其实核：“其”，指木运的平气之年。“谷”，指五谷；“果”，指水果；“核”，指果核。这几句意即在木运平气之年，即敷和之纪中，五谷中的麻，水果中的李或有坚核的水果生长相对良好。不过应该指出，这里所指的五谷、五果等不能完全拘泥于文中所指的具体谷或果，还必须把五色、五味等结合起来加以综合分析。“其谷麻”，这是因为麻为青色。王冰注：“色苍也。”意即凡是青色谷物的生长均与木运之年有关，麻只是代表谷物而已。“其果李”，这是因为李味特酸，王冰注：“味酸也。”意即凡是酸味果实的生长均与木运之年有关，李只是代表而已。其余可以类推。

(9) 其应春：“应”，指相应；“春”，指春季。“其应春”，指木运平气之年中所有的气候及物候变化主要与春季相应，亦即主要表现在春天。因为各个季节之间是互相作用，互相影响的，有着极其密切的连锁关系。一个季节正常，其他季节自然也就正常。由于如此，所以“平气”虽然是指一年来说，但在观察上只看它的相应季节正常与否就可以推测全年的气候及物候变化正常与否。木运平气之年，主要表现在春天。春季正常，这一年也就基本正常。

(10) 其虫毛，其畜犬：“虫”，指自然界包括人在内的一切动物。古代把自然界中的各种动物分为毛、羽、倮、介、鳞五类。“毛”，即毛虫一类。“其虫毛”，意即毛虫的生长胎孕与木运之年有关。“畜”，指五畜，即犬、羊、牛、鸡、彘等家畜。“其畜犬”，意即犬的生长与木运之年有关。五畜的五行归类问题，《内经》中的提法不尽一致。此处以犬为木畜。在

《金匮真言论》中则以鸡为木畜。录此存疑，不作强解。从饮食经验上来看，食狗肉后常令人发热及皮肤瘙痒，食鸡尤其是食雄鸡亦有令人发病之说。此可能为木畜中或列犬或列鸡的原因。不过从我们的经验来看，食犬肉皮肤发热瘙痒者较多，食鸡肉而出现反应者则较少，所以列犬为木畜比较接近实际。

（11）其色苍："苍"，即青色，亦有草木生长之义。"其色苍"，意即青色谷物及草木生长与木运有关，木运的平气之年青色谷物及草木生长良好。

（12）其养筋："筋"，指人体筋腱。"肝主筋"，因此"筋"与木有关。"其养筋"，意即由于"敷和之纪，木德周行，阳舒阴布"，所以筋能够得到正常的安养而活动自如。

（13）其病里急支满："里"，指腹部；"急"，指痉挛拘急；"支"，指胁肋部；"满"，指胀满。"其病里急支满"，意即肝有病时可以出现里急支满症状。不过此句在此不好解释，因为此处是讲木运平气，敷和之纪，肝在此应属正常才能相应。同时本节其他内容均系介绍其正常情况，独在此处加入一句肝病的问题，也与全节文义不类。因此，此可能系后文太过、不及之纪中的有关文字错刊于此或编者错编于此，姑存疑。以下"升明之纪"中的"其病瞤瘛"，"备化之纪"中的"其病否"，"审平之纪"中的"其病咳"，"静顺之纪"中的"其病厥"，皆同此，不再作解释。

（14）其味酸："酸"，即酸味，酸属于木。"其味酸"，有两个含义：其一，指具有酸味的植物生长良好；其二，在木运主岁之年，具有酸味的食物或药物与人体健康和疾病治疗密切相关。这也就是《内经》所谓的"酸入肝"。

（15）其音角："角"，五音之一。五音即宫、商、角、徵、羽。宫为低音，商为次低音，角为中音，徵为次高音，羽为最高音。"其音角"，王冰注云："调而直也。"张介宾注："角音属木，其声在清浊之间。"意即木在季节上与春相应，春在气候上主温和，位居于冬夏之间。“其音角”，意即木运平气之年，气候温和，不冷不热，完全正常，这就好像角音位在清浊之间，不高不低，完全和谐协调一样。

（16）其物中坚：“中”，指里；“坚”，指“坚核”。“其物中坚”，王冰注：“象土中之有木也。”张介宾从王注。张志聪注：“木生于水，为坚多心，故其物中坚。”高世栻注：“凡是木体之物，其中必坚。”意即凡属中有坚核的果类其生长与木运有关。木运平气之年则生长良好。

（17）其数八：“数”，指五行的生成数。五行的生数即水数一，火数二，木数三，金数四，土数五。这个一、二、三、四、五，表示木、火、土、金、水这五种物质在变化中的先后及地位。古人认为水在物质生长变化中处于首要地位。没有水就不能产生物质变化，所以水数为一；单有水还不行，没有火这个水也不能发生变化。因此火居第二位，所以火数为二；在水和火的相互作用下才能产生生命现象，因此木代表生，木居第三位，所以木数为三；有了发生，就必然有成熟和结果，金代表收和成，因此金居第四位，所以金数为四；以上这些水、火、生、成现象必须要在土的基础上才能进行，因此土居五位，所以土数为五。五行的成数即水数六，火数七，木数八，金数九，土是基础无所谓成，所以土数不变仍然是五。这个六、七、八、九，实际上就是在水、火、木、金的生数上再加土的生数五而来。水数一，加五就成六；火数二，加五就成七；木数三，加五就成八；金数四，加五就成九。之所以要各自加五的原因，这是因为土是基础，为万物之母，没有土，就不可能有变化，也就无所谓有成熟。这是古人用数字来对自然界物化现象加以总结，同时，也反映了在人类生存和发展中这五种物质的地位和作用。“八”，在这里是指木的成数。“其数八”，意即在木运平气之年中，由于气候正常，所以物化上也相应正常。“八”，在此代表这一年中属于木类有关的各种物化现象有生有成完全正常之意。

【原文】

升明之纪[1]，正阳而治，德施周普，五化均衡，其气高，其性速，其用燔灼[2]，其化蕃茂，其类火[3]，其政明曜[4]，其候炎暑，其令热[5]，其脏心，心其畏寒，其主舌[6]，其谷麦，其果杏，其实络[7]，其应夏[8]，其虫羽，其畜马[9]，其色赤[10]，其养血[11]，其病瞤瘈[12]，其味苦[13]，其音徵[14]，其物脉[15]，其数七[16]。

【讲解】

（1）升明之纪："升明之纪"，指火运平气之年。六十年中岁运是火运而又属于平气之年的有戊辰、戊戌、癸巳、癸亥等四年。

（2）正阳而治，德施周普，五化均衡，其气高，其性速，其用燔灼：这里是讲火运平气之年的气候及物候的一般变化及表现。

"正阳而治"："正"，指正当或正在；"阳"，从南北方向来说属于南方；"治"，指管理或治理。张志聪注："火位南方，故正阳而治。"本句意即火运平气之年，阳气明盛。

"德施周普"："德"，指火德，《气交变大论》谓："南方生热，热生火，其德彰显。""彰显"与"升明"一样，均是指天气光明，阳气充盛之义。"周普"，即普及。张志聪注："火主阳气，故德施周普。"意即火运平气之年，阳光普照，天气光明。

"五化均衡"："均衡"，指正常而稳定。全句意即火运平气之年，由于气化正常，因此物化也相应正常，农作物生长良好。

"其气高"："气"，指阳气。"其气高"，因阳主升，意即火运之年，阳气充盛。

"其性速"："速"，指快速。"其性速"，指火运之年，农作物生长很快。

“其用燔灼”：“燔灼”，指以火烤物。“其用燔灼”，意即火运之年，其对生物生长的作用，就像以火加热一样，能使生物快速生长。

（3）其化蕃茂，其类火：“化”，指化生；“蕃茂”，指十分茂盛；“类”，指类似；“火”，指日常的火。全句意即在火运主岁的年份里，由于气温偏高，所以植物生长很快，十分茂盛，欣欣向荣。这就好像以火加热助长一样。

（4）其政明曜：“明”，指明亮；“曜”，指太阳。“其政明曜”，意即火运之年，红日当空，阳光普照。

（5）其候炎暑，其令热：“候”，指气候；“令”，指时令，此处指夏季。全句意即火运平气之年，全年气候偏热，夏季里烈日炎炎。

（6）其脏心，心其畏寒，其主舌：“其脏心”，“其主舌”，意即火运平气之年，人体脏腑中心与之相应，表现为心气正常。舌为心之外窍，因此从外观来说舌的活动也表现良好。“心其畏寒”一句为附加说明，意即心喜热恶寒，气候严寒可以使心的负担加重而发生疾病。用五行概念来说，“心”属“火”，“寒”属“水”。“心其畏寒”，亦即火不胜水之意。

（7）其谷麦，其果杏，其实络：指火运平气之年，升明之纪中，五谷中的“麦”，五果中的“杏”和果实中有“络”的植物，例如橘树一类生长良好而且其在作用上也偏于燥热与火运相应，小麦、橘络、橘皮之类性质上都比较偏温。

（8）其应夏：指火运平气之年，其气候及物候变化，主要表现在该年夏季。

（9）其虫羽，其畜马：“羽”，指羽虫。“其虫羽”，指羽虫的生长胎孕与火运之年有关。“其畜马”，指马的生长良否与火运之年有关。《金匮真言论》以羊为火畜，与此不同。为什么《内经》在火畜之下或列马，或列羊，我们认为可能马肉、羊肉，其性均属偏于温热。

（10）其色赤：“赤”，即红色。红亮为火的特性。“其色赤”，意即火运主岁之年，不论气候变化上或者物候变化上都具火热之象。气候上红日当头，物候上欣欣向荣，如火如荼。

（11）其养血：“血”，即血液。“其养血”，意即火运平气之年，心气正常，由于心主血的原因，因此血液对人体脏腑经络，四肢百骸的濡养作用也相应正常。

（12）其病瞤瘈：“瞤”，指瞤动；“瘈”，指抽搐。此可能为后文太过不及之年中有关文字错刊于此。

（13）其味苦：“苦”，即苦味，苦属于火，“其味苦”，意即火运平气之年，具有苦味的植物生长良好。

（14）其音徵：“徵”，在五音之中属于次高音。王冰注：“和而美。”张介宾注：“其声次清。”意即火运平气之年，虽然阳气旺盛，但并不太盛，就好像五音之中的徵音，虽然偏高，但是音和而美，仍然是十分协调一样。

（15）其物脉：“物”，指物候；“脉”，指脉络。“其物脉”，王冰注：“中多支脉，火之化也。”张介宾注：“脉之所至，即阳气所及也。”张志聪注：“脉，物之脉络也。”高世栻注：“凡是火体之物，必有络脉。”意即凡属中有络脉之物，其性偏温与火相类，因而在火运平气之年生长良好。

（16）其数七：火之生数为二，加五即成七，七为火之成数。详解见前。

【原文】

备化之纪(1)，气协天休，德流四政，五化齐修，其气平，其性顺，其用高下(2)，其化丰满(3)，其类土，其政安静(4)，其候溽蒸，其令湿(5)，其脏脾，脾其畏风，其主口(6)，其谷稷，其果枣，其实肉(7)，其应长夏(8)，其虫倮，其畜牛(9)，其色黄(10)，其养肉(11)，其病否(12)，其味甘(13)，其音宫(14)，其物肤(15)，其数五(16)。

【讲解】

（1）备化之纪：“备化之纪”，指土运平气之年。六十年中岁运是土运而又属于平气之年的有己丑、己未两年。

（2）气协天休，德流四政，五化齐修，其气平，其性顺，其用高下：以下是谈土运平气之年的气候及物候的一般变化及表现。

“气协天休”，“气”，指气候；“协”，指协调；“天”，指自然界；“休”，有美、善之义。“气协天休”，意即自然界气候协调正常。

“德流四政”，“德”，指土德。《素问·气交变大论》谓：“中央生湿，湿生土，其德溽蒸。”“溽蒸”，王冰注：“溽，湿也，蒸，热也。”这就是说，土之德如以火煎水，以水蒸物一样，万物通过这种蒸化作用才能完全成熟。“四政”，即金木水火之政。“德流四政”，意即土为万物之母，土载四行，土德正常，则其他金木水火四行也才能正常。张介宾注：“土德分助四方，以赞木火金水之政。”亦即此意。

“五化齐修”，“五”，指五谷；“化”，指化生；“齐修”，指完备、至善之义。“五化齐修”，意即土运平气之年，由于“德流四政”，所以五谷丰收。

“其气平”，“平”，即正常，“其气平”，意即土运平气之年，气候变化正常。

“其性顺”，“顺”、“平”，均有正常之义。“其性顺”，指土运平气之年，物化现象也完全正常。

“其用高下”，“用”，指作用；“高下”，指上下。“其用高下”，张介宾注：“或高或下，皆其用也。”意即土为万物之母，其化生作用，不论地势高低，均赖土的化育。

（3）其化丰满：“化”，指化生；“丰满”，即多而肥大。“其化丰满”，意即土运平气之年，由于气候正常，农作物充分成熟，谷物生长不但数量多而且质量好，粒大中满。

(4) 其政安静："安静"，亦指正常。"其政安静"，意即土运平气之年，雨水调和，不旱不涝，因此谷物生长良好。

(5) 其候溽蒸，其令湿："候"，指气候；"溽蒸"，指湿热。"令"，指季节，此处是指长夏；"湿"，指潮湿。全句意即土运平气之年，在长夏湿土主事的季节里，气候炎热而潮湿，雨水较多。

(6) 其脏脾，脾其畏风，其主口："脾"在五行归类上属于土，"脾开窍于口"，人体口腔与脾的作用密切相关，因此，口在五行归类上亦属于土。"其脏脾"，"其主口"，意即土运平气之年，人体脾的作用正常，口的作用也正常。"脾其畏风"一句是对脾与其他器官关系的附加说明，"风"，在五行归类上属于木，在五脏归类上属于肝，木与土的关系是相制关系，"脾其畏风"，意即脾所不胜者为肝，亦即脾的作用正常与否与肝的作用密切相关。

(7) 其谷稷，其果枣，其实肉：稷，指小米一类谷物。张介宾注："小米之粳者曰稷，黔谷也。""枣"，指大枣。"其实肉，"指果实之肉厚者。全句意即土运平气之年，小米、大枣以及其他皮薄肉厚的果实均生长良好。

(8) 其应长夏："长夏"，指一年中的长夏季节。这个季节在一年中的具体时间，一般有两种说法。一指农历六月，王冰在《素问·六节藏象论》中注长夏云："所谓长夏者，六月也。"一指土运主时的七十三天而有奇，即芒种后十日至处暑后七日这一段时间为长夏。这两种说法以长夏为六月者居多。不过，我们认为后者比较合理。因为五运主时各占一步。每一步运各主七十三日零五刻。从木运开始，而火运，而土运，而金运，而水运，以相生之序而运行，至水运而终，而且每一步运都有它各自固定的交司时日，即木运大寒日交运，火运春分后十三日交运，土运芒种后十日交运，金运处暑后七日交运，水运立冬后四日交运。上述交司时日，年年如此，恒定不变。

长夏属土，这是规定。如果长夏只是六月，则其他木、火、金、水四运的时间便不可能仍是七十三天零五刻。五运的交司时日也会全部打乱。所以我们认为，以后者提法为合理。“其应长夏”，意即土运之年，其气候变化主要表现在这一年中的夏至至处暑一段时间之内。土运平气之年，这一段时间中气候良好。

（9）其虫倮，其畜牛：“倮”，即五虫中之倮虫。“牛”，即五畜中之牛。全句意即土运平气之年，倮虫、牛等动物，胎孕生长均良好。

（10）其色黄：“黄”，即黄色，此处指黄色谷物。“其色黄”，意即在土运平气之年中，黄色谷物，例如小米等谷物生长良好。

（11）其养肉：“养”，指对人体的营养。“其养肉”，意即土运平气之年中，各种相应的谷肉果菜等类食物，例如前述之小米、大枣、牛肉等等，均有良好的补脾以及营养人体肌肉的作用。

（12）其病否：“否”，音义均同“痞”，指人体在致病因素作用以后所出现的胀满痞塞现象。此与人体脾胃功能失调有关。土运平气之年一般不应有此现象，详见“敷和之纪”一段注释，此不赘述。

（13）其味甘：“甘”，指甜味或淡味。“其味甘”之义有二：其一，指土运平气之年，甘味谷物生长良好；其二，指甘味食物或药物与人体的脾胃密切相关。

（14）其音宫：“宫”，为五音中之最低音，以宫音代表土音，此可能认为宫音是其他四音的基础音，这就如同土为万物生长的基础一样。

（15）其物肤：“肤”，指肌肤。王冰注：“物禀备化之气，则多肌肉。”因此，“肤”字，不能作皮肤而应作肌肤或肌肉解。“其物肤”，意即土运平气之年，相应生物，肌肉丰盛；同时亦与人体肌肉营养密切相关，亦即与前述之“其实肉”，“其养肉”之义相似。

（16）其数五：“五”，为土之生数。由于土载四行，土为万物之母，万物必须在土的基础之上成长，因此，其余四行均有生数、成数，而土本身则生成一样，无生数、成数之分。

【原文】

审平之纪(1)，收而不争，杀而无犯，五化宣明，其气洁，其性刚，其用散落(2)，其化坚敛，其类金(3)，其政劲肃(4)，其候清切，其令燥(5)，其脏肺，肺其畏热，其主鼻(6)，其谷稻，其果桃，其实壳(7)，其应秋(8)，其虫介，其畜鸡(9)，其色白(10)，其养皮毛(11)，其病咳(12)，其味辛(13)，其音商(14)，其物外坚(15)，其数九(16)。

【讲解】

（1）审平之纪：“审平之纪”，指金运平气之年。六十年中岁运是金运而又属于平气之年者有乙卯、乙酉、庚午、庚寅、庚子、庚申等六年。

（2）收而不争，杀而无犯，五化宣明，其气洁，其性刚，其用散落：此节是谈金运平气之年的气候及物候的一般变化及表现。

“收而不争”：“收”，指收敛；“争”，指混乱。“收而不争”，意即金运平气之年，秋收之气既无太过，又无不及，完全处于正常状态。

“杀而无犯”：“杀”，指肃杀，指秋凉后的树凋叶落现象。“犯”，有侵犯或伤害之义。“杀而无犯”，意即金运平气之年，虽然到了秋天也会出现树凋叶落的现象，但是这是正常物化现象，对生物并无损害。

“五化宣明”：“五化”，指五谷之化；“宣明”，作良好解。“五化宣明”，意即金运平气之年，五谷生长收成均皆正常良好。

“其气洁”：“气”，指气候；“洁”，指明净。“其气洁”，意即金运平气之年，秋高气爽。

“其性刚”：“性”，指气候的特性；“刚”，指刚烈劲切。“其性刚”，意即金运平气之年，虽然天高气朗，但毕竟秋天里是西风用事与绵绵春风不同，秋风刚劲清凉，给自然界带来一片清肃萧索景象。

“其用散落”：“用”，指作用；“散落”，指飘散零落。“其用散落”，意即秋天里，西风刚劲，树凋叶落，所谓“一叶知秋”。以上这些都是对秋天里正常气候及自然景象的描述。

（3）其化坚敛，其类金：“化”，指物化现象；“坚敛”，指坚实而收敛。“类”，指类似。全句意即金运平气之年，植物生长成熟而坚实。这些现象与五行中的金相类似，所以上述这些气候及物候变化也可以用“金”来加以抽象归类和概括。

（4）其政劲肃：“政”，指职能；“劲”，指刚劲有力；“肃”，指肃杀。“其政劲肃”，意即金运平气之年，秋天气候刚劲，自然界呈现一片肃杀之象。

（5）其候清切，其令燥：“候”，指气候；“清切”，指清凉；“令”，指季节；“燥”，指干燥。本句意即金运平气之年，秋天里气候转为清凉而干燥。

（6）其脏肺，肺其畏热，其主鼻：“肺”，指人体的肺脏；“鼻”，指鼻的作用。肺开窍于鼻。“其脏肺”，“其主鼻”，意即金运平气之年，人体的肺脏和鼻的功能相应正常。“肺其畏热”一句，此处是对肺与其他器官的关系附加说明。“热”，在五行中属于火，在五脏中属于心。火与金的关系是相克的关系，意即肺的作用正常与否和心密切相关，和热密切相关。秋天里应凉不凉，可以出现肺病、鼻病。

（7）其谷稻，其果桃，其实壳：“其谷稻”，意即金运平气之年，稻类谷物生长收成良好。“桃”，指胡桃，亦即核桃。高世栻注：“桃外壳而内白肉，故其果桃。桃，胡桃也。”胡桃果期在每年十月，一般在白露前成熟。“其果桃”，意即金运平气之年，胡桃类果物，生长收成良好。“其实壳”，即带坚壳的果实，意即金运平气之年，外有坚壳的果实生长收成良好。前述胡桃即属外有坚壳的果实。

(8) 其应秋：“其应秋”，意即金运平气之年，其气候变化主要表现在这一年的秋季。金运平气之年中，秋季气候正常良好。

(9) 其虫介，其畜鸡：“介”，有甲壳之义，此处是指介虫，亦即带有甲壳的虫类。“鸡”，即五畜中之鸡。《素问·金匮真言论》谓“其畜马”，可以互参。全句意即金运平气之年，介虫类及鸡或马等动物胎孕生长均良好。

(10) 其色白：“白”，即白色。此处指白色谷物，例如大米一类谷物，即属白色谷物。“其色白”，意即金运平气之年，白色谷物生长及收成均良好。

(11) 其养皮毛：“养”，指对人体的营养作用；“皮毛”，指人体的肌表，人体皮毛属肺。“其养皮毛”，意即金运平气之年中生长的各种相应谷肉果菜之类，例如前述之马肉、鸡肉、核桃、大米等，均有滋补人体肺脏及皮毛的作用。

(12) 其病咳：“咳”，即咳嗽。可能系后文错刊于此，详释参见前。

(13) 其味辛：“辛”，即辛辣之味。“其味辛”含义有二：其一，指金运平气之年，辛味植物，例如葱、姜、蒜之类生长良好。其二，指具有辛味的食物或药物与人体肺的作用密切相关。

(14) 其音商：“商”，为五音中之次低音，其声哀怨低沉。“其音商”，意即金运平气之年，秋季里西风刚劲，秋意萧索，好像五音中的商音一样低沉哀怨。

(15) 其物外坚：“外坚”，即外有坚壳。“其物外坚”，意即金运平气之年，相应生物，外壳坚硬。

（16）其数九：“九”，为金之成数，即金的生数四再加土数五而成九。“其数九”，意即金运平气之年，金的生和成均正常。

【原文】

静顺之纪[(1)]，藏而勿害，治而善下，五化咸整，其气明，其性下，其用沃衍[(2)]，其化凝坚，其类水[(3)]，其政流演[(4)]，其候凝肃，其令寒[(5)]，其脏肾，肾其畏湿，其主二阴[(6)]，其谷豆，其果栗，其实濡[(7)]，其应冬[(8)]，其虫鳞，其畜彘[(9)]，其色黑[(10)]，其养骨髓[(11)]，其病厥[(12)]，其味咸[(13)]，其音羽[(14)]，其物濡[(15)]，其数六[(16)]。

故生而勿杀[(17)]，长而勿罚[(18)]，化而勿制[(19)]，收而勿害[(20)]，藏而勿抑[(21)]，是谓平气。

【讲解】

（1）静顺之纪：“静顺之纪”，指水运平气之年。六十年中岁运是水运而又属于平气之年的只有辛亥年一年。

（2）藏而勿害，治而善下，五化咸整，其气明，其性下，其用沃衍：此节是谈水运平气之年的气候及物候的一般变化及表现。

“藏而勿害”：“藏”，指闭藏。这是指冬天里天气严寒，冰天雪地，草木不生，蛰虫匿伏的自然景象。“藏而勿害”，意即水运平气之年，冬季里虽然也是一派严寒的自然景象，但它是正常的闭藏现象，无害于万物来年春天的萌芽生长。

“治而善下”：“治”，指正常秩序，亦指安定；“善”，指好；“下”，指地之下，此处是指闭藏。“治而善下”一句，意即一年之中物化方面的生长化收藏现象正常与否，最重要的在“藏”，即冬天藏得好，第二年的春天才能生得好，夏天才长得好，长夏才化得好，秋天才收得好，冬天才藏得好。“善下”者，闭藏正常也。此句是承上句“藏而勿害”而言。

“五化咸整”：“五化”，指五谷之化，亦即五谷的生成；

“咸”，有均或皆之义；“整”，指完整无伤。此句是承上句“治而善下”而言，意即水运平气之年，由于冬藏正常，所以第二年五谷生长收成均正常良好，完整无伤。

“其气明”：“明”，指静顺明滢。“其气明”，指水运平气之年，冬令气候及物候变化均正常。

“其性下”：水的特点是“就下”，此仍指水运平气之年，冬藏正常。

“其用沃衍”：“沃”，指灌溉；“衍”，指溢满。“其用沃衍”，意即水运平气之年，由于冬藏正常，所以水源不竭，灌溉滋润植物。

(3) 其化凝坚，其类水：“化”，指物化，即生长现象；“凝坚”，指冻结，此处是指生物停止生长处于闭藏状态。全句意即冬天里天气严寒，万物生长现象停止，这好像水遇寒冷，凝结成冰一样。

(4) 其政流演：“流演”，张介宾注：“演，长流貌，井泉不竭，川流不息，皆流演之义。”“其政流演”，意即水运平气之年，由于冬藏正常，所以水源不竭，奉生者多，所以第二年再生长良好。

(5) 其候凝肃，其令寒：“候”，指气候，亦指自然景象；“令”，指季节。全句意即水运平气之年，冬天里表现为正常的寒冷现象，出现天寒地冻，草木不生，蛰虫匿伏，好像生机暂停的自然景象。

(6) 其脏肾，肾其畏湿，其主二阴：指水运平气之年，人体肾的作用相应正常。由于肾开窍于前后二阴，所以人体的前后阴的作用也相应正常。“肾其畏湿”，是附带说明肾与脾的关系。因为从五行概念来说，肾属水，寒属水；脾属土，湿属土。水与土的关系是相制关系，即土可以克水。“肾其畏湿”，意即肾所不胜者为脾，亦即肾的作用正常与否，与脾的作用正常与否密切相关。

（7）其谷豆，其果栗，其实濡：“豆”，指黑大豆；栗，指板栗；“其实濡”，指果实中水分多而黏稠者。王冰注：“中有津液也。”全句意即水运平气之年，黑大豆、板栗及果实中含水多而稠者生长收成良好。

（8）其应冬：指水运平气之年，其气候、物候变化主要表现在该年冬季。

（9）其虫鳞，其畜彘：“鳞”，即鳞甲，此处指“鳞虫”，主要是指鱼类。“彘”（zhī 音知），就是猪。全句意即水运平气之年，鱼类及猪的胎孕生长均皆良好。

（10）其色黑：“黑”，就是黑色，此处是指黑色谷物。“其色黑”，意即水运平气之年，黑色谷物例如黑大豆等谷物生长良好。

（11）其养骨髓：意即水运平气之年中生长的各种相应谷肉果菜之类动植物，例如前述之黑大豆、猪、板栗以及其他含汁液较多而又黏稠的果实均有补养人体骨髓的作用。由于肾主骨，生髓，所以这些动植物也有补肾的作用。

（12）其病厥：“厥”，其义有二，其一指气血严重失调而引起人体生理功能逆乱现象。《伤寒论》谓：“阴阳气不相顺接便为厥。”其二，指手足冷，《伤寒论》谓：“厥者，手足逆冷者是也。”均指严重的疾病表现，列在静顺之纪文中不好理解，疑系后文错刊于此。

（13）其味咸：“咸”，即咸味。“其味咸”之义有二：其一，“万水百川归大海”，海为水之大者，海水味咸，因此以“咸”为水之味，以咸代表水；此处是指水运平气之年，属水类动植物生长良好。其二是咸入肾，属水属的动植物与人体肾脏的生理补益及疾病治疗密切相关。

（14）其音羽：“羽”，为五音中之最高音，意即“水为万物之始”，“肾为作强之官”，水运平气之年，水源充足，肾藏不竭，自然气候、物候及人体生理活动均处于高能状态，好像五音中的羽声，高亢激越，响遏行云一样。

(15) 其物濡："濡"，此指黏稠多液。"其物濡"，意即水运平气之年，其相应产物黏稠多液。

(16) 其数六："六"，为水的成数。水的生数为一，加土数五即成六。"其数六"，意即水运平气之年，水的生和成均完全正常。

(17) 生而勿杀："生"，指萌发；"杀"，指杀灭或不生长。"生而勿杀"，指春天里气候温暖，生物萌芽生长现象完全正常。

(18) 长而勿罚："长"，亦生长之意；"罚"，指生长不好。"长而勿罚"，指夏天里，气候炎热，生物生长旺盛，欣欣向荣。

(19) 化而勿制："化"，指变化或生长成熟；"制"，指约束。"化而勿制"，指长夏季节中，生物生长变化完全成熟，没有不足或受到约束。

(20) 收而勿害："收"，指收敛，收成；"害"，指损害。"收而勿害"，指秋天里，气候由热转凉，自然界由绿树浓荫变为黄叶飘零。"收而勿害"，意即秋天里气候转凉，物候转收，这是正常现象，只要不是太过，也就不会损害正常物化，影响以后的再生长。

(21) 藏而勿抑："藏"，指闭藏；"抑"，指压抑。"藏而勿抑"，意即闭藏是冬天里的正常现象，只要不是太过，也不会损害正常物化，压抑以后的再生长。

以上"生而勿杀，长而勿罚，化而勿制，收而勿害，藏而勿抑"几句是对上述五运平气之年的总结。意即所谓"平气"，也就是各年中的生长化收藏等物化现象正常良好。

【述评】

本节介绍了五运平气之年各个具体年份中气候及物候的一般变化及正常表现，以及其与动植物的生长，人体有关脏器的相应关系。从上述所介绍的具体内容来看，可以说完全是根据自然气候特点、动植物的生长情况、自然景象的客观表现加以描述和总结，非常朴实。

【原文】

委和之纪[1]，是谓胜生[2]，生气不政，化气乃扬，长气自平，收令乃早，凉雨时降，风云并兴，草木晚荣，苍干雕落[3]，物秀而实[4]，肌肉内充[5]，其气敛，其用聚[6]，其动緛戾拘缓，其发惊骇，其脏肝[7]，其果枣李，其实核壳，其谷稷稻，其味酸辛，其色白苍，其畜犬鸡，其虫毛介[8]，其主雾露凄沧[9]，其声角商[10]，其病摇动注恐[11]，从金化也[12]，少角与判商同[13]，上角与正角同[14]，上商与正商同[15]，其病支废痈肿疮疡[16]，其甘虫[17]，邪伤肝也，上宫与正宫同[18]，萧飔肃杀则炎赫沸腾[19]，眚于三[20]，所谓复也，其主飞蠹蛆雉，乃为雷霆[21]。

【讲解】

（1）委和之纪："委和之纪"，即木运不及之年。六十年中岁运属于木运而又是不及之年者有丁卯、丁亥、丁巳等三年。

（2）是谓胜生："木"，在季节上代表春，在气候上代表温暖，在物化现象上代表萌芽生发。木运不及之年，意味着上述气化及物化现象均不正常，春行秋令，应温反凉，应生反杀。从五行概念上来说，"秋"、"凉"、"杀"，均属于金。金与木的关系为相胜的关系。春天出现了秋天的气候及物候上的反常变化，用五行术语来说就叫木运不及，金来乘之，也就是金克木的表现。"相克"就是"相胜"，所以原文谓"是谓胜生"。"胜生"者，金胜木也。

（3）生气不政，化气乃扬，长气自平，收令乃早……草木晚荣，苍干雕落：本节是谈岁木不及之年的物化现象。"生气不政"，指生发萌芽现象不明显；"化气乃扬"，指风少雨多湿胜；"长气自平"，指夏天应热不热，生长缓慢；"收气乃早"，指秋凉来早；“草木晚荣”，指植物生长比一般年份缓慢；“苍干雕落”，指植物早凋。关于这些自然景象的描述，我们在《气交变大论》有关内容中已经详细讲解过，读者可以互参，此处从略。

（4）物秀而实：“物秀而实”，是指岁木不及之年，由于“生气不政”，所以植物萌芽生长不好，但又由于“收令早行”，因此出现提前成熟结实的现象，而未秀而早实。历代注家，自王冰以下多数均以“土化气速”来解释，比较含混牵强，疑为“未秀而实”或“勿秀而实”之误，姑存疑以俟高明。

（5）肌肉内充：“内充”，即充实于内，有“内坚”之义。木运平气之年，“其物中坚”。这里虽然是讲的岁木不及之年，但它毕竟仍是属于木运主岁之年，所以“中坚”现象依然存在，故曰“肌肉内充”。

（6）其气敛，其用聚：“敛”，指收敛；“聚”，指集中，均属秋气之用。全句意即岁木不及之年，春行秋令，所以气用反常。

（7）其动緛戾拘缓，其发惊骇，其脏肝：“动”，指变动。“緛”，指瘫痪；“戾”，指痉挛；“拘”，指拘急；“缓”，指弛缓。“緛戾拘缓”，均指人体运动障碍。“惊骇”，即惊怕。上述这些表现均系人体肝的作用反常的表现。全句意即岁木不及之年，人体相应肝气不及，因而可以在临床上表现上述肝病症状。

（8）其果枣李，其实核壳，其谷稷稻，其味酸辛，其色白苍，其畜犬鸡，其虫毛介：“枣”为土之果，“李”为木之果；“核”为木之实，“壳”为金之实；“稷”为土之谷，“稻”为金之谷；“酸”为木之味，“辛”为金之味；“白”为金之色，“苍”为木之色；“犬”为木之畜，“鸡”为金之畜；“毛”为木之虫，“介”为金之虫。全句意即岁木不及之年，由于“其不及，则己所不胜侮而乘之，己所胜轻而侮之”的原因，金来乘之，土来侮之，因而也就出现了金、土偏胜的现象，并且影响其所属相应动植物的正常生长。这就是说在岁木不及之年里，不但属木类的谷肉果菜，例如李、中有坚核的果类、犬类、含酸味的植物生长不好，其他属金类和土类的谷肉果菜，例如大枣、小米、大米等等也同样受到影响而生长不好。这也就是说在岁木不及之年里，不但要考虑春天的气候和物候变化特点，由于连锁关系，互相影响，因此也必须同时考虑对其他季节的影响问题。

(9) 其主雾露凄沧："雾露凄沧"，指气候寒凉。意即岁木不及之年，气候偏凉。

(10) 其声角商："角"，为中音，"商"为次低音。本句意即岁木不及之年，气候偏凉，物化现象缓慢，生气不足，表现偏于低沉。

(11) 其病摇动注恐："摇动"，指肢体抽搐或肌肉颤动；"注"，指腹泻；"恐"，指恐惧惊怕。这些表现均属肝病病征。全句意即岁木不及之年，人体肝的功能相应不足，因而可以在临床上出现上述证候。

(12) 从金化也："化"，即同化。《至真要大论》谓："各归不胜而为化。"这就是说，五行之中，如属相胜关系，所不胜者就要为胜者所同化。如木与金的关系是相胜的关系，金可以克木，因此，金就是木之所不胜。木运不及，金来乘之，所以木就为金所同化。质言之，也就是说，春行秋令，春天里应温不温，反而出现了清凉的现象，春天好像秋天一样。秋在五行上属金，所以叫做"从金化"。

(13) 少角与判商同："宫、商、角、徵、羽五音分别代表土、金、木、火、水五运。五运之中分为平气、太过、不及三种情况，因此五音之中也分"正"、"少"、"太"三种情况。"正"代表平气，"少"代表不及，"太"代表太过。用运气术语来说这就叫作"五音建运"。"角"，代表木运，"少"，代表不及。因此这里所说的“少角”，就是指木运不及之年。“判”，为“半”字之假借字。“商”，指金运。“判商”，即半个金运。“少角与判商同”，意即岁木不及之年，由于金气来乘，所以木本身所代表的气候、物候现象已不明显，有一半与金所代表的气候、物候现象相似。这也就是前述“从金化”之意。王冰注云“少角木不及，故半与商金化同”亦即此义。

(14) 上角与正角同：“上”，指司天之气；“角”，代表木。“上角”，指厥阴风木司天之年。“正角”，指木运平气之年。“上角与正角同”，意即木运不及之年，如果遇上当年的司天之气是厥阴风木，则不及的木运便可以由于得到了司天之气的帮助而改变木运不及的情况转为正常，构成平气之年。以丁巳年为例，丁巳年的年干是丁，丁壬化木，因此丁巳年是木运。丁是双数，即阴干，属于木不及，所以丁巳年是木运不及之年。丁巳年的年支是巳，巳亥厥阴风木司天，因此丁巳年的司天之气是厥阴风木。丁巳年从五运来说是木运不及，从六气来说是风木司天。根据运不及而得助即可构成平气的原则，丁巳年不及的木运可以得到厥阴风木司天之气的帮助从而构成平气，因此丁巳年便是木运平气之年。

(15) 上商与正商同：“上商”，指阳明燥金司天。“正商”，指金运平气之年。“上商与正商同”，意即木运不及之年，金气本来就要乘金，半从金化，如果再碰上了阳明燥金司天之年，那就更是乘上加乘，以致木的本性完全丧失，变成和金运平气之年中秋天的气候一样。质言之，也就是在这一年中没有春天，不温暖，无生意，自然界一片肃杀之象。这里虽然说的“正商”，其实是春行秋令，严重反常。

(16) 其病支废痈肿疮疡：“支废”，即肢体不用；“痈肿疮疡”，病机之一为气血瘀阻不行。全句意即岁木不及之年，由于人体肝的作用不足，疏泄失职，因此可以在临床上出现上述肢体不用及气血瘀阻所致的痈肿疮疡等病症。

（17）其甘虫："甘"，为土之味，此处代表土，意即木运不及之年，可以出现土来反侮的现象，自然气候风少雨多湿盛，甘味植物因气候潮湿过甚而容易生虫。

（18）上宫与正宫同："上宫"，指太阴湿土司天；"正宫"，指土运平气之年。"上宫与正宫同"，意即岁木不及之年，不但金乘，而且也可以出现土侮。如果再遇上太阴湿土司天之年，那就更会侮上加侮。这一年的春天，好像土运平气之年的长夏季节一样，又热又湿。这里说的虽然是"正宫"，其实在这一年中已经感受不到春天，春行长夏之令，完全属于反常。

（19）萧飋肃杀则炎赫沸腾："萧飋（sè 音色）肃杀"，是指秋天的自然景象；"炎赫沸腾"，是指夏天的炎热景象。全句是指在岁木不及之年中，由于金气来乘，春行秋令，但是由于胜复原因，这一年的夏天可以出现火来复金的暴热现象。

（20）眚于三："眚"，即损害；"三"，《九宫图》以"三"代表东方和春天。"眚于三"，意即岁木不及之年，其对自然气候和物候上的损害，主要表现在该年的春季和东方地区。其义与《气交变大论》中所说的"其眚东"完全相同。

（21）其主飞蠹蛆雉，乃为雷霆："飞"，指灯蛾一类飞虫；"蠹"，指蛀虫；"蛆"即指粪蛆；"雉"，指野鸡；"雷霆"，指打雷。这些虫类及雷霆的出现，多在夏令极热之时。此句是承上述"萧飋肃杀则炎赫沸腾"之句而言。意即在岁木不及之年中，由于火来复金，夏天出现了暴热。由于天气炎热、暴热，就可以出现上述"飞蠹蛆雉"增多，雷霆大作的自然现象。

【原文】

伏明之纪(1)，是谓胜长(2)，长气不宣，藏气反布，收气自政(3)，化令乃衡(4)，寒清数举，暑令乃薄，承化物生，生而不长，成实而稚，遇化已老(5)，阳气屈伏，蛰虫早藏(6)，其气郁，其用暴，其动彰伏变易(7)，其发痛，其脏心(8)，其果栗桃，其实络濡，其谷豆稻，其味苦咸，其色玄丹，其畜马彘，其虫羽鳞[9]，其主冰雪霜寒[10]，其声徵羽[11]，其病昏惑悲忘[12]，从水化也[13]，少徵与少羽同[14]，上商与正商同[15]，邪伤心也，凝惨凛冽则暴雨霖霪[16]，眚于九[17]，其主骤注雷霆震惊，沉霒淫雨。[18]

【讲解】

（1）伏明之纪：“伏明之纪”，指火运不及之年。六十年中岁运属于火运不及者，有癸酉、癸未、癸卯、癸巳、癸丑、癸亥等六年。其中癸巳又属于平气之年，因此实际上只有五年。

（2）是谓胜长：“胜”，即相胜；“长”，即生长。火在季节上代表夏，在气候上代表热，在物化现象上代表长。火之所不胜者为水，水在季节上代表冬，在气候上代表寒，在物化现象上代表藏。“是谓胜长”，意即火运不及之年，夏天里应热不热，相对寒冷。由于生物生长一定要在适当温度下才能正常进行，应热不热，相对寒冷就意味着生物的生长不能正常进行。从五行概念上来说，长属火，热属火，藏属水，寒属水；水火之间，水可以胜火，火不及，水就要来乘之。这就是原文所谓的：“伏明之纪，是谓胜长。”“胜长”者，水胜火也。

（3）长气不宣，藏气反布，收气自政：此是承前句而言。“长气”，即生长之气；“不宣”，即不明显；“藏气”，即闭藏之气；“反布”，即反而明显；“收气”，即秋收之气或秋凉之气；“自政”，即自行其政。全句意即火运不及之年，夏天里应热不热，反而出现了相对寒凉的气候，夏行秋冬之令，气候完全反常，植物长势不好。

（4）化气乃衡：此句历代注家注解均不甚明确。王冰注：“金土之义，与岁气素无干犯，故金自行其政，土自平其气也。”张介宾注：“土无所生，故化气惟衡平耳。”张志聪注：“火不及，则所生之土气不盛。”高世栻注：“化气乃衡，火不生土也。”都没有把问题讲清楚。我们认为，化气就是土气。“衡”，有平衡之义，此处应作恢复正常解。全句意即火运不及之年，水来乘之，因而出现了夏天应热不热甚至夏行冬令出现寒冷的反常现象，但是由于胜复规律，有胜就有复，水来乘火，则土必来复之。因而在土气主时的长夏季节里，自然气候就可以因为自动调节的原因而重新恢复正常状态。这才是“化气乃衡”的原意。有的注家把“化气乃衡”的“衡”字作为低下、不足来解释，不论从《内经》的基本精神或者是从“衡”字本身的字义来看，我们认为都是缺乏根据的。

(5) 寒清数举，暑令乃薄，承化物生，生而不长，成实而稚，遇化已老：这里是谈火运不及之年气候和物候表现。

“寒清数举”：“寒”，指寒冷；“清”，指清凉；“数”，指多次；“举”，指发生。“寒清数举”，意即火运不及之年，夏天里多次出现寒凉的反常气候变化。

“暑令乃薄”：“暑令”，即夏令；“薄”，指少、短，意即火运不及之年，夏季应热不热，时间也短，不像正常的夏季。

“承化物生”：“承”，指应承；“化”，此处是指春天风气之化。意即火运不及之年，春天里气候变化不大，所以生物仍然能够萌芽、生发。

“生而不长，成实而稚”：此承上文，意即火运不及之年，生物在春天虽然也能萌芽、生发，但是由于夏天应热不热，所以不能继续正常地生长。由于长得不好，所结出来的果实就不成熟。

“遇化已老”：“化”，指土气，此处指长夏季节。“老”，指衰老，此处指枯萎。“遇化已老”，意即火运不及之年，由于应热不热，经常出现寒潮，所以长势不好。到了长夏季节，气候转为热而潮湿，雨水也多了，但是生物本身已经枯萎衰老，错过了生长期，因而仍然生长不好。

(6) 阳气屈伏，蛰虫早藏：“阳气屈伏”，指火运不及之年，气候应热未热。“蛰虫”，指冬天蛰伏的动物。“蛰虫早藏”，指这些动物早早地蛰伏起来，准备过冬。此处是指夏行冬令，相对寒冷，所以蛰虫早藏。

(7) 其气郁，其用暴，其动彰伏变易："郁"，指抑郁；"暴"，指暴烈。"彰伏变易"，王冰注："彰，明也。伏，隐也。变易，谓不常其象见也。"全句意即火运不及之年，夏天本来应有的炎热之气为寒冷所束闭，处于一种抑郁的状态。按照运气学说的认识，有郁就有发，即抑郁到了一定程度，就要发作出来，而发作出来的抑郁之气，往往比正常应有之气还要激烈。这就是原文所谓的"其气郁，其用暴"。由于火运不及之年在夏天里气候变化上有郁有发，因此出现暴冷暴热，气候严重反常，这就是原文所谓的"彰伏变易"。

(8) 其发痛，其脏心："发痛"，即疼痛发作；"心"，即人体心脏。全句意即火运不及之年，人体心阳相应不足，由于心主血、主脉的原因，心阳不足，推动无力，血脉流行障碍，所以可以在临床上出现疼痛症状。《素问·至真要大论》谓："诸痛痒疮，皆属于心。"把"诸痛"列属在心病之中，其病机亦即在此。

(9) 其果栗桃，其实络濡，其谷豆稻，其味苦咸，其色玄丹，其畜马彘，其虫羽鳞：这里是讲火运不及之年的物化现象。"栗"，为水之果，"桃"为金之果；"络"为火之实，"濡"为水之实；"豆"为水之谷，"稻"为金之谷；"苦"为火之味，"咸"为水之味；"玄"，即黑色，为水之色，"丹"为红色，为火之色；"马"为火之畜，"彘"为水之畜；"羽"为火之虫，"鳞"为水之虫。全句意即火运不及之年，不但有关火类的动植物的生长收成要受到影响，而且由于火气不及，水乘金侮的原因，水类及金类的动植物在生长收成上也要受到一定影响。

(10) 其主冰雪霜寒："主"，在此有所不胜之义。火之所不胜为水，因此水为火之主。"冰雪霜寒"，指寒冷现象。全句意即火运不及之年，应热不热，夏行冬令，出现了水来胜火之象。

（11）其声徵羽：“徵”为五音中之次高音，代表火声；“羽”为五音中之最高音，代表水声。“其声徵羽”，意即火运不及之年，水火之间关系失调。

（12）其病昏惑悲忘：“昏惑”，指神识不清；“悲”，指悲哀；“忘”，指善忘。以上均属精神情志上的反常现象。精神情志变化总的来说为心之所主。此句意即火运不及之年，由于心气相应不足，所以在临床上可以出现上述神失所主的反常现象。

（13）从水化也：此句是总结以上所述的各种现象，意即上述各种现象之所以发生，是因为火运不及，水来乘之，火从水化的结果。关于从化的道理，在前述之“木从金化”注中已作讲解，此处从略。

（14）少徵与少羽同：“少徵”，即火运不及之年。“少羽”，即水运不及之年。水运不及之年则土来乘之，火来侮之，亦即这一年的冬令应冷不冷。“少徵与少羽同”，意即火运不及之年，这一年夏天应热不热，就好像水运不及之年的冬天一样。火运不及之年，夏天里相对寒冷，虽然不能说它完全像正常的冬天那样，但它和不太冷的冬天却差不多，实际上也就是相对寒冷，严重反常。

（15）上商与正商同：“上商”，指燥金司天之年。“正商”，指金运平气之年。“上商与正商同”，意即火运不及之年，本来就是水乘金侮，如果再遇上阳明燥金司天之年，则金气反侮的现象就更加严重。这一年的夏天就会同金运平气之年的秋天一样，实际上也是一种严重反常气候。

（16）凝惨凛冽则暴雨霖霪：“凝惨凛冽”，指寒冷；“暴雨霖霪”，指大雨。这里是谈运气中的胜复现象。全句意即火运不及之年，夏天十分寒冷，但是由于胜复原因，到了长夏季节土气来复，所以又出现雨水很多，气候变为炎热而潮湿。

（17）眚于九：《九宫图》，以九数代表南方，代表夏季。

“眚于九”，意即火运不及之年，其反常现象主要表现在南方及每年的夏季。

(18) 其主骤注雷霆震惊，沉霒淫雨：“骤注”，指暴雨；“雷霆震惊”，指雷电交作。“沉霒（yīn 音阴）”，指阴云蔽日，天气阴沉；“淫雨”，指大雨成灾。全句是指火运不及之年中，在长夏季节里土气来复时的自然景象，意即火运不及之年在长夏时常常出现暴雨、大雨、雷电交加等气候变化。

【原文】

卑监之纪[1]，是谓减化[2]，化气不令，生政独彰[3]，长气整，雨乃愆，收气平，风寒并兴[4]，草木荣美，秀而不实，成而粃也[5]，其气散，其用静定[6]，其动疡涌分溃痈肿，其发濡滞，其脏脾[7]，其果李栗，其实濡核，其谷豆麻，其味酸甘，其色苍黄，其畜牛犬，其虫倮毛[8]，其主飘怒振发[9]，其声宫角[10]，其病留满否塞[11]，从木化也[12]，少宫与少角同[13]，上宫与正宫同[14]，上角与正角同[15]，其病飧泄，邪伤脾也[16]，振拉飘扬则苍干散落[17]，其眚四维[18]，其主败折虎狼[19]，清气乃用，生政乃辱[20]。

【讲解】

(1) 卑监之纪：“卑监之纪”，指土运不及之年。六十年中岁运属于土运不及之年者有己巳、己卯、己丑、己亥、己酉、己未六年。除己丑、己未两年为太阴湿土司天可以构成平气不计在内而外，实际上只有四年。

(2) 是谓减化：“化”，指化生或变化；“减”，指减弱或不足。“化”，在五行上指土的作用，在季节上指每年的长夏，在季节上指湿热。“是谓减化”，意即土运不及之年，由于在长夏里雨水不多，植物生长变化不完全，生化现象处于衰减不足的状态。

(3) 化气不令，生政独彰：“化气”，即土气，这里是指湿热；“令”，这里是指长夏；“生政”，指春生之气；“彰”，指彰明显著。全句意即土运不及之年，在长夏季节中雨水不多，应热不热，没有呈现湿热郁蒸的现象，因此与长夏应有的气候不相应，但是春天的气候和物候现象却十分明显。

（4）长气整，雨乃愆，收气平，风寒并兴：“长气”，此处是指夏气；“整”，完整之义，此处是指正常。“长气整”，指夏长之气正常。“雨”，此处是指土气；“愆”，即往后延迟。“雨乃愆”，指长夏时节应雨不雨，至而未至。“收气”，指秋凉之气；“平”，指正常。“收气平”，指秋气正常。全句意即土运不及之年，其气候反常变化主要表现在长夏季节，其他春、夏、秋、冬气候变化不大，亦即前述“其应长夏”之意。“风”，在五行中属于木；“寒”在五行中属于水；“并兴”，指同时出现。“风寒并兴”，意即土运不及之年，在长夏时，气候相对多风，相对寒冷，应雨不雨，应热不热。用五行概念来说，就是岁土不及，木来乘之，水来侮之，致使在长夏季节中气候及物候变化均皆严重反常。

（5）草木荣美，秀而不实，成而粃也：“草木荣美”，指植物生长良好；“秀而不实”，指外观虽好，但质量不好；“粃”为“秕”的异体字，指中空或不饱满的谷粒。全句意即土运不及之年，虽然春生夏长基本正常，农作物虽然也生也长，但是由于长夏气候反常，化气不足，所以不能成熟，质量不好。

（6）其气散，其用静定：“其气散”，指作用分散，“其用静定”，指其变化不能继续进行。全句意即土运不及之年，虽然也生也长，但因为长夏气候反常，“风寒并兴”，木乘水侮，化气的作用不能正常发挥，物化现象不能正常进行，反而出现了风和寒的作用表现。

（7）其动疡涌分溃痈肿，其发濡滞，其脏脾：这是指土运不及之年的疾病表现。“疡”，指疮疡；“涌”，指渗出物很多；“疡涌”，指疮疡的渗出物多。“分”，指分肉；“溃”，指溃烂；“痈肿”，指皮肤生疮红肿。“濡”，指水液；“滞”，指滞留。全句意即土运不及之年，由于人体脾的运化作用相对不足，因此水湿滞留，如果滞留在皮肤肌肉，临床上就可以发生肌肤湿性疮疡和脓肿等症状。

(8) 其果李栗，其实濡核，其谷豆麻，其味酸甘，其色苍黄，其畜牛犬，其虫倮毛：这是指土运不及之年的各种物候变化。李为木之果，栗为水之果；“濡”为水之实，“核”为木之实；豆为水之谷，麻为木之谷；酸为木之味，甘为土之味；苍为木之色，黄为土之色；牛为土之畜，犬为木之畜；倮为土之虫，毛为木之虫。全句意即土运不及之年，不但属于土类的谷肉果菜等由于土运不及生长收成受到影响，而且由于土运不及，木乘水侮的原因，木类和水类的所属相应谷肉果菜等也同时受到影响。

(9) 其主飘怒振发：这是指土运不及之年，木气来乘时的自然景象，意即土运不及之年雨少风多。“飘怒振发”就是指风气偏胜时的自然景象。

(10) 其声宫角：“宫”，土音，五音中的最低音；“角”，木音，五音中的中音。“其声宫角”，意即土运不及之年，化生不旺，秀而不实，物候现象处于低调状态。

(11) 其病留满否塞：“留”，指水湿滞留；“满”，指肿满；“否”，同痞，指不通；“塞”，指堵塞。此句意即土运不及之年，由于脾的运化作用相应不足，因此在临床上可以出现气滞水留而发生水肿、胀满等症状。

(12) 从木化也：土与木的关系是相胜关系，土所不胜者是木，因此土运不及时，则土从木化。这也就是前文所述的：“化气不令，生政独彰。”从人体脏腑来说，脾属土，肝属木，脾的运化不及，则肝气就要横逆犯脾，使脾的运化作用更加失调，因而在临床上也就可以出现上述“留满否塞”等症状。这就是原文所谓的“从木化”。

(13) 少宫与少角同：“少宫”，即土运不及之年。“少角”，即木运不及之年。此句意即土运不及之年的气候物候现象与木运不及之年的气候物候现象大致相同。为什么“少宫与少角同”？历代注家解释比较含混。王冰注云：“土少故半从木化也。”张介宾注云：“土不足则木乘之，故与少角同其化。”张志聪注云：“土运不及，是为少宫，木兼用事，故少宫与少角同其化也。”高世栻注云：“土运不及，故曰少宫，木兼用事，故少宫与少角同。”这些解释，不好理解。我们认为，少宫之年是土运不及之年，这一年在长夏季节中，从气候上来说雨水减少，从物化上来说化生不全，从人体来说脾运无力可以出现“留满痞塞”症状。少角之年是木运不及之年，这一年在春季里，从气候上来说应温不温，从物化上来说，应生不生，从人体来说肝的疏泄无力。由于脾的运化作用有赖肝的疏泄作用正常才能进行，肝失疏泄，则脾的运化作用同样可以无力而在临床上出现“留满痞塞”等症状。岁运虽然不同，但其临床表现则一，所以说“少宫与少角同”。这一句对临床上分析病机具有重要的指导意义。同一脾病，可以由于脾本身的问题，也可以由于肝的影响。由于脾气本身不足者，重点治脾；由于肝失疏泄而脾运失调者，重点则要调肝。这也就是《至真要大论》中所指出的：“谨守病机，各司其属。”因此我们认为对这一句经文的解释，应该从《内经》的基本精神加以深入理解，不可囫囵吞枣，随文解字。

（14）上宫与正宫同：“上宫”，指太阴湿土司天之年。“正宫”，指土运平气之年。“上宫与正宫同”，意即土运不及之年，如果遇上太阴湿土司天之年，那么不及的土运，由于得到了司天之气的帮助，便可以构成土运平气之年。

（15）上角与正角同：“上角”，指厥阴风木司天之年。“正角”，指木运平气之年。“上角与正角同”，意即土运不及之年，如果再碰上风木司天之年，那就是乘上加乘，则这一年的长夏便和木运平气之年的春天一样，亦即长夏而行春令，雨少风多，不热而温，根本没有长夏季节的自然景象，气候物候均皆严重反常。

(16) 其病飧泄，邪伤脾也：“飧泄”，即消化不良性腹泻。全句意即土运不及之年，由于脾虚肝乘，所以出现脾的运化作用失调而在临床上发生腹泻症状。

(17) 振拉飘荡则苍干散落：“振拉飘荡”，指风气偏胜的气候反常现象。“苍干散落”，指植物干枯凋萎的物候反常现象。全句意即土运不及之年，由于雨水不足，应热不热，所以植物干枯萎凋，生长不好。

(18) 其眚四维：“四维”，指四季。意即土运不及之年，由于土为万物之母，土载四行的原因，因此它不仅表现在长夏季节气候物候反常，而且一年四季气候和物候变化也都要受到严重影响。

(19) 其主败折虎狼：“败折”，指破坏；“虎狼”，注家多直解为兽类的虎狼。我们认为应释为“败折如虎狼”之义，即形容损坏之大，如“苛政猛于虎”句中之“虎”，“狼心狗肺”一语中的“狼”一样。“其主败折虎狼”一句，意即土运不及之年，由于土主生化，土运不及，生化不能，农作物的生长“秀而不实”，“成而粃”，不能成熟，这对当时以农业生产为生的人类社会来说，带来的破坏性就很大，如同虎狼伤人一样。

(20) 清气乃用，生政乃辱：这里是指木气偏胜时，金气来复的自然调节作用。“清气”，即金气，秋凉之气；“生政”，指春生之气，此处指木气、风气偏胜现象；“辱”，指屈服。全句意即土运不及之年，长夏行春令，雨少风多，旱象严重，到了秋天这种反常气候变化才能有所改变。用五行概念来说，风气偏胜属于木，秋凉之气属于金，金可以制木。所以原文说：“清气乃用，生政乃辱。”

【原文】

从革之纪(1)，是谓折收(2)，收气乃后，生气乃扬(3)，长化合德，火政乃宣，庶类以蕃[4]，其气扬，其用躁切[5]，其动铿禁瞀厥，其发咳喘，其脏肺[6]，其果李杏，其实壳络，其谷麻麦，其味苦辛，其色白丹，其畜鸡羊，其虫介羽[7]，其主明曜炎烁[8]，其声商徵[9]，其病嚏咳鼽衄[10]，从火化也[11]，少商与少徵同[12]，上商与正商同[13]，上角与正角同，[14]邪伤肺也，炎光赫烈则冰雪霜雹[15]，眚于七[16]，其主鳞伏彘鼠[17]，岁气早至，乃生大寒[18]。

【讲解】

(1) 从革之纪："从革之纪"，指金运不及之年。六十年中岁运属于金运不及之年者，计有乙丑、乙亥、乙酉、乙未、乙巳、乙卯等六年。其中除乙酉、乙卯两年为阳明燥金司天可以构成平气不计算在内以外，实际属于岁金不及之年只有四年。

(2) 是谓折收："折"，指损害；"收"，指秋收之气。"折收"，意即金运不及之年，气候上应凉不凉，物候上应收不收。从五行概念来说，"收"属金，"热"属火。"金运不及火来乘之"，"折收"，是火来刑金的结果。

(3) 收气乃后，生气乃扬："收气乃后"，谓秋凉秋收之气迟至。"生气乃扬"，指春温春生之气明显。全句意即金运不及之年，这一年的秋天在气候上应凉不凉，物候上应收不收，天气温暖好像春天一样。

(4) 长化合德，火政乃宣，庶类以蕃："长"指夏季；"化"，指长夏。"火政乃宣"，指气候炎热。"庶类以蕃"，指万物生长茂盛。全句意即金运不及之年，由于气候应凉不凉，气候炎热，所以万物生长茂盛。到了秋天，应收不收，继续生长。

(5) 其气扬，其用躁切："扬"，指升扬；"躁切"，指动象。全句意即金运不及之年，秋天应凉不凉，应收不收，自然界反而出现一派反常活跃的自然景象。

(6) 其动铿禁瞀厥，其发咳喘，其脏肺："铿"（kēng 音坑），王冰注为："咳声也。"张介宾注同王注。张志聪注云："铿禁者，声不出也。"高世栻注同上注。"瞀"和"厥"，王冰注："瞀，闷也。厥，谓气上逆也。"全句意即金运不及之年，人体肺脏也相应不足，因此，可以在临床上出现满闷、气逆、咳嗽、喘息等肺病症状。

（7）其果李杏，其实壳络，其谷麻麦，其味苦辛，其色白丹，其畜鸡羊，其虫介羽：这是谈金运不及之年的物候现象。"李"为木之果，"杏"为火之果；"壳"为金之实，"络"为火之实；"麻"为木之谷，"麦"为火之谷；"苦"为火之味，"辛"为金之味；"白"为金之色，"丹"为火之色；"鸡"为木之畜，"羊"为火之畜；"介"为金之虫，"羽"为火之虫。全句意即金运不及之年，由于火乘木侮的原因，因此这一年里，不但属于金属的谷肉果菜之类生长收成要受到影响，就是其他木类和火类的谷肉果菜等也要受到影响。

（8）其主明曜炎烁："明曜"，指阳光很强；"炎烁"，指气候炎热。"明曜炎烁"，意即金运不及之年，应凉不凉，秋行夏令，烈日炎炎，有如盛夏，气候严重反常。

（9）其声商徵："商"，为五音中之次低音，在气候上代表秋凉，在五行上属于金。"徵"为五音中之次高音，在气候上代表夏热，在五行上属于火。"其声商徵"，意即金运不及之年，火来乘之，金从火化，秋天里应凉不凉，秋行夏令，就好像商音变为了徵音一样。王冰注此云："商从徵。"亦即此意。

（10）其病嚏咳鼽衄："嚏"，即打喷嚏；"咳"，即咳嗽；"鼽衄"，即鼻出血。这些症状都属于肺病的临床表现。此句意即金运不及之年，人体相应肺气失调，因而可以在临床上出现上述症状。

（11）从火化也：意即金运不及之年，则金从火化。上述种种情况都属于金从火化的表现。

（12）少商与少徵同："少商"，即金运不及之年。"少徵"，即火运不及之年。“少商与少徵同”，意即金运不及之年的秋天应凉不凉，气候偏热，其气温就好像火运不及之年的夏天应热不热，气候偏凉一样。这也就是说金运不及之年的秋天在气候上与火运不及之年的夏天相似。

（13）上商与正商同：“上商”，指阳明燥金司天之年。“正商”，指金运平气之年。“上商与正商同”，意即金运不及之年如果该年遇上了阳明燥金司天，那么，这个不及的金气就可以因为得到了司天的金气帮助从而构成平气之年，秋天气候和物候变化均皆正常。

（14）上角与正角同：“上角”，即厥阴风木司天之年。“正角”，即木运平气之年。“上角与正角同”，意即金运不及之年，本来就可以出现火乘木侮的反常变化，如果再碰上厥阴风木司天之年，那就会侮上加侮。这一年的秋天就好像木运平气之年的春天一样，秋行春令，不是秋风瑟瑟而是春风绵绵，气候完全反常。

（15）炎光赫烈则冰雪霜雹：这是指火气偏胜时水气来复的自然景象。“炎光赫烈”，指炎热现象。“冰雪霜雹”，指寒冷现象。全句意即金运不及之年，火气来乘，所以秋天里应凉不凉，烈日炎炎有如盛夏，但是火气偏胜，水气来复，因而在这一年的冬天又可以出现暴寒现象。这也就是说在金运不及之年，秋天可以不凉，但是冬天却可以出现异乎寻常的寒冷。

（16）眚于七：“七”，代表西方和秋季。“眚于七”，意即金运不及之年，其气候及物候的反常变化主要表现在这一年的秋季和西方地区。

（17）其主鳞伏彘鼠：“鳞”，指鱼类；“伏”，指潜伏；“彘”，指猪；“鼠”，即老鼠。张志聪注此云：“鳞伏彘鼠，皆水之虫兽也。”此句是承前句“炎光赫烈则冰雪霜雹”而言，意即水气来复时，由于气候暴寒，或寒季来早，属水类的动物如鱼猪鼠等，由于暴寒而早早匿伏起来准备过冬。

(18) 岁气早至，乃生大寒："岁气"，此处是指冬令之气。此句意即岁金不及之年，秋天应凉不凉，但是由于复气的原因，则又可以出现冬天来得比一般早些，因而出现了暴寒的自然景象。

【原文】

涸流之纪[(1)]，是谓反阳[(2)]，藏令不举，化气乃昌，长气宣布[(3)]，蛰虫不藏，土润水泉减，草木条茂，荣秀满盛[(4)]，其气滞，其用渗泄，其动坚止，其发燥槁，其脏肾[(5)]，其果枣杏，其实濡肉，其谷黍稷，其味甘咸，其色黅玄，其畜彘牛，其虫鳞倮[(6)]，其主埃郁昏翳[(7)]，其声羽宫[(8)]，其病痿厥坚下[(9)]，从土化也[(10)]，少羽与少宫同[(11)]，上宫与正宫同[(12)]，其病癃闷[(13)]，邪伤肾也，埃昏骤雨则振拉摧拔[(14)]，眚于一[(15)]，其主毛显狐狢，变化不藏[(16)]。故乘危而行[(17)]，不速而至[(18)]，暴虐无德[(19)]，灾反及之[(20)]，微者复微，甚者复甚，气之常也[(21)]。

【讲解】

(1) 涸流之纪："涸流之纪"，即水运不及之年。六十年中岁运属于水运不及之年者有辛未、辛巳、辛卯、辛丑、辛亥、辛酉等六年。其中除辛亥年因为年支的五行属性为水，可以因此构成平气以外，实际上岁水不及之年只有五年。

(2) 是谓反阳："反阳"，指阳气反盛。王冰注云："阴气不及反为阳气代之。"意即水运不及之年，冬天里应寒不寒，反而出现了气候较热的阳气偏胜现象。用五行概念来说，也就是水不及则土来乘之，火来侮之。水在季节上代表冬，在气候上代表寒，在物化上代表藏。土在季节上代表长夏，在气候上代表湿，在物化上代表化。火在季节上代表夏，在气候上代表热，在物化上代表长。岁水不及，土乘火侮，意味着这一年的冬天不冷反热，冬行夏令，万物应藏不藏。这也就是吴瑭在《温病条辨·原病篇》中所谓："冬日天气应寒而阳不潜藏，如春日之发泄，甚至桃李反花之类。"属于气候严重反常。

（3）藏令不举，化气乃昌，长气宣布：此几句是承上句而言。“藏令不举”，意指岁水不及之年，冬令应寒不寒，应藏不藏。“化气乃昌”，指土气来乘。意即冬天里由于天气不冷不雪不冰反而雨湿流行。“长气宣布”，指冬行夏令，气候相对偏热。以上是描述水运不及之年冬季里的气候反常现象。

（4）蛰虫不藏，土润水泉减，草木条茂，荣秀满盛：“蛰虫不藏”，指本来在冬天里需要蛰伏过冬的生物，这一年由于天热的原因也不蛰匿藏伏了。“土润”，指土地润湿柔软，不结不冻；“水泉减”，指水源不足。“草木条茂”、“荣秀满盛”，指植物在冬季仍然生长茂盛。以上是描述水运不及之年冬季里的物候反常现象。

（5）其气滞，其用渗泄，其动坚止，其发燥槁，其脏肾：“其气滞”，指肾气失常。“其用渗泄”，指肾虚不能藏精所出现的渗泄现象，例如遗溺、失精等等。“其动坚止”，王冰注云：“谓便泻也，水少不濡则干而坚止。”意即肾阴不足，大便出现干结之象。“其发燥槁”，也是指阴虚时所出现的津液不足现象。“其脏肾”，指上述这些现象与肾脏失职密切相关。全句意即水运不及之年，人体肾水相应不足，因而可以在临床上出现上述阴虚液涸的症状。以上是描述水运不及之年，人体的体质变化及疾病表现。

（6）其果枣杏，其实濡肉，其谷黍稷，其味甘咸，其色黅玄，其畜彘牛，其虫鳞倮：“枣”为土之果，“杏”为火之果；“濡”为水之实，“肉”为土之实；“黍”为火之谷，“稷”为土之谷；“甘”为土之味，“咸”为水之味；“黅”为土之色，“玄”为水之色；“彘”为水之畜，“牛”为土之畜；“鳞”为水之虫，“倮”为土之虫。以上所述，意即水运不及之年，不但水类所属的谷肉果菜在生长收成方面要受到严重影响，而且由于水运不及，土乘火侮的原因，土类和火类所属的谷肉果菜在生长收成方面也要受到一定影响。

（7）其主埃郁昏翳：“埃”，指尘土；“昏”，指阴暗；“翳”，指障闭。“埃郁昏翳”，指天昏地暗，阴云蔽日，尘雾迷蒙的自然景象。这种现象在五行概念上属于土气偏胜，亦即《气交变大论》中所谓的：“岁水不及，湿乃大行。”此句意即水运不及之年，由于土气来乘的原因，所以在这一年冬天里，应寒不寒，气温相对增高，出现了霜雪稀少，雨水增多阴暗不明的反常气候变化。

（8）其声羽宫：羽声为五音中之最高音，宫声为五音中之最低音。羽声在五行归类上属于水，宫声在五行归类上属于土。“其声羽宫”，意即水运不及之年，这一年的冬天气候反常，应寒不寒，和长夏季节的气候相似。这就好像五音中的高音变成了低音一样，属于严重反常。王冰注“羽从宫”，亦即“水从土化”之意。

（9）其病痿厥坚下：“痿”，指肢体肌肉萎缩或弛缓无力等运动障碍。“厥”，指卒倒眩仆或四肢逆冷。“坚下”，指大便干结。此句意即水运不及之年，由于肾虚脾乘心侮的原因，因而在临床上可以出现上述脾病或心病的症状。

（10）从土化也：意即以上所述水运不及之年中的气候，物候以及人体疾病的各种表现，均是由于水运不及，土来乘之，火来侮之，水从土化的结果。

（11）少羽与少宫同：“少羽”，指水运不及之年。“少宫”，指土运不及之年。“少羽与少宫同”，意即水运不及之年，应寒不寒，雨水相对增多。土运不及之年，应热不热，雨水相对减少。两者基本相似。这就是说水运不及之年的冬天和土运不及之年的长夏季节，在气候上尽管一冬一夏有所区别，但在某些地方却有相似之处。

（12）上宫与正宫同：“上宫”，指太阴湿土司天之年。“正宫”，指土运平气之年。“上宫与正宫同”，意即水运不及之年，土本来就要来乘，如果再遇上了同年司天之气又是太阴湿土，则必然是乘上加乘。这一年的冬天便同土运平气之年的长夏一样，又热又湿，完全反常。

(13) 其病癃闷："癃"（lóng 音隆），指小便不畅。"闷"（bì 音闭），指小便不通。"癃闷"，即"癃闭"，指小便点滴俱无的尿闭现象。"其病癃闷"，意即水运不及之年，由于肾虚不能主水，所以在临床上可以出现小便不通的肾病症状。

(14) 埃昏骤雨则振拉摧拔："埃昏骤雨"，指天昏地暗，暴雨倾盆。用五行概念来说就是土气偏胜。"振拉摧拔"，指狂风大作，摧屋拔树。用五行概念来说也就是木气偏胜。全句意即水运不及之年，土来乘之，但是在土气偏胜的情况下，由于胜复的原因，又会出现木气来复的现象。

(15) 眚于一："一"，古人认为在方位上代表北方，在季节上代表冬季。"眚于一"，意即水运不及之年，其反常变化主要表现在该年的冬天和北方地区。

(16) 其主毛显狐狢，变化不藏：此句是谈土气偏胜，木气来复时虫类和兽类活动变化现象。"毛"，指毛虫，属于木虫；"显"，指活动明显；"狐"，即狐狸；"狢"，同貉，《正字通》谓："貉似狸，锐头尖鼻，斑色，毛深厚温滑可为裘。"亦狐一类野兽。全句意即水运不及之年，土气偏胜，木又来复之，因此这一年的冬天应寒不寒，雨水较多，风气偏胜，由于不冷，所以狐狢之类野兽，四出活动，应藏不藏。

(17) 故乘危而行："危"，指孤危，此处是指岁运不及之年。"乘危而行"，意即岁运不及，则所不胜乘其不及而侵犯之。

(18) 不速而至："速"，有催促之义。"不速而至"，即不召自来。王冰注此云："乘彼孤危，恃乎强盛，不召而往。"意即岁运不及之年，则所不胜之气自然而来。例如岁火不及之年，夏天应热不热，则气候自然相对寒冷；岁水不及之年，冬天应冷不冷，则气候自然相对温暖。这些就叫作"乘危而行，不速而至”。实际上也就是自然气候变化反常时的必然表现。

（19）暴虐无德：“暴虐”，指气候反常时对自然界生物的损害现象。“无德”，就是对生物没有好处。“暴虐无德”，意即气候反常时对自然界生命现象带来了严重的影响。

（20）灾反及之：“灾”，指灾害，此处是指复气对胜气的报复或惩罚。“反及之”，是承前述之“乘危而行，不速而至，暴虐无德”等反常气候变化而言。意即在气候严重反常时，由于胜复的原因，这个反常的气候必然要受到它所不胜之气的报复，例如，火气太盛时，则水来复之。天气太热了必然会出现寒气来复而使炎热现象自然消失。这实际上是自然气候变化中一种自调现象。

（21）微者复微，甚者复甚，气之常也：“微”和“甚”，是指气候反常或复气的程度。全句意即气候反常严重，则报复之气也就相应的重。反之，气候反常不严重而是一般小有反常，则报复之气也就相应一般。这就叫作“微者复微，甚者复甚”。由此可以看出，所谓“胜复”，实际上也就是自然气候变化中一种自稳调节。因为自然气候本身存在着这样一种自调现象，所以自然界也才能在气候变化此起彼伏的过程中，始终维持着相对的平衡稳定状态。这是自然气候变化中的正常规律，所以原文谓“气之常也”。

以上自“乘危而行”至“气之常也”一段，是古人对岁运不及之年气候、物候以及与人体疾病相应关系所作的规律性的总结。

【述评】

本节主要介绍了岁运不及之年中的气候、物候和人体疾病的变化规律。在岁运不及之年中，在气候变化方面主要表现为气候不能与季节相应，春天里应温不温，夏天里应热不热，长夏里应湿不湿，秋天里应凉不凉，冬天里应寒不寒。在物候上春天里应生不生，夏天里应长不长，长夏里应化不化，秋天里应收不收，冬天里应藏不藏。在人体疾病表现上春天里肝气不及，肺气偏胜；夏天里心气不及，水气上犯，长夏里脾气不及，肝气横逆；秋天里肺气不及，心火上炎；冬天里肾气不及，脾湿不运。上述现象，原文虽然基本上是以五行乘侮胜复的道理来加以归纳和说明，但从所述的具体内容来看，实际上是对自然气候、物候以及人体疾病现象的客观记录和总结，十分具体，也十分朴实。这些宝贵的实践经验，值得我们重视并加以进一步探讨。

【原文】

发生之纪(1)，是谓启敕(2)，土踈泄，苍气达(3)，阳和布化，阴气乃随，生气淳化，万物以荣(4)，其化生，其气美，其政散，其令条舒(5)，其动掉眩巅疾(6)，其德鸣靡启坼(7)，其变振拉摧拔(8)，其谷麻稻，其畜鸡犬，其果李桃，其色青黄白，其味酸甘辛(9)，其象春(10)，其经足厥阴少阳，其脏肝脾(11)，其虫毛介(12)，其物中坚外坚(13)，其病怒(14)，太角与上商同(15)，上徵则其气逆，其病吐利(16)，不务其德则收气复，秋气劲切，甚则肃杀，清气大至，草木雕零，邪乃伤肝(17)。

【讲解】

(1) 发生之纪："发生之纪"，即木运太过之年。六十年中岁运属于木运太过之年者有壬申、壬午、壬辰、壬寅、壬子、壬戌等六年。

(2) 是谓启敕："启"，指开放或打开；"敕"，古"陈"字，音、义与"陈"均同，有陈列或陈旧之义。"是谓启敕"，意即经过寒冬的闭藏之后，万物在春天重新萌芽生长，自然界一片除旧布新之象。这也就是《素问·四气调神大论》中所谓的："春三月，此谓发陈。""启敕"与"发陈"之义相同，均属春季气候的正常现象。

(3) 土踈泄，苍气达："踈泄"，指疏通；"苍气"，即木气。"土踈泄，苍气达"，意即土能生长万物与木的疏泄作用正常密切相关。此句王冰注云："生气上发，故土体疏泄。木之专政，故苍气上达。达，通也，出也，行也。"张介宾注："木气动，生气达，故土体疏泄而通也，苍气，木气也。"高世栻注："苍气，木气也，木盛故苍气达，木主春生，故阳和布化。"这也就是说土能生长万物，必须是在木的疏通作用正常的基础之上才能进行。质言之，也就是说土体如果不是在疏松的状态下，则春阳之气就不能与土正常作用而使万物正常生长。这与《素问·宝命全形论》中所谓的"土得木而达"含义是相同的。这是"踈泄"二字见于中医典籍中的最早记载，也是后世"肝主疏泄"及"脾之运化有赖肝之疏泄"等提法的理论依据。

（4）阳和布化，阴气乃随，生气淳化，万物以荣：以上是对上句的进一步阐述。"阳和"，指春温之气；"布化"，指分布和变化。"阴气"，指有形物质的变化，此处指植物的萌芽生长现象。"生气"，指生长变化情况；"淳化"，指成熟完全。全句意即在"土踈泄，苍气达"的正常情况下，春温之气在自然界中普遍敷布，无处不到，植物也就普遍地萌芽生长，变化成熟完全，整个自然界的生命生长现象出现一片欣欣向荣的自然景象。

（5）其化生，其气美，其政散，其令条舒：以上是描述在春季正常的气候作用下所出现的物候现象。"其化生"，指正常的萌芽生发。"其气美"，指气候好。"其政散"，指自然界一片活跃。"其令条舒"，指春季风和日丽的自然景象。总而言之，以上所述都是春天的正常气候和物候变化。这与《素问·四气调神大论》中所谓的"春三月，此谓发陈，天地俱生，万物以荣"和本篇前述的"敷和之纪，木德周行，阳舒阴布，五化宣平"，在内容上完全是一致的。但是应该指出，由于以上这一段文字是放在"发生之纪"之中来叙述的，因此历代注家，或者是回避之，不把它和木运太过联系起来，如高世栻注："木主春生，故阳和布化，厥阴主木，故阴气乃随，阳和布化则生气淳化，阳主生物也，阴气乃随，则万物以荣，阴主成物也。其化生，春生之气也，其气美，春日之和也，其政散，木之畅达也，其令条舒，木之生发也。”或者是加以强解，如王冰注：“岁木有余，金不来胜，生令布化，故物以舒荣。”张介宾注：“木气有余，故能淳化以荣万物。”最近也有文章根据这一段文字是放在“发生之纪”之中而提出“肝主疏泄”一辞系指肝木太过，肝的正常作用应更正为“肝主敷和”的问题。上述注释我们认为值得商榷。因为，第一种意见只是随文释义，没有把这一段文字和“发生之纪”联系起来。第二种意见实际上是把木运太过之年当作正常来理解。第三种意见则是把“敷和”同“疏泄”对立起来。关于“敷和”与“疏泄”的关系问题，《素问·气交变大论》中已经十分明确地指出；“东方生风，风生木，其德敷和，其化生荣，其政舒启，其令风。”其中“敷和”是木之德，“舒启”是木之政。“舒启”与“疏泄”的含义基本相同。肝木之所以能敷布阳和，正是因为它具有疏泄作用的结果，这是一个问题从不同角度的提法，并不对立。我们认为，“发生之纪”既是木运太过之年，那么这一年的春天不论是在气候或物候上都应该属于反常。既然反常就不可能有正常的气候及物候现象，如同原文所述的：“生气淳化，万物以荣，其化生，其气美，其政散，其令条舒”等木运平气之年的正常气候物候现象，而只能表现为《气交变大论》中所描述的：“岁木太过，风气流行……化气不政，生气独治，云物飞动，草木不宁，甚而摇落”等反常的气候物候现象。那么如何解释和理解在此处加进这一段描述正常现象的文字呢？我们认为，这是《内经》在描述反常变化惯用的一种叙述方法，即先述其常，后述其变，以常测变。例如《气交变大论》中在论述五运不及时就是这样叙述的：“木不及，春有鸣条律畅之化，则秋有雾露清凉之政，春有惨凄残贼之胜，则夏有炎暑燔烁之复……”

这里虽然开始提出了“木不及”，但后文中还是先述其正常现象，然后才论述木不及时金乘火复的反常现象。本段的写法与此相同。开始首提“发生之纪”，然后述正常变化，以后才提出灾变情况下的反常现象。不能简单地把“发生之纪”一段中的所有现象，均认为是反常变化。以上是我们对本节所述内容的一些理解，姑提出以俟高明。

(6) 其动掉眩巅疾：“动”，指变动，此处指病变；“掉”，指抽搐，“眩”，指头昏眼花，如坐舟车；“巅”，指巅顶，“巅疾”，指头顶部疾病。“其动掉眩巅疾”，意即木运太过之年，人体容易出现肝病而在临床上表现为“掉眩巅疾”等症状。

(7) 其德鸣靡启坼：“德”，指木之德；“靡”，指萎靡不振，此处指冬令的悽沧景象；坼（chè 音彻），指分裂，亦指草木种子分裂发芽现象。“其德鸣靡启坼”，指春天正常的物候现象，意即到了春天，冬天的悽沧闭藏之象被春风唤起，自然界变得活跃起来，草木的种子分裂发芽开始生长。

(8) 其变振拉摧拔：“振拉摧拔”，指狂风暴风摧屋拔树的灾变现象。“其变振拉摧拔”，意即木运太过之年，风气偏胜，气候严重反常，造成灾害。这里的论述方法如前，仍由常及变，前一句是述其常，后一句是述其变，以常测变，形成对照。这是《内经》在论述方法上的一个特点。

(9) 其谷麻稻，其畜鸡犬，其果李桃，其色青黄白，其味酸甘辛：“麻”，为木之谷，“稻”为金之谷；“鸡”为金之畜，“犬”为木之畜；“李”为木之果，“桃”为金之果；“青”为木之色，“黄”为土之色，“白”为金之色；“酸”为木之味，“甘”为土之味，“辛”为金之味。以上是谈木运太过之年的谷肉果菜生长情况。意即木运太过之年中，由于春季风气偏胜，气候反常，不但要影响木类有关的动植物的正常生长收成，而且由于木旺乘土侮金的原因，土类和金类有关的动植物在生长收成上也要受到影响。

（10）其象春：“其象春”，义与前述之“其应春”含义基本相同，意即木运太过之年，其反常现象主要表现在该年的春季。

（11）其经足厥阴少阳，其脏肝脾：“足厥阴少阳”，即人体十二经脉中之足厥阴肝经与足少阳胆经。“其脏肝脾”，即人体五脏中的肝和脾。全句意即木运太过之年，人体肝气相应偏盛，因此疾病在经络上的表现主要是见于足厥阴肝经。由于足厥阴肝与足少阳胆是一脏一腑，紧紧相连，因此足少阳胆经也可以同时受病，所以原文谓：“其经足厥阴少阳。”疾病在五脏方面的表现主要在肝脏，但是由于肝气偏盛，首先传脾，因此人体脾脏也可以同时受病，所以原文谓：“其脏肝脾。”这也就是说，在木运太过之年中，在人体疾病方面，不但要考虑到相关的脏，还要考虑到相关的腑，同时，还要考虑五脏之间的传变问题。

（12）其虫毛介：“毛”，即毛虫，属于木之虫；“介”，即介虫，属于金之虫。“其虫毛介”，意即木运太过之年，不但属于木类的毛虫在胎孕生长方面要受到影响，而且由于胜复的原因，属于金类的介虫胎孕生长方面也要受到影响。

（13）其物中坚外坚：“中坚”，即中有坚核的植物，这种植物属于木类。“外坚”，即外有坚壳的植物，这类植物属于金类。“其物中坚外坚”，意即木运太过之年，不但属于木类的谷物或果类在生长收成方面要受到影响，而且由于胜复的原因，属于金类的谷物或果类在生长收成方面也要受到影响。

（14）其病怒：“怒”，就是发怒。怒为肝之志，与人体的肝密切相关。“其病怒”，意即木运太过之年，人体由于肝气偏胜，所以在临床上可以表现为易怒。

（15）太角与上商同：“太角”，即木运太过之年。“上商”，即阳明燥金司天之年。从文字上直译就是木运太过之年的春天在气候及物候方面的变化与阳明燥金司天之年相同。这句话比较难解，历代注家解释也不明确。王冰注释含糊其词，注云："太过之木气与金化齐等。"张介宾则根本否定此句，他说："按六壬之年无卯酉，是太角本无上商也。"张志聪则从胜复角度来加以解释，他说："太角与上商同者，谓气之太过，自有承制，有承制则有生化，如太角之岁，木运太过，则金气承之，而所生之谷为稻麻，所生之果为李桃，其畜鸡犬，其虫毛介，皆感木金之气而生化。与上商之岁相同也。"高世栻则干脆认为这是指木运不及之年，他说："木运太过，故曰太角，丁壬运木，六丁主不及，六壬主太过，六壬无卯酉司天之燥金，今曰与上商同者，如丁卯、丁酉之岁，金胜其木，而金气司天之太过也。"新校正也认为此句不好理解，认为这是衍文，其注云："按太过五运，独太角言与上商同，余四运并不言者，疑此文为衍。"我们认为这句话是可以解释的。我们的理解是："太角"，即木运太过之年。《气交变大论》云："岁木太过，风气流行，脾土受邪，民病飧泄，食减体重烦冤，肠鸣腹支满。"这就是说，木运太过之年，这一年的春天由于木气偏胜，人体肝气也相应偏胜，肝盛乘脾，因而在临床上可以出现脾病的症状。这也就是前文所述的："其脏肝脾。""上商"，即阳明燥金司天之年。阳明燥金司天，则少阴君火在泉。这一年六气主时的初之气则是太阴湿土。《六元正纪大论》云："凡此阳明司天之政……初之气，地气迁，阴始凝，气始肃，水乃冰，寒雨化。其病中热胀，面目浮肿……"这就是说，阳明燥金司天之年，这一年的初之气（相当于春天），由于是太阴湿土主时的原因，因而在临床上可以出现脾病的症状。岁木太过之年的春天如前所述，可以出现脾病的症状。阳明燥金司天之年的初之气也可以出现脾病的症状。由于如此，尽管这两种不同情况的年份各自有其气候和物候上的不同特点，但从脾土受邪这一点来说则是相同的，所以原文谓："太角与上商同。"

（16）上徵则其气逆，其病吐利："上徵"，指君火或相火司天之年。六十年中岁运属于木运太过而又是火气司天之年有壬申、壬午、壬寅、壬子等四年。“气逆”，指气上逆。临床上所常见的呕吐、反酸、咳嗽、气喘、眩晕等都常属于气逆的表现。“吐利”，即吐泻。“上徵则其气逆，其病吐利”，意即木运太过之年，这一年的春天本来就风气偏胜，气温偏高，如果再碰上火气司天之年，则这一年中在气候上就会比较热，人体脏腑中肺和大肠，脾和胃都会因此出现火热现象而在临床上表现出上述呕吐、反酸、咳嗽、气喘、眩晕等症状。《至真要大论》病机十九条中所述“诸逆冲上，皆属于火”，“诸呕吐酸，暴注下迫，皆属于热”等病机分析，即由此演化而来。

（17）不务其德则收气复，秋气劲切，甚则肃杀，清气大至，草木雕零，邪乃伤肝：这一段是对木运太过之年中气候、物候以及人体疾病方面的反常现象的总结。

“不务其德”，指木运太过之年，风气偏胜，温热太过的反常气候变化。“收气复”，“收气”，指金气、秋气，意即木运太过则金气来复。“秋气劲切……清气大至”，指在金气来复时，可以出现暴凉现象。“甚则肃杀……草木雕零”，指在气候暴凉时所出现的树凋叶落的自然景象。“邪乃伤肝”，指在这种反常的气候变化中人体的肝就会受到损伤而发生疾病。总的来说就是木运太过之年，这一年的春天里，在气候上风气偏胜，气温偏高，在物候上木类的动植物在胎孕生长上受到影响。在疾病上肝气偏盛，临床上可以出现各种肝气上逆的症状和体征。由于胜复乘侮的原因，除以上所述气候、物候、疾病上的反常变化而外，在气候上长夏可以出现雨水失调，秋天出现气温过凉；在物候上出现成熟不全，草木凋零；在疾病方面出现脾病、肺病等等。

【原文】

赫曦之纪[1]，是谓蕃茂[2]，阴气内化，阳气外荣，炎暑施化，物得以昌[3]，其化长，其气高，其政动，其令明显[4]，其动炎灼妄扰，其德暄暑郁蒸，其变炎烈沸腾(5)，其谷麦豆，其畜羊彘，其果杏栗，其色赤白玄，其味苦辛咸(6)，其象夏(7)，其经手少阴太阳，手厥阴少阳，其脏心肺(8)，其虫羽鳞(9)，其物脉濡(10)，其病笑疟疮疡血流狂妄目赤(11)，上羽与正徵同(12)，其收齐(13)，其病痓(14)，上徵而收气后也(15)，暴烈其政，藏气乃复，时见凝惨，甚则雨水霜雹切寒，邪伤心也(16)。

【讲解】

(1) 赫曦之纪："赫曦之纪"，即火运太过之年。六十年中岁运属于火运太过之年者有戊辰、戊寅、戊子、戊戌、戊申、戊午等六年。其中除戊辰、戊戌两年由于司天之气为水，火运太过而被抑可以构成平气之年不计在内以外，实际火运太过之年只有四年。

(2) 是谓蕃茂："蕃茂"，指生长茂盛。这里指夏季里万物生长茂盛欣欣向荣。《四气调神大论》云："夏三月，此谓蕃秀。"王冰注："蕃，茂也，盛也，秀，华也，美也。""蕃茂"与此义同。

(3) 阴气内化，阳气外荣，炎暑施化，物得以昌：这一段是谈夏季万物生长茂盛的道理。"阴气内化"，指物质本身发生了内在的变化。"阳气外荣"，指春天里阳气对它的影响。"炎暑施化"，指夏季里气候炎热对它的作用。"物得以昌"，指万物因此而生长茂盛，欣欣向荣。全句意即自然界万物之所以能春生夏长，欣欣向荣，与气温的逐渐增高密切相关。王冰在《四气调神大论》"夏三月，此谓蕃秀"句后注云："阳自春生，至夏洪盛，物生以长，故蕃秀也。"本节"阴气内化，阳气外荣"句后王冰注云："阴阳之气，得其序也。"均属此义。

(4) 其化长，其气高，其政动，其令明显："其化长"，指夏季里物候变化主要表现为长，"其气高"，指夏季里阳气旺盛，亦即"火曰炎上"之意。"其政动"，指夏季里生长变化很快。王冰注云："革易其象不常也。"其令明显，指夏季里阳光充足明亮。以上所述均系夏季里正常的气候及物候现象。关于为什么把这些正常现象放在"赫曦之纪"中来叙述，其解释与前述"发生之纪"相同。

（5）其动炎灼妄扰，其德暄暑郁蒸，其变炎烈沸腾：此处是指火运太过之年的气候及物候的反常现象。"其动炎灼妄扰"，指火运太过之年，天气过度炎热而出现的炎灼扰动现象。"其变炎烈沸腾"，是形容火运太过之年极度炎热的自然景象，意即火运太过之年，气候极度炎热，有如水被煮沸时的滚滚热流。"其德暄暑郁蒸"，则是指正常的夏令气候。此处是用以与火运太过之年的反常气候变化作对照。总的来说就是火运太过之年气候变化主要表现在该年的夏季过于炎热。

（6）其谷麦豆，其畜羊彘，其果杏栗，其色赤白玄，其味苦辛咸："麦"为火之谷，"豆"为水之谷；"羊"为火之畜，"彘"为水之畜；"杏"为火之果，"栗"为水之果；"赤"为火之色，"白"为金之色，"玄"为水之色；"苦"为火之味，"辛"为金之味，"咸"为水之味。全句意即火运太过之年，由于火运太过，乘金侮水以及胜复的原因，所以在火运太过之年，不但火类有关动植物生长收成受到影响，而且金类和水类的有关动植物的生长收成也要受到影响。

（7）其象夏：意即木运太过之年，其气候物候反常变化主要表现在该年夏天。"其象夏"，其义与前述之"其应夏"相同。

（8）其经手少阴太阳，手厥阴少阳，其脏心肺："手少阴太阳"，即人体经脉中的手少阴心经与手太阳小肠经。"手厥阴少阳"，即人体经脉中的手厥阴心包经与手少阳三焦经。"其经手少阴太阳，手厥阴少阳"，意即火运太过之年，人体疾病在经络方面的表现，主要是表现在手少阴心经和手太阳小肠经。由于手厥阴属于心包络，与心密切相关，代心用事，因此也可以同时表现在手厥阴心包经。由于手厥阴经与手少阳三焦经相合，因此也可以同时表现在手少阳三焦经。“其脏心肺”，意即火运太过之年，人体五脏中的心也相应火气偏盛而发生疾病，同时由于心气偏盛时可以乘肺而使肺也发生疾病。用五行概念来说，就是火胜可以乘金。全句意即火运太过之年，在人体疾病上首先要考虑心及其所属经络的疾病，同时由于五脏相关，脏腑相合，因此除了要考虑心病及其所属经络疾病以外，还要考虑相关的腑及其所属的相应经脉，同时还要考虑疾病的传变和其他脏腑的关系。

(9) 其虫羽鳞：“羽”，即羽虫，属于火类；“鳞”，即鳞虫，属于水类。“其虫羽鳞”，意即火运太过之年，不但羽类动物的胎孕生长要受到影响，而且由于胜复乘侮的原因，鳞类动物的胎孕生长也要受到影响。

(10) 其物脉濡：“脉”，即中多脉络的植物，属于火类；“濡”，即中多黏稠液体的植物，属于水类。“其物脉濡”，意即火运太过之年，不但中多脉络的植物在生长收成上要受到影响，而且由于胜复乘侮的原因，中多黏稠液体的植物也要受到影响。

(11) 其病笑疟疮疡血流狂妄目赤：“笑”，指疾病临床表现以笑为特点；“疟”，即疟疾；“疮疡”，即皮肤生疮；“血流”，即出血性疾病；“狂妄”，即躁狂或妄言妄动；“目赤”，即眼睛红赤。这些症状从脏腑定位定性来看多属心病、热病。全句意即火运太过之年，人体心火亢盛，因此可以在临床上出现上述各种症状。

(12) 上羽与正徵同：“上羽”，即太阳寒水司天之年。“正徵”，即火运平气之年。“上羽与正徵同”，意即火运太过之年，如果该年的司天之气为水，由于运太过而被抑，太过之火被司天之气的水所抑制，则可以构成平气之年。例如戊辰、戊戌两年，就是因为“上羽与正徵同”而构成平气之年的例证。

(13) 其收齐：此句是承上句而言。“收”，指秋收之气；“齐”，指正常。“其收齐”，意即在“上羽与正徵同”时，亦即火运太过之年而又逢太阳寒水司天时，由于火气被抑构成了平气，因此金就不被火乘，而秋令之气也就表现为正常所见。

(14) 其病痓：此句也是承上句而言。“痓”，同痉，即痉病。《金匮要略·痉湿暍病脉证治》谓：“病者，身热足寒，颈项强急，恶寒，时头热，面赤目赤，独头动摇，卒口噤，背反张者，痉病也。”这种病以颈项强急，口噤，背反张为特点。从定位上来说，与足太阳膀胱经有关，从定性上来说与外感寒邪有关。此句意即火运太过之年，虽然由于太阳寒水司天从而构成平气，但是由于寒水司天的本身是寒，因此又可因寒邪偏胜而发生另外的疾病。所以张志聪注此云：“上羽之岁，乃太阳司天，痓者，太阳之为病也。”

(15) 上徵而收气后也：“上徵”，即少阴君火司天或少阳相火司天之年。“收气”，即金气，秋气。“上征而收气后也”，意即火运太过之年，如果该年的司天之气又是火，如此则火上加火，火气极度偏胜，火盛就一定要刑金，因此秋气必然要往后延退。这就是说遇到这种年份，该年的秋天便应凉不凉，至而不至，严重反常。六十年中岁运属于火运太过的六年中又是火气司天之年者有戊寅、戊申、戊子、戊午等四年，而平气之年只有戊辰、戊戌两年，因此多数年份气候较热属于“上徵而收气后”的年份。

(16) 暴烈其政，藏气乃复，时见凝惨，甚则雨水霜雹切寒，邪伤心也：“暴烈其政”，指火运太过，对生物严重伤害。“藏气乃复”，“藏气”，即冬寒之气，意即火运太过之年，到了该年冬天就会出现寒气来复的异常寒冷气候。“时见凝惨，甚则雨水霜雹切寒”，这是指寒气来复时的自然景象。“切寒”，即十分寒冷。“邪伤心也”，指在寒气来复时的异常寒冷的反常气候中，人体的心气因此加重负担受到损害。

【原文】

敦阜之纪[1]，是谓广化[2]，厚德清静，顺长以盈，至阴内实，物化充成[3]，烟埃朦郁，见于厚土，大雨时行，湿气乃用，燥政乃辟[4]，其化圆，其气丰，其政静，其令周备[5]，其动濡积并稸[6]，其德柔润重淖[7]，其变震惊飘骤崩溃[8]，其谷稷麻，其畜牛犬，其果枣李，其色黅玄苍，其味甘咸酸[9]，其象长夏[10]，其经足太阴阳明，其脏脾肾[11]，其虫倮毛[12]，其物肌核[13]，其病腹满四支不举[14]，太风迅至，邪伤脾也[15]。

【讲解】

(1) 敦阜之纪："敦阜之纪"，即土运太过之年。六十年中岁运属于土运太过之年有甲子、甲戌、甲申、甲午、甲辰、甲寅等六年。

(2) 是谓广化："广"，有普遍之义；"化"，即化生。"广化"，指一切物质皆在土的基础之上化生。张介宾注云："土之化气，广被于物，故曰广化。"这是指土的正常作用。

(3) 厚德清静，顺长以盈，至阴内实，物化充成："厚德"，指深厚之德，意即对生物最大的好处。"清静"，指安静、稳定。"厚德清静"，意即一切生命现象都是在土的基础之上化生，这便是土对自然界最大的好处。

"顺长以盈"："盈"，有充实或成熟之义，意即在土的作用下，自然界万物能够按生长顺序由萌芽而生长而成熟。

"至阴内实"："至阴"，指土本身的精微物质。王冰注云："至阴，土精气也。夫万物所以化成者，皆以至阴之灵气生化于中也。"此句是解释土为什么能化生万物的道理，意即土之所以能化生万物，因为土本身具备有能化生万物的精微物质。

"物化充成"："物化"，即万物的生长变化。此承上句，意即由于"至阴内实"，亦即土质良好，所以才能"物化充成"，亦即万物生长变化完全成熟。

以上是说明土的生化特性及其产生生化作用的道理。

(4) 烟埃朦郁，见于厚土，大雨时行，湿气乃用，燥政乃辟：“烟埃朦郁”，指阴雨时烟雨苍茫的自然景象。“见于厚土”，“厚土”，指土体广厚。王冰注：“厚土山也，烟埃土气也。”此处是指万物的生长变化需要在土质肥厚的基础之上才能进行。“大雨时行”，“时行”，指应时而来，意即雨量适度。“湿气乃用，燥政乃辟”，指在雨量适度的情况下，气候干湿正常，燥象解除。这也就是《五运行大论》中所谓的：“湿以润之。”以上也是指土气正常时的自然景象。

(5) 其化圆，其气丰，其政静，其令周备：“圆”，指圆满；“丰”，指丰盛；“静”，指安静。此处是指在雨量适度的情况下夏令不致过于炎热。“周备”，指变化完全。全句意即在土气正常时的作用下，万物生长良好，变化完全。自“是谓广化”起至此为止，都是说明土气正常时的气候及物候变化。至于这一部分文字何以放在“敦阜之纪”中来叙述，已如前述，这是先述其“常”，作为下文谈“变”的对照而提出来的。因此不能认为上述情况是属于土运太过之年的表现。

(6) 其动濡积并稸：“动”，指变动；“濡”，指水湿；“并”，指兼并，此处指太盛；“稸”，同蓄，有积聚之义。“其动濡积并稸”，意即土运太过之年，该年长夏季节雨水太多，水聚成灾。这是土运太过，雨湿流行，湿气偏胜的反常自然景象。

(7) 其德柔润重淖：“淖”，指稀泥、泥沼。“重淖”，即土地成为泥坑。“其德柔润重淖”，意即土运太过之年，长夏雨水太多，地面成为稀泥，不利于谷物的正常生长变化。

(8) 其变震惊飘骤崩溃：“震惊飘骤”，指大雨时的雷雨交加现象。“崩溃”，指雨太大时土崩水泛现象。“其变震惊飘骤崩溃”，意即土运太过时可以因暴雨、大雨、久雨而成灾。

(9) 其谷稷麻，其畜牛犬，其果枣李，其色黅玄苍，其味甘咸酸：“稷”为土之谷，“麻”为木之谷；“牛”为土之畜，“犬”为木之畜；“枣”为土之果，“李”为木之果；“黅”为土之色，“玄”为水之色，“苍”为木之色；“甘”为土之味，“咸”为水之味，“酸”为木之味。全句意即土运太过之年，由于雨湿偏旺，不但土类谷肉果菜的生长收成要受到影响，而且由于胜复乘侮的原因，土太过必乘水，土太过木必然来复，因此水类及木类的谷肉果菜在生长收成上也要受到影响。

(10) 其象长夏：“象”，即现象。“其象长夏”，意即土运太过之年，其反常现象主要表现在该年长夏季节。“其象长夏”与“其应长夏”之义相同。

(11) 其经足太阴阳明，其脏脾肾：“足太阴阳明”，指足太阴脾经及足阳明胃经。“其脏脾肾”，指脾和肾。全句意即土运太过之年人体疾病表现在经络方面主要是见于足太阴脾和足阳明胃经。在脏腑方面主要见于脾和肾。其义前文中已屡作讲解，不再重复。

(12) 其虫倮毛：“倮”，即倮虫，在五行归类上属于土。“毛”，即毛虫，在五行归类上属于木。“其虫倮毛”，意即土运太过之年，不但属土的倮虫在胎孕生长上要受到影响，而且由于胜复原因，土太过，木来复之，因此属木的毛虫在胎孕生长上也要受到影响。

(13) 其物肌核：“肌”指多肉的果类；“核”，指中有坚核的果类。“其物肌核，”意即土运太过之年，不但属土类的多肉果类在生长收成上要受到影响，而且由于胜复原因，属于木类的中有坚核的果类在生长收成上也要受到影响。

(14) 其病腹满四支不举：“腹满”，即腹部胀满。“四支”，即四肢。腹满与脾胃运化失调有关。四肢运动障碍与脾有关，因为脾主四肢；与肝也有关，因为肝为罢极之本。全句意即土运太过之年，由于其病在脾，所以可以在临床上出现脾病症状。由于脾病可以侮肝以及胜复原因，所以也可以在临床上出现肝病症状。

(15) 大风迅至，邪伤脾也：“大风迅至”，指土运太过之年，木气来复的自然景象。土运太过之年，雨湿偏胜，大风一起，常常是云散雨停，积留的水湿，迅速被风吹干。用五行概念来说，这就叫“风胜湿”。这是自然气候变化上的自稳调节表现。由于风与人体肝的作用相应，风气偏胜时人体的肝也相应偏胜而出现肝盛乘脾的病理表现，可以使脾的作用受到损害，所以原文说：“大风迅至，邪伤脾也。”

【原文】

坚成之纪[(1)]，是谓收引[(2)]，天气洁，地气明，阳气随，阴治化，燥行其政[(3)]，物以司成，收气繁布[(4)]，化洽不终，其化成[(5)]，其气削，其政肃，其令锐切[(6)]，其动暴折疡疰[(7)]，其德雾露萧飋[(8)]，其变肃杀雕零[(9)]，其谷稻黍，其畜鸡马，其果桃杏，其色白青丹，其味辛酸苦[(10)]，其象秋[(11)]，其经手太阴阳明，其脏肺肝[(12)]，其虫介羽[(13)]，其物壳络[(14)]，其病喘喝胸凭仰息[(15)]，上徵与正商同[(16)]，其生齐，其病咳[(17)]，政暴变则名木不荣，柔脆焦首[(18)]，长气斯救，大火流，炎烁且至，蔓将槁，邪伤肺也[(19)]。

【讲解】

（1）坚成之纪：“坚成之纪”，即金运太过之年。六十年中岁运属于金运太过之年者有庚午、庚辰、庚寅、庚子、庚戌、庚申等六年。其中除庚午、庚寅、庚子、庚申四年由于是君火或相火司天，火可以克金，可以因此构成平气不计在内以外，完全属于金运太过之年者，六十年中只有庚辰、庚戌两年。

（2）是谓收引：“收引”，即收敛，指秋季里由于气候转凉，自然界大部分植物生长现象停止，小的生物也不像夏天那样活跃，出现了一派收敛的自然景象。这是指秋天里正常的气候及物候现象。

（3）天气洁，地气明，阳气随，阴治化，燥行其政：“天气洁”，指秋天里气候晴朗。“地气明”，指大地明亮，也就是秋高气爽。“阳气随”，“随”，作去字解，指炎热的夏天已经过去。“阴治化”，指秋天里天气逐渐转凉。“燥行其政”，指雨季已过，气候转为干燥。这是描述秋天里的正常气候变化。

（4）物以司成，收气繁布：“物”，主要指植物；“以司成”，直译之即因之而成熟。王冰注：“燥气行化万物，专司其成熟，无遗略也。”意即由于秋天气候转凉转燥，万物因之而完全成熟。“收气”，指收敛之气。“繁布”，指遍布各处。全句意即秋天里，气候转凉，植物至此已完全成熟可以收取，自然界普遍呈现出一片秋收的景象。这是描述秋天里的正常物候变化。

（5）化洽不终，其化成：此句不好理解。各家多按金运太过，秋气早至，化气不能终其用来解释。王冰注：“收杀气早，土之化不得终其用也。”张介宾注：“金之收气盛而早布，则土之化气不得终其令也。”张志聪注：“秋主收而长夏主化，收气早布，是以化洽不终。”高世栻注：“秋气早至，故化洽不终。”这些注解，我们认为不能令人满意。理由之一是：这一节除文首“坚成之纪”指金运太过属于反常以外，其他几句“天气洁，地气明，阳气随，阴治化，燥行其政，物以司成，收气繁布”等等，均是指正常的秋令变化。理由之二是：在“化洽不终”句后，紧接着就是“其化成”。既然是“土之化不能终其用”，那怎么可能“其化成”？我们认为，这里的“化”，是指“化生”；“洽”，应指融洽，亦即恰到好处；“不终”，指不过度。全句意即如果秋天气候物候完全正常，则长夏气候物候也就必然正常，因此在长夏时植物的变化完全，恰到好处。所以，原文在“化洽不终”之后紧接着就提出了“其化成”的问题。上述注家之所以如此注解，我们认为这是因为还没有能够从《内经》在文字写作上的特点来理解这句原文，以致把某些正常现象也作为“坚成之纪”的表现。

（6）其气削，其政肃，其令锐切：“其气削”，“削”，王冰注：“减也。”意即到秋天里，阳气逐渐消减。“其政肃”，指秋季气候转凉，植物凋谢，树叶飘零的自然景象。“其令锐切”，指秋季西风劲烈悽切的景象。全句意即秋天里西风劲切，荒草枯物，叶落树凋，自然界呈现出一片萧瑟悽切的景象。这也是对秋天正常气候和物候变化的描述。

(7) 其动暴折疡疰：“折”，指折断、断裂。“暴折”，指突然断裂。此处是指突然出现的肢体运动障碍，例如出现瘫痪等。这种症状属于肝病，因为肝主筋，主动。突发运动障碍，就好像筋腱突然断裂一样，所以张志聪注：“暴折，筋受其伤。”“疡疰”，多数注家都认为是指皮肤疾患。“其动暴折疡疰”，意即金运太过之年，由于金气偏胜，气候过凉，人体之肺相应受病。肺主皮毛，肺病首先传肝，肝主筋，因此在临床上可以出现上述皮肤及筋的疾病。

(8) 其德雾露萧飋：“雾露萧飋”，指秋天里的自然景象。应该说，这一句是对秋天正常气候变化的描述。此句插在描述金运太过之中，仍是属于述常知变之意。

(9) 其变肃杀雕零：“变”，指灾变。“肃杀雕零”，指金运太过时生物被杀灭的自然景象。“其变肃杀雕零”，意即金运太过之年，由于清凉太过，自然界过早地出现树凋叶落的肃杀景象，形成灾害。

(10) 其谷稻黍，其畜鸡马，其果桃杏，其色白青丹，其味辛酸苦：“稻”为金之谷，黍为火之谷；“鸡”为金之畜，“马”为火之畜；“桃”为金之果，“杏”为火之果；“白”为金之色，“青”为木之色，“丹”为火之色；“辛”为金之味，“酸”为木之味，“苦”为火之味。全句意即金运太过之年，由于气候反常，不但金类有关谷肉果菜之类的生长收成受到影响，而且由于乘侮胜复的原因，木类、火类的有关谷肉果菜在生长收成上也要受到影响。

(11) 其象秋：意即金运太过之年，其反常现象主要表现在该年的秋季，与“其应秋”义相同。

（12）其经手太阴阳明，其脏肺肝：“手太阴阳明”，即手太阴肺经及手阳明大肠经。“其脏肺肝”，即肺和肝。全句意即金运太过之年，人体疾病主要表现于手太阴肺经和手阳明大肠经。由于金气偏胜，必来乘木，肺气有余，必然乘肝，因此金运太过之年除了临床上表现为肺的症状以外，还可以出现肝的症状。

（13）其虫介羽：“介”，即介虫，在五行归类上属于金；“羽”，即羽虫，在五行归类上属于火。“其虫介羽”，意即金运太过之年，由于气候反常，不但属于金的动物在胎孕生长方面要受到影响，而且由于乘侮胜复的原因，属于火类的动物在胎孕生长方面也要受到影响。

（14）其物壳络：“壳”，即外有坚壳的果实。这类果实在五行归类上属于金。“络”，即中有脉络的果实，这类果实在五行归类上属于火。“其物壳络”，意即金运太过之年，由于气候反常，不但属于金类的果实在生长收成上要受到影响，而且由于乘侮胜复的原因，属于火类的果实在生长收成上也要受到影响。

（15）其病喘喝胸凭仰息：“喘”，指气喘；“喝”，此处指喘息喝喝有声；“胸凭”，指胸部需要有物支撑；“仰息”，指仰卧时呼吸困难。“胸凭仰息”，即现在所谓的端坐呼吸。“喘喝”和“胸凭仰息”，一般属于心肺疾病。全句意即金运太过之年，金气偏胜，火气来复，因此可以出现心肺疾病而在临床上表现上述“喘喝胸凭仰息”等症状。

（16）上徵与正商同：“上徵”，即少阴君火或少阳相火司天之年。“正商”，即金运平气之年。“上徵与正商同”，意即金运太过之年，如果同年司天之气是少阴君火或少阳相火司天，则太过之金运，由于火的承制作用可以构成平气。由于六十年中属于金运太过的六年，有四年均属于“上徵”之年，因此，金运太过之年，实际上多数均是平气之年，气候物候变化不大。

（17）其生齐，其病咳：“生”，指萌芽生发；“齐”，指整齐，此处指正常。“咳”，指咳嗽。此句是承上句而言，意即金运太过而逢火气司天之年，偏胜之金气被火所克而不致太过，因此就不会乘木而影响春木之生。质言之，亦即因火气司天，气候不至于过度寒凉，因而不会影响植物的正常生长，所以原文谓“其生齐”。但是就人体来说，火盛可以刑金，心病可以及肺，因此在临床上仍可以出现咳嗽等肺病症状，所以原文谓“其病咳”。

（18）政暴变则名木不荣，柔脆焦首：“政暴变”，即气候突变。“名木不荣，柔脆焦首”，指气候太凉时所出现的树凋叶萎的自然景象。全句意即金运太过之年，由于天气暴凉，所以草木枯干。用五行概念来说，这就叫“金胜乘木”。

（19）长气斯救，大火流，炎烁且至，蔓将槁，邪伤肺也：“长气”，指火气；“斯救”，即自然调节，矫正过甚之凉气，以维持草木的生存。“炎烁且至，蔓将槁”，指在火气来复时又出现矫枉过正的火气偏胜的过热现象。“邪伤肺也”，指在火气偏胜时，由于火盛可以刑金而出现肺病的症状。用五行概念来说，这就叫“有胜则复”，“复已反病”。

【原文】

流衍之纪(1)，是谓封藏(2)，寒司物化，天地严凝，藏政以布，长令不扬(3)，其化凛，其气坚，其政谧(4)，其令流注，其动漂泄沃涌(5)，其德凝惨寒雰，其变冰雪霜雹(6)，其谷豆稷，其畜彘牛，其果栗枣，其色黑丹䵜，其味咸苦甘(7)，其象冬(8)，其经足少阴太阳，其脏肾心(9)，其虫鳞倮(10)，其物濡满(11)，其病胀(12)，上羽而长气不化也(13)。政过则化气大举，而埃昏气交，大雨时降，邪伤肾也(14)。

故曰：不恒其德，则所胜来复，政恒其理，则所胜同化(15)。此之谓也。

【讲解】

(1) 流衍之纪："流衍之纪"，即水运太过之年。六十年中岁运属于水运太过之年者有丙寅、丙子、丙戌、丙申、丙午、丙辰等六年。

(2) 是谓封藏："封藏"，义与"闭藏"同。"是谓封藏"，指冬季里雪地冰川，多数植物不生不长，多数动物及昆虫之类因气候严寒而停止活动，匿伏过冬，以待来年。这就好像东西封存起来、躲藏起来一样，这是冬天里的正常现象。

(3) 寒司物化，天地严凝，藏政以布，长气不扬："寒司物化"，指冬季里之所以出现上述封藏的物候现象是由于寒冷的原因。"天地严凝"，指冬天里冰天雪地的自然景象。"藏政以布，长气不扬"，指冬天里动物匿伏和植物的不生不长的物候现象。这是解释冬天里为什么出现上述自然景象的道理。

(4) 其化凛，其气坚，其政谧："凛"，指寒冷，亦有可畏之义。"其化凛"，意即冬天里气候严寒，令人可畏。"坚"，指坚硬。"其气坚"，指冬天里的天寒地冻现象。"谧"（mì 音密），有平静之义。"其政谧"，指冬天动物匿伏，植物不长，自然界出现一派平静现象。这也是描述冬天里的自然景象以及为什么出现这些自然景象的道理。

(5) 其令流注，其动漂泄沃涌："流注"，指水的流动输注。"其令流注"，其义与"静顺之纪"一段中"其政流演"的含义相同，仍指水的正常表现。"漂泄"，指水的漂荡奔流；"沃"，指水的泡沫；"涌"，指水势汹涌，王冰注："沃，沫也。涌，溢也。""其动漂泄沃涌"，指水太多时所出现的漂上泄下、波涌流急的现象。由于季节上的冬，气候变化中的寒，物化现象上的藏，在五行归类上都属于水，因此这里是指水运太过。意即在水运太过之年，冬令来早，气候过度寒冷，属于反常现象。

(6) 其德凝惨寒雰，其变冰雪霜雹："凝惨寒雰"，指冬天里过于寒冷的气候反常变化。“冰雪霜雹”，指过于寒冷时的自然景象。全句意即水运太过之年，该年冬季特冷，出现冰雪霜雹过多的反常现象。

（7）其谷豆稷，其畜彘牛，其果栗枣，其色黑丹黅，其味咸苦甘：“豆”为水之谷，“稷”为土之谷；“彘”为水之畜，“牛”为土之畜；“栗”为水之果，“枣”为土之果；“黑”为水之色，“丹”为火之色，“黅”为土之色；“咸”为水之味，“苦”为火之味，“甘”为土之味。全句意即水运太过之年，由于气候太冷，不但水类有关谷肉果菜生长收成要受到影响，由于乘侮胜复的原因，其他属于土类、火类的谷肉果菜的生长收成也要受到影响。

（8）其象冬：“其象冬”，与“其应冬”同义，意即水运太过之年，其反常气候及物候变化，主要表现在该年冬天。

（9）其经足少阴太阳，其脏肾心：“足少阴太阳”，即足少阴肾经及足太阳膀胱经。“肾心”即肾和心。全句意即水运太过之年，由于冬令气候严寒，人体疾病在经络上主要表现为足少阴肾经及足太阳膀胱经；在脏腑上由于乘侮胜复的原因，除了肾病以外，还要考虑心病。

（10）其虫鳞倮：“鳞”，即鳞虫，在五行归类上属于水；“倮”，即倮虫，在五行归类上属于土。“其虫鳞倮”，意即岁水太过之年，不但属于水类的鳞虫在胎孕生长方面要受到影响，而且由于胜复原因，属于土类的倮虫在胎孕生长方面也要受到影响。

（11）其物濡满：“濡”，指中多黏汁的果实，这类果实在五行归类上属于水；“满”，指体肥肉厚的果实，这类果实在五行归类上属于土。“其物濡满”，意即水运太过之年，不但属于水类的果实在生长收成方面要受到影响，而且由于胜复的原因，属于土类的果实在生长收成方面也要受到影响。

（12）其病胀：“胀”，即肿胀，一般属于水饮不能正常排出体外而潴留体内的疾病表现，所以王冰注云："水余也。"这种疾病一般多属于脾肾疾病。"其病胀"，意即水运太过之年，由于脾肾疾病而可以在临床上出现肿胀症状。

(13) 上羽而长气不化也："上羽"，即太阳寒水司天之年。"长气"，即夏长之气。"上羽而长气不化"，意即水运太过之年，如果同年的司天之气又是水，则是水上加水。这一年的气候，整体说来，就会特别寒冷，这样就会严重地影响农作物的正常生长。从五行概念来说，"羽"在五行归类上属于水，"长气"，在五行归类上属于火，水可以克火，水气太盛，则火从水化，因此生长严重受损。水运太过之年，同年司天之气又是寒水司天，岁运与司天之气在五行属行上相同为"天符"之年。天符之年气候变化剧烈，所以气候出现严重反常。

(14) 政过则化气大举，而埃昏气交，大雨时降，邪伤肾也："政过"，指水运太过，"化气"，指土气。"化气大举"，指土气来复，"埃昏气交"，指土气来复时湿雾如蒙的自然景象。"邪伤肾也"，指土气来复时，土气偏胜而又出现土来乘水的新的损害的现象。

(15) 不恒其德，则所胜来复，政恒其理，则所胜同化：这是对岁运太过之年的小结。"恒"，指恒守；"德"，指正常的物化现象。"不恒其德，则所胜来复"，意即岁运太过之年，由于气候偏胜反常，正常物候现象遭到损害，但是由于自然界本身具有的自调作用，因此出现相制方面的自调现象。这也就是前文所谓的"胜复"现象。"政恒其理"，"理"，指条理，此处指正常或恰当。"同化"，即所胜所不胜两方在物候上都处于正常状态。"政恒其理，则所胜同化"，意即五运按正常规律运行时，尽管五运之间虽然各有所胜所不胜的问题，但并不出现乘侮的反常变化，而是各司其政，气候物候均皆正常。以春秋为例，春在五行上属于木，秋在五行上属于金。金与木的关系是相胜关系，即金可以克木。但是如果春秋两季在气候上正常，则春秋季在物候上也完全正常，并不因为金木是相胜关系而出现乘侮胜负的反常变化。此句各家所注大致相同。王冰注："恒，谓守常之化，不肆威刑。如是则克己之气，岁同治化也。"张介宾注："谓安其常，处其顺，则所胜者，亦同我之气而与之俱化矣，如木与金同化，火与水齐育之类是也。"张志聪注："如政令和平，各守其理，则所胜之气同化矣。同化者，即春有鸣条律畅之化，则秋有雾露清凉之政也。"高世栻注："化气政令是政恒其理也。"均为此意。

【述评】

本节主要论述了岁运太过之年中的气候、物候及人体疾病的变化规律。在岁运太过之年中，在气候变化方面，主要表现为气候不能与季节相应，气候变化较相应节令来早、偏盛，春天里应温反而热，夏天炎热倍常、热而太甚，长夏里雨水太多，秋天里燥凉太甚，冬天里异常严寒。在物候方面，春天里生而太过，夏天里长而太过，长夏里成熟太过，秋天里收成质量不好，冬天里寒冻太过，甚至冻死，影响第二年的再生长。在人体疾病方面，春天里肝气偏胜，脾胃受邪；夏天里心气偏胜，肺气受损；长夏里脾气偏胜，脾病及肾；秋天里肺气偏胜，肝气受伤；冬天里肾气偏胜，心气受病。如同前述，这也是古人经验的总结，值得我们加以重视。需要特别指出来的是，这一节，连同岁运平气之年、岁运不及之年中的有关论述，虽然从方法上来看，几乎完全是以五行乘侮胜复立论，但从具体所论述的内容来看，则完全是气候和物候变化现象的观察总结。它着重地总结了自然界本身具有的自调自稳现象。这也就是原文所谓的："不恒其德，则所胜来复，政恒其理，则所胜同化。"由此可以看出，中医基本理论体系完全是建立在对气候、物候、人体疾病客观变化的实际观察这一基础之上的。这也就是前文所述的："候之所始，道之所生。"五行学说在中医学中的地位，则只不过是用来归类事物和说理的工具而已。

【原文】

帝曰：天不足西北，左寒而右凉，地不满东南，右热而左温(1)，其故何也？岐伯曰：阴阳之气，高下之理，太少之异也(2)。东南方，阳也，阳者其精降于下，故右热而左温(3)。西北方，阴也，阴者其精奉于上，故左寒而右凉(4)。是以地有高下，气有温凉，高者气寒，下者气热(5)，故适寒凉者胀(6)，之温热者疮(7)，下之则胀已(8)，汗之则疮已(9)，此凑理开闭之常，太少之异耳(10)。帝曰：其于寿夭何如？岐伯曰：阴精所奉其人寿，阳精所降其人夭(11)。帝曰：善。其病也，治之奈何？岐伯曰：西北之气散而寒之，东南之气收而温之，所谓同病异治也(12)。故曰：气寒气凉，治以寒凉，行水渍之(13)。气温气热，治以温热，强其内守(14)。必同其气，可使平也，假者反之(15)。帝曰：善。一州之气，生化寿夭不同，其故何也？岐伯曰：高下之理，地势使然也。崇高则阴气治之，污下则阳气治之(16)，阳胜者先天，阴胜者后天(17)，此地理之常，生化之道也。帝曰：其有寿夭乎？岐伯曰：高者其气寿，下者其气夭(18)，地之小大异也，小者小异，大者大异(19)。故治病者，必明天道地理，阴阳更胜，气之先后，人之寿夭，生化之期，乃可以知人之形气矣(20)。帝曰：善。

【讲解】

(1) 天不足西北，左寒而右凉，地不满东南，右热而左温："天"，指天空，"地"，指大地。"左右"，指方位。由于在方向上有东南西北的不同，因此这里所指的左右也有不同。在面向东南的方位上，从前看，则左为东，右为南，从后看，则左为北，右为西。"东"在气候上代表温，"南"在气候上代表热，"西"在气候上代表凉，"北"在气候上代表寒。全句意即在西北方由于地势偏高，崇山峻岭，从下往上看，天空被高山遮挡了许多，大地上阳光照射面相对减少，所以气候上也就相对寒凉，尤其是偏北的方位上更冷一些。这就是原文所谓的“天不足西北，左寒而右凉”。在东南方地势偏低，滨临大海，从上往下看，大地为海水吞没了许多，由于没有高山遮挡，大地上的阳光照射面相对增大，所以在气候上也就相对炎热，尤其是在偏南的方位上更要热些。这就是原文所谓的“地不满东南，右热而左温”。这是古人从实际观察中已经认识到地势高低与气候变化密切相关。

（2）阴阳之气，高下之理，太少之异也：“阴阳”，这里是指气候的寒热温凉；“高下”，这里是指地势高低；“太少”，这里是多少之义。全句是解释地势高低与气候寒热温凉的关系。意即西北方由于地势偏高，阳气相对不足，阴气相对偏胜，所以气候偏于寒凉。东南方由于地势偏低，阳气相对有余，阴气相对不足，所以气候偏于温热。

（3）东南方，阳也，阳者其精降于下，故右热而左温：“东南方，阳也”，意即东南方阳气偏胜。“精”，有精华之义，此处指阳的作用；“降于下”，指阳气的作用由上而下。全句意即东南方由于地势偏低，太阳光直接照射大地的面积相对增大，所以东南方气候偏于温热。

（4）西北方，阴也，阴者其精奉于上，故左寒而右凉：“西北方，阴也”，意即西北方阴气偏胜。“精”，此处指阴气的作用；“奉于上”，指阴气的作用由下而上。全句意即西北方由于地势偏高，高山挡住了天空，太阳光直接照射大地的面积相对减少，所以西北方气候偏于寒凉。

（5）是以地有高下，气有温凉，高者气寒，下者气热：这是对前述地势高下与气候温凉之间关系的总结。这就是说地势高下与气候温凉密切相关。高的地方就冷，低的地方就热。王冰在注解此节时曾就我国当时的地理情况作了比较具体的记述和分析，读者可以参看原注。从这些调查和记述可以说明上述结论都是古人从实际观察而来。这里需要指出，上述结论，在

《素问·阴阳应象大论》中亦有类似论述，但是在其论述中把“天不足西北”，“地不满东南”等论述与人体的耳目手足联系起来，所以不能为多数学者所接受，甚至认为这是属于中医学中的糟粕而加以批判。我们认为，把地势高低和人体的耳目手足左右联系，这是不符合实际情况的，此可能系后世注文误刻并入原文之中的。但是，该篇这一段原文所提出的“天地阴阳所不能全也，故邪居之”这一结论，还是正确的，更不能据此而完全否定“天不足西北”、“地不满东南”的提法，而应该具体分析，区别对待。

(6) 故适寒凉者胀：“适”，此处指到或居住之意。“胀”，指腹胀。“适寒凉者胀”，意即在寒凉地区居住的人，由于气候寒冷，人体肌表受寒凉之气的束闭，汗出减少，体内阳气不能正常外散，因此有可能热郁在里形成燥屎内结而出现腹部胀满等症状。

(7) 之温热者疮：“之”，到的意思。“之温热者疮”，意即在温热地区的人，由于气候炎热，人体肌表受炎热之气的作用，汗出很多，容易感受外邪，因此有可能皮肤生疮。

(8) 下之则胀已：“下”，指治疗上的下法。“已”，此处指痊愈。“下之则胀已”，意即由于燥屎内结的腹胀症状，应该用下法治疗则获愈。

(9) 汗之则疮已：“汗”，指治疗上的汗法。“汗之则疮已”，意即由于汗出增多感受外邪而出现皮肤生疮，应该用汗法来治疗。由于燥屎内结，大便不通而出现的腹部胀满，“下之则胀已”很容易理解，但是，由于汗出太多而发生的皮肤感染，“汗之则疮已”则不好理解，因此有必要加以讨论。什么是汗法？我们认为，汗法就是用具有发汗作用的药物或者其他物理方法，使患者出汗或者使汗出正常，藉以达到治疗目的的一种治疗方法。人体的汗，中医学认为它是人体阴阳变化中的产物，具有和调人体阴阳偏胜的重要作用。换句话说，即认为汗是人体正常生理活动的产物，有调节人体内外的功能。比如在天气热、活动多、运动量大的时候，或者在过食辛辣食物时，人体内的阳气受到温热作用而产生偏胜的时候，便会出汗。通过出汗使阳气偏胜现象趋于和调。在天气冷、活动少、运动量小的时候，或者在饮食冰凉酸苦等食物时，人体的阳气受到寒凉的作用而产生偏衰的时候，人体便不出汗以保护阳气，使阳气不致散失。又如人体有病发热时，一般总要出一点汗然后才慢慢退热。这个时候的汗，中医学认为是正气战胜邪气的表现，是人体调节功能恢复了的象征。这就是《素问·评热病论》中所谓的："今邪气交争于骨肉而得汗者，是邪却而精胜也，精胜则当能食而不复热。"《素问·生气通天论》中亦谓："是故阳因而上，卫外者也……体若燔炭，汗出而散。"如果发热的病人，始终不能出汗，中医学便认为这是患者调节功能丧失不能恢复的表现，预后不好。吴有性在《温疫论》中提出："温病有汗则生，无汗则死。"总之，汗是人体正常生理活动或者病理活动的产物，是人体调节功能正常与否的重要指征，因此，所谓"汗法"，从本质来说，与其说它是发汗的方法，毋宁说它是增强人体调节功能，激发人体卫外作用的一种治疗方法。弄清了汗和汗法的实质，那么"适寒凉者胀，之温热者疮，下之则胀已，汗之则疮已"这一段原文也就不难理解了。在寒凉的地方，由于寒凉的原因，皮肤汗出减少或无汗，人体阳气不能正常外泄，所以就有可能出现体内阳气偏胜而燥屎内结、腹部胀满的里实症状。所以"下之则胀已"，需要用下法来治疗。在炎热的地方，由于炎热的原因，人体阳气偏胜，皮肤为了散泄偏胜的阳气，汗出增多，这本来是人体正常调节的表现，但是如果汗出过多，肌表的调节能力就会受到损害，皮肤的卫外作用，亦即抵抗外邪侵犯的能力就会减弱，因此也就有可能出现皮肤感染等表虚症状，所以"汗之则疮已"，就是说需要用汗法，亦即增强肌表卫外能力的治疗方法来作治疗。

（10）此凑理开闭之常，太少之异耳：“凑理”，即腠理。《金匮要略·脏腑经络先后病脉证》谓：“腠者，是三焦会通元真之处，为血气所注；理者，是皮肤脏腑之文理也。”这就是说，“腠理”就是脏腑皮肤的表面部分，此处是指肌表皮肤。“开闭”，指出汗或无汗，汗出是由于腠理开，无汗是由于腠理闭。“太少”，指阴阳之气的盛衰。“太”属于盛；“少”，属于衰。全文意即为什么会出现无汗或多汗？这与气候的寒热温凉有关。为什么会出现气候的温热寒凉？这又与阴阳之气的盛衰有关，所谓“阳盛则热，阴盛则寒”。

（11）阴精所奉其人寿，阳精所降其人夭：“阴精所奉”，这里是指西北寒凉地区。“阳精所降”，这里是指东南温热地区。全句意即西北寒凉地方的人寿命较长，东南温热地方的人寿命较短。应该指出，人的寿命长短，原因很多，与先天后天、社会制度、饮食营养、医疗条件、环境遭遇等均密切相关，上述说法只是就自然环境这一个方面而言，因此不能孤立对待或加以绝对化，应作综合、具体分析。

（12）西北之气散而寒之，东南之气收而温之，所谓同病异治也：“散”，指辛温发散；“寒”，指苦寒泻热。“收”，指收敛固涩；“温”，指温中扶阳。“同病异治”，指同一种疾病而有不同的治法。全句意即西北地区由于气候寒凉，人体肌表为寒邪束闭，阳气偏衰，体内阳气得不到应有的发散，郁结在里，因此容易形成表寒里热的病变。所以在治疗上必须注意到西北地区患者的这种病理生理特点而在治疗上采取以辛温发散解表，以苦寒清热清里的治疗方法。这就是原文所谓的“西北之气，散而寒之”。东南地区由于气候温热，人体阳气偏盛，肌表发泄太甚，汗出过多，因此容易形成表虚里寒的病变。所以在治疗上必须注意到东南地区患者的这种病理生理特点而在治疗上采取以收敛固涩固表止汗，以温中扶阳祛寒的治疗方法。

这就是原文所谓的“东南之气，收而温之”。当然这并不是说西北之人和东南之人在治疗上千篇一律均如上述，这些治法各有其适应证。但同一疾病由于其地区不同，气候环境不同，因此患者的体质和疾病性质也不尽相同，因而在治疗上要特别注意这些特点，当然还必须因人而异。总之，地区不同，体质不同，疾病性质不同，治疗方法也不同，这就是“同病异治”。

（13）气寒气凉，治以寒凉，行水渍之：“气寒气凉”，指气候寒冷的地区。“行水渍之”，王冰注：“是汤漫渍也。”张介宾注：“谓用汤液浸渍以散其外寒也。”意即用热水浸洗人体。全句意即在气候寒凉的地方，由于容易出现表寒里热证，在治疗原则上应“散而寒之”，所以在具体治疗方法上就要用寒凉药物或食物以治其里热，用热水浸洗以散其表寒。

（14）气温气热，治以温热，强其内守：“气温气热”，指气候炎热的地区。“强其内守”，即增强人体内在的阳气。全句意即在气候炎热的地方，由于气候炎热，容易因为汗出过多而出现表虚里寒的阳虚现象，因此在治疗原则上要“收而温之”，以防阳气外脱。在具体治疗方法上应该用温热药物或食物以治其里寒，固其表虚。根据我们自己的生活及治疗经验，这些论述是完全符合客观实际情况的。以我国来说，东北比较寒冷，因此在东北地区比较注意防寒，但东北人又喜食冷饮，不少人冬月亦喜饮冰，在疾病上阴虚内热患者亦较多见，医生喜用养阴清热药物。反过来西南地区比较炎热，但西南地区却嗜食辛辣温热。以四川重庆为例，重庆夏季极热，有“火炉”之称，但重庆在夏月喜以姜开水为饮料，喜食附片燉羊肉，在疾病上阳虚内寒患者多见。医生用药善用姜桂附一类温热药物。由此可见，上述治疗原则在养生防病以及疾病治疗上是具有指导意义的。同时也说明了各个地区生活饮食习惯与医生用药习惯之所以有所不同，与各个地区的气候及地理环境不同密切相关。

（15）必同其气，可使平也，假者反之：“同”，指相同，此处有协调之义。这里是解释为什么“气温气热，治以温热”，“气寒气凉，治以寒凉”的道理。“假”，指假象，此处指假寒假热。“反”，指相反，不同一般，此处指治法上的反治，亦即《内经》所谓的“寒因寒用”，“热因热用”。全句意即在气候寒冷的地方，人们容易感寒致病，一般来说还是应该用温热药来治疗，但是如果因为寒束肌表，热郁不宣而出现了里热证征象时，则需在解表寒的同时予以寒凉药物治疗。由于这种里热，是因寒而生，并不是阳气真正偏盛而出现的里热，所以属于假热，因此从“治以寒凉”这一点来说，就属于反治，就是“必同其气”，“假者反之”。反之，在炎热的地方，人们容易因热致疾，一般来说，还是应该用寒凉的药物来治疗，但是如果因热伤气，大汗亡阳而出现了里寒证征象时，则又必须在治里热的同时或先予温热的药物治疗。由于这个里寒是因热而生，并不是阳气真正衰竭而出现的里寒，所以也属于假寒，因此从“治以温热”这一点来说，也属于反治，也是“必同其气”，“假者反之”。关于“假者反之”一句，历代注家所注大多不能令人满意。王冰把“假”字作假借解，其注云：“西方北方有冷病，假热方温方以除之，东方南方有热疾，须凉方寒方以疗者，则反上正法以取之。”解释得十分含混。张介宾虽然谈到假热假寒的问题，但是他并没有从病机上来分析假寒假热的由来，因而他自己也提出了怀疑，并否定了自己的解释。其注云：“然西北未必无假热，东南未必无假寒，假者当反治，则西北有当热，东南有当寒者矣，然余备历南北，正是热方多热病，寒方多寒病，又不可不知也。”高世栻《素问直解》素以明畅通达见称，但在此处则言不及义，其注云：“西北之人，外寒凉而内不热，亦当治以温热，东南之人，外温热而内不寒，亦当治以寒凉，故曰假者反之。”张志聪所注也没有接触实质问题，其注云：“西北之人，病寒邪而假热者，又当治以温热，如东南之人，病热邪而假寒者，又当治以寒凉，所谓假者反之。”对这些注释我们认为没有能够阐发经文本义，今提出我们的看法以与读者共商。

(16) 崇高则阴气治之，污下则阳气治之：这里是解释地有高下，气有温凉的道理。“崇高”，指地势高；“污”，有下陷之义，“污下”，指地势低。全句意即地势高，阴气偏胜，所以气候寒凉；地势低，阳气偏胜，所以气候温热。

(17) 阳胜者先天，阴胜者后天：“先天”，指先天时而至。“后天”，指后天时而至。全句意即寒凉地区，气候、物候变化均较正常来得晚；温热地区，气候、物候变化均较正常来得早。以我国南方和北方比较，北地春迟，三月份还不能脱棉衣，入夜非厚被不暖，四月份才见桃花开放；而南国春早，立春后即风和日暖，二月桃花已见盛开，季节早晚几乎相差两个月。这就是原文所谓的：“阳胜者先天，阴胜者后天。”正如王冰所注：“先天谓先天时也，后天谓后天时也，悉言土地生荣枯落之先后也，物既有之，人亦如然。”

(18) 高者其气寿，下者其气夭：这是解释地势高下与人的寿命长短之间的关系。“寿”，指长寿；“夭”，指短寿。全句意即高寒地区的人，由于气候寒凉原因，生长发育相对较晚，所以寿命也相对长一些；低热地区的人，由于气候炎热原因，生长发育相对较早，所以寿命相对短一些。根据现代有关调查报道，长寿老人以高寒地区较为多见，可以看出这一结论也是从实际观察总结而来。

(19) 地之小大异也，小者小异，大者大异：这是就上述“地有高下”、“气有温凉”这一概括性论述的进一步分析。这就是说，东南西北只是从大的方面来说，但具体来说同一方位，则又有高低远近的不同，因此应具体分析。在这一问题上，王冰注释极细极精，其注云：“大，谓东南西北相远万里许也。小，谓居所高下相近，二十三十里或百里许也。地形高下悬倍不相计者，以近为小，则十里二十里。高下平慢气相接者，以远为小，则三百里二百里。地气不同乃异也。”另文注云：“西北、东南，言其大也，夫以气候验之，中原地形所居者，悉以居高则寒，处下则热。尝试观之，高山多雪，平原多雨，高山多寒，平川多热，则高下寒热可征见矣。中华之地，凡有高下之大者，东西、南北各三分也。其一者自汉蜀江南至海也，二者自汉江北至平遥县也，三者自平遥北山北至蕃界北海也。故南分大热，中分寒热兼半，北分大寒。南北分外，寒热尤极。大热之分其寒微，大寒之分其热微。然其登陟极高山顶，则南面北面，寒热悬殊，荣枯倍异也。”以下王氏还根据当时的具体地方，作了具体分析，指出了各个地方由于地势高低远近不同，因而季节有早有晚。原注过长不录，读者可以参看。我们认为由此可以充分说明古人在对待自然科学研究上所持的是注重调查研究，一切从实际出发的科学态度，具体情况具体分析的实事求是的精神。那种认为“天不足西北”、“地不满东南”等说法是糟粕，认为运气学说是主观臆断的观点，显然是比较武断和轻率的。

（20）故治病者，必明天道地理，阴阳更胜，气之先后，人之寿夭，生化之期，乃可以知人之形气矣：这是对这一小节的总结，也是对医生提出的要求。“天道地理”，指气候与地理条件之间的关系。“阴阳更胜”，指地理条件不同，气候变化不同的道理。“气之先后”，指地区不同，季节来早来迟不同。“人之寿夭”，指地理气候环境与人体健康的关系。“生化之期”，指地理气候环境与物化现象之间的关系。全句意即上述这些内容与人体健康密切相关，是一个不可分离的统一体。因此要求医生必须完全掌握，并应从整体的角度来对待人体的健康和疾病。这是中医学整体恒动观这一指导思想在中医临床诊断治疗中的具体反映。

【述评】

本节主要介绍了地理条件与气候物候变化以及与人体健康

和疾病诊断治疗之间的关系。在气候与地理条件之间的关系上，指出了“高者气寒”、“下者气热”，“高者”节气来迟，“下者”节气来早。在气候及地理条件与物候变化之间的关系上，指出了“高者”生化迟，“下者”生化早，这也就是原文所谓的“生化之期”。在气候地理环境与人体寿命长短的关系上，指出了高寒地区的人寿命较长，下热地区的人寿命较短。这也就是原文所谓的：“高者其气寿，下者其气夭。”在气候地理环境与人体疾病的关系上，指出了高寒地区的人可出现表寒里热证，下热地区的人可出现表虚里寒证。这也就是原文所谓的：“适寒凉者胀，之温热者疮。”在气候地理环境与治疗的关系上，指出了在一定适应证的情况下可以采用“气温气热，治以温热”、“气寒气凉，治以寒凉”的反治法。最后要求医生要从整体的角度出发，对具体情况作具体分析。这是一节极其重要的经文，它充分体现了中医学整体恒动观的指导思想，反映了中医学实事求是的科学态度，因此，我们必须深入学习，认真继承。特别是地理气候条件与人体体质方面的关系，是中医学在疾病诊断治疗上因人、因时、因地制宜以及同病异治的理论依据。这正是现代医学中的薄弱环节和中医学的精华所在，值得我们认真学习和继承。

【原文】

其岁有不病，而藏气不应不用者何也[1]？岐伯曰：天气制之，气有所从也[2]。帝曰：愿卒闻之。岐伯曰：少阳司天，火气下临[3]，肺气上从，白起金用[4]，草木眚[5]，火见燔焫，革金且耗，大暑以行，咳嚏鼽衄鼻窒，曰疡，寒热胕肿[6]。风行于地，尘沙飞扬[7]，心痛胃脘痛，厥逆鬲不通[8]，其主暴速[9]。

【讲解】

（1）其岁有不病，而藏气不应不用者何也：“其岁”，指前述岁运太过或岁运不及之年。“不病”，指正常。“不应”，指不与岁运相应。全句是问按计算应该是岁运太过之年或岁运不及之年，但实际上气候和物候却正常，人体疾病的发生也不相应，这是什么原因？

(2) 天气制之，气有所从也：此承上句。“天气”，即司天之气；“制”，即承制；“气”，指岁运之气，“从”，指从属。“天气制之，气有所从”，意即在测算各个年度的气候变化时，由于五运六气互相影响，因此，在分析时必须注意到运气相合的问题。前句问岁运太过之年或岁运不及之年有时实际上并不相应的原因，这里是回答因为受了司天之气的作用，所以这一年的气候、物候、疾病等就可能出现与当年岁运不相应的现象。前面所述“从金化”、“从水化”、“从木化”、“从火化”、“从土化”，以及“上角与正角同”，“上商与正商同”等等，均是“天气制之，气有所从”的具体例子，读者可参看有关讲解，此处从略。

(3) 少阳司天，火气下临：“少阳司天”，指少阳相火司天之年。凡属在年支上逢寅逢申之年，均属少阳相火司天之年。六十年中属于少阳相火司天之年者有壬寅、壬申、戊寅、戊申、甲寅、甲申、庚寅、庚申、丙寅、丙申等十年。“火气下临”，指气候偏热。全句意即少阳相火司天之年，这一年气候偏热。

(4) 肺气上从，白起金用：“上从”，指受司天之气的影响。“肺气上从”，意即少阳司天之年，气候偏热，人体的肺因受炎热影响而容易发生疾病。“白”，为金之色，“白起金用”，意即少阳相火司天之年，由于火可以克金，金受火郁，到了一定时候，特别是在五之气的时候，由于郁发的原因，又可以出现暴凉的现象。《六元正纪大论》谓“郁极乃发，待时而作也”即属此义。

(5) 草木眚：此承上句而言。在五行归类上草木均属于木，木与金的关系是相克关系。“草木眚”，意即少阳相火司天之年，由于郁发的原因，在郁发中可以出现金气偏盛的暴凉现象，因而可以使草木的生长受到影响。

（6）火见燔焫，革金且耗，大暑以行，咳嚏鼽衄鼻窒，曰疡，寒热胕肿：“燔”（fán 音凡），即火烧。“焫”（ruò 音弱或 rè 音热），亦指焚烧之义。“火见燔焫”，意即少阳相火司天之年，气候十分炎热。“革”，指变革。“革金且耗”，指金被火刑出现耗损不足现象。“大暑以行”，指少阳相火司天之年，天气偏热，特别是在六气六步的三之气时，也就是在小满、芒种、夏至、小暑至大暑前的一段时间中，炎热尤甚。“咳嚏鼽衄”，指咳嗽、喷嚏、鼻出血等。“鼻窒”，指鼻道堵塞不通。“曰疡”，王冰注为“生疮”，亦作“口疡”者。“寒热”，指疟疾。“胕肿”，指脚肿。全句意即少阳相火司天之年，火盛刑金，因此人体容易发生肺病而在临床上出现阴虚内热症状，如“咳嚏鼽衄”、“鼻窒口疡”等，或肺脾失调症状，如疟疾、浮肿等。

（7）风行于地，尘沙飞扬：“风”，此处指厥阴风木；“地”，此处指在泉之气。“风行于地”，即厥阴风木在泉。由于厥阴风木在泉，所以这一年的下半年风气偏胜而出现了“尘沙飞扬”的自然景象。

（8）心痛、胃脘痛，厥逆鬲不通：“心痛”，一般指上腹部疼痛，有时也指少腹痛。“胃脘痛”，指上腹痛。“厥逆”，指卒倒眩仆或四肢厥冷。“鬲不通”，即膈塞不通，指噎膈反胃一类疾病。这些疾病或系肝火上逆或系肝气横逆乘脾犯胃而发生的疾病。全句意即厥阴在泉之年，由于风气偏胜，所以人体易致肝火上逆或肝气横逆而出现上述“心痛、胃脘痛、厥逆鬲塞不通”等症状。

（9）其主暴速：“暴”，指突然；“速”，即快。“其主暴速”，意即厥阴在泉之年，由于风气用事，所以自然气候变化迅速，人体疾病发病急、变化快。

【原文】

阳明司天，燥气下临[(1)]，肝气上从，苍起木用而立[(2)]，土乃眚[(3)]，凄沧数至，木伐草萎[(4)]，胁痛目赤，掉振鼓栗，筋萎不能久立[(5)]。暴热至，土乃暑[(6)]，阳气郁发，小便变，寒热如疟，甚则心痛[(7)]，火行于稿，流水不冰，蛰虫乃见[(8)]。

【讲解】

（1）阳明司天，燥气下临："阳明司天"，指阳明燥金司天之年。凡属在年支上逢卯、逢酉之年，均属阳明燥金司天之年。六十年中属于阳明燥金司天之年者有丁卯、丁酉、癸卯、癸酉、己卯、己酉、乙卯、乙酉、辛卯、辛酉等十年。"燥气"，此处是指凉气。"燥气下临"，指阳明燥金司天之年，气候偏凉、偏燥。

（2）肝气上从，苍起木用而立："肝气上从"，指阳明司天之年，气候偏凉，人体的肝因为受寒凉的影响而发生疾病。"苍起木用"，指阳明司天之年，燥金用事，金可以克木，但是由于郁发的原因，又可以出现"木郁之发"的现象，而在气候上出现暴温的气候变化。

（3）土乃眚：此承上句而言，意即阳明司天之年，由于郁发的原因，可以出现"木郁之发"的现象而使土的正常运化作用受到损害。

（4）凄沧数至，木伐草萎："凄沧"，指气候寒凉。木伐草萎，指草木生长不好。全句意即阳明司天之年，燥气下临，气候偏凉，春天里应温不温，草木萌芽生长不好。

（5）胁痛目赤，掉振鼓栗，筋痿不能久立："胁痛"，即胁肋疼痛。"掉振鼓栗"，指抽动抖颤。"筋痿"，指肢体萎弱，运动障碍。这些都属于肝的症状。全句意即阳明司天之年，肝的作用失调，因而可以在临床上出现上述症状。

（6）暴热至，土乃暑："暴热至"，指气候由凉突然转热。"土"，指太阴湿土，在六气主时六步中属于四之气。"暑"，有热之义。全句意即阳明燥金司天之年，其在泉之气必然是少阴君火。在泉之气主管该年的下半年，所以该年的下半年即从四之气开始，气候由凉转热。

(7) 阳气郁发，小便变，寒热如疟，甚则心痛："阳气郁发"，指阳气郁结在里。"小便变"，指小便颜色变黄或变为混浊。"疟"，指疟疾。"心痛"，主要指腹痛。这些症状都与湿热有关。全句意即少阴君火在泉之年，在该年的下半年中由于气候变热，湿热交蒸，因此可以在临床上发生上述症状。

(8) 火行于稿，流水不冰，蛰虫乃见："稿"，它本作"槁"。张志聪注云："槁，草木枯槁也。谓火行于草木枯槁之时。""火行于槁"，意即少阴君火在泉之年，该年冬季气候偏热。"流水不冰，蛰虫乃见"，即水不结冰，蛰虫应藏不藏。这是对冬季气候应寒不寒时自然景象的描述。

【原文】

太阳司天，寒气下临[1]，心气上从，而火且明[2]，丹起金乃眚[3]，寒清时举，胜则水冰[4]，火气高明，心热烦，嗌干善渴，鼽嚏，喜悲数欠[5]，热气妄行，寒乃复，霜不时降[6]，善忘，甚则心痛[7]。土乃润，水丰衍，寒客至，沉阴化，湿气变物[8]，水饮内稸，中满不食，肉痹肉苛，筋脉不利，甚则胕肿身后痈[9]。

【讲解】

(1) 太阳司天，寒气下临："太阳司天"，指太阳寒水司天之年。凡属在年支上逢辰逢戌之年，均属太阳寒水司天之年。六十年中属于太阳寒水司天之年者有壬辰、壬戌、戊辰、戊戌、甲辰、甲戌、庚辰、庚戌、丙辰、丙戌等十年。"寒气下临"，指太阳寒水司天之年，气候偏冷。

(2) 心气上从，而火且明："心气上从"，指太阳司天之年，气候寒冷，人体的心因受寒冷的影响而容易发生疾病。"而火且明"，指太阳司天之年，水气用事，水可以克火，但由于郁发的原因，火被水郁，待时而发，到了一定时候又会出现火气偏胜的暴热现象。《六元正纪大论》中在“凡此太阳司天之政”句下王冰注云：“寒甚则火郁，待四气乃发，暴为炎热也。”即属此义。

(3) 丹起金乃眚：“丹”，指红色，此处指火之色。“丹起金乃眚”，意即在火郁之发时，气候就会转为炎热”。气候炎热就意味着寒凉消退。“凉”，在五行上属于金，气候由凉变为不凉，这就叫“金乃眚”。

(4) 寒清时举，胜则水冰：“寒清”，指寒冷。“胜”，指寒气偏胜。全句指太阳司天之年，由于司天之气是寒水之气，所以气候特别寒冷，河水结冰。

(5) 火气高明，心热烦，嗌干善渴，鼽嚏，喜悲数欠：“火气高明”，指太阳寒水司天之年中所出现的“火郁之发”现象，与前述“而火且明”之义相同。“心热烦，嗌干善渴，鼽嚏”，即心中发热、烦躁，口干喜饮水，流鼻血，鼻堵喷嚏等。“喜悲”，即悲伤欲哭，属于肺病。“数欠”，即喜呵欠，属于肾病。全句意即太阳寒水司天之年，可以因气候寒凉而出现肺病、肾病，但是由于郁发的原因，又可以因气候暴热而出现心病、火病。

(6) 热气妄行，寒乃复，霜不时降：“热气妄行”，指太阳司天之年火郁之发时的自然现象。“寒乃复，霜不时降”，则指火郁之发时，火气偏胜又会引起寒气来复的自然现象。这就是说在太阳司天之年中，一般说来气候偏于寒凉，但是由于胜复郁发的原因，则又可以出现暴热暴冷的反常变化。

(7) 善忘，甚则心痛：“善忘”，即健忘。“心痛”，即胃脘痛或胸腹痛。这些症状可以是心病，也可以是脾病。全句意即太阳司天之年，可以因寒水司天，水邪上犯乘心侮脾而在临床上出现上述“善忘”、“心痛”等症状。

(8) 土乃润，水丰衍，寒客至，沉阴化，湿气变物：“土乃润”，指土地滋润。“水丰衍”，指雨水过多。“寒客至”，

"客"，指客气，意即太阳司天之年，太阳寒水之气加于主气的三之气上，所以这一年气候相对寒冷。"沉阴化"，"沉"，指在泉之气。太阳寒水司天，则太阴湿土在泉。太阴湿土之气加于主气的终之气上，所以这一年，特别是下半年气候相对潮湿。"湿气变物"，指气候偏湿时，万物因雨水过多而生长不好。以上是讲太阳司天之年时的气候及物候现象。

（9）水饮内稸，中满不食，皮𤸷肉苛，筋脉不利，甚则胕肿身后痈："水饮内稸"，指水饮潴留。"中满不食"，指脘腹胀满，不欲饮食。"𤸷"（wán音顽），麻木之义，"皮𤸷肉苛"，指皮肤肌肉麻木不仁。"筋脉不利"，指运动障碍。"胕肿"，指水肿。"身后痈"，指背部生疮。上述症状，在定位上多属于脾病或肾病，在定性上多属于水病或湿病。以上是指太阳司天之年的疾病现象。

【原文】

厥阴司天，风气下临[(1)]，脾气上从，而土且隆[(2)]，黄起水乃眚[(3)]，土用革，体重肌肉萎，食减口爽[(4)]，风行太虚，云物摇动[(5)]，目转耳鸣[(6)]。火纵其暴，地乃暑，大热消烁，赤沃下[(7)]，蛰虫数见，流水不冰[(8)]，其发机速[(9)]。

【讲解】

（1）厥阴司天，风气下临："厥阴司天"，指厥阴风木司天之年。凡属在年支上逢巳、逢亥之年，均属厥阴风木司天之年。六十年中属于厥阴风木司天之年者有丁亥、丁巳、癸巳、癸亥、己巳、己亥、乙巳、乙亥、辛巳、辛亥等十年。"风气下临"，指厥阴风木司天之年，风气偏胜。

（2）脾气上从，而土且隆："脾气上从"，指厥阴司天之年，风气偏胜，人体的脾因受风气偏胜的影响而容易发生疾病。"而土且隆"，指厥阴司天之年，风气偏胜，风可以胜湿，木可以克土，但是，由于郁发的原因，土被木郁，到了一定时候又会出现土郁之发，土气偏胜而湿胜的现象。

(3) 黄起水乃眚：“黄”，指黄色，此处指土之色。“黄起水乃眚”，意即在土郁之发，土气偏胜时，雨水很多，湿热偏胜，气候应寒不寒。

(4) 土用革，体重肌肉萎，食减口爽：“土用”，指土的作用。“土用革”，指土的作用有所变易。“体重”，指身体沉重。“肌肉萎”，指肌肉萎缩。“食减”，指饮食减少。“爽”，此处作败伤解，如《老子》曰：“五味令人口爽。”《淮南子·精神训》曰：“五味乱口，使口爽伤。”“食减口爽”，意即食欲减退，口中不和。高世栻注云：“食减口爽，言所食减少，则口中乃爽，以明饱食，则口中不和，亦脾病也。”全句意即厥阴司天之年，由于风气偏胜，人体肝气也就相应偏胜，肝胜则乘脾，因此可以出现上述脾用失常的各种临床症状。

(5) 风行太虚，云物摇动：“风行太虚”，指厥阴司天之年，自然气候多风。“云物摇动”，是描述大风中飞砂走石、屋动树摇的自然景象。

(6) 目转耳鸣：“目转”，即眼花；“耳鸣”，即耳轰鸣或蝉鸣。由于肝开窍于目，耳在定位上与足少阳胆经密切相关，因此“目转耳鸣”，多属肝胆疾病。此处是说厥阴司天之年，由于人体肝气偏胜，因此在临床上可以发生肝胆疾病而表现为上述目转耳鸣的症状。

(7) 火纵其暴，地乃暑，大热消烁，赤沃下：厥阴司天之年，其在泉之气一定是少阴相火。因此，这一年的下半年则是火气偏胜。这里就是讲这一年的下半年的气候、物候、疾病等各方面的表现。

“火纵其暴”，指少阳相火在泉，火气偏胜。“地乃暑”，“地”，指在泉之气，此处是指下半年。“地乃暑”，就是说这一年的下半年气候炎热。“大热消烁”，“烁”同“灼”，指气候炎热时而出现人体消瘦现象。“赤沃下”，指痢疾。全句意即少阳在泉之年，由于这一年的下半年天气炎热，所以容易使人消瘦并容易发生痢疾。

(8) 蛰虫数见，流水不冰："蛰虫数见"，指冬天里的生物应藏不藏。"流水不冰"，指冬天里应冷不冷，所以水不结冰。全句意即少阳在泉之年，下半年应冷不冷，所以动物当藏不藏，河水应冰不冰。

(9) 其发机速："机速"，指变化快速，意即厥阴司天之年，少阳在泉，全年风火用事，所以不论在气候还是在疾病变化上，均发作暴速，容易发生突然变化，所以王冰注云："少阳厥阴之气，变化卒急，其为疾病，速若发机，故曰其发机速。"

【原文】

少阴司天，热气下临[1]，肺气上从，白起金用，草木眚，喘呕寒热，嚏鼽衄鼻窒，大暑流行，甚则疮疡燔灼，金烁石流[2]。地乃燥清，凄沧数至[3]，胁痛善太息[4]，肃杀行，草木变[5]。

【讲解】

(1) 少阴司天，热气下临："少阴司天"，即少阴君火司天之年。凡属在年支上逢子、逢午之年，均属少阴君火司天之年。六十年中属于少阴君火司天之年才有壬子、壬午、戊子、戊午、甲子、甲午、庚子、庚午、丙子、丙午等十年。"热气下临"，指少阴君火司天之年，气候偏热。

(2) 肺气上从……金烁石流：此一段所述的内容与前述少阳司天有关内容基本一致。"肺气上从，白起金用，草木眚"等句在文字上亦相同，其他有关疾病的描述亦基本相同。"金烁石流"一句亦与"革金且耗"之义基本相似，描述炎热气候使自然界如焚如焰，金石欲熔的景象。读者可以参看前文"少阳司天"有关讲解。

(3) 地乃燥清，凄凉数至：少阴君火司天之年，其在泉之气一定是阳明燥金在泉。此处是介绍阳明燥金在泉时的气候、物候和疾病表现。

“地乃燥清”，“地”，此处指在泉之气；“燥清”，指气候寒凉而干燥。“凄凉数至”，指气候寒凉时西风阵阵带来一片萧索景象。全句意即少阴君火司天之年，这一年上半年虽然炎热，但下半年由于阳明燥金在泉，因此又可以出现偏于寒凉的气候变化。

（4）胁痛善太息：“胁痛”，即胁肋疼痛。“善太息”，即喜出长气。这些症状，一般属于肺肝失调的症状。全句意即少阴君火司天之年，由于阳明燥金在泉，下半年金气偏胜，金可以乘木，因而可以在临床上出现上述“胁痛善太息”等肺肝失调的症状。

（5）肃杀行，草木变：这是解释上述症状出现的原因。“肃杀行”，即金气偏胜。“草木变”，即金胜乘木，木气受损。

【原文】

太阴司天，湿气下临[(1)]，肾气上从，黑起水变[(2)]，埃冒云雨[(3)]，胸中不利，阴痿气大衰而不起不用。当其时反腰脽痛，动转不变也，厥逆[(4)]。地乃藏阴[(5)]，大寒且至，蛰虫早附[(6)]，心下否痛，地裂冰坚，少腹痛，时害于食[(7)]，乘金则止水增，味乃咸，行水减也[(8)]。

【讲解】

（1）太阴司天，湿气下临：“太阴司天”，指丑未太阴湿土司天之年。凡属在年支上逢丑、逢未之年，均属太阴湿土司天之年。六十年中属于太阴湿土司天之年者有丁丑、丁未、癸丑、癸未、己丑、己未、乙丑、乙未、辛丑、辛未十年。“湿气下临”，指太阴湿土司天之年，湿气偏胜，气候潮湿，雨水过多。

（2）肾气上从，黑起水变：“肾气上从”，指太阴司天之年，湿气偏胜，人体的肾因受湿邪的影响而容易发生疾病。“黑起水变”，指太阴司天之年，湿气偏胜，湿可以胜寒，土可以克水，但由于郁发原因，水被土郁，待时而发，因此到了一定时候又可以出现水气上凌的现象。

（3）埃冒云雨："埃"，指尘土，"云雨"，指阴雨。"埃冒云雨"，指湿气偏胜时阴云密布，雾雨迷濛的自然景象。

（4）胸中不利，阴痿气大衰而不起不用。当其时反腰脽痛，动转不变也，厥逆："胸中不利"，指上腹部胀满不适。"阴痿"，即阳痿，不能房事。"气大衰而不起不用"，是解释阳痿不起的原因是由于肾气虚衰所致。"当其时"，是指"土旺"之时，亦即在该年的长夏季节。张介宾注云："当其时者，当土旺之时也。""腰脽痛"，即腰背痛。"厥逆"，指气血逆乱，这是解释出现上述症状的原因是由于气血逆乱。全句意即太阴司天之年，由于湿气偏胜可以伤肾，因此这一年中，尤其是在长夏季节中，不但由于湿邪偏胜湿困脾阳可以出现胸中不利等脾胃病症状，而且还可以由于脾病及肾，土胜乘水而出现阳痿、腰痛等肾病症状。

（5）地乃藏阴："地"，此处指在泉之气；"藏"，指闭藏；"阴"，指阴寒。"地乃藏阴"，意即太阴湿土司天之年，其在泉之气必然是太阳寒水。因此这一年的下半年在气候上就偏于寒冷。

（6）大寒且至，蛰虫早附："大寒且至"，指这一年下半年气候寒冷。"蛰虫早附"，指小的动物因气候寒冷而早早藏伏起来。这是对前述"地乃藏阴"一句的进一步描述。

（7）心下否痛，地裂冰坚，少腹痛，时害于食："心下否痛"，"否"同痞，指胃脘胀满疼痛，属于脾胃病的症状。"地裂冰坚"，指气候寒冷时的自然景象。"少腹痛"，一般与肾、膀胱疾病有关。"时害于食"，指食欲不振，饮食减少，一般属于脾胃疾病。全句意即太阴湿土司天之年，其在泉之气为太阳寒水，因而在这一年的疾病定位方面，以脾胃病为多见；在疾病定性方面以寒湿为多见，因而在临床上可以出现上述症状。

(8) 乘金则止水增，味乃咸，行水减也：“乘金”，指邪盛犯肺。“止水”，指潴留不动的水。“味乃咸”，咸为水之味，此处指寒冷太甚。“行水”，指流动的水。全句意即太阴湿土司天太阳寒水在泉之年，如果下半年寒冷太甚，从自然界来说，出现河流冻结、流水减少的现象；从人体疾病来说，由于脾肾阳虚，就可以使肺气失宣，治节不行而出现全身浮肿、小便减少现象。

【述评】

本节首先提出了有时岁运与实际气候、物候、疾病发生情况不完全相应的原因是因为受了该年司天在泉之气的影响的缘故。因此紧接着就列出了六气司天在泉之年中的各种气候、物候及人体疾病特点，作为我们在分析岁运时的参考。由此说明了我们在运用运气学说当中，必须全面考虑，综合运用，具体分析，而不应该把运气推算简单化，机械地生搬硬套，那样做显然是不符合运气学说的基本精神的。

【原文】

帝曰：岁有胎孕不育，治之不全[1]，何气使然？岐伯曰：六气五类，有相胜制也，同者盛之，异者衰之[2]，此天地之道，生化之常也。故厥阴司天，毛虫静，羽虫育，介虫不成；在泉，毛虫育，倮虫耗，羽虫不育[3]。少阴司天，羽虫静，介虫育，毛虫不成；在泉，羽虫育，介虫耗不育[4]。太阴司天，倮虫静，鳞虫育，羽虫不成；在泉，倮虫育，鳞虫不成[5]。少阳司天，羽虫静，毛虫育，倮虫不成；在泉，羽虫育，介虫耗，毛虫不育[6]。阳明司天，介虫静，羽虫育，介虫不成；在泉，介虫育，毛虫耗，羽虫不成[7]。太阳司天，鳞虫静，倮虫育；在泉，鳞虫耗，倮虫不育[8]。

【讲解】

(1) 岁有胎孕不育，治之不全：“岁”，指各个年份。“胎孕”，指动物的生长繁殖。“不育”，指不生长繁殖或生长繁殖不好。“治”，张介宾谓：“治，谓治岁之气。”“治之不全”，指各类动物在同一年中不是全部生长繁殖。全句意即各个年份中动物的生长繁殖情况不完全相同，因年而异。

（2）六气五类，有相胜制也，同者盛之，异者衰之：“六气”，指三阴三阳六气。“五类”，指毛虫、羽虫、倮虫、介虫、鳞虫等五类动物。“同”，指动物与当年的司天在泉之气在五行属性上相同；“异”，指动物与当年的司天在泉之气在五行属性上相同。“盛”，指动物生长繁殖良好；“衰”，指动物生长繁殖不好或不育。全句是解释前句“岁有胎孕不育，治之不全”的原因。意即各类动物的生长繁殖与一定的气候变化密切相关。这就是原文所谓的：“六气五类，有相胜制也”。如果该年气候环境与该类动物要求的生长繁殖条件相同，则该年该类动物生长繁殖旺盛；反之，如果该年气候环境与该类动物要求的生长繁殖条件不符，则该年该类动物生长繁殖就不旺盛甚至不育。这就是原文所谓的“同者盛之，异者衰之”。

（3）厥阴司天，毛虫静，羽虫育，介虫不成；在泉，毛虫育，倮虫耗，羽虫不育：以下是介绍各个年份司天在泉之气与各类动物的生长繁殖之间的关系。

“厥阴司天”，指厥阴风木司天。这一年的气候特点是：上半年气候偏温，风气偏胜，雨量减少。厥阴司天必然就是少阳相火在泉，所以下半年气候偏热，火气偏旺，气候应凉不凉。“在泉”，指厥阴风木在泉之年。由于厥阴在泉必然就是少阳相火司天，所以这一年的气候特点是：上半年气候偏热，火气偏胜。下半年气候偏温，风气偏胜，雨量减少。“毛虫”，指多毛的动物。这类动物在五行行类上属于木，其繁殖生长与风和温热密切相关。“羽虫”，指多羽毛的动物，主要是指鸟类。这类动物在五行归类上属于火，其繁殖生长与火热密切相关。“介虫”，指身有介壳的动物。这类动物在五行归类上属于金，其生长繁殖与清凉密切相关。“倮虫”，指无毛、无羽、无介、无鳞的动物。这类动物在五行归类上属于土，其生长繁殖与湿密切相关。根据前述“同者盛之，异者衰之”的规律，原文谓“厥阴司天，毛虫静，羽虫育，介虫不成”意即厥阴司天之年，上半年气候温和，风气偏胜，与毛虫的生长繁殖条件要求相同，因此“毛虫静”。“静”，此处作正常解，非静止不动。张志聪注云：“静，谓安静而能长成。”“羽虫育”，“育”者，繁殖生长也。厥阴司天，则少阳在泉，下半年气候偏热，对羽虫的生长繁殖有利，所以谓“羽虫育”。但该年与介虫要求的生长繁殖条件不符，因为介虫要求的生长繁殖条件是气候偏凉，所以谓“介虫不成”。不成者，生长繁殖少或不育也。“在泉，毛虫育，倮虫耗，羽虫不育”意即厥阴在泉之年，下半年气候温和，风气偏胜，与毛虫要求的生长繁殖条件要求相同，因此谓“毛虫育”。关于“羽虫”，要求生长繁殖的条件为炎热，厥阴在泉不热而温，且风气偏胜，这与羽虫要求的气候条件就有距离，因此，生长繁殖就相对比较差，所以原文谓“羽虫不育”。应该指出这里所谓的“不育”，不能解释为不繁殖生长，只是说相对差一些。王冰注此云：“凡称不育不成，皆谓少，非悉无也。”倮虫的生长繁殖条件要求有一定的湿度，厥阴在泉之年，风气偏胜，雨量不足，所以与倮虫所要求的生长繁殖条件不符，因则也就要影响其正常生长繁殖，故原文谓“倮虫耗”，耗者，耗损也。

（4）少阴司天，羽虫静，介虫育，毛虫不成；在泉，羽虫育，介虫耗不育：“少阴司天”，指少阴君火司天之年。少阴君火司天，必然就是阳明燥金在泉。因此这一年的气候特点便是：上半年气候偏热，下半年则气候偏凉。羽虫属于火虫，其生长繁殖要求一定的温热气候环境。少阴君火司天之年，上半年气候偏热，与羽虫的要求相同，所以原文谓“羽虫静”。介虫属于金虫，其生长繁殖条件要求清凉气候环境。少阴司天之年，阳明在泉，下半年气候偏凉，有利于介虫的繁殖生长，所以原文谓“介虫育”。毛虫属于木虫，其生长繁殖要求气候温和的环境条件。少阴司天之年，阳明在泉，下半年气候偏凉，不利于毛虫的生长，所以原文谓“毛虫不成”。“在泉”，指少阴在泉之年。少阴君火在泉，必然就是阳明燥金司天。因此这一年的气候特点便是：上半年气候偏凉，下半年气候偏热。由于下半年气候偏热，与羽虫的生长繁殖条件要求相同，所以原文谓“羽虫育”。但是，其与介虫要求的生长繁殖条件不同，所以原文谓“介虫耗不育”。

（5）太阴司天，倮虫静，鳞虫育，羽虫不成；在泉，倮虫育，鳞虫不成：“太阴司天”，指太阴湿土司天之年。太阴湿土司天，必然是太阳寒水在泉。因此这一年的气候特点便是：上半年气候偏于潮湿，雨水较多，下半年气候特别寒冷。倮虫属于土虫，其生长繁殖条件要求气候环境偏湿。太阴司天之年，上半年气候偏湿，与倮虫要求相符，因此原文谓“倮虫静”。“鳞虫”，属于水虫，指体有鳞甲的动物，主要指鱼类等水生动物，其生长繁殖条件要求气候偏寒以及水多的环境。太阴司天之年，太阳寒水在泉，下半年气候偏寒，与鳞虫要求相符，因此原文谓“鳞虫育”。太阴司天之年，太阳寒水在泉，上半年偏湿，下半年偏寒，与羽虫要求的生长繁殖条件不相符合，因此原文谓“羽虫不成”。“在泉”，指太阴湿土在泉之年。太阴湿土在泉，必然是太阳寒水司天。这一年的气候特点便是：上半年偏冷，下半年偏湿。由于下半年偏湿，与倮虫要求相符，因此原文谓“倮虫育”。由于下半年偏湿，雨水较多，冬令应冷不冷，与鳞虫的要求有一定距离，因此原文谓“鳞虫不成”。

（6）少阳司天，羽虫静，毛虫育，倮虫不成；在泉，羽虫育，介虫耗，毛虫不育：“少阳司天”，指少阳相火司天之年。少阳相火司天，必然是厥阴风木在泉。这一年的气候特点便是：上半年气候偏热，火气偏胜，下半年气候偏温，风气偏胜，应凉不凉。羽虫属于火虫，其生长繁殖条件要求气候偏热。少阳相火司天之年，上半年气候偏热，与羽虫所要求的生长繁殖条件相符，所以原文谓“羽虫静”。毛虫属于木虫，其生长繁殖条件要求气候偏温。少阳司天，厥阴在泉，下半年气候偏温，风气偏胜，气候不凉，与毛虫所要求的生长繁殖条件相符，所以原文谓“毛虫育”。倮虫属于土虫，其生长繁殖条件要求气候偏湿。少阳相火司天之年，上半年气候偏热，下半年气候偏温，风气偏胜，雨量不多，与倮虫所要求的生长繁殖条件不同，因此倮虫生长繁殖不好，所以原文谓“倮虫不成”。“在泉”，指少阳相火在泉之年。少阳相火在泉，必然是厥阴风木司天。因此这一年的气候特点便是：上半年气候偏温，风气偏胜，下半年气候偏热。由于下半年偏热，与羽虫生长繁殖所要求的条件相符，所以原文谓“羽虫育”。由于上半年气候偏温，下半年气候偏热，与介虫所要求的生长繁殖条件不符，因而介虫在生长繁殖方面要受到损害，所以原文谓“介虫耗”。由于少阳在泉，下半年气候偏热，与毛虫生长繁殖要求气候偏温不完全符合，所以在毛虫的生长方面，由于过犹不及的原因，也要受到一定影响，所以原文谓“毛虫不育”。

（7）阳明司天，介虫静，羽虫育，介虫不成；在泉，介虫育，毛虫耗，羽虫不成：“阳明司天”，指阳明燥金司天之年。阳明燥金司天，必然是少阴君火在泉。因此这一年的气候特点便是：上半年气候偏凉，下半年气候偏热。介虫属于金虫，其生长繁殖条件要求气候偏凉。阳明司天之年，上半年气候偏凉，与介虫所要求的条件相符，因此原文谓“介虫静”。羽虫属于火虫，其生长繁殖条件要求气候偏热。阳明司天之年，少阴君火在泉，下半年气候偏热，与羽虫所要求的生长繁殖条件相符，有利于羽虫的生长繁殖，因此原文谓“羽虫育”。介虫属于金虫，其生长繁殖条件要求气候偏凉，所以阳明司天之年谓“介虫静”，但是由于阳明司天之年，少阴在泉，下半年气候偏热，这又不符合介虫的生长繁殖要求，因此这一年总的来说介虫仍然繁殖生长不好，生而不长或者是长而不成，所以原文一方面谓“介虫静”，另一方面又谓“介虫不成”。“在泉”，指阳明燥金在泉。阳明在泉必然是少阴司天。因此这一年的气候特点是：上半年气候偏热，下半年气候偏凉。因为下半年气候偏凉，这与介虫所要求的生长繁殖条件相符，所以介虫生长良好，因此原文谓“介虫育”。但下半年气候偏凉，又不适合于毛虫和羽虫的气候要求，因而毛虫和羽虫都生长不好，所以原文谓“毛虫耗，羽虫不成”。在这里，“羽虫”之所以用“不成”这个词，是因为阳明在泉则少阴司天，少阴属火，与羽虫同类，所以羽虫在上半年仍然能生，但阳明在泉，下半年气候偏凉，就与羽虫的要求不相应，所以羽虫虽然能生，但不能成。这一年总的来说，羽虫生长不好，因此原文谓“羽虫不成”。

（8）太阳司天，鳞虫静，倮虫育；在泉，鳞虫耗，倮虫不育：“太阳司天”，指太阳寒水司天之年。太阳寒水司天，必然是太阴湿土在泉。因此，这一年的气候特点是：上半年气候寒冷，下半年雨量增多，气候偏热偏湿。鳞虫生长繁殖条件要求气候偏寒，太阳司天之年，上半年气候偏冷，有利于鳞虫的生长，所以原文谓“鳞虫静”。太阳司天，则太阴在泉，下半年气候偏湿，有利于倮虫的生长繁殖，所以原文谓“倮虫育”。“在泉”，指太阳寒水在泉之年。太阳寒水在泉，必然是太阴湿土司天。这一年的气候特点是：上半年气候偏湿，下半年气候偏冷。这与鳞虫生长繁殖要求的条件相符，但是原文却谓“鳞虫耗”，不好理解。新校正注此时提出了修改意见，其注云：“详此当为鳞虫育，羽虫耗，倮虫不育。”认为“鳞虫耗”为“鳞虫育”之误，甚当。这就是说，太阳寒水在泉之年，下半年天气寒冷，这与鳞虫要求的生长鳖殖条件相符，所以鳞虫生长良好，因此应为“鳞虫育”。倮虫为土虫，其生长繁殖要求气候偏湿。太阳寒水在泉之年，下半年气候偏寒冷，与倮虫要求的条件不一致，因而对倮虫的生长会产生不良影响，所以原文谓“倮虫不育”。

【述评】

本节首先指出了各类动物在其生长繁殖方面，各有其不同的气候环境要求，然后列举了六气司天在泉与毛、羽、倮、介、鳞五类动物生长繁殖之间的关系，并以此说明了气与化之间的统一性。这是古人长期观察自然气候与动物胎孕生长之间的关系的经验总结。六气司天在泉与五虫胎孕不育的关系可以归纳为：从六气司天来看，与司天之气同类之虫“静”，与在泉之气同类之虫“育”，与在泉所胜之气同类之虫则“不成”；从六气在泉来看，与在泉之气同类之虫“育”，与在泉所胜之气同类之虫“耗”或“不成”。简言之，即：六气司天，则天虫静，泉虫育，泉之所胜不成；六气在泉，则泉虫育，泉之所胜不成。从以上经验归纳中还可以看出，凡与在泉之气同类之虫均“育”，五虫的孕育与在泉之气密切相关。因为尽管司天之气对全年的气候有影响，但主要还是影响上半年，在泉之气则主要影响下半年。各类动物的胎孕不育，不但要看上半年的生长情况，更要看下半年的成熟情况。对于上述古人的这些经验，尽管时代不同了，而且影响动物的胎孕不育的因素是多方面的，上述经验的具体内容，从今天来看已未必尽然，但是，这种把自然气候变化与动物的胎孕生长密切结合起来进行观察，把气化与物化的关系密切结合起来进行分析从而总结自然规律的方法，则是完全正确的，今天仍值得我们认真学习和继承发扬。

【原文】

诸乘所不成之运，则甚也(1)。故气主有所制，岁立有所生(2)，地气制己胜，天气制胜己(3)，天制色，地制形(4)，五类衰盛，各随其气之所宜(5)也。故有胎孕不育，治之不全，此气之常也，所谓中根也(6)。根于外者亦五(7)，故生化之别，有五气五味五色五类五宜也。帝曰：何谓也？岐伯曰：根于中者，命曰神机，神去则机息。根于外者，命曰气立，气止则化绝(8)。故各有制，各有胜，各有生，各有成(9)。故曰：不知年之所加，气之同异，不足以言生化(10)。此之谓也。

【讲解】

(1) 诸乘所不成之运，则甚也："诸"，指六气。"乘"，指克而太过。"不成"，指动物胎孕生长不好。"运"，指五运。全句意即凡属与各类动物胎孕生长气候不相应的年份，如果再遇上当年司天之气乘克过甚，则该类动物的胎孕生长就更加不好。以丁卯年为例，丁卯年的年干是丁，丁壬化木，属于木运。丁是阴干，因此丁卯年属于木运不及。木运不及之年属于木类的毛虫胎孕生长不好，因此丁卯年毛虫的胎孕生长不好。丁卯年的年支是卯，卯酉阳明燥金，燥金司天。金可以克木，丁卯年从运来说本来就是木运不及，如果再加上司天之气来乘，克上加克，对木的损害就更加突出，因此这一年毛虫的胎孕生长就尤其不好。这就是原文所谓的："诸乘所不成之运，则甚也。"

(2) 故气主有所制，岁立有所生："气"，指六气。"主"，指司天在泉。"气主有所制"，指司天在泉之气各有所制。"岁立"，指一年。"岁立有所生"，指一年之中与司天在泉之气相应的动物胎孕生长良好。全句意即各个年度中由于司天在泉之气的不同，因此与司天在泉相应的有关动物胎孕生长良好；反之，与司天在泉之气不相应的动物胎孕生长就不好。以我们前面讲述的厥阴在泉为例，厥阴在泉，风气偏胜，属于木类的毛虫胎孕生长就好，这就叫"岁立有所生"。反之。属于土类的倮虫，由于木乘土的原因，胎孕生长就不好。这就叫做"气主有所制"。

(3) 地气制己胜，天气制胜己："地气"，指在泉之气。"己胜"，即己所胜，以木与土为例，如果以"木"为"己"，则“土”就是“己胜”。“地气制己胜”，意即从在泉之气来说，其所制的主要是己之所胜。例如少阳相火在泉，由于火可以克金，因此属于金类的介虫则“耗”。“天气”，指司天之气。“胜己”，即己所不胜。仍以土克水为例，水是“己”，则土就是“胜己”。“天气制胜己”，意即从司天之气来说，不但可以制己胜，有时还可以受己所不胜的制约而出现从化。例如前述之“太阳司天，鳞虫静，倮虫育”，太阳寒水司天，水气用事，倮虫属于土虫，水和土的关系是所不胜的关系。太阳寒水司天，倮虫可以不育，但这里说“倮虫育”。这一方面固然是太阳司天，太阴在泉的原因，但也有“天气制胜己”，“水从土化”的因素存在。对于“天气制胜己”的提法，有的注家从运气同化的角度来解释。张介宾注云：“天气制胜己，谓司天之气能制夫胜己者也。如丁丑丁未，木运不及而上见太阴，则土齐木化，故上宫与正宫同；癸卯癸酉，火运不及，而上见阳明，则金齐火化，故上商与正商同；乙巳乙亥，金运不及，而上见厥阴，则木齐金化，故上角与正角同者是也。盖以司天在上，理无可胜，故反能制胜己者。胜己者犹可制，则己胜者不言而知矣。”意即在岁运不及之年时，如果值年司天之气与岁运是相胜的关系，则以司天之气为主，从司天之气而化。关于这方面的内容，在前面有关部分已作解释，读者可以参看前节。

（4）天制色，地制形：“天”，指司天之气，亦指上半年。“制”，指制化。“色”，指颜色。“地”，指在泉之气，亦指下半年。“形”，指形体。全句意即各类生物的颜色生成与上半年司天之气有关。各类生物在形体上的完全成熟与下半年在泉之气有关。质言之，亦即上半年主生，下半年主成。各类生物的生长繁殖良否主要在当年的下半年。

（5）五类盛衰，各随其气之所宜：“五类”指毛、羽、倮、介、鳞五虫。“盛衰”，指胎孕生长繁殖好坏。“气”，指司天在泉之气。全句意即各类动物胎孕繁殖生长良否与当年气候变化密切相关。气候环境适宜，则相关类别的动物胎孕生长就好；反之，气候环境不适宜，则相关类别的动物胎孕生长就不好。

（6）所谓中根也："中"，即内在；"根"，指基础。"中根"，指生命现象产生的内在基础，即内因。此句是承上句言，意即"五类盛衰，各随其气之所宜"的原因，是因为各类动物有其各自不同的内在基础，因此，对气候环境的要求也不同，在不同年份中胎孕生长的情况也就不同。

（7）根于外者亦五："外"，即外在，"根于外"，指生命现象产生的外在条件，即外因。此句与"中根"相对应而言，意即五类盛衰的原因，除了各有其内因以外，还有各种外在因素，而这些因素也都可以用五行加以归类。所以原文谓："根于外者亦五，故生化之别，有五气五味五色五类五宜也。"

（8）根于中者，命曰神机，神去则机息。根于外者，命曰气立，气止则化绝：关于"根于中"和"根于外"的问题，历代注家解释不一。王冰认为"中根"即生气之根本；"根于外"是表现于外的五色、五味、五气等。他说："生气之根本，发自身形之中，中根也。""谓五味五色类也。然木火土金水之形类，悉假外物色藏，乃能生化。外物既去，则生气离绝，故皆是根于外也。"张介宾认为"中根"是指动物，"根外"是指植物。他说："凡动物之有血气心知者，其生气之本，皆藏于五内，以神气为主，故曰中根。""凡植物之无知者，其生成之本，悉由外气所化，以皮谷为命，故根于外。"张志聪认为"根中"与"根外"是指五运之气的作用和表现。他说："此言五运之气，根于中而生化气味色类之于外也。"我们基本上同意王冰和张志聪的注释精神，但认为解释得不够透彻易懂，我们不同意张介宾所谓动物植物的提法，因为动物或植物都存在根内与根外的问题。我们认为这一小节是解释生命现象的产生与内因和外因的关系。"根于中者，命曰神机，神去则机息"，是指各种生命现象都有它自己天赋的、特有的、内在的有机结构，如果没有这个有机结构，则生命现象就自然停止或根本不会产生。“根于外者，命曰气立，气止则化绝”，是指各种生命现象的产生和存在，都必须有它相应的自然环境。如果没有这个环境，则生命现象也同样不会存在。这种把外因与内因统一起来加以认识的精神，是《内经》的基本精神。那种把“根中”与“根外”分割开来的认识，显然是错误的。

(9) 各有制，各有胜，各有生，各有成：“各”，指六气。“制”，指制约。“胜”，指偏胜。“生”，指发生。“成”，指成长或成熟。全句意即六气之间各有其相制而对生命现象产生正常作用的一面，也有其偏胜而对生命现象产生不利的另一面，因而在物化现象上也就有其生成正常的一面和生成反常的一面。

(10) 故曰：不知年之所加，气之同异，不足以言生化：“年之所加”，指各个年份的五运六气，客主加临情况。“气之同异”，指运和气之间的关系，主和客之间的关系。“生化”，指正常的生命变化现象。全句意即研究生命变化规律，必须首先要了解自然气候变化规律。

【述评】

本节首先指出了各类动物的胎孕生长与自然气候变化的关系，指出了各种动物胎孕生长与一定的气候环境密切相关。其次指出了生物的胎孕成长气候环境固然是重要的，但是生物本身的内在因素也是重要的，认为生物的胎孕成长之所以有很大差异，这是机体本身的内在基础和外在气候条件共同作用的结果。根据上述认识，所以本节最后要求研究生物的胎孕成长时，必须首先了解自然气候变化规律。这种把生物的胎孕成长与自然气候环境统一起来的认识，把内因和外因统一起来的认识，我们认为是完全正确的。这是中医学整体恒动观在对生命现象的分析研究中的具体运用和体现。

【原文】

帝曰：气始而生化[(1)]，气散而有形[(2)]，气布而蕃育[(3)]，气终而象变[4]，其致一也[5]。然而五味所资，生化有薄厚，成熟有少多，终始不同[6]，其故何也？岐伯曰：地气制之也[7]。非天不生，地不长也。帝曰：愿闻其道。岐伯曰：寒热燥湿，不同其化也[8]。

【讲解】

（1）气始而生化："气"，指气候或阳气。这是谈气候变化与物化现象之间的关系。"始"，即开始。"生化"，即生长变化。"气始而生化"，意即在春天里，阳气发动，气候开始转向温暖，植物开始萌芽生长。张志聪谓："气，谓五运之化气，气始而生化者，得长气也。"即属此义。

（2）气散而有形："散"，有扩散之义。此处指阳气的扩散和增强。"气散而有形"，意即阳气增强扩散就可以使万物进一步成长。例如在春天里，阳气增强，气候由温转热，植物逐渐生长成形。张志聪谓："气散而有形者，得生气也。"即属此义。

（3）气布而蕃育："布"，指布散，亦即阳气的进一步扩散和增强。"蕃育"，指生长茂盛。意即阳气愈盛，万物生长愈好，例如在夏天里，烈日炎炎，自然界绿树成荫，欣欣向荣，逐渐成熟。张志聪谓："气布而蕃育者，得化气也。"即属此义。

（4）气终而象变："终"，指终结，此处指阳气增长到了极度由盛转衰的阶段。"象"，指自然景象。"变"，指变化或改变。"气终而象变"，意即阳气到了极度就会向相反的方面转化。阳极阴生，例如在秋天、冬天里，气候由温热转为寒凉，万物由萌芽生长、欣欣向荣一变而为树凋叶落、一片凄沧，整个自然景象发生了完全不同的变化。张志聪谓："气终而象变者，感收藏之气，物极而变成也。"即属此义。

（5）其致一也："致"，有达到或目的之义。"一"，即一个，一致，无分歧。"其致一也"，是承前述而言，意即前述之气，虽然从前后来说，有始有终，从物候来说，有生长有收藏。但是这都是生物成长中应有的一个过程。从生物成长本身来说，是一致的。所以张志聪谓："此五运之气，主生长化收藏，有始至终，其致一也。"

（6）然而五味所资，生化有薄厚，成熟有少多，终始不同：此承上句。前句言终始不同，"其致一也"。此句言"终始不同"，在物的质上也有相应的差异。"五味"，指辛、甘、酸、苦、咸。此处是泛指食物或药物。"资"，有帮助或依靠之义。"生化"，指饮食或药物的生长变化。"厚薄"，指作用的大小或作用部位的浅深。"终始"，此处指季节的先后。全句意即由于季节有先有后，阳气有多有少，因而食物和药物在质量上也就有好有坏，作用上也就有大有小。这就是说，从整个气候和物候之间的关系来说，春生，夏长，秋收，冬藏。季节的先后，阳气的多少是生物生命变化全过程的不同时期不同表现。从物候变化来说，从生物本身的生长和消亡来说是一致的，没有什么分歧和差异。所以前文说："气始而生化，气散而有形，气布而蕃育，气终而象变，其致一也。"但是从生物本身的作用和具体表现来说，由于在各个时期，生物本身所受到的气候影响不同，因而其在质量上、作用上仍然有所不同。所以这里说："五味所资，生化有薄厚，成熟有少多，终始不同。"这就好像一个人的生命一样，一个人有生长壮老已的不同阶段，从整个人生来说它们之间是一个自然连续的过程，没有什么根本的分歧和差异，但是从具体表现和作用来说，年轻和年老仍然有其差别。

（7）地气制之也："地气"，指在泉之气。"制"，此处指作用。"地气制之也"，是承上句而言，是解释为什么"终始不同"，"生化有薄厚"，"成熟有少多"的道理。此句意即整个生物的成长过程，从一年来说，是春生，夏长，长夏化，秋收，冬藏。春夏属于上半年，与司天之气有关，秋冬属于下半年，与在泉之气有关。这就是说，司天之气与生有关，在泉之气与成有关。物质的生长变化好不好，从全过程来说，既要有生，也要有成。生得好，但成得不好，最后仍然是不好。有生无成，则更是等于没有生。因此食物或药物等的质量问题，虽然说与生有关，但其关键则在于成得如何，而成得如何又与在泉之气密切相关，所以原文谓："地气制之也。"

(8) 寒热燥湿，不同其化也：这是解释上句为什么食物或药物的质量和作用与在泉之气有关的道理。"寒热燥湿，不同其化也"，意即在泉之气由于有寒热燥湿的不同，根据前述"同者盛之，异者衰之"的规律，所以就能直接影响各类药物或食物的性质和作用。以下分别介绍各个年份在泉之气不同其化的具体内容。

【原文】

故少阳在泉，寒毒不生(1)，其味辛，其治苦酸(2)，其谷苍丹(3)。阳明在泉，湿毒不生(4)，其味酸，其气湿，其治辛苦甘(5)，其谷丹素(6)。太阳在泉，热毒不生(7)，其味苦，其治淡咸(8)，其谷黅秬(9)。厥阴在泉，清毒不生(10)，其味甘，其治酸苦(11)，其谷苍赤(12)，其气专，其味正(13)。少阴在泉，寒毒不生(14)，其味辛，其治辛苦甘(15)，其谷白丹(16)。太阴在泉，燥毒不生(17)，其味咸，其气热，其治甘咸(18)，其谷黅秬(19)，化淳则咸守，气专则辛化而俱治(20)。

【讲解】

(1) 故少阳在泉，寒毒不生："少阳在泉"，指少阳相火在泉之年。"毒"，指气味偏胜，具有治疗作用的食物或药物。张志聪注："毒，独也，谓独寒独热之物类，则有偏胜之毒气矣。""寒毒"，即具有寒凉作用的食物或药物。"少阳在泉，寒毒不生"，意即少阳在泉之年，由于少阳主火，这一年的下半年气候偏热。根据"同者盛之，异者衰之"的规律，所以少阳在泉之年，其所生成的食物或药物，在气味上也均偏于温热。偏于寒凉的食物或药物，由于与在泉之气不相应，所以不生长或少生长。王冰注："火在地中，其气正热，寒毒之物，气与地殊，生死不同，故生少也。"亦即此义。

（2）其味辛，其治苦酸："辛"，指辛辣。"其味辛"，指少阳在泉之年气候偏热，因此，所生长的食物或药物亦偏于温热。具温热作用的食物或药物，例如姜、桂、葱、蒜、辣椒等，味多辛辣。"治"，指治疗。"苦酸"，指苦味或酸味的食物或药物。"其治苦酸"，指少阳在泉之年，气候偏热，因而所发生的疾病在性质上亦多属于热。在治疗上多需要用寒凉的食物或药物。具有寒凉作用的药物，例如黄连、黄芩、芍药等，其味多为苦味或酸味。

（3）其谷苍丹："谷"，指农作物。"苍"，指属于木类的农作物，例如麻类。"丹"，指属于火类的农作物，例如黍类。"其谷苍丹"，意即少阳在泉之年，厥阴风木司天。这一年在气候上的特点是上半年偏温，风气偏胜，宜于木类谷物生长；下半年偏热，火气偏胜，宜于火类谷物生长。因此这一年上半年苍谷生成较好，下半年丹谷生成较好。

（4）阳明在泉，湿毒不生："阳明在泉"，指阳明燥金在泉之年。"湿"，指湿润。"湿毒"，此处是指具有滋润作用的食物或药物。"阳明在泉，湿毒不生"，意即阳明在泉之年，由于阳明主凉、主燥，因此，这一年的下半年气候偏凉、偏燥，其所生成的食物或药物，在气味上也偏于凉燥，滋润的药物或食物，由于与在泉之气不相应，所以不生长或少生长。

（5）其味酸，其气湿，其治辛苦甘："酸"，即酸味。"其味酸"，指阳明在泉之年，气候偏凉、偏燥，其所生长的食物或药物，在性味上亦偏于凉燥。具有凉燥作用的食物或药物，例如芍药、乌梅、木瓜、五味子之属，其味多酸。"气"，指气候，"湿"，指潮湿，雨水偏多。"其气湿"，意即阳明在泉之年，这一年的下半年，气候偏凉偏燥。由于胜复乘侮的原因，则又可能出现偏湿的情况。这也就是《至真要大论》中所谓的

“阳明厥阴不从标本，从乎中也。”的道理，所以张志聪注云：“夫阳明不从标本，从中见太阴湿土之化，故其气主湿。”关于六气标本，从标从本从乎中气的问题，在《至真要大论》中再详加讨论，此处从略。“治”，指疾病治疗。“辛苦甘”，指具有辛味、苦味、甘味的食物或药物。“其治辛苦甘”，意即阳明在泉之年，下半年气候偏凉、偏燥，但也可以出现偏湿，在疾病性质上也可以表现为凉、燥、湿三种不同情况，因而在治疗上也可以采用以辛味的药物或食物治凉，以苦味的药味或食物燥湿，以甘味的药物或食物治燥的治疗方法。

（6）其谷丹素：“谷”，指谷物。“丹”，指红色谷物。“素”，指白色谷物。“其谷丹素”，意即阳明燥金在泉之年，少阴君火司天，这一年在气候上的特点是上半年偏热，宜于属于火类的红色谷物生长；下半年偏凉、偏燥，宜于属于金类的白色谷物生长。因此这一年上半年丹谷生长较好，下半年素谷生长较好。

（7）太阳在泉，热毒不生：“太阳在泉”，指太阳寒水在泉之年。“热毒”，指具有温热作用的食物或药物。“太阳在泉，热毒不生”，意即太阳在泉之年，由于太阳主寒，因此这一年的下半年气候偏于寒冷，其所生长的食物或药物，在性味上也相应偏于寒凉。具有温热作用的食物或药物，由于与在泉之气不相应，所以不生长或少生长或质量不好。

（8）其味苦，其治淡咸：“苦”，即苦味。“其味苦”，指太阳在泉之年。这一年下半年气候偏寒，其所生长的食物或药物，在性味上也以偏于寒凉者能较好生长。具有寒凉作用的食物或药物，例如黄连、黄柏、苦参之属，其味多苦。“治”，指对疾病的治疗。“淡咸”，指淡味和咸味的食物或药物。“其治淡咸”，意即太阳在泉之年，下半年气候偏寒，人体疾病在性质上亦以寒证为多。寒可以生湿而在临床上出现水饮潴留症状，因而在治疗上可以选用具有淡渗作用的食物或药物来作治疗。寒可以出现阳虚不固而在临床上出现滑脱症状，因而在治疗上可以选用味咸而具有固涩作用的食物或药物来作治疗。

(9) 其谷黅秬：“黅”，指黄色谷物，例如小米之类。“秬”(jù 音巨)，指黑色谷物，例如黑黍之类。“其谷黅秬”，意即太阳寒水在泉之年，太阴湿土司天。这一年在气候上的特点是上半年偏湿，雨水多，宜于属于土类的黄色谷物生长；下半年偏冷，宜于属于水类的黑色谷物生长。因此，这一年上半年黅谷生长较好，下半年秬谷生长较好。

(10) 厥阴在泉，清毒不生：“厥阴在泉”，指厥阴风木在泉之年。“清毒”，指具有清凉作用的食物或药物。“厥阴在泉，清毒不生”，意即厥阴在泉之年，由于厥阴主风、主温，因此这一年的下半年气候多风、偏温。其所生成的食物或药物，在气味上也偏于温热，或具有温热作用的药物在这一年中生长较好。至于具有清凉作用的食物或药物，由于与在泉之气不相应，所以不生长或少生长，或质量不好。

(11) 其味甘，其治酸苦：“甘”，即甜味。“其味甘”，指厥阴在泉之年，气候偏温，因此其所生的食物或药物，亦偏于温热。具温热作用的食物或药物，其偏热者多具辛味已如前述，其偏温者，例如橘皮、橘络之属，味多辛甘。“治”，指治疗。“酸苦”，指酸味和苦味。“其治酸苦”，指厥阴在泉之年，下半年气候偏于温热，风气偏胜，人体疾病在性质上亦以热病、风病为多见，因而在治疗上对温热病就可以选用具有清热作用的苦味食物或药物来作治疗，对于风病也就可以选用具有息风收敛作用的酸味食物或药物来治疗。

(12) 其谷苍赤：“苍”，指青色谷物。“赤”，指红色谷物。“其谷苍赤”，意即厥阴在泉之年，少阳相火司天，这一年在气候上的特点是上半年偏热，火气偏胜，宜于属于火类的红色谷物生长；下半年偏温，风气偏胜，宜于属于木类的青色谷物生长。因此这一年上半年赤谷生长较好，下半年苍谷生长较好。

（13）其气专，其味正：这是对前述“其谷苍丹”，“其谷丹素”，“其谷黅秬”，“其谷苍赤”等句以及后文所述“其谷白丹”，“其谷黅秬”等句的解释。“其气专”，指它的作用专一。“其味正”，指辛甘酸苦咸五味正常，与它的作用一致。全句意即各个年度之所以各有它相应生长较好的谷物或药物，这是与不同年份有不同的气候特点密切相关。气候炎热，性味偏于温热的谷物或药物就容易生长或者质量较好；气候寒凉，性味偏于寒凉的谷物或药物就容易生长，或者质量较好。反之，就不生长或生长不好，或虽然生长而质量较差。与岁气相应，其气就“专”，其味就“正”；反之则否。

（14）少阴在泉，寒毒不生：“少阴在泉”，指少阴君火在泉之年。“寒毒”，指具有寒凉作用的食物或药物。“少阴在泉，寒毒不生”，意即少阴君火在泉之年，由于少阴主火，因此这一年的下半年气候偏热，其所生的食物或药物，在性味上也相应偏热，或这一类食物或药物生长质量较好。相反，具有寒凉作用的食物或药物，由于与在泉之气不相应，因此不生长或少生长，或虽然生长而质量甚差。

（15）其味辛，其治辛苦甘：“辛”，指辛味。“其味辛”，指少阴在泉之年，这一年下半年气候偏热，其所生的食物或药物，在性味上也以偏于温热者能较好地生长，或者质量较好。具温热作用的食物或药物，例如姜、桂之类，其味多辛。“治”，指对疾病的治疗。“辛”，指辛味。“苦”，指苦味。“甘”，指甜味。“其治辛苦甘”，意即少阴君火在泉之年，阳明燥金司天。这一年上半年气候偏凉，下半年气候偏热。人体疾病从性质上来说，也与之相应，下半年多热病，而在治疗上应用具有清热作用的苦味药物来作治疗；上半年则多凉证，在治疗上应用具有温热作用的辛温或甘温药物来作治疗。

（16）其谷白丹：“白”，指白色谷物。“丹”，即前述之丹谷，指红色谷物。“其谷白丹”，意即少阴在泉之年，阳明燥金司天，这一年在气候上上半年偏凉，适宜于属于金类的白色谷物生长；下半年偏热，适宜于属于火类的红色谷物生长。因此这一年上半年白谷生长较好，下半年丹谷生长较好。

（17）太阴在泉，燥毒不生：“太阴在泉”，指太阴湿土在泉之年。“燥毒”，由于燥有凉燥之义，因此此处亦指具有寒凉作用的食物或药物。“太阴在泉，燥毒不生”，意即太阴在泉之年，由于太阴主湿热，因此这一年下半年气候偏湿偏热，冬天应冷不冷，雨水偏多，其所生的食物或药物，在性味上也相应偏湿、偏温，或者这一类的食物或药物生长质量较好。相反，具有寒凉作用的食物或药物，由于与在泉之气不相应，因此不生长或少生长，或虽然生长但质量不好。

（18）其味咸，其气热，其治甘咸：“咸”，指咸味。由于水之大者为海，海水味咸，因此咸为水之味，咸可以代表水。“其味咸”，指太阴在泉之年，气候偏湿，因此其所产生的食物或药物，滋润多汁者居多。这里的“咸”，应作多汁来理解，不一定是指咸味。“其气热”，指太阴在泉之年，下半年湿热偏胜，冬令应寒不寒，雪少雨多。“其治甘咸”，指太阴湿土在泉之年，则太阳寒水司天。这一年上半年气候偏寒，人体疾病与之相应以寒证为多见。因此在治疗上应用具有甘温作用的药物来治疗；下半年气候偏湿偏热，人体疾病也相应偏于湿热，因此在治疗上应用具有咸寒、清热利湿作用的药物来治疗。

（19）其谷黅秬：“黅”，即指黄色谷物，在五行上属于土。“秬”，指黑色谷物，在五行上属于水。“其谷黅秬”，意即太阴在泉之年，太阳寒水司天。这一年气候特点，上半年偏于寒冷，下半年偏于湿热。太阳属水，宜于秬谷的生长。太阴属土，宜于黅谷生长。因此这一年以“黅”谷和“秬”谷生长较多或质量较好。

（20）化淳则咸守，气专则辛化而俱治：这两句经文，历代注家解释不一，言人人殊。王冰认为这是指少阳在泉及厥阴在泉而言，他说："淳，和也，化淳，谓少阳在泉之岁也。火来居水而反能化育，是水咸自守不与火争化也。气专，谓厥阴在泉之气也，木居于水而复下化，金不受害，故辛复生化与咸俱王也。"张介宾则认为这是指太阴在泉之气而言，他说："六气惟太阴属土，太阴司地，土得位也，故其化淳。淳，厚也。五味惟咸属水，其性善泄，淳土制之，庶得其守矣。土居土位，故曰气专，土盛生金，故与辛化而俱治，俱治者，谓辛与甘咸兼用为治也。"张志聪则认为这是从标本中气的角度来讲五味的产生与在泉之气的关系，他说："此复申明五味所资其化气者，因胜制而从之也。化淳者，谓阳明从中见湿土之化。燥湿相合，故其化淳一，金从土化，故味之咸者，守而勿敢泛溢，畏太阴之制也，气专者，厥阴从中见少阳之主气。故味之辛者，与甘酸苦味俱主之。故辛受火制，制则从火化也。夫寒热燥湿，在泉之六气也，酸苦甘辛咸，五运之五味也。以燥湿之化淳则咸守，相火之气专则辛化。盖因地气制之而味归气化也。"高世栻的解释与张介宾大同小异，他说："化淳则咸守，言太阴在泉，土制其水，咸味不生，上承太阳水化之淳，则咸守，气专则辛化而俱治，言辛属燥金之味，太阴在泉，燥毒不生，若太阴之气专一，则土生其金，辛味生化而与太阴俱治。"上述诸家注释，我们基本同意张志聪"盖因地气制之而味归气化"的结论，但问题说得不够清楚易懂。我们认为"化淳则咸守，气专则辛化而俱治"这两句经文，是对前述"五味所资，生化有薄厚，成熟有少多"，"地气制之"，以及六气在泉与生物寒热燥湿不同属性之间关系的进一步说明和总结。"化"，指变化。"淳"，指淳厚或完全。"化淳"，指变化完全。"咸"，为水之味，"水"，有"精"之义，此处应作"精"来理解。"守"，指严密，不外泄。"化淳则咸守"，质言之，意即物质（主要指食物或药物）生长变化完全，它的精微有用部分也就充足而完整。“气”，指气候。“专”，指专一。“辛”，为金之味。在人体五脏中，肺属于金，主气，因此，此处的“辛”，应作气或功能来理解。“化”，指化生。“俱治”，指精气均属正常。“气专则辛化而俱治”，质言之，意即只有在气候条件与同类物质的生长条件要求完全一致，亦即“气专”的时候，这种物质（主要指食物或药物）的作用才好。全句意即由于各个年份的在泉之气不同，因此各年所产生的食物或药物等，质量上有好有坏，数量上有少有多，即所谓“生化有厚薄，成熟有少多”。其与在泉之气相应的，就属于“气专”，因此也就“化淳”，“咸守”，亦即质量好。“辛化俱治”，亦即作用大，反之则否。以上就是我们对此两句原文的理解。

【述评】

本节具体介绍了各个年份的在泉之气与该年份谷物（主要指食物或药物）生长数量多少和质量好坏之间的关系，从中总结出：“少阳在泉，寒毒不生……其谷苍丹。阳明在泉，湿毒不生……其谷丹素。太阳在泉，热毒不生……其谷黅秬。厥阴在泉，清毒不生……其谷苍赤。少阴在泉，寒毒不生……其谷白丹。太阴在泉，燥毒不生……其谷黅秬。”并且指出之所以出现这种现象的原因是由于“同者盛之，异者衰之”这一规律所决定的。在此基础上，提出了“气专”则“味正”、“化淳”这一结论。这种把气候变化与物质生长密切统一起来的认识，是中医学指导思想整体恒动观在分析研究自然界气化与物化之间的关系中的具体运用。它在如何提高食物和药物的营养和治疗作用上，在保证食物和药物的质量上都有着重要的指导意义，值得我们加以发掘和研究。

【原文】

故曰：补上下者从之，治上下者逆之[1]，以所在寒热盛衰而调之[2]。故曰：上取下取，内取外取，以求其过[3]。能毒者以厚药，不胜毒者以薄药[4]。此之谓也。气反者，病在上，取之下；病在下，取之上；病在中，傍取之[5]。治热以寒，温而行之；治寒以热，凉而行之；治温以清，冷而行之；治清以温，热而行之[6]。故消之削之，吐之下之，补之泻之，久新同法[7]。帝曰：病在中而不实不坚，且聚且散[8]，奈何？岐伯曰：悉乎哉问也！无积者求其脏[9]，虚则补之，药以祛之，食以随之，行水渍之，和其中外，可使毕已[10]。

【讲解】

(1) 补上下者从之，治上下者逆之："上下"，指司天在泉之气，亦即泛指风、火（君火、相火）、湿、燥、寒六气。"补"，即扶正。"治"，即祛邪。"从"，即与其本气之属性一致。"逆"，即与其本气之属性相反。"补上下者从之"，意即风、火、湿、燥、寒六气偏衰时，在处理上就要针对它本气的不及予以补充或增强。从自然气候来说，如果是应热不热，就应生火令热；应寒不寒，就应渍水令寒；应燥不燥，就应以风令燥；应湿不湿，就应滋水令湿。从人体疾病的治疗来说也是一样，应热不热，就要用辛温扶阳药物温中令热；应寒不寒，就要用寒凉药物清热令寒；应燥不燥，就要用芳香宣化药物除湿令燥，应湿不湿，就要用滋润养阴药物生津润燥。"治上下者逆之"，意即风、火、湿、燥、寒六气偏盛时，在处理上就要针对它本气的偏盛以清泻或平抑。从自然气候来说，如果热而太甚，就要以寒令凉；寒而太甚，就要取火御寒；燥而太甚，就要滋水令湿；湿而太甚，就要风吹令燥。从人体疾病的治疗来说也是一样，寒证用热药，热证用凉药，燥病用润药，湿病用燥药。这就是说，古人从生活经验中总结出气候不及时要补；气候偏盛时要泻。并且也就从此演化出治疗疾病也按风、火、湿、燥、寒来定性，还从而制定出"寒者温之，热者凉之，虚者补之，实者泻之"的治疗原则以及"从治"、"逆治"的治疗方法。由此可以看出，中医学中的某些治疗原则和治法基本上来自古人的生活实践。

（2）以所在寒热盛衰而调之：“所在”，指具体时间或具体位置。“寒热”，即寒和热。“盛衰”，即实和虚或太过和不及。“调”，即调和或调治。此承上句而言，意即前述之“补上下者从之，治上下者逆之”这一原则，在具体运用时还要进一步加以定位。如寒热盛衰表现在司天之气则重点在调和司天之气有关的时令，如表现在在泉之气，则重点又在在泉之气，如表现在各个间气时，则重点又在四间气所属时令。推而广之，人体疾病的治疗也是如此。如寒热盛衰表现在心，则重点治心，寒热盛衰表现在肝，则重点治肝等等。这些都叫做“以所在寒热盛衰而调之”。张仲景在《金匮要略·脏腑经络先后病脉证》中指出：“夫诸病在脏，欲攻之，当随其所得而攻之，如渴者与猪苓汤，余皆仿此。”所谓“当随其所得而攻之”的治则与本篇所论“以所在寒热盛衰而调之”含义相同。这些论述正是我们在分析病机中要求进行定位和定性分析的理论基础和文献依据之一。

（3）上取下取，内取外取，以求其过：“上取”，王冰认为是吐法，他说：“上取谓以药制有过之气也。制而不顺，则吐之。”“下取”，王冰认为是下法，他说：“下取，谓以迅疾之药除下病，攻之不去，则下之。”“内取”，王冰认为是食疗及药疗，他说：“内取，谓食得以药内之，审其寒热而调之。”“外取”，王冰认为是外治法，他说：“外取，谓药熨令所病气调适也。”我们认为这几句是承上句而言，仍以从治则来理解为好。“取”，此处作治疗解。“上取”，即治上，“下取”即治下，“内取”即治内，“外取”即治外。“过”，即疾病。全句意即上治、下治、内治、外治，总要根据病位所在，有的放矢，病在什么地方就治什么地方，不能滥伐无过。这是对前句“以所在寒热盛衰而调之”的进一步阐述。

（4）能毒者以厚药，不胜毒者以薄药：“能”，为多音多义词，此处读“耐”，义与“耐”同。“能毒者”，即对药物的耐受性比较强的人。“厚药”，即作用较强烈的药物。“胜”，此处与“能”同义。“不胜毒者”，即对药物的耐受性较差的人。“薄药”，即作用较缓和的药物。全句意即在治疗中对患者投药时要注意到患者的体质特点，以及对药物的耐受能力。对药物耐受性比较强者，可以给作用较强或毒性较大的药物，反之，对药物耐受性比较差者，则给作用较缓和或毒性较小的药物。这就是说，在治疗投药中必须注意患者特点，要因人而异。新校正云：“按《甲乙经》云：胃厚，色黑，大骨，肉肥者，皆胜毒。其瘦而薄胃者，皆不胜毒。”也就是说，体强者一般对药物耐受力较强，体弱者一般对药物耐受力较弱。我们从临床中也体会到，年老者、久病者、平素体弱者，对药物耐受力均较差，治疗上不宜用重剂剧药。青壮年患者、新病者、平素体强者，对药物耐受力均较强，治疗上可以用重药重剂。治疗投药，充分考虑体质差异，因人制宜，这正是中医诊断治疗疾病的宝贵经验和特点之一，应予继承和发扬。

（5）气反者，病在上，取之下；病在下，取之上；病在中，傍取之："气反者"，指疾病的表现部位与其原发部位相反。疾病的原发部位在上，而疾病反表现在下，例如：病所在肺，但表现为大便秘结或腹泻或小便不利。疾病原发部位在下，而疾病表现却在上，例如病所在大肠，大便不通，但却表现为呕吐。这些都叫作“气反”。由于如此，所以在治疗上就要“病在下，取之上”，如前述之肺虚便秘、腹泻或小便不利，就要用补肺或宣肺的方法来治疗，下病上取。“病在上，取之下”，如前述之呕吐不止，就要用通便的方法来治疗，上病下取。“病在中，傍取之”，即病在里，例如由表证而引起的恶心、呕吐、腹泻，就要用解表的方法来治疗，表解而里自和。这就是说对疾病的治疗，不但要“上取下取，内取外取，以求其过”，“以所在寒热盛衰而调之”，首先考虑病位所在，而且要进一步分析其病机，孰为原发，孰为继发，以治疗求本。这是中医辨证论治的关键所在。

（6）治热以寒，温而行之；治寒以热，凉而行之；治温以清，冷而行之；治清以温，热而行之：这一段经文，是谈服药的方法。服药的方法一般有四种：一种是凉药热服，即原文所谓的“治热以寒，温而行之”。句中的“热”，是指热证，“寒”是指寒凉药物，“温”是指温服。一种是热药凉服，即原文所谓的“治寒以热，凉而行之”。句中的“寒”，是指寒证，“热”，是指热药，“凉”，是指凉服。另一种是凉药凉服，即原文所谓的“治温以清，冷而行之”。句中的“温”，指温热证，“清”，指凉药，“冷”，指冷服。还有一种是热药热服，即原文所谓的“治清以温，热而行之”。句中的“清”，指寒证，“温”，指温热药，“热”，指热服。上述这四种服药方法，历代注家均从正治反治的道理来解释，凉药热服，热药凉服，认为属于反治范围。凉药凉服，热药热服，认为属于正治范围。关于正治和反治，以后在《六元正纪大论》和《至真要大论》中均将作较详细的讨论，读者可以参看后章，此处从略。

（7）消之削之，吐之下之，补之泻之，久新同法：“消之削之”，指治疗上的消法。所谓“消法”，即用具有消散或清削作用的药物及方剂，或其他物理方法的处理以消散积聚，藉以达到治疗目的的一种治疗方法。“吐之下之”，指治疗上的吐法和下法。所谓“吐法”，即用具有催吐作用的药物或其他物理方法的处理，使患者发生呕吐，藉以达到治疗目的的一种治疗方法。“下法”，即用具有泻下作用的药物内服或外用使患者发生泻下藉以达到治疗目的的一种治疗方法。“补之泻之”，指治疗上的补法和下法。所谓“补法”，即用具有增强人体功能或补充人体营养物质的药物或食物以增强人体体力或补充人体营养藉以达到治疗目的的一种治疗方法。“久新”，指患病的时间，亦即新病和久病。“久新同法”，即不论疾病新久，上述的消法、吐法、补法、下法都可以用。这也就是说，不论新病久病，本身都有寒热虚实的不同，因而在治疗上就有温清补泻等不同的治法。这仍是对前述“以所在寒热盛衰而调之”这一治疗原则的进一步阐述和补充。

（8）病在中而不实不坚，且聚且散：“中”，指体内。“实”，指有物。“坚”，指坚硬。“聚”，指聚积。“散”，指分散。全句意即人体内脏有病，但是柔软无物，即使有时可以摸到有物，但是聚散不定，有时摸到，有时又摸不到。原文就此种现象提出问题，要求加以鉴别。

（9）无积者，求其脏：“积”，指聚积，亦即在人体可以摸到实体物，如癥瘕肿物等等。“脏”，指五脏，为腑的对应词。从阴阳属性来说，“脏为阴，腑为阳”，“无积者，求其脏”一句，是回答上面所提的问题。上句所提的“不实不坚，且聚且散”，实际上就是摸不到实体性的东西。既然摸不到实体性的东西，那就是“无积”，属于阴证、虚证，就不能用前述的消法或下法，而只能用补法来作治疗。张介宾注此云：“积者，有形之病。有积在中，则坚实不散矣，今其不实不坚，且聚且散者，无积可知也。无积而病在中者，藏之虚也，故当随病所在，求其脏而补之。”亦即此义。这也是前述“以所在寒热盛衰而调之”这一治疗原则在临床上的具体运用。

（10）虚则补之，药以祛之，食以随之，行水渍之，和其中外，可使毕已：这是承上句而言。上句言“无积者，求其脏”，这里说“虚则补之”，意即这种情况属于虚证，以补为主。但是上句又曾谈到“时聚时散”，说明虚中仍然挟实。因此在补虚的基础上，仍然要“药以祛之”，亦即在补虚扶正的基础上要同时祛邪。除了药物治疗以外，还要“食以随之”，注意到饮食在治疗中的积极作用。除药疗、食疗以外，还要注意到“行水渍之”，亦即运用水浴等理疗方法。“和其中外”，指对疾病采取综合治疗措施。这些治疗方法虽然都是承上文“无积者，求其脏”这一具体情况而提出的，但实际上指出了

“以所在寒热盛衰而调之”的具体内容。这就是说，从治疗原则上来说，虚者补之，实者泻之。虚中挟实，补虚为主，辅以祛邪。从治疗手段来说，药疗为主，食疗次之，辅以理疗，进行综合处理。

【述评】

本节主要介绍了对疾病的诊治原则和方法。在诊治原则上强调定性和定位的治疗原则，这也就是原文所谓的“以所在寒热盛衰而调之”。指出了要全面分析病机，以决定治疗，这也就是原文所谓的“病在上，取之下，病在下，取之上，病在中，傍取之”。指出了治疗上要因人而异，这就是原文所谓的“能毒者以厚药，不胜毒者以薄药”；还要因病而异，提出了热药热服，凉药凉服，热药凉服，凉药热服。在治法上提出了以补法和泻法为纲的各种治疗方法。在具体治疗手段上提出了药疗、食疗、理疗等综合治疗措施。这些诊治原则和方法，基本上是在前述的气化学说，气候与物候之间的关系等论述的基础上演化出来的。这是气化学说在医学上的具体运用。

【原文】

帝曰：有毒无毒，服有约乎(1)？岐伯曰：病有久新，方有大小(2)，有毒无毒，固宜常制(3)矣。大毒治病，十去其六；常毒治病，十去其七；小毒治病，十去其八；无毒治病，十去其九(4)；谷肉果菜，食养尽之，无使过之，伤其正也(5)。不尽，行复如法(6)。必先岁气，无伐天和(7)，无盛盛，无虚虚，而遗人夭殃(8)，无致邪，无失正，绝人长命(9)。

【讲解】

(1) 有毒无毒，服有约乎：“毒”，指药物气味特别偏胜，如大寒大热之类。张志聪注：“毒者，有大寒大热及燥湿偏胜之毒气。”此处亦可作为药物的毒性来理解。“服”，指服用。“约”，张隐庵注：“约，规则也。”全句是问：气味特别偏胜或毒性较大的药物，在服食上有没有什么规定？

（2）病有久新，方有大小："病有久新"，指疾病有新病和久病。"方有大小"，指制方上有大方和小方。关于大方和小方，《至真要大论》谓："君一臣二，制之小也，君一臣三佐五，制之中也，君一臣三佐九，制之大也。"这就是说"大方"药味多，"小方"药味少。前文曾谓："故消之削之，吐之下之，补之泻之，久新同法。"这是讲不论疾病是新病或者是久病都可以用补法和泻法。此句谓"病有久新，方有大小"，是讲在疾病的治疗上，虽然从治法上来说新病和久病不一定有什么差异，但是在具体用药上，还是有所区别的。

（3）有毒无毒，固宜常制："常"，有经常或一般之义。"制"，即制度，与前句之"约"同义。"常制"，即常规。"有毒无毒，固宜常制"，意即各种药物在使用上均有常规用法。

（4）大毒治病，十去其六；常毒治病，十去其七；小毒治病，十去其八；无毒治病，十去其九："大毒"，指毒性较大的药物。"常毒"，指具有一般毒性的药物。"小毒"，指毒性较小的药物。"无毒"，指没有毒性的药物。"六"、"七"、"八"、"九"等，指用药时间的长短。全句意即毒性较大的药物，服用时间宜短；毒性一般或毒性较小的药物，服用时间可以稍长；无毒的药物，服用时间则可以较长，但也只能"十去其九"，不能无限期的长期服用。

（5）谷肉果菜，食养尽之，无使过之，伤其正也："谷"，指粮食，"肉"，指肉食，"果"，指水果，"菜"，指蔬菜。"食养"，指饮食调养。"尽之"，指收功或结束治疗。"过"，指用药太过。"正"，指正气，亦即人体本身所固有的生理调节代偿防御能力。全句是对上文用药原则的解释和补充，意即用药物治疗疾病，必须掌握分寸，适可而止。毒性愈大的药物，愈不能长服久服，主要应依靠饮食调养来恢复健康，巩固疗效。为什么用药物治疗疾病，必须适可而止？为什么任何药物都不能长服久服？为什么要"谷肉果菜，食养尽之"？这涉及中医学对疾病本质的认识以及对于疾病的防治原则问题。对于自然界气候变化来说，古人认为整个自然界气候变化存在着一个自调的规律。这也就是前面已经讲过的："五运之政，犹权衡也，高者抑之，下者举之，化者应之，变者复之。此生长化成收藏之理，气之常也。失常则天地四塞矣。"对于人体与自然环境的关系，古人认为也存在着一个自调规律，即认为自然界气候的一般变化，人体能自动适应它。自然界中的各处致病因素，人体能自动防御它。致病以后对人体的各种损伤，人体能自动代偿并修复它。自然界的各种自调现象，中医学叫作"正气"。人体的各种自调现象，生理调节代偿防御能力，中医学也叫作"正气"。"正气"，中医学认为是自然界生命现象之所以能够存在的根本原因，也是人体健康能够得到保证的关键所在。由于如此，所以中医学认为，疾病的发生从根本上来说，是人体正气不足的结果，也是正气与邪气斗争的表现。因此，中医学对疾病的治疗也就立足于如何恢复人体的正气，亦即把恢复和加强人体的生理调节代偿防御能力放在头等重要的地位。任何可以影响人体正气的措施都应该慎用或不用，即使是具有针对病邪作用的措施，也只能在不影响人体正气的前提下应用。如果超过了这个范围，就必须停止使用。具有毒性的药物，由于它对病邪，亦即对致病因素有一些特异性的治疗作用，所以在疾病的治疗中是必需的。正如《素问·脏气法时论》中所谓的："毒药攻邪。"但是具有毒性的药物，在具有治疗作用的同时，又具有损害人体正气的副作用。即使是无毒的药物，虽然并不具毒性作用，但是它既然能治病，亦必然在气味上有其偏胜之处；我们正是运用其偏胜的一面，来调节和恢复在致病因素影响下人体失去的相对平衡状态。但是在长时间服用过程中，又必然会造成人体新的偏胜失衡而对正气有所损伤。由于如此，所以中医学对于疾病的治疗，从来就不主张完全依靠药物，认为使用药物只能是在病邪较盛时用以顿挫病势的一种手段。一旦病邪已衰，即应适可而止。特别是有毒的药物，更应尽早停用或不用。中医对于疾病的治疗，十分强调依靠人体的自调能力，认为能够善于调动人体正气，对疾病进行因势利导的治疗，这就是最好的治疗。这些基本观点，在《内经》中，特别是在本篇中，阐发得十分深刻，明确指出："大毒治病，十去其六；常毒治病，十去其七；小毒治病，十去其八；无毒治病，十去其九；谷肉果菜，食养尽之，无使过之，伤其正也。"还指出："必养必和，待其来复。"在《六元正纪大论》中提出："大积大聚，其可犯也，衰其大半而止，过者死。"《脏气法时论》也指出："毒药攻邪，五谷为养，五果为助，五畜为益，五菜为充，气味合而服之，以补益精气。"在《汉书·艺文志》中甚至提出："有病不治，常得中医。"上述论述充分说明了中医对疾病本质的认识和治疗疾病的指导思想，即认为疾病是人体正气与病邪相搏的过程，治疗疾病必须立足于调动和恢复人体固有的自调能力来战胜疾病，恢复健康。任何损伤人体正气的治疗，都必须慎用或不用，充分重视饮食调养在恢复正气中的重要作用等等。这些认识正是中医整体观在疾病治疗上的具体体现。

(6) 不尽，行复如法："不尽"，指疾病未愈。"行复如法"，指仍可以再用前述的用药方法来进行治疗。这就是说用药物治疗疾病，特别是用具有一定毒性的药物治疗疾病，可以采用间断投药的方法。这种投药法，既可以避免因连续使用毒性药物对人体正气带来的损害，同时还可达到间断服药而使病邪受到顿挫的治疗目的。这是古人治疗经验的总结，也是至今中医在治疗疾病上最常用的投药方法。

(7) 必先岁气，无伐天和："岁气"，指这一年气候变化的特点。"必先岁气"，指在诊治疾病上，首先要了解这一年气候变化上的特点。"伐"，指消伐或损害。"天和"，指自然界的正常气候变化及人体的自调功能。"无伐天和"，指在诊治疾病时要注意自然界季节气候特点与人体生理病理的关系，不要损害或干扰人体的自调能力。这就是说，在诊治疾病中，不但要掌握药物的特性以及用药的分寸和方法，时刻注意不要损伤人体正气，而且由于人与天地相应，季节气候变化与人体正气密切相关，因而也要密切注意季节气候与人体的关系，根据季节气候特点对患者进行适当处理。这是中医学整体恒动观，人与天地相应思想在疾病治疗中的具体体现和运用。

(8) 无盛盛，无虚虚，而遗人夭殃："盛"，指旺盛。"盛盛"，前一个"盛"字，作使之旺盛解；后一个"盛"字，作本来旺盛解。"盛盛"，意即已经很旺盛了，还再用使其旺盛的治疗方法。"虚"，指虚弱不足。"虚虚"，前一个虚字，作使之虚弱解释；后一个"虚"字，作本来虚弱解。"虚虚"，意即已经很虚弱了，还再用使其虚弱的治疗方法。"遗"，指给予。"夭殃"，指灾害。"无盛盛，无虚虚，而遗人夭殃"一句，是指治疗原则而言，意即在对疾病的治疗上，必须注意邪正的盛衰而决定治疗上的补泻。不能在邪气已经很盛的情况下再给予助邪的药物，也不能在正气已经虚弱的情况下再给予伤正的药物。邪气很盛再予助邪，这就叫作"盛盛"，或者叫作"实实"。正气已虚再予伤正，这就叫作"虚虚"。"实实"、"虚虚"，从治疗原则上来说都是原则性的错误，都必然造成"遗人夭殃"，也就是说，给病人带来严重的危害。

(9) 无致邪，无失正，绝人长命："致邪"，即帮助邪气。"失正"，即损伤正气。"长命"，指人的生命和健康。全句是承上句而言，意即"无盛盛，无虚虚"的原因，就是因为"盛盛"可以"致邪"，"虚虚"可以"失正"。因而盛盛、虚虚都可以给人的健康带来危害，甚至断送人的生命，这就是原文所谓的"遗人夭殃"和"绝人长命"。

【述评】

本节提出了对于具有毒性的药物在临床运用上的分寸问

题，明确地指出了毒性大的药物服药时间宜短，毒性小的药物，服用时间可以适当延长，总的认识是不管药物的毒性大小，有毒无毒，都应当适可而止，不能无限期地使用。明确指出饮食调养在疾病治疗中的重要作用，并以此说明了人体疾病发生的原因，基本上是由于人体正气失调，因而在治疗疾病时，必须处处以正气为怀。还提出了“无盛盛，无虚虚”和“无伐天和”等原则问题。这些认识，是在中医学对疾病本质和病因学认识——正邪论的指导下，在临床诊治中的具体运用，是中医学的精华所在，直到今天，仍具有重要的指导意义。

【原文】

帝曰：其久病者，有气从不康，病去而瘠[1]，奈何？岐伯曰：昭乎哉圣人之问也！化不可代，时不可违[2]。夫经络以通，血气以从，复其不足，与众齐同，养之和之，静以待时[3]，谨守其气，无使倾移，其形乃彰，生气以长，命曰圣王[4]。故大要曰[5]：无代化，无违时，必养必和，待其来复[6]。此之谓也。帝曰：善。

【讲解】

（1）其久病者，有气从不康，病去而瘠：“气从”，指正气已经恢复。“康”，指健康。“瘠”（jī 音脊），指消瘦，全句是说：久病患者，疾病痊愈以后，正气已经恢复，但身体仍然十分瘦弱，身体还不十分健康。

（2）化不可代，时不可违：“化”，指自然界生化现象。“代”，指代替。“时”，指时令或季节。“违”，指违反。全句意即自然界的各种生化现象，如春生、夏长、长夏化、秋收、冬藏等等，都各有其相应的季节和时令，这是不以人们主观意志而改变的客观规律。因此，人们必须顺应这个规律不可违反。不过应该指出，关于“化不可代，时不可违”的含义，历代注家有两种看法。一种看法是认为自然变化，人力不能代替。这种看法以王冰为代表。他说："化，谓造化也。代大匠斲，犹伤其手，况造化之气，人能以力代之乎，天生长收藏，各应四时之化，虽巧智者，亦无能先时而致之，明非人力所及，由是观之，则物之生长收藏化，必待其时也。物之成败理乱亦待其时也。物既有之，人亦宜然。或言力必可致而能代造化违四时者，妄也。"另一种看法，虽然也认为"化不可代，时不可违"，但又认为在一定条件下，人能胜天。这种看法，以张介宾为代表。他说："化，造化也。凡造化之道，衰王各有不同，如木从春化，火从夏化，金从秋化，水从冬化，土从四季之化，以及五运六气各有所主，皆不可以相代也。故曰化不可代。人之藏气，亦必随时以为衰王，欲复藏气之亏，不因时气不可也。故曰时不可违。不违时者，如金水根于春夏，木火基于秋冬，藏气皆有化原。设不预为之地，则临时不易于复元，或邪气乘虚再至，虽有神手，无如之何矣。"这就是说，他原则上也同意"化不可代，时不可违"的提法，但是他又认为："此节诸注皆谓天地有自然之化，人力不足以代之，故曰化不可代。然则当听之矣，而下文曰养之和之者，又将何所为乎？谓非以人力而赞天工者乎？其说不然也。"这就是说，他又不完全同意"化不可代，时不可违"的提法，认为人力可以替天工，人力在这里也有一定的作用。张介宾在《景岳全书·先天后天论》中更是十分强调了人的作用，明确提出了"人能胜天"的看法。他说："人生于地，悬命于天，此人之制命于天也。栽之培之，倾之覆之，此天之制命于人也。天本无二，而以此视之，则有天之天者，谓生我之天生于无而由乎天地。有人之天者，谓成我之天成于有而由乎我也……以人之禀赋言，则先天强厚者多寿，先天薄弱者多夭，后天培养者，寿者更寿，后开斲削者，夭者更夭……若以人之作用言，则先天之强者不可恃，恃则并失其强矣，后天之弱者当知慎，慎则人能胜天矣。"我们完全赞同张介宾所论，即一方面承认自然规律，服从自然规律，这也就是原文所谓的“化不可代，时不可违”，以及下文所谓的“无代化，无违时”。但是也并非在自然规律面前一切听其自然，像张氏注文中所提的“然则当听之矣”而无所作为，在一定程度上人不但可以适应自然而且可以改造自然，正如张氏所主张的“人能胜天”。事实上张氏的论点也正是《内经》的论点。在《六元正纪大论》中，就十分明确地提出：“通天之纪，从地之理，和其运，调其化，使上下合德，勿相夺伦，天地升降，不失其宜，五运宣行，勿乖其政。”这就是说，人在认识到自然变化规律之后，就可以掌握它，控制它，使它为人造福。如何掌握它，控制它？在该篇中明确提出要“调之正味从逆”，还提出“养之和之”，这就是说，依靠饮食药物或精神调养来加以矫正。这也就是张介宾所注的“以人力而赞天工”，“慎则人能胜天”。联系前文曾提出“有久病者，气从不康，病去而瘠”应如何处理的问题，理解了“化不可代，时不可违”的精神实质以后，在处理方法上就十分明确，那就是久病之后，人体瘦弱，这是因为疾病长期消耗的结果，要想全部恢复，这不是凭人的主观意志所能代替的，只能注意饮食起居和精神调养，并需等待一定的时间才能逐渐恢复。这里既认识到了自然规律不能违反，也体现了人的作用，饮食起居和精神调养的作用。

（3）复其不足，与众齐同，养之和之，静以待时：“复其不足”，指完全恢复健康。“与众齐同”，指恢复到与一般人一样。“养之和之”，指要注意饮食调养。“静以待时”，指要耐心地等待。全句是承上句而言，意即久病之后，人体消瘦，健康不佳，这是病后的自然现象，如果要完全恢复到正常人一样健康，那就要注意饮食调养，并且要耐心等待，到一定时间才能完全恢复。

（4）谨守其气，无使倾移，其形乃彰，生气以长，命曰圣王：这几句是解释上句，即回答如何“养之和之”。“谨守其气”，指在生活饮食起居上注意到与季节气候晨昏昼夜相应。这也就是《素问·四气调神大论》中所指出的：“春三月……夜卧早起，广步于庭，被发缓形，以使志生，……夏三月，……夜卧早起，无厌于日，使志无怒，……秋三月，……早卧早起，与鸡俱兴，……冬三月，……早卧晚起，必待日光，……去寒就温，无泄皮肤……。”以及“春夏养阳，秋冬养阴”等等。“无使倾移”，指认真坚持上述养生之道，不要偏废。“其形乃彰”，指身体就会逐渐壮实起来。“生气以长”，指生机旺盛。“命曰圣王”，意即能做到上述所述，就是有学问、有修养的人。这也就是《素问·四气调神大论》中所谓的：“夫四时阴阳者，万物之根本也，所以圣人春夏养阳，秋冬养阴，以从其根，故与万物沉浮于生长之门……故阴阳四时者，万物之终始也，死生之本也，逆之则灾害生，从之则苛疾不起，是谓得道。道者，圣人行之，愚人佩之。”“圣王”，即圣人之意。全句意即久病患者，身体消瘦，要恢复健康，就必须在起居上适应四时气候，饮食上注意调养，而且需要一个过程，要耐心等待，然后才能逐渐恢复健康。

（5）故大要曰：“大要”，不少注家认为指古医经。张介宾注曰：“上古书名。此引古语，以明化不可代，时不可失，不可不养，不可不和，以待其来复，未有不复者矣。”但是“大要”究竟是不是指古医书，由于后世根本没有见到过这书，所以也无从肯定。我们注意到，在《素问》中，“大要”一语多出现在结论之前，如《至真要大论》中谓：“气有多少，病有盛衰，治有缓急，方有大小，愿闻其约奈何？岐伯曰：气有高下，病有远近，证有中外，治有轻重，适其至所为故也。大要曰：君一臣二，奇之制也；君二臣四，偶之制也；君二臣三，奇之制也；君二臣六，偶之制也。”其中“大要”，就可以解释成为“大致说来”，或者“一般来说”，不一定是指书名。再看《至真要大论》中的另一段：“夫气之生与其化，衰盛异也。寒暑温凉，盛衰之用，其在四维，故阳之动，始于温，盛于暑；阴之动，始于清，盛于寒。春夏秋冬，各差春分。故大要曰：彼春之暖，为夏之暑，彼秋之忿，为冬之怒，谨按四维，斥候皆归，其终可见，其始可知，此之谓也。”这里的“大要”，也可以解释成“一般说来”。从整段文义来看，也不像是书名。《至真要大论》中病机十九条一段，在列举病机十九条的内容以后，接着就谓：“故大要曰：谨守病机，各司其属，有者求之，无者求之，盛者责之，虚者责之，必先五胜。疏其血气，令其条达，而致和平，此之谓也。”这里所谓的“大要”，更可以解释成为“总的来说”，或“扼要来说”。从文字结构来看，更不像是指书名。本节所说的“大要”，也是在前面讲了许多“化不可代，时不可违”的内容以后所作的总结性文字。因此也可以解释成为“总之说来”。由于如此，所以我们认为把“大要”解释成为古医经名是缺乏根据的。类似这样的例子也还有，如有人把《九卷》释为《灵枢》，把“奇恒”、“阴阳”、“揆度”等都解释为古医书名，我们认为也缺少根据，因此对这些提法暂持保留态度。

（6）无代化，无违时，必养必和，待其来复：这几句是承前“化不可代，时不可违”而言。前文提出了“化不可代”，所以这里讲“无代化”。前文提出了“时不可违”，所以这里讲“无违时”。前文提出了“静以待时”，所以这里讲“待其来复”，以与之相呼应。应该指出的是，对这几句经文，不能只从消极方面来理解，不能完全理解为听其自然，应该重视“必养必和”的作用。这就是说，必须是在“必养必和”的前提下待其来复。这和前文所讲的“养之和之，静以待时”的含义完全一样。既重视自然规律，服从自然规律，但同时又强调人的作用。我们应正确理解其精神实质。正是这种朴素的辩证法思想，指导着中医学能够比较全面地、正确地认识自然、人体和疾病的规律，并顺应客观规律因势利导来指导治疗战胜疾病。

【述评】

本节主要讨论了病后的调理问题。在本节中首先提出，病后特别是久病之后，人体由于疾病长期的消耗，不能马上完全恢复健康，这是一种正常现象。这就是原文所谓的“气从不康，病去而瘠”。其次指出，根据自然规律，自然界的一切生化现象，都有一定的时令节序条件，不是能凭主观意愿而随意加以改变的。因此对于疾病后的健康恢复问题，只能依靠注意生活起居、饮食调养，慢慢地自然恢复，不能着急。这也就是原文所谓的：“化不可代，时不可违，必养必和，待其来复。”这种既承认客观规律，认为必须服从自然规律，但又强调人的主观能动作用，强调生活起居，饮食营养对人体健康的重要性的认识是完全正确的，是中医理论中的精华部分。

【本篇小结】

（1）本篇指出了五运有平气、太过、不及三种情况，并比较系统地、详细地介绍了它们各自的气候变化特点，物候现象以及人体疾病的特点。总结出平气的特点是：“生而无杀，长而无罚，收而无害，藏而无抑。”不及的特点是：“乘危而行，不速而至，暴虐无德，灾反及之，微者复微，甚者复甚。”太过的特点是：“不恒其德，则所胜来复，政恒其理，则所胜同化。”

（2）本篇指出了地理条件与气候变化的关系，与人体寿命长短的关系，与疾病性质及治疗方面的关系。从而总结出：我国西北方地势偏高，气候偏冷，人的寿命相对偏长，疾病方面可以出现表寒里热证，治疗上可以治以寒凉。东南方地势偏低，气候偏热，人的寿命相对偏短，疾病方面可以出现表虚里寒证，治疗上可以治以温热。这就是原文所谓的：“地有高下，气有温凉，高者气寒，下者气热。”“阴精所奉其人寿，阳精所降其人夭。”“适寒凉者胀，之温热者疮。下之则胀已，汗之则疮已。”“气寒气凉，治以寒凉，气温气热，治以温热。”

(3) 本篇指出了五运与六气之间有极其密切的承制关系，因而岁运变化有不应不用的情况。本文比较详细地介绍了六气司天的不同气候和物候变化以及疾病流行情况以供分析岁运变化时的参考。这就是原文所谓的："其岁有不病而藏气不应不用者何也？岐伯曰：天气制之，气有所从也。"并且讲述了六气司天的具体内容。

(4) 本篇指出了六气司天在泉与自然界动物的胎孕生长及与植物的气味厚薄密切相关，从而总结出"同者盛之，异者衰之"的自然生长规律。这个规律就是：从动物来说，如果与司天在泉之气相应，生长胎孕就好；反之就不好。从植物来说，如果与司天在泉之气相应，生长就好，气味就正；反之则不行。这就是原文所谓的"五类衰盛，各随其气之所宜也"，"寒热燥湿，不同其化"。同时也指出了不同的年份，不同的动植物生长情况不同，其原因是因为不同的动植物有不同的内在基础，要求不同的气候条件，所以各个年份各种不同的动植物生长特点也不同。这也就是原文所谓的："根于中者，命曰神机，神去则机息。根于外者，命曰气立，气止则化绝。故各有制，各有胜，各有生，各有成。"

(5) 根据本篇前述之气化物化之间的关系，提出了对疾病的治则和治法。在诊断方面，本篇明确指出了定位和定性的问题。这就是原文所谓的"以所在寒热盛衰而调之"，"上取下取，内取外取，以求其过"。在治则方面，本篇指出了在投药上要因人而异。这就是原文所谓的："能毒者以厚药，不胜毒者以薄药。"要治病求本，这就是原文所谓的："病在上，取之下，病在下，取之上，病在中，傍取之。"要因病而异，讲究服药方法，这就是原文所谓的："治热以寒，温而行之，治寒以热，凉而行之，治温以清，冷而行之，治清以温，热而行之。"要处处照顾到人体正气，对具有毒性的药物不宜长用，既使不具有毒性作用的无毒药物，也要适可而止，这就是原文所谓的："大毒治病，十去其六；常毒治病，十去其七；小毒治病，十去其八；无毒治病，十去其九。"要注意到饮食调养、生活起居在治疗上的重要作用。这就是原文所谓的"谷肉果菜，食养尽之"，"养之和之"，"必养必和"，"谨守其气，无使倾移"。在治法方面，本篇指出了以补法和泻法为纲的多种治疗方法，这就是原文所谓的"清之削之，吐之下之，补之泻之"，"药以祛之，食以随之，行水渍之，和其中外"。在对疾病后的调理方面，本篇指出了病后不能着急，需要注意生活起居，饮食营养，等待其自然恢复，这就是原文所谓的"养之和之，静以待时"，"无代化，无违时，必养必和，待其来复"。

六、《六元正纪大论》讲解

【题解】

"六元"，即风、热、火、湿、燥、寒六气。《天元纪大论》谓："厥阴之上，风气主之；少阴之上，热气主之；太阴之上，湿气主之；少阳之上，相火主之；阳明之上，燥气主之；太阳之上，寒气主之。所谓本也，是谓六元。""正纪"，指正常的变化规律。由于本篇内容主要是论述六十年中六气的变化规律，所以命名曰"六元正纪大论"。

【原文】

黄帝问曰：六化六变，胜复淫治，甘苦辛咸酸淡先后(1)，余知之矣。夫五运之化，或从五气，或逆天气，或从天气而逆地气，或从地气而逆天气，或相得，或不相得(2)，余未能明其事。欲通天之纪，从地之理(3)，和其运，调其化(4)，使上下合德，无相夺伦(5)，天地升降，不失其宜(6)，五运宣行，勿乖其政(7)，调之正味从逆(8)，奈何？岐伯稽首再拜对曰：昭乎哉问也，此天地之纲纪，变化之渊源，非圣帝孰能穷其至理欤！臣虽不敏，请陈其道，令终不灭，久而不易(9)。帝曰：愿夫子推而次之，从其类序，分其部主，别其宗司，昭其气数，明其正化(10)，可得闻乎？岐伯曰：先立其年以明其气(11)，金木水火土运行之数(12)，寒暑燥湿风火临御之化(13)，则天道可见，民气可调，阳明卷舒，近而无惑(14)，数之可数者，请遂言之(15)。

【讲解】

(1) 六化六变，胜复淫治，甘苦辛酸咸淡先后："六化"，指六气的正常变化。"六变"，指六气的反常变化。"胜"，指胜气。"复"，指复气。"淫"，指偏胜或太过。"治"，指正常。

“甘苦辛酸咸淡”，指五味，亦即指各种食物或药物。“先后”，指五味的生成各个年度不尽相同，有先有后。全句意即自然气候有常有变，五味的生成与六气的变化密切相关。因此，各个年份气候各有特点，五味的生成也就有先有后。这也就是《五常政大论》中所谓的：“寒热燥湿，不同其化也。”“少阳在泉，寒毒不生，其味辛……阳明在泉，湿毒不生，其味酸……太阳在泉，热毒不生，其味苦……厥阴在泉，清毒不生，其味甘……少阴在泉，寒毒不生，其味辛……太阴在泉，燥毒不生，其味咸……”等等。

（2）夫五运之化，或从五气，或逆天气，或从天气而逆地气，或从地气而逆天气，或相得，或不相得：“五运”，指木火土金水五运。“化”，指化生，亦即万物的生长化收藏现象。“五气”，有两种解释：一种解释认为是“天气”之误，如《新校正》云：“详五气疑作天气，则与下文相协。”一种解释认为是指五运平气之年，如张志聪云：“或从五气者，谓敷和、升明、审平、静顺之纪，五运和平，与六气无犯也。”我们同意《新校正》的解释，以“天气”为宜。因此“或从五气”，应为“或从天气”。“天气”，一般均指司天之气。因此“或从天气”一句，意即有些年份岁运的五行属性与该年的司天之气相同。“或逆天气”，意即有些年份岁运的五行属性与司天之气相逆。“或从天气而逆地气”，意即有些年份岁运的五行属性与司天之气相同而与在泉之气相逆。“或从地气而逆天气”，意即有些年份岁运的五行属性与在泉之气相同而与司天之气相逆。“或相得”，指客气与主气一致。“或不相得”，指客气与主气不一致。以上所述，是说在五运六气的运算过程中有各种不同的情况，十分复杂。关于这些复杂情况，本篇将在下文中逐年加以讨论，此不详述。

（3）通天之纪，从地之理：“通”，指通晓。“天”，指天时，即自然气候。“通天之纪”，意即通晓自然气候变化规律。

“从”，指根据或依从。“地”，指地理。“从地之理”，意即根据地理条件。全句意即研究自然气候及物候变化，必须首先掌握天时地理，通晓自然气候变化规律及地理状况，才能了解自然，掌握自然进而改造自然。

（4）和其运，调其化：“运”，指五运。“化”，指化生。“运”，有盛有衰，有太过有不及。因此其化生情况也就有多有少，有厚有薄。“和其运，调其化”，是承上句而言。意即在充分掌握自然气候和地理变化规律的基础之上，人们就可以调和五运的盛衰，化生的多少，并进一步以防治疾病，保障健康。这也就是张志聪《集注》中所谓的：“用人力以调其不和。”

（5）使上下合德，无相夺伦：“上”，指司天。“下”，指在泉。“合德”，指协调。“夺伦”，指偏盛偏衰的失调现象。“使上下合德，无相夺伦”，是承上句“和其运，调其化”而言，意即可以用人力来使司天在泉之气在作用上和谐协调。质言之，亦即可以用人力来矫正由于岁运的盛衰而引起的物化方面的盛衰以及人体方面的盛衰现象。

（6）天地升降，不失其宜：“天”，指司天之气。“地”，指在泉之气。“升降”，指司天在泉之间的循回运转。“宜”，指正常。“天地升降，不失其宜”，其义与前句“使上下合德，无相夺伦”相似，均指使司天在泉之气循回运转正常。

（7）五运宣行，勿乖其政：“五运”，指木火土金水五运。“宣行”，指运行。“乖”，指反常。“政”，指职能。“五运宣行，勿乖其政”，意即使木火土金水五运，在运行中不要出现反常现象。质言之，亦即使生长化收藏等物化现象正常进行。

（8）调之正味从逆：“调”，即调整。“正味”，“正”指正常；“味”，指五味。“正味”，即具有正常作用的食物与药物。“从逆”，指治法上的从治和逆治，亦即正治和反治。“调之正味从逆”，是承以上几句所述而言。前几句是说人们在充分掌握自然气候和地理变化规律的基础之上，可以用人力矫正因岁运盛衰而引起的不和现象。此句则是告诉我们如何来矫正这种不和现象。明确指出，矫正这种不和现象的具体方法，就是利用五味的作用，亦即利用食物或药物的作用，针对所出现的不和现象进行正治或反治。这也就是张志聪所谓的："夫五运六气有德化政令之和祥，必有淫胜郁复之变易。今欲使气运和平，须以五味折之资之，益之抑之，故曰调之正味。盖在天为气，在地为味，以味而调其气也。从逆者，谓资之益之者从之，折之抑之者当逆取也。"亦即此义。

(9) 令终不灭，久而不易："令终不灭"，即永远不被消灭。"久而不易"，即长期不改变。全句意即对上述认识和掌握的自然变化规律，要进行阐述和整理，使之流传下去，不致因年代久远而被消灭或任意加以改变。

(10) 推而次之，从其类序，分其部主，别其宗司，昭其气数，明其正化：这是谈总结自然气候、物候以及人体疾病的发生和治疗规律的方法。"推而次之"，即首先要推演出这一规律并加以条理化。"从其类序，分其部主，别其宗司"，即按照规律本身固有的特点进行分类，按排顺序，分别主从。"昭其气数"，即阐明其相关类别的气候变化特点。"明其正化"，即阐明其相关类别的物候变化规律。

(11) 先立其年以明其气："先立其年"，即先定出当年的具体年份。"以明其气"，即根据不同年份来确定各个年份的气化和物化现象。如何"先立其年"？《六微旨大论》中指出："天气始于甲，地气始于子，子甲相合，命曰岁立。谨候其时，气可与期。"这里的"子甲相合，命曰岁立"，就是"先立其年"，"谨候其时，气可与期"，就是"以明其气"。这就是说，总结分析自然气候、物候以及人体疾病发生和治疗规律的方法，首先就是运用干支定出具体年份，然后就可以根据《天元纪大论》中所述的天干化五运，地支合三阴三阳六气等规律进行具体分析和推算。

(12) 金木水火土运行之数："数"，此处作规律解。"金木水火土运行之数"，是承上句说明在确定了年份之后，就可以该年天干来推算该年度的岁运在运行中的变化规律。张志聪注："运行之数者，五运相袭而皆治之，终期之日，周而复始。"即属此义。

(13) 寒暑燥湿风火临御之化："寒暑燥湿风火"，即六气。"临"，指降临或来临，此处指"客气"。"御"，指驾御，此处指主气。"化"，指生化。"寒暑燥湿风火临御之化"也是承上句而言，意即在确定了年份之后，即可以根据该年的地支推算该年度六气运行中的主气、客气、间气、司天在泉、客主加临等的运行变化规律。张志聪注："临御之化者，六气有司天之上临，有在泉之下御，有四时之主气，有加临之客气。"即属此义。

(14) 天道可见，民气可调，阴阳卷舒，近而无惑："天道"，即自然变化规律。"民气"，指人民身体健康状况。"卷舒"，"卷"，指收束；"舒"，指舒张或打开。此处意即阴阳消长，可以为人所掌握，如同一轴画卷，收束或打开，完全在人掌握。"近"，远字的对应词，此处是针对前述之"天道玄运"而言。全句意即如果掌握了上述按干支分析计算五运六气的变化规律，则自然变化规律就可以清清楚楚，人民因岁运岁气而发生的疾病就可以得到矫正和调治，阴阳盛衰也可以为人所掌握，玄远的天道就可以因此而变得近而清楚，不难了解。

(15) 数之可数者，请遂言之：这里的两个"数"字，前一个"数"字指规律，后一个"数"字指数目。"遂"，副词，就的意思。本句意译之，即岐伯说：到现在为止，可以作为规律加以总结的内容，让我就来讲一讲吧。

【述评】

本节首先指出了五运、六气以及运气之间有许多复杂的变化，其次指出了只要了解了这一变化规律，人们就可以进而掌握它、利用它、调整它。而调整的方法，主要是利用饮食或药物。再其次指出了研究自然规律的具体方法是首先运用干支纪年的方法，然后在干支纪年的基础上分析各个年度的不同变化和气候、物候特点。这一小节虽然文字不多，但层次十分清楚。特别值得提出的是，作者在这里提出了一个十分重要的问题，即人能胜天的问题。这就是说，《内经》作者认为自然变化虽然十分复杂，但是又认为它完全可以为人们所了解和掌握，并且在了解和掌握的基础上对其所引起的危害可以加以矫正和调整。这就是原文最后所指出的“天道可见，民气可调”。它一方面承认自然规律，认为自然规律不能违反，但另一方面又认为自然规律可以为人们所认识和掌握，并能对所引起的危害加以人为的矫正、调整以补弊救偏。这种自然观是十分卓越的，中医理论体系正是在这种科学的自然观的基础上建立和发展起来的。

【原文】

帝曰：太阳之政[(1)]奈何？岐伯曰：辰戌之纪[(2)]也。

太阳　太角　太阴　壬辰　壬戌[(3)]其运风[(4)]，其化鸣紊启拆[(5)]，其变振拉摧拔[(6)]，其病眩掉目瞑[(7)]。

太角初正　少徵　太宫　少商　太羽终[(8)]

【讲解】

(1) 太阳之政：此节以下各节，系以图表形式来列举甲子一周六十年中，每一年的气候、物候及疾病特点。“太阳之政”，是指太阳寒水司天之年。

(2) 辰戌之纪：“辰戌”，是指各个年度上的年支。“辰戌之纪”，是承上句“太阳之政”而言。意即凡是年支上逢辰、逢戌的年份，都是太阳寒水司天之年。甲子一周六十年中，年支上逢辰逢戌属于太阳寒水司天之年者计有壬辰、壬戌、戊辰、戊戌、甲辰、甲戌、庚辰、庚戌、丙辰、丙戌十年。以下原文分别将此十年的气候、物候、疾病特点列表简述。读者可按讲解顺序阅读原文。

（3）太阳　太角　太阴　壬辰　壬戌：“太阳”，指太阳寒水司天。“太角”，指木运太过。“太阴”，指太阴湿土在泉。“壬辰”、“壬戌”，指壬辰年和壬戌年。

这一段是说壬辰年和壬戌年，由于其年干都是“壬”，“丁壬化木”，所以都属于木运。“壬”在天干顺序上属于单数为阳干，阳干为太过，所以在岁运上都属于木运太过之年。古人以五音建运，即以宫、商、角、徵、羽五音代表五运。其中以宫音代表土运，以商音代表金运，以角音代表木运，以徵音代表火运，以羽音代表水运。并以“太”代表太过，以“少”代表不及，认为太和少都是交替相随。由于壬辰、壬戌年都是木运太过之年，所以也是太角之年。

壬辰年和壬戌年的年支是辰，是戌。辰戌太阳寒水司天，所以壬辰年和壬戌年为太阳寒水司天之年。太阳司天，一定是太阴在泉，所以壬辰、壬戌年是太阴湿土在泉之年。

可以看出，这个表的第一行，在读法上应先读壬辰、壬戌，即先知道是什么年份。然后再读太角，就知道这两年是岁木太过之年。然后再读太阳，太阴，就知道这两年是太阳寒水司天，太阴湿土在泉。这样对壬辰、壬戌两年的岁运和岁气也就一目了然了。

（4）其运风：“运”，指岁运。“风”，指风气偏胜。“其运风”，意即壬辰、壬戌年，属于岁木太过之年，所以这一年，特别是这一年的春天里，风气偏胜，气温偏高。

（5）其化鸣紊启拆：“化”，指生化。“鸣紊”，指风气偏胜时所出现的飘动摇荡的自然景象。“启拆”，指自然界在春天里所出现的萌芽生长现象。“其化鸣紊启拆”，意即岁木太过之年，春天里风气偏胜，自然界一片活跃，万物萌芽生长。

（6）其变振拉摧拔：“变”，指灾变。“振拉摧拔”，指岁木太过之年，风气偏胜，如果过甚，就会出现灾变，狂风大作，摧屋拔树，形成灾害。

（7）其病眩掉目瞑：“眩”，指头晕。“掉”，指抽搐。“目瞑”，指视物不清。“其病眩掉目瞑”，意即岁木太过之年，风气偏胜，人体容易发生肝病，因而在临床上可以出现上述眩掉目瞑等肝病症状。

（8）太角初正　少徵　太宫　少角　太羽终：上表是指壬辰、壬戌年的主运和客运的运行次序和变化。

所谓“客运”，指一年之中五个运季，即春、夏、长夏、秋、冬等季节中的特殊气候变化。客运的计算方法是在每年岁运的基础之上进行的。每年值年的岁运就是当年客运的初运，以下按五行相生的次序依次推移。由于壬辰、壬戌年岁运是岁木太过，所以这两年的客运初运便是木运太过，亦即“太角”。二运便是火运，由于五音建运有个“太少相生”的问题，既如前述，太过之后便是不及，所以二运的火运便是火运不及，亦即“少徵”。三运是土运太过，亦即“太宫”。四运是金运不及，亦即“少商”。五运是水运太过，亦即太羽。以上便是表中这一行“太角　少徵　太宫　少角　太羽”的含义。

所谓“主运”，即一年中五个运季的一般气候变化。五个运季的一般变化顺序即按木（风）、火（热）、土（湿）、金（燥）、水（寒）五行相生之序进行，年年如此。因此主运的计算方法很简单，即木为初运，火为二运，土为三运，金为四运，水为终运。因此，表中的这一行还可以表示主运的运行次序。表中“太角”右下方的“初正”二字，“初”字即表示主运中的初运。“正”字表示正角，以示与客运中的“太角”相区别。“太羽”右下方的“终”字，表示主运中的终运。主运在运行中没有太、少之分，因此表中这一行就表示主运来说，应读成“角、徵、宫、商、羽”。由于原文是把主客运两个表省略为一个表，因此必须注意读法，才能领会表的含义。

【原文】

太阳　太徵　太阴　戊辰　戊戌(1)同正徵(2)。其运热(3)，其化暄暑郁燠(4)，其变炎烈沸腾(5)，其病热郁(6)。

太徵　少宫　太商　少羽终　少角初(7)

【讲解】

(1) 太阳　太徵　太阴　戊辰　戊戌：本表的读法与前表一样，首先读出“戊辰、戊戌”，然后再读“太阳、太徵、太阴”。戊辰、戊戌年，年干都是戊，戊癸化火，戊是阳干，所以戊辰、戊戌年是岁火太过之年，亦即“太徵”之年。戊辰、戊戌年，年支是辰，是戌，辰戌太阳寒水司天。太阳司天，太阴在泉，因此戊辰年、戊戌年是太阳寒水司天，太阴湿土在泉。

(2) 同正徵：“正徵”，即火运平气之年。这就是说，戊辰、戊戌年，从岁运来看虽然是火运太过之年，但是由于从岁气来看是太阳寒水司天，太过的火运，受到了司天之气的克制。根据“运太过而被抑”仍可构成平气的原则，所以戊辰、戊戌年实际上构成了火运平气之年，所以原文说戊辰、戊戌之年，“同正徵”。

(3) 其运热：“热”，即气候炎热，火气偏胜。“其运热”，意即戊辰、戊戌年，属于岁火太过之年。在这两年中，特别是在这两年的夏天里气候偏热。但是由于这两年“同正徵”，可以成为平气之年，所以气候也可以属于正常。

(4) 其化暄暑郁燠：“暄暑”，指炎热。“郁燠”，指郁蒸。“其化暄暑郁燠”，意即戊辰、戊戌这两年，在夏天里气候炎热，暑热郁蒸。

(5) 其变炎烈沸腾：“变”，指灾变。“炎烈沸腾”，指气候酷热。“其变炎烈沸腾”，意即戊辰、戊戌这两年，由于岁火太过，可以出现暴热现象。

(6) 其病热郁：“热郁”，即热郁结在里。“其病热郁”，意即戊辰、戊戌年，人体疾病以里热证为主。

(7) 太徵　少宫　太商　少羽终　少角初：此表是指戊辰、戊戌年的主运和客运的运行次序和变化。

根据此表，戊辰、戊戌年的客运是：初运火运太过，亦即“太徵”；二运土运不及，亦即“少宫”；三运金运太过，亦即“太商”；四运水运不及，亦即“少羽”；终运木运不及，亦即“少角”。主运仍然同其他年份一样，初运是角，二运是徵，三运是宫，四运是商，终运是羽，按木、火、土、金、水顺序依次运行。

这里需要解释两点：其一，按照五音建运、太少相生的规律，总是太生少，少生太，交替往来，但本表列的顺序却是太徵、少宫、太商、少羽、少角。最后两步中少羽和少角连接起来。这与太少相生的规律不符。如何解释？这是因为戊辰、戊戌年的值年岁运是火运太过，太徵之年。太徵之前，按规定必是“少角”，如果是“太角”，那就会成“少徵”，与实际情况不符。因此戊辰、戊戌这两年，客运的终运必须是少角才能符合规定。这就是说，一年中的五运以初运为准。其二，表中所列“少羽终　少角初”，是作者为了省略一个表而采取的一种写法。“少羽终”，是指主运的终运，意即主运的终运是水（羽）。“少角初”，是指主运的初运，意即主运的初运是木（角），主运仍然是木（角）、火（徵）、土（宫）、金（商）、水（羽）依次运行不变。

【原文】

太阳　太宫　太阴　甲辰岁会同天符　甲戌岁会同天符[1]

其运阴埃[2]，其化柔润重泽[3]，其变震惊飘骤[4]，其病湿下重[5]。

太宫　少商　太羽终　太角初　少徵[6]

【讲解】

(1) 太阳　太宫　太阴　甲辰岁会同天符　甲戌岁会同天符：读法如前。全句意即甲辰、甲戌年是土运太过之年，太阳寒水司天，太阴湿土在泉。“甲辰岁会，甲戌岁会”，意即甲辰、甲戌年在计算上虽然是岁土太过之年，但由于甲辰、甲戌年的年干是甲，甲己化土，属于土运；年支是辰，是戌，辰戌丑未的固有五行属性属土，大运与年支的固有五行属性相同，所以甲辰、甲戌两年又是岁会之年。还应该指出，甲辰、甲戌两年，大运是土运太过，其在泉之气的五行属性也是土，根据本篇下文所讲的“太过而加同天符”，因此，甲辰、甲戌两年又可以是同天符之年。

（2）其运阴埃：“阴埃”，张志聪注：“云雨昏瞑埃，乃湿土之气，后节曰：其运阴雨。”《新校正》亦云：“详太宫三运两曰阴雨，独此曰阴埃，疑作雨。”因此，“其运阴埃”，可以作“其运阴雨”来理解。意即甲辰、甲戌之年，属于岁土太过，所以雨湿偏胜。

（3）其化柔润重泽：“柔润”，指滋润。“重泽”，指水多。“其化柔润重泽”，意即甲辰、甲戌这两年，由于土运太过，气候偏湿，所以雨水较多。

（4）其变震惊飘骤：“震惊”，指雷声大作。“飘骤”，指狂风暴雨。“其变震惊飘骤”，意即甲辰、甲戌年，土运太过，如果雨湿过盛，就可能因雷雨大作而成灾变。

（5）其病湿下重：“湿”，指人体在病因作用下而发生的液体潴留现象。“下重”，指下肢酸重或浮肿，也是属于“湿病”。“其病湿下重”，意即甲辰、甲戌年，岁土太过，气候偏湿，所以在临床上也以湿病为多。

（6）太宫　少商　太羽终　太角初　少徵：这是指甲辰、甲戌两年的主运和客运运行次序。甲辰、甲戌年的客运，初运为太宫，二运为少商，三运为太羽，四运为太角，终运为少徵。主运初运为角，终运为羽。读法如前。

【原文】

太阳　太商　太阴　庚辰　庚戌(1)　其运凉(2)，其化雾露萧飋[3]，其变肃杀雕零[4]，其病燥，背瞀胸满[5]。

太商　少羽终　少角初　太徵　少宫[6]

【讲解】

(1) 太阳　太商　太阴　庚辰　庚戌：此表说明庚辰、庚戌年是岁金太过之年，亦即太商之年，太阳寒水司天，太阴湿土在泉。

(2) 其运凉："凉"，即气候清凉。"其运凉"，意即庚辰、庚戌年，属于金运太过之年，凉气偏胜，所以在这两年，特别是在这两年的秋季里，气候偏凉。

(3) 其化雾露萧飋："雾露萧飋"，是指秋气清凉的自然景象。"其化雾露萧飋"，意即庚辰、庚戌年，秋天里气候偏凉，西风萧瑟，雾露早降。这是对前句"其运凉"的具体描述。

(4) 其变肃杀雕零："肃杀"，指肃清杀灭，此处是指秋季里的一片荒凉景象。"雕零"，指树凋叶落。"其变肃杀雕零"，意即庚辰、庚戌年，金运太过，气候凉而过甚，就会过早地出现树凋叶落、一片荒凉的自然景象。

(5) 其病燥，背瞀胸满："燥"，即干燥。"背瞀"，指背部闷满。"胸满"，指前胸满闷。全句意即庚辰、庚戌年，由于金运太过，气候偏凉、偏燥，因而人体容易发生肺病而在临床上出现干咳无痰、口燥咽干、胸背闷满等症状。

(6) 太商　少羽终　少角初　太徵　少宫：本表说明庚辰、庚戌年的客运是，初运太商，二运少羽，三运少角，四运太徵，终运少宫。主运仍是初运角，二运徵，三运宫，四运商，终运羽。"少羽终　少角初"，解释同前。

【原文】

太阳　太羽　太阴　丙辰天符　丙戌天符[1]　其运寒[2]，其化凝惨凓冽[3]，其变冰雪霜雹[4]。其病大寒留于溪谷[5]。

太羽终　太角初　少徵　太宫　少商[6]

【讲解】

（1）太阳　太羽　太阴　丙辰天符　丙戌天符：此表说明丙辰、丙戌年是水运太过（太羽）之年，太阳寒水司天，太阴湿土在泉。由于丙辰、丙戌年，年干是丙，丙辛化水，丙为阳干，所以丙辰、丙戌年属于水运太过之年，即太羽之年。丙辰、丙戌年的年支是辰，是戌，辰戌太阳寒水司天。岁运是水，司天之气也是水。岁运与司天之气的五行属性相同，所以丙辰、丙戌又是天符之年。

（2）其运寒："寒"，即寒冷。"其运寒"，意即丙辰、丙戌年，水运太过，因此这两年中，特别是这两年的冬季里，气候十分寒冷。

（3）其化凝惨凓冽："凝惨凓冽"，描述天寒地冻、万物闭藏的严冬景象。"其化凝惨凓冽"，意即丙辰、丙戌之年，冬季里气候十分寒冷。这是对前句"其运寒"的具体描述。

（4）其变冰雪霜雹："冰雪霜雹"，是指冬季里过度寒冷。"其变冰雪霜雹"，意即丙辰、丙戌年，冬季特冷，冰雪成灾。

（5）其病大寒流于溪谷："大寒"，即气血凝泣之病。"溪谷"，《素问·气穴论》谓："肉之大会为谷，肉之小会为溪。肉分之间，溪谷之会，以行荣卫，以会大气。"这就是说，所谓"溪谷"，就是人体肌肉的会合处，是气血流行之处。"其病大寒流于溪谷"，意即丙辰、丙戌年，由于水运太过，再加上司天之气又是水，系属天符之年，因此人体容易感寒而使气血凝涩不通发生各种疾病。

（6）太羽终　太角初　少徵　太宫　少商：此表说明丙辰、丙戌年的客运是初运太羽，二运太角，三运少徵，四运太宫，终运少商。其主运如常不变。

【原文】

凡此太阳司天之政，气化运行先天(1)，天气肃，地气静，寒临太虚，阳气不令(2)，水土合德，上应辰星镇星。其谷玄黅(3)，其政肃，其令徐(4)。寒政大举，泽无阳焰(5)，则火发待时[6]。少阳中治，时雨乃涯[7]，止极雨散，还于太阴[8]，云朝北极，湿化乃布，泽流万物[9]，寒敷于上，雷动于下，寒湿之气，持于气交[10]，民病寒湿，发肌肉痿，足痿不收，濡泻血溢[11]。初之气，地气迁，气乃大温，草乃早荣，民乃疠，温病乃作[12]，身热头痛呕吐，肌腠疮疡[13]。二之气，大凉反至，民乃惨，草乃遇寒，火气遂抑，民病气郁中满，寒乃始[14]。三之气，天政布，寒气行，雨乃降。民病寒[15]，反热中，痈疽注下，心热瞀闷[16]，不治者死。四之气，风湿交争[17]，风化为雨，乃长乃化乃成[18]。民病大热少气，肌肉萎足痿，注下赤白[19]。五之气，阳复化，草乃长乃化乃成，民乃舒[20]。终之气，地气正，湿令行[21]，阴凝太虚，埃昏郊野，民乃惨凄，寒风以至，反者孕乃死[22]。故岁宜苦以燥之温之[23]，必折其郁气，先资其化源[24]，抑其运气，扶其不胜[25]，无使暴过而生其疾[26]，食岁谷以全其真[27]，避虚邪以安其正[28]。适气同异，多少制之[29]，同寒湿者燥热化[30]，异寒湿者燥湿化[31]，故同者多之，异者少之[32]，用寒远寒，用凉远凉，用温远温，用热远热，食宜同法[33]。有假者反常[34]，反是者病，所谓时也[35]。帝曰：善。

【讲解】

(1) 凡此太阳司天之政，气化运行先天：“太阳司天之政”，指太阳寒水司天之年。“气化运行先天”，句中的“先天”二字，在运气学说中一般作“太过”或“早至”解，指气候“先天而至”，即“未至而至”，气候比季节来得早。这也就是《气交变大论》中所谓的：“故太过者先天，不及者后天。”全句意即六十年中属于太阳寒水司天的十年中都是岁运太过之年，所以原文说：“凡此太阳司天之政，气化运行先天。”

(2) 天气肃，地气静，寒临太虚，阳气不令：这几句是对太阳寒水司天之年自然气候特点的描述。“天气肃”，指自然界一片清肃。“地气静”，指大地上生长现象相对安静而不活跃。

“寒临太虚”，指气候寒冷。“阳气不令”，指阳气不足。全句意即太阳寒水司天之年，气候偏于寒冷，自然界生物生长现象相对低下而不活跃。

（3）水土合德，上应辰星镇星。其谷玄黅：“水”，指司天之气为太阳寒水。太阳寒水司天，必然是太阴湿土在泉。“土”，指在泉的太阴湿土。“合德”，指在司天之气与在泉之气的共同作用下所出现的气化和物化现象。“辰星”，即水星。“镇星”，即土星。“上应辰星镇星”，意即太阳寒水司天，太阴湿土在泉之年，这一年的气候变化特点是上半年偏寒，下半年偏湿。这种气候变化被认为与天体上的水星和土星运行密切相关。“玄”，指黑色谷物；“黅”，指黄色谷物。“其谷玄黅”，意即太阳寒水司天，太阴湿土在泉之年，全年气候以寒湿偏胜为特点，因此，玄谷、黅谷在生长上相对良好，因而玄谷、黅谷也就是太阳寒水司天之年的“岁谷”。所谓“岁谷”，亦即当年生长较好的谷物。张志聪注此云：“其谷主玄黅者成熟，感司天在泉之气，所谓岁谷是也。”即谓此义。

（4）其政肃，其令徐：“肃”，即清肃。“徐”，即缓慢。“其政肃，其令徐”，意即太阳寒水司天之年，上半年气候偏冷，下半年气候偏湿，自然界一片清肃，植物生长相对缓慢。

（5）寒政大举，泽无阳焰：“寒政大举”，指太阳寒水司天之年，气候相对寒冷。“泽”，指水。“阳焰”，即火焰。“泽无阳焰”，形容太阳寒水司天之年，气候寒冷，好像有水无火一样。

（6）则火发待时：此承上句而言。“发”，指发作，与“郁”相对应。“火发待时”，意即太阳寒水司天之年，上半年气候偏于寒冷，主气的初之气厥阴风木、二之气少阴君火均为寒气所郁，应温不温，应热不热，因而“寒政大举，泽无阳焰”。但是，运气学说认为，有“郁”就有“发”，郁极乃发。这就是说，到了一定时候，被郁的火就要发作出来，所以说

“火发待时”。至于什么时候才发，张介宾谓：“寒盛则火郁，郁极必发，待王时而至也。”什么时候是“王时”？张志聪认为是五之气，因为太阳寒水司天之年，三之气是太阳寒水，四之气是厥阴风木，五之气才是少阴君火。他说：“待时者，至五之气，少阴间气司令而后发。”这就是说，太阳寒水司天之年，上半年气候偏冷，但到了五之气，亦即到了秋分以后至小雪，也就是约在农历八月下旬至十月上旬一段时间中，又可以出现较热的气候以及相应的物候现象。这也就是下文所说的：“五之气，阳复化，草乃长，乃化，乃成，民乃舒。”

（7）少阳中治，时雨乃涯：“少阳”，指六气中的少阳相火。六气六步主时中，初之气为厥阴风木，二之气为少阴君火，三之气为少阳相火。因此，这里所说的“少阳”，亦即主气中的三之气。“中治”，指客气中的司天之气。因为客主加临时，司天之气总是加在主气的三之气上，亦即少阳相火的位置上。三之气在六步中居第三步，位于六步之中，所以叫作“中治”。“时雨”，指正常的降雨，此处是指雨季，也就是指主气四之气太阴湿土所属的节气。“涯”，指边际或尽头处。“少阳中治，时雨乃涯”，是紧承上句而言，意即太阳寒水司天之年，上半年天气偏冷，主气的初之气厥阴风木，二之气少阴君火为司天之气所郁，应温不温，应热不热。三之气少阳相火，正好是司天之气的位置，所以也仍然偏冷，应热不热。由于司天之气主要管上半年，因此太阳寒水之气要到三之气以后才终止，到了四之气太阴湿土主时的时候，寒水之气的作用才结束。这也就是原文所谓的：“时雨乃涯”。张志聪注此云：“此言四时之主气而为司天之所胜也。少阳中治者，少阳相火主三之气，而又为寒水加临，是以时雨乃涯。此言四时之主气而为加临之客气所胜也。岁半之前，天气主之，岁半之后，地气主之，而加临之三气主寒水，四之主气属太阴，是以寒水之气，至三气止，而交于四气之太阴也。”即属此义。

（8）止极雨散，还于太阴：“止”，指作用终止。“极”，指终极，此处指三之气终结时。“雨散”，不好理解，注家多不解释。我们疑为“寒”字之误。“太阴”，指主气的四之气太阴湿土。“止极雨（寒）散，还于太阴”，意即太阳寒水司天之年，司天之气主管上半年，寒水之气至主气的三之气为止。至四之气以后，下半年则由在泉之气主事。所以张介宾注云：“岁半之后，地气主之，自三气止极，雨散之后，交于四气，则在泉用事，而太阴居之。”

（9）云朝北极，湿化乃布，泽流万物：“云朝北极”，指雨水很多。“湿化乃布”，指气候潮湿。“泽流万物”，指自然界万物的生长变化都受湿的作用和影响。这是对太阴湿土在泉时自然界的气候和物候变化特点的概括。

（10）寒敷于上，雷动于下，寒湿之气，持于气交：“寒敷于上”，指太阳寒水司天之年，上半年寒气偏胜。“雷动于下”，张介宾注：“雷动于下，火郁发也。”张志聪注：“雷动于下者，少阴之火气，在太阴之右，至五气而始发也。”这就是说太阳寒水司天之年，上半年虽然偏于寒冷，但到了下半年五之气时，由于此时客气的间气是少阴君火，所以此时可以出现偏热的气候变化。“寒湿之气，持于气交”，指太阳寒水司天之年，由于太阴湿土在泉，所以从总的来说气候特点仍以寒湿为主。这也就是王冰所注的：“岁气之大体也。”

（11）民病寒湿，发肌肉痿，足痿不收，濡泻血溢：“民病寒湿”，指太阳寒水司天之年，气候变化以寒湿为主，因而人体疾病在性质上也以寒湿为主。“发肌肉痿”，指肌肉萎弱无力。“足痿不收”，指肢体瘫痪不用。“濡泻”，指大便溏泻。“血溢”，指出血。这些症状，从病位上来看多与脾肾有关，从病的性质来看多与寒湿有关。全句意即太阳寒水司天之年，太阴湿土在泉，因此在疾病定位上要首先考虑脾肾，在疾病定性上要首先考虑寒湿。

(12) 初之气，地气迁，气乃大温，草乃早荣，民乃疠，温病乃作：以上所述的是太阳寒水司天之年在气候及物候变化上的大体情况。以下所述的则是太阳寒水之年六步主时中每一步的具体气候及物候变化情况。为了便于讲解，兹将太阳寒水司天之年的司天在泉四间气图示见图 9：

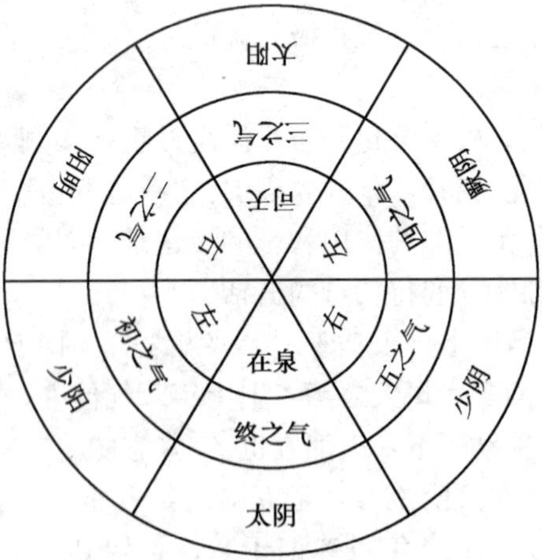

图 9　太阳寒水司天之年客气六步主时图

“初之气”，指太阳寒水司天之年，其客气加临之间气的初气为少阳相火。“地气迁”，指太阳寒水司天之年初之气为少阳相火是由上一年在泉之气迁转而来。太阳寒水司天之年的上一年是阳明燥金司天，少阴君火在泉。太阳寒水司天之年，上一年在泉之气的少阴君火迁于本年的五之气上，所以少阳相火才能由上一年的二之气上迁转到本年的初之气上。“气乃大温”，指太阳寒水司天之年，初之气为少阳，少阳主火，所以在初之气所属的这一段时间，亦即在本年大寒以后至春分以前，大约在 1 月中旬至 3 月中旬这一段时间内，气候很热。“草乃早荣”，指植物萌芽生长较平常提早。“民乃疠，温病乃作”，指由于气候反常，疫疠流行，容易发生温病。

（13）身热头痛呕吐，肌腠疮疡：这是指温病的临床症状。“身热头痛呕吐，肌腠疮疡”，意即在太阳寒水司天之年中，从全年来说，虽然疾病以寒湿类疾病为主，但在初之气所属的这一段时间中，由于初之气是少阳，所以也可以出现身热、头痛、呕吐、疮疡等热病症状。

（14）二之气，大凉反至，民乃惨，草乃遇寒，火气遂抑，民病气郁中满，寒乃始：“二之气”，指太阳寒水司天之年，其客气加临之间气二之气为阳明燥金。“大凉反至”，指由于阳明主凉，主燥，所以在二之气所属的这一段时间内，亦即在该年春分以后至小满以前，大约在3月中旬至5月中旬这一段时间中，气候偏凉。“民乃惨，草乃遇寒，火气遂抑”，指这一段时间正值春夏之交，应温不温，应热不热，草木生长缓慢。“民病气郁中满”，指人体因气候影响，肝气疏泄不及而发生气郁中满症状。“寒乃始”，指太阳寒水司天之年，上半年气候偏于寒凉，但由于初之气为少阳相火，所以实际上并不太冷，因此真正的偏寒现象还是从二之气才开始。

（15）三之气，天政布，寒气行，雨乃降，民病寒：“三之气”，指太阳寒水司天之年，其客气三之气为太阳寒水。“天政布”，“天政”指司天之气，意即太阳寒水司天之年，其客气六步的三之气，正是司天之气的本位所在。“寒气行”，指由于太阳主寒，加上这一步是司天之气所主，所以在三之气所属的这一段时间，亦即在该年小满以后至大暑以前，大约在5月中旬至7月中旬这一段时间中，气候特别寒冷。“雨乃降”，指天比较冷，雨水也比较多。“民病寒”，指疾病的性质以寒病为主。

（16）反热中，痈疽注下，心热瞀闷：这是承上句“民病寒”而言。“热中”，指里热证。“痈疽”，指皮肤生疮。“注下”，指腹泄、下痢。“心热瞀闷”，指头目不清，心中闷满。全句意即太阳寒水司天之年，上半年气候偏寒，尤其是三之气这一段时间特别寒冷，所以这一段时间中人们容易感寒，但是由于这一段时间中正是春夏季节，气候应温应热，人体阳气也相应偏盛，因此在感寒之后，就容易出现寒郁于表，热结于里的表寒里热证。因而在临床上出现上述热中、痈疽、注下、瞀闷等里热症状。

(17) 四之气，风湿交争："四之气"，指太阳寒水司天之年，其客气加临之间气四之气为厥阴风木。"风湿交争"，指由于厥阴主风、主温，所以在四之气所属的这一段时间，亦即在该年大暑以后至秋分以前，大约在7月中下旬至9月中下旬这一段时间中，气候偏温，风气偏胜。四之气从主气来说，又属太阴湿土，雨水较多，加上太阳寒水司天之年，太阴湿土在泉，湿气偏胜，所以在这一段时间中，风气与湿气均可偏胜或互有胜复，因此原文谓"风湿交争"。

(18) 风化为雨，乃长乃化乃成：这是承上句"风湿交争"而言。"风化为雨"，意即"湿"在"风"的作用下，由于风可以胜湿，所以湿就不致偏胜而成为正常的降雨现象。"乃长乃化乃成"，指在正常的降雨情况下，自然界的植物就能够正常地生长和成熟。之所以能够"风化为雨"，这是因为风可以胜湿的原因。《六微旨大论》中指出："亢则害，承乃制，制则生化。""风化为雨，乃长乃化乃成"，正是这一理论在气候及物候变化之间相互关系的具体体现。

(19) 民病大热少气，肌肉萎，足痿，注下赤白：这仍是承上句"风湿交争"而言。"民病大热"，指在这种气候变化中人体容易发生热病。"少气"，指气短。"肌肉萎"，指肌肉萎弱。"足痿"，指下肢瘫痪，运动障碍。"注下赤白"，指赤白痢疾。全句意即在四之气这一段时间中，由于客气为风，为温，主气为湿，为热，因此容易出现湿热交争的现象而在临床上表现为发热、少气、肌肉萎、足痿、赤白痢疾等湿热内蕴的症状。其中肌痿、足痿、注下赤白，总的来说，均属湿病，可以见于寒湿情况下，如前述之“民病寒湿，发肌肉痿，足痿不收，濡泻血溢”，也可以见于湿热情况下，如本节所述，因此在临床上还必须进一步加以区别，不能执一而从。

（20）五之气，阳复化，草乃长乃化乃成，民乃舒：“五之气”，指太阳寒水司天之年，其客气加临之间气五之气为少阴君火。“阳复化”，指因少阴主君火，主热，所以在五之气所属的这一段时间，亦即在该年秋分以后至小雪以前，大约在 9 月中下旬至 11 月中下旬这一段时间中，气候偏热。“草乃长乃化乃成”，指植物成长又趋于活跃。“民乃舒”，指人体内郁积的阳气由于气候转热得到发泄而不致怫郁在里，因而感到舒畅。这也就如张志聪所注：“火郁发之，故民乃舒。”

（21）终之气，地气正，湿令行：“终之气”，指太阳寒水司天之年，其客气终之气为太阴湿土。“地气正”，指这也正是在泉之气的位置所在。“湿令行”，指太阴湿土在泉，这一年的下半年湿气偏胜。尤其是在终之气所属的这一段时间，亦即在该年小雪以后至大寒以前，大约在 11 月中下旬至第二年 1 月中旬这一段时间中，湿气尤其偏胜。

（22）阴凝太虚，埃昏郊野，民乃惨凄，寒风以至，反者孕乃死：“阴凝太虚”，指天空阴云密布，“埃昏郊野”，指郊野雾雨迷濛。“民乃惨凄”，指在阴晦绵雨之中，人们的凄凉感觉。这是对前句“终之气，地气正，湿令行”时自然景象的具体描述。“寒风以至”，指寒冷的北风吹来。终之气正在严冬季节，从主气来说，终之气也是太阳寒水主时。严冬之时，寒风以至，是一种正常的气候变化。以上几句加以串解，意即太阳寒水司天之年，太阴湿土在泉，这一年下半年偏湿。在冬令这一段时间中，除了偏湿以外，同时也很冷。“反者孕乃死”。一句，历代注家多数把这一句和“寒风以至”一句联系起来注解。张介宾认为“反”是指风胜湿，并且把“孕”字直接理解为人的胎孕。他说：“以湿令而寒风至，风能胜湿，故曰反。

反者，孕乃死。所以然者，人为倮虫，从土化也。风木非时相加，故土化者，当不育也。”张志聪的认识与张介宾大致相同。他说：“土主化育倮虫，而人为倮虫之长，如寒风以至，是土为风木所胜，故主胎孕不成。此谓非时之邪而胜主时之气。”高世栻的看法与二张不同。他认为太阳寒水司天之年，若无寒湿之化，而有火热之气，这就叫“反”，反则胎孕不育不成。他说：“太阳寒水，主终之气，故民乃凄惨，而寒风以至，此加临之气，合在泉之气；主时之气，合司天之气，无有偏胜，民当无病，若无寒湿之化，而有火热之气，反则胎孕不育不成，故孕乃死。”我们基本同意高世栻的看法。我们认为太阳寒水司天之年，太阴湿土在泉。这一年在气候上以寒湿为特点。凡是能适应这种气候特点的生物，如农作物的玄谷、黅谷等，就能生长能孕能育。反之，不能适应这种气候特点的生物就不能孕不能育不能生长或生长孕育不好，即使孕了也要死亡。这就是原文“反者孕乃死”的涵义。张介宾、张志聪所作注解，把“寒风以至”，当风胜湿来理解，并且认为这就是“反”，是“孕乃死”的原因，我们认为这与《内经》亢害承制的理论不符，与前述之“风化为雨，乃长乃化乃成”的精神相反，因此不能同意。

（23）故岁宜苦以燥之温之：以下是谈太阳寒水司天之年的一般治疗原则。“岁”，这里指太阳寒水司天之年。“宜”，指药物及食物之所宜。“苦”，即苦寒药物。“燥”，指燥湿药物。“温”，指温热药物。“故岁宜苦以燥之温之”，意即凡属太阳寒水司天之年，太阴湿土在泉。这样的年份在气候上上半年偏寒偏凉，下半年偏湿偏热，因此人体疾病在性质上亦以偏寒偏凉、偏湿偏热为特点。其偏于寒凉者，治疗选药上宜用温热药。这也就是后世所谓的“温可散寒”。其偏于湿者，则又需区别寒湿和湿热而选药不同。偏于寒湿者，治疗选药上则宜用温热燥湿药；偏于湿热者，治疗选药上则宜用苦寒清热燥湿药。这也就是后世所谓的“温中燥湿”和“苦寒化燥”。值得提出的是由于这句原文提的是“故岁宜苦以燥之温之”，因此后世注家多从太阳寒水司天之年，寒湿为主，治疗选药以苦为主，并以苦为火之味，可以温中散寒燥湿来注解。例如张介宾注：“寒水司天，湿土在泉，湿宜燥之，寒宜温之，味必苦者，苦从火化，治寒以热也。”张志聪注：“苦乃火味，火能温寒，苦能胜湿，凡此太阳司天之岁，乃寒湿主气，故宜燥之以胜湿，温之以胜寒。”高世栻注：“故辰戌之岁，宜食火味之苦以燥之而治其湿，宜食火味之苦以温之而治其寒。”我们不能同意把苦味药物作温热药来解释。因为苦味药一般多属于寒凉药物。“苦可燥湿”，是指湿热内蕴、湿由热生者而言，并不是说苦味药物可以治疗一切湿证，寒湿为病也用苦味药来治疗。因为临床经验证明，寒湿之病在治疗上应以温热燥湿药物为主。

（24）必折其郁气，先资其化源：郁气”，指致郁之气，亦即偏胜之气。“必折其郁气”，意即气有余而出现偏胜时，常使其所胜之气被郁于里。例如寒气偏胜时，火气被郁于里。火气偏胜时，清气被郁于里。清气偏胜时，风气被郁于里。风气偏胜时，湿气被郁于里。湿气偏胜时，寒气被郁于里等等。因此在治疗时，必须首先处理这种偏胜之气。只有在这种偏胜之气得到纠正以后，其所胜之气才不至于被郁于里而恢复正常活动。张介宾注此云：“折其郁气，泻有余也……如上文寒水司天则火气郁，湿土在泉则水气郁，故必折去其致郁之气，则郁者舒矣。”张志聪注此云：“折其郁气者，折其致郁之气也，如太徵之岁，太阳司天，则火运受郁矣，太羽之岁，太阴在泉，则水运受郁矣。故当燥之以折太阴之土气，温之以折太阳之寒邪。六气同义。”均属此义。“化源”，即生化之源。“先资其化源”，历代注家解释不一。王冰注：“化源，谓九月迎而取之，以补心火。”这就是说，十月、十一月、十二月为冬三月，气候寒冷。寒气太盛就可以使心火被郁于里。因此在冬令未到之前就先补益心火，使心火不致为寒邪所束。《新校正》虽就王冰注而加以解释，但含义却与王注相反。《新校正》说："详水将胜也，先于九月迎取其化源，先泻肾之源也。盖以水王十月，故先于九月迎而取之，泻水以补火也。"这就是说，王冰认为"先资其化源"，这里是指补心火，《新校正》则解释为"泻肾水"，南辕北辙。张介宾注："化源者，化生之源，如木年火失其养则当资木，金失其养则当资土，皆自其母气资养之，则被制者可以无伤，亦化源之谓。"又注："资其化源，补不足也。"高世栻注："郁者复之基，若欲折之，当先资其化源，如欲折其火，先资其木，欲折其水，先资其金，以为生化之源。"这就是说要折什么，就要先补什么。以上诸注，我们认为王冰原注及张介宾注比较符合实际情况。这就是说，岁气偏胜时，一方面固然要"折其郁气"，但另一方面也要支持被郁之气。例如太阳寒水司天之年，寒气偏胜，火气被郁。因此在对人体疾病治疗时一方面要折寒邪，另一方面要补心火。在补心火时，或者直接补火，或者间接补其所生。这都叫"先资其化源"。以后，《难经》和《金匮要略》中所提出的"见肝之病，知肝传脾，当先实脾"等治则，我们认为基本上就是从此演化而来。至于高世栻注欲折什么，先补什么，实际上没有这样的治疗方法，也不符合临床实际情况，我们认为没有什么意义。

(25) 抑其运气，扶其不胜："抑"，指抑制。"其"，此处指太阳司天之年。"运"，指岁运。"气"，指岁气。"扶其不胜"，即扶持其不胜之气。全句意即太阳司天之年，从岁运来说，太阳司天的十年都是岁运太过之年。从岁气来说，太阳司天之年，太阳寒水司天，寒气偏胜。太阴湿土在泉，湿气偏胜。因此，在疾病的治疗上，就要"折其运气，扶其不胜"。从岁运来说，例如太角之年，岁木太过，其不胜为土，因此在治疗上要疏肝健脾。从岁气来说，太阳寒水司天，寒气偏胜，寒可以胜热。因此在治疗上要散寒、温中。太阴湿土在泉，湿气偏胜，湿可以胜寒，因此在治疗上要燥湿清里。这些都叫作“抑其运气，扶其不胜”。张介宾注云：“运言五运，气言六气，如太角岁脾不胜，太徵岁肺不胜，太宫岁肾不胜，太商岁肝不胜，太羽岁心不胜，此五运也。六气者，如上文十年，寒水司天则心火不胜，太阴在泉则肾水不胜，诸太过者抑之，不胜者扶之。”其义同此。

（26）无使暴过而生其疾：此句是总结前句“必折其郁气，先资其化源，抑其运气，扶其不胜”而言。意即前述治疗原则的提出，均是为了和调全身，使无偏胜。“暴过”，即突然偏胜失调之意。

（27）食岁谷以全其真：“岁谷”，即与当年气候特点相适应，生长较好，质量较佳的谷物。这里是指玄谷和黅谷。“真”，即正气，也就是人体正常的生理调节代偿防御能力。“食岁谷以全其真”，意即太阳寒水司天之年，人们在养生方面应该多食玄谷、黅谷类谷物，因为这类谷物在太阳司天之年中，质量较好，对保持人体健康有利。

（28）避虚邪以安其正：“虚邪”，即“虚风”，《灵枢·九宫八风》谓：“风从其所居之乡来为实风，主生长，养万物，从其冲后来为虚风，伤人者也，主杀主害者。谨候虚风而避之，故圣人日避虚邪之道，如避矢石然，邪弗能害，此之谓也。”什么叫实风？什么叫虚风？张介宾云：“气得其正者，正气王也，故曰实风。所以能生长，养万物。冲者，对冲也。后者，言其来之远，远则气盛也。如太乙居子，风从南方来，火反胜也。太乙居卯，风从西方来，金胜木也。太乙居午，风从北方来，水胜火也。太乙居酉，风从东方来，木反胜也，气失其正者，正气不足，故曰虚风。”这就是说正常的风，例如春天吹东风，夏天吹南风，秋天吹西风，冬天吹北风等，就是实风。不正常的风，春天吹西风，夏天吹北风，秋天吹东风，冬天吹南风，或风从相反的方面来，如面对南方吹北风，面对北方吹南风，面对东方吹西风，面对西方吹东风，这就是所谓从“冲后”而来的风，就是虚风。“避虚邪以安其正”，意即太阳寒水司天之年，气候变化以寒湿为主，但亦应根据各个季节中的一些反常变化，注意起居调摄，才能保持人体健康。

（29）适气同异，多少制之：“适”，张志聪注：“适，酌所宜也。”有酌量之义。“气”，指岁气，亦即司天之气。“同异”，指岁运与岁气之间在气候推算中是相同还是不同。“多少”，指同异的多少。“制”，指治疗上的原则或规定。全句意即太阴司天的十年中，除了要根据岁气方面的特点来采取治疗措施以外，还要注意岁气与岁运之间的关系。太阳司天之年，从岁气来说，气候特点以寒湿为主，人体疾病也以寒湿为主。但是，这十年中在岁运上，有的与岁气相同，有的又与岁气不同。在太阳司天的十年中，如太宫之年，即甲辰、甲戌年，属于土运太过，湿气偏胜；太羽之年，即丙辰、丙戌年，属于水运太过，寒气偏胜。其与太阳寒水司天，太阴湿土在泉，寒湿主岁结合起来分析，岁运与岁气在性质上是相同的。有的则不同。如太角之年，即壬辰、壬戌年，太徵之年，即戊辰、戊戌年，太商之年，即庚辰、庚戌年，其中太角之年，属于木运太过，风气偏胜，太徵之年，属于火运太过，热气偏胜，太商之年，属于金运太过，凉气偏胜。其与太阳寒水司天，太阴湿土在泉，主岁之气为寒湿来说，岁运与岁气在性质上不尽相同或相反。因此在治疗上就要区分同异，或同异程度多少，采取不同治疗措施。这就是原文所谓的：“适气同异，多少制之。”

（30）同寒湿者燥热化：此承上句言，意即太阳司天的十年中，岁运与岁气相同，气候特点都是以寒湿为主的。例如太宫、太商、太羽等六年，在治疗上用药则应以温热燥湿为主，以热胜寒，以燥胜湿。

（31）异寒湿者燥湿化：此句也是承上句而言。意即在太阳司天的十年中，岁运与岁气不同，不是属于寒湿而是属于湿热的例如太角、太徵等四年，则要区别情况分别处理。在治疗上用药则应以清热燥湿为主，以寒胜热，以燥胜湿。

（32）故同者多之，异者少之："多少"，是指用温热燥湿药物的多少。意即岁运与岁气完全相同的，温热燥湿药就用得多；不相同的，由于岁气寒湿的原因，也不能完全不考虑寒湿的问题，但由于不同，所以温热燥湿药物就用得较少。

（33）用寒远寒，用凉远凉，用温远温，用热远热，食宜同法："用寒远寒"，前一个"寒"字作寒凉药物解，后一个寒字作寒凉季节或寒证解。"远"，指疏远，亦作回避解。意即在寒凉季节中或疾病是属于虚寒者，在治疗用药上要禁用或慎用寒凉药物。以下"用凉远凉"、"用温远温"、"用热远热"解释一样。质言之，即寒证不能用寒凉药，热证不能用温热药。"食宜"，指饮食之所宜。"食宜同法"，意即上述治疗原则，不但用药如此，在饮食上也是如此。质言之，即寒证不能食用具有寒凉作用的食物或冷食，热证不能食用具有温热作用的食物或热食。

（34）有假者反常："假"字，在此处应有两种解释：一指假借，亦即借用；一指假象，亦即不真。"有假者反常"一句是承上句而言。上句"用寒远寒，用凉远凉，用温远温，用热远热"，是指常，此句则是指变。从"假借"之义而言，这里是说在确具适应证的情况下，治疗用药也并不一定受季节气候的约束，即任何季节中都可以假借寒凉药物来治疗热证，假借温热药物来治疗寒证。如王冰注："时谓春夏秋冬及间气所在，同则远之。即虽其时，若六气临御，假寒热温凉以除疾病者，则勿远之，如太阳司天，寒为病者，假热以疗，则热用不远夏，余气同例，故曰有假反常也。"从假象之义而言，这里是说，寒热温凉可以出现假象，或者是气候不与季节相应，因此在治疗用药上也不要受季节或表面现象的约束，而要根据证候的本质来作针对性的处理。本篇后文云："帝曰：假者何如？岐伯曰：有假其气，则无禁也，所谓主气不足，客气胜也。"张介宾注云："假者反常，谓气有假借而反乎常也，如夏当热而反寒，冬当寒而反热，春秋亦然，反者病，以其违于时也。"张志聪注云："假者反之，通治四时不正之气也。"高世栻注云："其有假者，假寒而实热，似热而实寒，似凉而实温，似温而实凉也。如是则反于常理，又当从其反以治之。"以上所述虽然是从两个方面来说，但实质上仍是治热以寒，治寒以热，并无区别。只不过强调了一切应从实际出发，不能拘泥于季节气候及表面现象一个方面而已。

(35) 反是者病，所谓时也：这是承上句"用寒远寒，用凉远凉，用温远温，用热远热"而言。"反"，指违反。"是"，指上述治疗原则。"时"，指时令季节。"反是者病，所谓时也。"意即前述治疗原则，是不能随意违反的，因为疾病性质与季节气候密切相关，所以上述治疗原则仍应遵守，不能因变废常。

【原文】

阳明之政(1)奈何？岐伯曰：卯酉之纪也(2)。

阳明　少角　少阴(3)　清热胜复同(4)，同正商(5)。丁卯岁会　丁酉(6)　其运风清热(7)。

少角初正　太徵　少宫　太商　少羽终(8)

【讲解】

(1) 阳明之政："阳明之政"，指阳明燥金司天之年。

(2) 卯酉之纪也：此承上句，意即凡是年支上逢卯、逢酉的年份，都是阳明燥金司天之年。甲子一周六十年中，年支上逢卯、逢酉属于阳明燥金司天之年者计有丁卯、丁酉、癸卯、癸酉、己卯、己酉、乙卯、乙酉、辛卯、辛酉十年。

(3) 阳明　少角　少阴："阳明"，指阳明燥金司天。"少角"，指木运不及之年。"少阴"，指少阴君火在泉。全句意即后文所指之丁卯、丁酉两年是木运不及之年，司天之气是阳明燥金，在泉之气是少阴君火。

（4）清热胜复同："清"，指清凉之气，此处是指阳明燥金司天之气。"热"，火热之气。"胜"，指偏胜。"复"，指恢复或报复。全句意即木运不及之年，春天里应温不温，气候偏凉，由于自然调节的原因，到了夏天气候又偏于炎热。用五行概念来说，也就是木运不及之年，金来乘木。阳明燥金司天之年，乘克更甚。由于胜复的原因，火又克金。王冰注："清胜少角，热复清气，故曰清热胜复同也。"张志聪注："丁主少角，即木运不及，故金之清气胜之。有胜必有复，火来复之。故为清热胜复同者，谓清热之气与风气同其运也。"均属此义。

（5）同正商："正商"，即金运平气之年。"同正商"，意即木运不及之年，金来乘木。如果再遇上阳明燥金司天之年，则克上加克，这一年的春天就会像金运平气之年的秋天一样，应温不温，应长不长，自然界一片清肃，严重反常。这与《五常政大论》中所述的"委和之纪……上商与正商同"完全一样。王冰在此所注的"上见阳明，则与平金岁化同，丁卯、丁酉岁，上见阳明"，即是指此而言。

（6）丁卯岁会　丁酉："岁会"，即岁会之年。凡是岁运与年支的固有五行属性相同的年份，就属于岁会之年。丁卯年的年干是丁，丁壬化木，属于木运。其年支是卯，寅卯属木。岁运与年支五行属性相同，所以丁卯年属于岁会之年，故曰"丁卯岁会"。丁酉和丁卯，从司天之气来说，卯酉阳明燥金司天，完全一样，但酉在五行属性上则属于金，与丁卯年不同，非岁会之年，所以丁酉分列在丁卯之后。

（7）其运风清热："风"，指风气。风在五行归类上属于木。"清"，指凉气。清在五行归类上属于金。"热"，指火气。热在五行归类上属于火。"其运风清热"，意即木运不及之年，春天里应温不温，气候偏凉，好像秋天一样。到了夏天由于自然调节的原因，反而要比一般偏热。王冰注："不及之运，常兼胜复之气言之，风运气也，清胜气也，热复气也。"这就是说"风清热"三字，就是指运气，胜气、复气而言。

(8) 少角初正　太徵　少宫　太商　少羽终：此表说明丁卯、丁酉年的客运初运是少角，二运是太徵，三运是少宫，四运是太商，终运是少羽，主运如常不变。

【原文】

阳明　少徵　少阴[1]　寒雨胜复同[2]，同正商[3]。癸卯同岁会　癸酉同岁会[4]　其运热寒雨[5]。

少徵　太宫　少商　太羽终　太角初[6]

【讲解】

(1) 阳明　少徵　少阴："阳明"，指阳明燥金司天。"少徵"，指火运不及之年。"少阴"，指少阴君火在泉。全句意即后文所列之癸卯、癸酉年是火运不及之年，司天之气是阳明燥金，在泉之气是少阴君火。

(2) 寒雨胜复同："寒"，指寒冷之气。"雨"，指雨湿之气。全句意即火运不及之年，在夏天里应热不热，气候偏冷，由于自然调节的原因，到了冬天反而相对不冷，不下雪而下雨，气候较平常的冬天相对偏热。用五行概念来说，也就是火运不及之年，水来乘火，所以夏天里偏冷。由于胜复原因，土又来克水，所以冬天里雨湿流行。因此张志聪注云："寒者，寒水之气，雨者，湿土之气，寒胜少徵，土来复之。"

(3) 同正商："同正商"，意即火运不及之年，火不能克金，如果再遇上这一年的司天之气是阳明燥金，那就完全由司天之气用事，因此这一年的夏天应热不热，应长不长，一片肃杀之象，好像秋天一样，属于严重反常。这与《五常政大论》中所述"伏明之纪……上商与正商同"完全一致。王冰注："岁上见阳明，则与平金岁化同也，癸卯及癸酉岁上见阳明。"即指癸卯癸酉年的气候特点而言。

（4）癸卯同岁会　癸酉同岁会：“同岁会”，即同岁会之年。本论下文云：“不及而加同岁会。”这就是说，凡是岁运与同年的在泉之气在五行属性上相同，而且岁运又是属于不及的就叫“同岁会”。癸卯年、癸酉年，年干是癸，戊癸化火，癸属于阴干，因此属于火运不及。癸卯、癸酉年的年支是卯酉，卯酉阳明燥金司天，少阴君火在泉。岁运是火，在泉之气是火，而且岁运又是火运不及之年，所以癸卯、癸酉年是属于同岁会之年，因此原文谓：“癸卯同岁会　癸酉同岁会。”

（5）其运热寒雨：“热”，指癸卯、癸酉年为火运不及。“寒”，指水来乘之。“雨”，指水乘太过，土气复。质言之，亦即癸卯、癸酉两年夏天偏冷，冬天偏热。

（6）少徵　太宫　少商　太羽终　太角初：此表说明癸卯、癸酉年的客运初运是少徵，二运是太宫，三运是少商，四运是太羽，终运是太角。“太角初”是指主运仍是以木运为初运，“太羽终”是指主运仍是以水运为终运，亦即主运任何时候均系按木火土金水顺序进行，始终不变。

【原文】

阳明　少宫　少阴(1)　风凉胜复同(2)。己卯　己酉(3)　其运雨风凉(4)。

少宫　太商　少羽终　少角初　太徵(5)

【讲解】

（1）阳明　少宫　少阴：“阳明”，指阳明燥金司天。“少宫”，指土运不及之年。“少阴”，指少阴君火在泉。全句意即表中所列之己卯、己酉年是土运不及之年。司天之气是阳明燥金，在泉之气是少阴君火。

（2）风凉胜复同：“风”，指风气偏胜，气候偏温。“凉”，指寒凉。全句意即土运不及之年，在长夏季节里，应湿不湿，风气偏胜，气候偏热。由于自然调节的原因，到了秋天反而相对寒凉。用五行概念来说，也就是土运不及之年，木来乘土，所以长夏应湿不湿，雨水很少，出现旱象。由于胜复原因，金来克木，所以秋天里又比一般清凉。因此，张志聪注云："土运不及，风反胜之，清凉之金气来复"。

(3) 己卯　己酉：指己卯年和己酉年。此两年年干是己，甲己化土，所以岁运是土运。己是阴干属于不及，所以这两年是土运不及。其年支是卯酉，卯酉阳明燥金司天，少阴君火在泉，所以这两年司天之气是阳明燥金，在泉之气是少阴君火。

(4) 其运雨风凉："雨"，指土运。此处指己卯、己酉年为土运不及。"风"，指木，意即土运不及，木来乘之。"凉"，指金，意即木乘土太过，金气来复。质言之，亦即己卯、己酉两年中长夏雨少偏旱，秋天偏凉。

(5) 少宫　太商　少羽终　少角初　太徵：本表说明己卯、己酉年的岁运，初运是少宫，二运是太商，三运是少羽，四运是少角，终运是太徵。"少角初"，指主运初运为木，"少羽终"，指主运终运为水。如前不变。

【原文】

阳明　少商　少阴[1]　热寒胜复同[2]，同正商[3]。乙卯天符[4]　乙酉岁会，太一天符[5]。其运凉热寒[6]。

少商　太羽终　太角初　少徵　太宫[7]

【讲解】

(1) 阳明　少商　少阴：阳明，指阳明燥金司天。"少商"，指金运不及之年。"少阴"，指少阴君火在泉。全句是指表中所列乙卯、乙酉两年是金运不及之年，司天之气是阳明燥金，在泉之气是少阴君火。

(2) 热寒胜复同："热"，指火热之气。"寒"，指寒冷之气。"热寒胜复同"，意即金运不及之年，秋天里应凉不凉，气候偏热。由于自然调节的原因，到了冬天又会出现比一般冬天寒冷的气候变化。用五行概念来说，也就是金运不及之年，火来克金，所以秋天应凉不凉，气候偏热。但是由于胜复原因，火克金太甚时，水又可以来克火，以求全年气候相对协调，所以冬天又会特别寒冷。这种现象也就是张志聪所注的：“火胜少商，寒气来复。”

（3）同正商：“同正商”，意即金运不及之年，如果遇上阳明燥金司天，那么这一年不及的金运，由于得到司天的金气相助，就可以因而构成金运平气之年。在这一年的秋天里气候可以完全正常。乙卯、乙酉两年，从岁运来说，是金运不及之年，但从岁气来说，是卯酉阳明燥金司天，“运不及而得助”，所以乙卯、乙酉年，实际上是平气之年。《五常政大论》谓：“从革之纪……上商与正商同。”王冰注云：“上见阳明，则与平金运生化同，乙卯乙酉其岁上见也。”即属此义。应该指出，在阳明燥金司天的十年中，少角之年“同正商”，少徵之年“同正商”，少商之年“同正商”。但是，只有少商之年“同正商”是平气之年，其他均属反常。这是因为少商之年是金运不及，金运不及之年，遇上阳明燥金司天，所以可以构成平气。这也就是说金运不及之年，秋天里应凉不凉，气候偏热，但是如果可以构成平气的话，则这一年的秋天就同正常的秋天一样。其他两年则不然，少角之年，少徵之年，一个反应在春，应温不温，一个反应在夏，应热不热，如果再遇上阳明燥金司天，那就只能凉上加凉，春行秋令或夏行秋令，属于自然气候的严重反常。因此，虽然原文都是“同正商”三字，王冰注文也几乎完全一样，但一属平气，一属反常，完全不同，读时必须注意加以鉴别，以求正确理解。

（4）乙卯天符：岁运与司天之气五行属性相同，即天符之年。乙卯年的年干是乙，乙庚化金；乙卯年的年支是卯，卯酉阳明燥金司天。岁运是金，司天之气也是金，岁运与岁气相同，因此乙卯年属于“天符”。“乙卯天符”，即乙卯年为天符之年。

（5）乙酉岁会，太一天符：岁运与年支的五行属性相同，即属岁会之年。乙酉年的年干是乙，乙庚化金，年支是酉，申酉属金。岁运是金，年支的五行属性也是金，岁运与年支的五行属性相同，因此乙酉年属于“岁会”。“乙酉岁会”，即乙酉年为岁会之年。不过乙酉年从司天之气来说则和乙卯年又完全一样，即乙酉年的司天之气也是金，所以乙酉年也是天符之年。既是天符又是岁会的年份，名曰“太一天符”，因此乙酉年也是太一天符之年。“乙酉岁会，太一天符”，意即乙酉年既是岁会之年，又是太一天符之年。

(6) 其运凉热寒：“凉”，指金运，此处指乙卯、乙酉年金运不及。“热”，指火，意即金运不及，火来乘之。“寒”，指水，意即火乘金太过，水气来复。质言之，亦即乙卯、乙酉两年中秋天偏热，冬天偏冷。

(7) 少商　太羽终　太角初　少徵　太宫：本表说明乙卯、乙酉年的客运初运是少商，二运是太羽，三运是太角，四运是少徵，终运是太宫。“太角初”，指主运初运为木。“太羽终”，指主运终运为水。如前不变。

【原文】

阳明　少羽　少阴(1)　雨风胜复同(2)，辛卯少宫同(3)。辛卯　辛酉　其运寒雨风(4)。

少羽终　少角初　太徵　少宫　太商(5)

【讲解】

(1) 阳明　少羽　少阴：“阳明”，指阳明燥金司天。“少羽”，指水运不及之年。“少阴”，指少阴君火在泉。全句意中表中所列之辛酉、辛卯两年是水运不及之年，司天之气是阳明燥金，在泉之气是少阴君火。

(2) 雨风胜复同：“雨”，指雨湿之气。“风”，指风气。“雨风胜复同”，意即水运不及之年，冬天里应冷不冷，雨湿流行，不下雪而下雨，气候偏湿。由于自然调节的原因，到了第二年春天，风气偏胜，雨水相对减少。用五行概念来说，也就是水运不及之年，土来克水，所以冬天雨水偏多，气候偏湿，但是由于胜复原因，土克水太甚时，木又来克土，以求气候协调及相对平衡，所以春天雨水又相对减少。张志聪注此云："雨乃胜气，风乃复气。"其义亦即同此。

（3）辛卯少宫同："辛卯"，即辛卯年。"少宫"，即土运不及之年。"辛卯少宫同"，意即辛卯年在气候及物候变化上与土运不及之年相似。按《五常政大论》谓："涸流之纪……少羽与少宫同。"意即凡属水运不及之年，由于土来乘之的原因，所以雨湿流行，但毕竟岁运是水运而非土运，所以它只能似土运主岁之年而又不能完全等同于土运主岁之年，这也就是该篇原文所谓的"从土化"，以及王冰所注的"水土各半化也"。按照《五常政大论》所述，应该说少羽之年都同少宫，也就是说辛卯、辛酉两年都与少宫同才是，但此处独言"辛卯少宫同"，何故？对于这个问题，注家解释不一。王冰未解释，《新校正》也未作解释。张介宾则认为不好解释，疑原文有错简。他说："本节只言辛卯，不言辛酉，或其传久之误耳。"张志聪则认为与年支有关。他说："厥阴司天之岁，木气上临，土受木之制，辛酉岁乃金水相生之年辰，故止言辛卯岁也。"高世栻所注较张注明确些。他说："水运不及，则土气胜，当辛卯之岁，卯木制土，故辛卯少宫同。"我们同意张志聪和高世栻的注解。这就是说，从水运不及之年来说，都可以说"少羽与少宫同"，但各个具体年份仍应具体分析。水运不及之年，六十年中有辛未、辛巳、辛卯、辛丑、辛亥、辛酉六年。其中辛未、辛丑两年是太阴湿土司天，因为司天之气是土，所以这两年是"同正宫"而不是"同少宫"。辛巳、辛亥两年是厥阴风木司天，因为司天之气是木，木能制土，这两年土气不能偏胜，因而也就不从土化或半从土化，所以这两年虽然也是水运不及之年，但不言"同少宫"。再看辛卯、辛酉这两年。虽然这两年从司天之气来说都是阳明燥金司天，金可以克木，本来水运不及，土就要来乘之，现在金又克木，土失其制，因此也就更加容易从土化。但是辛卯、辛酉这两年在年支上有不同，所以还是有区别的。辛卯年的年支是卯，卯属于木，虽然在制土这个问题上，它远不如司天之气强，但对土也有一定承制作用，从而也就削弱了土气乘水的作用，所以就只能“半从土化”，因而原文谓“辛卯少宫同”。辛酉年的年支是酉，酉属于金。金可以克木，从而减弱了对土的承制，增强了土气乘水的作用。尽管在克木这个问题上也远不如司天之气强，但也有一定承制作用。所以，它虽然不能同辛巳、辛亥两年来比，可以不言“同少宫”，但与辛卯年比较则确有区别。我们认为这就是本节原文在谈辛卯、辛酉两年的气候变化时，独言“辛卯少宫同”，而不言辛卯辛酉同少宫的原因。

（4）其运寒雨风：“寒”，指水运，此处指辛卯、辛酉水运不及。“雨”，指湿土。“其运寒雨风”，意即水运不及之年，土来乘之。“风”，指木，意即土乘水之过，则木气来复。质言之，亦即辛卯、辛酉两年，冬天多雨，次年春天多风。

（5）少羽终　少角初　太徵　少宫　太商：此表说明辛卯、辛酉年的客运初运是少羽，二运是少角，三运是太徵，四运是少宫，终运是太商。“少羽终”，指主运终运为水。“少角初”，指主运初运为木。值得指出的是：本节在排列次序上少羽与少角相连，太徵与少宫相连，有失五音建运，太少相生之义。其中少羽与少角相连，可以从主运初运系以岁运为准，辛卯、辛酉年为水运不及之年，属少羽之年，所以主运初运必须是少角，因而构成少羽与少角相连的次序。而太徵与少宫相连，则无法解释，因此此处之少宫可能属于刻误。据一九六三年人民卫生出版社出版《黄帝内经素问》已改正为“少宫”。

【原文】

凡此阳明司天之政，气化运行后天[1]，天气急，地气明[2]，阳专其令，炎暑大行[3]，物燥以坚，淳风乃治[4]，风燥横运，流于气交，多阳少阴，云趋雨府，湿化乃敷。燥极而泽[5]，其谷白丹[6]，间谷命太者[7]，其耗白甲品羽[8]，金火合德[9]，上应太白荧惑[10]。其政切，其令暴[11]，蛰虫乃见，流水不冰[12]，民病咳嗌塞[13]，寒热发，暴振溧[14]，癃闷[15]，清先而劲，毛虫乃死[16]，热后而暴，介虫乃殃[17]，其发躁，胜复之作，扰而大乱，清热之气，持于气交[18]。初之气，地气迁，阴始凝，气始肃，水乃冰，寒雨化[19]。其病中热胀，面目浮肿，善眠，鼽衄嚏欠呕，小便黄赤，甚则淋[20]。二之气，阳乃布，民乃舒，物乃生荣[21]。厉大至，民善暴死[22]。三之气，天政布，凉乃行[23]，燥热交合，燥极而泽[24]，民病寒热[25]。四之气，寒雨降[26]。病暴仆，振栗谵妄，少气嗌干引饮，及为心痛痈肿疮疡疟寒之疾，骨痿血便[27]。五之气，春令反行，草乃生荣，民气和[28]。终之气，阳气布，候反温，蛰虫来见，流水不冰，民乃康平，其病温[29]。故食岁谷以安其气[30]，食间谷以去其邪[31]，岁宜以咸以苦以辛，汗之清之散之[32]，安其运气，无使受邪，折其郁气，资其化源[33]。以寒热轻重少多其制，同热者多天化，同清者多地化[34]，用凉远凉，用热远热，用寒远寒，用温远温，食宜同法。有假者反之，此其道也。反是者，乱天地之经，扰阴阳之纪也。帝曰：善。

【讲解】

（1）凡此阳明司天之政，气化运行后天：“阳明司天之政”，指阳明燥金司天之年。“气化运行后天”，“后天”，此处指后天时而至，亦即至而不至。全句意即阳明燥金司天的十年中，由于其年干都是阴干，均属于岁运不及之年，所以各年的气候与季节不完全相应，气候不与相应季节同时而来，至而不至。

（2）天气急，地气明：“天气”，指司天之气。“地气”，指在泉之气。阳明司天一定是少阴在泉。阳明属金，主凉，主燥，主收，主杀。阳明司天，所以原文谓“天气急”。少阴属火，主热，主长，所以少阴在泉原文谓“地气明”。张志聪注：“阳明司天，则少阴在泉。金令在上，故天气劲急，君火在下，故地气光明。”质言之，亦即凡属阳明燥金司天之年，其气候特点是上半年气候偏凉，下半年气候偏热。

(3) 阳专其令，炎暑大行：以下几句，较难理解，历代注家或回避之不作注解，或虽然注解但比较含混。“阳专其令，炎暑大行”句，王冰未注，《新校正》亦未注，张介宾有注，但他认为：“凡阳明司天之年，金气不足，火必乘之，故阳专其令，炎暑大行。”马莳注解与张介宾相同，他认为：“金为不及，故阳专其令，炎暑大行”。他们把阳明司天之年，理解为金气不足，显然不符合《内经》精神。张志聪所注则含混其辞。他说：“阳明在上，君火在下，故阳热盛而物燥坚”。高世栻解释与张志聪大致相同。他说：“阳明在上，君火在下，故阳专其令，炎暑大行”。为什么阳明在上，君火在下就会阳专其令，炎暑大行？没有说清楚。我们认为这两句，应从胜复的角度来加以理解。阳明司天之年，上半年金气偏胜，气候偏凉，应温不温，应热不热。这也就是上文所谓的“天气急”。根据胜复规律，“不恒其德，则所胜来复”。金气偏胜，则火来复之，因此这一年夏天气候反而可以出现大热现象。“阳专其令，炎暑大行”，意即阳明燥金司天之年，上半年气候偏凉，但夏天又比一般偏热。这是自然气候变化中自稳调节的结果。

(4) 物燥以坚，淳风乃治：“燥”，指干燥。“坚”，指外壳坚硬之物。“淳”，有敦厚纯正之义。“淳风”，指风气正常。全句意即阳明燥金司天之年，上半年气候偏凉偏燥，因而只有外壳坚硬的谷物或果类生长良好。这就是原文所谓的“物燥以坚”，也就是《五常政大论》中所谓的：“审平之纪……其实壳……其物外坚……”至于其他植物，则由于上半年气候偏凉，生长较差，只有到了客气间气的五之气，亦即厥阴风木主时之时，气候偏温，风气偏胜时，才能较好地生长。这就是原文所谓的“淳风乃治”，也就是后文所述的：“五之气，春令反行，草乃生荣，民气和。”

（5）多阳少阴，云趋雨府，湿化乃敷。燥极而泽：“多阳少阴”，指阳明司天之年，初之气为太阴，二之气为少阳，三之气为阳明，所以上半年阴少阳多。“雨府”，王冰注：“太阴之所在也。”此处指主气的四之气太阴湿土而言。“云趋雨府，湿化乃敷”，指到了四之气太阴湿土主气之时，自然气候转向偏湿。“燥极而泽”，承上句而言，指阳明燥金司天之年，上半年偏凉、偏燥，到了下半年主气四之气太阴湿土主气时，自然气候就会由燥转而为湿。“泽”者，水也，湿也。张志聪注云：“云趋雨府者，土之湿气，蒸而为云，天气降而为雨，盖四之气，乃太阴湿土主气，太阳寒水加临，故曰，云趋雨府，湿化乃敷，司天之燥金，终三之气而交于四气之寒水湿土，是以燥极而泽。”亦即此义。

（6）其谷白丹：“白”，即白色谷物，简称“白谷”，稻类即属于白谷之类谷物。“丹”，即红色谷物，简称“丹谷”，黍类即属于丹谷之类的谷物。“其谷白丹”，意即阳明燥金司天之年，少阴君火在泉，上半年偏凉，有利于白谷的生成；下半年偏热，有利于丹谷的生长。因此，这一年以白谷和丹谷生长较好，质量较佳，而成为阳明司天之年的岁谷。马莳注云：“其谷白丹，白为金而丹为火，金为天而火为地，乃正气所化生也。”张志聪注云：“其谷白丹，乃感司天在泉之气而成熟者，所谓岁谷是也。”均属此义。

（7）间谷命太者：“间谷”，从概念上来说，就是感间气而化生的谷物。历代注家对此认识基本一致，没有什么分歧。如王冰注云：“间气化生，故云间谷也。”张介宾注云：“间谷，间气所化之谷也。”马莳注云：“若间谷则以太者之间气名之。”张志聪注云：“间谷者，感左右间气成熟之谷也。”但是在对间谷的具体认识上则并不一致。王冰认为间谷是岁运太过之年，其间气所化生之谷。他说："太角商等气之化者，间气化生，故云间谷也。"《新校正》引《玄珠》，认为间谷是司天之气与岁运之间的变化中所生之谷，同时也指出，岁运偏胜之气所化生的谷也叫间谷，认为："按《玄珠》云，岁谷与间谷者何？即在泉为岁谷，及在泉之左右间气者皆为岁谷，其司天及运间而化者名间谷。又别有一名间谷者是也。化不及即反有所胜而生者，故名间谷，即邪气之化又名并化之谷也，亦名间谷。"与王冰颇异。《玄珠》，即《玄珠密语》。此书一般据王冰序文："辞理秘密，难粗论述者，别撰玄珠，以陈其道。"故认为系王冰所著。但《新校正》认为此系伪书，其云："详王氏《玄珠》，世无传者，今有玄珠十卷，《昭明隐旨》三卷，盖后人附托之文也……与王冰之义多不同。"因此，《玄珠》的提法，不能算在王冰账上，与王注颇异也并不奇怪。张介宾认为，除岁谷以外，左右四间气所生之谷，都叫间谷。他说："除正化岁谷之外，则左右四间之化，皆为间谷。"张志聪的认识与张介宾大致相同，他说："间谷者，感左右之间气而成熟，间气者，在司天在泉左右之四气也。"高世栻的认识与二张有同有异，他认为间气是左右间气所化生之谷，他说："左右二气，谓之间气，间谷者，感左右间气成熟之谷也。"这一点与二张认识同。不过，他又把间谷与后面的"命太"联系起来，认为间谷化生，是指司天之气的左右间气。他说："天气主生，故命太者，但言司天之左右而在泉不与也。"这一点又与二张不同。我们认为，"间谷"即感受左右间气所生长的谷物。由于司天在泉四间气逐年运转，六年中司天在泉每年不同，因此四间气也是六年为一周期每年不同。从司天在泉来说，感司天在泉之气所化生的谷物名"岁谷"。司天在泉每年不同，因此岁谷每年不同。例如太阳司天之年，其岁谷为玄黅，阳明司天之年，其岁谷为白丹等等。从左右间气来说，左右间气每年不同，因此间谷也一定是每年不同，间气是水，则与玄谷的生长有关，间气是火，则与丹谷的生长有关，余可类推。

“命太”，各注家在认识上更不一致。王冰认为“命太”，即太过之年，“间谷命太”，即间谷是太过之年的间气所化生之谷。他说：“命太者，谓前文太角商等气之化者，间气化生。故云间谷也。”张介宾则认为“命太”是间谷气之有余者。他说：“间谷，间气所化之谷也。命，天赋也。太，气之有余也。”同时，他又提出“命太”是因为六气分太少的原因。他说：“按太少间谷之义，其说有二：凡司天属太者，在泉必为少，司天属少者，在泉必为太，如卯酉年，阳明司天，少在上也。少阴在泉，太在下也。命其太者，则当以在泉之间气，命其谷也。”张志聪则认为，“命太”，在这里是指阳明的左右间气。他说：“间气者，在司天在泉左右之四气也。如阳明在上，则左太阳，右少阳，阳明主少，而太阳少阳主太，故曰间谷命太者，盖言在左右之太者为间谷也。”高世栻看法与张志聪大同小异，他说：“左右二气，谓之间气，间谷者感左右间气成熟之谷也。太者，子午少阴，寅申少阳，辰戌太阳，皆谓之太，亦早成熟也，天气主生，故命太者，但言司天之左右而在泉不与也。”以上注家，除王冰以外，都把司天在泉四间气再分太少，然后再以此来对“命太”作解释。我们认为这样把司天在泉四间气也分太少的提法和解释值得高榷。因为，其一，遍查《内经》原著，“五音建运，太少相生”的运用，似乎仅只限于岁运及客运，从原著中看不出司天在泉四间气也有个太少相生的问题。以《五常政大论》中所述司天之气与岁运的影响为例。论中虽然在司天之气的称谓上也借用了五音来表示，如“上角”、“上商”、“上宫”、“上徵”、“上羽”等等，但从其具体内容来看，所说的“上角”，都是指风气偏胜，所说的“上商”，都是指凉气偏胜，所说的“上宫”，都是指湿气偏胜，所说的“上徵”，都是指火气偏胜，所说的“上羽”，都是指寒气偏胜。即以本节所说的“阳明之政”而言，其中丁卯、丁酉岁，同正角；癸卯、癸酉岁同正商；乙卯、乙酉岁，同正商，都是指司天之气金气偏胜而言。如果说丁卯、丁酉、癸卯、癸酉年的同正商还可以用其他来解释的话，则乙卯、乙酉同正商肯定只能有一种解释，即金运不及之年得司天之金气相助，所以才能“同正商”，从而构成平气。因此这里的阳明司天，根本不存在什么“金运不及”、“司天为少”的问题。其二，从实际运转来看，也不可能在司天在泉四间气上出现太少相生的局面。因为太少意味太过和不及，太过意味着气候来早，未至而至，不及意味着气候来迟，至而不至。司天在泉四间气在运行中有一个“不迁正，不退位”的问题，即一步不动，其他五步也都不能动，如果司天之气至而不至，在泉之气也就不可能未至而至。因此根本不可能出现什么“司天为少，在泉为太”或者“司天为太，在泉为少”的局面。由于如此，所以我们不能同意阳明司天是金运不及的结论。对于“间谷命太者”的解释，我们从王注。至于“间谷命太者”一句，为什么放在此处的原因，我们认为这是承上句“其谷白丹”而言，意即阳明燥金司天之年从干支上看均为岁运不及之年，岁运不及之年不存在间谷问题，因此只能考虑岁谷，亦即“其谷白丹”的问题。“间谷命太者”一句，在此系作为说明语句列此。

(8) 其耗白甲品羽：“耗”，指耗损或损害。“白”，指白色。“甲”，指甲虫，亦即介虫一类动物。“品”，有标准之义，此处作胎孕生长正常解。“羽”，指羽虫。“其耗白甲品羽”，意即阳明燥金司天之年，少阴君火在泉。上半年气候偏凉，下半年气候偏热。根据《五常政大论》所述“同者盛之，异者衰之”“阳明司天，介虫静，羽虫育，介虫不成”“少阴……在泉，羽虫育，介虫耗，不育”的规律，所以属于金类的白色生物及介虫一类动物，由于阳明燥金司天，少阴君火在泉，火胜克金的原因，多遭受损害，生而不成，长而不育。相反羽虫与少阴在泉之气则同属火类，所以羽虫胎孕生长良好。

（9）金火合德："金"，指阳明燥金。"火"，指少阴君火。"合德"，指共同作用。"金火合德"，指阳明燥金司天，少阴君火在泉之年，司天与在泉之气相互影响和共同作用。

（10）上应太白荧惑："太白"，指金星。"荧惑"，指火星。"上应太白荧惑"，意即阳明燥金司天，少阴君火在泉之年，气候变化与天体上的金星和火星的活动变化有关。王冰注此云："见大而明。"这就是说，阳明燥金司天之年，金星、火星在天空中比平常年份大而明亮。

（11）其政切，其令暴："其政切"，指阳明燥金司天之年上半年气候偏凉的自然景象。"其令暴"，指金气偏胜时，火气来复、气候暴热时的自然景象，也指少阴君火在泉，下半年气候偏热的自然景象。这也就是前文所述的："天气急，地气明，阳专其令，炎暑大行。"马莳注："金之政切，火之令暴。"张志聪注："光明清切者，金之政，急暴者，火之令。"均属此义。

（12）蛰虫乃见，流水不冰："蛰虫"，指冬天里蛰伏的昆虫或小动物。"流水"，指冬天不冷，水不冻结。全句意即阳明燥金司天之年，少阴君火在泉，这一年冬天应冷不冷，所以蛰虫不藏，流水不冰。

（13）民病咳嗌塞："咳"，即咳嗽。"嗌"（yì 音益），指咽喉。"塞"，指堵塞。"民病咳嗌塞"，意即阳明燥金司天之年，金气用事，上半年气候偏凉，人体肺脏容易感邪发病，因而可以在临床上出现上述咳嗽、嗌塞等肺病症状。

（14）寒热发，暴振溧："寒热发"，即发热恶寒。"暴振溧"，即突然出现寒战现象。全句意即阳明燥金司天之年，上半气气候偏凉，人体肺脏容易感邪发病。由于肺主治节，合皮毛，所以在临床上可以出现发热恶寒等症。

（15）癃闷："癃"（lóng 音龙），指小便不利。《素问·宣明五气》谓：“膀胱不利为癃。”“闷”（bì 音必），音义均同“闭”，有闭塞不通之义。“癃闷”，即癃闭，是中医学中的一个病名。其临床特点是尿闭，小便不通。“癃闷”的病机之一是肺失治节，不能通调水道，以致小便闭塞。此处提出了癃闭的一个原因，是由于阳明燥金司天之年人体容易发生肺病，因而在临床上发生本病。

（16）清先而劲，毛虫乃死：“清”，指清凉之气。“先”，指在先，此处指阳明司天在少阴在泉之前。“劲”，指强劲有力。“毛虫”，五虫之一，在五行归类上属于木。“清先而劲，毛虫乃死”，意即阳明燥金司天之年，上半年偏凉，如果过于清凉，那么适宜于温暖气候生长的毛虫就会因为不能适应而死亡。从五行概念来说，清凉属金，毛虫属木。“清先而劲，毛虫乃死”，亦即金胜乘木之意。

（17）热后而暴，介虫乃殃：“热”，指火热之气。“后”，指在后，此处指少阴在泉在阳明司天之后。“暴”，指火热之气偏胜。介虫，五虫之一，在五行归类上属于金。“热后而暴，介虫乃殃”，意即阳明司天之年，少阴在泉，下半年气候偏热，如果过于炎热，那么适宜于清凉气候生长的介虫，就会因为不能适应这种炎热气候而死亡。从五行概念来说，炎热属火，介虫属金，“热后而暴，介虫乃殃”，亦即火胜乘金之意。

（18）其发躁，胜复之作，扰而大乱，清热之气，持于气交：“其发躁”，“躁”，有急快之义，这里指气候变化很快很急。“胜复之作”，指清气偏胜，热气来复。“扰而大乱”，指气候严重反常。“清热之气”，指阳明燥金司天之气与少阴君火在泉之气。“持于气交”，此处指上半年及下半年之间。全句意即阳明司天之年，上半年与下半年之间，特别是在三气四气之间这一段时间中，时凉时热，气候极不稳定。

（19）初之气，地气迁，阴始凝，气始肃，水乃冰，寒雨化：以上是叙述阳明燥金司天之年在气候及物候变化上的大体情况，以下所述的则是阳明燥金司天之年六步主时每一步气候及物候变化的具体情况。兹将阳明燥金司天之年的司天在泉四间气图示见图 10：

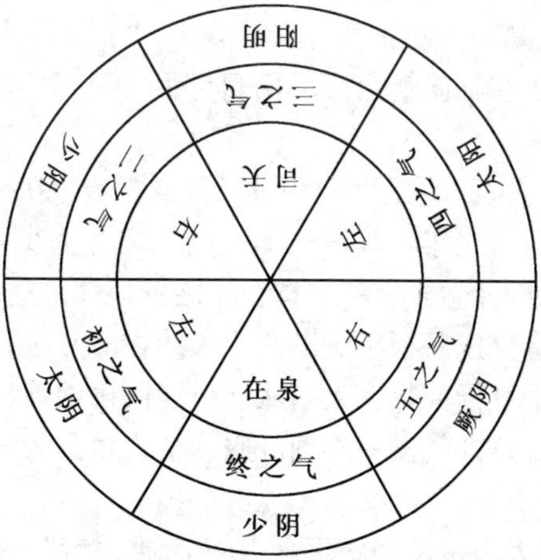

图 10　阳明燥金司天之年客气六步主时图

“初之气”，指阳明燥金司天之年，其客气加临的初之气为太阴湿土。“地气迁”，指阳明燥金司天之年初之气太阴湿土是由上一年在泉之气迁转而来。阳明燥金司天之年的上一年是少阳相火司天，厥阴风木在泉。阳明燥金司天之年，上一年在泉之气的厥阴风木，迁于本年的五之气上，所以太阴湿土才能由上一年的二之气上迁转到本年的初之气上。“阴始凝，气乃肃，水乃冰，寒雨化”，指阳明燥金司天之年，初之气为太阴，太阴主湿，湿为阴邪，所以在初之气所属的这一段时间中，亦即在本年大寒以后至惊蛰之前，大约在 1 月中旬至 3 月中旬这一段时间内，天气阴暗潮湿，寒凉，雨水较多。

（20）其病中热胀，面目浮肿，善眠，鼽衄嚏欠呕，小便黄赤，甚则淋：“中热”，指里热。“胀”，指腹胀满。“善眠”，指疲乏思睡。“衄衄”，指鼻出血。“嚏”，指喷嚏。“欠”，指呵欠。“呕”，指恶心呕吐。“淋”，指小便疼痛淋漓。此几句意即阳明燥金司天之年，客气的初之气为太阴湿土，气候偏湿，人体可以外感湿邪致病。湿邪在表，则热郁于里而在临床上出现“中热”、“衄衄”、“小便黄赤”、“淋”、“胀”等里热证。湿邪在里，则可以在临床上出现“面目浮肿”、“欠”、“呕”等里湿证。

(21) 二之气，阳乃布，民乃舒，物乃生荣：“二之气”，指阳明燥金司天之年，其客气加临的二之气为少阳相火。“阳乃布，民乃舒，物乃生荣”，指在二之气所属的这一段时间中，亦即在该年春分以后至小满以前，大约在3月中旬至5月中旬这一段时间中气候偏热。人们从前一段阴雨绵绵、湿气偏胜的气候中转入温热的气候中感到舒服。植物也因为气候转热而生长旺盛。

(22) 厉大至，民善暴死：“厉”，通“疠”，指疫疠之气，即导致发生疫疠，亦即烈性传染病的病原。“善”，指容易。“暴死”，指突然死亡。全句意即阳明燥金司天之年，客气的二之气为少阳相火，气候炎热，严重反常，因而容易产生疠气，从而造成瘟疫流行，导致暴死。

(23) 三之气，天政布，凉乃行：“三之气”，指阳明燥金司天之年，其客气的三之气为阳明燥金。按照客主加临的规定，客气加临在主气三之气上的即为司天之气，所以阳明燥金为该年的司天之气。“天政布”，“天”，即司天之气。“布”者，分布也。“天政布”，意即司天之气的作用，不只是像其他间气一样仅管所属的一段时间，而是主管全年，特别是主管上半年。“凉乃行”，指阳明燥金司天之年，上半年气候偏凉，特别是在三之气所属这一段时间中，亦即在该年小满至大暑以前，大约在5月中旬至7月中旬这一段时间中尤为清凉，气候严重反常。

(24) 燥热交合，燥极而泽：“燥”，指清凉，此处指司天之气。“热”，指炎热，此处指主气三之气。“燥热交合”，指阳明燥金司天之年，三之气客气为司天之气阳明燥金，主气为少阳相火。客气的燥与主气的热相合。“燥极”，指阳明燥金司天之年，到了三之气时，司天之气的作用就到了极点。“泽”，指客气太阳寒水和主气太阴湿土。“燥极而泽”，指燥金之气到了三之气终结时便交转客气四之气太阳寒水，同时，主气的四之气为太阴湿土，因此，这一段时间气候湿润雨水较多。这也就是张志聪所注的：“三之主气，乃少阳相火，故燥热交合，三气终而交于四气之寒水湿土，故燥极而泽。”

(25) 民病寒热：“寒热”，此处指寒热往来的疾病。王冰注：“寒热，疟也。”联系上句，全句意即阳明燥金司天之年，上半年气候偏凉，下半年偏湿偏热，因此夏秋之间容易流行疟疾。

(26) 四之气，寒雨降：“四之气”，指阳明燥金司天之年，其客气加临的四之气为太阳寒水。“寒雨降”，指由于四之气这段时间，从客气来说是太阳寒水，太阳主寒，从主气来说是太阴湿土，太阴主湿，所以在四之气所属的这一段时间中，亦即在该年大暑至秋分以前，大约 7 月中下旬至 9 月中下旬这一段时间中，气候偏冷，湿气偏胜，雨水较多。

(27) 病暴仆，振栗谵妄，少气嗌干引饮，及为心痛痈肿疮疡疟寒之疾，骨痿血便：“暴仆”，即突然晕厥。“振栗”，即寒战。“谵妄”，即谵语狂妄。“少气”，即气短。“嗌干引饮”，即咽干口渴。“心痛”，即心腹痛。“痈肿疮疡”，即皮肤生疮。“疟寒”，即疟疾。“骨痿”，即运动障碍。“血便”，即大便带血。这些疾病如晕厥、谵语、心痛、痈肿疮疡，多属于“心病”。疟疾、血便、嗌干引饮，多属于“脾病”。“骨痿”，多属于肾病。全段意即阳明燥金司天之年，四之气偏寒偏湿，寒可以伤肾，因而在临床上可以出现骨痿一类疾病。寒也可以伤心，因而也可以在临床上出现晕厥、谵妄、痈肿疮疡、心痛等疾病。湿可以伤脾，因而可以出现疟疾、少气、嗌干、便血一类疾病。

(28) 五之气，春令反行，草乃生荣，民气和："五之气"，指阳明燥金司天之年，其客气加临的五之气为厥阴风木。"春令反行"，指在五之气所属的这一段时间中，亦即在该年的秋分以后至小雪以前，大约在 9 月中下旬至 11 月中下旬这一段时间中，气候偏温、风气偏胜，好像春天一样。五之气，已是秋末冬初，气候应凉不凉，风气偏胜，秋行春令，所以称"春令反行"。"草乃生荣"，指这一段气候偏温，植物照样生长。"民气和"，指人体由于前一段时间气候相对寒凉，现在气候转温，感到相对舒畅。但是应该指出，这里所谓的"民气和"，不能完全理解为人民健康无病。因为秋冬之交，应凉不凉，应收不收，属于反常，人气不可能和平正常、健康无病。这只是指在过渡期中的相对稳定状态而言，下文"终之气……其病温"，即是在此基础上发展而来。

(29) 终之气，阳气布，候反温，蛰虫来见，流水不冰，民乃康平，其病温："终之气"，指阳明燥金司天之年，其客气加临的终之气为少阴君火。"阳气布，候反温"，指在终之气所属的这一段时间中，亦即在该年小雪以后至大寒以前，大约在 11 月中下旬至第二年 1 月中旬这一段时间中，气候偏热。由于终之气为在泉之气加临的部位，在泉之气主管该年的下半年，该年为少阴君火在泉，因此下半年气温较一般年份偏热，所以原文谓"阳气布"。由于终之气正值冬令，应寒不寒，反而在这一段时间中气候偏热，属于反常，所以原文谓"候反温"。"蛰虫来见，流水不冰"，这是对该年气候偏热而出现的自然景象的描述，意即由于该年冬天应冷不冷，因而蛰虫不藏，水不结冰。"民乃康平"，与前述之"民气和"同义，只能理解为该年上半年气候偏冷，现在天气转温，相对舒畅，不能理解为人体健康无病。因为冬天应寒不寒，应藏不藏，属于严重反常，人体不可能健康无病，所以下文紧接着就指出“民病温”即为明证。

（30）故食岁谷以安其气：“岁谷”，即感受当年司天在泉之气所生长收成的谷物。阳明燥金司天之年，其岁谷为白谷与丹谷。“食岁谷以安其气”，意即阳明燥金司天之年，人们在养生方面应多食白谷、丹谷类谷物，因为这类谷物在阳明司天之年中，质量较好，对保持人体健康有利。

（31）食间谷以去其邪：“间谷”，即感受左右间气所生长的谷物。前已述及，间气是火，则与丹谷有关，间气是水，则与玄谷有关，间气是土，则与黅谷有关，间气是木，则与苍谷有关，间气是金，则与白谷有关。“邪”，指致病之邪。“食间谷以去其邪”，是承上句而言，意即阳明燥金司天之年，一般情况下以食用岁谷即白谷、丹谷为好。但是如在感邪致病的情况下，则需根据感邪的性质不同，有针对性地选用不同属性的谷物，扶其所不胜之气以利去邪。例如感寒邪致病，则宜食黅谷，感热邪致病，则宜食玄谷，感风邪致病，则宜食白谷，感湿邪致病，则宜食苍谷，感凉邪致病，则宜食丹谷等等。这便是我们对“食间谷以去其邪”的理解以及具体运用的看法。关于对“食间谷以去其邪”一句的理解，王冰未注。张介宾注云：“间谷，间气所生，故可以去邪，去邪者有补偏救弊之义，诸实者可用以泻，虚者可用以补。”又云：“惟不以本年正化所出，故皆可谓之间谷，但因气求之则善矣。”张志聪注云：“间谷者，感间气而生，如初之气宜食白黅，二之气宜食白丹，四之气宜食丹玄，五之气宜食丹苍之谷，邪者，反胜其间气之邪也。”上述注解，我们认为张介宾注比较切合实际，所以我们原则上从张介宾注并结合我们的理解和经验提出如何具体运用的看法。我们认为，这里提出了饮食治疗方面的理论依据，不容忽视。这种理解和提法不一定对，故妄言以俟高明。

（32）岁宜以咸以苦以辛，汗之清之散之：“岁”，指阳明燥金司天之年。“以咸以苦以辛”，即选用咸味、苦味、辛味的药物。“汗之清之散之”，即用上述药物来达到发汗、清热、散寒的治疗目的。全句意即阳明燥金司天之年，上半年气候偏凉，人体容易感寒致病，所以在治疗选药上宜用辛味药物，因为辛味药物多具有发汗、散寒的作用。下半年气候偏热，人体容易感热致病，所以在治疗选药上宜用咸味药物或苦味药物，因为咸味或苦味药物多具有清热作用。

（33）安其运气，无使受邪，折其郁气，资其化源：“安其运气，无使受邪”，“安”，此处有能适应之义，意即在阳明燥金司天之年中，既然已经知道该年气候特点是上半年偏凉，下半年偏热，因此在生活起居，情志调养各方面注意与该年气候特点相适应。这样就可以不致感受外邪发生疾病。“折其郁气”，前文已述及，亦即在治疗上要对人体在病因作用下所出现的偏胜之气加以处理。此处意即阳明燥金司天之年，上半年偏凉，在治疗上应用辛温以处理其偏凉之气。下半年偏热，在治疗上应用咸苦以纠正其偏热之气。“资其化源”，前文亦已述及，即补益其被郁之气，亦即扶持其正气。王冰注云：“化源为六月迎而取之也。”这就是说，七、八、九月为秋三月，气候偏凉，凉气太盛就可以使风气被郁在里，因此在秋令未到之前，先补益肝木，使肝木不致为燥金所乘。质言之，其精神，亦即早期治疗，防微杜渐。总的来说，“安其运气，无使受邪”，是谈预防；“折其郁气”，是谈治疗；“资其化源”，是谈治中之防。这是《内经》“上工治未病”的指导思想在临床上的具体运用。

（34）其寒热轻重少多其制，同热者多天化，同清者多地化：这一小节也是指临床治疗上选方用药而言。“寒热轻重”，指临床证候上寒热的轻重。“少多其制”，指临床治疗用药的多少。“同热者”，指证候与气候同属于热者，“多天化”，即多用感受司天之气所化生的药物。此处是指具有寒凉作用的药物，因为这里是指阳明燥金司天之年，阳明主凉主燥，感阳明燥金之气所化生的药物性质偏凉。“同清者”，指证候与气候同属于寒者，“多地化”，即多用感受在泉之气所化生的药物。此处是指具有温热作用的药物，因为这里是指少阴君火在泉之年，少阴主火、主热，感少阴之气所化生的药物性质偏温。这一小节十分重要，它不但为“寒者温之，热者凉之”等正治法提出了理论依据，同时也指出了温热药和寒凉药产生的气候条件，从而为我们确定药物性能和选择采制药物提供了可贵的经验。但是应该指出，这一小节，历代注家的注释没有能够把问题说清楚。王冰注云：“少角、少徵岁同热，用方多以天清之化治之。少宫、少商、少羽岁同清，用方多以地热之化治之，火在地，故同清者多地化。金在天，故同热者多天化。”王冰在这里提出：“火在地，故同清者多地化。金在天，故同热者多天化。”其意即少阴君火在泉之年，所以生的药物偏热，寒凉病证可以用它来作治疗；阳明燥金司天之年，所化生的药物偏凉，温热病证可以用它来作治疗。这是对的。但是王冰所提出的“少角、少徵岁同热，用方多以天清之化治之，少宫、少商、少羽岁同清，用方多以地热之化治之”，把少角、少徵之年认为是热，把少宫、少商、少羽之年认为是寒，这就不对了。恰恰相反，少角是木运不及，从气候上来说应温不温，少徵是火运不及，从气候上来说应热不热。应温不温，应热不热，相对来说就是偏于寒凉。少宫是土运不及，从气候上来说，应湿不湿。少商是金运不及，从气候上来说，应凉不凉。少羽是水运不及，从气候上来说，应寒不寒。应湿不湿，应凉不凉，应寒不寒，相对来说就是偏于温热。因此，如果以岁运的寒热多少来用药选方的话，应该是：少角、少徵岁同寒，用方多以地热之化治之。少宫、少商、少羽岁同热，用方多以天清之化治之。这样才能符合五音建运、区分太少的精神，岂能不问太少一视同仁。张介宾注云：“本年上清下热，其气不同，故寒多者，当多其热以温之，热多者，当多其寒以清之。”这样提法，从原则上来说，完全正确。但是张氏接着说：“同热者多天化，同清者多地化，同者，言上文十年，运与天地各有所同也。凡运与在泉少阴同热者，则当多用司天阳明清肃之化以治之，故曰同热者多天化，如前少角、少徵年，木火同归热化者是也。运与司天阳明同清者，则当多用在泉少阴温热之化以治之，故曰同清者多地化，如前少宫、少商、少羽年，土金水同归寒化者是也。”这样提法同王冰一样，岁运不问不及太过，一视同仁。这就不对了。马莳注：“凡寒热以轻重而多少其制，即如丁卯、丁酉为少角，癸卯、癸酉为少徵，乃岁气之同为热也。用方多以天清之化治之，己酉、己卯为少宫，乙卯、乙酉为少商，辛卯、辛酉为少羽，乃岁气之同为清也。用方多以地热之化治之。”提法与王冰一样。张志聪注：“同者多之，异者少之，故以寒热之轻重而少多其制，如少徵少角之运同少阴之热者，多以天化之清凉以制之。如少商少宫少羽之运同阳明之清者，多以地化之火热以制之。”提法也与王冰大致相同。上述这些提法，看来滥觞于王冰。从原则来说，王冰的提法是对的，但是从具体内容来说，特别是岁运不问太过不及，五音不分太少，这不符合《内经》运气学说的基本精神，值得商榷。太过不及之义，人所共知，但各家在注文中竟囫囵吞枣不求甚解如此，而且出自大家名注，令人不解，于此深感读书之难。

【原文】

少阳之政(1)奈何？岐伯曰：寅申之纪(2)也。

少阳　太角　厥阴(3)　壬寅同天符　壬申同天符(4)　其运风鼓(5)，其化鸣紊启坼，其变振拉摧拔，其病掉眩支胁惊骇。

太角初正　少徵　太宫　少商　太羽终(6)

【讲解】

(1) 少阳之政：“少阳之政”，即少阳相火司天之年。

(2) 寅申之纪:“寅申”,是指各个年度上的年支。“寅申之纪”,是承上句“少阳之政”而言。意即凡是年支上逢寅逢申的年份,都是少阳相火司天之年。甲子一周六十年中,年支上逢寅逢申属于少阳相火司天之年者有壬寅、壬申、戊寅、戊申、甲寅、甲申、庚寅、庚申、丙寅、丙申十年。

(3) 少阳　太角　厥阴:“少阳”,指少阳相火司天。“太角”,指木运太过之年,此处是指壬寅、壬申年。“厥阴”,指厥阴风木在泉。

(4) 壬寅同天符　壬申同天符:“壬寅”、“壬申”,指壬寅年和壬申年。壬寅、壬申年年干是壬,丁壬化木,壬是阳干,所以壬寅、壬申年是属于木运太过之年,太角之年。壬寅、壬申年的年支是寅是申,寅申少阳相火司天,厥阴风木在泉。壬寅、壬申年的岁运是木运太过,在泉之气是厥阴风木,岁运与在泉之气五行属性一致。根据“太过而加同天符”的规律,所以壬寅、壬申年又是同天符之年,所以原文谓“壬寅同天符　壬申同天符”

(5) 其运风鼓:“运”,指岁运。“风”,指风气。“鼓”,指鼓动,此处指偏胜。“其运风鼓”,意即壬寅、壬申年岁木太过,少阳相火司天,运气相互作用,风纵火势,火借风威,因此这一年的春天气候上风比较多,也比较热。《新校正》云“风火合势,故其运风鼓”,即属此义。此节中其他文字,如“其化……”,“其变……”,“其病……”等,与前述太角之年基本相同,读者可参看前述,此处从略。

(6) 太角初正　少徵　太宫　少商　太羽终:此表表示壬寅、壬申年的客运初运是太角,二运是少徵,三运是太宫,四运是少商,终运是太羽。“太角初正”,表示主运的初运是木,“太羽终”,表示主运的终运是水。主运仍按木火土金水之序运行不变。

【原文】

少阳　太徵　厥阴[1]　戊寅天符　戊申天符[2]　其运暑[3]，其化暄嚣郁燠，其变炎烈沸腾，其病上热、郁血、溢血、血泄、心痛[4]。

太徵　少宫　太商　少羽终　少角初[5]

【讲解】

（1）少阳　太徵　厥阴："少阳"，指少阳相火司天。"太徵"，即火运太过之年，此处是指后文所列的戊寅、戊申两年。"厥阴"，即厥阴风木在泉。全句意即戊寅、戊申两年岁运是火运太过之年，司天之气是少阳相火，在泉之气是厥阴风木。

（2）戊寅天符　戊申天符：戊寅、戊申年的年干是戊，戊癸化火，因此戊寅、戊申年岁运是火运。戊寅、戊申年的年支是寅、是申，寅申少阳相火司天。岁运是火，司天之气也是火。岁运与司天之气的五行属性相同，所以戊寅、戊申年是天符之年，原文谓："戊寅天符　戊申天符"

（3）其运暑："暑"，即暑热。"其运暑"，与前述"其运热"同义，意即戊寅、戊申年是岁火太过之年。这两年中，特别是这两年的夏天气候炎热。

（4）其病上热郁血溢血血泄心痛："上热"，即热盛于上。"郁血"，即血郁于下。"溢血"，即血上溢，如鼻衄、呕血、肌衄、咳血等出血症状，都可以叫"溢血"。"血泄"，即血下泄，如便血、尿血、崩漏等出血症状，都可以叫"血泄"。"心痛"，即胸腹痛。"溢血"，多与热盛于上有关。"血泄"，多与热盛于下有关。"心痛"，多与血郁有关。全句意即戊寅、戊申年，岁火太过，火热偏盛。人体与之相应容易感受火邪而在临床上发生上述各种出血及心痛症状。

（5）太徵　少宫　太商　少羽终　少角初：此表表示戊寅、戊申年的客运初运是太徵，二运是少宫，三运是太商，四运是少羽，终运是少角。"少角初"，表示主运的初运为木。"少羽终"，表示主运的终运是水。主运以木火土金水为序常年不变。

【原文】

少阳　太宫　厥阴　甲寅　甲申(1)　其运阴雨，其化柔润重泽，其变震惊飘骤(2)，其病体重胕肿痞饮(3)。

太宫　少商　太羽终　太角初　少徵(4)

【讲解】

(1) 少阳　太宫　厥阴　甲寅　甲申：“少阳”，指少阳相火司天。“太宫”，指土运太过之年。“厥阴”，指厥阴风木在泉。“甲寅　甲申”，即甲寅年和甲申年。这两年年干是甲，甲己化土，甲为阳干，所以这两年是土运太过之年，其司天之气为少阳相火，在泉之气为厥阴风木。

(2) 其运阴雨，其化柔润重泽，其变震惊飘骤：此一小节，是对土运太过之年的气候和物候特点的描述。其内容与讲解与前述太宫之年基本相同。“其运阴雨”，在前述“太阳之政”中甲辰、甲戌年谓之“其运阴埃”，含义大致相同。

(3) 其病体重胕肿痞饮：“体重”，即身体沉重。“胕肿”，即足肿。“痞饮”，即水饮内停。全句意即甲寅、甲申年，岁土太过，湿气偏胜，人体容易因湿胜而在临床上发生上述“体重胕肿、痞饮”等症状。在前述“太阳之政”甲辰、甲戌年中，谓之“其病湿下重”，与此同义。

(4) 太宫　少商　太羽终　太角初　少徵：此表表示甲寅、甲申年的客运初运是太宫，二运是少商，三运是太羽，四运是太角，终运是少徵。“太角初”，表示主运的初运是木，“太羽终”，表示主运的终运是水，顺序常年不变。

【原文】

少阳　太商　厥阴　庚寅　庚申(1)　同正商(2)　其运凉，其化雾露清切，其变肃杀凋零，其病肩背胸中(3)。

太商　少羽终　少角初　太徵　少宫(4)

【讲解】

(1) 少阳　太商　厥阴　庚寅　庚申：“少阳”，指少阳相火司天。“太商”，指金运太过之年。“厥阴”，指厥阴风木在泉。“庚寅　庚申”，指庚寅年和庚申年。全句意即庚寅年和庚申年，年干是庚，乙庚化金，庚为阳干，因此庚寅、庚申年属于岁金太过之年，其司天之气为少阳相火，在泉之气为厥阴风木。

(2) 同正商：“正商”，即金运平气之年。“同正商”，意即庚寅、庚申年，虽属金运太过，但是由于这两年的年支是寅是申，寅申少阳相火司天，岁运太过之金运，会受到司天的火气的抑制，根据运太过而被抑可以构成平气的规律，所以庚寅、庚申两年还可以构成金运平气之年。这也就是《五常政大论》中所谓的：“坚成之纪……上徵与正商同。”

(3) 其运凉，其化雾露清切，其变肃杀凋零，其病肩背胸中：在前述“太阳之政”庚辰、庚戌年中，与此节描述基本一样。“其化雾露清切”，彼为“其化雾露萧飋”。“其病肩背胸中”，彼为“其病燥背瞀胸满”，其义大致相同，可参看前注。

(4) 太商　少羽终　少角初　太徵　少宫：这是表示庚寅、庚申年的客运初运为太商，二运为少羽，三运为少角，四运为太徵，终运为少宫。“少角初”，表示主运的初运是木，“少羽终”，表示主运的终运是水。主运顺序始终不变。

【原文】

少阳　太羽　厥阴　丙寅　丙申(1)　其运寒肃，其化凝惨溧冽，其变冰雪霜雹，其病寒浮肿(2)。

太羽终　太角初　少徵　太宫　少商(3)

【讲解】

(1) 少阳　太羽　厥阴　丙寅　丙申：“少阳”，指少阳相火司天。“太羽”，指水运太过之年。“厥阴”，指厥阴风木在泉。“丙寅　丙申”，指丙寅年和丙申年。全句意即丙寅年和丙申年的年干是丙，丙辛化水，丙为阳干，所以这两年是岁水太过之年，其司天之气是少阳相火，在泉之气是厥阴风木。

（2）其运寒肃，其化凝惨溧冽，其变冰雪霜雹，其病寒浮肿：这是对水运太过之年的气候和物候现象的描述。其内容与前述“太阳之政”丙辰、丙戌年中的描述基本一致。“其运寒肃”，彼处为“其运寒”。“其病寒浮肿”，彼处为“其病大寒留于谿谷”。此处是从症状角度讲，彼处是从病机角度讲，含义大致相同。

（3）太羽终　太角初　少徵　太宫　少商：这是表示丙寅、丙申年客运的初运是太羽，二运是太角，三运是少徵，四运是太宫，终运是少商。“太角初”，表示主运的初运为木，“太羽终”，表示主运的终运为水。顺序始终不变。

【原文】

凡此少阳司天之政[1]，气化运行先天[2]，天气正，地气扰[3]，风乃暴举，木偃沙飞，炎火乃流，阴行阳化，雨乃时应[4]，火木同德[5]，上应荧惑岁星[6]。其谷丹苍[7]，其政严，其令扰[8]。故风热参布，云物沸腾，太阴横流，寒乃时至，凉雨并起[9]。民病寒中，外发疮疡，内为泄满[10]。故圣人遇之，和而不争[11]。往复之作[12]，民病寒热疟泄，聋瞑呕吐，上怫肿色变[13]。初之气，地气迁，风胜乃摇，寒乃去，候乃大温，草木早荣。寒来不杀[14]，温病乃起，其病气怫于上，血溢目赤，咳逆头痛，血崩胁满，肤腠中疮[15]。二之气，火反郁，白埃四起，云趋雨府，风不胜湿，雨乃零，民乃康[16]。其病热郁于上，咳逆呕吐，疮发于中，胸嗌不利，头痛身热，昏愦脓疮[17]。三之气，天政布，炎暑至，少阳临上，雨乃涯[18]。民病热中，聋瞑血溢，脓疮咳呕，鼽衄渴嚏欠，喉痹目赤，善暴死[19]。四之气，凉乃至，炎暑间化，白露降，民气和平[20]，其病满身重[21]。五之气，阳乃去，寒乃来，雨乃降，气门乃闭，刚木早雕[22]，民避寒邪，君子周密[23]。终之气，地气正，风乃至，万物反生，霿雾以行[24]。其病关闭不禁，心痛，阳气不藏而咳[(25)]。抑其运气，赞所不生[(26)]，必折其郁气，先取化源[(27)]，暴过不生，苛疾不起[(28)]。故岁宜咸辛宜酸，渗之泄之，渍之发之[(29)]，观气寒温以调其过，同风热者多寒化，异风热者少寒化[(30)]。用热远热，用温远温，用寒远寒，用凉远凉，食宜同法，此其道也。有假者反之，反是者病之阶也[(31)]。帝曰：善。

【讲解】

(1) 少阳司天之政：“少阳司天之政”，即少阳相火司天之年。

(2) 气化运行先天：“先天”，指岁运太过，气候先天时而至。“气化运行先天”，意即六十年中属于少阳相火司天的十年都是岁运太过之年。

(3) 天气正，地气扰：“天气”，指司天之气。“正”，指正当其位。“天气正”，意即少阳相火司天之年，司天之气所在的位置为三之气，这也正是主气少阳相火的位置。这一年三之气上，主气、客气都是少阳相火用事。“地气”，指在泉之气。“扰”，指扰乱或扰动。“地气扰”意即少阳相火司天之年，厥阴风木在泉，风主动，所以这一年气候变化，下半年变化较大，相对来说，不够稳定。

(4) 风乃暴举，木偃沙飞，炎火乃流，阴行阳化，雨乃时应：这几句是对少阳相火司天，厥阴风木在泉之年的气候特点及自然景象的描述。“风乃暴举”，指大风暴作。“木偃沙飞”，指大风暴作时飞沙走石、摧屋拔树的自然景象。“炎火乃流”，“炎火”指气候炎热，“乃流”，有蔓延之意，“炎火乃流”，此处指炎热季节延长。“阴”，此处指秋冬。“阴行阳化”，指秋冬季节也和春夏一样，比较炎热。“雨”，指下雨。“雨乃时应”，指下雨及时。全句意即少阳相火司天之年，由于少阳主火，所以上半年气候偏热。少阳相火司天，则厥阴风木在泉。厥阴主风，主温，温热同类，所以下半年也比较暖和，应冷不冷。这也就是说少阳相火司天之年，全年气温均比较高；因此，原文谓："炎化乃流，阴行阳化。"由于少阳相火司天之年，气候炎热，热必生湿，所以这一年雨水也相对比较多。这也就是原文所谓的"雨乃时应"。张志聪注云："阴行阳化，雨乃时应，谓厥阴之气上行而从少阳之化，故雨乃时应，盖少阳所至为火生，终为蒸溽，此德化之常也。"即属此义。

（5）火木同德："火"，此处指少阳相火。"木"，此处指厥阴风木。"德"，此处指作用。"火木同德"，意即少阳相火司天之年，厥阴风木在泉，火主热，风主温。热和温同属一类，因此在作用上基本一致。《新校正》注云："详六气惟少阳厥阴司天司地为上下通和，无相胜克，故言火木同德，余气皆有胜克，故言合德。"这里所说的"上下通和，无相胜克"，亦即温热同属一类之意。

（6）上应荧惑岁星："荧惑"，即火星。"岁星"，即木星。"上应荧惑岁星"，意即少阳相火司天之年，上半年气候偏热与火星的运行有关；厥阴风木在泉，下半年气候偏温，风气偏胜，与木星的运行有关。

（7）其谷丹苍："丹"，即丹谷。"苍"，即苍谷。丹谷生长要求气候环境偏热，苍谷生长要求气候环境偏温。少阳相火司天之年，上半年气候偏热，下半年厥阴风木在泉气候偏温，因此该年气候适宜于丹谷和苍谷的生长，因而丹谷和苍谷也是少阳司天之年的岁谷。

（8）其政严，其令扰："其政严"，"其"，此处指火。"其政严"，意即火的作用剧烈，这里指炎热。马莳注："火之政严。"张志聪注："严者，火之政。""其令扰"，"其"，此处指木。"其令扰"，指木的作用扰动而不稳定。马莳注："木之令扰。"张志聪注："扰者，风之令也。"全句意即少阳相火司天之年，全年气候偏热，变化较大而不稳定。

（9）故风热参布，云物沸腾，太阴横流，寒乃时至，凉雨并起：这是承上句“其政严，其令扰”而言。“风热参布”，指少阳相火司天之年，厥阴风木在泉，由于“上下通和”、“火木同德”，所以全年气候以温热为主。“云物沸腾”，指气候炎热、风气偏胜，自然环境一片扰动现象。“太阴横流”，太阴指雨湿之气，此处指少阳相火司天之年，全年气候偏热，因热生湿，雨水较多。“寒乃时至”，指火气偏胜时，由于胜复原因，寒气来复，因而这一年又可以出现突然寒冷的气候变化。“凉雨并起”，指由于上述原因，寒冷和雨湿之邪，常常可以同时出现。全句意即少阳相火司天、厥阴风木在泉之年，气候偏热而不稳定，有冷有热，变化很大，这也就是张介宾所注的：“此皆木火之化，火盛则寒水来复。”

(10) 民病寒中，外发疮疡，内为泄满：“寒中”，即里寒。对于“寒中”二字，注家有两种解释，一种解释是：此几句是承上句“寒乃时至，凉雨并起”而言。意即少阳相火司天之年，火气偏胜，寒气来复，在寒气来复的气候变化中，人们感受寒邪，所以发生“寒中”。例如马莳注：“寒乃时至，凉雨并起，民病为寒中。”另一种解释，也是多数注家的解释则是：少阳相火司天之年，厥阴风木在泉，全年气候偏于温热。在炎热气候中容易发生外热内寒证。由于外热，所以“外发疮疡”；由于内寒，所以“内为泄满”。例如张介宾注：“火盛于外，故民病寒中，外热故为疮疡，内寒故为泄满。”张志聪注：“风热之气在外，则寒湿之气在内，是以外发疮疡，内为寒中泄满。”高世栻注：“民病寒中，外发疮疡，内为泄满，乃外热内寒表里不和也。”我们同意第二种解释。因为“热极生寒”，“壮火之气衰”，“壮火食气”，“壮火散气”，“重热则寒”，“热伤气”，“重阳必阴”（《素问·阴阳应象大论》），热盛了必然要伤气，外热则内寒，这是《内经》在病机上的基本认识，也是前面《五常政大论》所提出的“气温气热，治以温热，强其内守，必同其气，可使平也”的理论依据。

(11) 故圣人遇之，和而不争：“和”，即调和。“争”，即彼此相争。全句仍承上文而言。上文言少阳相火司天之年，厥阴风木在泉，“风热参布，云物沸腾，太阴横流，寒乃时至，凉雨并起”，这就是说少阳司天之年，由于司天在泉之气的影响以及胜复郁发的原因，这一年气候变化很快，寒热往复，盛衰错综。在这种气候条件下，人体疾病常常也是寒热往复，虚实并见，因而在治疗上也就只能采取调和的方法。所谓“调和”，质言之，也就是在处理上既要照顾到寒，也要照顾到热；既要照顾到实，也要照顾到虚；既要照顾到表，也要照顾到里。这就是原文所谓“故圣人遇之，和而不争”的涵义。寒热往复，盛衰互见，这是少阳司天之年在气候变化上的特点。在这种气候特点影响下所发生的疾病，或类似这种特点的疾病表现，采取和解的治疗方法，这是对寒热往复，虚实互见的疾病的治疗原则。这也是后世对于寒热往复、虚实互见的疾病以少阳辨证，以和解治疗的理论依据。

（12）往复之作：“往复”，指寒热往复。“往复之作”，意即少阳司天之年，有寒有热，寒热往复，气候变化很大，时冷时热，极不稳定。

（13）民病寒热疟泄，聋瞑呕吐，上怫肿色变：“寒热”，指发冷发热。“疟”，指疟疾。“泄”，指泄泻。“聋”，指耳聋。“瞑”，指眼花。“上怫肿色变”，“上”，指上部，此处指颜面。“怫”（fú 音扶），指怫郁，此处指气血不通畅。全句指颜面部气血郁滞而出现浮肿及颜色改变。这几句总的是说，少阳司天之年，由于寒热往复，因而在疾病上也容易发生寒热往来或寒热并见的疾病，例如疟疾、泄泻、耳聋、眼花、颜面浮肿等等。

（14）初之气，地气迁，风胜乃摇，寒乃去，候乃大温，草木早荣。寒来不杀：以上所述的是少阳相火司天之年在气候及物候变化上的大体情况。以下所述的是少阳相火司天之年六步主时每一步的具体气候及物候变化情况。兹将少阳相火司天之年的司天在泉四间气图示见图 11：

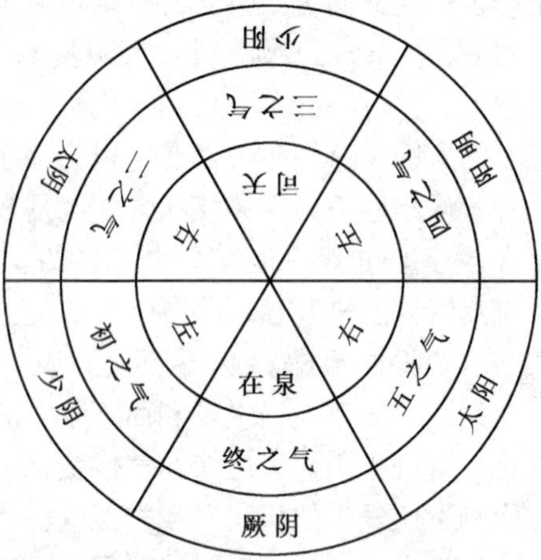

图 11　少阳相火司天之年客气六步主时图

“初之气”，指少阳相火司天之年，其客气加临之间气初气为少阴君火。“地气迁”，指少阳相火司天之年初之气的少阴君火，是由上一年在泉之气运转而来。少阳相火司天之年的上一年是太阴湿土司天，太阳寒水在泉。少阳相火司天之年，上一年在泉之气的太阳寒水迁于本年的五之气上，所以少阴君火才能由上一年的二之气迁转到本年的初之气上。“风胜乃摇”，指风气偏胜时的草动树摇的自然景象。其意即少阳相火司天之年，初之气为少阴君火，司天之气是火，初之气也是火，火上加火，气候十分炎热，热盛时可以同时出现风气偏胜的气候变化。同时，主气初之气为厥阴风木主时，风气偏胜，因此出现“风胜乃摇”的自然景象。“寒乃去，候乃大温”，指初之气所属的这一段时间，亦即在本年大寒以后至春分节以前，大约在 1 月中旬至 3 月中旬这一段时间，气候炎热。一般说来，这一段时间天气还应比较冷，余寒犹冽，但是由于初之气是火，司天之气也是火，所以这一年这一段时间中就不大冷，所以原文说：“寒乃去。”不但不冷，反而偏于炎热，所以原文说："候乃大温。""草木早荣"，指由于春日来早，所以草木提前生长。"寒来不杀"，"寒"，指一时寒冷，"杀"，指生长停止。这里是说由于少阳相火司天之年，初之气是少阴君火主事，气候大温，纵然由于时令季节关系，偶有一时寒冷或寒潮来袭，也不能阻止草木的生长。这也就如张介宾所注："初气君火用事，而兼相火司天，故气候大温也。"张志聪所注："少阳司天而又值君火主气，故虽有时气之寒来，而不能杀二火之温热也。"

（15）温病乃起，其病气怫于上，血溢目赤，咳逆头痛，血崩，胁满，肤腠中疮："温病"，即感受温热之邪而发生的、证候性质属于温热的急性热病。"气怫于上"，指温病的病机是火，由于"火曰炎上"的原因，所以温病的特点是火邪上逆，因而发病后的临床症状也以向上、向外为特点。"血溢"，指出血，如咳血、衄血、吐血等等。"目赤"，指眼睛泛红。"咳逆"，指咳嗽气喘。"血崩"，王冰注："今详崩字当作崩。"即血崩，指妇女阴道大出血。"胁满"，指胸胁胀满。"肤腠中疮"，"肤"，指皮肤。"腠"，张仲景谓："腠者，是三焦通会元真之处。"（《金匮要略·脏腑经络先后病脉证》）"中"，指人体内脏。"疮"，指疮疡。意即在感热致病的情况下，人体器官外至皮肤、内至脏腑及脏腑之间都可以因为热邪郁结而发生疮疡。热在皮肤如疮痈疔疖等；热在内脏如肺痈、胃脘痛、肠痈等。这些都属于"肌腠中疮"的范围。全节意即少阳相火司天之年，厥阴风木在泉，全年气候偏热，初之气又属少阴君火主事，火热更甚，因此在初之气所属的这一段时间中，人体发病以温病为主。温病的临床表现有气怫于上、血溢、目赤、头痛、咳逆、肌腠中疮等等。

（16）二之气，火反郁，白埃四起，云趋雨府，风不胜湿，雨乃零，民乃康："二之气"，指少阳相火司天之年，其客气加临之间气二之气为太阴湿土。"火反郁"，指火热之气受到了客气太阴湿土之气的郁遏。意即在二之气所属的这一段时间中，亦即在春分以后至小满以前，大约在3月中旬至5月中旬这一段时间中，正值春夏之交，从主气来说正是少阴君火主时，一般来说，气候应该温暖，但是少阳相火司天之年，客气二之气为太阴湿土，春雨绵绵，春寒犹冽，应温不温，所以原文谓“火反郁”。“白埃四起”，是形容湿土之气如白色烟雾从地面升起变化为云。“云趋雨府”，指天空多云，变化为雨。《素问·阴阳应象大论》谓：“地气上为云，天气下为雨。”“风不胜湿”，“风”，指春令多风。此处是说从主气主运来说，春令多风，但由于少阳相火司天之年，客气二之气为太阴湿土，气候反常，虽说属风气偏胜不应多雨的季节，也仍然雨湿流行。“雨乃零”，“零”，此处同“临”，意即降雨。以上几句，从总的来看都是对太阴湿土主时自然景象的描述。意即少阳相火司天之年，二之气所属的这一段时间中，雨水偏多。至于“民乃康”三字，不能完全作人们在这种气候反常的情况下身体健康来理解，应与前述阳明司天之政中所述的“民气和”、“民乃康平”的含义大致相同，只能认为这是因为少阳相火司天之年，初之气少阴君火主气，“候乃大温”，“温病乃起”。之后，二之气太阴湿土主气时，气候相对转凉，人们感觉舒畅一些。

(17) 其病热郁于上，咳逆呕吐，疮发于中，胸嗌不利，头痛身热，昏愦脓疮：“热郁于上”，指热郁结在里，由于火性向上，所以谓“热郁于上”。“咳逆呕吐”，指咳嗽，气喘，呕吐上逆。“疮发于中”，“疮”，指疮疡，意即疮疡是由于热郁在里而发生。“胸嗌不利”，“胸”，指胸部，“嗌”，指咽喉，“不利”，指阻塞不通感。“头痛身热”，指头痛发热。“昏愦脓疮”，“昏愦”，即神志障碍。“脓疮”，即皮肤化脓生疮。这些都是少阳相火司天之年，二之气所属的这一段时间中容易发生的一些疾病和症状。由于二之气主气为少阴君火，客气为太阴湿土，火被湿遏，热郁于里，所以在临床上可以发生上述“热郁于上”、“疮发于中”的里热症状。由于湿束肌表，湿邪内蕴，所以在临床上也可以发生上述“咳逆呕吐，胸嗌不利，头痛身热”等表湿或里湿症状。由于湿热交争、湿蒙清窍，所以在临床上也可以发生“昏愦脓疮”等症状。

（18）三之气，天政布，炎暑至，少阳临上，雨乃涯：“三之气”，指少阳相火司天之年，其客气的三之气为少阳相火。“天政布”，指少阳相火司天。“炎暑至”，指由于少阳主火，加上这一步主气也是少阳相火，主气客气都是火热，所以在三之气所属的这一段时间中，亦即小满以后至大暑以前，大约在5月中旬至7月中旬这一段时间中，气候特别炎热。“少阳临上”，“少阳”，指少阳相火，“临”，指客气加临，“上”，指司天之气。“雨”，指降雨，此处指雨湿之气。“涯”，指到头或结束。全节意即少阳相火司天之年，在三之气所属的这一段时间中，气候特别炎热。在此以前二之气中所出现的雨湿偏胜现象，到了三之气时便自然结束。

（19）民病热中，聋瞑血溢，脓疮咳呕，鼽衄渴嚏欠，喉痹目赤，善暴死：“热中”，即里热证。“聋”，指耳聋。“瞑”，指眼花。“血溢”，指出血。“脓疮”，指疮疡。“咳呕”，指咳嗽气喘，呕吐上逆。“鼽衄”，指鼻出血。“渴”，指口渴。“嚏”，指喷嚏。“欠”，指呵欠。“喉痹”，指咽喉肿痛，《诸病源候论·脓疮咳呕》谓：“喉痹者，喉里肿塞痹痛，水浆不得入也。”“目赤”，指眼红。“暴死”，指突然死亡。上述这些症状，多数情况下都是由于感受热邪所引起的里热证。“聋瞑”、“目赤”，多属于肝热证；“脓疮”多属心热证；“咳”、“血溢”、“鼽衄”、“嚏”，多属肺热证；“渴”、“呕”、“喉痹”，多属胃热证；“暴死”，在暴热时发生，多系中热暑厥。全节意即少阳相火司天之年，在三之气所属这一段时间中，天气酷热，人们容易处感热邪而发生上述各种病证。

（20）四之气，凉乃至，炎暑间化，白露降，民气和平：

“四之气”，指少阳相火司天之年，其客气加临之间气四之气为阳明燥金。“凉乃至”，指由于阳明主凉主燥，所以在四之气所属的这一段时间中，亦即在大暑以后至秋分以前，大约在7月中下旬至9月中下旬这一段时间中，气候偏凉。“炎暑间化”，“炎暑”，指炎热，“间”，指间断。张介宾注：“燥金之客，加于湿土之主，故凉气至而炎暑间化，间者，时作时止之谓。”意即在四之气所属这一段时间，正值炎夏季节，加上少阳相火司天之年，厥阴风木在泉，所以气候应偏热，但四之气主气是太阴湿土，客气是阳明燥金，太阴主湿，雨水偏多，阳明主凉，偏于清冷，在这种错综复杂的变化中，因此炎热并不持续表现，亦即时冷时热。“白露降”，指清冷的自然景象。“民气和平”，其义与前述之“民气和”、“民乃康”、“民乃康平”之义同，也就是在经过三之气天气大热之后，天气转为清凉，金风送爽，在这种自然气候的自调状态下，人体状况感到相对良好。

(21) 其病满身重：“满”，指腹胀满。“身重”，指全身酸重无力。腹满和身重，多属湿困。全句意即少阳相火司天之年，四之气时，主气为太阴湿土，湿气偏胜。客气为阳明燥金，清气偏胜。司天在泉之气为火，为风。在这种错综复杂的气候变化中，不论其系属湿热、风湿或寒湿致病，都可以在临床上出现上述腹满身重症状。所以原文谓：“其病满身重。”

(22) 五之气，阳乃去，寒乃来，雨乃降，气门乃闭，刚木早雕：“五之气”，指少阳相火司天之年，其客气加临之间气五之气为太阳寒水。“阳乃去”，指阳热之气已去。“寒乃来”，指阴寒之气到来。“雨乃降”，指由于天气转凉，所以雨水也多。这也就是说由于太阳主寒，所以在五之气所属的这一段时间，亦即在秋分以后至小雪以前，大约在9月中下旬至11月中下旬这一段时间中，气候偏寒。“气门乃闭”，此句亦见于《素问·生气通天论》，原文云：“平旦人气生，日中而阳气隆，日西而阳气已虚，气门乃闭。”王冰注云：“气门谓玄府也。所以发泄经脉营卫之气，故谓之气门也。”“玄府”，又名“鬼门”，即皮肤上的汗孔，因此发汗又叫“开鬼门”。“气门乃闭”，指气候寒冷，人体为了保护阳气不外泄，汗孔关闭，皮肤无汗。“刚木早雕”，“刚木”，指木质坚硬的树木。“早雕”，指过早凋枯，全句意即少阳相火之年，五之气为太阳寒水，气候偏寒，因此自然界从物化现象上来说，树木早凋；从人体生理现象来说，汗出减少或无汗，阳气内藏。

（23）民避寒邪，君子周密：“君子”，此处指知养生的人。“周密”，指居住地温暖严密。全句是承上句而言，意即这一段时间由于主气为阳明燥金，客气为太阳寒水，气候比一般年份要冷，秋行冬令，因此在养生方面，居处要注意防寒，要保持温暖。这也就是《素问·四气调神大论》中所谓的“去寒就温，无泄皮肤”，张志聪所释：“五之间气，乃太阳寒水，故阳热去而寒乃来，以秋冬之交而行闭藏之冬令，故气门乃闭，宜周密以避寒邪，曰圣人，曰君子，盖言圣贤之随时调养以和其气，是以暴过不生，苛疾不起。”亦属此义。

（24）终之气，地气正，风乃至，万物反生，霿雾以行：“终之气”，指少阳相火司天之年，其客气终之气为厥阴风木。“地气正”，指正是在泉之气的位置所在。“风乃至”，指厥阴风木在泉。这一年的下半年气候偏温，风气偏胜，尤其是在终之气所属的这一段时间中，亦即在小雪以后至大寒以前，大约在11月中下旬至第二年1月中旬这一段时间中，气候偏温，应冷不冷。“万物反生”，指由于气候偏温，冬行春令，所以草木提早萌芽生长。“霿雾以行”，“霿”（mèng 音孟），指天色昏暗。“雾”，指烟雾迷濛，此处指风气偏胜时飞沙走石，天气昏暗的自然景象。

（25）其病关闭不禁，心痛，阳气不藏而咳：“关闭”，指阳气内藏。“不禁”，指不能控制。“关闭不禁”，意即终之气这一段时间，正值冬令，阳气应该内藏，但是由于厥阴风木在泉，风主动，所以阳气应藏不藏。这也就是前文所谓的“地气扰”。“心痛”，指心腹痛，多与肝失疏泄、气滞血瘀有关。“咳”，指咳嗽，多与肺失治节有关。全节意即少阳相火司天之年，厥阴风木在泉，在终之气所属的这一段时间中，由于厥阴风木用事，风气偏胜，因此人体也容易发生肝病、气滞血瘀，而在临床上出现心腹痛等症状；也可以在肝气偏胜的情况下反侮肺金而出现咳嗽等症状。所以张介宾注云：“时当闭藏，而风木动之。风为阳，故其为病如此。”

(26) 抑其运气，赞所不胜：“抑”，指抑制。“运气”，指岁运及司天在泉四间气。“赞”，即赞助或支持。“不胜”，指有关运气之所不胜，例如岁木太过，风气流行，脾土受邪之类，木，即为土之所不胜。余可类推。全句意即在感受外邪致病的情况下，要联系气候变化特点，要认真分析感邪的性质，采取针对性的措施，治热以寒，治寒以热，这就叫“抑其运气”。同时要根据传变特点，防止传变，早期治疗。例如外感风邪发生肝病，知肝传脾，当先实脾，这就叫“赞所不胜”。这是中医学有关治则提出的理论基础。

(27) 必折其郁气，先取化源：关于“折其郁气，先取化源”，其义与前述之“折其郁气，资其化源”相同，读者可以参看前文有关讲解，不再详释。不过，在此处“先取化源”句下王冰注云：“化源年之前十二月迎而取之。”《新校正》认为不可解，疑王注有误。其注云：“详王注资取化源俱注云取，其义有四等，太阳司天取九月，阳明司天取六月，是二者先取在天之气也；少阳司天取年前十二月，太阴司天取九月，是二者乃先时取在地之气也。少阴司天取年前十二月，厥阴司天取四月，义不可解。按《玄珠》之说则不然，太阳阳明之月与王注合，少阳少阴俱取三月，太阴取五月，厥阴取年前十二月。《玄珠》之义可解，王注之月疑有误也。”我们认为王注可以解释，并无错误。因为从王注基本精神来看，是根据《素问·四气调神大论》的精神，以春夏秋冬四季气候特点为准，采取早期预防措施，防患于未然。太阳司天，全年偏寒，冬令尤甚，寒可以胜热，因此在冬令未到之前的九月，先补心火。阳明司天，全年偏凉，秋令尤甚，凉可以胜风，因此在秋令未到之前的六月，先补肝木。此王注与《玄珠》所取月份相同者。少阳司天，全年偏热，夏令尤甚，热可以胜凉，因此在夏令未到之前先补肺金，所以《玄珠》取三月，但王注则取年前十二月。我们认为王注是从另一个角度来考虑的。因为少阳相火司天之年，初之气为少阴君火，“候乃大温”，气候大热，热可以胜凉，从早期治疗、防患未然的角度来看，所以这一年应在年前十二月，即热令未到之前先补肺金，以防火来乘克。从原则来说这与《玄珠》取三月之说是一致的，都可以解释。太阴司天，全年偏湿，长夏尤甚，湿可以胜寒，因此在长夏未到之前先补肾水，所以《玄珠》取五月。而王冰注取九月者，我们认为这是从土可以克水，湿可以胜寒的角度来考虑的。因为水旺于冬，所以在冬季未到之前的九月先补肾水，以防土来乘克，从原则上来说也是与《玄珠》取五月之说是一致的。少阴司天，全年偏热，春夏之交尤甚，热可以胜凉，因此在春夏之交以前先补肺金，所以《玄珠》取三月，但王冰注取年前十二月。我们认为这也仍是从热可以胜凉的角度来看的，与前述少阳司天取年前十二月一样，从原则上看与《玄珠》之说亦无分歧。厥阴司天，全年偏温，风气偏胜，尤以春天为甚，因此在春令以前先补脾土，所以《玄珠》取年前十二月。但王注取四月，我们认为这是从土旺于长夏的角度来考虑的。因为长夏脾病多发，如果再遇上风木司天之年，那就更易发病。因此王注认为在长夏以前的四月补脾为好。从以上所述可以看出，王注与《玄珠》都主张早期补益司天之气的所胜之气以防其乘克太甚，但《玄珠》着眼于在司天之气最胜之前补其所胜之气，而王注则主张在所胜之气未旺之前来补益所胜之气。在所取时间上虽然不尽相同，但早期治疗、防患未然的精神则一，并无实质上的差别。至于疗效究竟如何，尚待从临床上进一步进行验证。

（28）暴过不生，苛疾不起：“暴过”，指突然发生的过错，此处指急病。“苛疾”，“苛”，王冰注：“苛，重也。”指重病。全句意即如果按上述原则对疾病进行早期治疗，做到防患于未然，则人体就可以不致患急病或重病。

（29）故岁宜咸辛宜酸，渗之泄之，渍之发之：“咸”，指咸寒。“辛”，指辛散。“酸”，指酸收。“渗”，指利尿。“泄”，指通便。“渍之”，指热水浸泡。“发之”，指发汗。全节意即少阳相火司天之年，厥阴风木在泉，全年气候偏于温热，人体亦易外感温热之邪致病，因此在治疗选药上多选咸寒或酸收的药物，以清里热敛阴，用通利二便的药物以清里泄热，用辛散药物或用热水渍形发汗使热从外解。上述方法综合运用，也就是对于温热病的治疗大法为：辛凉解表，咸寒清里，苦寒通便，淡渗利湿，酸敛保津。后世温病学派对温热病的治疗方法，就是在此基础上演化而来。

（30）观气寒温以调其过，同风热者多寒化，异风热者少寒化：“观气寒温以调其过”，指根据人体感邪的性质以及人体疾病的性质进行针对性的处理。“同风热者多寒化”，指外感风邪热邪致病，患者证候亦属于风证、热证者，则多用在寒凉气候中所化生的药物，亦即用具有寒凉作用的药物加以治疗。“异风热者少寒化”，指与此相反，即不是感受风邪热邪致病而是感受其他邪气致病，其证候也不属于风证或热证者，则不能用寒凉药物治疗。全节意即少阳相火司天之年，厥阴风木在泉，全年气候以风热为特点，人体疾病亦以风热证为主，因此一般情况下均可以用上述治温热的方法来作治疗。但如果不是感司天在泉之气致病而是感间气之邪致病，则仍须具体情况具体处理，不能对上述“岁宜咸辛宜酸，渗之泄之，渍之发之”等治疗方法机械套用，必须“观气之寒温以调其过”。这是运气学说的基本精神，必须加以高度重视。

（31）反是者病之阶也：“病”，此处作错误解。“阶”，指阶梯。全句意即如果违反了上述原则，那就必然走上错误的道路。于此可以看出运气学说在临床具体运用中，既重视其常，更重视其变。文中一再谆谆告诫人们对运气规律的具体运用要有常有变，千万不能机械运用。现在有些人攻击运气学说机械，这种说法，究竟是刻舟求剑、胶柱鼓瑟呢？还是有意歪曲呢？

【原文】

太阴之政[1]奈何？岐伯曰：丑未之纪[2]也。

太阴　少角　太阳[3]　清热胜复同[4]，同正宫[5]。丁丑　丁未　其运风清热[6]。

少角初正　太徵　少宫　太商　少羽终[7]

【讲解】

（1）太阴之政：“太阴之政”，即太阴湿土司天之年。

（2）丑未之纪：“丑未”，是指各个年度上的年支。“丑未之纪”，是承上句“太阴之政”而言。意即凡是年支上逢丑逢未的年份，都是太阴湿土司天之年。甲子一周六十年中，年支上逢丑逢未属于太阴湿土司天之年者有丁丑、丁未、癸丑、癸未、己丑、己未、乙丑、乙未、辛丑、辛未十年。

（3）太阴　少角　太阳：“太阴”，指太阴湿土司天。“少角”，指木运不及之年，此处指丁丑、丁未年。“太阳”，指太阳寒水在泉。

（4）清热胜复同：“清”，指清凉之气。“热”，指火热之气。“清热胜复同”，意即木运不及之年，春天里应温不温，气候偏凉，夏天里气候又比一般年份炎热。这是木运不及之年在气候变化上的特点。在前述阳明司天之政节中，“清热胜复同”

条下，已作讲解，读者可参看前文。

（5）同正宫：“正宫”，即土运平气之年。“同正宫”，意即木运不及之年，如果遇上太阴湿土司天，由于风气不及的原因，所以这一年的春天湿气偏胜，春行长夏之令，雨水偏多。用五行概念来说，也就是木可以克土，风可以胜湿；如果木运不及，风气不足，由于“其不及则已所胜轻而侮之”的原因，土就可以反侮风木，因而这一年春行长夏之令，湿邪偏胜，雨水增多。这也就是《五常政大论》中所谓：“委和之纪……上宫与正宫同。”王冰在此注文：“木未出土与无木同，土自用事，故与正土运岁化同也。上见太阴是谓上宫，丁丑、丁未岁上见太阴司天化之也。”即是指此而言。

（6）丁丑　丁未　其运风清热：“丁丑，丁未”，即丁丑年和丁未年。“运”，指岁运。“风”，指风气不及。“清”，指清凉。“热”，指炎热。全句意即丁丑年和丁未年，从岁运来看，是属于木运不及之年。这一年的气候特点是风气不及，凉乃大行，春天里应温不温，气候偏凉，但是由于胜复原因，清气偏胜则火气来复，所以夏天里又比较炎热。

（7）少角初正　太徵　少宫　太商　少羽终：此表说明丁丑、丁未年的客运初运是少角，二运是太徵，三运是少宫，四运是太商，终运是少羽。“少角初正”，说明主运初运为木，“少羽终”，说明主运终运为水，常年不变。

【原文】

太阴　少徵　太阳(1)　寒雨胜复同(2)。癸丑　癸未　其运热寒雨(3)。

少徵　太宫　少商　太羽终　太角(4)

【讲解】

（1）太阴　少徵　太阳：“太阴”，指太阴湿土司天。“少徵”，指火运不及之年，此处指癸丑，癸未年。“太阳”，指太阳寒水在泉。全句意即癸丑、癸未年为火运不及之年，太阴湿土司天，太阳寒水在泉。

（2）寒雨胜复同："寒"，指寒冷之气。"雨"，指雨湿之气。"寒雨胜复同"，意即火运不及之年，在夏天里应热不热，冬天里应冷不冷。详见阳明之政节中"寒雨胜复同"句讲解。

（3）癸丑　癸未　其运热寒雨："癸丑　癸未"，指癸丑年和癸未年。"其运热寒雨"，指癸丑、癸未年岁运是火运不及之年，夏天里应热不热，气温偏寒，但是由于胜复原因，到了长夏气候又转为偏湿偏热。

（4）少徵　太宫　少商　太羽终　太角：此表说明癸丑、癸未年的客运初运是少徵，二运是太宫，三运是少商，四运是太羽，终运是太角，"太羽终"，说明主运终运是水运。原文未标明主运的初运，应为"太角初"，此处太角未标明"初"字，当属漏刻。

【原文】

太阴　少宫　太阳(1)　风清胜复同(2)，同正宫(3)。己丑太一天符　己未太一天符(4)　其运雨风清(5)。

少宫　太商　少羽终　少角初　太徵(6)

【讲解】

（1）太阴　少宫　太阳："太阴"，指太阴湿土司天。"少宫"，指土运不及之年，此处指己丑年、己未年。"太阳"，指太阳寒水在泉。全句表示己丑、己未年为土运不及之年，太阴湿土司天，太阳寒水在泉。

（2）风清胜复同："风"，指风气偏胜，气候偏温。"清"，指清凉。全句意即土运不及之年，长夏应湿不湿，降雨量少，风气偏胜秋天气候偏凉。这是土运不及之年的气候特点。"风清胜复同"，在阳明之政一节中作"风凉胜复同"，其义与此相同。

（3）同正宫："正宫"，即土运平气之年。意即己丑年和己未年，虽然从年干来看是属于土运不及之年，但是由于这两年的年支是丑，是未，丑未太阴湿土司天。根据“运不及而得助”即可以构成平气的规律，己丑、己未年不及的土运，可以得到司天之气的帮助构成平气，所以己丑、己未年也是土运平气之年。因此原文谓“同正宫”。

（4）己丑太一天符　己未太一天符：根据规定，岁运与司天之气五行属性相同者谓之“天符”。岁运与年支的固有五行属性相同者谓之“岁会”。既是天符，又是岁会者谓之“太一天符”。己丑年己未年的年干是己，甲己化土，所以这两年的岁运是土运。己丑年、己未年的年支是丑，是未，丑未太阴湿土司天。岁运是土，司天之气也是土，岁运与司天之气的五行属性相同，所以己丑年、己未年是天符之年。己丑年、己未年年支是丑是未，十二支中辰戌丑未属于土。岁运是土，年支的五行固有属性也是土。岁运与年支的固有五行属性相同，所以己丑年、己未年又是岁会之年。由于己丑年、己未年既是天符之年，又是岁会之年，所以己丑年、己未年也是太一天符之年。因此原文谓“己丑太一天符　己未太一天符”。由于己丑年、己未年既是平气之年，也是天符之年，也是岁会之年，也是太一天符之年，因此己丑、己丑年在气候变化上极不稳定。在这种不稳定的复杂变化中，计算时一般以变化剧烈者为准。运气同化中，太一天符之年变化最为剧烈。《六微旨大论》谓：“天符岁会何如？岐伯曰：太一天符之会也。帝曰：其贵贱何如？岐伯曰：天符为执法，岁会为行令，太一天符为贵人。帝曰：邪之中也奈何？岐伯曰：中执法者，其病速而危；中行令者，其病徐而持；中贵人者，其病暴而死。”所以原文谓“己丑太一天符，己未太一天符”，而未言其他。这也就是说，己丑、己未年，气候变化剧烈，在疾病表现上也比较急重。

（5）其运雨风清：“雨”，指土运，此处指己丑、己未土运不及之年。“风”，指木。“清”，指金。“其运雨风清”，意即己丑、己未年，土运不及，风木乘之，由于胜复原因，风气偏胜时，金气又必然来复，因此己丑、己未年的气候特点，长夏季节雨水不多，风气偏胜，秋天又相对清凉。“其运风雨清”，在阳明之政节中之己卯、己酉年，作“其运风雨凉”，其义完全相同。

（6）少宫　太商　少羽终　少角初　太徵：此表说明己卯、己酉年的客运初运是少宫，二运是太商，三运是少羽，四运是少角，终运是太徵。“少角初”，说明主运之初运为木运，“少羽终”，说明主运的终运为水。

【原文】

太阴　少商　太阳(1)　热寒胜复同(2)。乙丑　乙未　其运凉热寒(3)。

少商　太羽终　太角初　少徵　太宫(4)

【讲解】

（1）太阴　少商　太阳：“太阴”，指太阴湿土司天。“少商”，指金运不及之年，此处指乙丑、乙未年。“太阳”，指太阳寒水在泉。全句意即乙丑、乙未年为金运不及之年，太阴湿土司天，太阳寒水在泉。

（2）热寒胜复同：指乙丑、乙未年为金运不及之年，金运不及之年的气候特点是秋天里应凉不凉，气候偏热。但是冬天又比较寒冷。详见阳明之政节中“热寒胜复同”句下讲解。

（3）其运凉热寒：“凉”，指金运。此处指乙丑、乙未年金运不及。“热”，指火热。“寒”，指寒水。“其运凉热寒”，意即乙丑、乙未年金运不及，火来乘之，由于胜复原因，火气偏旺时，水气必然来复，因此乙丑、乙未年的气候特点是秋天里应凉不凉，气候偏热，但是冬天里又比一般年份寒冷。

（4）少商　太羽终　太角初　少徵　太宫：此表说明乙丑、乙未年的客运初运是少商，二运是太羽，三运是太角，四运是少徵，终运是太宫。“太角初”，指主运的初运是木运。

“太羽终”，指主运的终运是水运。

【原文】

太阴　少羽　太阳(1)　雨风胜复同(2)，同正宫(3)。辛丑同岁会　辛未同岁会(4)　其运寒雨风(5)。

少羽终　少角初　太徵　少宫　太商(6)

【讲解】

(1) 太阳　少羽　太阳：“太阴”，指太阴湿土司天。“少羽”，指水运不及之年，此处指辛丑年、辛未年。“太阳”，指太阳寒水在泉。全句意即辛丑、辛未年是水运不及之年，太阴湿土司天，太阳寒水在泉。

(2) 雨风胜复同：“雨风胜复同”，指水运不及之年的气候特点。意即辛丑、辛未之年是水运不及之年，冬天应冷不冷，气候偏湿，第二年春天风多雨少。详见阳明之政节中“雨风胜复同”句之讲解。

(3) 同正宫：“正宫”，即土运平气之年。“同正宫”，指辛丑年和辛未年在气候上与土运平气之年相同。因为辛丑年和辛未年从岁运上来说是水运不及，从司天之气来说是太阴湿土司天。水不及则土来乘之，所以这一年湿气偏胜，特别是这一年的冬天，应冷不冷，湿胜雨多，好像土运平气之年的长夏季节那样。这也就是《气交变大论》中所述的：“岁水不及，湿乃大行。”《五常政大论》中所述的：“涸流之纪……上宫与正宫同。”

(4) 辛丑同岁会　辛未同岁会：根据规定，岁运与在泉之气的五行属性相同，而且岁运属于不及者，谓之“同岁会”。辛丑、辛未年的年干是辛，丙辛化水，属于水运。辛为阴干，属于不及。辛丑、辛未年的年支是丑是未，丑未太阴湿土司天，太阳寒水在泉。岁运是水运不及，在泉之气也是水。所以辛丑年和辛未年是同岁会之年。因此原文谓“辛丑同岁会　辛未同岁会”。值得提出的是，辛丑年和辛未年的气候特点既“同正宫”，即与土运平气之年相似，又“同岁会”，即与水运平气之年相似。两者不同，如何计算？以何为准？我们的意见应以实际气候变化为准，但在预测上则这两种情况都应考虑，即辛丑年和辛未年这两年，其气候可以出现“同正宫”的气候变化，即冬季不寒而湿胜多雨如同土运平气之年的长夏季节那样；也可以出现一切正常无偏胜的“同岁会”的气候变化。所以《新校正》云：“按五常政大论云，涸流之纪，上宫与正宫同。或以此二岁为同岁会，为平水运，欲去同正宫三字者，非也。盖此岁有二义，而辄去一义，甚不可也。”我们同意《新校正》的看法。

(5) 其运寒雨风：“寒”，指水运，此处指辛丑年和辛未年水运不及。“雨”，指土。“风”，指木。“其运寒雨风”，意即辛丑年和辛未年水运不及，土来乘之，由于胜复原因，土气偏胜时，风气又必然来复。因此辛丑年和辛未年的气候特点是冬天里应冷不冷，雨水较多，但第二年春天风气偏胜，降雨量减少。

(6) 少羽终　少角初　太徵　少宫　太商：此表说明辛丑年和辛未年的客运初运是少羽，二运是少角，三运是太徵，四运是少宫，终运是太商。“少角初”，说明主运的初运是木运。“少羽终”，说明主运的终运是水。主运仍按木火土金水之序运行，年年如此。

【原文】

凡此太阴司天之政[(1)]，气化运行后天[(2)]，阴专其政，阳气退辟，大风时起[(3)]，天气下降，地气上腾[(4)]，原野昏霧，白埃四起，去奔南极，寒雨数至[(5)]，物成于差夏[(6)]。民病寒湿，腹满身䐜愤胕肿，痞逆寒厥拘急[(7)]。湿寒合德，黄黑埃昏，流行气交[(8)]，上应镇星辰星[(9)]。其政肃，其令寂[(10)]，其谷黅玄[(11)]。故阴凝于上，寒积于下[(12)]，寒水胜火，则为冰雹，阳光不治，杀气乃行[(13)]。故有余宜高，不及宜下，有余宜晚，不及宜早[(14)]，土之利，气之化也[(15)]。民气亦从之[(16)]，间谷命其太也[17]。初之气，地气迁，寒乃去[18]，春气正，风乃来[19]，生布万物以荣，民气条舒[20]，风湿相薄，雨乃后[21]。民病血溢，筋络拘强，关节不利，身重筋痿[22]。二之气，大火正[23]，物承化，民乃和[24]，其病温厉大行，远近咸若[25]，湿蒸相薄，雨乃时降[26]。三之气，天政布[27]，湿气降，地气腾，雨乃时降，寒乃随之[28]。感于寒湿，则民病身重胕肿，胸腹满[29]。四之气，畏火临，溽蒸化，地气腾，天气否隔，寒风晓暮，蒸热相薄[30]，草木凝烟，湿化不流，则白露阴布，以成秋令[31]。民病腠理热，血暴溢疟，心腹满热胪胀，甚则胕肿[32]。五之气，惨令已行[33]，寒露下，霜乃早降，草木黄落[34]，寒气及体，君子周密[35]，民病皮腠[36]。终之气，寒大举，湿大化[37]，霜乃积，阴乃凝，水坚冰，阳光不治[38]。感于寒，则病人关节禁固，腰脽痛[39]，寒湿推于气交而为疾也[40]。必折其郁气，而取化源[41]，益其岁气，无使邪胜[42]，食岁谷以全其真[43]，食间谷以保其精[44]。故岁宜以苦燥之温之，甚者发之泄之[45]。不发不泄，则湿气外溢，肉溃皮拆而水血交流[46]。必赞其阳火，令御甚寒[47]，从气异同，少多其判也[48]。同寒者以热化，同湿者以燥化[49]。异者少之，同者多之[50]，用凉远凉，用寒远寒，用温远温，用热远热，食宜同法。假者反之，此其道也，反是者病也。帝曰：善。

【讲解】

（1）太阴司天之政："太阴司天之政"，即太阴湿土司天之年。前已述及，凡是年支上逢丑、逢未之年都是太阴湿土司天之年。

（2）气化运行后天："气化运行后天"，指太阴湿土司天的十年中，各年气候与季节不完全相应，至而未至，均为不及之年。

（3）阴专其政，阳气退辟，大风时起："阴专其政"，指太阴湿土司天之年，太阳寒水在泉。全年气候变化以寒湿为主。

“寒”和“湿”，在阴阳属性上均属于阴，所以原文谓：“阴专其政。”“阳气退辟”，“辟”，义同避，意即寒湿用事，阳气不足，气候偏寒。“大风时起”，“时起”，指应时而起，意即太阴湿土司天之年，由于客气的初之气与主气完全一致，都是厥阴风木，所以在初之气所属的一段时间中，亦即春初之时，风气偏胜。这也就是原文所谓的“春气正，风乃来”。所以《新校正》注云：“详此太阴之政，但以言大风时起，盖厥阴为初气居木位，春气正，风乃来，故言大风时起。”但是需要指出，后世注家以六气分太少，认为太阴司天是土运不及，因此木来克土，所以大风时起。例如张介宾注：“太阴司天以湿，太阳在泉以寒，故阴专其政，阳气退辟。土不及，则风胜之，故大风时起。辟，避同。”马莳注：“司天以湿，在泉以寒，故阴专其政，阳气退避。土不及则风胜之，故大风时起。”张志聪注：“太阴司天，寒水在泉，故阴专其政，阳气退避，土令不及，风反胜之。”高世栻注：“太阴司天，故阴专其政，则阳气退避，土不及而木旺，故大风时起。”以上诸注，一方面认为太阴司天以湿，太阳在泉以寒，所以阴专其政，但同时又提出了土不及的问题。试问，既然土不及，何以司天以湿，阴专其政？自相矛盾，不足为训。因此，我们从《新校正》注文，不从诸家。至于这个问题，我们在前文阳明之政一节中已经作过讨论，可参阅前文。

（4）天气下降，地气上腾：“天气”，指司天之气。一般来说，司天之气主管上半年。“天气下降”，意即司天之气不仅主管上半年，而且也影响下半年。“地气”，指在泉之气，一般来说，在泉之气主管下半年，“地气上腾”，意即在泉之气不尽主管下半年，而且也对上半年产生作用和影响。此处是指太阴湿土司天，太阳在泉之年，由于“天气下降，地气上腾”，司天在泉之气互相作用和影响的原因，所以全年气候以寒湿为特点。

（5）原野昏霿，白埃四起，云奔南极，寒雨数至：这是对太阴湿土司天，太阳寒水在泉之年自然景象的描述。“原野昏霿”，指天气昏暗。“白埃四起”，指湿土之气如烟雾迷濛。“云奔南极”，南，在方位上代表南方，在季节上代表夏季，在气候上代表热。“云奔南极”，意即夏季里经常阴云密布。“寒雨数至”，即天气偏寒，常常下雨。全句意即太阴湿土司天，太阳寒水在泉之年，天气阴暗，气温偏低。经常下雨，尤其是南方雨水较多。张介宾注：“湿气下降，寒气上腾，故原野昏霿，白埃四起，司天主南而太阴居之，故云奔南极，雨湿多见于南方。”即属此义。

（6）物成于差夏：“物成”，指植物成长。“差夏”，王冰注：“差夏，谓立秋之后一十日也。”（守山阁本作三十日）张介宾注：“差，参差也，夏令入秋，谓之差夏，盖主气当湿土之时，客气值少阳之令，土气稍温，故物成也。”张志聪注：“差夏，长夏之时秋之交也。”高世栻注：“差夏，夏之终，秋之交也。”“物成于差夏”，意即太阴湿土司天之年，植物成长主要在夏秋之交。我们同意这个解释，但不同意把“差夏”作为具体时间来理解，因为把“差夏”解释为具体时日，缺乏依据。我们认为“差夏”可以解释为夏季较差，也就是说太阴湿土司天之年，气候偏寒，夏令多雨，植物生长较一般年份的夏天为差。所以成熟较一般为晚。

（7）民病寒湿，腹满身䐜愤胕肿，痞逆寒厥拘急：这是讲太阴湿土司天、太阳寒水在泉之年，人体疾病的性质和临床表现。“民病寒湿”，指太阴湿土司天、太阳寒水在泉之年，气候变化以寒湿为主，因此人体也由于易感寒湿之邪而发生寒湿之证。“腹满”，即腹部胀满。“䐜（chēn 音嗔）愤”，即肿胀，“身䐜愤”，即身体肿胀。“胕肿”，即是肿。“痞逆”，即上腹阻塞闷满，呕吐恶心。“寒厥”，即由于感受寒湿之邪而出现的四肢逆冷。“拘急”，即肢体拘急，屈伸不利。这些症状多属寒湿之证，因此多发生在太阴湿土司天，太阳寒水在泉之年。

（8）湿寒合德，黄黑埃昏，流于气交：“湿”，指太阴湿土司天之气。“寒”，指太阳寒水在泉之气。“湿寒合德”，指太阴湿土司天之气与太阳寒水在泉之气互相影响和共同作用。“黄”，指太阴湿土之气。“黑”，指太阳寒水之气。“埃昏”，指天气阴暗、寒冷潮湿。“黄黑埃昏”，指在太阴湿土司天，太阳寒水在泉的相互作用下，天气阴暗，寒冷潮湿。“流于气交”，指寒湿之气流行。全句意即由于太阴湿土之气与太阳寒水之气共同作用，所以全年气候偏湿偏寒。

（9）上应镇星辰星：“镇星”，即土星。“辰星”，即水星。“上应镇星辰星”，意即太阴湿土司天，太阳寒水在泉之年，之所以全年气候偏寒偏湿，此与天体上土星和水星的运行变化有关。

（10）其政肃，其令寂：“其政肃”，“肃”，有清冷、肃清之义。这里是指太阴湿土司天，太阳寒水在泉之年在气候变化上以寒凉为特点，在物候变化上以生长较差为特点。“其令寂”，“寂”，有孤寂、静止之义。这里是指太阴湿土司天、太阳寒水在泉之年，由于气候偏凉，所以植物生长相对缓慢，不够活跃。

（11）其谷黅玄：“谷”，指谷物。“黅”，指黅谷。“玄”，指玄谷。黅谷的生长环境要求偏于潮湿。玄谷的生长环境要求偏于寒冷。“其谷黅玄”，意即太阴湿土司天、太阳寒水在泉之年，气候偏于寒湿，适合黅谷和玄谷的生长。所以这样的年份黅谷和玄谷生长较好。因而黅谷和玄谷成为太阴湿土司天、太阳寒水在泉之年的岁谷。

（12）故阴凝于上，寒积于下：“阴凝于上”，指太阴湿土司天，湿为阴邪，太阴主湿，所以说阴凝于上。“寒积于下”，指太阳寒水在泉，太阳主寒，所以说寒积于下。

（13）寒水胜火，则为冰雹，阳光不治，杀气乃行：“寒水胜火，则为冰雹”，指气候寒冷，结水成冰。“阳光不治，杀气乃行”，指在气候寒冷的情况下，植物生长不好或不生长。全句意即太阴湿土司天，太阳寒水在泉之年，气候严寒，植物生长缓慢。

（14）故有余宜高，不及宜下，有余宜晚，不及宜早：这一小节中所说的有余不及、高下早晚，各家解释不一。王冰及《新校正》未解，张介宾认为这里是指谷气。他说：“有余不及，言谷气也。凡岁谷间谷，色味坚脆，各有气衰气盛之别。本年寒政太过，故谷气有余者，宜高宜晚，以其能胜寒也，不及者宜早宜下，以其不能胜寒也。”马莳则认为是指种植谷物而言。他说：“凡种谷者，有余之岁，其土宜高，不及之岁，其土宜下，高者宜晚，下者宜早，虽土之别，实气之化也。”张志聪的解释与马莳相同，但解释得详细一点。他说：“若五方之地土，各有高下厚薄之不同，故岁气有余，地土宜高厚，岁气不及，地土宜卑下，盖太过之气宜缓，不及之气宜先，地土高厚，气缓于出，地之下者，气易于升也，气有余宜至之迟，气不及宜至之早，此地利之有高下，气至之有早晏，而民气亦从之，按此论上下阴阳之气者，谓天包乎地之外也，地土之有高下者，地居乎天之中也，气之有早晏者，气贯乎地之内也，人气从之者，人由乎气交之中也，此当与五常政大论合看。”高世栻的认识与张隐庵相似，但讲得更清楚一点。他说：“地高者气寒，生物迟，地下者气温，生物早，岁气有余则先时，故有余之岁宜于地高，生物迟而气先至，不过迟矣。岁气不及则后时，故不及之岁宜于地下，生物早而气后至，不过早矣。凡有余之岁，其气早至，物之生也宜晚，不及之岁，其气后至，物之生也宜早。夫有余宜高，不及宜下，乃地土之别也，有余宜晚，不及宜早，则气机之化也。”上述诸注，张介宾所注，没有说清楚，不足为训。马莳、张志聪、高世栻三家注解大致相同而以高注为最清楚。我们取高注。这就是说，本节所讲的有余不及是指岁气的有余和不及。“高下”，是指种植谷物的土地的高下。“早晚”，是指种植谷物时间的早晚。全句意即在种植谷物时要根据岁气的有余或不及来确定种植土地的高下和种植时间的早晚。岁气有余时，地势较高的土地上也可以种植谷物，因为地势较高的地方气候较冷，平常年份谷物生长不好，但是岁气有余时，由于岁气偏胜，所以尽管地高寒冷也可以生长得较好。岁气不及时，高地就不宜种植谷物，因为高地气寒，谷物不宜生长，所以就应在地势较低的土地上种植，因为低的地方，气候偏温偏热，谷物容易生长，所以尽管岁气不及，但由于地低气热，也可以生长得较好。由于如此，所以原文谓：“有余宜高，不及宜下。”岁气有余时，气候变化比季节来得早些，未至而至，所以在种植谷物时可以晚一点。因为岁气有余，生机旺盛，尽管种植时间晚一点，也一样生长得很好，不会因为晚种而影响收成。岁气不及时，气候变化比季节来得晚些，至而不至，所以在种植谷物时就要早一点才好，因为岁气不及，生机低下，只有早种一点，让谷物有较长的生长时间，才不至于因岁气不及而影响收成。由于如此，所以原文谓：“有余宜晚，不及宜早。”关于谷物的生长收成良否与地势高低、气候温凉之间的关系问题，《五常政大论》中已经作过讨论，原文谓：“地有高下，气有温凉，高者气寒，下者气热。”“高下之理，地势使然也。崇高则阴气治之，污下则阳气治之，阳胜者先天，阴胜者后天，此地理之常，生化之道也。”“五味所资，生化有薄厚，成熟有多少，终始不同，其故何也？岐伯曰：地气制之，非天不生，地不长也。”以上引文，在《五常政大论》篇中已经作过解释。这些内容与此节所讲种植谷物亦须因时因地制宜密切相关，可参看前篇。

（15）土之利，气之化也：此句是承上句而言。“土”，指土地。“利”，就是利益。“土之利”，意即在种植谷物时要充分注意土地的特点，使其能充分发挥作用而对谷物的生长有利。

“气”，指气候。“化”，指化生，即生长现象。“气之化”，意即谷物的生长变化，实际上是在气候影响下所产生。全句意即前述之“有余宜高，不及宜下，有余宜晚，不及宜早”等种植谷物的经验，实际上是根据天时、地利总结而来。高世栻注：“夫有余宜高，不及宜下，乃地土之利也，有余宜晚，不及宜早，乃气机之化也。”亦即此义。

（16）民气亦从之：“民气”，指人体的健康。“从之”，可以译为：“也和上述种植谷物的道理一样。”“民气亦从之”，意即人体健康也与地势高下、气候温凉密切相关，因而在治疗上就要因时因地制宜。《五常政大论》所述：“东南方阳也，阳者其精降于下，故右热而左温，西北方阴也，阴者其精奉于上，故左寒而右凉。”“阴精所奉其人寿，阳精所降其人夭。”“高者其气寿，下者其气夭。”“西北之气，散而寒之，东南之气，收而温之，所谓同病异治也”，其理与本篇所论是一致的，可互参。

（17）间谷命其太也：“间谷命其太也”，其义与前文阳明之政节中“间谷命太者”句相同。我们已在前文中作过较详细的解释和讨论，不再重复。必须指出的一点是，以上“有余宜高……间谷命其太也”一节文字，是一般原则性的论述，强调了不论种植谷物或治疗疾病都应该结合天时、地利，因时、因地、因人制宜，这当然可以包括太阴司天之政的年份在内，但却不是专指太阴司天之政而言。这些原则是普遍适用于所有年份的，因此不应因这段文字列于太阴司天之政一节中而加以局限。

（18）初之气，地气迁，寒乃去：以上所述的是太阴湿土司天之年在气候及物候变化上的大致情况。以下所述的是太阴湿土司天之年六步主时每一步的具体气候及物候变化情况。兹将太阴湿土司天之年的司天在泉四间气图示见图12：

“初之气”，指太阴湿土司天之年，其客气加临之间气初之气为厥阴风木。“地气迁”，指太阴湿土司天之年初之气厥阴风木，是由上一年的在泉之气迁转而来。太阴湿土司天之年的上一年是少阴君火司天，阳明燥金在泉。太阴湿土司天之年，上一年在泉之气的阳明燥金迁转于本年的五之气上，所以厥阴风木才能由上一年的二之气迁转到本年的初之气上。“寒乃去”，指严冬已去，大地春回的自然景象。全句意即在初之气所属的这一段时间中，亦即在大寒以后至春分以前，大约在1月中旬至3月中旬这一段时间，气候由寒转暖，风和日丽，大地回春。

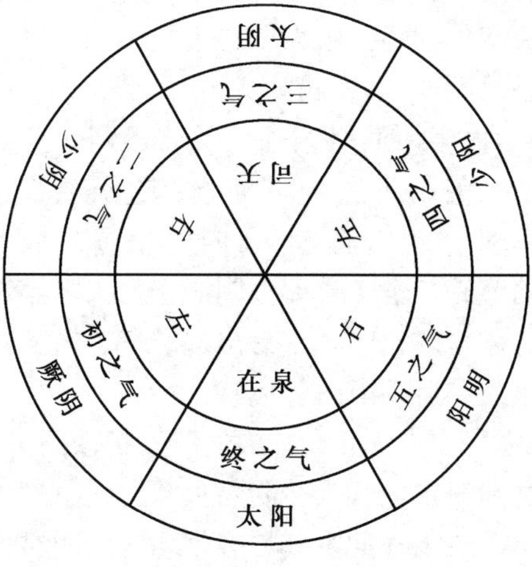

图12　太阴湿土司天之年客气六步主时图

（19）春气正，风乃来：“春气正”，指太阴湿土司天之年，由于初之气主气和客气都是厥阴风木，所以该年春天气候基本正常。“正”者，正常也。“风乃来”，指春天里东风徐徐吹来，鸣条律畅，一派正常的春季景象。

（20）生布万物以荣，民气条舒：“生”，指萌芽生长，春主生。“布”，指普遍，遍布。“生布”，指春天里植物普遍萌芽生长，生意盎然。“万物以荣”，指自然界植物生长良好，欣欣向荣。“民气条舒”，指在春天气候正常情况之下，人体也相应健康。

（21）风湿相薄，雨乃后：“风”，指风气偏胜。“湿”，指湿土之气。“薄”，同搏，有互相作用之义。“雨”，指降雨。“后”，指延后，此处指不足。全句意即太阴湿土司天之年，一般说上半年气候偏湿，降雨量应该偏多，但是由于初之气主气、客气均是厥阴风木，风气偏胜。风可以胜湿，所以在初之气这一段时间中，雨水不但不多，反而相对减少。所以原文谓：“风湿相薄，雨乃后。”张介宾注云：“客主之气，皆厥阴风木用事，故寒去物荣，以太阴湿土司天，故风湿相薄，风胜湿，故雨乃后时而至。”即属此义。

（22）民病血溢，筋络拘强，关节不利，身重筋痿：“血溢”，即出血。“筋络拘强”，即筋脉拘急强直。“关节不利”，即关节活动不利。“身重筋痿”，即身体困重，肢体不用。总的来说亦即运动障碍。全句意即太阴湿土司天之年，初之气风气偏胜，因此人体与之相应，容易出现肝气、风气偏胜现象而在临床上发生出血和运动障碍等症状。

（23）二之气，大火正：“二之气”，指太阴湿土司天之年，其客气加临之间气二之气为少阴君火。“大火正”，指由于太阴湿土司天之年，二之气的主气、客气均为少阴君火。所以在二之气所属的这一段时间中，亦即在春分以后至小满以前，大约在3月中旬至5月中旬这一段时间中，气候偏热。张介宾注云：“客主之气，皆少阴君火用事，故大火气正。”马莳注云：“二之主气本少阴君火也，而少阴君火，客气加之，则大火正，盖以少阴居君火之位，故大火正也。”皆属此义。张志聪注云：“二之主客，乃君相二火，故大火盛。”把二之气主气客气认为是少阴君火和少阳相火相临，可以说计算错误。这是属于运气基本运算上的误算。甚矣，治学之难也！

(24) 物承化，民乃和：“物”，指生物。“承”，有继承或承载之义，此处意即在气候偏热的基础之上。“化”，指化生。“民乃和”，指人体健康尚正常。全句意即太阴湿土司天之年，二之气气候偏热。生物，尤其是植物由于气候温热，生长良好，欣欣向荣。人体健康亦相对良好。

(25) 其病温厉大行，远近咸若：“温”，指温病。《灵枢·论疾诊尺》谓：“尺肤热甚，脉盛躁者，病温也。”《素问·评热病论》谓：“有病温者，汗出辄复热而脉躁疾，不为汗衰，狂言不能食。”《伤寒论》谓：“太阳病，发热而渴不恶寒者为温病。”（第6条）这就是说，所谓“温病”，是指急性热病中的一个类型，临床上以发热，汗出而渴、不恶寒、脉躁疾为特点。“厉”，指疫疠。《素问遗篇·刺法论》谓：“余闻五疫之至，皆相染易，无问大小，病状相似，不施救疗。”吴有性《温疫论·原病》谓：“疫者，感天地之疠气，在岁运有多寡，在方隅有厚薄，在四时有盛衰。此气之来，无论老少强弱，触之者即病。”这就是说，所谓“疫疠”，是指各种急性传染病。“其病温厉大行，远近咸若”，意即太阴湿土司天之年，二之气气候偏热，因此人体也就容易感受温邪而发生温病，并且由于容易传染而发生流行。“咸若”，意都这样，“远近咸若”，指各地所发生的疾病，症状都相似。

(26) 湿蒸相薄，雨乃时降：“湿”，指太阴湿土之气。“蒸”，指以火煎水化气蒸物。“雨乃时降”，指降雨正常，应时而来。王冰注：“应顺天常，不愆时候，谓之时雨。”全句意即太阴湿土司天之年，上半年气候偏湿，应该雨水偏多。但是初之气是厥阴风木，风气偏胜。风可以胜湿，所以降雨量相对减少。二之气少阴君火，火可以生土，所以降雨量完全正常。这里所谓的“湿蒸相薄”，就是指太阴湿土司天之气与二之气少阴君火的相互作用而言。张介宾注云：“以太阴司天，故湿蒸相薄。时雨应期，故曰时降。”即属此义。

（27）三之气，天政布："三之气"，指太阴湿土司天之年，其客气的三之气为太阴湿土。太阴湿土为该年的司天之气，所以原文谓："三之气，天政布。"全句意即在三之气所属的这一段时间中，亦即在小满至大暑以前，大约在5月中旬至7月中旬这一段时间中，由于太阴湿土司天的原因，所以气候偏湿，降雨偏多。

（28）湿气降，地气腾，雨乃时降，寒乃随之："湿气"，此处指太阴湿土司天之气。"地气"，此处指太阳寒水在泉之气。"湿气降，地气腾"，指司天在泉之气的相互作用和影响。"雨乃时降"之义与前文二之气所述之"雨乃时降"同义，意即三之气主气为少阳相火，司天之气为太阴湿土。太阴湿土司天之气与主气少阳相火相互作用，"湿蒸相薄"，所以"雨乃时降"。"寒乃随之"，是指在泉之气的作用和影响而言。由于太阴司天，太阳在泉，太阳主寒，所以尽管主气的三之气是少阳相火，但是由于司天在泉之气的作用和影响，所以在太阴司天的年份中，三之气所属的这一段时间中，不但气候偏湿，而且有寒有热，寒热互见。

（29）感于寒湿，则民病身重胕肿，胸腹满：此句是承前句而言。意即太阴湿土司天、太阳寒水在泉之年，全年气候以寒湿偏胜为特点。因此人体亦易感受寒湿之邪而在临床上出现全身酸重、下肢浮肿、胸腹胀满等寒湿病证。

（30）四之气，畏火临，溽蒸化，地气腾，天气否隔，寒风晓暮，蒸热相薄："四之气"，指太阴湿土司天之年，其客气加临之间气四之气为少阳相火。"畏火"，即少阳相火。张介宾注："少阳相火用事，其气尤烈，故曰畏火，以下凡言畏火者，皆相火也。""畏火临"，意即由于四之气为少阳相火用事，气候炎热可畏。"溽蒸化"，"溽"，指湿润之气，此处指主气四之气太阴湿土。"蒸"，指以火煎水化气蒸物，此处指四之气这一段时间中，由于客气少阳相火和主气太阴湿土的相互作用，热而且湿，湿热交蒸。“地气腾”，指太阳寒水之气上腾。“天气否隔”，否同痞，有阻塞不通之义，意即由于太阳寒水之气上腾的原因，所以司天之气在下半年的作用就受到影响。“寒风晓暮”，“寒风”，指寒冷。“晓暮”，指早晚。“寒风晓暮”，指早晚气候寒凉。“蒸热相搏”，即湿热交蒸。全句意即太阴湿土司天之年，四之气所属的这一段时间中，亦即在大暑以后至秋分以前，大约在7月中下旬至9月中下旬这一段时间中，由于主气是太阴湿土，客气是少阳相火，在泉之气是太阳寒水，所以这一段时间中，早晚寒凉，白日炎热，雨水偏多，寒湿热同时存在。这也就是张志聪所注的：“寒湿热三气杂至。”

（31）草木凝烟，湿化不流，则白露阴布，以成秋令：此句是承上句“地气腾，天气否隔，寒风晓暮”而言。“凝”，指凝聚。“烟”，指烟雾。“草木凝烟”，指草木处于烟雾迷濛之中。“湿化不流，则白露阴布”，是解释“凝烟”的由来。意即烟雾是属于湿气聚积而成，而湿气聚积则又是由于湿不流动的结果。这就是说由于湿聚所以才形成“凝烟”，才产生雾露，所以才“寒风晓暮”、“以成秋令”，气候早晚转凉。

（32）民病腠理热，血暴溢疟，心腹满热胪胀，甚则胕肿：“腠理热”，即皮肤、肌肉出现热象。“血暴溢”，即突然出血。“疟”，即疟疾。“心腹满热”，即胸腹胀满烦热。“胪”，腹前曰胪，有腹前肉之义。张介宾注：“胪，皮也，一曰腹前曰胪。”“胪胀”，指腹壁水肿。“胕肿”，“胕”，义同肤，“胕肿”，即全身肌肤浮肿。全句意即太阴湿土司天，太阳寒水在泉之年中，少阳相火加临于四之气，在四之气所属这一段时间中，可以因感热邪而出现“腠理热”、“血暴溢”等热证症状，也可以感热邪及湿邪而出现“疟”、“心腹满热”等湿热证症状，还可以感寒邪及湿邪而出现“胪胀”，“胕肿”等寒湿证症状。高世栻注：“民病腠理热，血暴溢，火病也。疟，心腹满热，胪胀，湿热病也，甚则胕肿，寒湿病也。此湿气司天，寒气在泉，火气加临而有如是之病也。”我们基本同意高注，但我们认为“胪胀”，亦即腹壁水肿，通常均是在全身重度水肿的情况下出现，以寒湿为多。所以我们把“胪胀”列属寒湿，与高注小有出入。

(33) 五之气，惨令已行：“五之气”，指太阴湿土司天之年，其客气加临之间气五之气为阳明燥金。“惨令”，指秋令，意即秋天西风清肃，树凋叶落，景象惨凄。“惨令已行”，指五之气所属的这一段时间中，亦即在秋分以后至小雪以前，大约在9月中下旬至11月中下旬这一段时间中，主气客气都是阳明燥金用事，阳明主凉，所以这一段时间气候偏凉，故张介宾注云：“客主之气，皆阳明燥金用事，故其政令如此。”

(34) 寒露下，霜乃早降，草木黄落：“寒露下”，指天气寒凉，出现露水。“霜乃早降”，指霜降较一般年份为早。“草木黄落”，指草木凋谢，黄叶飘零。以上是对太阴湿土司天之年，五之气这一段时间中自然景象的描述。

(35) 寒气及体，君子周密：“寒气及体”，指人体感到寒凉。“君子周密”，指善养生者要注意保暖防寒。全句意即太阴湿土司天之年，五之气这一段时间中，气候偏凉，人们应该注意保暖，以防因凉致病。

(36) 民病皮腠：“皮腠”，即皮肤、腠理，与人体肺脏密切相关。“民病皮腠”，意即太阴湿土司天之年，五之气，阳明燥金用事，气候偏凉，因此人体亦容易感寒凉之邪而发生发热、恶寒、咳喘，鼻塞、流涕或皮肤斑疹等肺病症状。

(37) 终之气，寒大举，湿大化：“终之气”，指太阴湿土司天之年，其客气终之气为太阳寒水。“寒大举”，指太阴湿土司天之年，终之气所属的这一段时间中，亦即在小雪以后，大寒以前，大约在11月中下旬至第二年1月中旬这一段时间中，由于其主气客气都是太阳寒水主事，太阳主寒，所以这一段时间中，气候特别寒冷。“湿大化”，“湿”，指太阴湿土司天之气。前已述及，天气可以下降，影响下半年的气候变化，因而下半年雨水也可偏多。“大化”，指雨湿之气在终之气太阳寒水的作用下，雨水化为冰雪。质言之，亦即这一段时间气候特别寒冷，异于常年。张介宾注：“在泉客主之气，皆太阳寒水用事，故其政令如此。”马莳注：“终之主气，本太阳寒水也，而太阳寒水客气加之，则寒大举，湿大化，霜积阴凝，水冰阳隐。”张志聪注：“终之主客，乃在泉寒水之气，故寒大举。寒湿之气，上下相交，故湿大化，霜积阴凝，湿之化也，冰坚阳伏，寒之令也。”均属此义。

（38）霜乃积，阴乃凝，水坚冰，阳令不治：“霜乃积”，指霜聚积为冰。“阴乃凝”，指彤云密布。高世栻注：“水气盛，故湿大化，犹言湿化为水也。寒极而水不行，则霜乃积，阴乃凝。霜凝则水坚冰，阴凝则阳光不治。”这就是说在太阴湿土司天之年，终之气这一段时间中，由于气候严寒，所以经常是万里彤云，雪地冰天。这几句是对这一段自然景象的记述。

（39）感于寒，则病人关节禁固，腰脽痛：“感于寒”，指感受寒邪，太阳主寒，与人体之肾密切相关。“关节禁固”，指关节屈伸不利，活动受限。“腰脽痛”，即腰椎痛。全句意即太阴湿土司天之年，太阳寒水在泉，在终之气这一段时间中，气候严寒。人体感寒则可以在临床上出现关节屈伸不利活动受限、腰痛等肾病症状。

（40）寒湿推于气交而为疾也：这是解释上述“关节禁固”、“腰脽痛”等症发生的原因及其证候性质。“寒”，此处指太阳寒水。“湿”，指太阴湿土。“气交”，指天气地气之间，《六微旨大论》谓：“上下之位，气交之中，人之居也。”全句意即太阴湿土司天、太阳寒水在泉之年，气候变化以寒湿为主。因此上述“关节禁固”、“腰脽痛”等病症很多是由于感受寒湿之邪而发生，其证候性质属于寒湿。

（41）必折其郁气，而取化源：“必折其郁气，而取化源”，与前述“折其郁气，先取化源”之义相同。此处王冰注：“九月化源，迎而取之以补益也。”意即十月、十一月、十二月为冬三月。太阴湿土司天，太阳寒水在泉之年，冬令严寒，因此应该在冬令未到之先的九月，先补心火，扶阳气，以治疗于未病之先。

（42）益其岁气，无使邪胜：“益其岁气，无使邪胜”句，历代注家解释不一。张介宾认为丑未之年，太阴湿土司天，是土运不及之年，因此当益其岁气。他说：“太阴司天，丑未不及之岁也，故当益其岁气。”马莳则把“益其岁气”与前述“取其化源”联系起来。他说：“取其化源者，即于九月补之，益其岁气，无使邪胜。”张志聪则从岁运不及来解释，认为岁运不及之年就要补益岁气。他说：“益其岁气，无使邪胜者，谓岁运不及，故当益之。邪气者，即所不胜之气也。”高世栻解释同张志聪，也认为岁运不及之年要补益岁气。他说：“岁运不及，则益其岁气。”上述诸家注解，张介宾把司天之气分为太少，显然不合《内经》精神，我们在前文中已作过较详细的讨论，此处不再重复。马莳把“益其岁气”，理解为“取其化源”，把“九月补之”，解释为“益其岁气”，也无法理解。我们认为张志聪和高世栻的注解比较合理。因为丑未太阴湿土司天的十年，从岁运来说，都是岁运不及之年。根据“运不及而得助”即可构成平气的规律，补益岁气，即可使不及的岁运得到帮助从而构成平气。例如丁丑、丁未年属木运不及，这一年春天应温不温，应生不生，则这一年春天就要补益木气，使得其平。癸丑、癸未年，属火运不及，这一年的夏天应热不热，应长不长，则这一年的夏天就要补益火气，使得其平。己丑、己未年，属土运不及，但因为这一年太阴湿土司天，运不及而得助，所以己丑、己未同正宫，自然构成平气。乙丑、乙未年，属金运不及，这一年的秋天应凉不凉，应收不收，则这一年的秋天就要补益金气，使得其平。辛丑、辛未年，属水运不及，这一年的冬天应寒不寒，应藏不藏，则这一年冬天，就要补益水气，使得其平。这种补益岁气的方法，也就是本篇一开始就提出的“和其运，调其化，使上下合德，无相夺伦，天地升降，不失其宜，五运宣行，勿乖其政”这一基本精神在具体年份中的具体运用和体现。因此我们认为张注和高注是合理的，并在此作进一步讨论和补充。

（43）食岁谷以全其真：“岁谷”，指感受各个年份司天在泉之气所生长的谷物。太阴湿土司天，太阳寒水在泉的十年中，前已述及：“其谷黅玄。”这就是说黅谷和玄谷是太阴湿土司天、太阳寒水在泉之年的岁谷。“食岁谷以全其真”，意即在太阴湿土司天、太阳寒水在泉的十年中，黅谷、玄谷生长数量较多，质量较好，因此这十年中应多食黅谷、玄谷，以维持人体正常生命活动的需要。

（44）食间谷以保其精：“间谷”，指感受左右间气所生长的谷物。由于左右间气，在性质上与司天在泉之气有其不同之处，因此感受间气所生长的谷物也各有其不同的作用。所以前文谓：“食间谷以去其邪。”意即根据感邪的性质，在治疗上选用相应的食物或药物进行针对性的处理。“食间谷以保其精”，与“食间谷以去其邪”句完全同义，因为“去邪”就是“保其精”。关于这一问题，在前文中也已作过较详细的讨论和解释，可参看。

（45）故岁宜以苦燥之温之，甚者发之泄之：“岁”，指太阴湿土司天、太阳寒水在泉之年。“以苦”，即用苦寒药物。“燥之”，即用燥湿药物。“温之”，即用温热药物。“发之”，即用发汗药物。“泄之”，即用利尿药物。全句意即太阴湿土司天、太阳寒水在泉之年，全年气候特点以寒湿为主。在寒湿的作用下，人体疾病亦以寒湿为主。或表现为表寒里湿证，例如前述的“民病身重，胕肿，胸腹满”，这在治疗上就应发之，泄之，亦即运用发汗、利小便的方法来作治疗。或表现为寒湿交搏证，例如前述的“病人关节禁固，腰脽痛”，这在治疗上就应温之，燥之，即运用温寒、燥湿的方法来作治疗。或表现为表寒里热证，例如前述的“民病血溢，筋络拘强，关节不利，身重筋痿”，这在治疗上就应发之及以苦清之、下之，亦即运用发汗、清热的方法来作治疗。或表现为湿热交蒸者，例如前述的“温厉大行，远近咸若”，“民病腠理热，血暴溢疟，心腹满热胪胀，甚则胕肿”，这在治疗上就应发之，泄之，温之，燥之同用，亦即辛开苦降，寒热平调，发汗利小便等方法综合运用。这里文字虽然不多，但却为我们治疗湿病指出了治疗大法，亦即发汗，利尿，温中，清热，燥湿等治疗方法，从而为后世对湿病的诊断治疗提供了理论依据。

（46）不发不泄，则湿气外溢，肉溃皮拆而水血交流：此节是对前述治疗方法的说明。“不发不泄”，即如果对于湿病不采取发汗、利小便的方法，“则湿气外溢”，即湿邪得不到出路而会自动寻找出路向外溢流。“肉溃”，指肌肉溃烂，“皮拆”，指皮肤损坏、裂开。“水血交流”，指皮肤肌肉溃烂时渗出物广泛渗出。全句意即在治疗湿病时，由于“湿”为邪，是人体正常生理活动所不需要的液体，因此对于湿邪的治疗，必须要使其有出路，以便使湿邪得以排出体外。其出路有二：其一，通过出汗使湿邪排出体外，其二，通过小便使湿邪排出体外。因此，原文在这里十分强调“发之”、“泄之”的治疗方法。认为如果湿邪潴留体内而不用发汗利小便的方法，则湿邪自动向肌表溢流时，就会给人体带来重大损害。原文谓“不发不泄，则湿气外溢，肉溃皮拆而水血交流”，这是《内经》对湿病病机转化和治疗机理的具体阐发。

（47）必赞其阳火，令御甚寒：“赞”，即赞助或支持。“阳火”，即阳热之气。“御”，即防御、抵抗之义。“甚寒”，即大寒。全句意即“湿”为阴邪，多由寒生。因此在治疗上应以扶阳、温中为主要治疗方法。此两句与前述“不发不泄，则湿气外溢”句联看，不难看出，对于湿病的治疗方法是：其一，已产生的湿邪要给出路，这就是发汗、利小便；其二，同时要从根本上治疗，即祛除产生湿邪的因素。从本节太阴湿土司天、太阳寒水在泉之年，民病寒湿有关内容来看，湿的产生主要由于寒甚，因此在消除寒湿产生的原因上，温中、扶阳又是治疗湿病的主要方法。这也就是原文所提出的“必赞其阳火，令御甚寒”这一防治原则。这一治则，直接指导着后世对湿病的临床治疗。张仲景在《金匮要略·痉湿暍病脉证治》中，对于湿病的治疗方法，一则曰：“湿痹之候，小便不利，大便反快，但当利其小便。”再则曰：“湿家身烦疼，可与麻黄加术汤，发其汗为宜。”三则曰：“风湿相搏……桂枝附子汤主之……去桂加白术汤主之……甘草附子汤主之。”在该书《痰饮咳嗽病脉证并治》中，对于痰饮的治疗方法，一则曰：“病痰饮者，当以温药和之。”二则曰：“夫短气，有微饮，当从小便去之。”三则曰：“病溢饮者，当发其汗，大青龙汤主之，小青龙汤亦主之。”从引文不难看出，张氏治疗湿病原则基本上就是发汗、利小便，温药和之。这完全是在继承《内经》的基础之上提出来的，而《内经》上述治则治法的提出，则又是从运气学说中衍化出来的。由此可以看出，不但中医基本理论方面的若干重大问题应溯源于运气学说，而且临床治疗方面的许多具有指导意义的治则治法，也导源于运气学说。这也正是我们今天重视、钻研运气学说的旨意所在。

(48) 从气异同，少多其判也：“从”，此处作根据讲。“气”，指岁气。“异同”，指岁气与岁运之间的异同。“少多”，指治疗上所用针对性药物的少或多。“判”，张志聪注：“判者，分也。”此处作判断或区分讲。全句意即在太阴湿土司天的十年中，虽然从总的来说，气候变化以寒湿偏胜为特点，人体疾病亦以寒湿偏胜为特点，治疗上亦以温中、散寒、利湿为特点。但是此十年中，由于各年岁运上还各有不同特点，因此在具体处理疾病时，还必须结合岁运的特点综合加以分析，完全按寒湿来治疗，或者不完全按寒湿来治疗，从少从多，还要根据具体情况具体处理。原文谓“从气异同，少多其制也”，即是指此而言。高世栻《素问直解》，“判”改作“制”，其义相同。但我们认为多数版本注本既作“判”字，因此仍以不改为好。

(49）同寒者以热化，同湿者以燥化：“同寒者以热化”，即岁运与岁气在性质上基本相同，均属于寒者，在治疗上即可以采用温热散寒的方法来作治疗。例如丁丑、丁未年，木运不及，应温不温。癸丑、癸未年，火运不及，应热不热。应温不温，应热不热，从另外一方面来说即是偏于寒凉。因此这四年，岁运与岁气基本相同。在治疗上应从热化，即以温中散寒为主。这也就是原文所谓的“同寒者以热化”。但是另外几年则不一样。如乙丑、乙未年，金运不及，应凉不凉。辛丑、辛未年，水运不及，应寒不寒。应湿不湿，说明风气偏胜，气候偏温。应凉不凉，应寒不寒，说明气候偏热。因此这几年中，只有岁气相同，亦即都是太阴湿土司天，太阳寒水在泉这一点相同。岁运与岁气就不完全相同。所以在这几年的治疗上就只能从燥化。这也就是原文所谓的“同湿者以燥化”。值得提出来讨论的是，对这两句的注解。王冰注为：“少宫、少商、少羽，岁同寒。少宫岁又同湿。湿过故宜燥，寒过故宜热。少角、少徵岁平和处之也。”王氏在这里把少宫，即土运不及之年，亦即己丑、己未两年，认为是“岁同寒”；把少角，即木运不及之年，亦即丁丑、丁未年，少徵，即火运不及之年，亦即癸丑、癸未两年，认为是“岁平和处之也”，显然不合《内经》原意。《气交变大论》明确指出：“岁木不及，燥乃大行。生气失应，草木晚荣。”“岁火不及，寒乃大行，长政不用，物荣而下。”这就是说，少角之年，即岁木不及之年，应温不温，春行秋令。少徵之年，即岁火不及之年，应热不热，夏行冬令。这怎么能说是“岁平和”?《气交变大论》又指出：“岁土不及，风乃大行，化气不令，草木茂荣，飘扬而甚。”这就是说少宫之年，即岁土不及之年，风气偏胜，应湿不湿，气候偏温，所以才“草木茂荣，飘扬而甚”。这怎么能说是“岁同寒”? 少宫之年，土运不及，但己丑、己未年是太阴湿土司天，运不及而得助，因此“上宫与正宫同”。这怎么能说“少宫岁又同湿，湿过故宜燥”? 于此可以看出，王冰此注，有背于《内经》原意，不足为训。张介宾注此时，未直言王冰之非，但在文字上已有改动。他说：“以上十年，运之与气，有与在泉同寒者，有与司天同湿者，当多用燥化之品以治之，如少宫岁是也。其少角，少徵等，当稍从和平以处之也。”张氏在这里没有把少宫认为是“岁同寒”，也没有把少角、少徵认为是“岁平和”，而是用了一句“当稍从和平以处之也”。虽然也没有完全说清楚，但已较王冰注为略高。马莳之注与王冰完全相同，显然照抄王注。张志聪、高世栻则避而不谈。《内经》诸注家中，我们认为王冰注解最好，且有不少阐发精深之处，但智者千虑，仍不免此失，令人甚感读书之难。

(50) 异者少之，同者多之：“异”，指岁气与岁运不同的年份。“同”，指岁气与岁运相同的年份。“多少”，指用温中、散寒、燥湿药物的多少。全句意即太阴湿土司天、太阳寒水在泉之年，寒湿为主。因此从总的说来，温中、散寒、燥湿的药物总是要用的，但是在用的多少上，则要看具体年份，确定具体用法。岁运与岁气相同的年份，如前述之丁丑、丁未、癸丑、癸未等年份，就要多用。反之，岁运与岁气不完全相同的年份，如前述之己丑、己未、乙丑、乙未、辛丑、辛未等年份，就要少用。这就叫：“异者少之，同者多之”。

【原文】

少阴之政[1]奈何? 岐伯曰：子午之纪[2]也。

少阴　太角　阳明[3]　壬子　壬午[4]　其运风鼓，其化鸣紊启拆，其变振拉摧拔，其病支满[5]。

太角初正　少徵　太宫　少商　太羽终[6]

【讲解】

(1) 少阴之政：“少阴之政”，即少阴君火司天之年。

(2) 子午之纪：“子午”，指年支。“子午之纪”，是承上句“少阴之政”而言，意即凡是年支上逢子逢午的年份，都是少阴君火司天之年。甲子一周六十年中，年支上逢子逢午属于少阴君火司天之年者有壬子、壬午、戊子、戊午、甲子、甲午、庚子、庚午、丙子、丙午十年。

(3) 少阴　太角　阳明：“少阴”，指少阴君火司天。“太角”，指木运太过之年，此处指壬子、壬午年。“阳明”，指阳明燥金在泉。

(4) 壬子　壬午：“壬子　壬午”，即壬子年和壬午年。丁壬化木，壬属阳干，所以壬子年和壬午年属木运太过之年。子午少阴君火司天，所以壬子年和壬午年司天之气为少阴君火。少阴君火司天，必然是阳明燥金在泉，所以壬子年和壬午年在泉之气为阳明燥金。

(5) 其运风鼓，其化鸣紊启拆，其变振拉摧拔，其病支满：这里是指木运太过之年，风气偏盛时的自然气候和物候变化以及人体疾病的临床表现，与前述太角之年完全相同，可参看。

(6) 太角初正　少徵　太宫　少商　太羽终：此表说明壬子年和壬午年的客运初运是太角，二运是少徵，三运是太宫，四运是少商，终运是太羽。“太角初正”，说明主运初运是木运。“太羽终”，说明主运终运是水运。

【原文】

少阴　太徵　阳明[1]　戊子天符　戊午太一天符[2]　其运炎暑，其化暄曜郁燠，其变炎烈沸腾，其病上热血溢[3]。

太徵　少宫　太商　少羽终　少角初[4]

【讲解】

(1) 少阴　太徵　阳明："少阴"，指少阴君火司天。"太徵"，指火运太过之年，此处指戊子年和戊午年。"阳明"，指阳明燥金在泉。

(2) 戊子天符　戊午太一天符："戊子天符"，即戊子年为天符之年。因为戊子年的年干是戊，戊癸化火；其年支是子，子午少阴君火司天。按照规定，岁运与司天之气的五行属性相同即为"天符"之年，所以戊子年为天符之年。"戊午太一天符"，即戊午年为太乙天符之年。因为戊子年不但岁运与司天之气的五行属性均属于火，应为天符之年，而且由于戊午年的年支是午，午在五行固有属性上也属于火。岁运与年支的五行固有属性相同应为"岁会"之年。按照规定，既是天符，又是岁会，即属太一天符之年，所以戊午年为太一天符之年。

(3) 其运炎暑，其化暄曜郁燠，其变炎烈沸腾，其病上热血溢：这里是指火运太过之年，火气偏胜时的自然气候和物候变化以及人体的疾病表现。此与前述之太徵之年完全一样，可参看。

(4) 太徵　少宫　太商　少羽终　少角初：此表说明戊子年和戊午年的客运初运是太徵，二运是少宫，三运是太商，四运是少羽，终运是少角。"少角初"，说明主运初运是木，"少羽终"，说明主运终运是水。

【原文】

少阴　太宫　阳明(1)　甲子　甲午(2)　其运阴雨，其化柔润时雨，其变震惊飘骤，其病中满身重(3)。

太宫　少商　太羽终　太角初　少徵(4)

【讲解】

(1) 少阴　太宫　阳明："少阴"，指少阴君火司天。"太宫"，指土运太过之年，此处指甲子年和甲午年。"阳明"，指阳明燥金在泉。

（2）甲子　甲午：“甲子，甲午”，即甲子年和甲午年。这两年的年干是甲，甲己化土，甲为阳干，所以这两年是土运太过之年。这两年的年支是子、是午，子午少阴君火司天。少阴司天，一定是阳明在泉，所以这两年是少阴君火司天，阳明燥金在泉。

（3）其运阴雨，其化柔润时雨，其变震惊飘骤，其病中满身重：这里是指土运太过之年，湿气偏胜时的自然气候和物候变化以及人体的疾病表现。此与前述太宫之年基本相同。如前述太宫之年中，太阳之政时描述为：“其运阴埃，其化柔润重泽。其变震惊飘骤，其病湿下重。”少阳之政时描述为：“其运阴雨，其化柔润重泽，其变震惊飘骤，其病体重，胕肿，痞饮。”其中“柔润重泽”一句，与此“柔润时雨”稍有不同。所谓“重泽”，指雨水偏多；“时雨”，指雨水及时，属于正常。土运太过之年，以雨水偏多为合理，因此，《新校正》认为“此时雨二字疑误”。我们同意《新校正》的看法，似仍以“其化柔润重泽”为合理。

（4）太宫　少商　太羽终　太角初　少徵：此表说明甲子、甲午年的客运初运是太宫，二运是少商，三运是太羽，四运是太角，终运是少徵。“太角初”，说明主运初运是木。“太羽终”，说明主运终运是水。

【原文】

少阴　太商　阳明(1)　庚子同天符　庚午同天符(2)　同正商(3)　其运凉劲，其化雾露萧飔，其变肃杀凋零，其病下清(4)。

太商　少羽终　少角初　太徵　少宫(5)

【讲解】

（1）少阴　太商　阳明：“少阴”，指少阴君火司天。“太商”，指金运太过之年，此处指庚子年和庚午年。“阳明”，指阳明燥金在泉。

（2）庚子同天符　庚午同天符：按照规定，岁运属于太过，其五行属性又与同年在泉之气的五行属性相同的年份，为同天符之年。庚子年、庚午年，年干是庚，乙庚化金，庚为阳干，所以庚子、庚午年为金运太过之年。庚子、庚午年的年支是子，是午，子午少阴君火司天，阳明燥金在泉。这就是说，庚子、庚午年的在泉之气的五行属性是金。庚子、庚午年岁运是金运太过，在泉之气是金，所以庚子、庚午年是同天符之年。

（3）同正商："正商"，即金运平气之年。庚子、庚午年，本来是金运太过之年，但是由于庚子、庚午年是少阴君火司天，由于火可以克金，因此太过的金运会受到司天的火气的克制。根据"运太过而被抑"，可以构成平气的规律，庚子、庚午年可以是平气之年，所以原文谓"同正商"。

（4）其运凉劲，其化雾露萧飔，其变肃杀凋零，其病下清：这里是指金运太过之年，凉气偏胜时的自然气候及物候变化以及人体的疾病表现。其所述与前述太商之年基本相同。不过，前述太商之年中，太阳之政时描述为："其病燥，背瞀胸满。"少阳之政时描述为："其病肩背胸中。"此处描述为："其病下清。"有所不同。"清"，指清凉、清冷。张介宾注："下清，二便清泄及下体清冷也，金气之病。"我们同意张注。此段虽与前文在提法上有所不同，但均属由于气候偏凉，人体感凉致病；其病位均与肺有关，其病性均与凉有关则一，并无原则上的差别。

（5）太商　少羽终　少角初　太徵　少宫：此表说明庚子、庚午年的客运初运是太商，二运是少羽，三运是少角，四运是太徵，终运是少宫。"少角初"，说明主运初运是木。"少羽终"，说明主运终运是水。

【原文】

少阴　太羽　阳明(1)　丙子岁会(2)　丙午　其运寒，其化凝惨凓冽，其变冰雪霜雹，其病寒下(3)。

太羽终　太角初　少徵　太宫　少商(4)

【讲解】

(1) 少阴　太羽　阳明："少阴"，指少阴君火司天。"太羽"，指水运太过之年，此处指丙子年和丙午年。"阳明"，指阳明燥金在泉。

(2) 丙子岁会：按照规定，岁运与司天之气的五行固有属性相同的年份为岁会之年。丙子年的年干是丙，丙辛化水，所以丙子年的岁运为水运。丙子年的年支是子，"子"的五行属性为水，丙子年岁运的五行属性与年支的五行属性均属于水，所以丙子年属于岁会之年。

(3) 其运寒，其化凝惨凓冽，其变冰雪霜雹，其病寒下：这里指水运太过之年，寒气偏胜时的自然气候及物候变化以及人体的疾病表现。此与前述之太羽之年基本相同。不过前太羽之年中，太阳之政时描述为："其运寒，其化凝惨凓冽，其变冰雪霜雹，其病大寒留于谿谷。"少阳之政时描述为："其运寒肃，其化凝惨凓冽，其变冰雪霜雹，其病寒浮肿。"此处描述为："其病寒下。"有所不同。"寒下"，张介宾注："寒下，中寒下利，腹足清冷也。"这就是说，虽然前文与此处在提法上有所不同，但均属由于气候偏寒，人体感寒致病。其病位均与肾有关，其病性均与寒有关则一，也无原则上的不同。

(4) 太羽终　太角初　少徵　太宫　少商：此表说明丙子、丙午年的客运初运是太羽，二运是太角，三运是少徵，四运是太宫，终运是少商。"太角初"，说明主运初运是木。"太羽终"，说明主运终运是水。

【原文】

凡此少阴司天之政，气化运行先天[(1)]，地气肃，天气明[(2)]，寒交暑，热加燥[(3)]，云驰雨府，湿化乃行，时雨乃降[(4)]，金火合德，上应荧惑太白[(5)]。其政明，其令切[(6)]，其谷丹白[(7)]，水火寒热持于气交而为病[(8)]。始也热病生于上，清病生于下，寒热凌犯而争于中[(9)]，民病咳喘，血溢血泄鼽嚏，目赤眦疡[10]，寒厥入胃[11]，心痛腰痛，腹大嗌干肿上[12]。初之气，地气迁[13]，燥将去[14]，寒乃始，蛰复藏，水乃冰，霜复降[15]，风乃至，阳气郁[16]，民反周密[17]，关节禁固，腰脽痛[18]，炎暑将起，中外疮疡[19]。二之气，阳气布[20]，风乃行，春气以正，万物应荣[21]，寒气时至[22]，民乃和[23]，其病淋，目瞑目赤[24]，气郁于上而热[25]。三之气，天政布，大火行，庶类番鲜[26]，寒气时至[27]，民病气厥心痛，寒热更作，咳喘目赤[28]。四之气，溽暑至，大雨时行[29]，寒热互至[30]，民病寒热，嗌干黄瘅，鼽衄饮发[31]。五之气，畏火临，暑反至[32]，阳乃化，万物乃生乃长荣[33]，民乃康[34]，其病温[35]。终之气，燥令行[36]，余火内格[37]，肿于上，咳喘，甚则血溢[38]。寒气数举，则霿雾翳，病生皮腠[39]，内舍于胁，下连少腹而作寒中[40]，地将易也[41]。必抑其运气，资其岁胜[42]，折其郁发，先取化源[43]。无使暴过而生其病也。食岁谷以全真气，食间谷以辟虚邪[44]。岁宜咸以耎之，而调其上，甚则以苦发之[45]，以酸收之而安其下，甚则以苦泄之[46]。适气同异而多少之。同天气者以寒清化，同地气者以温热化[47]，用热远热，用凉远凉，用温远温，用寒远寒，食宜同法。有假则反，此其道也。反是者病作矣。帝曰：善。

【讲解】

(1) 凡此少阴司天之政，气化运行先天："少阴司天之政"，即少阴君火司天之年。"气化运行先天"，即气候比季节来早，未至而至，亦即太过之年。全句意即少阴君火司天的十年，都是岁运太过之年。所以原文谓："凡此少阴司天之政，气化运行先天。"

(2) 地气肃，天气明："地气"，指在泉之气。"肃"，指清肃。"地气肃"，意即少阴司天之年，阳明燥金在泉，金性清肃，下半年气候偏凉。"天气"，指司天之气。"明"，指明亮。"天气明"，意即少阴司天之年，君火司天，火性明亮，上半年气候偏热。

（3）寒交暑，热加燥："寒交暑"，历代注家有两种解释。一种解释是："寒交暑"，指少阴君火司天之年的上一年为厥阴风木司天，少阳相火在泉之年。这也就是说，上一年的终之气为少阳相火。少阴君火司天之年的初之气是太阳寒水。上一年的少阳相火代表暑气，这一年的太阳寒水代表寒气。上一年的终之气的暑气交与这一年初之气的寒气，所以叫做"寒交暑"。这一种解释以《新校正》为代表，其注云："详此云寒交暑者，谓前岁终之气少阳，今岁初之气太阳，太阳寒交前岁之暑也。"以后马莳、张志聪对此句亦作类似解释。马莳云："往岁巳亥终之客气少阳，今岁子午初之客气太阳，太阳寒交往岁少阳之暑，故曰寒交暑。"张注云："岁前之终气乃少阳相火，今岁之初气乃太阳寒水，故为寒交暑。"另一种解释是："寒交暑"与"热加燥"一样，都是承上句，亦即指少阴君火司天，阳明燥金在泉之年，上半年偏热，下半年偏凉，寒热相交的自然景象而言。这一种认识，以张介宾为代表。其注云："阳明燥金在泉，故地气肃。少阴君火司天，故天气明。金寒而燥，火暑而热，以下临上曰交，以上临下曰加。"以后高世栻所注也与张注大致相同，但小有出入。高注云："少阴火热在上，初之客气太阳寒水，是寒交暑者也。"这就是说，高注认为所谓"寒交暑"是指司天之气与间气的初之气太阳寒水相交，此与张注不同。我们同意张介宾的注解。因为对于天气和地气的关系，《内经》总是强调"天气下降，地气上腾"，天气与地气交互作用和影响。少阴君火司天，阳明燥金在泉之年，必然就是寒暑相交，燥热相临。这是《内经》的精神，其他注解，似嫌牵强。"热加燥"，历代注家大致相同，几乎一致认为是少阴君火司天之气与阳明燥金在泉之气相加。《新校正》注："热交燥者，少阴在上而阳明在下也。"张介宾注："以上临下曰加。"马莳注："今岁少阴在上而阳明在下，故曰热加燥。"张志聪

注："君火在上，燥金在下，故曰热加燥。"只有高世栻注有所不同。他说："阳明燥金在下，五之客气少阳相火，是热加燥也。"认为"热加燥"，是指在泉之气与间气五之气相加。我们认为这样解释比较牵强，似乎仍以司天在泉之气相互作用来理解为好。

（4）云驰雨府，湿化乃行，时雨乃降：这几句历代注家解释都不够清楚。王冰未注，《新校正》亦未注。张介宾虽然有注，但他认为是"此即阳明司天，燥极而泽之义"，把少阴司天和阳明司天等同起来，令人无法理解。马莳的注解，仅仅在原文上加了两个字，即："其云驰雨府，则湿化乃行，时雨乃降。"等于不解。张志聪则认为："云驰雨府，湿化乃行，时雨乃降，即少阳临上，雨乃涯之义。"按"少阳临上，雨乃涯"，见于少阳司天之政。原文是指少阳司天之年，主气客气都是少阳相火，雨水很少。此处"时雨乃降"。是指雨水偏多，完全是两个概念。以此例彼，可以说南辕北辙。高世栻所注，我们认为比较合理。他说："四之客气，太阴湿土，故又曰云驰雨府，湿化乃行。"这就是说，少阴君火司天，阳明燥金在泉之年，四之气上主气客气都是太阴湿土主事，因此雨水偏多。我们认为，这里是承前句"寒交暑，热加燥"而言，意即由于四之气这段时间正值天气与地气相交时间，也就是气交之间，因此这一年的气候特点在寒暑相交、燥热相临之间还会出现雨湿偏胜的情况。此与后文"四之气，溽暑至，大雨时行"同义。互参。

（5）金火合德，上应荧惑太白："金火合德"，指少阴君火司天之气与阳明燥金在泉之气的相互影响和共同作用。"上应荧惑太白"，指这一年之所以出现前述之"寒交暑"、"热加燥"等气候变化，与天体上的火星及金星运行变化密切相关。

（6）其政明，其令切："其政明"，"明"，指光明，此处指少阴君火司天之年，上半年气候偏热。"其令切"，"切"，指凄切，此处指少阴君火司天之年，阳明燥金在泉，下半年气候偏凉。张介宾注“火明金切”即属此义。

(7) 其谷丹白：“丹”，即丹谷。“白”，即白谷。丹谷的生长环境要求偏热，白谷的生长环境要求偏凉。少阴君火司天，阳明燥金在泉之年，上半年气候偏热，适宜于丹谷的生长。下半年气候偏凉，适宜于白谷的生长，因此少阴司天之年，谷物生长以丹谷和白谷最好，收成也较多，所以丹谷、白谷也是少阴司天之年的岁谷。

(8) 水火寒热持于气交而为病：“水火寒热”，“水”和“寒”同性，“火”和“热”同性。此处是指少阴君火司天与阳明燥金在泉之气而言。少阴之气属火，属热。阳明之气属水，属寒。“气交”，即天气与地气相交。全句意即少阴君火司天、阳明燥金在泉之年，由于天气地气的相互影响和共同作用，所以这一年气候上寒热错杂，疾病上也虚实互见。所以张介宾注云：“少阴司天，阳明在泉，故水火寒热，持于气交之中而为病如此。”

(9) 始也热病生于上，清病生于下，寒热凌犯而争于中：“热病生于上”，意即少阴君火司天之年，上半年气候偏热，因此人体亦因易感热邪而发生热病。“清病生于下”，意即少阴司天之年，阳明燥金在泉，下半年气候偏凉，因此人体亦因易感寒邪而发生寒病。“寒热凌犯而争于中”，意即由于天气与地气的相互影响和作用，或者由于主气与客气的相互影响和作用而出现寒热凌犯人体的情况。例如少阴君火司天、阳明燥金在泉之年，初之气主气为厥阴风木，客气为太阳寒水。厥阴主温，太阳主寒。这就可以出现寒热凌犯的情况。五之气主气为阳明燥金，客气为少阳相火。阳明主凉，少阳主火。这也可以出现寒热凌犯的情况。因此，这一年上半年虽然说“热病生于上”，以热病为主，但由于寒热凌犯的原因，也会有寒有热。下半年虽然说“清病生于下”，以寒病为主，但由于寒热凌犯的原因，也会有寒有热。高世栻注："少阴火热在上，初之客气太阳寒水，是寒交暑者也。阳明燥金在下，五之客气少阳相火，是热加燥也。""火气司天，故热病生于上，金气在泉，故清病生于下，寒交暑，热加燥，故寒热凌犯而争于中。"即属此义。

（10）民病咳喘，血溢血泄鼽嚏，目赤眦疡："咳喘"，即咳嗽、气喘。"血溢"，即血出于上或肌表，如呕血、衄血、肌衄等。"血泄"，即血出于下，如便血、尿血、崩漏等。"鼽嚏"，即喷嚏、鼻塞、流涕等。"目赤"，即眼泛红。"眦疡",即眼角溃烂。上述这些症状，一般来说，多属热证。全句意即少阴君火司天之年，人体可以因感受热邪而在临床上发生上述症状。所以张介宾注云："火为热……故热病见于上。"高世栻注云："民病咳喘，血溢血泄，鼽嚏，目赤，眦疡，燥热病也。"

（11）寒厥入胃："寒"，指外感寒邪，亦指人体在致病因素作用之下所出现的阳气不足的现象。"厥"，指人体气血运行逆乱，亦指手足逆冷。"寒厥入胃"，意即人体由于感受外寒或人体由于正气虚衰，阳气不足的内在原因，损害了人体脾胃的功能而在临床上出现以下所述的一系列症状。

（12）心痛腰痛，腹大嗌干肿上："心痛"，指胸痛及上腹痛。陈修园谓："今所云心痛者，皆心胞络及胃脘痛也。""腹大"，即腹大膨隆，亦即一般所称之"鼓胀病"。"嗌干"，即咽干。"肿上"，即颜面浮肿。上述这些症状，一般来说，多属寒证。心腹痛，腰痛，多由寒凝经脉，气滞血瘀。面肿腹大，多由寒湿内蕴。"嗌干"，可以由于脾阳不足，运化失调，津液不能正常敷布而发生。全句意即少阴君火司天、阳明燥金在泉之年，人体由于感受寒邪或由于人体在致病因素作用下而出现阳气不足时，特别是在脾肾阳虚时，可以在临床上出现上述症状。所以张介宾注云："金为寒……寒病见于下。"高世栻注云："寒厥入胃，心痛腰痛，腹大，嗌干，肿上，寒湿病也。”

（13）初之气，地气迁：以上所述的是少阴君火司天之年在气候及物候变化以及人体疾病发病方面的大体情况。以下所述的是少阴君火司天之年六步主时每一步的具体变化情况。兹将少阴君火司天之年的司天在泉四间气图示见图 13：

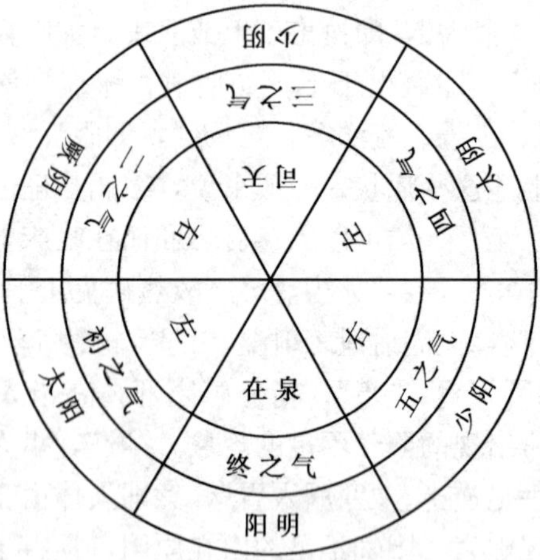

图 13　少阴君火司天之年客气六步主时图

“初之气”，指少阴君火司天之年，其客气加临之间气初之气为太阳寒水。“地气迁”，指少阴君火司天之年初之气的太阳寒水是由上一年的在泉之气运转而来。少阴君火司天之年的上一年是厥阴风木司天，少阳相火在泉。少阴君火司天之年，上一年在泉之气的少阳相火迁于本年的五之气上，所以太阳寒水才能由上一年的二之气上运转到本年的初之气上。

（14）燥将去：“燥将去”一句，注家解释不一。一种解释认为此句是承上句“地气迁”而言，即少阴君火司天之年的上一年是厥阴风木司天之年。厥阴司天，则少阳在泉。少阳主火。由于“地气迁”的原因，上年的少阳迁去，所以今年的初气太阳前来。因此这里所说的“燥将去”，应为“暑将去”，亦即暑去寒来。此“燥”字应为“暑”字。这一种解释以《新校正》为代表，其注云：“按阳明在泉之前岁为少阳，少阳者暑，暑往而阳明在地，太阳初之气，故上文寒交暑，是暑去而寒始也，此燥字乃是暑字之误也”。张介宾同意《新校正》的解释，其注云：“初气太阳用事，上年巳亥，少阳终之气至此已尽，当云热将去，燥字误也。”另一种解释则认为是指上年的少阳迁去，本年的阳明迁来，因此“燥将去”，应为“燥将至”。这一种解释以马莳为代表，其注云：“燥将去，盖往年为巳亥，巳亥之在泉为少阳，则暑往而阳明在地，故燥将至也。去当作至”。再一种解释则认为少阴司天之年，初之气是由上一年的阳明主步迁转为太阳主步。这一种解释以高世栻为代表，其注云：“初之客气，太阳寒水，地气迁者，从阳明而迁于太阳也，去阳明之燥，始太阳之寒，故燥将去。”这三种解释，我们同意高注。这就是说少阴司天之年客气初之气是太阳寒水，但是少阴司天之年是由厥阴司天之年迁转而来。厥阴司天之年客气初之气为阳明。就初之气来看，是由去年的阳明主步迁转至今年的太阳主步。阳明主燥，太阳主寒。燥去寒来，故原文谓：“燥将去，寒乃始……”我们认为这种解释还是比较合理的。

（15）寒乃始，蛰复藏，水乃冰，霜复降：这几句是对少阴君火司天之年初之气这一段时间气候及物候变化中自然景象的描述。“寒乃始”，指气候寒冷。“蛰复藏”，指由于气候寒冷，小生物蛰伏藏匿避寒。“水乃冰”，指河水冰冻。“霜复降”，指天降霜雪。全句意即少阴君火司天之年，在初之气这一段时间中，亦即在大寒以后，春分以前，大约在1月中旬至3月中旬这一段时间中气候偏冷，春行冬令。应该指出的是这里所用的“乃始”、“乃冰”、“复藏”、“复降”等字句，均是针对上一年少阳相火在泉而言。少阴君火司天之年的上一年是厥阴风木司天之年，这一年的在泉之气是少阳相火，终之气也是少阳相火。所以少阴君火司天的上一年的下半年，尤其是冬季，气候偏热，冬行夏令，应冷不冷，应藏不藏。这也就是后文“凡此厥阴司天之政”中所谓的：“终之气畏火司令，阳乃大化。蛰虫出现，流水不冰。”这种情况一直要到第二年少阴君火司天之年的初之气太阳寒水用事时才发生变化，气候转冷。所以原文谓“寒乃始，蛰复藏，水乃冰，霜复降”，意思是说寒冷这时才开始，小生物这时才藏伏。这是气候及物候的反常变化，也是自然界的自调现象。

（16）风乃至，阳气郁：这里是指少阴君火司天之年主气的变化以及客主加临的情况下所出现的情况而言。初之气所属的这一段时间中，任何年份主气都是厥阴风木用事。东风吹来，气候开始温暖，所以原文谓“风乃至”。但是在少阴君火司天之年，初之气所属的这一段时间中客气却是太阳寒水。这就是说由于受到了客气的影响，春应暖而反寒。温暖之气为寒凉之气所遏郁，应温不温，所以原文谓“阳气郁”。这也就是张介宾所注的：“寒水之气客于春前，故其为候如此。”

（17）民反周密：“周密”，即注意保暖密闭防寒。“民反周密”，意即少阴君火司天之年，初之气这一段时间中气候偏冷，春行冬令，所以人们要采取措施保暖防寒。这里所以用一“反”字，与前述“寒乃始，蛰复藏，水乃冰，霜复降”之义完全一样，是针对上一年的冬天气候不冷而言。意即气候反常，春天里反而要注意保暖。

（18）关节禁固，腰脽痛：“关节禁固”，指关节活动不能或运动障碍。“腰脽痛”，即腰痛。这些症状多属寒证。全句意即少阴君火司天之年，初之气太阳寒水用事，气候偏寒，人体容易感寒而在临床上发生上述症状。

（19）炎暑将起，中外疮疡：“炎暑将起”，其义有二：一指初之气主气为厥阴风木，厥阴主温，由于客气为太阳寒水，温被寒郁，可以形成表寒里热或由寒化热而在临床上发生热证。二指少阴君火司天之年二之气主气为少阴君火，客气为厥阴风木，主客之气均属温热。人体可以外感热邪而发生热证，所以原文谓“寒热将起，中外疮疡”。“疮疡”，一般均属热证。“将起”，就是即将发生。张介宾注：“少阴君火司天，又值二之主气，故炎暑将起，中外疮疡。”即属此义。

（20）二之气，阳气布：“二之气”，指少阴君火司天之年，其客气加临之间气二之气为厥阴风木。“阳气布”，指二之气由于厥阴风木用事，厥阴主风，主生，主温。同时，二之气的主气是少阴君火，少阴主热。主气、客气都属温热，所以在二之气这一段时间中，亦即在春分以后至小满以前，大约在3月中旬至5月中旬这一段时间中，春阳之气，满布人间，气候偏温。因此，原文谓：“二之气，阳气布。”

（21）风乃行，春气以正，万物应荣：这是对二之气所属这一段时间中气候及物候特点的描述。“风乃行”，指风气偏胜，这里是指东风劲吹。“春气以正”，指春意盎然，一片生机。“万物应荣”，指万物主要是指植物普遍生长，欣欣向荣。

（22）寒气时至：“寒气时至”一句，注家有两种解释。一种解释认为是司天君火未盛，天气犹寒，所以寒气时至。例如张介宾注云：“司天君火未盛，故寒气时至”。高世栻注云：“春气虽正，万物虽荣，天气犹寒，故寒气时至。”另一种解释认为是少阴君火司天之年，由于少阴标阴而本热，从本从标，所以可以出现寒气时至。例如马莳注云：“春气已正，万物以荣，或寒气时至。”张志聪注云：“按少阴之上，君火主之，少阴标阴而本热，二气三气皆君火司令，而曰寒气时至者，少阴从本从标也。”我们认为这两种解释都不能令人满意，或云“犹寒”，或云“未盛”，或云“或寒气时至”，或云“从本从标，都很含糊而且牵强。我们认为这里所谓的“寒气时至”，以“复气”释之为好。这是因为：第一，少阴君火司天之年，二之气所属这一段时间中，司天之气是少阴君火，主气也是少阴君火，少阴主热。其客气为厥阴风木，厥阴主温。温热属于一类。这就是说少阴君火司天之年，二之气这一段时间中，司天之气、主气、客气都属于热，因此应该气候甚热，不会出现“火气未盛”、“天气犹寒”的现象。第二，既然司天之气、主气、客气都属于热，气候甚热，因此也就必然会由于“胜复”的原因而出现寒气来复的气候变化。“有胜则复”，这是运气学说中的一个基本规律。由于如此，所以我们认为这里所说的“寒气时至”，是指由于这一段时间中气候偏热，因此寒气来复而出现的自调现象。这也就是说这一段时间中，气候炎热，但有时也可以出现寒潮或暴冷的气候变化。

（23）民乃和：“民乃和”，指在前述气候变化之中，人体健康情况相对和平。这就是说在少阴司天之年，二之气这一段时间中，尽管气候炎热，但由于“寒气时至”的原因，炎热的气候能够得到一定的调节，所以对人体来说也就相对和平。

（24）其病淋，目瞑目赤：“淋”，指小便不畅，疼痛淋涩。“目瞑”，指眼花。“目赤”，指眼红。全句意即少阴君火司天之年，二之气所属的一段时间中，气候偏热，风气偏胜，人体容易外感风热而在临床上表现上述淋、目瞑、目赤等风热症状。

（25）气郁于上而热：“气郁于上而热”，张介宾注：“君火为病也。”马莳注：“其病当为淋，为目瞑，为目赤，为气郁于上而热也。”张志聪注：“气郁于上而热者，寒气上乘也。”高世栻注：“气郁于上而热，凡此皆少阴火热之病也。”根据上述可以看出多数注家均认为“气郁于上而热”，是因热郁于上而为热，与少阴君火用事有关。少数注家认为是因寒而热。我们同意多数注家意见，即在少阴君火司天之年，二之气所属的这一段时间中，由于司天之气、客气、主气均属温热，所以人体容易感受热邪气郁于上而热。

（26）三之气，天政布，大火行，庶类番鲜：“三之气”，指少阴君火司天之年，其客气的三之气为少阴君火。“天政布”，指少阴君火为该年的司天之气。“大火行”，指在三之气所属的这一段时间中，主气是少阳相火，客气是少阴君火，所以气候炎热。“庶类番鲜”，指万物生长茂盛。全句意即少阴君火司天之年，在三之气所属的这一段时间中，亦即在小满至大暑以前，大约在5月中旬至7月中旬这一段时间中，气候炎热，各类植物生长很好，欣欣向荣。

（27）寒气时至：“寒气时至”，此处与上文所述完全同义，意即在三之气所属的这一段时间中，气候过于炎热。由于胜复原因，因而“寒气时至”，以维持气候变化中的相对稳定和协调。张介宾注云：“火极水复，热极寒生，故寒气时至。”即属此义。

（28）民病气厥心痛，寒热更作，咳喘目赤：“气厥”，“气”，可以作功能解。“厥”，可以作紊乱解。“气厥”，即功能紊乱。“心痛”，指胸痛或胃脘痛。“气厥心痛”，亦即由于功能紊乱而发生的胸痛或胃脘痛。“寒热更作”，指恶寒发热交替发作。“咳喘”，即咳嗽气喘。“目赤”，即眼目泛赤。全句意即少阴君火司天之年，三之气这一段时间，由于主气客气均属于火，所以气候极热，因而人体也易感热邪而在临床上发生上述各种热证表现。

（29）四之气，溽暑至，大雨时行：“四之气”，指少阴君火司天之年，其客气加临之间气四之气为太阴湿土。“溽暑至”，“溽”，指湿润之气。“暑”，指炎热之气。“大雨时行”，指雨水偏多。全句意即少阴君火司天之年，四之气所属的这一段时间中，由于主气客气都是太阴湿土用事，所以在这一段时间中，亦即在大暑以后至秋分以前，大约在7月中下旬至9月中下旬这一段时间中，雨水偏多，气候偏湿偏热。

（30）寒热互至：“寒热互至”，指气候上寒热交作，时冷时热。此处意即少阴君火司天之年，阳明燥金在泉。少阴司天，所以上半年气候偏热；阳明在泉，所以下半年气候偏凉。

“四之气”这一段时间正值气交之中，由于司天在泉之气的相互影响，所以寒热互至，时冷时热。

（31）民病寒热，嗌干黄瘅，鼽衄饮发：“寒热”，即发热恶寒，此处指疟疾。“嗌干”，即咽干。“黄瘅”，即黄疸。“鼽衄”，即鼻出血。“饮发”，即水饮发作。这些病证或属湿热，或属寒湿。全句意即少阴君火司天之年，阳明燥金在泉，全年上半年偏热，下半年偏凉。四之气所属的这一段时间中，主气客气都是太阴湿土用事，由于这一段时间寒热互至，时冷时热，湿气偏胜，因此可以外感寒湿或湿热而在临床上表现出上述症状。

（32）五之气，畏火临，暑反至：“五之气”，指少阴君火司天之年，其客气加临之间气五之气为少阳相火。“畏火”，即少阳相火。“畏火临”，即少阳相火加临于五之气上。“暑反至”，即气候反而炎热，全句意即五之气这一段时间中，亦即在秋分以后至小雪以前，大约在 9 月中下旬至 11 月中下旬这一段时间中，主气是阳明燥金用事，气候一般应偏凉。但由于少阴君火司天之年，少阳相火加临于五之气上，因此这一段气候反而炎热，秋行夏令，所以原文谓“暑反至”。

（33）阳乃化，万物乃生乃长荣：“阳乃化”，“阳”，指阳气偏胜，此处指气候炎热。“化”，指化生。“万物乃生，乃长荣”，指万物生长繁茂。全句意即少阴君火司天之年，五之气，由于少阳相火加临，气候炎热，所以万物生长茂盛。

（34）民乃康：“康”，此处似应作阳气偏胜来理解。“民乃康”，意即少阴君火司天之年，五之气这一段时间中，气候偏热，因此人体阳气亦相对偏胜。此处之“康”字，我们认为不能作健康解。因为五之气这一段时间属于秋令，气候上应以凉为正常，物候上应以收为正常。现在秋行夏令，应凉反热，应收反生，属于反常。《礼记·月令》谓：“孟秋行夏令，民多疟疾。”说明秋季应凉不凉，容易发生疟疾这一类季节性疾病。

所以我们认为“民乃康”中的“康”字，不能作健康来理解，应作为阳气偏盛来理解。这样理解不但与下文“其病温”可以紧密联系，也完全符合《内经》“夏伤于暑，秋为痎疟”以及“人与天地相应”的基本精神。

(35) 其病温：“温”，即温病。“其病温”，是承上句而言。意即少阴君火司天之年，五之气这一段时间中，气候炎热，秋行夏令，因此人体容易感受热邪而发生温病。

(36) 终之气，燥令行：“终之气”，指少阴君火司天之年，其客气终之气为阳明燥金。“燥令行”，“燥”，意味着气候寒凉而干燥。全句意即少阴君火司天之年，在终之气所属的这一段时间中，亦即在小雪以后大寒之前，大约在11月中下旬至第二年1月中旬这一段时间中气候偏凉、偏燥。

(37) 余火内格：“余火”，指少阴君火司天之年五之气所属这一段时间中，气候炎热。到了终之气时，虽然气候转凉，但火气仍有残余存在。“内格”，指终之气气候虽然偏凉，偏燥，但由于五之气的火气仍尚未完全消退，所以寒热之间产生互相格拒，亦即彼此之间互相作用和影响。全句意即少阴君火司天之年，终之气所属的这一段时间中，一般说来，气候偏凉，不过也有偶然出现热象的时候。这种现象就是“余火内格”的表现。张介宾注此云：“燥金之客，加于寒水之主，金气收，故五气之余火内格。”高世栻注此云：“终之客气，阳明燥金，故燥令行，上承五之客气，属于少阳，故余火内格而冲于上。”均属此义。

(38) 肿于上，咳喘，甚则血溢：“肿于上”，高世栻注：“肿，当作冲”。“肿于上”，高注作“冲于上”。咳喘，即咳嗽气喘。“血溢”，即上出血，如鼻衄、咳血、吐血、肌衄之类。全句意即少阴君火司天之年，终之气气候偏凉、偏寒。由于此时五之气的火气残留，火为寒郁，上冲而为咳嗽、气喘、鼻衄、肌衄、咳血、吐血等症。

(39) 寒气数举，则霧雾翳，病生皮腠："寒气数举"，指气候寒凉。"霧雾翳"，指天气晦暗，烟雾迷濛。"病生皮腠"，指人体肌表容易受邪而发生疾病。全句意即少阴君火司天之年，阳明燥金在泉，终之气所属的这一段时间中，气候偏凉，天气阴暗，人体容易感受寒凉而使肌表受邪发生疾病。

(40) 内舍于胁，下连少腹而作寒中："内舍于胁"，即寒气作用于人体胁下。"下连少腹"，即寒气作用于人体小腹。"寒中"，即人体在致病因素作用下阳气不足，功能衰退。此句是承上句而言。上句是说少阴君火司天之年，终之气气候偏凉，人体可以由于感受寒邪而发生表寒证。此句是说在这种气候条件下，人体还可以由于感受寒邪而发生里寒证。

(41) 地将易也："地"，即在泉之气。"易"，即变易。地将易也"，历代注家均注为六气六步至终之气时，即将终了、行将变易之意。如王冰注曰："气终则迁，何可长也。"张介宾注："在泉气终，故地将易。"张志聪注："夫地支始于子而对于午，六气已终，则在泉之气将易而交于丑未矣。"高世栻注："司地之气，至终气而将易也。"这些解释，我们认为都不能令人满意。因为，六气六步来回运转，人所共知，不需费此笔墨，因此绝非原文涵义，我们认为此句可以这样理解：少阴君火司天之年，阳明燥金在泉。终之气这一段时间，也是在泉之气所在的部位。但是终之气这段时间，从主气来说是太阳寒水。"凉"和"寒"虽属同类，但在程度上有所不同。由于终之气这段时间正值严冬，冬令主寒，因此阳明燥金之气必然会向太阳寒水之气转化，所以前文一则曰"寒气数举"，再则曰"而作寒中"。本来是"终之气，燥令行"，但这里不言燥而言寒，而且紧接着即提出"地将易也"。因此"地将易也"一句，是讲阳明向太阳变易，燥气向寒气变易，其义甚明。当否，尚不敢自信，姑妄言之以俟高明。

(42) 必抑其运气，资其岁胜："抑其运气"，即抑制本年偏胜之气。"资其岁胜"，即扶持本年岁令所胜之气。全句意即少阴君火司天之年，阳明燥金在泉。上半年偏热，因此在治疗上应抑制此偏热之气；下半年偏凉，因此在治疗上应抑制此偏凉之气。火可以克金，火气偏胜，金气则受损害，因此在治疗上要先期支持金气所属器官。凉气偏胜，木气将受损害，因此在治疗上要先期支持木气所属器官。这就叫作："抑其运气，资其岁胜。"张介宾注："以上子午十年，运气太过，必抑有余，欲得其平，岁有所胜，必资不足，无令受伤也。"即属此义。

(43) 折其郁发，先取化源："折"，指直折，此处亦有抑制之义。"郁发"，指因郁而发之气，此处亦有偏胜之气之义，"化源"，即化生之源。"折其郁发，先取化源"，即抑制其偏胜之气，扶持此偏胜之气之所胜之气。全句意即少阴君火司天之年，上半年火气偏胜。火胜可以使金气被郁，因郁而发，形成偏胜。金胜又可以克木。下半年金气偏胜，金胜可以使木气被郁，因郁而发，形成偏胜。木胜又可以克土。因此在少阴君火司天之年中，在治疗方面上半年不但要注意到火气偏胜而且因为郁发的原因，也要注意到金气偏胜的问题。下半年不但要注意到金气偏胜而且因为郁发的原因，也要注意到木气偏胜的问题。"抑其郁气，先取化源"句与前述"抑其运气，资其岁胜"之义，基本相同，即不但要处理偏胜之气而且要支持其所胜之气，使得其平。不过前者是从岁运岁气的角度来考虑。后者是从郁发的角度来考虑而已。此句王冰注："先于年前十二月迎而取之。"意即少阴君火司天之年，阳明燥金在泉，下半年金气偏胜，金胜可以乘木，木旺于春，因此应在年前十二月早期培补木气，以治疗于未病之先。此亦即"资其岁胜，先取化源"之意。

(44) 食岁谷以全真气，食间谷以辟虚邪："岁谷"，即感司天在泉之气所生之谷。此处是指丹谷和白谷，亦即上文所述之“其谷白丹”。“间谷”，即感间气所生之谷。全句意即少阴君火司天之年，在饮食上应多食丹谷和白谷以维持人体正常生命活动的需要。在对疾病的饮食治疗及调理上，则应根据所感邪气性质选用相应的食物或药物进行针对性的处理。

（45）岁宜咸以耎之，而调其上，甚则以苦发之：“岁”，此处指少阴君火司天之年。“咸”，指味咸性寒的药物或食物。“耎”，即柔软，此处指因感火邪而发生的肿胀坚硬现象因治疗而得到缓解。“上”，此处指上半年。“苦”，指味苦性寒的药物或食物。“发”，指发泄，此处指使人体内部郁积的火邪能有出路。全句意即少阴司天之年，上半年气候偏热。因此人体亦易感热邪而发生热病。这也就是上文所谓的“始也热病生于上”，因而在治疗上应该用咸寒清热药物来作治疗。这也就是原文所谓的：“岁宜咸以耎之，而调其上。”如果内热太甚，则应该用苦寒泄下的药物来作治疗，使其过甚之热邪能有出路。这也就是原文所谓的：“甚则以苦发之。”

（46）以酸收之而安其下，甚则以苦泄之：“酸”，指味酸的药物或食物。“收”，指收敛作用。“下”，此处指下半年。全句意即少阴君火司天之年，阳明燥金在泉。下半年气候偏凉，因此人体亦易感凉邪而使热郁于里发生前述“余火内格”，热“冲于上”的疾病。因而在治疗上应该用味酸性收的药物或食物来作治疗。这就是原文所谓的“以酸收之而安其下”，如果内热太甚时，则如同前述内热太甚时的处理一样，仍应该以苦寒泻下法来作处理，使热邪有出路。这就是原文所谓的“甚则以苦泄之”。通过上述可以看出，《内经》在此为热病的治疗提出了治疗原则，即在热盛时，一般情况下均可以用咸寒或酸甘的药物或食物以调之、安之。里热过甚时，则应用苦寒泻热的药物或食物来作治疗，使此过甚之热邪能有出路。《内经》在此为后世治疗热病使用清法时如何使用甘寒、咸寒、苦寒药物治疗方面提供了理论依据。

（47）同天气者以寒清化，同地气者以温热化：“同”，指岁运与岁气在五行属性上同属一类。“天气”，指司天之气。“寒清化”，指具有寒凉作用的药物或食物。“同天气者寒清化”，意即少阴司天的十年中，其岁运与少阴之气同属一类者，亦即同属温热者，在治疗上均可以用具有寒凉作用的药物或食物来作治疗。此十年中，壬子、壬午年属于太角之年，亦即木运太过之年。从岁运来说，气候偏于温热，与少阴君火司天之气相类。戊子、戊午年属于太徵之年，亦即火运太过之年，从岁运来说气候炎热，此与少阴君火司天之气相类。所以这四年在治疗上都可以用寒凉的药物或食物来作治疗。这也就是王冰注中所谓的：“太角、太徵岁同天气，宜以寒清治之。”“地气”，指在泉之气。“温热化”，指具有温热作用的药物或食物。“同地气者以温热化”，意即少阴司天、阳明在泉的十年中，其岁运与在泉的阳明之气同属一类者，在治疗上均可以用具有温热作用的药物或食物来作治疗。此十年中，甲子、甲午年属于太宫之年，亦即土运太过之年。从岁运来说气候偏湿，湿为阴邪，与阳明燥金在泉清凉之气相类。庚子、庚午年属于太商之年，亦即金运太过之年。从岁运来说，气候偏凉，与阳明在泉之气相同。丙子、丙午年属于太羽之年，亦即水运太过之年。从岁运来说，气候寒冷，与阳明之气相类。所以这六年在治疗上也都可以用具有温热作用的药物或食物来作治疗。这也就是王冰注中所谓的：“太宫、太角、太羽，岁同地气，宜以温热治之。化，治也。”

【原文】

厥阴之政(1)奈何？岐伯曰：巳亥之纪(2)也。

厥阴　少角　少阳(3)清热胜复同(4)，同正角(5)　丁巳天符　丁亥天符(6)　其运风清热(7)。

少角初正　太徵　少宫　太商　少羽终(8)

【讲解】

(1) 厥阴之政:“厥阴之政”,即厥阴风木司天之年。

(2) 巳亥之纪:“巳亥”,是指各个年度上的年支。“巳亥之纪”,是承上句“厥阴之政”而言。意即凡是年支上逢巳逢亥的年份,都是厥阴风木司天之年。甲子一周六十年中,年支上逢巳逢亥属于厥阴风木司天之年者有丁巳、丁亥、癸巳、癸亥、己巳、己亥、乙巳、乙亥、辛巳、辛亥十年。

(3) 厥阴　少角　少阳:“厥阴”,指厥阴风木司天。“少角”,指木运不及之年。此处指丁巳、丁亥年。“少阳”,指少阳相火在泉。

(4) 清热胜复同:指春天不温,夏天偏热的气候反常变化。详见前解。

(5) 同正角:“正角”,即木运平气之年。“同正角”,意即木运不及之年,如果遇上司天之气属木,由于“运不及而得助”的原因,则可以构成平气。丁巳、丁亥年,年干是丁,丁壬化木,丁为阴干,所以属于木运不及之年。丁巳、丁亥年的年支是巳是亥,巳亥厥阴风木司天,所以属于风木司天之年。木运不及而得到司天风木之气相助,所以丁巳、丁亥年也可以是平气之年,因此原文谓:“同正角。”

(6) 丁巳天符　丁亥天符:岁运与司天之气在五行属性上相同就是天符之年。丁巳、丁亥年岁运是木,司天之气也是木。岁运与司天之气相同,所以丁巳、丁亥年是天符之年。因此原文谓:“丁巳天符　丁亥天符。”

(7) 其运风清热:指丁巳、丁亥年气候特点是春天里应温不温,夏天里比较炎热。详见前解。

(8) 少角初正　太徵　少宫　太商　少羽终:此表说明丁巳、丁亥年的客运初运是少角,二运是太徵,三运是少宫,四运是太商,终运是少羽。“少角初正”,说明主运初运是木运。“少羽终”,说明主运终运是水。

【原文】

厥阴　少徵　少阳(1)寒雨胜复同(2)。癸巳同岁会　癸亥同岁会(3)　其运热寒雨(4)。

少徵　太宫　少商　太羽终　太角初(5)

【讲解】

(1) 厥阴　少徵　少阳："厥阴"，指厥阴风木司天。"少徵"，指火运不及之年，此处指癸巳、癸亥年。"少阳"，指少阳相火在泉。

(2) 寒雨胜复同：指火运不及之年的气候特点是夏天里应热不热，冬天里应冷不冷。详见前解。

(3) 癸巳同岁会　癸亥同岁会：按照规定，岁运不及之年，其岁运与该年在泉之气的五行属性相同者为同岁会之年。癸巳、癸亥年的年干是癸，戊癸化火，癸为阴干，所以癸巳、癸亥年属于火运不及之年。癸巳、癸亥年年支是巳是亥，巳亥厥阴风木司天，少阳相火在泉。岁运是火，运不及，在泉之气是火，因此癸巳、癸亥年是同岁会之年，所以原文谓："癸巳同岁会　癸亥同岁会"。

(4) 其运热寒雨：指癸巳、癸亥年夏天里应热不热，长夏季节偏湿偏热。详见前解。

(5) 少徵　太宫　少商　太羽终　太角初：此表说明癸巳、癸亥年的客运初运是少徵，二运是太宫，三运是少商，四运是太羽，终运是太角。"太角初"，说明主运初运是木运。"太羽终"，说明主运终运是水。

【原文】

厥阴　少宫　少阳(1)　风清胜复同(2)，同正角(3)。己巳　己亥 其运雨风清(4)。

少宫　太商　少羽终　少角初　太徵(5)

【讲解】

(1) 厥阴　少宫　少阳："厥阴"，指厥阴风木司天。"少宫"，指土运不及之年，此处指己巳、己亥年。"少阳"，指少阳相火在泉。

（2）风清胜复同：指己巳、己亥年的气候特点是长夏应湿不湿，降雨量少，风气偏胜。秋天里气候偏凉。这是土运不及之年的气候特点。详见前解。

（3）同正角："正角"，即木运平气之年。"同正角"，意即己巳、己亥年，土运不及，风乃大行，加上又逢厥阴风木司天，因此这两年的长夏气候同木运平气之年的春季相似，风气偏胜，应湿不湿，降雨量少。这也就是《五常政大论》中所谓的："卑监之纪，上角与正角同。"

（4）其运雨风清：指己巳、己亥年土运不及，风木乘之，因此其气候特点是长夏季节雨水不多，风气偏胜；秋天又相对清凉。详见前解。

（5）少宫　太商　少羽终　少角初　太徵：此表说明己巳、己亥年的客运初运是少宫，二运是太商，三运是少羽，四运是少角，终运是太徵。"少角初"，说明主运初运是木。"少羽终"，说明主运终运是水。

【原文】

厥阴　少商　少阳(1)热寒胜复同(2)，同正角(3)。乙巳　乙亥　其运凉热寒(4)。

少商　太羽终　太角初　少徵　太宫(5)

【讲解】

（1）厥阴　少商　少阳："厥阴"，指厥阴风木司天。"少商"，指金运不及之年，此处是指乙巳、乙亥年。"少阳"，指少阳相火在泉。

（2）热寒胜复同：指金运不及之年的气候特点是秋天里应凉不凉，气候偏热，而冬天里又较一般年份偏冷。详见前解。

（3）同正角："正角"，即木运平气之年。"同正角"，意即乙巳、乙亥年为金运不及之年。但乙巳、乙亥年是风木司天。运不及，则气反侮运，因此运从气化，亦即这一年的岁运以气为主。所以金运不及之年在气候上与木运平气之年相似，亦即这一年的秋天应凉不凉，气候偏温，秋行春令，和正常的春天气候一样。这也就是《五常政大论》中所谓的："从革之纪，上角与正角同。"

（4）其运凉热寒：指乙巳、乙亥年金运不及，火来乘之，水又来复的自然现象，亦即乙巳、乙亥年的气候特点是秋天里应凉不凉，气候偏热。冬天里又比一般年份寒冷。

（5）少商　太羽终　太角初　少徵　太宫：此表说明乙巳、乙亥年的客运初运是少商，二运是太羽，三运是太角，四运是少徵，终运是太宫"太角初"，说明主运的初运是木。"太羽终"，说明主运的终运是水。

【原文】

厥阴　少羽　少阳(1)雨风胜复同(2)。辛巳　辛亥　其运寒雨风(3)。

少羽终　少角初　太徵　少宫　太商(4)

【讲解】

（1）厥阴　少羽　少阳："厥阴"，指厥阴风木司天。"少羽"，指水运不及之年，此处指辛巳、辛亥年。"少阳"，指少阳相火在泉。

（2）雨风胜复同：指水运不及之年，冬天里应冷不冷，气候偏湿，第二年春天风多雨少的气候特点。详见前解。

（3）其运寒雨风：指辛巳、辛亥年水运不及，土来乘之，土气偏胜时，木气又必然来复。因此辛巳、辛亥年的气候特点是冬天不冷，雨水较多，第二年春天里风气偏胜，雨水减少。

（4）少羽终　少角初　太徵　少宫　太商：此表说明辛巳，辛亥年的客运初运是少羽，二运是少角，三运是太徵，四运是少宫，终运是太商。"少角初"，说明主运是木。"少羽终"，说明主运终运是水。

【原文】

凡此厥阴司天之政，气化运行后天[1]，诸同正岁，气化运行同天[2]，天气扰，地气正[3]，风生高远，炎热从之[4]，云趋雨府，湿化乃行[5]，风火同德，上应岁星荧惑[6]。其政挠，其令速[7]，其谷苍丹[8]，间谷言太者[9]，其耗文角品羽[10]。风燥火热，胜复更作，蛰虫来见，流水不冰[11]，热病行于下，风病行于上，风燥胜复形于中[12]。初之气，寒始肃，杀气方至[13]，民病寒于右之下[14]。二之气，寒不去[15]，华雪水冰[16]，杀气施化[17]，霜乃降，名草上焦[18]，寒雨数至，阳复化[19]，民病热于中[20]。三之气，天政布，风乃时举[21]，民病泣出耳鸣掉眩[22]。四之气，溽暑湿热相搏，争于左之上[23]，民病黄瘅而为胕肿[24]. 五之气，燥湿更胜[25]，沉阴乃布，寒气及体，风雨乃行[26]。终之气，畏火司令，阳乃大化，蛰虫出见，流水不冰[27]，地气大发，草乃生，人乃舒[28]，其病温厉[29]。必折其郁气，资其化源，赞其运气，无使邪胜[30]。岁宜以辛调上，以咸调下[31]，畏火之气，无妄犯之[32]。用温远温，用热远热，用凉远凉，用寒远寒，食宜同法。有假反常，此之道也，反是者病。帝曰：善。

【讲解】

(1) 凡此厥阴司天之政，气化运行后天："厥阴司天之政"，即厥阴风木司天之年。"气化运行后天"，指气候与季节不相应，后天时而至，亦即至而不至。全句意即厥阴司天的十年中，由于其年干都是阴干，均属于岁运不及之年，所以各年的气候变化与季节不能完全相应，较正常年份为晚，至而不至。

(2) 诸同正岁，气化运行同天："正岁"，即正常年份。本篇后文云："运非有余，非不足，是谓正岁，其至当其时也。"这就是说，凡是岁运不是太过，也不是不及，气候与季节完全相应，应至而至的就叫正岁。"诸同正岁"，指各个平气之年。"气化运行同天"，"天"，即天时，也就是天之六气在一年中所属的时间，具体说就是指二十四节气。“同天”，即气候物候变化与天时一致。这也就是王冰注文中所谓的：“太过岁，运化气行先天时。不及岁，化生成后天时。同正岁，化生成与天二十四气迟速同，无先后也。”全句意即各个正常年份其气候变化与季节完全相应。应该指出，运气学说中虽然有所谓“三气之纪”的提法，把各个年份区分成平气、不及、太过三类。但是由于在具体运算中，一般都是按年干的阴阳来计算，因此各个年份实际上只有太过和不及两类，不是太过就是不及。只有在运气相合时，其中属于“运太过而被抑”，或“运不及而得助”或“岁会”及“同岁会”之年，才是平气之年。平气之年也就是这里所谓的“正岁”。这也就是高世栻注文中所谓的：“六十岁中，六气司天，气化运行，非先天即后天，其中诸岁会之年则同正岁，诸同正岁，气化运行同于天时，不先后也。”由于如此，所以甲子一周六十年中，不论是属于“气化运行先天”的太过之年，或者是属于“气化运行后天”的不及之年，它们之中也都有“正岁”。这也就是说在岁运太过或不及之年中，也都有气候与季节一致的正常年份。“诸同正岁，气化运行同天”，从大的方面来说是指六十年中的各个平气之年而言，所以张介宾谓：“诸同正岁者，其气正，其生长化收藏皆与天气相合，故曰运行同天……然六十年之气，亦莫不皆然。”在此处来说，则是指厥阴司天的十年中所属的平气之年而言。厥阴司天之年，一般说属于岁运不及之年，所谓“气化运行后天”，但是其中的丁巳、丁亥，“少角与正角同”，属于运不及而得助之年，癸巳、癸亥年，“不及而加”，属于同岁会之年。因此这些年份也可以构成平气之年而属于“正岁”，不一定会出现气候与季节不相应，至而不至的情况。所以原文在谈到“凡此厥阴司天之政，气化运行后天”之后，紧接着就提出了“诸同正岁，气化运行同天”的问题。这一条原文，王冰注解得很清楚。《新校正》所提出的“详此注云同正岁与二十四气同，疑非，恐是大寒日交司气候同”无据，我们仍从王注及高注。

（3）天气扰，地气正：“天气”，指司天之气。“扰”，指扰动。高世栻注：“扰，风动也。”“地气”，指在泉之气。“正”，高世栻注：“正，阳和也。”全句意即厥阴司天之年，少阳在泉。厥阴主风，所以上半年风气偏胜，气候偏温。少阳主火，所以下半年阳气偏胜，气候偏热。

（4）风生高远，炎热从之：这是承上句言。意即厥阴司天，风气偏胜。司天之气对全年均有一定影响，所以原文谓“风生高远”。少阳在泉，火气偏胜，由于司天之气主要管上半年，在泉之气主要管下半年，所以在气候变化上先是出现风气偏胜，然后才出现火气偏胜，因此原文谓“炎热从之”。

（5）云趋雨府，湿化乃行：“云趋雨府”，即阴云密布。“湿化乃行”，即雨湿流行。为什么厥阴风木司天，少阳相火在泉之年会出现云雨情况？历代注家解释都不甚清楚。张介宾注：“上气得温，故云雨作，湿化行。”没有把问题说清楚。马莳注：“至于云趋雨府，湿化乃行，此风火合德，上之所应者，岁星与荧惑也。”只是在原文上加几个虚字，等于不注。高世栻注：“地气上升，乃为云雨，故云趋雨府，湿化乃行。”也没有把问题讲清楚。张志聪注：“云趋雨府，湿化乃行者，从风火之胜制也。”张氏以“胜制”来解，这是对的，但比较简略。我们原则上同意张志聪的注解，即认为由于胜制的原因，所以才出现了“云趋雨府，湿化乃行”的云雨现象。这就是说厥阴司天之年，少阳在泉，全年气候变化以风热偏胜为特点。上半年风气偏胜，风可以胜湿，所以上半年雨水减少，应湿不湿。下半年火气偏胜，冬天里应寒不寒，水气不及，水不及则土来乘之，所以“云趋雨府，湿化乃行”，雨水偏多。因此原文在“风生高远，炎热从之”句后，紧接着就提出“云趋雨府，湿化乃行”的问题。这实际上是自然气候变化中的一种自调现象。

（6）风火同德，上应岁星荧惑：“风火同德”，指厥阴风木司天之年，少阳相火在泉。这一年气候特点上半年风气偏胜，下半年火气偏胜。在风气和火气的相互作用和影响下，全年气候以风热为特点。“上应岁星荧惑”，“岁星”，即木星。荧惑，即火星。此句意即这一年的气候变化与天体上的木星和火星活动变化密切相关。

（7）其政挠，其令速：“挠”，音义皆同扰。“速”，指快速。全句意即厥阴风木司天之年，少阳相火在泉，风主动，所以原文谓“其政挠”；火性速，所以原文谓“其令速”。张介宾注此云：“风政扰，火令速。”即属此义。

（8）其谷苍丹：“苍”，此指青色谷物。“丹”，此指红色谷物。“其谷苍丹”，意即厥阴司天之年，少阳相火在泉，上半年风气偏胜，气候偏温，有利于青色谷物的生长；下半年火气偏胜，气候偏热，有利于红色谷物的生长。因此这一年苍谷和丹谷生长较好而成为该年的岁谷。

（9）间谷言太者：“间谷”，即感间气所生的谷物。“言太”，即前文所谓的“命太”。根据王冰注文，亦即太过之年的间气所化生之谷物。全句意即厥阴司天之年的十年均属岁运不及之年，因此这十年中从饮食与治疗的关系方面来说，只能考虑岁谷，亦即“其谷苍丹”的问题。至于间谷，由于“间谷命太”的原因，厥阴风木司天的十年无太过之年，因此不存在“间谷命太”的问题。关于“间谷命太”的问题，我们在“阳明之政”的讲解中，已经作过比较详细的分析和讨论，请参看前章有关讲解。

（10）其耗文角品羽：“耗”，指耗损或消耗。“文角”，即毛虫。“品”，有标准之义，此处作胎孕生长正常良好解。“羽”，指羽虫。“其耗文角品羽”，意即厥阴风木司天之年，少阳相火在泉，上半年风气偏胜，气候偏温，下半年火气偏胜，气候偏热。《五常政大论》中述："同者盛之，异者衰之。""厥阴司天，毛虫静，羽虫育，介虫不成。""少阳……在泉，羽虫育，介虫耗，毛虫不育。"根据这一规律，属于木类的毛虫，由于其胎孕生长以气候温和的气候条件为好，而少阳在泉，气候过热，所以"毛虫不育"，本篇谓"其耗文角"。与其相反，属于火类的羽虫，由于其胎孕生长以炎热气候为好，所以少阳在泉，羽虫育"，本篇谓"品羽"。

(11) 风燥火热，胜复更作，蛰虫来见，流水不冰："风燥火热"，"风"，指风气偏胜。"燥"，指燥气、凉气来复。"火热"，指燥气、凉气偏胜时，火热之气又对燥凉之气来复。用五行概念来说，风属木，燥属金，热属火。"风燥火热"，即木气偏胜时，金来克木；金气偏胜时，火又克金。这就是原文所谓的："风燥火热，胜复更作。"张介宾注云："风甚则燥胜，燥胜则热复，故胜复更作如是。"亦即此义。至于"蛰虫来见，流水不冰"，则是指厥阴风木司天之年，少阳相火在泉，冬天里气候偏热，应寒不寒，应藏不藏的自然景象而言。

(12) 热病行于下，风病行于上，风燥胜复形于中："热病"，即火气偏胜的疾病。"下"，指下半年。"风病"，即风气偏胜的疾病。"上"，指上半年。"风燥胜复"，指风气偏胜时，燥凉之气来复；就人体疾病来说，也就是肝气偏胜时，肺气来复。"中"，指上半年和下半年之间。全句意即厥阴风木司天之年，少阳相火在泉。上半年风气偏胜，气候偏温，所以人体疾病上半年也以风病较多。这就是原文所谓的"风病行于上"。下半年火气偏胜，气候炎热，所以人体疾病下半年也以热病较多。这也就是原文所谓的"热病行于下"。上半年风气偏胜，由于胜复原因，燥气来复，因此在上半年和下半年之间，有时也会出现暴凉的气候变化，表现在人体疾病方面，在肝气偏胜的同时，有时也可以出现肺气偏胜的病理变化。这也就是原文所谓的"风燥胜复形于中"。

（13）初之气，寒始肃，杀气方至：以上是叙述厥阴风木司天之年在气候及物候变化上的大体情况，以下所述的则是厥阴风木司天之年六步主时每一步气候及物候变化的具体情况。兹将厥阴风木司天之年的司天在泉四间气图示见图 14：

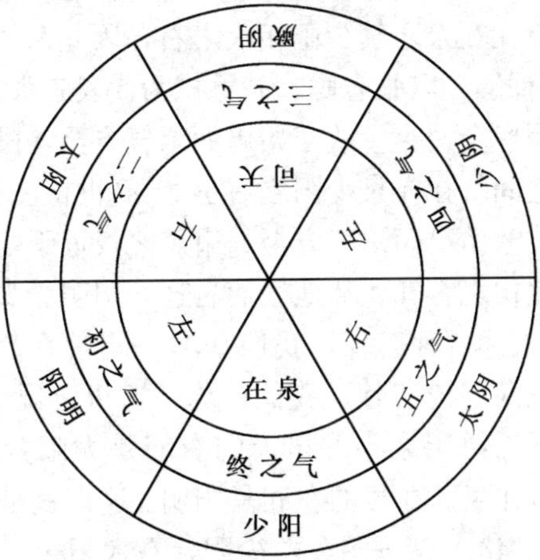

图 14　厥阴风木司天之年客气六步主时图

“初之气”，指厥阴风木司天之年，其客气加临的初之气为阳明燥金。“寒始肃，杀气方至”，“寒”，指寒冷；“肃”，指清肃；“杀”；指肃杀。此处是指春天里气候偏凉，应生不生，反而出现清凉如秋的肃杀气象。全句意即厥阴风木司天之年，初之气为阳明燥金用事。阳明主凉，所以初之气所属的这一段时间中，亦即在该年大寒以后至春分以前，大约在 1 月中旬至 3 月中旬这一段时间中，气候偏凉，春行秋令，自然界一片清凉肃杀，毫无生意。

（14）民病寒于右之下：“病寒”，即患寒病。“右之下”三字，不太好理解，注家解释也不一致。一种解释是：“右”，主西方，西方在五行上属于金，金主杀，故前文言“寒始肃，杀气方至”，此处言“民病寒于右之下”。这种解释以张介宾、马莳为代表。张注云：“金位西方，金王则伤肝，故寒于右之下。”马莳云：“初之主气本厥阴风木也，而阳明燥金客气加之，则客气始肃，杀气方至，民病寒于右之下，金主西方也。”另一种解释是：认为厥阴风木司天之年，初之气客气是阳明燥金。阳明燥金在在泉之气少阳相火之右，因此谓“民病寒于右之下”。这一种解释以张志聪、高世栻为代表。张志聪注：“初之气，乃阳明燥金司令，故寒始肃而杀气方至，民病寒于右之下，谓阳明之间气在在泉少阳之右也。”高世栻注：“初之客气阳明燥金，故寒始肃而杀气方至，肃杀之气近于寒，故民病寒于右之下，盖初之客气，从地气而右迁，阳明居少阳之下，故曰右之下。”上述两种解释，我们基本上同意后者，但认为有必要进一步把问题说清楚。我们认为，这里所说“右”，是指司天右间。厥阴司天之年，司天的右间是太阳。厥阴司天之年，少阳相火在泉。在泉的左间是阳明。这也就是《五运行大论》中所述：“诸上见厥阴，左少阴，右太阳……所谓面北而命其位。”“厥阴在上，则少阳在下，左阳明，右太阴……所谓面南而命其位。”因此这里所说的“右之下”，应该是指司天右间太阳之下。太阳之下是在泉左间阳明，在泉左间也是初之气所在处。因此“右下之”，质言之，也就是指初之气。“民病寒于右之下”，意即厥阴风木司天之年，初之气所属这一段时间中，由于气候偏凉，所以人体容易感受寒邪而发生寒证。张志聪、高世栻对此句以初之气，阳明燥金用事来理解完全是对的，但他们把阳明解释成少阳之右则不对了，因为按照《内经》对司天在泉四间气在方向上的定位方法，厥阴司天之年，初之气阳明燥金不是在少阳之右而是在少阳之左。我们前面所引《五运行大论》原文，即其明证。在此提出我们的看法，以与读者共商。

（15）二之气，寒不去：“二之气”，指厥阴风木司天之年，其客气加临的二之气为太阳寒水。“寒不去”，指二之气这一段时间中，亦即在春分以后至小满以前，大约在3月中旬至5月中旬这一段时间中，虽然从主气来说是少阴君火主事，气候应该逐渐转热，但是由于客气是太阳寒水，因此气候仍然偏寒，所以原文谓：“二之气，寒不去。”

（16）华雪水冰：“华”，音义均可同“花”。“华雪”，即雪花。“水冰”，即水冻成冰。高世栻注：“华，花同”。二之客气太阳寒水，故寒不去，犹有华雪水冰，华雪，雪华也。”此句意即厥阴风木司天之年，二之气，太阳寒水用事，春行冬令，气候仍然十分寒冷。

（17）杀气施化：“杀气”，指肃杀之气，此处指生物由于气候严寒，应长不长。“施”，有实施、施加、给予之义。“杀气施化”，意即厥阴风木司天之年，二之气太阳寒水主事，气候寒冷，寒凝肃杀之气影响了自然界正常的生化现象，生物应生不生，应长不长，春行冬令，气候严重反常。

（18）霜乃降，名草上焦：“霜乃降”，指气候寒凉，天降冷霜。“名草上焦”，指植物枯萎，应生不生，应长不长。全句意即厥阴风木司天之年，二之气是太阳用事，气候寒冷，植物不生不长，反而枯焦似秋冬。

（19）寒雨数至，阳复化：“寒雨数至”，指寒冷之气不断来袭。“阳复化”，指由于胜复以及主气的影响，水气偏胜气候寒凉时，火被水乘之，土来复之。因此在经常出现寒潮的同时，气候也可以夹杂出现炎热的变化。这也就是说，二之气，主气是少阴君火，本来气候应该逐渐转热，但由于客气是太阳寒水，所以气候反偏于寒凉。由于胜复原因以及主气少阴君火的影响，所以这一段时间中有时也会出现热象。张介宾注此云：“太阳用事，故其气候如此。然以寒水之客，加以君火之主，其气必应，故阳复化。”张志聪注此云：“二之间气，乃太阳寒水，是以寒不去而霜乃降。二之主气乃少阴君火，而寒水加临于上，是以名草上焦而阳复化于下也。”均属此义。

（20）民病热于中：“热”，即定性属于火热的病症。“中”，有在内之义。“民病热于中”，意即厥阴风木司天之年，二之气这一段时间中，主气是少阴君火，气候应热，客气是太阳寒水，气候应寒，人体亦应之。因此，容易出现表寒里热或热郁于里的里热病证。

（21）三之气，天政布，风乃时举：“三之气”，指厥阴风木司天之年，其客气的三之气为厥阴风木。“天政布”，即司天之气布于四方。“风乃时举”，即由于厥阴主风，所以这一年风气偏胜。其中又以上半年，特别是在三之气所属的这一段时间中，亦即在小满至大暑以前，大约在5月中旬至7月中旬这一段时间中，风气尤为偏胜，气候也转为温热。

（22）民病泣出耳鸣掉眩：“泣出”，即流泪。“耳鸣”，即耳作轰鸣或蝉鸣。“掉”，即肢体抽搐。“眩”，即眩晕。“眩”，同旋；“晕”，同运。“眩晕”，亦作旋运，即头晕目眩，天旋地转，如坐舟车。这些病证，从定位来说都可以定位在肝。从定性来说都可以定性为风。全句意即厥阴风木司天之年，风气偏胜，特别是三之气所属的这一段时间中，风气尤甚。因此人体也容易外感风邪，或由于气候原因肝气偏胜而在临床上发生上述病证。

（23）四之气，溽暑湿热相薄，争于左之上：“四之气”，指厥阴风木司天之年，其客气加临的四之气为少阴君火。“溽”，指湿润之气。“暑”，指火热之气。“薄”，同搏，相搏，指互相作用。“左之上”，指司天左间。司天左间方位在左，位置在上，故曰左之上。按照司天在泉四间气的位置与六步顺序之间的关系来看，初之气在在泉左间，二之气在司天右间，三之气正在司天位置上，四之气在司天左间，五之气在在泉右间，终之气正在在泉位置上。因此，司天左间，即四之气。

“四之气，溽暑湿热相薄，争于左之上”，意即厥阴风木司天之年，四之气，主气是太阴湿土，气候偏湿，客气是少阴君火，气候偏热。所以这一年的四之气这一段时间中，亦即在该年大暑至秋分以前，大约在7月中下旬至9月中下旬这一段时间中，气候偏湿偏热，暑湿交争。张介宾注云：“四气为天之左间，故湿热争于左之上。”即属此义。

（24）民病黄瘅而为胕肿：“黄瘅”，即黄疸。“胕肿”，即肤肿。人体在致病因素作用之下出现皮肤黄染或浮肿，一般均属湿热。“民病黄瘅而为胕肿”，意即厥阴风木司天之年，四之气，湿热交争，所以人体也容易外感湿热之邪或在气候影响之下出现湿热变化而在临床上发生黄瘅或浮肿等病证。

（25）五之气，燥湿更胜：“五之气”，指厥阴风木司天之年，其客气加临的五之气为太阴湿土。“燥湿更胜”，“燥”，指气候凉而干燥。“湿”，指气候热而潮湿。“更胜”，指交替偏胜。全句意即厥阴风木司天之年，五之气所属的这一段时间中，亦即在本年的秋分以后至小雪以前，大约在9月中下旬至11月中下旬这一段时间中，由于主气是阳明燥金，在正常情况下气候应该转凉转燥，但是客气是太阴湿土，气候又偏热，偏湿。在主气和客气的相互作用和影响下，所以这一段时间中可以出现“燥湿更胜”，亦即凉燥与湿热现象交替出现，气候变化反常。

（26）沉阴乃布，寒气及体，风雨乃行：这是承上句而言，是对客气偏胜时自然景象的描述。“沉阴乃布”，指天空低沉，阴云密布。“寒气及体”，指气候转凉。“风雨乃行”，指雨水偏多。这也就是张介宾注文中所谓的：“客以湿土，主以燥金，燥湿更胜，其候如此。”

（27）终之气，畏火司令，阳乃大化，蛰虫出见，流水不冰：“终之气”，指厥阴司天之年，其客气加临的终之气为少阳相火。“畏火”，即少阳相火。“畏火司令”，即少阳相火在泉。

“阳乃大化”，指由于少阳主火，所以厥阴司天之年的下半年，尤其是在终之气所属的这一段时间中，亦即在该年的小雪以后至大寒以前，大约在 11 月中下旬至第二年 1 月中旬这一段时间中，阳气偏盛，气候偏热。“蛰虫出见，流水不冰”，这是对气候偏热，冬行夏令的描述。意即冬天里气候偏热，应冷不冷，因而一些小的动物应藏不藏，河水应冰不冰。

(28) 地气大发，草乃生，人乃舒：“地气”，指在泉之气，此处也指土地生发之气。“地气大发，草乃生”，指厥阴司天之年，由于少阳相火在泉，冬季里应寒不寒，应藏不藏，冬行春令，植物如同在春天一样萌芽生长。这属于气候、物候严重的反常变化。“人乃舒”，“舒”，此处不能作舒适或健康解，应作升发之气偏胜或阳气偏胜来理解。意即由于少阳在泉，冬行春令，人体亦与之相应而出现阳气偏胜的现象，属于反常。

(29) 其病温厉：“温”，即温病。“厉”，即疠，疫疠，指急性热性传染病，亦即温病流行一方者。“其病温厉”，是承上句而言，意即由于厥阴风木司天之年，少阳相火在泉气候偏热，冬行春令，应藏不藏，所以在当年终之气所属的这一段时间中以及第二年春天均皆容易发生温病。为什么冬令不冷，第二年春天就会发生温病？这是因为人与天地相应，冬天不冷，人体精气也就应藏不藏，精气因而损耗不足，抗邪卫外的能力也就自然减退，因而在冬季或第二年春季温病流行的季节中容易发生温病，甚至引起流行。这也正如《素问·金匮真言论》中所谓的：“夫精者，身之本也，故藏于精者，春不病温。”吴瑭注此云：“不藏精三字须活看，不专主房劳说，一切人事之能摇动其精者皆是，即冬日天气应寒而阳不潜藏，如春日之发泄，甚至桃李反花之类亦是。”（《温病条辨·原病篇》）厥阴司天之年，少阳在泉，冬行春令，阳不潜藏，容易发生温病，因此原文谓“其病温厉”。

(30) 必折其郁气，资其化源，赞其运气，无使邪胜：此指厥阴风木司天之年，在治疗上一方面要处理其偏胜之气；另一方面又要对全身正气及其可能受害的器官进行先期支持。关于“资其化源”，王冰注：“化源，四月也。迎而取之。”后世看法不尽一致。关于这方面的问题，我们在少阳之政一段中作过较详细的讲解和讨论，此不赘述。

（31）岁宜以辛调上，以咸调下：“岁”，指厥阴司天之年。“辛”，即味辛性温的药物或食物。“上”，指上半年。“岁宜以辛调上”，意即厥阴风木司天之年，上半年风气偏胜，“风”与人体的“肝”密切相关，根据《素问·脏气法时论》中所提出的“肝欲散，急食辛以散之，用辛补之”的治疗原则，所以应当适当选用味辛性温的药物或食物来对人体的肝进行调理。“咸”，指味咸性寒的药物或食物。“下”，指下半年。“以咸调下”，意即厥阴司天之年，少阳相火在泉，下半年气候偏热，“火”与人体的“心”密切相关。根据《素问·脏气法时论》中所提出的“心欲软，急食咸以软之，用咸补之”的治疗原则，所以应当选用味咸性寒的药物或食物来对人体的心进行调理。

（32）畏火之气，无妄犯之：“畏火之气”，即在泉少阳相火之气。“无妄犯之”，即不能乱用清火的治疗方法。为什么少阳火气在治疗上要慎用清火之法？注家所释不能令人满意。此句王冰未注。《新校正》是“王顾左右而言他”，未加注释。张介宾则认为是相火虚实难辨，因此在治疗上应当谨慎。他说：“相火虚实，尤多难辨，故曰：畏火之气，无妄犯之。”马莳、张志聪则更是莫名其妙，不知所云。马莳说：“司天为水，以辛调之，在泉为火，以咸调之，盖畏火之气无妄犯之也。”这里的“司天为水”，不可理解，可能是“司天为木”之刻误。对“畏火之气无妄犯之”则根本未作任何解释。张志聪云：“辛从金化，以调风木之胜，咸从水化，以调火热之淫，厥阴不从标本从中见少阳之火化，是一岁之中皆火司令，故当畏火之气，无妄犯之。”对为什么“畏火无妄犯之”也等于没有解释。高世栻则从“用温远温，用热远热”角度出发，认为是：“木气在上，宜以金味之辛调其上，火气在下，宜以水味之咸调其下，其少阳相火之气无妄犯之，不可以犯以火味也。”这一解释也是十分牵强的。我们认为，“畏火之气，无妄犯之”的原因，是因为“畏火之气”，此处是指“终之气”。前已述及，“终之气，畏火司令，阳乃大化，蛰虫出见，流水不冰”，由于气候偏热，因而人体阳气也就出现偏胜。应藏不藏，阳盛灼阴，阴虚不足。在这种情况下，为了使人体阴阳能够平衡，对于偏胜的阳气，应该进行处理。但是，在处理过程中必须注意到不能因为清火而使阴精更伤，进一步导致阴枯液涸。因此在选方用药上必须用甘寒咸寒而不能乱用苦寒，并注意到中病则止。这也就是为什么原文在“岁宜以辛调上，以咸调下”之后，紧接着就提出来“畏火之气，无妄犯之”的原因。所谓“无妄犯”者，无妄用苦寒，无多用久用也。此句应从“以咸调下”这四个字的精神上来加以理解。

【述评】

这一节，比较全面地概述了六气司天的六十年中各个年份的气候及物候变化的具体情况，人体在各个年份中的疾病表现，以及在临床诊断、治疗、选方用药和饮食调养上的特点。内容十分全面，也十分系统。从所述内容加以归纳，我们认为基本上可以说明以下几个问题。首先，说明了中医学对于自然界气候和物候变化规律的认识，完全是从自然界气候及物候变化的客观表现中总结出来的。其次，说明了人体疾病的发生，与气候变化密切相关。什么气候变化就相应发生什么性质的疾病，因而也就可以以气候变化来对疾病命名以及作病机分析。例如在寒冷气候变化中所出现的各种病症就命名为寒病，证候性质也就可以定性为寒。在风气偏胜的气候变化中所出现的各种病症就命名为风病，证候性质也就可以定性为风。反过来，病名病性既定之后，尽管疾病并不是由于气候变化原因而发生，但是只要具备了上述病症的临床特点，也可以作出同样的病名诊断及病机分析。这是古人通过对气候和疾病长期观察得出的经验总结。再次，说明了中医学对人体疾病的治疗，也是从自然气候变化与人体的相互关系及适应性方面总结出来的。例如从自然气候变化来说，天气热了就需要采取清凉的措施来防暑；天气冷了就需要采取保温的措施来防寒；天气潮湿了，就需要采取通风的措施来防潮等等。在治疗上古人也就根据饮食药物的特性，采取了“调之正味从逆”的方法，制定出“治热以寒，治寒以热”，“用寒远寒，用凉远凉，用温远温，用热远热”的治疗原则，并且还从自然气候变化中的各种复杂变化，例如胜复淫治郁发等等，体会出人体病理生理变化的整体性、连续性和复杂性，从而在对疾病的诊断治疗上进一步提出“运气同异多少制之”，“同者多之，异者少之”，“有假者反常”，“折其郁气，先取化源”等诊断治疗原则。这些都是古人在长期与疾病作斗争中的经验总结。总的来说，本节所说的内容十分广泛、丰富，也十分系统，而且这些论述直接指导着中医的临床实践。这是中医学中的整体恒动观在分析自然及指导医疗实践中的具体体现和运用，是中医基础理论的重要内容之一，所以我们应该认真加以学习、研究、继承和发扬。

【原文】

夫子之言可谓悉矣，然何以明其应(1)乎？岐伯曰：昭乎哉问也！夫六气者，行有次，止有位(2)，故常以正月朔日平旦视之，睹其位而知其所在矣(3)。运有余，其至先，运不及，其至后(4)，此天之道，气之常也。运非有余非不足，是谓正岁，其至当其时也(5)。帝曰：胜复之气，其常在也(6)。灾眚时至，候也奈何？岐伯曰：非气化者，是谓灾也(7)。

【讲解】

（1）明其应："明"，此处可作证明或验证讲。"其"，指前节所述六气运行变化规律，各个年份在气候、物候以及人体疾病各个方面的特点。"应"，指效应或应验。"明其应"，此处是作问话提出，意即如何证明上述内容确实是符合实际情况而不是主观虚构的东西。

（2）夫六气者，行有次，止有位：这里是回答以上所提出的问题。"六气"，即厥阴风木，少阴君火，少阳相火，太阴湿土，阳明燥金，太阳寒水。"行有次"，是说六气运行有一定的次序。"止有位"，"止"，指停留，"位"，指位置。意即六气主时，各有一定所属的位置和时间。从"行有次"来说，各个年度主气运行的次序是厥阴风木，少阴君火，少阳相火，太阴湿土，阳明燥金，太阳寒水。各个年度客气运行的次序是厥阴风木，少阴君火，太阴湿土，少阳相火，阳明燥金，太阳寒水。从"止有位"来说，一年分为六步，六气在一年中各占一步，每步占六十天多一点，主管四个节气等。这就是说六气运行有十分明确的时间和空间的具体内容。

（3）常以正月朔日平旦视之，睹其位而知其所在矣："正月朔日"，即农历正月初一日。"平旦"，即平明，即早晨天刚亮的时候。"睹"，就是看，"位"，指位置。不过这里的"位"，是指什么？不好理解。如果这个"位"，是指前述六气所在的位置和时间，则这个位置和时间是不能凭眼睛来看的。如果不是指这个"位"，那么这里的"位"又是指的什么呢？历代注家对此也都含糊其辞。王冰注此云："阴之所在，天应以云，阳之所在，天应以清净，自然分布，象见不差。"这就是说，在正月初一早晨，主要是看天空有没有云，有云就是阴，无云就是阳。但这里阴阳究竟是指什么？也没有说清楚。而且看天空有没有云，也不好叫"睹其位"。张介宾注此云："凡主客六气各有次序，亦各有方位，故欲明其应，当于正月朔日平旦视之，以察其阴阳晦明，寒温风气之位而岁候可知，盖此为日时之首，故可以占一岁之兆。”这就是说张氏认为这里所察的主要是阴阳晦明，寒温风气之候。“晦”，就是阴天。“明”，就是晴天。阴天晴天主要看天空有云无云，这与王冰注文大致相同。看寒温风气之位，这大概是指此时是刮什么风。刮东南风就是温风，刮西北风就是寒风。张氏这一提法还比较具体，可以参考。张志聪注此云：“朔为月之首，寅为日之首而起初气也。睹其司天在泉之定位，则知六气之所在矣。”张氏对于睹什么，如何睹，根本未讲。高世栻注：“欲明其应，均常以正月朔日平旦为岁首而视察之，观其位而知其气之所在，可以明其应矣。”高氏在此只是在原文基础上稍加衬字，含混敷衍，等于不解。根据《内经》“人与天地相应”的指导思想以及“上应五星”观天象以授时察气的基本精神，我们认为这里所指的“睹其位”，很可能是指在每年农历正月初一日黎明时观看北斗星的变化，察看北斗斗杓所指的方位是否应时。北斗由天枢、天璇、天玑、天权、玉衡、开扬、摇光七星组成，天枢，天璇、天玑，天权四星组成斗身，古人叫做“魁”。玉衡、开扬、摇光三星组成斗柄，古人叫做“杓”。北斗七星属于现代的大熊星座。我国古代很重视观察终年不落的北斗绕北极回转不息并利用它来辨方位，定四时。从辨方位来说，从北斗七星的天璇、天枢的延长线上就可以找到北极星，而北极星正是北方的标志。从定季节来说，由于北斗七星在不同的季节出现在天空不同的方位。北极星虽然不动，但北斗看起来总是围绕北极星东西南北四方转动。因而也就可以观看斗柄所指的方向来判定季节是否应时而至。我国古代民谚谓：“斗柄东指，天下皆春；斗柄南指，天下皆夏；斗柄西指，天下皆秋；斗柄北指，天下皆冬。”由于观察北斗七星的位置可以判定季节是否应时，所以我们认为这里所谓的“睹其位”，就是在正月初一早晨天刚明时观看北斗的方位，并根据斗柄所指的方位来看季节是否应时。这样解释，当否不敢自信，特提出以就正于高明。

（4）运有余，其至先，运不及，其至后：“运”，指岁运。“有余”，指太过之年。“至”，指气候到来。“先”，指先于天时。“运有余，其至先”，指岁运太过之年，其气候变化常先天时而至，也就是未至而至。例如春季的时令还没有到，但气候已比较温暖，就属于未至而至。这也就是《金匮要略·脏腑经络先后病脉证》中所谓的：“冬至之后，甲子夜半少阳起，少阳之时阳始生，天得温和。以未得甲子，天因温和，此为未至而至也。”“不及”，指不及之年。“后”，指后于天时。“运不及，其至后”指岁运不及之年，其气候变化常后天时而至，也就是至而不至。例如春天的时令已到，而气候还十分寒冷，就属于至而不至。这也就是《金匮要略·脏腑经络先后病脉证》中所谓的：“以得甲子，而天未温和，为至而不至也。”

（5）运非有余非不足，是谓正岁，其至当其时也：“运非有余，非不足”，即岁运既不是太过之年，也不是不及之年。“当其时”，即气候与天时完全相应，应至而至。全句意即气候与季节相应，其来时不早不晚，应时而至就叫“正岁”，亦即正常之年。关于“正岁”的计算方法，前文提到“正岁”时，已经作过讨论，请参看前文。

（6）胜复之气，其常在也：“胜”，即偏胜。“复”，即恢复或报复。“常在”，指经常存在。全句意即在自然气候变化过程中，气候出现偏胜以及随此偏胜之气而产生的复气是经常存在的。因为所谓“胜复”，从实质上看，完全是自然气候变化中的一种自调现象。如果有胜无复，则自然变化就会走向极端，相对稳定就会遭受破坏，生命现象也就会因此停止，所以胜复现象必然是经常存在，无处无时不有。

（7）非气化者，是谓灾也：“气”，即气候。“化”，即化生。“气化”，即在气候变化的影响下化生了万物。“灾”，即灾害。全句是回答原文“灾眚时至，候也奈何”这一问话。这就是问：灾害是经常出现的，如何来判定是不是灾害？回答是：凡是气候变化反常，不利于正常生物生长的就是灾害。

【述评】

本节首先提出五运六气“行有次，止有位”，有其固有的规律和计算方法。但是接着又指出，对待这些内容，不能机械对待，一切应以实际观察为准。同时还指出，自然气候变化十分复杂，有胜有复，胜复之气，经常存在。判定自然气候变化是正常现象还是自然灾害的标志就是看其是有利于生物的生长还是有害于生物的生长。这种一切从实际出发的态度，我们认为是十分严肃的科学态度，也是贯穿运气学说的基本精神。

【原文】

帝曰：天地之数，终始奈何[(1)]？岐伯曰：悉乎哉问也！是明道也。数之始，起于上而终于下[(2)]，岁半之前，天气主之，岁半之后，地气主之，上下交互，气交主之[(3)]，岁纪毕矣。故曰：位明气月可知乎？所谓气也[(4)]。

【讲解】

(1) 天地之数，终始奈何：“天”，此处指天气，亦即司天之气。“地”，此处指地气，亦即在泉之气。“终始”，指开始和终结。“数”，指规律。全句是以设问方式提出问题，意即问司天在泉之气在运行中的规律如何。

(2) 数之始，起于上而终于下：此句是承上句而言，意即司天在泉之气的运行规律是从司天之气开始，至在泉之气终结。司天在前，在泉在后。司天在上，在泉在下。这也就是张介宾在注文中所谓：“司天在前，在泉在后，司天主上，在泉主下，故起于上而终于下。”

(3) 岁半之前，天气主之，岁半之后，地气主之，上下交互，气交主之：“岁半之前，天气主之”，即司天之气主要管上半年。“岁半之后，地气主之”，即在泉之气主要管下半年。

“气交”，即天气地气之交。此处主要是指三之气与四之气之间这一段时间。“上下交互，气交主之”，即每年三气至四气这一段时间中，亦即每年小满至秋分以前，大约在5月中旬至9月中下旬这一段时间中，司天在泉之气都可以对它产生作用和影响。张介宾注此云：“交互者，天气地气互合为用也，气交主之，即三气四气之际，乃天地气交之时。然则三气四气，则一岁之气交也，故自四月中至八月中，总计四个月，一百二十日之间，而岁之旱潦丰俭，物之生长收成，皆系乎此。”即属此义。

（4）位明气月可知乎？所谓气也：“位”，指六气在一年之中所属的位置和时间。“明”，即明确。高世栻改为“时”字，其《素问直解》谓：“时，旧本讹明，今改。”无据，不从。“气”，即节气。“月”，即月份。全句意即六气在一年中所占的位置和时间明确了，则这一年中各个月份和各个节气的气候变化特点也就知道了。关于这方面的内容，我们在前节中介绍各个年份六步主时的具体气候及物候变化特点时已经反复介绍和说明，此不赘述。不过仍应着重提出者，即此句重点仍然着重在一年中各个节气的观察上，所以原文在提出“位明气月可知”以后紧接着就提出“所谓气也”。这里的“气”字，是指节气而言。王冰注此云：“大凡一气主六十日而有奇，以立位数之位，同一气则月之节气中气可知也。故言天地气者以上下体，言胜负者以气交，言横运者以上下互，皆以节气准之，候之灾眚，变复可期矣。”高世栻注此云：“一岁之中，四时凡六位，十二月凡二十四气，故曰位时气月可知乎，申明位时气月者，乃六气之二十四气，所谓气也。知四时之位，每月之气，以明其应，则天地终始之数可知矣。”均属此义。高注在此虽然把“位明”改为“位时”，我们认为无据不从，但其基本认识则完全正确，无可厚非。

【原文】

帝曰：余司其事，则而行之，不合其数[(1)]何也？岐伯曰：气用有多少，化洽有盛衰，衰盛多少，同其化也[(2)]。帝曰：愿闻同化何如[(3)]？岐伯曰：风温春化同[(4)]，热曛昏火夏化同[(5)]，胜与复同[(6)]，燥清烟露秋化同[(7)]，云雨昏暝埃长夏化同[(8)]，寒气霜雪冰冬化同[(9)]，此天地五运六气之化，更用盛衰之常也[(10)]。

【讲解】

（1）则而行之，不合其数：此句是承上句而言，上句谈到自然变化有其一定的规律，此处是就此提出疑问。“则”，有法则之义，此处可以作根据或遵循解。“数”，即前述之“天地之数”。此句意即根据前述规律对照实际情况，有时也与规律不相符合。

（2）气用有多少，化洽有盛衰，衰盛多少，同其化也：“气用”，指气候变化对生物的作用和影响。“化”，指化生。“洽”（qià 洽或 xià 夏），有协调、浸润之义。此句是回答上述提问，意即为什么自然变化规律，有时与实际情况不尽相符，这是因为六气对生物的作用和影响有多有少，在对生物的化生作用以及物与物之间的协调作用方面也有盛有衰。由于具体情况下常常存在着多少盛衰的差别，而衰的方面又常常被盛的方面所同化，亦即盛的方面和多的方面居于主要地位，遮盖了衰的方面和少的方面本身所固有的特点，所以前述各种气候物候变化规律，在不同的具体环境中还有其具体变化，因而也就与一般变化规律不尽相合。

（3）愿闻同化何如：“同”，即相同。“化”，即变化。一般来说，使不相同的事物逐渐变成相同或相近的事物谓之“同化”。但在运气学说中所谓的“同化”，则是指性质上或作用上相同，可以归属一类的事物或现象而言。这里是以设问方式提出问题，要求回答有关气候变化方面的同化内容。

（4）风温春化同：以下是回答有关气候变化方面的同化

内容。

“风”，指多风的季节。“温”，指温暖的气候。“春”，指每年的春季。“化同”，即对生物的化生作用相同。这就是说在春天里，东风劲吹，气候温暖，春主生。这里“春”、“温”、“风”，虽然是三个不同的概念，但它们对生物化生的作用则是一致的，因而其性质也就基本相同，可以归属一类。

（5）热曛昏火夏化同：“热”，即炎热。“曛”（xūn 音薰），有薰蒸之义。“昏”，有昏迷之义。“火”、即火热。“夏”，即夏季。这就是说，在夏天里，烈日炎炎，气候很热，人体容易因受热中暑而发生昏厥。这里的“热”、“曛”、“昏”、“火”、“夏”，虽然是不同的概念，但与火热有关则一，因而其性质也就基本相同，可以归属一类。

（6）胜与复同：“胜”，指偏胜之气。“复”，即来复之气。“同”，这里是指与六气中性质相同的气相同。例如火气偏胜时，此偏胜之火气，与前述“热曛昏火夏化同”。水气来复时，此来复之水气，与“寒气霜雪冰冬化同”等等。张志聪注此云：“胜与复同者，谓五运之胜气与复气，亦与六气相同也，如清金胜角木，其胜气即与阳明同。炎火复秋金，其复气即与少阴少阳同也。”高世栻注此云：“六气之胜，六气之复，亦合四时五行，故胜与复同，如风胜同春木，热胜同夏火，风复同春木，热复同夏火之义。”均属此义。因此，这里不能把“胜与复同”，理解成胜气与复气在作用上性质上相同。

（7）燥清烟露秋化同：“燥”，即干燥，此处指秋高气爽的干燥气候。“清”，即清凉。“烟”，指烟雾迷濛。“露”，即露水。“秋”，即秋天。这就是说，在秋天里，秋高气爽，气候清凉而干燥，烟雾迷濛，露水湿衣。这里燥清烟露秋虽然各有不同的概念，但它们对生物化生的作用是一致的，也是同时出现的，因而其性质和作用也就基本相同，可以归属一类。

（8）云雨昏暝埃长夏化同：“云”，指天上的云。“雨”，即降雨的雨。“昏”，有阴暗之义。“瞑”，指不清楚。“埃”，指湿气偏胜，天阴地暗的自然景象。“长夏”，指长夏季节。这就是说在长夏里，雨水较多，湿气偏胜，天气阴暗。这里云雨昏瞑长夏，虽然是不同的概念，但它们对生物化生的作用和影响是一致的，也是同时出现的，因而其性质也就基本相同，可以归属一类。

(9) 寒气霜雪冰冬化同：“寒气”，即寒冷的气候。“霜雪冰”都是严冬的产物。“冬”，即冬季。这就是说，在冬天里，雪地冰天，气候十分寒冷。这里寒霜冰雪冬虽然各是不同的概念，但它们对生物化生的作用和影响是一致的，又是同时出现的，因而其性质也就基本相同，可以归属一类。

(10) 此天地五运六气之化，更用盛衰之常也：“此”，指前述六气的运行次序、所属时间，五运的太过、不及、平气、胜复等内容。“天地五运六气之化”，指自然界气候及物候的各种变化。“更用”，即彼此更替作用。“盛衰”，即有盛有衰。全句意即前述的有关运气的内容，是自然界中气候及物候变化的总结。它们的运行规律是彼此更用，有盛有衰。

【述评】

上节谈到自然气候变化有其固有的规律，认为“位明气月可知”，此节则提出有时实际情况与前述之气候变化规律不尽相合，所谓“则而行之，不合其数”，并就此问题作了解释，即“气用有多少，化洽有盛衰，衰盛多少，同其化也”。张介宾注此云：“运气更用则化有盛衰，盛衰有常变，故难合于数也。”这就是说，由于五运六气彼此更替作用，因此影响生物的化生就有盛有衰，因而也就有常有变。这就是前述的气候变化规律在实际验证中有时不尽相合的原因。《内经》作者一方面强调了运气规律并提出了具体的计算方法，但另一方面又承认有的时候“不合其数”，谆谆告人要知常知变，不可拘泥。这种态度是实事求是的，因而也是科学的。

【原文】

帝曰：五运行同天化者，命曰天符[1]，余知之矣。愿闻同地化[2]者何谓也？岐伯曰：太过而同天化者三[3]，不及而同天化者亦三[4]，太过而同地化者三[5]，不及而同地化者亦三[6]，此凡二十四岁也。帝曰：愿闻其所谓也。岐伯曰：甲辰甲戌太宫下加太阴[7]，壬寅壬申太角下加厥阴[8]，庚子庚午太商下加阳明[9]，如是者三。癸巳癸亥少徵下加少阳[10]，辛丑辛未少羽下加太阳[11]，癸卯癸酉少徵下加少阴[12]，如是者三。戊子戊午太徵上临少阴[13]，戊寅戊申太徵上临少阳[14]，丙辰丙戌太羽上临太阳[15]，如是者三。丁巳丁亥少角上临厥阴[16]，乙卯乙酉少商上临阳明[17]，己丑己未少宫上临太阴[18]，如是者三。除此二十四岁，则不加不临也[19]。帝曰：加者何谓？岐伯曰：太过而加同天符[20]，不及而加同岁会[21]也。帝曰：临者何谓？岐伯曰：太过不及，皆曰天符，而变行有多少，病形有微甚，生死有早晏[22]耳。

【讲解】

（1）五运行同天化者，命曰天符：“五运行”，指木、火、土、金、水五运的运行。“同天化”，指与同年司天之气相同。全句意即岁运与同年司天之气相同，就叫做“同天化”。同天化之年，即“天符”之年。所以原文谓：“五运行同天化者，命曰天符。”

（2）同地化：“地”，指在泉之气。“同地化”，即岁运与同年在泉之气的五行属性相同。

（3）太过而同天化者三：“太过”，指岁运太过之年。“太过而同天化者三”，意即甲子一周六十年中，属于岁运太过，同时岁运又与同年司天之气的五行属性相同的年份计有三处。一是戊子、戊午年。戊年属于火运太过之年，子午少阴君火司天，岁运与同年的司天之气五行属性相同。再一处是戊寅、戊申年。戊年属于火运太过之年，寅申少阳相火司天，岁运与同年的司天之气五行属性相同。再一处是丙辰、丙戌年。丙年属于水运太过之年。辰戌太阳寒水司天，岁运与同年司天之气的五行属性相同。这三处共计六年。这就叫“太过而同天化者三”。这也就是后文所谓的：“戊子戊午太徵上临少阴，戊寅戊申太徵上临少阳，丙辰丙戌太羽上临太阳，如是者三。”

（4）不及而同天化者亦三：“不及”，指岁运不及之年。“不及而同天化者亦三”，意即甲子一周六十年中属于岁运不及，同时岁运又与同年司天之气的五行属性相同的年份也有三处。一处是丁巳、丁亥年。丁年属于木运不及之年，巳亥厥阴风木司天，岁运与同年司天之气五行属性相同。再一处是乙卯、乙酉年。乙年属于金运不及之年，卯酉阳明燥金司天，岁运与同年司天之气五行属性相同。再一处是己丑、己未年。己年属于木运不及之年，丑未太阴湿土司天，岁运与同年司天之气五行属性相同。这三处共计六年。这就叫“不及而同天化者亦三”。这也就是后文所说的：“丁巳丁亥少角上临厥阴，乙卯乙酉少商上临阳明，己丑己未少宫上临太阴，如是者三。”

（5）太过而同地化者三：“太过”，指岁运太过之年。“同地化”，指岁运与同年在泉之气的五行属性同。“太过而同地化者三”，意即甲子一周六十年中，属于岁运太过，同时岁运又与同年在泉之气的五行属性相同的年份共有三处。一处是甲辰、甲戌年。甲年属于土运太过之年，辰戌太阳寒水司天，太阴湿土在泉。岁运与同年的在泉之气五行属性相同。再一处是壬寅、壬申年。壬年属于木运太过之年。寅申少阳相火司天，厥阴风木在泉。岁运与同年在泉之气的五行属性相同。再一处是庚子、庚午年。庚年是金运太过之年。子午少阴君火司天，阳明燥金在泉。岁运与同年在泉之气的五行属性相同。这三处共六年。这也就是后文所说的：“甲辰甲戌太宫下加太阴，壬寅壬申太角下加厥阴，庚子庚午太商下加阳明，如是者三。”

(6) 不及而同地化者亦三：“不及”，指岁运不及之年。“不及而同地化者亦三”，意即甲子一周六十年中，属于岁运不及，同时岁运又与同年在泉之气的五行属性相同的年份也有三处。一处是癸巳、癸亥年。癸年属于火运不及之年，巳亥厥阴风木司天，少阳相火在泉。岁运与同年的在泉之气的五行属性相同。再一处是辛丑、辛未年。辛年属于水运不及之年，丑未太阴湿土司天，太阳寒水在泉。岁运与同年在泉之气的五行属性相同。再一处是癸卯、癸酉年。癸年是火运不及之年，卯酉阳明燥金司天，少阴君火在泉。岁运与同年在泉之气的五行属性相同。这三处共计六年。这也就是后文所说的：“癸巳癸亥少徵下加少阳，辛丑辛未少羽下加太阳，癸卯癸酉少徵下加少阴，如是者三。”以上“太过而同天化者三”，共六年；“不及而同天化者亦三”，又六年；“太过而同地化者三”，又六年；不及而同地化者亦三”，又六年。总共二十四年。所以原文谓：“此凡二十四岁也。”

(7) 甲辰甲戌太宫下加太阴：“甲辰甲戌”，即甲辰年和甲戌年。“太宫”，即土运太过之年。“下”，即在泉之气。“加”，指岁运与在泉之气相加，亦即岁运与在泉之气五行属性相同。“太阴”，即太阴湿土。全句意即甲辰年和甲戌年是土运太过之年，辰戌太阳寒水司天，太阴湿土在泉。因此，甲辰、甲戌年的岁运与在泉之气五行属性相同。岁运太过同时岁运又与在泉之气的五行属性相同的年份叫“同天符”，因此甲辰、甲戌年是同天符之年。

(8) 壬寅壬申太角下加厥阴：“壬寅壬申”，即壬寅年和壬申年。“太角”，即木运太过之年。“下”、“加”之义同前。“厥阴”，即厥阴风木。全句意即壬寅年和壬申年是木运太过之年。寅申少阳相火司天，厥阴风木在泉，因此壬寅、壬申年岁运与在泉之气的五行属性相同，所以壬寅、壬申年也是同天符之年。

（9）庚子庚午太商下加阳明："庚子庚午"，即庚子年和庚午年。"太商"，即金运太过之年。"阳明"，即阳明燥金。全句意即庚子、庚午年是金运太过之年，子午少阴君火司天，阳明燥金在泉。因此，庚子、庚午年的岁运与在泉之气的五行属性相同，所以庚子、庚午年也是同天符之年。

（10）癸巳癸亥少徵下加少阳："癸巳癸亥"，即癸巳年和癸亥年。"少徵"，即火运不及之年。"少阳"，即少阳相火。全句意即癸巳年和癸亥年是火运不及之年，巳亥厥阴风木司天，少阳相火在泉。因此，癸巳、癸亥年的岁运与在泉之气的五行属性相同。岁运不及，同时岁运又与在泉之气的五行属性相同的年份叫"同岁会"。因此，癸巳、癸亥年又是同岁会之年。

（11）辛丑辛未少羽下加太阳："辛丑辛未"，即辛丑年和辛未年。"少羽"，即水运不及之年。"太阳"，即太阳寒水。全句意即辛丑年和辛未年是水运不及之年。丑未太阴湿土司天，太阳寒水在泉。因此辛丑、辛未年的岁运与本年在泉之气的五行属性相同。岁运不及，同时岁运又与在泉之气的五行属性相同的年份叫"同岁会"，因此辛丑年和辛未年也是同岁会之年。

（12）癸卯癸酉少徵下加少阴："癸卯癸酉"，即癸卯年和癸酉年。"少徵"，即火运不及之年。"少阴"，即少阴君火。全句意即癸卯年和癸酉年是火运不及之年。卯酉阳明燥金司天，少阴君火在泉。岁运不及而又与在泉之气的五行属性相同，因此癸卯、癸酉年也是同岁会之年。

（13）戊子戊午太徵上临少阴："戊子戊午"，即戊子年和戊午年。"太徵"，即火运太过之年。"上临"，即司天之气。"少阴"即少阴君火。全句意即戊子年和戊午年是火运太过之年，子午少阴君火司天。岁运是火运太过，司天之气是少阴君火。岁运与司天之气的五行属性相同者为天符之年，因此戊子、戊午年是天符之年。

（14）戊寅戊申太徵上临少阳："戊寅戊申"，即戊寅年和戊申年。"太徵"，指火运太过之年。"上临少阳"，即少阳相火司天。全句意即戊寅年和戊申年是火运太过之年，少阳相火司天，岁运与司天之气的五行属性相同，因此戊寅、戊申年也属于天符之年。

（15）丙辰丙戌太羽上临太阳："丙辰丙戌"，即丙辰年和丙戌年。"太羽"，指水运太过之年。"上临太阳"，即太阳寒水司天。全句意即丙辰、丙戌年是水运太过之年，太阳寒水司天，岁运与司天之气的五行属性相同。因此丙辰、丙戌年也属于天符之年。

（16）丁巳丁亥少角上临厥阴："丁巳丁亥"即丁巳年和丁亥年。"少角"，指木运不及之年。"上临厥阴，指厥阴风木司天。全句意即丁巳年和丁亥年是木运不及之年，厥阴风木司天。岁运是木，司天之气也是木，岁运与司天之气的五行属性相同，因此丁巳、丁亥年也属于天符之年。

（17）乙卯乙酉少商上临阳明："乙卯乙酉"，即乙卯年和乙酉年。"少商"，指金运不及之年。"上临阳明"，指阳明燥金司天。全句意即乙卯年和乙酉年是金运不及之年，阳明燥金司天。岁运是金，司天之气也是金，所以乙卯年和乙酉年也是天符之年。

（18）己丑己未少宫上临太阴："己丑己未"，即己丑年和己未年。"少宫"，指土运不及之年。"上临太阴"，指太阴湿土司天。全句意即己丑、己未年是土运不及，太阴湿土司天。岁运是土，司天之气也是土，所以己丑、己未年也是天符之年。

（19）除此二十四岁，则不加不临也：按原文直译，即：除上述二十四岁以外，其余年份不加不临。也就是说，除这二十四年以外，不考虑岁运结合司天在泉之气来分析问题。为什么除此二十四年以外，其他年份不加不临？历代注家解释不尽相同。张介宾云："天符十二年，太乙天符四年，岁会八年，同天符六年，同岁会六年，五者分而言之共三十六年，然太乙天符四年，已同在天符十二年中矣，岁会八年，亦有四年同在天符中矣，故合而言之，六十年中，止得二十八年也。六元正纪大论曰凡二十四岁者，盖止合天符十二年，同天符同岁会共十二年，总为二十四年，而不言岁会及太乙天符也。（《类经图翼·天符岁会图说》）马莳云："按六十年中，太乙天符四年，天符十二年，岁会八年，同天符六年，同岁会六年，五者分而言之，共三十六年，合而言之，止三十二年。经言二十四岁，除岁会八年也。"张志聪云："凡二十四岁，上下加临，余三十六岁，则不加不临。"高世栻云："上凡二十四岁，同地化，则下加，同天化，则上临，此二十四岁者有加有临，除此二十四岁，余三十六岁，则不加不临也。"张介宾认为六十年中可以加临的年份共二十八年。除去岁会及太乙天符，所以只有二十四年。马莳则认为六十年中可以加临的年份共三十二年，除去岁会八年，所以只有二十四年。张志聪、高世栻则完全是随文敷衍，等于不解。我们就六十年逐年一一推算，以岁运为中心，可以与司天之气、在泉之气、年支属性相联系者，只有二十八年，其余三十二年不能联系。二十八年按照天符计算标准计算，天符之年共八年。这八年是戊寅、丙戌、丁亥、戊子、戊申、乙卯、丙辰、丁巳八年。按照岁会标准计算，岁会之年共四年。这四年是丁卯、丙子、辛亥、庚申四年。既是天符，又是岁会，属于太乙天符之年者共四年。这四年是乙酉、己丑、戊午、己未四年。按照同天符计算标准计算，同天符之年共三年，这三年是庚午、壬申、庚子三年。既是同天符之年又是岁会之年者共三年，这三年是甲戌、壬寅、甲辰三年。按照同岁会计算标准计算，同岁会之年共五年，这五年是辛未、辛丑、癸卯、癸酉、癸亥五年。既是同岁会又是岁会之年者一年，这一年是癸巳年。以上七项共计二十八年，详见表1：

表1　六十年运气同化表

	年份	岁运	司天	在泉	干支属性	天符	岁会	太乙天符	同天符	同岁会	同天符加岁会	同岁会加岁会
	甲子	土$^{+}$	火	金	水							
	乙丑	金$^{-}$	土	水	土							
	丙寅	水$^{+}$	火	木	木							
△	丁卯	木$^{-}$	金	火	木		岁会					
	戊辰	火$^{+}$	水	土	土							
	己巳	土$^{-}$	木	火	火							
△	庚午	金$^{+}$	火	金	火				同天符			
△	辛未	水$^{-}$	土	水	土					同岁会		
△	壬申	木$^{+}$	火	木	金				同天符			
△	癸酉	火$^{-}$	金	火	金					同岁会		
△	甲戌	土$^{+}$	水	土	土		岁会		同天符		同天符加岁会	
	乙亥	金$^{-}$	木	火	水							
△	丙子	水$^{+}$	火	金	水		岁会					
	丁丑	木$^{-}$	土	水	土							
△	戊寅	火$^{+}$	火	木	木	天符						
	己卯	土$^{-}$	金	火	木							
	庚辰	金$^{+}$	水	土	土							
	辛巳	水$^{-}$	木	火	火							
	壬午	木$^{+}$	火	金	火							
	癸未	火$^{-}$	土	水	土							
	甲申	土$^{+}$	火	木	金							
△	乙酉	金$^{-}$	金	火	金	天符	岁会	太一天符				
△	丙戌	水$^{+}$	水	土	土	天符						
△	丁亥	木$^{-}$	木	火	水	天符						
△	戊子	火$^{+}$	火	金	水	天符						
△	己丑	土$^{-}$	土	水	土	天符	岁会	太一天符				
	庚寅	金$^{+}$	火	木	木							
	辛卯	水$^{-}$	金	火	木							
	壬辰	木$^{+}$	水	土	土							
△	癸巳	火$^{-}$	木	火	火		岁会			同岁会		同岁会加岁会

	年份	岁运	司天	在泉	干支属性	天符	岁会	太乙天符	同天符	同岁会	同天符加岁会	同岁会加岁会
	甲午	土$^{+}$	火	金	火							
	乙未	金$^{-}$	土	水	土							
	丙申	水$^{+}$	火	木	金							
	丁酉	木$^{-}$	金	火	金							
	戊戌	火$^{+}$	水	土	土							
	己亥	土$^{-}$	木	火	水							
△	庚子	金$^{+}$	火	金	水				同天符			
△	辛丑	水$^{-}$	土	水	土					同岁会		
△	壬寅	木$^{+}$	火	木	木		岁会		同天符		同天符加岁会	
△	癸卯	火$^{-}$	金	火	木					同岁会		
△	甲辰	土$^{+}$	水	土	土		岁会		同天符		同天符加岁会	
	乙巳	金$^{-}$	木	火	火							
	丙午	水$^{+}$	火	金	火							
	丁未	木$^{-}$	土	水	土							
△	戊申	火$^{+}$	火	木	金	天符						
	己酉	土$^{-}$	金	火	金							
	庚戌	金$^{+}$	水	土	土							
△	辛亥	水$^{-}$	木	火	水		岁会					
	壬子	木$^{+}$	火	金	水							
	癸丑	火$^{-}$	土	水	土							
	甲寅	土$^{+}$	火	木	木							
△	乙卯	金$^{-}$	金	火	木	天符						
△	丙辰	水$^{+}$	水	土	土	天符						
△	丁巳	木$^{-}$	木	火	火	天符						
△	戊午	火$^{+}$	火	金	火	天符	岁会	太一天符				
△	己未	土$^{-}$	土	水	土	天符	岁会	太一天符				
△	庚申	金$^{+}$	火	木	金		岁会					
	辛酉	水$^{-}$	金	火	金							
	壬戌	木$^{+}$	水	土	土							
△	癸亥	火$^{-}$	木	火	水					同岁会		

说明：

①我们的计算方法是把天符、岁会、同天符、同岁会、太乙天符等分别列出，统计时属跨类者不重复统计。岁运太过为“+”，不及为“-”。

②岁会之年，一般根据《六微旨大论》原文“木运临卯，火运临午，土运临四季，金运临酉，水运临子，所谓岁气，气之平也”，认为岁会之年只有丁卯、戊午、甲辰、甲戌、己丑、己未、乙酉、丙丁八年。但是，按照岁会计算标准，即《天元纪大论》所谓“承岁为岁值”，以及张介宾所谓“乃中运之气与岁支相同者是也”对六十年逐一推算，则所谓岁会之年除上述八年之外，还有壬寅、庚申、癸巳、辛亥四年。其岁运与年支五行属性相同，也应属于岁会之年。但是后人因为《内经》原文只提了八年，因而便以所谓“四正支”来加以解释，认为除此八年之外的四年，叫“类岁会”，即似岁会而实非岁会。例如张介宾谓：“不分阴年阳年，但取四正之支与运相合，乃为四直承岁。四正支者，子午卯酉是也，如辰戌丑未四年，土无定位，寄旺于四时之末，各一十八日有奇，则亦通论承岁也，而四年同于天符，是以太一天符也。按八年之外，犹有四年类岁会而实非者，如壬寅皆木，庚申皆金，癸巳皆火，辛亥皆水，亦是运与年支相合，而不为岁会者，以不当四正之位故也。然除壬寅，庚申二阳年不相和顺者无论，至若癸巳，辛亥二阴年，虽不为岁会，而上下阴阳相佐，亦得平气，其物生脉应，亦皆合期也。”我们不能同意这种解释，因为《内经》对于计算岁会的标准就是“承岁为岁值”，只要岁运与年支五行属性相同就是岁会。《内经》原文也并没有“四正支”的提法，更不能机械地认为《内经》在岁会方面只提了八年，就只能有八年。由于如此，所以我们在讨论和统计岁会时，加上了庚申、辛亥等年份。

根据上表所示，可以看出，六十年中可以加临者只有二十八年，其中单纯属于岁会之年者只有丁卯、丙子、辛亥、庚申四年。《六微旨大论》谓："所谓岁会，气之平也。"王冰注云："非太过，非不及，是谓平运之岁也。平岁之气，物生脉应，皆必合期，无先后也。"这就是说岁会之年也就是平气之年，属于"正岁"。单纯的岁会之年，无必要在加临方面作考虑，所以可以把它排除在外。二十八年减去上述单纯岁会的四年，实际上只有二十四年。所以原文谓："除此二十四岁，则不加不临也。"

（20）太过而加同天符："太过"，指岁运太过之年。"加"，指与在泉之气相加。"太过而加同天符"，意即岁运太过之年，岁运的五行属性与同年在泉之气的五行属性相同，就叫"同天符"之年。以庚子年为例。庚子年年干是庚，乙庚化金，庚为阳干属于太过，所以庚子年属于金运太过之年。庚子年年支是子，子午少阴君火司天，阳明燥金在泉。岁运是金运太过，在泉之气是阳明燥金。岁运太过，岁运的五行属性又与在泉之气的五行属性相同，所以庚子年是同天符之年。

（21）不及而加同岁会："不及"，指岁运不及之年。"加"，指与在泉之气相加。"不及而加同岁会"，意即岁运不及之年，岁运的五行属性与同年在泉之气的五行属性相同，就叫"同岁会"之年。以辛丑年为例。辛丑年的年干是辛，丙辛化水，辛为阴干属于不及，所以辛丑年是水运不及之年。辛丑年的年支是丑，丑未太阴湿土司天，太阳寒水在泉。岁运是水运不及，在泉之气是太阳寒水，岁运不及，岁运的五行属性与在泉之气的五行属性相同，所以辛丑年是同岁会之年。

（22）太过不及，皆曰天符，而变行有多少，病形有微甚，生死有早晏："太过不及"，指岁运太过或不及。"皆曰天符"，指不论是太过之年或是不及之年，只要岁运与司天之气的五行属性相同者，都叫天符之年。"变行有多少"，指变化有大有小。"病形有微甚"，指疾病有轻有重。"生死有早晏"，指生死有早有晚。全句意即天符之年，一般来说，气候变化剧烈，人体疾病也比较急重。这也就是《六微旨大论》中所谓：“天符为执法……中执法者，其病速而危。”但是由于“太过不及，皆曰天符”，因此在具体分析时，仍应区别对待，即天符之年属于岁运不及者，一般说来，气候变化比较小，疾病比较轻，生命危险性比较小。反之，如果天符属于岁运太过之年，则气候变化比较大，疾病比较重，生命危险比较大。

【述评】

本节介绍了六十年中天符、同天符、同岁会的具体年份及计算方法。根据原文所述，六十年中属于天符者十二年，属于同天符者六年，属于同岁会者六年，共二十四年。内容十分具体。但是我们认为其中有两个问题值得商榷。一个问题是天符十二年，同天符六年，同岁会六年等分法过于粗略而且比较混乱。例如天符之年中有的年份又是岁会属于太乙天符之年。同天符之年中有的又是岁会之年。同岁会之年中有的又是岁会之年等等。这样分法在具体运用中使人感到模棱两可，心中无数。因此我们在前文讲解附表中作了新的排列。这样排列，比较合理也比较好用。另一个问题是对原文所谓“太过不及，皆曰天符”的提法，我们认为问题很大，也不符合《内经》有关运气方面内容的基本精神。因为“太过”和“不及”，完全是两个相对立的概念，怎么能都叫“天符”？岁运太过之年，如果再逢司天之气与之相同，气候严重偏胜，这叫天符可以理解。但是岁运不及之年，如果逢司天之气与岁运相同，则运不及而得助，恰好可以构成平气。这种例子前文中多次提及，例如《五常政大论》中指出“从革之纪，上商与正商同”，“卑监之纪，上宫与正宫同”，“委和之纪，上角与正角同”等等均是。这怎么能说岁运不及之年，如果再碰上与岁运五行属性相同的司天之气也是天符之年呢？虽然作者也看到了其中的矛盾，而紧接着就提出“变行有多少，病形有微甚，生死有早晏”以表示有所区别，但并不能反映出天符与平气之间的关系。这也就是说从实质上来看并无区别。由于如此，所以尽管“太过不及，皆曰天符”是原文，但是我们认为这种提法与《内经》的基本精神是矛盾的，因此提出质疑，以就正读者。

【原文】

帝曰：夫子言用寒远寒，用热远热(1)，余未知其然也，愿闻何谓远？岐伯曰：热无犯热，寒无犯寒(2)，从者和，逆者病(3)，不可不敬畏而远之，所谓时兴六位(4)也。帝曰：温凉何如？岐伯曰：司气以热，用热无犯，司气以寒，用寒无犯，司气以凉，用凉无犯，司气以温，用温无犯(5)。间气同其主无犯，异其主则小犯之(6)，是谓四畏(7)，必谨察之。帝曰：善。其犯者何如？岐伯曰：天气反时，则可依时(8)，及胜其主则可犯，以平为期，而不可过(9)，是谓邪气反胜者(10)。故曰：无失天信，无逆气宜，无翼其胜，无赞其复(11)，是谓至治。帝曰：善。

【讲解】

(1) 用寒远寒，用热远热：关于“用寒远寒，用热远热”等，在本篇“太阳之政”一段中已经作过讲解。意即在寒凉季节中或疾病属于虚寒者，在治疗用药或饮食上要禁用或慎用属于寒凉性质的药物或食物。在炎热季节中或疾病之属于实热者，在治疗用药或饮食上要禁用或慎用属于温热性质的药物。此句在此处是作为疑问提出，以便进一步加以讨论和明确。

(2) 热无犯热，寒无犯寒：上句是问何谓“用寒远寒，用热远热”？什么叫“远”？此句是对上句问话的回答。句中的“热无犯热”句中第一个“热”字是指药物或食物等治疗措施的性质和作用。第二个“热”字则是指季节或疾病的性质。“寒无犯寒”句中的第一个“寒”字也是指药物或食物等治疗措施的性质和作用。第二个“寒”字也是指季节或疾病的性质。“犯”，有侵犯之义，此处指不适当的治疗。全句意即在炎热气候中或者疾病的性质属于实热者，在治疗上或饮食上不能再用具有温热性质的药物或食物以及类似作用的其他措施，如温熨、热饮等等。在寒凉气候中，或者疾病的性质属于虚寒者，在治疗上或饮食上不能再用具有寒凉性质的药物或食物以及类似作用的其他措施，例如冷敷、冷饮等等。张介宾注："远，避忌之谓，即无犯也，凡用热者，无犯司天之热，用寒者，无犯司天之寒，是谓热无犯热，寒无犯寒。"即属此义。

（3）从者和，逆者病：此句是承上句"热无犯热，寒无犯寒"而言。"从者和，逆者病"，意即在治疗及饮食上能够做到前述"热无犯热，寒无犯寒"，就叫"从"，就有利于人体的健康；反之，如果以热犯热，以寒犯寒，就叫"逆"，就不利于人体的健康。所以张介宾注："不犯为从，犯则为逆。"

（4）时兴六位："时"，指时令，此处是指春夏秋冬四季。"六位"，即六气在一年中所占的位置和时间，也就是前面所说的六步。"兴"，有兴起或旺盛之义。"时兴六位"，意即一年四季之中不论从主气来说或者是从客气来说，都有个六步主时的问题，因此在对疾病的治疗和饮食调理方面，也就必须根据各步的气候特点注意到前文所讲的"用寒远寒"、"用热远热"、"寒无犯寒"、"热无犯热"的问题。对于"时兴六位"一语的解释，从原则上说，历代注家基本相同。但在具体解释上，各家则小有差异。王冰注云："四时气旺之月，药及食衣，寒热温凉同者，皆宜避之。若四时同犯，则以水济水，以火助火，病必生也。"这就是说，春温、夏热、秋凉、冬寒，在治疗上，饮食居处上，必须与之相应。张介宾注云："时，谓四时，即主气也。位，谓六步，即客气也。主客之气，皆当敬畏。不犯为从，犯则为逆矣。"张志聪注云："兴，起也，此总言一岁之中，有应时而起之六位，各主六十日零八十七刻半，各有寒热温凉之四气，皆宜远而无犯之，如初之气，天气尚寒，是宜用热，时值少阳相火司令，又当远此一位而无犯也，如二之气，天气已温，是宜用凉，时值太阳寒水司天，又当远此一位而（无）用凉也。每岁之六气皆然。”（根据原注精神及上文例，当漏一“无”字，今补。）上述诸注我们认为张志聪的注解比较全面，故从张注。

（5）司气以热，用热无犯，司气以寒，用寒无犯，司气以凉，用凉无犯，司气以温，用温无犯：这是对前述“时兴六位”的进一步解释和临床实际运用中的处理原则。“司气”，即司天在泉之气。全句意即司天之气为热，则上半年应慎用或少用温热药物或食物。其余“司气以寒”、“司气以凉”、“司气以温”等依此类推。张介宾注此云：“司天者，司天司地之气也。用犯无犯等四句，谓寒热温凉俱当避。即有应用者，亦无过用，恐犯岁气也。”即属此义。

（6）间气同其主无犯，异其主则小犯之：“间气”，即除司天在泉之气以外的左右四间气。前句是说司天在泉之气的“热无犯热”、“寒无犯寒”的问题，此句则是说左右四间气的“热无犯热”、“寒无犯寒”的问题。司天在泉四间气，所属位置时间及作用虽然不同，但“热无犯热”、“寒无犯寒”的原则则完全一样。“间气同其主无犯”，是指间气与主气完全相同时，则不能以热犯热，以寒犯寒。例如间气是少阴君火，主气也是少阴君火或少阳相火时，则在此段时间中就必须要慎用或少用温热药物。饮食起居也要尽量避免温热。这就叫做“间气同其主无犯”。“异其主则小犯之”，是指间气与主气不相同时，则可以根据客气的性质采取适当的措施，不受前述热无犯热，寒无犯寒的约束。例如主气是少阴君火，但客气是太阳寒水或阳明燥金，则此段时间中由于客气属于寒凉，因此也可以适当地使用温热药物来作治疗，饮食起居也可以适当注意保温。这就叫做“异其主则小犯之”。总之，从原则上来说，要热无犯热，寒无犯寒，但是仍然要注意常变，具体情况，具体处理。

（7）是谓四畏：“四”，此处是指寒热温凉四气。“畏”，即畏惧。亦即上文所谓的“不可不敬畏而远之”。句中所谓的“四畏”，意即“用寒远寒”、“用热远热”、“用温远温”、“用凉远凉”这一治疗原则必须加以高度重视，不可违反。这也就是原文中所谓的：“从者和，逆者病，不可不敬畏而远之。”

(8) 天气反时，则可依时：“天气反时”，即气候与时令相反。例如春应温而反凉，冬应寒而反温等等。“则可依时”，意即如果气候与时令不相应时，一般情况下则以季节应有气候为准。这也就是张介宾所注的：“天气即客气，时即主气，客不合主，是谓反时，反时者则可依时，以主气之循环有常，客气之显微无定，故姑从乎主也。”

(9) 及胜其主则可犯，以平为期，而不可过：此句是承前句而言，前句言“天气反时，则可依时”，这是指一般情况而言。此句指季节气候严重反常，出现与应有气候完全相反的情况。例如春行秋令，秋行夏令，冬行春令等，则又不能完全根据季节，而应按照实际变化来作处理。例如夏应热而不热，一般情况下仍应考虑夏令特点，用热远热，但是如果确系严重反常，夏行冬令，六月飞雪，则又不能机械套用上述原则。如三之气主气为少阳相火，值太阳寒水司天，不热而寒，完全胜过了时令应有气候，则仍然可以在药物上使用温热药物，在饮食起居上注意防寒保温。这也就是原文所谓的“及胜其主则可犯”。不过这样处理也有一个原则，即必须适可而止，不可过偏，更不可矫枉过正。这也就是原文所谓的：“以平为期，而不可过。”

(10) 是谓邪气反胜者：“邪气”，即不正之气，此处指严重反常的气候变化。“反胜”，指客气反胜主气。“是谓邪气反胜者”，意即前述治疗原则，即“及胜其主则可犯”的治疗原则，只有在气候严重反常的情况下，亦即“邪气反胜”时才能应用。

(11) 无失天信，无逆气宜，无翼其胜，无赞其复：“天”，指天时。“信”，指如期而至。“无失天信”，即严格掌握自然季节气候变化特点，按规律处理问题。“无逆气宜”，即用药和饮食起居调养不能违犯季节气候变化的特点，亦即所谓“四畏”。“无翼其胜”，即不能再助长偏胜之气。“无赞其复”，即也不能支持过盛的复气。一句话，也就是前文所谓的：“以平为期，而不可过。”张介宾注此云：“客主之运，至必应时，天之信也，不和时气，失天信矣。寒热温凉，用之必当，气之宜也，不知逆从，逆气宜矣。翼其胜，赞其复，皆助邪也，知而弗犯，是谓至妙之治。”这是对上述治疗原则的总结。

【述评】

本节着重阐述了自然季节气候变化特点与治疗、饮食起居方面的关系，指出了如何处常，又如何达变。在具体处理中，十分强调了“以平为期，而不可过”的治疗原则。这是古人人与天地相应的自然观和整体恒动观在人体摄生和对疾病防治方面的具体运用，体现了运气学说的基本精神。

【原文】

五运气行主岁之纪(1)，其有常数(2)乎？岐伯曰：臣请次之。

甲子　甲午岁(3)

上少阴火　中太宫土运　下阳明金(4)　热化二(5)，雨化五(6)，燥化四(7)，所谓正化日(8)也。其化上咸寒，中苦热，下酸热，所谓药食宜也(9)。

【讲解】

(1) 五运气行主岁之纪：“五运”，指木火土金水五运。“气”，指六气。“行”，指运行和变化。“岁”，指有关的年份。“纪”，指规律和规定。全句意即五运六气主岁，各有其固有的变化规律和具体规定，以下原文按六十年先后次序列表加以说明。应该指出，关于六十年气化、物化以及人体疾病表现、治疗方面药食所宜，前文三阴三阳司天之政中已经列表说明。因此两表所述内容有不少重复之处，所以张介宾在《类经》中将此两部分并类为一。但是我们认为这两个表在编排上各有不同的角度，前表是按三阴三阳司天年份列表，本表则是以干支次序列表，而且表中也有不少新的内容。为了不改变原著编次，有利于读者学习原著，所以我们仍然按原表进行讲解。

(2) 常数："常"，即正常。"数"，即数字。"常数"，即表示正常的具体数字。原文谓："太过不及，其数何如？岐伯曰：太过者，其数成，不及者，其数生。"据此来看，此处所谓"常数"，当是指五行之生成数。关于生成数的涵义，我们在《五常政大论》一篇讲解中已作讲解，可参看。

(3) 甲子　甲午岁：即甲子年，甲午年。本表是按干支顺序排列。张志聪注云："此章与上章大意相同，前以太阳为始，序三阴三阳之六气，以角运为初，序角徵宫商羽之五音，而年岁有所不齐也，故今以天干始于甲，地支始于子，从甲子而至癸巳，三十岁而为一纪，复从甲午而至癸亥，六十岁而为一周，斯岁运始顺，故复次之。"这就是本表与前表在编排上不同的具体说明。

(4) 上少阴火　中太宫土运　下阳明金："上"，指司天之气。"少阴火"，即少阴君火。"中"，指中运，即岁运。"太宫"，即土运太过之年。"下"，指在泉之气。"阳明金"，即阳明燥金。全句意即甲子、甲午年为土运太过之年，少阴君火司天，阳明燥金在泉。

(5) 热化二："热化"，是指甲子、甲午年的司天之气而言。甲子、甲午年为少阴君火司天，少阴主热。因此，甲子、甲午年上半年气候偏热，万物感热气而化生。"二"，为火之生数。所以原文谓："热化二。"

(6) 雨化五："雨化"，是指甲子、甲午年的岁运而言。甲子、甲午年为土运太过之年。土主湿，因此甲子、甲午年长夏季节这一段时间，湿气偏盛，雨水偏多，万物感雨湿之气而化生。“五”，为土之生数，所以原文谓：“雨化五。”

（7）燥化四：“燥化”，是指甲子、甲午年的在泉之气而言。甲子、甲午年为阳明燥金在泉。阳明主凉、主燥。因此，甲子、甲午年下半年气候偏凉、偏燥，万物感凉气、燥气而化生。“四”，为金之生数，所以原文谓：“燥化四。”

（8）正化日：“正化日”，历代注家有两种解释。一种解释是认为，所谓“正化”，即各个有关年份气候上的正常变化。这一种解释以王冰为代表。王冰云：“正气化也。”高世栻在王注基础上进一步作了阐明。高注云：“此热化，雨化，燥化，乃上中下之气，所谓正化日也。”这就是说在甲子、甲午年中出现热化、雨化、燥化的气候、物候现象，是甲子、甲午年岁运、岁气变化之常。所以原文在介绍了热化、雨化、燥化以后，紧接着就提出“所谓正化日也”。另一种解释则认为这是指后世所谓的“正对化”而言。这一种解释以《新校正》为代表。其注云：“详对化从标成数，正化从本生数，甲子之年，热化七，燥化九，甲午之年，热化二，燥化四。”这就是说十二地支，有正化对化之不同。以子午而言，午为正化，子为对化。因此甲午年为正化，甲子年为对化。但是张介宾不同意这样解释。张注云：“上文六十年气化之数，有言生数者，有言成者，新校正注云：正化从本生数，谓如甲子年司天热化七，在泉燥化九，俱从对化也。甲午年司天热化二，在泉燥化四，俱从正化也。六十年司天在泉正对，皆同此意，似乎近理，今诸家多宗之，而实有未必然者，何也？如少阴司天，子午年也，因可以子午分正对矣。然少阴司天则阳明在泉，阳明用事则气属卯酉也。又安得以子午之气，言在泉之正对耶？”我们同意第一种解释，不同意用“正对化”之说来解释这里所说的“正化日”，理由之一是：这里的原文中只提到了“正化日”或“正化度”，根本没有提过“对化”的问题，而且《内经》其他篇章中也没有“正对化”的提法。理由之二是：原文中对甲子、甲午年并没有加以区分。《新校正》注文中所提的甲子年如何，甲午年如何，没有根据。由于如此，所以我们仍从王注及高注。

(9) 其化上咸寒，中苦热，下酸热，所谓药食宜也：“其化”，指根据这两年气候变化特点。“上咸寒”，指上半年由于少阴司天，气候偏热，所以在疾病治疗及饮食调理上以味咸性寒的药物或食物为适宜。“中苦热”，指岁运由于是属于土运太过之年，长夏季节，湿热交蒸，雨湿流行，所以在疾病治疗及饮食调理上，以味苦性热的药物或食物为适宜。因为“苦”可泻热，“热”可燥湿。“下酸热”，指下半年由于阳明在泉，气候偏凉、偏燥，所以在疾病治疗及饮食调理上，以味酸性热的药物或食物为适宜。因为“酸”可以润“燥”，“热”可以胜凉。这就是甲子、甲午年中药物及饮食之所宜。所以原文谓“所谓药食宜也”。

【原文】

乙丑　乙未岁

上太阴土　中少商金运　下太阳水(1)　热化寒化胜复同(2)，所谓邪气化日也(3)。灾七宫(4)，湿化五(5)，清化四(6)，寒化六(7)，所谓正化日也。其化上苦热，中酸和，下甘热(8)，所谓药食宜也。

【讲解】

(1) 上太阴土　中少商金运　下太阳水：“上太阴土”，指太阴湿土司天。“中少商金运”，指金运不及之年。“下太阳水”，指太阳寒水在泉。全句意即乙丑、乙未年为金运不及之年，太阴湿土司天，太阳寒水在泉。

(2) 热化寒化胜复同：“热化”，指金运不及之年，秋天里应凉不凉，比较炎热。用五行概念来说就是金运不及，火来乘之。“寒化”，指金运不及之年，火来乘金，但是火气过于偏胜时，由于气候自然调节的原因，寒气又要来复。这一年的冬天又会出现气候偏冷的现象。这就叫作："热化寒化胜复同。"

（3）所谓邪气化日也：这是承上句而言。"邪气"，即反常之所，此处是指反常的气候变化。"所谓邪气化日也"，意即前述之"热化寒化胜复"现象，是一种反常的气候变化。

（4）灾七宫："灾"，即灾害。"七宫"，根据《灵枢·九宫八风》中九宫图，位居西方。"灾七宫"，意即乙丑、乙未年，自然灾害主要发生在西方。所以张介宾注此云："七，西方兑宫也，金运不及，故灾及之。"

（5）湿化五："湿化"，是指乙丑、乙未年的司天之气而言。乙丑、乙未年为太阴司天，太阴主湿，因此乙丑、乙未年上半年气候偏湿，这一段时间万物感湿气而化生。"五"，为土之生数，所以原文谓："湿化五。"

（6）清化四："清化"，是指乙丑、乙未年的岁运而言。乙丑、乙未年为金运不及之年。金主清凉，主燥。金运不及，意味着乙丑、乙未年秋季应凉不凉，应燥不燥。秋季生物的正常生长受到影响。"四"，为金之生数。所以原文谓"清化四"。应该指出，这里虽然也叫"清化"，但由于是金运不及之年，所以这里也应以清化不及来理解。由于如此，所以这里也就同时指出"热化寒化胜复同"以及"所谓邪气化日"的问题，因此应与前述太过之年有所区别。

（7）寒化六："寒化"，是指乙丑、乙未年的在泉之气而言。乙丑、乙未年为太阳在泉，太阳主寒，因此乙丑、乙未年下半年气候偏寒，万物因过于寒冷而停止生长。"六"，为水的成数，所以原文谓"寒化六"。值得讨论的是为什么本节中其他气候变化均用生数来表示，而独在此处用成数来表示，不太容易理解。我们的意见是此可能与前述的"热化寒化胜复同"有关。因为金运不及之年，火来乘之。由于胜复的原因，这一年冬天比一般冬令更加寒冷。生数一般表示气候物候变化之始，成数一般表示气候物候变化之极。太阳在泉之年，主气客气相同，本来这一年冬天就很寒冷，如果再加复气的作用，则这一年气候自然就会更加寒冷。所以原文在此处用成数来表示。这是我们的理解，姑妄言之以就正于高明。

(8) 其化上苦热，中酸和，下甘热："上苦热"，指上半年由于太阴司天，气候偏湿，所以在疾病的治疗及饮食调理上以味苦性温的药物或食物为适宜，因为苦可燥湿，温可化湿。"中酸和"，指岁运由于是金运不及之年，应凉不凉，应收不收，所以在疾病的治疗及饮食调养上以味酸而性平和的药物或食物为适宜。因为味酸的药物或食物可以帮助收敛阳气。"下甘热"，指下半年太阳在泉，气候偏寒，所以在疾病的治疗及饮食调理上以味甘性温的药物或食物为适宜。因为甘热可散寒温中。这就是乙丑、乙未年药物及饮食之所宜。

【原文】

丙寅　丙申岁

上少阳相火　中太羽水运　下厥阴木(1)　火化二(2)，寒化六(3)，风化三(4)，所谓正化日也。其化上咸寒，中咸温，下辛温(5)，所谓药食宜也。

【讲解】

(1) 上少阳相火　中太羽水运　下厥阴木："上少阳相火"，指少阳相火司天。"中太羽水运"，指水运太过之年。"下厥阴木"，指厥阴风木在泉。全句意即丙寅、丙申年为水运太过之年，少阳相火司天，厥阴风木在泉。

(2) 火化二："火化"，指丙寅、丙申年的司天之气而言。丙寅、丙申年为少阳相火司天，少阳主火，因此丙寅、丙申年上半年气候炎热，万物感此炎热之气而化生。"二"，为火之生数，所以原文谓"火化二"。

(3) 寒化六："寒化"，是指丙寅、丙申年的岁运而言。丙寅、丙申年为水运太过之年，水主寒，因此丙寅、丙申年的冬天，气候严寒，万物因气候过于寒冷而停止生长。"六"，为水之成数，所以原文谓“寒化六”。至于本节其他气候变化均用生数，而此处独用成数的原因，与前述“寒化六”之义相同。因为每年的冬天，由于主气是太阳寒水，本来就偏于寒冷，现在再加上岁运为水运太过，所以寒上加寒，因此这里也用水的成数而不用水的生数以示极寒。

（4）风化三：“风化”，指丙寅、丙申年的在泉之气而言。丙寅、丙申年为厥阴风木在泉，厥阴主风，因此丙寅、丙申年的下半年，风气偏胜，气候偏温，万物感风气而化生。“三”，为木的生数，风生木，所以原文谓“风化三”。应该指出，丙寅、丙申年，从岁运来说是水运太过，冬天应该严寒。但从岁气来说，在泉之气是厥阴风木，气候偏温，风气偏胜。运气相合，因此气候变化可能不太剧烈。所以《新校正》云：“详丙申之岁，申金生水，水化之令转盛，司天相火为病减半。”《新校正》在此的推算方法，虽然与我们的推算方法不同，但是认为丙寅、丙申年气候上寒冷现象并非太盛则一。

（5）其化上咸寒，中咸温，下辛温：“上咸寒”，指上半年由于少阳相火司天，气候偏热，所以在疾病的治疗及饮食调理上以味咸性寒的药物或食物为适宜。因为咸可泻热，寒能降火。“中咸温”，指岁运由于是水运太过之年，气候偏寒，寒能伤肾，所以在疾病的治疗及饮食调理上以味咸性温的药物或食物为适宜，因为咸能入肾，温可散寒。“下辛温”，指下半年由于厥阴风木在泉，风气偏胜，气候偏温。按照“热无犯热”，“寒无犯寒”的治疗原则来说，这里在疾病的治疗及饮食调理上应该以味辛性凉的药物或食物才算适宜。所以《新校正》注云：“按《玄珠》云：下辛凉。又按《至真要大论》云：火淫所胜，平以咸冷，风淫于内，治以辛凉。”对原文所谓“下辛温”提出疑问。我们认为原文所谓“下辛温”，可能与丙寅、丙申年属于岁运为水运太过之年有关。因为水运太过之年，冬季严寒，所以尽管在泉之气属于厥阴风木，但毕竟是在冬令。

所以在对疾病的治疗和饮食调理方面，仍然要考虑主气及岁运的特点，要考虑味辛性温的药物或食物。张介宾注云：“下辛温，以在泉之木，兼岁寒之气也。”即属此义。

【原文】

丁卯岁会　丁酉岁

上阳明金　中少角木运下少阴火(1)　清化热化胜复同(2)，所谓邪气化日也。灾三宫(3)，燥化九(4)，风化三(5)，热化七(6)，所谓正化日也。其化上苦小温，中辛和，下咸寒(7)，所谓药食宜也。

【讲解】

(1) 上阳明金　中少角木运　下少阴火：“上阳明金”，指阳明燥金司天。“中少角木运”，指木运不及之年。“下少阴火”，指少阴君火在泉。全句意即丁卯、丁酉年为木运不及之年，阳明燥金司天，少阴君火在泉。

(2) 清化热化胜复同：“清化”，指木运不及之年，春天里应温不温，气候偏凉。用五行概念来说就是木气不及，金来乘之。“热化”，指木运不及之年，金来乘木，但是金气过于偏胜时，由于气候自调的原因，火气又要来复。这一年的夏天又会出现偏热的现象。这就叫作“清化热化胜复同”。

(3) 灾三宫：“三宫”，根据《灵枢》九宫图，位居东方。“灾三宫”，意即丁卯、丁酉年，自然灾害主要发生在东方，所以张介宾注云：“灾，伤也，三宫，东方震宫，木正之方也，木运不及，故本方受灾。”

(4) 燥化九：“燥化”，指丁卯、丁酉年的司天之气而言。丁卯、丁酉年为阳明燥金司天，阳明主凉，主燥，因此丁卯、丁酉年上半年气候偏凉、偏燥，万物感此凉燥之气而化生。“九”为金之成数，所以原文谓“燥化九”。至于此处用金的成数而不用生数的原因，我们认为与岁运为木运不及有关。因为木运不及之年，金来乘之，春天里应温不温，气候偏凉，再加上阳明司天，则必然是凉上加凉，金气偏胜，所以原文在这里用金之成数而不用生数。

(5) 风化三："风化三"，是指丁卯、丁酉年的岁运而言。丁卯、丁酉年为木运不及之年。木主风，主温。木运不及意味着丁卯、丁酉年的春季，应温不温，气候偏凉，春季生物的萌芽生长现象受到影响。"三"，为木之生数，所以原文谓"风化三"。

(6) 热化七："热化"，是指丁卯、丁酉年的在泉之气而言。丁卯、丁酉年为少阴君火在泉。少阴主热，万物因感此火热之气而生长。"七"，为火之成数，所以原文谓"热化七"。至于此处为什么用成数而不用生数的原因，我们认为如同前述与前文所述"清化热火胜复同"有关。因为岁木不及之年再加上阳明燥金司天，气候很凉，由于胜复原因，火来克金，气候又出现炎热。再加上在泉之气又是少阴君火，热上加热，所以原文在此只用火的成数而不用火的生数以示下半年十分炎热。

(7) 其化上苦小温，中辛和，下咸寒："上苦小温"，指上半年由于阳明燥金司天，气候偏凉，所以在疾病的治疗及饮食调理上以味苦性温的药物或食物为适宜，因为温可以胜凉。"中辛和"，指岁运由于是木运不及之年，气候应温不温，肝气不及，所以在治疗及饮食调理上以用味辛性较温和的药物或食物为适宜，因为"肝欲散，急食辛以散之"。"下咸寒"，指下半年由于少阴君火在泉，气候偏热，所以在疾病治疗及饮食调理上以味咸性寒的药物或食物为适宜，因为寒可胜热。这就是丁卯、丁酉年药物及饮食之所宜。

【原文】

戊辰　戊戌岁

上太阳水　中太徵火运　下太阴土(1)　寒化六(2)，热化七(3)，湿化五(4)，所谓正化日也，其化上苦温，中甘和，下甘温(5)，所谓药食宜也。

【讲解】

（1）上太阳水　中太徵火运　下太阴土："上太阳水"，指太阳寒水司天，"中太徵火运"，指火运太过之年，"下太阴土"，指太阴湿土在泉。全句意即戊辰、戊戌年为火运太过之年，太阳寒水司天，太阴湿土在泉。

（2）寒化六："寒化"，指戊辰、戊戌年的司天之气而言。戊辰、戊戌年为太阳寒水司天，太阳主寒，因此，戊辰、戊戌年上半年气候寒冷，万物因气候寒冷而在化生上受到影响。"六"，为水之成数，所以原文谓："寒化六。"这里之所以用水之成数而不用水之生数，是因为水气太过的原因。因为戊辰、戊戌为火运太过之年，火运太过，水气必然来复以求协调，而戊辰、戊戌年又是太阳寒水司天之年，水上加水，因此原文在此处用水的成数而不用水的生数以示水气偏盛。由于如此，所以尽管戊辰、戊戌年为火运太过之年，但并不一定十分炎热，所以《新校正》云："详此上见太阳，火化减半。"

（3）热化七："热化"，是指戊辰、戊戌年的岁运而言。戊辰、戊戌年为火运太过之年，火主热，因此，戊辰、戊戌年的夏天气候炎热，万物感炎热之气而生长。"七"，为火之成数，所以原文谓："热化七。"由于戊辰、戊戌年是火运太过之年。根据"太过者，其数成"的原则，所以此处用火之成数。

（4）湿化五："湿化"，指戊辰、戊戌年的在泉之气。戊辰、戊戌年为太阴湿土在泉。太阴主湿，因此戊辰、戊戌年的下半年，湿气偏盛，雨水偏多，万物感此雨湿之气而化生。"五"，为土之生数。所以原文谓："湿化五。"

（5）其化上苦温，中甘和，下甘温："上苦温"，指上半年由于太阳寒水司天，气候偏寒，所以在疾病的治疗及饮食调理方面，以味苦性温的药物及食物为适宜。因为寒可伤肾，而苦可以补肾，温可以散寒。"中甘和"，指岁运由于是火运太过之年，气候偏热，所以在疾病的治疗及饮食调理方面，以味甘性寒而较平和的药物及食物为适宜。因为甘寒可以清热。关于为什么要用“甘和”的原因，已如前述，这是因为太阳司天，水气偏胜，“火化减半”，气候并非大热，因此不宜重剂而以“甘和”为宜。“下甘温”，指下半年由于太阴湿土在泉，湿气偏胜，所以在疾病的治疗及饮食调理上以味甘性温的药物及食物为适宜，因为湿可伤脾，甘可补脾，温可化湿。这就是戊辰、戊戌年药物及食物之所宜。

【原文】

己巳　己亥岁

上厥阴风木　中少宫土运　下少阳相火(1)　风化清化胜复同(2)，所谓邪气化日也。灾五宫(3)，风化三(4)，湿化五(5)，火化七(6)，所谓正化日也。其化上辛凉，中甘和，下咸寒(7)，所谓药食宜也。

【讲解】

(1) 上厥阴风木　中少宫土运　下少阳相火：“上厥阴风木”，指厥阴风木司天，“中少宫土运”，指土运不及之年，“下少阳相火”，指少阳相火在泉。全句意即己巳、己亥年为土运不及之年，厥阴风木司天，少阳相火在泉。

(2) 风化清化胜复同：“风化”，指厥阴风木之气。“清化”，指阳明燥金之气。全句意即己巳、己亥年为土运不及之年，土运不及，木来乘之，因此这一年的长夏季节风气偏胜，雨水减少。但是由于胜复的原因，风气偏胜时，清金之气又必然来复，因此到了秋季，气候又较一般年份清凉。所以原文谓：“风化清化胜复同。”

(3) 灾五宫：按照《灵枢》九宫图，“五宫”，即中宫，代表中央。“灾五宫”，意即己巳、己亥年，自然灾害主要发生在中央地区。

(4) 风化三：“风化”，指己巳、己亥年的司天之气而言。己巳、己亥年为厥阴风木司天，厥阴主风，主温，因此己巳、己亥年，上半年风气偏胜，气候偏温，万物因气候温暖、风气偏胜而生长。“三”，为木之生数，所以原文谓：“风化三。”这里用木的生数而不用木的成数的原因，我们认为可能与厥阴风木司天，风气偏胜主要在上半年。由于胜复原因，到了秋季气候又转偏凉，因此风气、温气不致过极。所以原文在这里只用木之生数而不用木之成数。

（5）湿化五：“湿化”，指己巳、己亥年的岁运而言。己巳、己亥年为土运不及之年。土运不及，风乃大行。因此这两年的长夏季节雨水不多，应湿不湿，出现旱象。万物因雨水不足而在化生上受到影响。“五”，为土之生数，所以原文谓：“湿化五。”

（6）火化七：“火化”，指己巳、己亥年的在泉之气而言。己巳、己亥年为少阳相火在泉。少阳主火、主热，因此己巳、己亥年下半年火气偏胜，气候偏热，万物因气候偏热而生长。“七”，为火之成数，所以原文谓：“火化七。”这里之所以用火的成数而不用火的生数的原因，我们认为可能是因为己巳、己亥年从全年来说，上半年气候偏温，下半年气候偏热，总之来说全年偏于温热，所以此处用火的成数以示火气偏胜。

（7）其化上辛凉，中甘和，下咸寒：“上辛凉”，指上半年由于厥阴风木司天，气候偏温，风气偏胜，所以在疾病的治疗及饮食调理方面，以味辛性凉的药物及食物为适宜。因为辛可以疏风，凉可以胜温。这也就是《至真要大论》中所谓的：“风淫于内，治以辛凉。”高世栻所谓：“其化上风，故宜金味之辛凉以治之。”“中甘和”，指岁运由于是土运不及之年，所以在疾病的治疗及饮食调理方面，以味甘性和的药物及食物为适宜。因为甘为土之味，土气不及，所以需要用补土的甘味药物及食物来加以补益。这也就是高世栻所谓的“其化中湿，故宜土味之甘和以治之”。“下咸寒”，指下半年由于少阳相火在泉，火气偏盛，所以在疾病的治疗及饮食调理方面以味咸性寒的药物及食物为适宜。因为咸可以胜火，寒可以胜热。这也就是高世栻所谓的“其化下火，故宜水味之咸寒以治之”。这就是己巳、己亥年的药物及饮食之所宜。

【原文】

庚午同天符　庚子岁同天符

上少阴火　中太商金运　下阳明金(1)　热化七(2)，清化九(3)，燥化九(4)，所谓正化日也。其化上咸寒，中辛温，下酸温(5)，所谓药食宜也。

【讲解】

(1) 上少阴火　中太商金运　下阳明金：“上少阴火”，指少阴君天司天。“中太商金运”，指金运太过之年。“下阳明金”，指阳明燥金在泉。全句意即庚子、庚午年为金运太过之年，少阴君火司天，阳明燥金在泉。

(2) 热化七：“热化”，指庚午、庚子年的司天之气而言。庚午、庚子年为少阴君火司天。少阴主热，因此庚午、庚子年上半年气候偏热，万物感此火热之气而生长。“七”，为火之成数，所以原文谓“热化七”。为什么此处用火之成数？不好理解。不过我们认为可能与岁运有关，因为庚午、庚子年为金运太过之年，而且庚午、庚子年的在泉之气又是阳明燥金，因此，这两年凉气偏胜。由于亢害承制的原因，所以火气必然来克以求自调，因此火气也就必然偏胜，万物才能生长。所以此处用火之成数而不用火之生数。张志聪从地支分阴阳、别太少的观点出发，认为：“热化七者，子午主太过，故其数成。”我们认为不符合《内经》精神，故不从，亦不作强解。

(3) 清化九：“清化”，是指庚午、庚子年的岁运而言。庚午、庚子年为金运太过之年，金主凉、主燥，因此庚午、庚子年的秋天来早，气候特别清凉而干燥，万物感此凉燥之气而影响正常生长和收成。“九”，为金之成数，所以原文谓“清化九”。之所以此处用金之成数的原因，是因为庚午、庚子年为金运太过的缘故。这也就是张志聪所谓:“清化九者,金运太过也。”

(4)燥化九:“燥化”,指庚午、庚子年的在泉之气。庚午、庚子年为阳明燥金在泉,因此庚午、庚子年的下半年气候偏凉、偏燥,万物生长收成因此而受到影响。“九”,为金之成数,所以原文谓:“燥化九。”为什么此处用金之成数而不用金之生数?其原因与前“清化九”相同。因为庚午、庚子年为金运太过之年,在泉之气又是阳明燥金,全年总的说来凉燥之气偏胜,故用金之成数。

(5)其化上咸寒,中辛温,下酸温:“上咸寒”,指上半年由于少阴君火司天,气候偏热,所以疾病的治疗及饮食调理方面,以味咸性寒的药物及食物为适宜。因为寒可胜热。“中辛温”,指岁运由于是金运太过之年,气候偏凉,所以疾病的治疗及饮食调理方面,以味辛性温的药物及食物为适宜。因为温可胜凉。“下酸温”,指下半年阳明燥金在泉,气候偏凉,所以疾病的治疗及饮食调理方面,以味酸性温的药物及食物为适宜。因为金可胜木,凉可伤肝,而酸可补肝,温可胜凉。这就是庚午、庚子年的药物及饮食之所宜。

【原文】

辛未同岁会　辛丑岁同岁会

上太阴土　中少羽水运　下太阳水(1)　雨化风化胜复同(2),所谓邪气化日也。灾一宫(3),雨化五(4),寒化一(5),所谓正化日也。其化上苦热,中苦和,下苦热(6),所谓药食宜也。

【讲解】

(1)上太阴土　中少羽水运　下太阳水:“上太阴土”,指太阴湿土司天。“中少羽水运”,指水运不及之年。“下太阳水”,指太阳寒水在泉。全句意即辛未、辛丑年为水运不及之年,太阴湿土司天,太阳寒水在泉。

（2）雨化风化胜复同：“雨化”，指太阴湿土之气。“风化”，指厥阴风木之气。全句意即辛未、辛丑年为水运不及之年。水运不及，土来乘之，因此这一年的客运初运及冬季可以出现湿气偏胜的现象。但是由于胜复原因，湿气偏胜时，风气又必然来复，因此有时又可以出现风气偏胜的气候变化，所以原文谓：“雨化风化胜复同。”

（3）灾一宫：按照《灵枢》九宫图，“一宫”，代表北方。“灾一宫”，意即辛未、辛丑年自然灾害主要发生在北方地区。

（4）雨化五：“雨化”，指辛未、辛丑年的司天之气而言。辛未、辛丑年为太阴湿土司天，太阴主湿，因此辛未、辛丑年上半年湿气偏胜，万物感此雨湿之气而化生。“五”，为土之生数，所以原文谓：“雨化五。”

（5）寒化一：“寒化”，指辛丑、辛未年的岁运。辛未、辛丑年为水运不及之年，水主寒，因此辛未、辛丑年冬令来迟，应寒不寒，万物亦因此而应藏不藏，在化生上受到影响。“一”，为水之生数，所以原文谓：“寒化一。”由于辛未、辛丑年为水运不及之年，所以此处用水之生数而不用水之成数。值得提出的是，本节未列出在泉之气的常数。这是因为在泉之气的常数与岁运常数相同，所以省略不列。因为辛未、辛丑年在泉之气为太阳寒水，主气终之气为太阳寒水，在泉之气又是太阳寒水，气候本应偏寒，但是岁运是水运不及，冬令应寒不寒。运气相合，两相抵消，所以这一年冬天气候不会太冷。因此在泉之气的常数也只应该列水的生数“寒化一”，而不能列水的成数。这也就是《新校正》注文中所谓的：“详此以与在泉俱水，故只言寒化一。”以下亦有与此类此情况，不再解释。

（6）其化上苦热，中苦和，下苦热：“上苦热”，指上半年由于太阴湿土司天，气候偏湿，所以在对疾病的治疗及饮食调理上以味苦性热的药物及食物为适宜。因为苦可燥湿，热可化湿。“中苦和”，指岁运由于水运不及之年，湿乃大行，应寒不寒，气候偏热，湿热交蒸，所以在对疾病的治疗及饮食调理方面，亦以味苦而性平和的药物及食物为适宜。因为苦可燥湿，苦可清热。“下苦热”，指太阳寒水在泉，气候本应寒冷，但由于岁运属于水运不及，湿乃大行，所以在对疾病的治疗及饮食调养方面，亦以味苦性热的药物及食物为适宜。因为苦可燥湿，热可胜寒，热可化湿。总的来说，辛未、辛丑年气候变化以湿热为主，所以在药物及食物上，亦以苦温、苦热为主。这就是辛未、辛丑年药物及饮食之所宜。

【原文】

壬申同天符　壬寅岁同天符

上少阳相火　中太角木运　下厥阴木(1)　火化二(2)，风化八(3)，所谓正化日也。其化上咸寒，中酸和，下辛凉(4)，所谓药食宜也。

【讲解】

(1) 上少阳相火　中太角木运　下厥阴木：“上少阳相火”，指少阳相火司天。“中太角木运”，指木运太过之年。“下厥阴木”，指厥阴风木在泉。全句意即壬申、壬寅年为木运太过之年，少阳相火司天，厥阴风木在泉。

(2) 火化二：“火化”，指壬寅、壬申年的司天之气而言。壬寅、壬申年为少阳相火司天，少阳主火，因此壬寅、壬申年上半年气候偏热，万物感此火热之气而化生。“二”，为火之生数，所以原文谓：“火化二。”为什么这里只用火之生数而不用火之成数，因为少阳相火司天，主要影响上半年，气候变化上由温而热，火气并非极盛，所以此处只用火之生数。这也就是高世栻注文中所谓的：“火气在上，故火化二。”不过我们认为这里如果用火的成数也是可以的，因为岁运是木运太过，风气偏胜，气候偏温，运气相合，温热相临，这一年上半年可以出现气候比较炎热的变化，所以我们认为此处也可以用“火化七”来表示火气偏胜。

（3）风化八："风化"，指壬申、壬寅年的岁运。壬申、壬寅年为木运太过之年，木主风，主温，因此壬申、壬寅年春令来早，风气偏胜，气候偏温，万物感此偏胜之气而化生。"八"，为木之成数，所以原文谓："风化八。"由于壬申、壬寅年为木运太过之年，所以此处用木之成数而不用木之生数。壬申、壬寅年的在泉之气为厥阴风木，岁运为木运太过，在泉之气又是厥阴风木，因此壬申、壬寅年下半年也是风气偏胜，气候偏温，应寒不寒，应藏不藏，因此其常数也应列木之成数，即"风化八"。由于此数与岁运常数相同，所以原文省略未列。这也就是《新校正》注中所谓的："详此以运与在泉俱木，故只言风化八。"

（4）其化上咸寒，中酸和，下辛凉："上咸寒"，指上半年由于少阳相火司天，气候偏热，所以在对疾病的治疗与饮食调理方面，以味咸性寒的药物及食物为适宜。因为咸可胜火，寒可胜热。"中酸和"，指岁运由于是木运太过之年，风气偏胜，气候偏温，人体相应肝气偏胜，所以在对疾病的治疗及饮食调理方面，以味酸而性平和的药物及食物为适宜。因为酸可泻肝，酸可养肝。"下辛凉"，指下半年由于厥阴风木在泉，所以在对疾病的治疗与饮食调理方面，以味辛性凉的药物及食物为适宜，因为辛可疏风，凉可胜温。这就是壬申、壬寅年药物及饮食之所宜。

【原文】

癸酉同岁会　癸卯岁同岁会

上阳明金　中少徵火运　下少阴火(1)　寒化雨化胜复同(2)，所谓邪气化日也。灾九宫(3)，燥化九(4)，热化二(5)，所谓正化日也。其化上苦小温，中咸温，下咸寒(6)，所谓药食宜也。

【讲解】

（1）上阳明金　中少徵火运　下少阴火："上阳明金"，指阳明燥金司天。“中少徵火运”，指火运不及之年。“下少阴火”，指少阴君火在泉。全句意即癸卯、癸酉年为火运不及之年，阳明燥金司天，少阴君火在泉。

（2）寒化雨化胜复同：“寒化”，指太阳寒水之气。“雨化”，指太阴湿土之气。全句意即癸酉、癸卯年为火运不及之年，火运不及，水来乘之，因此这一年的客运初运所属一段时间及这一年夏季可以出现暴寒的气候变化。但是由于胜复原因，寒气偏胜时，湿气又必然来复，因此有时又可以出现气候偏湿、偏热的气候变化，所以原文谓：“寒化雨化胜复同。”

（3）灾九宫：按《灵枢》九宫图，“九宫”，代表南方。“灾九宫”，意即癸酉、癸卯年自然灾害主要发生在南方地区。

（4）燥化九：“燥化”，指癸酉、癸卯年的司天之气而言。癸酉、癸卯年为阳明燥金司天，阳明主凉、主燥，因此癸酉、癸卯年上半年气候偏凉、偏燥，万物因气候偏凉、偏燥而在生长上受到影响。“九”，为金之成数，所以原文谓：“燥化九。”因为癸酉、癸卯年为火运不及之年，火运不及，应热不热，气候必然相对偏寒，再加上阳明司天，气候又凉，所以此处用金之成数而不用金之生数。

（5）热化二：“热化”，指癸酉、癸卯年的岁运。癸酉、癸卯之年，火运不及，因此这两年夏令来迟，应热不热，万物因应热不热，气候偏凉而影响生长。“二”，为火之生数，所以原文谓：“热化二。”由于癸酉、癸卯年属于火运不及之年，所以此处只用火之生数，以示火运不及。值得注意并提出的是此处也未列在泉之气的常数，但是我们认为此处不好用与岁运常数相同而省略来作解释，因为癸酉、癸卯年的在泉之气为少阴君火，少阴主热，下半年气候应属偏热，根据下文在药食宜方面提“下咸寒”来看，也可以反证下半年气候偏热，否则就不能用咸寒来作治疗。这就是说癸酉、癸卯年在泉之气在性质上与岁运的火气不及完全不同，因此就不能用岁运的常数来代替在泉之气的常数。所以我们认为这里未列在泉常数，当属漏列，应列为“热化七”。

(6) 其化上苦小温，中咸温，下咸寒：“上苦小温”，指上半年由于阳明燥金司天，气候偏凉，所以在对疾病的治疗及饮食调理方面，以味苦性小温的药物及食物为适宜，因为温可胜凉，由于上半年主气的初之气是厥阴风木，二之气是少阴君火，三之气是少阳相火，主气偏温、偏热。所以虽然因为客气的司天之气是阳明燥金，气候偏凉，应该用偏温的药物和食物来加以矫正，但是由于主气偏温，所以也要适当考虑主气而不能用大温大热，只能用味苦而性小温的药物和食物。这也就是前文所谓的“同其主勿犯，异其主则小犯之”的精神。“中咸温”，指由于癸酉、癸卯年是火运不及之年，气候偏凉，应热不热，人体心气不足，所以在对疾病的治疗及饮食调理上，以味咸性温的药物及食物为适宜，因为咸可以补心，温可以胜凉。这也就是《素问·脏气法时论》中所论：“心欲软，急食咸以软之，用咸补之。”《至真要大论》中所论：“清者温之。”“下咸寒”，指下半年由于少阴君火在泉，气候偏热，所以在对疾病的治疗及饮食调理方面，以味咸性寒的药物及食物为适宜。因为咸可以胜火，寒可以泻热。这就是癸酉、癸卯年药物及饮食之所宜。

【原文】

甲戌岁会同天符　甲辰岁岁会同天符

上太阳水　中太宫土运　下太阴土[1]　寒化六[2]，湿化五[3]，正化日也。其化上苦热，中苦温，下苦温[4]，药食宜也。

【讲解】

(1) 上太阳水　中太宫土运　下太阴土：“上太阳水”，指太阳寒水司天。“中太宫土运”，指土运太过之年。“下太阴土”，指太阴湿土在泉。全句意即甲戌、甲辰年是土运太过之年，太阳寒水司天，太阴湿土在泉。

(2) 寒化六："寒化"，指甲戌、甲辰年的司天之气。甲辰、甲戌年为太阳寒水司天，太阳主寒，因此甲辰、甲戌年上半年寒气偏胜，气候偏寒。万物因气候寒凉、应温不温而影响生长。"六"，为水之成数，所以原文谓："寒化六。"由于甲辰、甲戌年岁运为土运太过之年，因此这一年的客运初运所属一段时间中及长夏季节湿气偏胜，雨水增多。湿为阴邪，再加上太阳寒水司天，所以上半年气候较一般年份偏冷，所以这里用水之成数以表示上半年气候寒凉。

(3) 湿化五："湿化"，指甲戌、甲辰年的岁运。甲戌、甲辰年为土运太过之年，因此这一年的长夏和客运初运所属时间中雨湿偏胜，万物感此雨湿之气而化生。"五"，为土之生数，所以原文谓："湿化五。"此节亦未列在泉之气的常数。这是因为甲戌、甲辰年太阴湿土在泉，下半年气候偏湿，其常数与岁运的常数相同，所以从略。

(4) 其化上苦热，中苦温，下苦温："上苦热"，指上半年由于太阳寒水司天，气候偏寒，再加上岁运为土运太过，客运湿气偏胜，气候以寒湿为特点。所以在对疾病的治疗及饮食调理方面，以味苦性热的药物及食物为适宜。因为苦可燥湿，热而散寒。"中苦温"，指甲戌、甲辰年土运太过，湿气偏胜，所以在对疾病的治疗及饮食调理方面，以味苦性温的药物及食物为适宜。因为苦可燥湿，温可化湿。"下苦温"，指甲戌、甲辰年太阴湿土在泉，湿气偏胜，与岁运相同。所以在对疾病的治疗及饮食调理方面也与岁运完全相同。这就是甲戌、甲辰年药物及饮食之所宜。

【原文】

乙亥　乙巳岁

上厥阴木　中少商金运　下少阳相火[(1)]　热化寒化胜复同[(2)]，邪气化日也。灾七宫[(3)]，风化八[(4)]，清化四[(5)]，火化二[6]，正化度也[7]。其化上辛凉，中酸和，下咸寒[8]，药食宜也。

【讲解】

（1）上厥阴木　中少商金运　下少阳相火：“上厥阴木”，指厥阴风木司天。“中少商金运”，指金运不及之年。“下少阳相火”，指少阳相火在泉。全句意即乙亥、乙巳年是金运不及之年，厥阴风木司天，少阳相火在泉。

（2）热化寒化胜复同：“热化”，指少阴君火或少阳相火之气。“寒化”，指太阳寒水之气。全句意即乙亥、乙巳年金运不及，则火来乘之，因此这一年的秋天应凉不凉，气候偏热。但是由于胜复原因，水气必然来复，因此这一年的冬天又会出现偏寒的气候变化，所以原文谓：“热化寒化胜复同。”

（3）灾七宫：前已述及，“七宫”，代表西方。“灾七宫”，意即乙亥、乙巳年自然灾害主要发生在西方地区。

（4）风化八：“风化”，指乙巳、乙亥年的司天之气。乙巳、乙亥年的司天之气为厥阴风木，厥阴主风主温，因此乙巳、乙亥年上半年风气偏胜，气候偏温。万物感此偏胜之风气而化生。“八”，为木之成数，所以原文谓：“风化八。”由于乙巳、乙亥年为金运不及之年，金不及则不能制木，再加上厥阴风木司天，所以风气因失制而必然更加偏胜，所以这里用木之成数而不用木之生数，以示风气之太过。

（5）清化四：“清化”，是指乙巳、乙亥年的岁运。乙巳、乙亥年为金运不及之年，金主凉、主燥，因此乙巳、乙亥年的秋天，应凉不凉，应收不收，万物因此而影响正常生长收成。“四”，为金之生数，所以原文谓：“清化四。”由于乙巳、乙亥年是金运不及，所以这里用金之生数而不用金之成数。

（6）火化二：“火化”，是指乙巳、乙亥年的在泉之气。乙巳、乙亥年的在泉之气为少阳相火，少阳主火、主热，因此乙巳、乙亥年下半年气候应该偏热，万物因气候应寒不寒、应藏不藏而影响其正常化生。“二”，为火之生数，所以原文谓：“火化二。”少阳主火，下半年火气偏胜，本来应该用火的成数，即“火化七”，但这里何以用生数而不用成数，这是因为乙巳、乙亥年为金运不及之年，金运不及，火来乘之，火气偏胜，水又来复，因此乙巳、乙亥年的冬天，由于复气的原因，又会出现相对寒冷。由于如此，所以尽管少阳相火在泉，但由于复气原因，两相抵消，所以也就不会太热，因此这里只用火之生数而不用火之成数。

(7) 正化度也：“正化”，即气候的正常变化。“度”，王冰注：“度谓日也。”因此“正化度”，即前述之“正化日”。意即上述的一些气候变化，都是这些年度的正常变化。

(8) 其化上辛凉，中酸和，下咸寒：“上辛凉”，指上半年由于厥阴风木司天，风气偏胜，气候偏温，所以在对疾病的治疗及饮食调理方面，以味辛性凉的药物及食物为适宜。因为辛可胜风，凉可胜温。“中酸和”，指乙巳、乙亥年岁运为金运不及，气候偏温，人体肝气偏胜，所以在对疾病的治疗及饮食调理方面，以味酸性和的药物及食物为适宜。因为酸可以泻肝，可以养肝。“下咸寒”，指乙巳、乙亥年少阳相火在泉，气候偏热，所以在对疾病的治疗及饮食调理方面，以味咸性寒的药物及食物为适宜，因为咸可以泻火，寒可以胜热。这就是乙亥、乙巳年药物及饮食之所宜。

【原文】

丙子岁会　丙午岁

上少阴火　中太羽水运　下阳明金(1)　热化二(2)，寒化六(3)，清化四(4)，正化度也。其化上咸寒，中咸热，下酸温(5)，药食宜也。

【讲解】

(1) 上少阴火　中太羽水运　下阳明金：“上少阴火”，指少阴君火司天。“中太羽水运”，指水运太过之年。“下阳明金”，指阳明燥金在泉。全句意即丙子、丙午年为水运太过之年，少阴君火司天，阳明燥金在泉。

（2）热化二：“热化”，指丙子、丙午年的司天之气。丙子、丙午年为少阴君火司天，少阴主热，因此丙子、丙午年上半年气候偏热，万物感此偏胜之热气而化生。“二”，为火之生数，所以原文谓：“热化二。”由于丙子、丙午年岁运为水运太过，运气相合，水可以克火，因此丙子、丙午年虽然是少阴君火司天，但火气不会太过，所以此处用火之生数而不用火之成数。

（3）寒化六：“寒化”，指丙子、丙午年的岁运。丙子、丙午年的岁运为水运太过。水主寒，因此丙子、丙午年冬天特别寒冷。“六”，为水之成数，所以原文谓：“寒化六。”由于丙子、丙午年的水运太过之年，所以此处用水之成数而不用水之生数。

（4）清化四：“清化”，指丙子、丙午年的在泉之气。丙子、丙午年为阳明燥金在泉。阳明主凉、主燥，因此丙子、丙午年下半年气候偏凉。“四”，为金之生数，所以原文谓：“燥化四。”不过我们认为此处用金之生数不好理解，因为丙子、丙午年为水运太过之年，水主寒，金主凉，寒凉同属一类。所以我们认为此处似应以“燥化九”为合理，用金之成数表示寒凉偏胜为好。

（5）其化上咸寒，中咸热，下酸温：“上咸寒”，指丙子、丙午年少阴君火司天，上半年气候偏热，所以在对疾病的治疗及饮食调理方面，以味咸性寒的药物及食物为适宜，因为咸可以胜火，寒可胜热。“中咸热”，指丙子、丙午年水运太过，本年客运初运所属时间及冬季气候特冷，寒能伤肾、伤心，所以在对疾病治疗及饮食调理方面以味咸性热的药物及食物为适宜。因为咸能入肾，咸能补心，热可胜寒。“下酸温”，指丙子、丙午年阳明燥金在泉，下半年气候偏凉、偏燥，凉可伤肝，燥可胜风，所以在对疾病的治疗及饮食调理方面以味酸性温的药物及食物为适宜，因为酸可以养肝，温可以胜凉。这就是丙子、丙午年药物及饮食之所宜。

【原文】

丁丑　丁未岁

上太阴土　中少角木运　下太阳水(1)　清化热化胜复同(2)，邪气化度也(3)。灾三宫(4)，雨化五(5)，风化三(6)，寒化一(7)，正化度也。其化上苦温，中辛温，下甘热(8)，药食宜也。

【讲解】

(1) 上太阴土　中少角木运　下太阳水："上太阴土"，指太阴湿土司天。"中少角木运"，指木运不及之年。"下太阳水"，指太阳寒水在泉。全句意即丁丑、丁未年为木运不及之年，太阴湿土司天，太阳寒水在泉。

(2) 清化热化胜复同："清化"，指阳明燥金之气。"热化"，指少阴君火或少阳相火之气。全句意即丁丑、丁未年为木运不及之年，木运不及，金来乘之，因此丁丑、丁未年春季虽然一般说来气候偏凉，应温不温，但是由于金气偏胜，火气必然来复，因此丁丑、丁未年的夏季又可能出现偏热现象以求自调，这就是原文所谓的："清化热化胜复同。"

(3) 邪气化度也："邪气化度"，"邪气"，即反常之气。此处是指反常的气候变化。"度"，即日。"邪气化度"，亦即前述之邪气化日，意即前述之"清化热化胜复"现象，虽然是一种自调现象，但毕竟是一种反常的气候变化。这种反常的气候变化，尤以岁运不及之年表现明显。所以本节六十年气候变化中，凡提"邪气化日"或"邪气化度"者，均见于岁运不及之年。

(4) 灾三宫：按《灵枢》九宫图，"三宫"，代表东方。"灾三宫"，意即丁丑、丁未年，自然灾害主要发生在东方地区。

（5）雨化五：“雨化”，指丁丑、丁未年的司天之气。丁丑、丁未年太阴湿土司天，上半年气候偏湿，降雨量多。“五”，为土之生数，故原文谓：“雨化五。”

（6）风化三：“风化”，指丁丑、丁未年的岁运。丁丑、丁未年为木运不及之年，春天应温不温，应生不生，气候偏凉。“三”，为木之生数，所以原文谓：“风化三。”由于丁丑、丁未年为木运不及，所以此处只用木之生数而不用木之成数。

（7）寒化一：“寒化”，指丁丑、丁未年的在泉之气。丁丑、丁未年太阳寒水在泉，下半年气候偏寒，本来此处应该用水之成数以示寒气太过，但是由于丁丑、丁未年“清化热化胜复同”，其中有一个火气来复的问题，因此这一年冬天寒气不会太盛，所以这里仍用水之生数。因此，原文谓：“寒化一。”

（8）其化上苦温，中辛温，下甘热：“上苦温”，指丁丑、丁未年太阴湿土司天，上半年湿气偏胜，所以在对疾病的治疗及饮食调理方面以味苦性温的药物及食物为适宜。因为苦可燥湿，温可化湿。“中辛温”，指丁丑、丁未年，木运不及，应温不温，气候偏凉，人体肝气不及，疏泄失职。因此在对疾病的治疗及饮食调理方面，以味辛性温的药物及食物为适宜。因为辛可以疏风，温可胜凉。“下甘热”，指丁丑、丁未年太阳寒水在泉，气候偏寒，所以在对疾病的治疗及饮食调理方面以味甘性热的药物及食物为适宜。因为甘可补中，热可胜寒。这就是丁丑、丁未年药物及食物之所宜。

【原文】

戊寅　戊申岁天符

上少阳相火　中太徵火运　下厥阴木(1)　火化七(2)，风化三(3)，正化度也。其化上咸寒，中甘和，下辛凉(4)，药食宜也。

【讲解】

（1）上少阳相火　中太徵火运　下厥阴木：“上少阳相

火”，指少阳相火司天。“中太徵火运”，指火运太过之年。“下厥阴木”，指厥阴风木在泉。全句意即戊寅、戊申年为火运太过之年，少阳相火司天，厥阴风木在泉。

（2）火化七：“火化”，指戊寅、戊申年的司天之气。戊寅、戊申年为少阳相火司天，上半年气候偏热。“七”，为火之成数，所以原文谓：“火化七。”由于戊寅、戊申年从岁运来说火运太过，从司天之气来说少阳相火司天，所以火气特盛，因此原文在此处用火之成数，以示火气太过。需要提出，此处未列戊寅、戊申等的岁运常数。这是因为戊寅、戊申年为火运太过，其常数亦应为火之成数，与司天之气的常数相同，所以未作另列。

（3）风化三：“风化”，指戊寅、戊申年的在泉之气。戊寅、戊申年为厥阴风木在泉，气候偏温，风气偏胜。“三”，为木之生数，所以原文谓：“风化三。”按说戊寅、戊申年为火运太过，少阳相火司天，厥阴风木在泉，全年气候以温热为特点，此处应以列木之成数，亦即“风化七”始为合理，但此处原文用木之生数，表示风气不及。我们认为此可能与胜复有关，因为亢害承制，火气偏胜，水气必来乘之。由于自调原因，所以戊寅、戊申年下半年不会太热。因此原文在此处用木之生数而不用木之成数。

（4）其化上咸寒，中甘和，下辛凉：“上咸寒”，指戊寅、戊申年由于少阳相火司天，气候偏热，所以在对疾病的治疗及饮食调理方面以味咸性寒的药物及食物为适宜。因为咸寒可以清热泻火。“中甘和”，指戊寅、戊申年由于火运太过，夏季特热，所以在对疾病的治疗及饮食调理方面以味甘性寒的药物及食物为适宜，因为甘寒可以养阴清热。“下辛凉”，指戊寅、戊申年厥阴风木在泉，气候偏温，风气偏胜，所以在对疾病的治疗及饮食调理方面，以味辛性凉的药物及食物为适宜，因为辛可疏风，凉可胜温。这就是戊寅、戊申年药物及饮食之所宜。

【原文】

己卯　己酉岁

上阳明金　中少宫土运　下少阴火[1]　风化清化胜复同[2]，邪气化度也。灾五宫[3]。清化九[4]，雨化五[5]，热化七[6]，正化度也。其化上苦小温，中甘和，下咸寒[7]，药食宜也。

【讲解】

(1) 上阳明金　中少宫土运　下少阴火："上阳明金"，指阳明燥金司天。"中少宫土运"，指土运不及之年。"下少阴火"，指少阴君火在泉。全句意即己卯、己酉年为土运不及之年，阳明燥金司天，少阴君火在泉。

(2) 风化清化胜复同："风化"，指厥阴风木之气。"清化"，指阳明燥金之气。全句意即己卯、己酉年岁土不及，风乃大行。这一年长夏季节，应湿不湿，雨量减少，风气偏胜。由于胜复原因，风气偏胜，金气必然来复。因此这一年的秋季，气候又比一般年份偏凉以求自调。这就是原文所谓的"风化清化胜复同"。

(3) 灾五宫："五宫"，代表中央。"灾五宫"，意即己卯、己酉年自然灾害主要发生在中央地区。

(4) 清化九："清化"，指己卯、己酉年的司天之气。己卯、己酉年为阳明燥金司天，上半年气候偏凉。"九"，为金之成数，所以原文谓："清化九。"由于己卯、己酉年在复气上有一个清气来复的问题，所以总的来说，己卯、己酉年上半年金气偏胜，所以原文在此用金之成数九，而不用金之生数四，以示清凉之气太过。

(5) 雨化五："雨化"，指己卯、己酉年的岁运。己卯、己酉年的岁运为岁土不及，因此这两年长夏季节，应湿不湿，雨水减少，风气偏胜，出现旱象。"五"，为土之生数，所以原文谓："雨化五。"

(6) 热化七："热化"，指己卯、己酉年的在泉之气。己卯、己酉年为少阴君火在泉，下半年气候偏热。"七"，为火之成数，所以原文谓："热化七。"这里为什么用火之成数，不好理解，我们的意见以用火之生数为是。因为己卯、己酉年阳明燥金司天，司天之气不但只管上半年，而且对全年也有一定影响，再加上己卯、己酉年还有个"风化清化胜复同"的问题，下半年不会太热。所以我们认为此处以列火之生数为合理。

(7) 其化上苦小温，中甘和，下咸寒："上苦小温"，指己卯、己酉年阳明燥金司天，上半年气候偏凉，所以在对疾病及饮食调理方面，以味苦性小温的药物及食物为适宜。至于为什么要用味苦性小温，其道理与前述癸卯、癸酉年"其化上苦小温"完全一样。可参看前解。"中甘和"，指己卯、己酉年，岁土不及，甘为土之味，所以在对疾病的治疗及饮食调理方面以味甘性和的药物及食物为适宜。"下咸寒"，指己卯、己酉年少阴君火在泉，下半年气候偏热，所以在对疾病的治疗及饮食调理方面以味咸性寒的药物及食物为适宜。这就是己卯、己酉年药物及饮食之所宜。

【原文】

庚辰　庚戌岁

上太阳水　中太商金运　下太阴土[(1)]　寒化一[(2)]，清化九[(3)]，雨化五[(4)]，正化度也。其化上苦热，中辛温，下甘热[(5)]，药食宜也。

【讲解】

(1) 上太阳水　中太商金运　下太阴土："上太阳水"，指太阳寒水司天。"中太商金运"，指金运太过之年。"下太阴土"，指太阴湿土在泉。全句意即庚辰、庚戌年为金运太过之年，太阳寒水司天，太阴湿土在泉。

(2) 寒化一："寒化"，指庚辰、庚戌年的司天之气。庚辰、庚戌年太阳寒水司天，上半年气候偏寒。"一"，为水之生数，所以原文谓："寒化一。"这里为什么用水之生数，我们认为与主气有关。因为主气初之气为厥阴风木，二之气少阴君火，三之气少阳相火。从主气来说上半年一般偏于温热。由于如此所以尽管客气是太阳寒水司天，但由于主气偏于温热，同时司天之气所在的三之气主气是少阳相火，因此上半年气候不会太寒，所以此处原文用水之生数而不用水之成数以示寒气不会太过。

（3）清化九："清化"，指庚辰、庚戌年的岁运。庚辰、庚戌年岁运为金运太过之年，秋季偏凉、偏燥。"九"为金之成数，所以原文谓："清化九。"由于庚辰、庚戌年金运太过，所以此处原文用金之成数以示清气偏胜。

（4）雨化五："雨化"，指庚辰、庚戌年的在泉之气。庚辰、庚戌年太阴湿土在泉，下半年气候偏湿，降雨量多。"五"，为土之生数，所以原文谓："雨化五。"

（5）其化上苦热，中辛温，下甘热："上苦热"，指庚辰、庚戌年太阳寒水司天，气候偏寒，所以在对疾病的治疗及饮食调理方面以味苦性热的药物及食物为适宜。上半年主气一般偏温，为什么要用苦，因为苦可泻热，客气太阳寒水司天，气候又偏寒凉，所以又要用热，因为热可胜寒。"中辛温"，指庚辰、庚戌年岁金太过，秋季气候偏凉，所以在对疾病的治疗及饮食调理方面以味辛性温的药物及食物以适宜。因为辛可疏风，温可胜凉。"下甘热"，指庚辰、庚戌年太阴湿土在泉，气候偏湿。所以在对疾病的治疗及饮食调理方面，以味甘性热的药物及食物为适宜。因为甘可入脾，热可化湿。这就是庚辰、庚戌年药物及饮食之所宜。

【原文】

辛巳　辛亥岁

上厥阴木　中少羽水运　下少阳相火[(1)]　雨化风化胜复同[(2)]，邪气化度也。灾一宫[(3)]，风化三[(4)]，寒化一[(5)]，火化七[6]，正化度也。其化上辛凉，中苦和，下咸寒[7]，药食宜也。

【讲解】

（1）上厥阴木　中少羽水运　下少阳相火："上厥阴木"，指厥阴风木司天。"中少羽水运"，指水运不及之年。"下少阳相火"，指少阳相火在泉。全句意即辛巳、辛亥年为水运不及之年，厥阴风木司天，少阳相火在泉。

（2）雨化风化胜复同："雨化"，指太阴湿土之气。"风化"，指厥阴风木之气。全句意即辛巳、辛亥年，水运不及，土来乘之，土气偏胜，木又来复。这种气候变化及自调现象，原文谓："雨化风化胜复同。"

（3）灾一宫："一宫"，代表北方。"灾一宫"指辛巳、辛亥年自然灾害主要发生在北方地区。

（4）风化三："风化"，指辛巳、辛亥年的司天之气。辛巳、辛亥年厥阴风木司天，上半年风气偏胜，气候偏温。"三"，为木之生数，所以原文谓："风化三。"此处用木之生数，不好解释。我们考虑，此可能是辛巳、辛亥年为岁水不及之年，因为岁水不及，湿乃大行，土气偏胜，"气有余则制己所胜而侮所不胜"，因此上半年虽然是厥阴司天，但风气受土气的反侮，所以不至于过盛，因此原文此处用木之生数而不用木之成数。

（5）寒化一："寒化"，指辛巳、辛亥年的岁运。辛巳、辛亥年岁运为岁水不及之年，冬天里应冷不冷，应藏不藏。"一"，为水之生数，所以原文谓："寒化一。"由于辛巳、辛亥年为岁水不及之年，所以此处用水之生数而不用水之成数。

（6）火化七："火化"，指辛巳、辛亥年少阳相火在泉，下半年气候偏热。"七"，为火之成数，所以原文谓："火化七。"由于辛巳、辛亥年在泉之气是火，岁运又是岁水不及，应冷不冷，应藏不藏，也就是说气候偏温，所以此处用火之成数以示火气太过，气候偏热，冬行夏令。

（7）其化上辛凉，中苦和，下咸寒："上辛凉"，指辛巳、辛亥年厥阴风木司天，上半年气候偏温，风气偏胜，所以在对疾病的治疗及饮食调理方面以味辛性凉的药物及食物为适宜。"中苦和"，指辛巳、辛亥年水运不及，冬令气候偏热，应藏不藏，人体肾脏失职，相火妄动，所以在对疾病的治疗及饮食调理方面以味苦性和的药物及食物为适宜。因为苦可坚肾，苦可泻火。这也就是《素问·脏气法时论》中所谓："肾欲坚，急食苦以坚之，用苦补之。""下咸寒"，指辛巳、辛亥年少阳相火在泉，气候偏热，火气太过，所以在对疾病的治疗及饮食调理方面以味咸性寒的药物及食物为适宜。因为咸可泻火，寒可胜热。这就是辛巳、辛亥年药物及饮食之所宜。

【原文】

壬午　壬子岁

上少阴火　中太角木运　下阳明金(1)　热化二(2)，风化八(3)，清化四(4)，正化度也。其化上咸寒，中酸凉，下酸温(5)。药食宜也。

【讲解】

（1）上少阴火　中太角木运　下阳明金："上少阴火"，指少阴君火司天。"中太角木运"，指木运太过之年。"下阳明金"，指阳明燥金在泉。全句意即壬午、壬子年为木运太过之年，少阴君火司天，阳明燥金在泉。

（2）热化二："热化"，指壬子、壬午年的司天之气。壬子、壬午年少阴君火司天，上半年气候偏热。"二"，为火之生数，所以原文谓："热化二。"此处用火之生数不好理解，我们考虑应用火之成数，即应为"热化七"。因为壬子、壬午年从岁运来说是岁木太过，风气偏胜，气候偏温，司天之气是少阴君火，司天之气位于三之气上，主气的三之气又是少阳相火，运气相合，客主加临，都属温热偏胜，所以我们认为壬子、壬午年上半年不是火气不及而是火气偏胜，因此应该用火之成数以表示火气太过。

(3) 风化八："风化"，指壬午、壬子年的岁运。壬子、壬午年的岁运为岁木太过之年，春季里风气偏胜，气候偏温。"八"，为木之成数，所以原文谓："风化八。"因为壬午、壬子年为岁运太过之年，所以此处用木之成数。

(4) 清化四："清化"，指壬午、壬子年的在泉之气。壬午、壬子年阳明燥金在泉，下半年气候偏凉、偏燥。"四"，为金之生数，所以原文谓："清化四。"由于壬午、壬子年岁木太过，少阴君火司天，全年来说风火用事，所以下半年虽属阳明燥金在泉，但亦不至太凉，所以此处用金之生数而不用金之成数。

(5) 其化上咸寒，中酸凉，下酸温："上咸寒"，指壬午、壬子年少阴君火司天，上半年气候偏热，所以在对疾病的治疗及饮食调理方面以味咸性寒的药物及食物为适宜。"中酸和"，指壬午、壬子年的岁运为岁木太过之年，风气偏胜，气候偏温，所以在对疾病的治疗及饮食调理方面，以味酸性凉的药物及食物为适宜。"下酸温"，指壬午、壬子年阳明燥金在泉，下半年气候偏凉，所以在对疾病的治疗及饮食调理方面，以味酸性温的药物及食物为适宜。这就是壬午、壬子年药物及饮食之所宜。

【原文】

癸未　癸丑岁

上太阴土　中少徵火运　下太阳水[(1)]　寒化雨化胜复同[(2)]，邪气化度也，灾九宫[(3)]，雨化五[(4)]，火化二[(5)]，寒化一[(6)]，正化度也。其化上苦温，中咸温，下甘热[(7)]，药食宜也。

【讲解】

(1) 上太阴土　中少徵火运　下太阳水："上太阴土"，指太阴湿土司天。“中少徵火运”，指火运不及之年。“下太阳水”，指太阳寒水在泉。全句意即癸未、癸丑年为火运不及之年，太阴湿土司天，太阳寒水在泉。

（2）寒化雨化胜复同：“寒化”，指太阳寒水之气。“雨化”，指太阴湿土之气。全句意即癸未、癸丑年，火运不及，水来乘之，水气偏胜，土气来复。这种气候变化及自调现象，原文谓：“寒化雨化胜复同。”

（3）灾九宫：“九宫”，代表南方。“灾九宫”，意即癸未、癸丑年自然灾害主要发生于南方地区。

（4）雨化五：“雨化”，指癸未、癸丑年的司天之气。癸未、癸丑年太阴湿土司天，上半年气候偏湿，“五”，为土之生数，所以原文谓：“雨化五。”

（5）火化二：“火化”，指癸未、癸丑年的岁运。癸未、癸丑年为岁火不及之年，夏天里应热不热，应长不长。“二”，为火之生数，所以原文谓：“火化二。”由于癸未、癸丑年是岁火不及之年，所以此处用火之生数以示火气不及。

（6）寒化一：“寒化”，指癸未、癸丑年的在泉之气。癸未、癸丑年太阳寒水在泉，下半年气候偏寒。“一”，为水之生数，所以原文谓：“寒化一。”为什么此处用水之生数？我们认为可能与癸丑、癸未年为岁火不及之年有关。因为岁火不及，水来乘之，土来复之。太阴湿土在六步主时中属于四之气，主湿、主热。由于土气来复的原因，下半年又可以出现湿热偏胜的现象，冬天里可以出现应寒不寒的气候变化。所以此处用“寒化一”而不用“寒化六”。

（7）其化上苦温，中咸温，下甘热：“上苦温”，指癸未、癸丑年太阴湿土司天，上半年气候偏湿，所以在对疾病的治疗及饮食调理方面，以味苦性温的药物及食物为适宜。“中咸温”，指癸未、癸丑年，岁火不及，夏天里应热不热，所以在对疾病的治疗及饮食调理方面以味咸性温的药物及食物为适宜。“下甘热”，指癸未、癸丑年太阳寒水在泉，下半年气候偏寒，同时由于复气的影响，气候同时出现偏湿的变化，所以在对疾病的治疗及饮食调理方面，以味甘性热的药物及食物为适宜。这就是癸未、癸丑年药物及食物之所宜。

【原文】

甲申　甲寅岁

上少阳相火　中太宫土运　下厥阴木[1]　火化二[2]，雨化五[3]，风化八[4]，正化度也，其化上咸寒，中咸和，下辛凉[5]，药食宜也。

【讲解】

(1) 上少阳相火　中太宫土运　下厥阴木：“上少阳相火”，指少阳相火司天。“中太宫土运”，指土运太过之年。“上厥阴木”，指厥阴风木在泉。全句意即甲申、甲寅年为土运太过之年，少阳相火司天，厥阴风木在泉。

(2) 火化二：“火化”，指甲申、甲寅年的司天之气。甲申、甲寅年少阳相火司天，上半年气候偏热。“二”，为火之生数，所以原文谓：“火化二。”由于甲申、甲寅年岁运为土运太过，这两年中的长夏季节及初运这一段时间中，湿气偏胜，降雨量多。因此，这两年虽然是少阳司天，但是气候不会太热，所以原文此处用火之生数以示火气并不太过。

(3) 雨化五：“雨化”，指甲申、甲寅年的岁运。甲申、甲寅年为岁土太过之年，长夏季节气候偏湿，降雨量多。“五”，为土之生数，所以原文谓：“雨化五。”

(4) 风化八：“风化”，指甲申、甲寅年的在泉之气。甲申、甲寅年为厥阴风木在泉，下半年风气偏胜，气候偏温。“八”，为木之成数，所以原文谓：“风化八。”由于甲申、甲寅年为少阳相火司天，对全年亦有影响，风乘火势，火助风威，温热同类，所以下半年气候特热，因此原文此处用木之成数以示温热太过。

(5)其化上咸寒，中咸和，下辛凉："上咸寒"，指甲申、甲寅年少阳相火司天，气候偏热，所以在对疾病的治疗及饮食调理方面，以味咸性寒的药物及食物为适宜。"中咸和"，指甲申、甲寅年岁运为土运太过之年，气候偏湿，所以在对疾病的治疗及饮食调理方面以味咸性和的药物及食物为适宜。不过岁土太过而用咸和药食，不好理解，与本节前述岁土太过之年的药食宜亦不一致。前述甲子、甲午岁药食宜为"中苦热"，甲辰、甲戌岁药食宜为"中苦温"，独此处为"中咸和"，值得讨论。我们考虑此可能与岁气有关。甲子、甲午年岁土太过，少阴君火司天，阳明燥金在泉，上半年偏热，下半年偏凉，全年湿气偏盛，宜"苦热"者，因苦可燥湿，热可胜凉。甲辰、甲戌年岁土太过，太阳寒水司天，太阴湿土在泉，全年气候偏于寒湿，宜"苦温"者，因苦能燥湿，温可胜寒。甲申、甲寅年，岁土太过，少阳相火司天，厥阴风木在泉。司天在泉之气均偏于温热，全年以温热为主。此处宜用"咸和"者，是因为咸可胜火，咸可泻热。此处历代注家或根本不解，如王冰、《新校正》、张志聪等均对此未作注解；或含混其辞，如张介宾注："以软坚利湿，治土胜也。"马莳注："中咸和，言土运宜用之药食。"或回避此一"咸"字，如高世栻注："其化中湿，则宜土味之甘和以治之。"把此"咸"字，改为"甘"字。对这些解释，我们认为都不够满意。当然我们的看法亦未必恰当，但是如果对于难点、疑点，都不作解释，无益于对原著的学习和理解，姑妄言之以俟高明。"下辛凉"，指甲申、甲寅年厥阴风木在泉，气候偏温，所以在对疾病的治疗及饮食调理方面，以味辛性凉的药物及食物为适宜，这也就是"风淫于内，治以辛凉"之意。以上就是甲申、甲寅年的药物及食物之所宜。

【原文】

乙酉太一天符　乙卯岁天符

上阳明金　中少商金运　下少阴火(1)　热化寒化胜复同(2)，邪气化度也。灾七宫(3)，燥化四(4)，清化四(5)，热化二(6)，正化度也。其化上苦小温，中苦和，下咸寒(7)，药食宜也。

【讲解】

(1) 上阳明金　中少商金运　下少阴火："上阳明金"，指阳明燥金司天。"中少商金运"，指金运不及之年。"下少阴火"，指少阴君火在泉。全句意即乙酉、乙卯年为金运不及之年，阳明燥金司天，少阴君火在泉。

(2) 热化寒化胜复同："热化"，指少阴君火或少阳相火之气。"寒化"，指太阳寒水之气。全句说明乙酉、乙卯年，金运不及，火来乘之，火气偏胜，水气来复的自然气候变化。所以原文谓："热化寒化胜复同。"

(3) 灾七宫："七宫"，即西方地区。"灾七宫"，意即乙酉、乙卯年自然灾害主要发生在西方地区。

(4) 燥化四："燥化"，指乙酉、乙卯年的司天之气。乙酉、乙卯年阳明燥金司天，上半年气候偏凉、偏燥。"四"，为金之生数，所以原文谓："燥化四。"由于乙酉、乙卯年岁金不及，火来乘之，所以上半年气候不致太凉，因而此处用金之生数而不用金之成数。

(5) 清化四："清化"，指乙酉、乙卯年的岁运。乙酉、乙卯年为岁金不及之年，秋天里气候应凉不凉。"四"，为金之生数，所以原文谓："清化四。"由于乙酉、乙卯年金运不及，所以此处用金之生数以示岁金不及。

(6) 热化二："热化"，指乙酉、乙卯年的在泉之气。乙酉、乙卯年少阴君火在泉，下半年气候偏热。"二"，为火之生数，所以原文谓："热化二。"由于乙酉、乙卯年下半年水气来复，所以乙酉、乙卯年虽然是少阴在泉，但由于水可以克火，所以下半年气候不致太热，因此原文此处用火之生数而不用火之成数。

(7) 其化上苦小温，中苦和，下咸寒：“上苦小温”，指乙酉、乙卯年阳明燥金司天，上半年气候偏凉，所以在对疾病的治疗及饮食调理方面以偏温的药物及食物为适宜，但因为上半年主气偏温，同时在岁运上还有个火来乘金的问题，所以在药食方面又不能太温，因此原文谓：“苦小温。”“中苦和”，指乙酉、乙卯年岁金不及，火气来乘，气候偏热，所以对疾病的治疗及饮食调理方面，以味苦性和的药物及食物为适宜。“下咸寒”，指乙酉、乙卯年，少阴君火在泉，下半年气候相对偏热，所以在对疾病的治疗及饮食调理方面以味咸性寒的药物及食物为适宜。这就是乙酉、乙卯年药物及饮食之所宜。

【原文】

丙戌天符　丙辰岁天符

上太阳水　中太羽水运　下太阴土[1]　寒化六[2]，雨化五[3]，正化度也。其化上苦热，中咸温，下甘热[4]，药食宜也。

【讲解】

(1) 上太阳水　中太羽水运　下太阴土：“上太阳水”，指太阳寒水司天。“中太羽水运”，指水运太过之年。“下太阴土”，指太阴湿土在泉。全句意即丙戌、丙辰年为水运太过之年，太阳寒水司天，太阴湿土在泉。

(2) 寒化六：“寒化”，指丙戌、丙辰年的司天之气。丙戌、丙辰年太阳寒水司天，上半年气候偏寒。“六”，为水之成数，所以原文谓：“寒化六。”由于丙辰、丙戌年，岁运是水运太过，司天之气又是寒水，所以原文此处用水之成数。

(3) 雨化五：“雨化”，指丙戌、丙辰年的在泉之气。丙戌、丙辰年的在泉之气为太阴湿土，下半年气候偏湿。“五”，为土之生数，所以原文谓：“雨化五。”本节未列岁运常数，原因是丙戌、丙辰年岁水太过，其常数应为“寒化六”，与司天之气的常数相同，故略。

（4）其化上苦热，中咸温，下甘热："上苦热"，指丙戌、丙辰年太阳寒水司天，上半年气候偏寒，所以在对疾病的治疗及饮食调理方面以偏热药物及食物为适宜。"中咸温"，指丙戌、丙辰年的岁运为水运太过，冬令特别寒冷，所以在对疾病的治疗及饮食调理方面以味咸性温的药物及食物为适宜。"下甘热"，指丙戌、丙辰年太阴湿土在泉，下半年气候偏湿，所以在对疾病的治疗及饮食调理方面以味甘性热的药物及食物为适宜。这就是丙戌、丙辰年药物及饮食之所宜。

【原文】

丁亥天符　丁巳岁天符

上厥阴木　中少角木运　下少阳相火(1)　清化热化胜复同(2)，邪气化度也。灾三宫(3)，风化三(4)，火化七(5)，正化度也。其化上辛凉，中辛和，下咸寒(6)，药食宜也。

【讲解】

（1）上厥阴木　中少角木运　下少阳相火："上厥阴木"，指厥阴风木司天。"中少角木运"，指木运不及之年。"下少阳相火"，指少阳相火在泉。

（2）清化热化胜复同："清化"，指阳明燥金之气。"热化"，指少阴君火或少阳相火之气。全句说明丁亥、丁巳年岁木不及，金来乘之，金气偏胜，火气来复的气候变化。这就是原文所谓："清化热化胜复同。"

（3）灾三宫："三宫"，指东方地区。"灾三宫"，意即丁亥、丁巳年自然灾害主要发生在东方地区。

（4）风化三："风化"，指丁亥、丁巳年的司天之气。丁亥、丁巳年厥阴风木司天，上半年气候偏温，风气偏胜。"三"，为木之生数，所以原文谓："风化三。"由于丁亥、丁巳年为木运不及之年，厥阴风木司天，恰好构成平气，因此风气不致过甚，所以原文用木之生数。

(5) 火化七:"火化",指丁亥、丁巳年的在泉之气。丁亥、丁巳年少阳相火在泉,下半年气候偏热。"七",为火之成数,所以原文谓:"火化七。"由于丁亥、丁巳年厥阴风木司天,少阳相火在泉,风火同气,温热相类,所以下半年气候相对偏热,因此原文此处用火之成数以示火气太过。本节亦未列岁运常数,因为丁亥、丁巳年岁木不及,常数应为"风化三"而与司天之气的常数相同,所以从略。

(6) 其化上辛凉,中辛和,下咸寒:"上辛凉",指丁亥、丁巳年厥阴风木司天,上半年气候偏温,风气偏胜,所以在对疾病的治疗及饮食调理方面以味辛性凉的药物及食物为适宜。"中辛和",指丁亥、丁巳年为岁木不及之年,春季应温不温,风气不及,所以在对疾病的治疗及饮食调理方面以味辛性温的药物及食物为适宜,但是由于丁亥、丁巳年厥阴风木司天,运不及而得助,可以构成平气,因此又不宜过用辛温,所以原文谓:"中辛和。"即以辛平的药物和食物为适宜。"下咸寒",指丁亥、丁巳年少阳相火在泉,气候偏热,所以在对疾病的治疗及饮食调理方面以味咸性寒的药物及食物为适宜。这就是丁亥、丁巳年的药物及食物之所宜。

【原文】

戊子天符　戊午岁太一天符

上少阴火　中太徵火运　下阳明金(1)　热化七(2),清化九(3),正化度也。其化上咸寒,中甘寒,下酸温(4),药食宜也。

【讲解】

(1) 上少阴火　中太徵火运　下阳明金:"上少阴火",指少阴君火司天。"中太徵火运",指火运太过之年。"下阳明金",指阳明燥金在泉。全句意即戊子、戊午年为火运太过之年,少阴君火司天,阳明燥金在泉。

(2) 热化七:"热化",指戊子、戊午年的司天之气。戊子、戊午年少阴君火司天，上半年气候偏热。“七”，为火之成数，所以原文谓：“热化七。”由于戊子、戊午年岁运为火运太过，司天之气又是少阴君火，所以原文此处用火之成数以示火气太过。

（3）清化九：“清化”，指戊子、戊午年的在泉之气。戊子、戊午年阳明燥金在泉，下半年气候偏凉。“九”为金之成数，所以原文谓：“清化九。”由于戊子、戊午年岁火太过，少阴君火司天，上半年火气偏胜。因为胜复的原因，火气偏胜，水气必然来复。这也就是《五常政大论》中所谓的：“不恒其德，则所胜来复。”所以下半年特别是冬季又可以比一般年份寒冷。再加上阳明燥金在泉，寒凉同类，所以此处原文用金之成数，以示寒凉太过。本节亦未列岁运常数，这是因为戊子、戊午年岁火太过，岁运常数应为“热化七”，与司天之气相同，故略。

（4）其化上咸寒，中甘寒，下酸温：“上咸寒”，指戊子、戊午年少阴君火司天，上半年气候偏热，因此在对疾病的治疗及饮食调理方面以味咸性寒的药物及食物为适宜。“中甘寒”，指戊子、戊午年岁火太过，夏季特热，所以在对疾病的治疗及饮食调理方面以味甘性寒的药物与食物为适宜。“下酸温”，指戊子、戊午年阳明燥金在泉，下半年气候偏凉，所以对疾病的治疗及饮食调理方面，以味酸性温的药物及食物为适宜。这就是戊子、戊午年药物及饮食之所宜。

【原文】

己丑太一天符　己未岁太一天符

上太阴土　中少宫土运　下太阳水(1)　风化清化胜复同(2)，邪气化度也。灾五宫(3)，雨化五(4)，寒化一(5)，正化度也。其化上苦热，中甘和，下甘热(6)，药食宜也。

【讲解】

（1）上太阴土　中少宫土运　下太阳水：“上太阴土”，指太阴湿土司天。“中少宫土运”，指土运不及之年。“下太阳水”，指太阳寒水在泉。全句意即己丑、己未年为土运不及之年，太阴湿土司天，太阳寒水在泉。

（2）风化清化胜复同：“风化”，指厥阴风木之气。“清化”，指阳明燥金之气。全句是指己丑、己未年岁土不及，木来乘之，木气偏胜，金气来复的气候变化，所以原文谓：“风化清化胜复同。”

（3）灾五宫：“五宫”，指中央。“灾五宫”，意即己丑、己未年自然灾害主要发生在中央地区。

（4）雨化五：“雨化”，指己丑、己未年的司天之气。己丑、己未年太阴湿土司天，上半年气候偏湿。“五”，为土之生数，所以原文谓：“雨化五。”

（5）寒化一：“寒化”，指己丑、己未年的在泉之气。己丑、己未年为太阳寒水在泉，下半年气候偏寒。“一”，为水之生数，所以原文谓：“寒化一。”不过此处何以用水之生数，不好理解。因为从主气来说，五之气为阳明燥金，终之气为太阳寒水，下半年本来偏寒。从客气来说，太阳寒水在泉，也应偏寒。因此己丑、己未年下半年不应是寒气不及而应是寒气太过。如果说与岁运有关，己丑、己未年岁土不及，太阴湿土司天，上宫与正宫同，运不及而得助，属于土运平气之年，不可能影响在泉之气，所以我们认为此处用水之成数，即“寒化六”来表示为宜，原文疑误。

（6）其化上苦热，中甘和，下甘热：“上苦热”，指己丑、己未年太阴湿土司天，上半年气候偏湿，所以对于疾病的治疗及饮食调理方面以味苦性热的药物及食物为适宜。“中甘和”，指己丑、己未年岁土不及，所以在对疾病的治疗及饮食调养方面，以味甘性和的药物及食物为适宜。“下甘热”，指己丑、己未年太阳寒水在泉，下半年气候偏冷，所以在对疾病的治疗及饮食调理方面，以味甘性热的药物及食物为适宜。这就是己丑、己未年药物及饮食之所宜。

【原文】

庚寅　庚申岁

上少阳相火　中太商金运　下厥阴木[1]　火化七[2]，清化九[3]，风化三[4]，正化度也。其化上咸寒，中辛温，下辛凉[5]，药食宜也。

【讲解】

（1）上少阳相火　中太商金运　下厥阴木：“上少阳相火”，指少阳相火司天。“中太商金运”，指金运太过之年。“下厥阴木”，指厥阴风木在泉。全句意即庚寅、庚申年为金运太过之年，少阳相火司天，厥阴风木在泉。

（2）火化七：“火化”，指庚寅、庚申年的司天之气。庚寅、庚申年少阳相火司天，上半年气候偏热。“七”，为火之成数，所以原文谓：“火化七。”由于上半年主气本来偏温偏热，再加上少阳司天，主气客气均属温热，所以原文此处用火之成数以示火气太过。

（3）清化九：“清化”，指庚寅、庚申年的岁运。庚寅、庚申年岁金太过，秋季气候偏凉。“九”，为金之成数，所以原文谓：“清化九。”由于庚寅、庚申年为金运太过之年，所以原文此处用金之成数以示金气太过。

（4）风化三：“风化”，指庚寅、庚申年的在泉之年。庚寅、庚申年厥阴风木在泉，下半年偏温。“三”，为木之生数，所以原文谓：“风化三。”由于庚寅、庚申年金运太过，秋天气候偏凉，再加上下半年主气偏于寒凉，所以尽管厥阴在泉，但气候不会太温，因此原文此处用木之生数以示风气不及。

（5）其化上咸寒，中辛温，下辛凉：“上咸寒”，指庚寅、庚申年少阳相火司天，上半年气候偏热，所以在对疾病的治疗及饮食调理方面以味咸性寒的药物及食物为适宜。“中辛温”，指庚寅、庚申年为岁金太过之年，秋季偏凉，所以在对疾病的治疗及饮食调理方面以味辛性温的药物及食物为适宜。“下辛凉”，指庚寅、庚申年厥阴风木在泉，下半年气候偏温，所以对疾病的治疗及饮食调理方面以味辛性凉的药物及食物为适宜。这就是庚寅、庚申年药物及饮食之所宜。

【原文】

辛卯　辛酉岁

上阳明金　中少羽水运　下少阴火(1)　雨化风化胜复同(2)，邪气化度也。灾一宫(3)，清化九(4)，寒化一(5)，热化七(6)，正化度也。其化上苦小温，中苦和，下咸寒(7)，药食宜也。

【讲解】

(1) 上阳明金　中少羽水运　下少阴火：“上阳明金”，指阳明燥金司天。“中少羽水运”，指水运不及之年。“下少阴火”，指少阴君火在泉。全句意即辛卯、辛酉年为水运不及之年，阳明燥金司天，少阴君火在泉。

(2) 雨化风化胜复同：“雨化”，指太阴湿土之气。“风化”，指厥阴风木之气。全句意即辛卯、辛酉年水运不及，土来乘之，土气偏胜，风气来复。所以原文谓：“雨化风化胜复同。”

(3) 灾一宫：“一宫”，即北方。“灾一宫”，意即辛卯、辛酉年自然灾害主要发生在北方地区。

(4) 清化九：“清化”，指辛卯、辛酉年的司天之气。辛卯、辛酉年阳明燥金司天，上半年气候偏凉。“九”，为金之成数，所以原文谓：“清化九。”

(5) 寒化一：“寒化”，指辛卯、辛酉年的岁运。辛卯、辛酉年为岁水不及之年，冬季应寒不寒。“一”，为水之生数，所以原文谓：“寒化一。”由于辛卯、辛酉年岁水不及，所以原文此处用水之生数以示水气不及。

(6) 热化七：“热化”，指辛卯、辛酉年的在泉之气。辛卯、辛酉年少阴君火在泉，下半年气候偏热。“七”，为火之成数，所以原文谓：“热化七”。由于辛卯、辛酉年水运不及，冬季偏于温暖，再加上少阴在泉，所以下半年气候偏于温热，因此原文此处用火之成数以示火气太过。

（7）其化上苦小温，中苦和，下咸寒：“上苦小温”，指辛卯、辛酉年阳明燥金司天，上半年气候偏凉，所以在对疾病的治疗及饮食调理方面以偏温为适宜。“中苦和”，指辛卯、辛酉年岁水不及，冬令应冷不冷，所以在对疾病的治疗及饮食调理方面，以味苦性和的药物及食物为适宜。“下咸寒”，指辛卯、辛酉年少阴君火在泉，下半年气候偏热，所以在对疾病的治疗及饮食调理方面以味咸性寒的药物及食物为适宜。这就是辛卯、辛酉年药物及饮食之所宜。

【原文】

壬辰　壬戌岁

上太阳水　中太角木运　下太阴土(1)　寒化六(2)，风化八(3)，雨化五(4)，正化度也。其化上苦温，中酸和，下甘温(5)，药食宜也。

【讲解】

（1）上太阳水　中太角木运　下太阴土：“上太阳水”，指太阳寒水司天。“中太角木运”，指木运太过之年。“下太阴土”，指太阴湿土在泉。全句意即壬辰、壬戌年为木运太过之年，太阳寒水司天，太阴湿土在泉。

（2）寒化六：“寒化”，指壬辰、壬戌年的司天之气。壬辰、壬戌年太阳寒水司天，上半年气候偏冷。“六”，为水之成数，所以原文谓：“寒化六。”

（3）风化八：“风化”，指壬辰、壬戌年的岁运。壬辰、壬戌年为岁木太过之年，春天偏温，风气偏胜。“八”，为木之成数，所以原文谓：“风化八。”由于壬辰、壬戌年为木运太过之年，所以原文此处用木之成数。

（4）雨化五：“雨化”，指壬辰、壬戌年的在泉之气。壬辰、壬戌年太阴湿土在泉，下半年气候偏湿。“五”，为土之生数，所以原文谓：“雨化五。”

（5）其化上苦温，中酸和，下甘温：“上苦温”，指壬辰、壬戌年太阳寒水司天，上半年气候偏寒，所以在对疾病的治疗及饮食调理方面以偏温为适宜。“中酸和”，指壬辰、壬戌年岁木太过，春季风气偏胜，气候偏温，所以在对疾病的治疗及饮食调理方面以味酸性和的药物及食物为适宜。“下甘温”，指壬辰、壬戌年太阴湿土在泉，下半年气候偏湿，所以在对疾病的治疗及饮食调理方面以味甘性温的药物及食物为适宜。这就是壬辰、壬戌年的药物及饮食之所宜。

【原文】

癸巳同岁会　癸亥岁同岁会

上厥阴木　中少徵火运　下少阳相火(1)　寒化雨化胜复同(2)，邪气化度也。灾九宫(3)。风化八(4)，火化二(5)，正化度也。其化上辛凉，中咸和，下咸寒(6)。药食宜也。

【讲解】

（1）上厥阴木　中少徵火运　下少阳相火：“上厥阴木”，指厥阴风木司天。“中少徵火运”，指火运不及之年。“下少阳相火”，指少阳相火在泉。全句意即癸巳、癸亥年为火运不及之年，厥阴风木司天，少阳相火在泉。

（2）寒化雨化胜复同：“寒化”，指太阳寒水之气。“雨化”，指太阴湿土之气。全句意即癸巳、癸亥年火运不及，水来乘之，水气偏胜，土来复之，所以原文谓：“寒化雨化胜复同。”

（3）灾九宫：“九宫”，指南方。“灾九宫”，意即癸巳、癸亥年自然灾害主要发生在南方地区。

（4）风化八：“风化”，指癸巳、癸亥年的司天之气。癸巳、癸亥年厥阴风木司天，上半年气候偏温，风气偏胜。

“八”，为木之成数，所以原文谓：“风化八。”由于上半年主气偏于温热，再加上厥阴司天，气候偏温，所以原文此处用木之成数以示温热太过。

（5）火化二：“火化”，指癸巳、癸亥年的岁运。癸巳、癸亥年岁火不及，夏季应热不热。“二”，为火之生数，所以原文谓：“火化二。”由于癸巳、癸亥年为岁火不及，所以原文此处用火之生数以示火气不及。此处未列癸巳、癸亥年在泉之气的常数。此可能由于癸巳、癸亥年为岁火不及之年，岁火不及，水来乘之，冬季偏冷，因此虽然少阳在泉，但火气亦不至于太过，所以在泉之气的常数亦应为火之生数，与岁运常数相同，因此从略。

（6）其化上辛凉，中咸和，下咸寒：“上辛凉”，指癸巳、癸亥年厥阴风木司天，上半年气候偏温，风气偏胜，所以在对疾病的治疗及饮食调理方面以味辛性凉为适宜。“中咸和”，癸巳、癸亥年岁火不及，夏令应热不热，人体心气不及，所以在对疾病的治疗及饮食调理方面以味咸性和的药物及食物为适宜，“下咸寒”，指癸巳、癸亥年少阳相火在泉，气候相对偏热，所以在对疾病的治疗及饮食调理方面以味咸性寒的药物及食物为适宜。这就是癸巳、癸亥年药物及饮食之所宜。

【原文】

凡此定期之纪[1]，胜复正化，皆有常数[2]，不可不察。故知其要者，一言而终[3]，不知其要，流散无穷，此之谓也。帝曰：善。

【讲解】

（1）凡此定期之纪：“定期”，即一定的时期，此处指甲子六十年。全句意即六十年中各个年份的气候及物候变化，人体疾病及治疗均有一定规律可寻。

（2）胜复正化，皆有常数：“胜复”，指偏胜与报复的自调现象。“常数”，即前述之生成数。“正化”，即正常变化。此句是承上句而言。意即六十年中各个年份气候及物候的正常变化或反常变化不外太过与不及两种情况，而这些变化都可以用一定的数字，即生数或成数加以表示，所以原文谓："胜复正化，皆有常数。"值得指出者，后世注家对"胜复正化，皆有常数"一句，多解释为"胜复"是指不及之年，"正化"是指太过之年。例如张志聪注："胜复者，不及之年，正化者，太过之纪。"高世栻注："胜复者，不及之年，正化者，太过之岁。皆有常数。"好像太过之年就没有胜复。这样理解我们认为不符合《内经》精神，因为《内经》认为只要有胜就必然有复，例如《至真要大论》谓："有胜之气，其必来复也。""有胜则复，无胜则否。"《五常政大论》在叙述了太过之纪的气候、物候变化以及人体疾病的特点之后，总结性地指出："不恒其德，则所胜来复。政恒其理，则所胜同化。"明显地说明了太过之年，由于运气偏胜，因此必然有胜有复。张注、高注值得商榷。

(3) 知其要者，一言而终："要"，即要点。这就是说本节虽然以大量篇幅逐年介绍了六十年中各个年份的气候变化及药食所宜等，但如果加以总结归纳也并不复杂，即岁运与岁气不外太过与不及两种情况，而且也各有常数。在处理上本论一开始就指出："先立其年，以明其气。""调之正味从逆。""用寒远寒，用凉远凉，用温远温，用热远热。""运气同异，多少制之。"这就是原文所谓的："知其要者，一言而终。"

【述评】

本节以干支次序列表介绍了甲子一周六十年中各个年份的气候特点、药食所宜等。本表与前表的区别是本表着重介绍了岁运和岁气在不同变化中的常数问题。综观全表，岁运常数的命定比较简单，即岁运太过之年用成数，岁运不及之年用生数。岁气的常数命定则比较复杂，需要加以综合分析后才能判定，但太过用成数，不及用生数的原则与岁运常数的命定原则是一致的，并无区别。因此我们在阅读本表时，只要根据上述原则加以分析，也并不难掌握。值得提出的是古人使用数字来概括和表示自然界复杂的气候及物候变化，并从而演化出中医理论体系中的一些重要原则。这不但显示出我们祖先高度的智慧，而且对我们今天发掘和提高中医宝库提出了一个值得深思的问题。

【原文】

五运之气，亦复岁乎(1)？岐伯曰：郁极乃发，待时而作也(2)。帝曰：请问其所谓也？岐伯曰：五常之气，太过不及，其发异也(3)。帝曰；愿卒闻之。岐伯曰：太过者暴，不及者徐，暴者为病甚，徐者为病持(4)。帝曰：太过不及，其数何如？岐伯曰：太过者其数成，不及者其数生，土常以生也(5)。

【讲解】

(1) 五运之气，亦复岁乎："五运"，指木火土金水五运。"复"，即报复。张介宾注："复，报复也。""复岁"，即在本年中出现报复现象。此句以提问方式指出五运之间如果出现偏胜现象，即可出现报复现象。"有胜则复"，以求自调自稳，这是《内经》中关于自然气候变化的一个基本观点。

(2) 郁极乃发，待时而作也："郁极"，即被郁到极度。"发"，即发作。此句意即五运在被郁到了极度的时候，它本身就会发生反克现象，举例来说，水可以克火，水气太甚，火气被克而郁积于里，但是火气被郁到了极度，它本身就可以突破水的约束发作出来而火势燎原。这就是原文所谓的："郁极乃发，待时而作。"这种现象就叫做"郁发"，也叫"复气"。不过应该指出，"郁发"现象所产生的"复"，与前文中所讲的"复"，在"复"的方式上是有所不同的。"郁发"现象所产生的"复气"，是被郁的一方本身起来报复，例如前述水乘火，火本身来复。而前文中所述的胜复，则是胜己者之所不胜来复，例如木乘土，木气偏胜，金气来复等等。这就是说，胜复有各种不同形式，但总的来说其属于自调现象则一。由于如此，所以“复”字又可理解为恢复之义，亦即经过自调又重新恢复到正常的情况。这也是《内经》对自然和人体的一个基本观点。

（3）五常之气，太过不及，其发异也：“五常之气”，即五运之气。“太过不及”，即五运的太过或不及。全句意即五运各有太过不及之分，因此其郁发情况也因太过不及而各有所不同。

（4）太过者暴，不及者徐，暴者为病甚，徐者为病持：“太过者暴”，指岁运太过之年，其因郁而发的现象比较急，比较猛。“不及者徐”，岁运不及之年，其因郁而发的现象则比较慢，比较缓。“暴者为病甚”，指岁运太过之年，由于因郁而发的现象比较急，来势比较猛，所以人体因感受此郁发之气而发病也比较重。“徐者为病持”，指岁运不及之年，由于因郁而发的现象比较慢，来势比较缓，所以人身因感受此郁发之气而发病也比较缓。张介宾注云：“持者，进退缠绵，相持延久也。”这就是说岁运不及之年，人体感受此郁发之气发病，常表现为迁延缠绵，持久不愈。

（5）太过者其数成，不及者其数生，土常以生也：“太过”，指岁运太过之年或气候偏胜现象，例如太热、太冷等等都是太过。“其数成”，意即对于太过现象可以用成数来表示它，如风气太过可以用八来表示，火气太过可以用七来表示，凉气太过可以用九来表示，寒气太过可以用六来表示等等。“不及”，指岁运不及之年或气候偏衰现象，如应热不热，应冷不冷等等都是不及。“其数生”，意即对于不及现象可以用生数来表示，火气不及可以用二来表示，凉气不及可以用四来表示，寒气不及可以用一来表示，风气不及可以用三来表示等等。“土常以生也”，指土一般只用生数五来表示即可。关于生成数的涵义及五运常数，前节中已经作过讲解，此处从略。

【原文】

帝曰：其发也何如？岐伯曰：土郁之发[(1)]，岩谷震惊，雷殷气交[(2)]，埃昏黄黑，化为白气[(3)]，飘骤高深，击石飞空[(4)]，洪水乃从，川流漫衍，田牧土驹[(5)]。化气乃敷，善为时雨，始生始长，始化始成[(6)]。故民病心腹胀，肠鸣而为数后[(7)]，甚则心痛胁䐜，呕吐霍乱[(8)]，饮发注下，胕肿身重[(9)]。云奔雨府，霞拥朝阳，山泽埃昏，其乃发也[(10)]，以其四气[(11)]。云横天山，浮游生灭，怫之先兆[(12)]。

【讲解】

（1）土郁之发："土郁"，指土气被郁。"土郁之发"，指土气被郁至极而发作。从岁运来说，凡属木运太过之年或土运不及之年均可以由于木来乘土，风可胜湿的原因而出现土郁现象。木运太过之年，风气偏胜，可以出现土郁现象。土运不及之年，木气来乘，也可以出现风气偏胜发生土郁现象。从岁气来说，在四之气上而客气为厥阴风木之气主时时，也可以因风气偏胜，太阴湿土之气被郁而出现土郁现象。土被郁到了极度，就可以由郁而发。以下所述即"土郁之发"时的气候、物候变化及人体疾病方面的特点。

（2）岩谷震惊，雷殷气交："岩谷"，即山谷。"雷殷"，"殷"字，张介宾注："殷、盛也。""岩谷震惊，雷殷气交"，王冰注："土虽独怒，木尚制之，故但震惊于气交之中而声尚不能高远也。故曰雷殷气交，气交谓土之上，尽山之高也。"全句意即土郁之发的表现，就是雷雨大作，山谷震动。

（3）埃昏黄黑，化为白气："埃昏黄黑"，指雷雨大作时阴云密布，天昏地暗的景象。"化为白气"，指雷雨大作时的烟雾迷濛景象。张介宾注："湿蒸之气，岚之属也。"这是对雷雨时自然景象的描述。

（4）飘骤高深，击石飞空："飘骤"，指大风。"高深"，张志聪注："高深，高山深谷之间。""击石飞空"，指山石从空而降。全句是指雷雨大作之时，山洪暴发，巨石被洪水冲决而下的暴风雨现象。

（5）洪水乃从，川流漫衍，田牧土驹："洪水乃从"，指雷雨之际，山洪暴发。"川流漫衍"，指河水泛滥，"田牧土驹"，指田地被洪水淹没，水退之后，泥土堆积成小丘，远望如草原牧马。张介宾注："川流漫衍，淹没郊原也。田牧土驹，以洪水之后，惟余土石嵬然，若群驹散牧于田野也。"这仍是对雷雨大作、山洪暴发以后自然景象的描述。

（6）化气乃敷，善为时雨，始生始长，始化始成："化气"，指土气。"时雨"，指有利于生物生长的正常降雨。"始生始长，始化始成"，指生物生长变化恢复正常。全句意即土被木郁，降雨减少，气候干旱。但土郁之发，雷雨大作，山洪暴发。经过郁发之后，气候干旱现象解除，气候恢复正常，生物的生长收成自然也就恢复正常。这也就是王冰注中所谓的："土化不行，炎亢无雨，木盛过极，故郁怒发焉，土性静定，至动也，雷雨大作，而木土相持之气乃休解也。"

（7）故民病心腹胀，肠鸣而为数后：以下是谈土郁时，人体的疾病表现。"心腹胀"，即胃脘部及少腹部胀满。"肠鸣"，指腹中漉漉有声。"数后"，指大便次数增多，亦即下利。全句意即土郁之际，人体脾胃运化作用亦相应失调，因而在临床上可以出现上述脾胃运化失调的临床症状。

（8）心痛胁䐜，呕吐霍乱："心痛"，指心前区或上腹部疼痛。"胁䐜"，指胁肋胀满。"呕吐"，指恶心呕吐。"霍乱"，中医病名。其临床特点是上吐下泻。全句意即土郁之际，人体亦相应容易发生上述肝胜乘脾的各种疾病。

（9）饮发注下，胕肿身重："饮"，即水饮。"注下"，即泻痢。"胕肿"，即皮肤浮肿。"身重"，即全身痠重。水饮内停，皮肤浮肿，下痢，身重，一般均属于脾的运化失调或湿热内蕴的临床表现。全句意即土郁之际，人体亦常相应出现上述脾湿表现。

（10）云奔雨府，霞拥朝阳，山泽埃昏，其乃发也：“云奔雨府”，指下雨之处阴云密布。“霞拥朝阳”，指早晨太阳周围，云彩很多。“山泽埃昏”，指山林沼泽之处天气阴暗。全句意即如果自然环境出现上述景色，就是土郁之发，亦即雷雨将作的前兆。这是古人长期观测气象得出的经验总结。

（11）以其四气：“四气”，即六气的四之气。这一段时间在大暑以后，秋分以前，大约在7月中下旬至9月中下旬这一段时间。“以其四气”，意即土郁之发的时间主要在四之气这一段时间中。之所以主要在这一段时间中的原因，这是因为四之气为太阴主时，土气偏胜，所以也就多在此时发作。这也就是张介宾注中所谓的：“土主四之气，在大暑六月中后凡六十日有奇，故土郁之发，以其四气。”

（12）云横天山，浮游生灭，怫之先兆：“云横天山”，指远望高山，可以见到白云横绕。“浮游生灭”，指白云浮游山顶，时散时聚，以上说明云层较低。“怫之先兆”，“怫”，注家多解释为“郁”。张介宾谓：“怫，郁也。”马莳谓：“斯土气怫郁之先兆。”高世栻注亦同。张志聪则认为是土郁即“发”之先兆，其注云：“此怫郁欲发之先兆。”根据张志聪注，我们认为此“怫”字，以作“复”字解为好。因为云代表土气，“云横天山”，说明被郁的土气已经出现，所以这就是“土郁之发”，亦即土气来复的先兆。此句王冰注云：“天际云横，山犹冠带，岩谷丛薄，乍灭乍生，有土之见，怫兆已彰。”明显地说明“怫兆”指“复”兆，而非“郁”兆。所以我们从王注。

【原文】

金郁之发(1)，天洁地明(2)，风清气切，大凉乃举(3)，草树浮烟(4)，燥气以行，霿雾数起(5)，杀气来至，草木苍干(6)，金乃有声(7)。故民病咳逆(8)，心胁满引少腹(9)，善暴痛，不可反侧(10)，嗌干(11)面尘色恶(12)。山泽焦枯，土凝霜卤，怫乃发也[13]，其气五[14]。夜零白露，林莽声悽，怫之兆也[15]。

【讲解】

（1）金郁之发："金郁"，指金气被郁。"金郁之发"，指金气被郁至极而发作。从岁运来说，凡属火运太过之年或金运不及之年，均可以由于火来乘金，热可胜凉的原因而出现金郁的现象。火运太过之年，火气偏胜，可以出现金郁现象。金运不及之年，火气来乘，也可以出现火气偏胜发生金郁现象。从岁气来说，在五之气上，而客气为少阴君火或少阳相火主时之时，也可以因火气偏胜而使阳明燥金之气被郁而出现金郁现象。金被郁到了极度也就可以由郁而发。以下所述即金郁之发时的气候、物候变化及人体疾病方面的特点。

（2）天洁地明："天洁"，即天宇清净无云。"地明"，即大地光净明亮。全句意即金郁之发，主要表现为天气清明，秋高气爽，一反夏日湿热交蒸的自然景象。

（3）风清气切，大凉乃举："风清"，即风凉。"气切"，即秋气悽切。全句意即金郁之发就是气候由热转凉，使人产生瑟瑟西风、萧索悽凉之感。

（4）草树浮烟："草树"，指树和草。"浮烟"，指烟雾浮游。"草树浮烟"，意即树林之中，雾气迷濛。这是秋凉以后的自然景象，所以高世栻注云："于时为秋，故大凉乃举，大凉乃举，则草树浮烟。"

（5）燥气以行，霿雾数起："燥气"，即秋凉之气。"霿雾"，即厚雾。"燥气以行，霿雾数起"，意即秋季里为什么会出现"烟雾浮游"的自然景象，是因为天气转凉的缘故。这是对前述"草树浮烟"一句的解释。

（6）杀气乃至，草木苍干："杀气"，即肃杀之气。"苍干"，指树凋叶落。全句指秋凉以后由于天气变凉而出现的树干叶枯、黄叶飘零的自然景象。

（7）金乃有声："金"，此处指秋季。"声"，指秋声，亦即秋风之声。宋·欧阳修曾作《秋声赋》，其文云："初淅沥以潇飒，忽奔腾而澎湃，如波涛夜惊，风雨骤至。其触于物也，鏦鏦铮铮，金铁皆鸣，又如赴敌之兵，衔枚疾走，不闻号令，但闻人马之行声……星月皎洁，明河在天，四无人声，声在树间。予曰，噫嘻，悲哉，此秋声也，胡为乎来哉，盖夫秋之为状也，其色惨淡，烟霏云敛，其容清明，天高日晶，其气慄冽，砭人肌骨。其意萧条，山川寂寥。故其为声也，凄凄切切、呼号奋发。"此文对秋声作了生动描述。"金乃有声"，此处指金郁之发，秋风大作。

(8) 民病咳逆："咳"，即咳嗽。"逆"，即气逆。"咳逆"，即咳嗽气喘，咳嗽气喘属于肺的疾病。此处意即金郁之发时，人体的肺亦相应失调，因而可以在临床上出现上述肺气失宣的症状。

(9) 心胁满引少腹："心胁"，即胸胁。"少腹"，即脐以下的小腹部。人体胸胁及少腹部是肝的部位，"心胁满，引少腹"，即胸胁胀满，牵引少腹。其病机多由于肝气失调，气滞血瘀。肝与肺的关系为相制的关系，肺病必然传肝。此处意即金郁之发时，人体肺气容易失调。由于肺肝关系，因此也容易由肺传肝而在临床上出现肝气失调的症状。

(10) 善暴痛，不可反侧："暴痛"，即发作性疼痛或疼痛突发。"不可反侧"，即不可转侧，亦即运动障碍，转侧不能。这些现象也是肝病的临床表现。此处也是指金郁之发时，人体肺肝失调，所以容易在临床上发生上述肝病症状。张介宾注此云："心胁满，引少腹，善暴痛不可反侧，金气胜而伤肝也。"即属此义。

(11) 嗌干："嗌"，指咽部。"嗌干"，即咽干。咽与肺密切相关。此处指金郁之发时，人体肺气相应失调，因此可以在临床上出现"嗌干"的症状。张介宾注此云："咳逆嗌干，肺病而燥也。"即属此义。

(12) 面尘色恶："尘"，即尘土。"面尘"，即面如土色，苍黄无华。张介宾《类经》中将"尘"字改为"陈"字，并注云："陈"，晦也。意即"面尘"，即面色晦暗。"色恶"，即颜色不好。全句意即金郁之发时，人体肺气失调，由于肺主气，肺朝百脉，人体气血均上注于面，所以在金郁之发，燥气偏胜，人体肺气严重失调时，可以在面部出现"面尘"、"色恶"等败证。

(13) 山泽焦枯，土凝霜卤，怫乃发也："山泽"，即山和水。"霜卤"，王冰注："土上凝白，碱卤状如霜也。"张介宾注："土面凝白，卤结为霜也。"张志聪注："土凝霜卤者，言土凝如霜之盐，即芒硝火硝是也。"全句指金郁之发时，气候干燥，卤地盐碱上泛的自然景象。

(14) 其气五："五"，即六气主时中之五之气。这一段时间在秋分以后至小雪以前，大约在9月中下旬至11月中下旬之间。"其气五"，意即金郁之发的时间主要在五之气这一段时间。之所以主要出现在这一段时间的原因，这是因为五之气为阳明主时，金气偏胜，所以金郁之发也就多在此时发作。这也就是张介宾注文中所谓的："金王五之气，主秋分八月中后凡六十日有奇，故其发也，在气之五。"

(15) 夜零白露，林莽声悽，怫之兆也："零"，义同临。张介宾把"零"字改作"雪"。"夜零白露"，意即夜晚天降雾露。张志聪注："夜零白露，言露浓之如雪。""林莽"，即树林。"林莽声悽"，意即树林之中，秋风悽切。张志聪注："林莽声悽，声在树间，此秋声也。""怫"，同复。全句意即如果出现了夜降霜露，秋声四起的景象，这就是金郁之发，亦即金气行将来复的先兆。这也就是王冰注文中所谓的："夜濡白露，晓听风悽，有是乃为金发征也。

【原文】

水郁之发[1]，阳气乃辟，阴气暴举[2]，大寒乃至，川泽严凝，寒雰结为霜雪[(3)]，甚则黄黑昏翳，流行气交，乃为霜杀[(4)]，水乃见祥[(5)]。故民病寒客心痛[(6)]，腰脽痛，大关节不利，屈伸不便[(7)]，善厥逆[(8)]，痞坚腹满[(9)]。阳光不治，空积沉阴，白埃昏暝，而乃发也[(10)]，其气二火前后[(11)]。太虚深玄，气犹麻散，微见而隐[(12)]，色黑微黄，怫之先兆[(13)]也。

【讲解】

（1）水郁之发："水郁"，指水气被郁。"水郁之发"，指水气被郁至极而发作。从岁运来说，凡属土运太过之年或水运不及之年，均可以由于土来乘水的原因而出现水郁现象。土运太过之年，湿气偏胜，可以出现水郁现象。水运不及之年，土气来乘，也可以出现湿气偏胜，发生水郁现象。从岁气来说，在终之气上，客气在泉之气为太阴湿土主时时，也可以因湿气偏胜而使太阳寒水之气被抑而出现水郁现象。水被郁到了极度，就可以由郁而发。以下所述即水郁之发时的气候、物候变化及人体疾病方面的特点。

（2）阳气乃辟，阴气暴举："阳气"，此处指阳热之气。"辟"，与避同义。"阴气"，指阴寒之气。"暴举"，指突然出现。全句意即水郁之发时，阴寒之气突然出现，气候突然转寒。张介宾注："土胜制水，水之郁也，水郁而发，寒化大行，故阳气乃辟。辟，避同。"即属此义。

（3）大寒乃至，川泽严凝，寒雰结为霜雪："大寒乃至"，指气候突转严寒。"川泽"，指江河湖池。"严凝"，指结冰。"川泽严凝"，指由于气候严寒，江河湖池之水冻结成冰。"寒雰结为霜雪"，即气候寒冷，天降大雪。这几句是对前句"阳气乃辟，阴气暴举"时所出现的自然景象的描述。

（4）黄黑昏翳，流行气交，乃为霜杀："黄黑昏翳"，指气候寒冷，大雪纷飞时天气阴暗的自然景象。"气交"，注家有的解释为夏秋之交，如张志聪注："气交，乃夏秋之交，相火之后也。"有的解释为春夏之交，如高世栻注："气交乃春时厥阴主气，厥阴居少阴君火之前也。”这是受后文“其气二火前后”之句的影响。我们认为仍以《六微旨大论》中所谓的“上下之位，气交之中，人之居也。”来解释为好，亦即“气交”，即人所处的自然环境。“乃为霜杀”，指由于气候寒冷，万物萧条，不能生长。全句意即水郁之发时，天气寒冷阴暗，万物萧条。

（5）水乃见祥：“祥”，有吉祥、良好之义。“水乃见祥”，意即水郁之发以后，由于其郁已发泄，所以水的作用转为正常。这与前节土郁之发时所述“川流漫衍，田牧土驹”之后，紧接着就指出：“化气乃敷，善为时雨，始生始长，始化始成。”其义相同。张介宾把“祥”字释为“灾异”，谓：“祥，灾异也。凡吉凶之兆皆曰祥。”不符合《内经》精神，也未能对“水乃见祥”一句作出解释，因此不从。

（6）寒客心痛：“心痛”，即胸中痛。“寒客心痛”，指水郁之发时，寒气偏胜，寒胜则可以引起人体气血流行不利而发生疼痛。这也就是《素问·举痛论》中所述：“经脉流行不止，环周不休，寒气入经而稽迟，泣而不行，客于脉外则血少，客于脉中则气不通，故卒然而痛。”

（7）腰脽痛，大关节不利，屈伸不便：“腰脽痛”，即腰椎痛。“大关节”，指肩肘膝髋等处的关节。全句意即水郁之发时，气候寒冷，气血流行不利，因此可以在此时出现腰痛、大关节痛、屈伸不利等症状。

（8）善厥逆：“善”，即容易发生。“厥”，《伤寒论》释曰：“阴阳气不相顺接便为厥，厥者，手足厥冷者是也。”“逆”，即逆乱失常。“善厥逆”，意即水郁之发时，由于气候突然寒冷，所以人体气血流行失常，因而可以在临床上出现各种气血逆乱的症状，例如前述之心痛、腰痛、大关节不利，甚至卒倒眩仆，手足逆冷等等。

（9）痞坚腹满：“痞”，即痞塞不通。“坚”，即坚硬。“腹满”，即腹部胀满。“痞坚腹满”，意即水郁之发时，“阳气乃辟，阴气暴举”，所以在临床上可以出现腹部痞塞胀满等症状。“痞坚胀满”，从广义上来说，也可以说是由于厥逆，所以原文把此置于“善厥逆”之后。

(10) 阳光不治，空积沉阴，白埃昏瞑，而乃发也：“阳光不治”，即“阳气乃辟”之意。意即水郁之发时，阳气已衰，不能主事。“空积沉阴”，“空”，此处指内或里。“积”，指郁积。“沉”，亦内或里之意。“阴”，指阴寒之气。“空积沉阴”，指水郁之时，阴寒之气由于土湿之气偏胜而郁积于里。“白埃昏瞑”，指天气阴暗低沉，让人感到头目不清。全句意即自然界如果出现了天气阴暗低沉的现象时，这就是水郁之发的表现。

(11) 其气二火前后：“二火”，即少阴君火与少阳相火。“其气二火前后”，指水郁之发的时间主要表现在少阴君火主时之前后或少阳相火主时之前后。这就是说如果少阴君火主时，火气过甚，水气被郁时，则水郁之发可以在少阳相火主时之前，亦即在二之气的后一段时间出现寒气来复的现象。如果少阳相火主时，火气过甚，水气被郁时，则可以在少阳相火主时之后，亦即在三之气以后的一段时间中出现寒气来复的现象。所以原文谓：“其气二火前后。”值得讨论的是水郁之发的时间与前述土郁之发、金郁之发的时间规律不同，前者都是在本气偏胜的季节发作。土郁之发，“以其四气”，金郁之发，“其气五”，而水郁之发，“其气二火前后”，不是“其气终”。之所以如此，我们认为原因有二：其一，水火的关系，即阴阳的关系，《素问·生气通天论》谓：“阳气者，若天与日，失其所，则折寿而不彰，故天运当以日光明。”“阴阳之要，阳密乃固。”《五运行大论》谓：“风寒在下，燥热在上，湿气在中，火游行其间，故令虚而生化。”这就是说，一年之中的气候物候变化，“火”在其中自始至终起着主导作用。因此对火来说，也就存在着一个随时自调的问题。这也就是《六微旨大论》中所谓：

“相火之下，水气承之。”“君火之下，阴精承之。”由于如此，所以水郁之发，只要到了一定程度就可以发作，并不一定要等到终之气太阳寒水主时之时才发作。其二，由于郁发本身是一种自调现象，其自调的结果是要维持本年度中的正常气候物候变化。例如土郁之发以后，就会出现“化气乃敷，善为时雨，始生始长，始化始成”的正常情况。王冰注此云：“化气既少，长气已过，故万物始生，始长，始化，始成，言是四始者，明万物化成之晚也。”这就是说化成虽晚，但是由于郁发原因，万物生长化成仍然能够进行。这也就是本节一开始就提出的“复岁”，亦即在本年之内能够通过自调而得到恢复。但是水郁之发则不然，因为如果水郁之发要等到本年终之气太阳寒水主时才发作，则这一年已到岁尾，本年的气候物候变化已经无法改变，那就必然要大大影响本年度万物的生长化成，因此水郁之发只能在二火前后。关于“其气二火前后”一句，王冰注：“阴精与水，皆上承火，故其发也，在君相二火之前后，亦犹辰星迎随日也。”张介宾注：“二火前后，君火二之气，相火三之气，自春分二月中而尽于小暑六月节，凡一百二十日，皆二火之所主，水本王于冬，其气郁，故发于火令之时，阴乘阳也。”均属此义。

（12）太虚深玄，气犹麻散，微见而隐：“太虚”，指宇宙。“深玄”，即变化十分幽深玄远。“气”，指气候变化。“麻散”，指头绪很多，如麻丝之四散。“微而见隐”，指这些变化规律虽然细致而复杂，但是仍然可以经过观察见微知著加以总结。此句是承上句“其气二火前后”而言，意即气候变化规律千头万绪，乱如散麻。例如前述的郁发时间，有的定在其本气偏胜的时令，有的则又是随时自调。但是只要我们认真地加以观察总结，仍然可以从十分细致而复杂的变化中总结其规律。因此对于郁发的时间问题，应该加以具体分析，不能机械对待，执一而从。王冰注此云：“气似散麻，薄微可见之也。”张介宾注此云："麻散，如麻散乱可见，微见而隐也。"即属此义。

(13) 色黑微黄，怫之先兆："色黑微黄"，指天气阴暗。"怫"，同复义。全句意即在春夏大热之时，突然出现天气阴暗天色黑黄的现象时，这就表示水气即将来复，是水郁之发的前兆。这也就是前文所述的："甚则黄黑昏翳，流行气交。"观察天气天色的变化古人认为以早晨较好。王冰谓："寅后卯时候之，夏月兼辰前之时，亦可候也。"按卯时指早晨五至七时，辰时指七至九时。这就是说可以在上午五至九时这一段时间中观天。张介宾谓："大都占气之法，当于平旦候之。"也主张在早晨观天。这些都是古人的经验之谈，值得我们加以重视。

【原文】

木郁之发[(1)]，太虚埃昏，云物以扰，大风乃至，屋发折木[(2)]，木有变[(3)]，故民病胃脘当心而痛，上支两胁，鬲咽不通，食饮不下[(4)]，甚则耳鸣眩转，目不识人，善暴僵仆[(5)]。太虚苍埃，天山一色，或气浊色黄黑[(6)]，郁若横云不起，雨而乃发也[(7)]，其气无常[(8)]。长川草偃，柔叶呈阴，松吟高山，虎啸岩岫，怫之先兆[(9)]也。

【讲解】

(1) 木郁之发："木郁"，即木气被郁。"木郁之发"，即木气被郁至极时而发作。从岁运来说，金气太过之年可以由于金气偏胜，金来乘木而产生木郁现象。木运不及之年，也可以由于木气不及，金气来乘而产生木郁现象。从岁气来讲，在初之气厥阴风木用事这一段时间中，如果客气是阳明燥金，也可以由于客胜主的原因而产生木郁现象。木郁至极就可以因郁而发，反侮其所不胜之气而表现出风气偏胜的气候及物候上的变化。以下原文就是叙述木郁之发时自然气候和物候方面的反常变化以及人体疾病方面的特点。

(2) 太虚埃昏，云物以扰，大风乃至，屋发折木："太虚"，指宇宙，亦指天空。"埃昏"，指尘土飞扬，天昏地暗。

“云物以扰”，指天空中的云物和地面上的万物，动乱不安。“屋发折木”，指房屋被风吹倒，树木被风吹断。全句是对木郁之发，风气偏胜，狂风大作时自然景象的描述。

（3）木有变：“木”，指风气。“变”，指反常或灾变。“木有变”，意即木郁之发时，风气变化反常可以形成灾变。前述的自然景象就是木变的表现，所以张介宾注此云：“金胜制木，木之郁也，木郁之发，风气大行，故有埃昏之扰，发屋折木等候，皆木之为变也。”

（4）故民病胃脘当心而痛，上支两胁，鬲咽不通，食饮不下：“胃脘当心而痛”，即上腹部疼痛。“上支两胁”，即两胁肋部疼痛。“鬲”，同“隔”。“咽”，即咽部。“鬲咽不通”，即咽部阻塞。“食饮不下”，即不能进食。上述症状，从病机来看，均与人体肝气失调，疏泄失职有关。这就是说，木郁之发时，人体肝气相应失调，因而可以在临床上出现上述肝病以及肝病及脾的症状。

（5）甚则耳鸣眩转，目不识人，善暴僵仆：“眩转”，同旋转，即头晕目眩，自觉天旋地转，如坐舟车。“目不识人”，即视物不清。“善暴僵仆”，即发生晕厥，卒倒眩仆。这些症状属于肝病重证。这也就是说，在木郁之发时，人气肝气失调，不但可以在临床上发生上述胃脘痛、胁肋痛等一般肝胜乘脾的症状，也可以发生肝病重证，所以原文谓：“甚则耳鸣眩转，目不识人，善暴僵仆。”张介宾注此云：“此皆风木肝邪之为病，厥阴之脉，挟胃贯膈，故胃脘当心而痛，鬲咽不通，食饮不下也。上支两胁，肝气自逆也。肝经循喉咙，入颃颡，连目系，上会于巅，故为耳鸣眩转，目不识人等症，风木坚强，最伤胃气，故令人善暴僵仆。”张氏认为：“此皆风木肝邪之为病。”并且以足厥阴肝经经络循行来解释上述各种症状。我们同意张氏解释。

（6）太虚苍埃，天山一色，或气浊色黄黑：“太虚苍埃”，指天空昏暗，与前述“太虚昏暗”同义。“天山一色”，即天空阴暗与苍山一色。“气浊色黄黑”，也是形容天空阴沉，或黄或黑。这些都是对木郁之发，狂风大作时自然景象的形容和夸张。

（7）郁若横云不起，雨而乃发也：此句是承上句而言。“郁”，即郁结。“横云不起”，即云横天空不动。“雨而乃发也”，即天将下雨。全句意即天空乌云密布，天色昏暗，如果云郁不动时，就是天将大雨的前兆。需要提出者，此段文字，各注家在断句上不完全相同。王冰注本断句为：“太虚苍埃，天山一色，或色浊色黄黑，郁若横云不起，雨而乃发也。”张介宾《类经》断句为：“大虚苍埃，天山一色，或气浊色，黄黑郁若，横云不起雨乃发也。”《医部全录》断句为：“太虚苍埃，天山一色，或气浊色黄黑郁若，横云不起雨，而乃发也。”高世栻《素问直解》断句为：“太虚苍埃，天山一色，或气浊色，黄黑郁若，横云不起雨，而乃发也。”《黄帝内经素问译释》断句为：“太虚苍埃，天山一色，或气浊色黄黑，郁若横云，不起雨，而乃发也。”对上述不同的句断，我们认为王本较当，所以我们据王本句断讲解。

（8）其气无常：“其气”，此处指木郁之发。“其气无常”，意即木郁之发，没有一定时间。为什么木郁之发没有一定时间，张介宾注云：“风气之至，动变不定，故其发也，亦无常期。”这就是说风主动，善行数变，变化较快，所以郁极则发，发无常期。

（9）长川草偃，柔叶呈阴，松吟高山，虎啸岩岫，佛之先兆：“长川”，即长河。“草偃”，即草倒伏而不能直立。“长川草偃”，意即江河之滨，风力较大，所以风吹草伏。“柔叶”，即树叶。“成阴”，即“呈阴”，张介宾注：“呈阴，凡柔叶皆垂，因风翻动而见叶底也。”意即树叶因风吹而翻转见底。“松吟”，即松树被风吹时发出的响声。“松吟高山”，意即山高风劲，松树被风吹而发出鸣响。“虎啸岩岫”虎啸即虎吼，俗谓虎啸风生，意即虎啸之后，常有风生，以此形容猛虎的威力。这里是形容风气偏胜。“怫”，同复。全句意即木郁之际，风气因被郁而表现风少。如果有风，则说明木郁之发，大风即将来临。

【原文】

火郁之发[1]，太虚肿翳，大明不彰[2]，炎火行，大暑至，山泽燔燎，材木流津，广厦腾烟[3]，土浮霜卤，止水乃减，蔓草焦黄[4]，风行惑言[5]，湿化乃后[6]。故民病少气[7]，疮疡痈肿，胁腹胸背，面首四支，膜愤胪胀[8]，疡痱呕逆[9]，瘛疭骨痛，节乃有动[10]，注下[11]温疟[12]，腹中暴痛[13]，血溢流注[14]，精液乃少[15]，目赤心热，甚则瞀闷懊侬，善暴死。刻终大温，汗濡玄府，其乃发也[16]，其气四[17]。动复则静，阳极反阴[18]，湿令乃化乃成[19]。华发水凝，山川冰雪，焰阳午泽，怫之先兆也[20]。

【讲解】

（1）火郁之发：“火郁”，即火气被郁。“火郁之发”，即火气被郁至极而发作。从岁运来说，水运太过之年可以由于水气偏胜，水来乘火而产生火郁现象，火运不及之年，也可以由于火运不及水气来乘而产生火郁现象。从岁气来说，在二之气少阴君火或三之气少阳相火用事这一段时间中，如果客气是太阳寒水也可以由于客胜主的原因而发生火郁现象。火郁至极就可以因郁而发，反侮其所不胜之气而表现出火气偏胜的气候及物候上的变化。以下原文就是描述火郁之发时自然气候和物候上的反常变化以及人体疾病上的特点。

（2）太虚肿翳，大明不彰：“太虚”，此指天空。“肿翳”，指昏暗不清。“大明”，指太阳。“不彰”，指不明亮。全句意即“火郁”之时，水气偏胜，因此天空阴暗，日月不明。值得提出的是，多数注家由于此句是在“火郁之发”句后，因此总从火象来强解此句，解释不通，甚至不惜改动原文。王冰注："肿翳谓赤气也。"《新校正》云："详经注中肿字疑误。"张介宾注："肿字误，当作曛，盖火郁而发，热化大行，故太虚曛翳昏昧，大明反不彰也。"马莳注："太虚迷漫，似曛而翳，大明不彰。"张志聪注："大明，日月之光明也，火郁发而曛翳于上，则日月之明不彰。"高世栻注："火气炎灼而热，故火郁之发，太虚如火曛而翳，日月之大明不彰。"总而言之，诸家均把此句作火郁而发时火热之象来理解，因此无法解释清"太虚肿翳，大明不彰"的含义。因为天气阴暗、日光不明的情况下不可能出现后文所述的"山泽燔燎，材木流津，广厦腾烟"等火热现象，所以都把"肿"字改成"曛"字对原句强解。我们认为，这一句所描述的并不是指火郁之发时而是指水胜火被郁时的自然景象。由于水气偏胜，所以才出现"太虚肿翳"，由于天气阴暗，所以才"大明不彰"。这些自然景象完全可以用水气偏胜加以解释，因此我们不从诸注。

（3）炎火行，大暑至，山泽燔燎，材木流津，广厦腾烟："炎火行，大暑至"，指天气炎热。"山泽燔燎"，指赤日炎炎如火烧，不论在山上或水边都很炎热。"材木流津"，指树木因炎热而流出液汁。"广厦腾烟"，指高大的房子里也热得像火烧一样。全句意即火郁之发时，气候暴热，平时比较凉爽的地方如山上、水边、广厦内也都十分炎热。这是对火郁之发时自然景象的描述。

（4）土浮霜卤，止水乃减，蔓草焦黄："土浮霜卤"，指土地发白，盐碱上泛。"止水"，指水井或水池中的水。"止水乃减"，指水井或水池中的水因天热而干枯或减少。"蔓草焦黄"，指野草因天热而焦枯发黄。这些都是对火郁之发时物候变化方面的描述。

（5）风行惑言："风行惑言"一句，不好解释，各注家意见亦不一致。一种解释是：说假话，如王冰注："妄作讹言。"

另一种解释是：由于天气太热，热极则生风，所以出现人言惑乱现象，如张介宾注："风行惑言，热极风生，风热交炽而人言惑乱也。"再一种解释是：天气炎热，再有大风，大风之中人讲话听不清楚，如马莳注："火气熏蒸，风亦行之，人有所言，难以清听，不免有惑也。"还有一种解释是：风自火出之形容句，如张志聪注："惑言者，嘻嘻嗃嗃，形容其风自火出也。"也还有解释为：天气炎热，人们心中忙乱，所以大家都胡说，如高世栻注："惑，眩乱也。火亢地赤，民心不宁，眩乱之言，见于风俗。"我们认为，"风行"，即流行，流传。"惑言"，即疑惑之言。"风行惑言"，是承上句而言，意即对前述出现的暴热现象，大家都感到反常而又迷惑不解，于是流传种种猜测、解释。这样解释可能亦属强解，姑妄言之，以就正高明。

（6）湿化乃后："湿化"，即雨化。"湿化乃后"，意即火郁之发这一段时间中，天气炎热，下雨减少，雨季延后。这也就如张介宾注中所谓："湿化乃后，雨不至也。"

（7）故民病少气："少气"，即气少、气虚。《素问·阴阳应象大论》谓："壮火之气衰"，"壮火食气"，"壮火散气"，"热伤气"。这就是说，人体在炎热的气候或高热的环境中，或在因病高热的情况下，都可以由于高热的消耗而使人发生气虚，从而表现出气虚的症状和体征。"民病少气"，意即火郁之发时，气候炎热，人体容易出现气虚的证候。

（8）疮疡痈肿，胁腹胸背，面首四支，䐜愤胪胀："疮疡痈肿"，即皮肤生疮。"䐜愤"，胀满的形容词，意即膨膨然若不能容。"胪"，指腹前肉。"胪胀"，即腹胀。全句意即火郁之发时，可以由于炎热的原因而在临床上出现全身头面四肢、胸胁背腹等部位的胀满症状。

（9）疡痱呕逆："疡"，指疮疡。"痱"，（fèi 音费），"痱"的异体字。"痱"，一指"风痱"病。《诸病源候论·风痱候》

谓："风痱之状，身体无痛，四肢不收，神智不乱，一臂不遂者，风痱也。"也指痱子，亦即汗疹。此处以作汗疹解为好。全句意即火郁之发时，天气炎热，人体容易出现皮肤生疮或痱子，或出现呕吐恶心等消化道症状。

（10）瘈疭骨痛，节乃有动："瘈疭"，即四肢拘急痉挛抽动。"节"，即肢节。"动"，即抽动。全句意即火郁之发时，气候炎热，人体亦易外感热邪、热极生风而在临床上出现痉挛拘急抽搐的症状。

（11）注下："注下"，即急性痢疾。急性下痢多属湿热。此处意即火郁之发时可以出现痢疾。

（12）温疟："温疟"为疟疾的一个类型。《素问·疟论》谓："先热而后寒，名曰温疟。"《金匮要略·疟病脉证并治》谓："温疟者，其脉如平，身无寒但热，骨节疼烦，时呕。"这就是说，温疟的临床特点主要是先热后寒或但热不寒。此处意即火郁之发时，可以发生疟疾，特别是容易发生温疟。

（13）腹中暴痛："暴痛"，即突然疼痛。"腹中暴痛"，多数情况下属于里热、里实证。此处意即火郁之发时，人体易感热邪而发生腹中暴痛。

（14）血溢流注："血溢流注"，即出血。人体出血，在多数情况下与血热妄行有关。此处意即火郁之发时，人体容易因感受热邪而发生出血。

（15）精液乃少："精液"，此处是人体津液、血液、包括主生殖的精液在内的统称。气候炎热或人体里热炽盛时，人体阴精的消耗相应增加，因而阴精的储藏也相应减少。此处意即火郁之发时，气候炎热，人体易感受热邪而发生热病，因此精液耗损不足，所以原文谓"精液乃少"。

（16）刻终大温，汗濡玄府，其乃发也："刻"，即时刻。"刻终"，即每天时刻之终刻。每天时刻起于寅初，即清晨三时许，终于丑末，即半夜二时许。"刻终大温"，意即半夜两点以后，天气还很炎热。“玄府”，即汗孔。“汗濡玄府”，意即汗出不止。全句意即火郁之发时，天气十分炎热，到了半夜热仍不退，汗出不止，于此可见天热之甚。所以张介宾注云：“刻终者，百刻之终也。日之刻数，始于寅初，终于丑末，此阴极之时也，故一日之气，惟此最凉。刻终大温而汗濡玄府，他热可知矣。玄府，汗空也。”

（17）其气四：“四”，即四之气。“其气四”，意即火郁之发的时间主要在四之气这一段时间中，亦即大暑以后至秋分以前，大约在7月中下旬至9月中下旬这一段时间。“四之气”，本为太阴湿土主时，一般来说，应该是湿气偏胜。但是由于火郁之发的原因，在四之气这一段时间中，可以出现天气反热，应雨不雨，亦即前述之“湿化乃后”的反常变化。

（18）动复则静，阳极反阴：“动”，指阳热炽甚。“动复则静”，意即阳热过甚就要向相反方面转化，由阳动变为阴静。“阳极反阴”，这是对前述“动复则静”的解释，意即重阳必阴，重阴必阳，阳气偏胜到了极度，就一定要向阴的方面转化。这是自然变化的规律。全句意即火郁之发时气候暴热，但炎热过甚，又会出现寒凉，以求自调。

（19）湿令乃化乃成：“湿令”，即太阴湿土主时之令。前已述及，火郁之发，多在四气，因此“湿化乃后”。“湿令乃化乃成”，意即如果火郁之发以后，由于阳热偏胜而出现“动复则静，阳极反阴”现象时，则湿气主时的作用便继之出现，植物仍然可以成熟。这也就是张介宾所谓：“动复则静，阳极反阴，土气得行，湿令复至。故万物得以化成也。”

（20）华发水凝，山川冰雪，焰阳午泽，怫之先兆也：“华”，同花。“发”，指开放。“水凝”，即结冰。“焰阳”，即太阳。“午”，指南方。“泽”，即南方沼泽之地。此节前两句是说火被寒郁，意即春夏季节，百花开放之时，但是天气反常，出现了冰雪，火被寒郁而出现火郁现象。这就是原文所谓“华发水凝，山川冰雪”。但是，如果出现了烈日当空，南方沼泽之地本来比较凉爽而感到炎热时，则预示被郁的火气即将发作。这就是原文所谓“焰阳午泽，怫之先兆”。张介宾注此云：“群华之发，君火二气气候也。午泽，南面之泽也，于华发之时而水凝冰雪，见火气之郁也。于南面之泽而焰阳气见，则火郁将发之先兆也。”

【原文】

有怫之应而后报也[(1)]，皆观其极而乃发也[(2)]，木发无时，水随火也[(3)]。谨候其时，病可与期[(4)]。失时反岁，五气不行，生化收藏，政无恒也[(5)]。

【讲解】

(1) 有怫之应而后报也：“怫”，同复。“应”反应，此处指征兆。“报”，指发作。全句意即复气将发之前，先有征兆；征兆出现之后，发作紧接而来。王冰注此云：“应为先兆，发必后至，故先有应而后发也。”

(2) 皆观其极而乃发也：“极”，指郁积到了极度。“发”，指发作。本句意即五气被郁积到了极度就必然发作出来，因此，观察郁极情况就可以预示发作即将到来。所以王冰注此云：“物不可以终壮，观其壮极，则怫气作焉，有郁则发，气之常。”

(3) 木发无时，水随火也：“木发无时”，即木郁之发，没有一定时间。这也就是前述之“木郁之发……其气无常”。“水随火也”，即水郁之发，总在二之气、三之气前后。这也就是前述之“水郁之发……其气二火前后”。全句意即五郁之发除木郁、水郁之发，其余均有一定发作时间：土郁之发在四之气，金郁之发在五之气，火郁之发在四之气。惟有木郁之发无定时，水郁之发在二气、三气前后。

(4) 谨候其时，病可与期：“时”，指五气郁而发的时间。“期”，指可以预测各种疾病的发作情况。“谨候其时，病可与期”，意即如果能够注意观测五气因郁而发的时间，那么就能够预测人体相应疾病的发作情况。

(5) 失时反岁，五气不行，生化收藏，政无恒也：“失时反岁”，即时令气候反常。“五气不行”，即风火湿燥寒五气失其正常运行。“生化收藏”，指各种物化现象将会受到影响。“恒”，指恒定。“政无恒也”，指自然气候变化并非一成不变。全句意即前句虽说“谨候其时，气可与期”，但是由于自然气候变化的复杂性，并非一成不变，因此也不能完全机械对待。这一小段是对前述五郁之发的小结。

【述评】

本节主要讨论了五郁之发的问题。本节首先指出了郁发是自然气候变化中的一种自调现象。这就是原文一开始就提出的：“五运之气，亦复岁乎?”然后指出郁发实质上是一种胜复现象。其次，指出了郁发的规律是郁积到了极度就会发作出来，这就是原文所谓的：“郁极乃发，待时而作。”再其次，指出了郁发与人体疾病的关系表现为人体疾病的性质与郁发之气的性质基本一致。因此，“谨候其时，病可与期”。但是同时也指出，自然气候变化的复杂性，所谓“政无恒也”，因此又不能完全机械对待。原文比较详细地列举了五郁之发时的气候、物候、人体疾病方面的特点以及郁发的各种先兆。这些都是古人对自然气候变化与物候变化及人体疾病之间的关系长期观察的实录，值得我们认真加以继承和发扬。

【原文】

帝曰：水发而雹雪，土发而飘骤，木发而毁折，金发而清明，火发而曛昧(1)，何气使然？岐伯曰：气有多少，发有微甚，微者当其气，甚者兼其下，征其下气而见可知也(2)。帝曰：善。五气之发，不当位者(3)，何也？岐伯曰：命其差。帝曰：差有数乎？岐伯曰：后皆三十度而有奇也(4)。帝曰：气至而先后者何？岐伯曰：运太过则其至先，运不及则其至后(5)，此候之常也。帝曰：当时而至[6]者何也？岐伯曰：非太过非不及，则至当时，非是者眚也。帝曰：善。气有非时而化者[7]何也？岐伯曰，太过者当其时，不及者归其已胜也[8]。帝曰：四时之气，至有早晏高下左右[9]，其候何如？岐伯曰：行有逆顺，至有迟速，故太过者化先天，不及者化后天[10]。帝曰：愿闻其行何谓也？岐伯曰：春气西行，夏气北行，秋气东行，冬气南行[11]。故春气始于下，秋气始于上，夏气始于中，冬气始于标[12]。春气始于左，秋气始于右，冬气始于后，夏气始于前[13]。此四气正化之常。故至高之地，冬气常在，至下之地，春气常在[14]，必谨察之。帝曰：善。

【讲解】

(1) 水发而雹雪，土发而飘骤，木发而毁折，金发而清明，火发而曛昧：“雹雪”，即冰雹霜雪，意即天气寒冷。“飘骤”，即狂风暴雨，意即湿气偏胜。“毁折”，指摧屋拔树，意即狂风大作。“清明”，即清凉而干燥，意即凉气、燥气偏胜。“曛昧”，即炎热烦闷，意即火气偏胜。全句意即水土木金火五气发作时，其特点就是本气偏胜。

(2) 气有多少，发有微甚，微者当其气，甚者兼其下，征其下气而见可知也：“气”，指被郁之气。“气有多少，发有微甚”，指五郁之发，郁气多者，发作急而重；郁气少者，发作缓和轻。“当其气”，指当其本气主时之时发作，如土郁之发在四气，金郁之发在五之气等等。“兼其下”，指在其本气主时的下一步发作，例如火郁之发在四之气等等。全句意即郁发现象的微甚以及发作的时间，除了取决于本气的属性以外，还取决于郁气的多少。郁气多的发作重，郁气少的发作轻。郁气多的除了在本气主时之时发作以外，还可以延长到下一步。郁气少的，一般则只在本气主时之时发作。所以从郁气发作的时间是否延长至下一步影响下一步的气候，就可以看出郁发的大小微甚，所以原文谓：“征其下气而见可知也。”此句王冰以下各家，如张介宾、马莳、张志聪等均以承制来解释，认为“兼其下气”是兼见其下承之气。但又矛盾重重，如他们把“水发而雹雪”，解释为兼见土气，认为“雹雪之体如土故也”等等。高世栻则解释为：“甚者兼其下，兼得下时之气也，兼下者，时未至而气先至也。”这样解释也有问题。因为从前文中所述五郁五发的情况来看，看不出这种未至而发的记述，所以我们不从诸注，提出我们的理解以就正于读者。

（3）五气之发，不当位者：“当位”，即五郁之发应时而来。“不当位”，即不应时而来。张介宾注：“不当位，谓有不应其时也。”全句意即五郁之发，一般说来有其一定的发作时间，但有时也不完全应时。

（4）命其差……后皆三十度而有奇也：此是解释上句。“差”，即指上述之不应时。“命”，此处指必然之意。“命其差”，意即气有盛衰，至有先后，因此必然有不应时之处。“度”，指一天。“奇”，指不足一整天的零数，即八十七刻半。全句意即由于气有盛衰，至有先后，因此五郁之发必然有不应时之处。其相差的时间，一般为三十天又八十七刻半，也就是差一个月多一点。关于“奇”代表的具体数字，王冰认为“差三十日余八十七刻半”，《新校正》认为“详注云八十七刻半，当作四十三刻又四十分刻之三十”。张介宾注云：“奇，为四十三刻七分半。”我们从王注。

（5）运太过则其至先，运不及则其至后：“运太过”，指岁运太过之年。“运不及”，指岁运不及之年。“其至先”，指气候变化先天时而至，来得比季节早，未至而至。“其至后”，指气候变化后天时而至，来得比季节迟，至而不至。全句意即岁运太过之年气候来早，岁运不及之年，气候来迟。

（6）当时而至：“当时”，即正当其时。“当时而至”，即气候与季节完全相应，应时而来，不早不迟。所以原文谓：“非太过非不及，则至当时。”

(7) 气有非时而化者："非时"，即不是相应季节。"化"，即化生。"气有非时而化"，即自然界气候、物候变化与季节不相应，出现了这一季节不应有的气候与物候变化。

(8) 太过者当其时，不及者归其己胜也："太过者，当其时"，意即岁运太过之年，一般说气候与季节相应。"不及者，归其己胜"一句，"己胜"，即己之所不胜。意即岁运不及之年，气候与季节不相应，而出现了己所不胜的气候与物候变化，例如春应温而反凉等等。"温"，在五行上属木。"凉"，在五行上属金。应温反凉即出现了己所不胜的气候变化。这就是原文所说的："太过者，当其时，不及者，归其己胜也。"不过应该指出，对于"己胜"一语，注家理解不尽相同。王冰注："冬雨、春凉、秋热、夏寒之类，皆谓归己胜也。"这就是说，王氏认为"己胜"，即己之所不胜。冬雨者，土来克水也，春凉者，金来克木也，秋热者，火来克金也，夏寒者，水来克火也。高世栻注："太过者，当其时，如春温夏热，秋凉冬寒，至不愆期也。不及者归其己胜，如春时雨湿，木胜土也，冬时温热，水胜火也，皆归其己胜之气也。"高氏注解与王氏完全不同。这就是说，高氏认为"己胜"，即己之所胜。从文字上来看，高氏是按文字本义来解的，无可厚非。但是，从《内经》精神来看，则以王氏所见为是。因为这里是说"不及者，归其己胜"，"其不及，则己所不胜乘而侮之"，岁运不及，其所不胜必然来乘，这是《内经》的基本精神，例如前面《气交变大论》所述"岁木不及，燥乃大行"，"岁火不及，寒乃大行"，"岁土不及，风乃大行"，"岁金不及，炎暑乃行"，"岁水不及，湿乃大行"等等，均其例证。由于如此，我们从王注。

(9) 高下左右："高下左右"，是指地势及方位而言。"高"，指高山高原。"下"，指平原。"左"，指东方。"右"，指西方。全句意即四时气候变化，由于地势有高下，方位有东西，所以气候的来迟来早也不完全一样。

（10）太过者化先天，不及者化后天：“化”，即化生。“太过者化先天”，指岁运太过之年，农作物的生长成熟比一般年份要早一些。“不及者化后天”，指岁运不及之年，农作物的生长成熟较一般年份迟一些。

（11）春气西行，夏气北行，秋气东行，冬气南行：这是谈气候变化的规律，也是对前述“四时之气，至有早晏，高下左右”各有不同的解释。“春气”，指春生、春温之气。“春气西行”，即春气从东方开始，逐渐向西方运行，因此，春温、春生之气盛于东而衰于西，所以气候上东方偏温而西方偏凉，物候上东方生长茂盛而西方生长萧条。春温、春生之气东方来早而西方来迟。“夏气”，即夏热、夏长之气。“夏气北行”，即夏气从南方开始，逐渐向北方运行，因此夏热，夏长之气，盛于南而衰于北，所以气候上南方偏热而北方偏冷，物候上南方生长繁密，而北方相对疏落。夏热、夏长之气，南方来早而北方来迟。“秋气”，即秋凉，秋收之气。“秋气东行”，即秋气从西方开始，逐渐向东方运行，因此，秋凉、秋收之气盛于西而衰于东，所以气候上西方偏凉而东方偏温，物候上西方萧条而东方繁茂。秋凉、秋收之气，西方来早而东方来迟。“冬气”，即冬寒冬藏之气。“冬气南行”，即冬气从北方开始，逐渐向南方运行。因此，冬寒、冬藏之气，盛于北而衰于南。所以气候上北方偏寒而南方偏热，物候上北方生长较差而南方生长茂盛。冬寒、冬藏之气北方来早而南方来迟，高世栻注此云：“春气发于冬，故春气从东西行，夏气发于南，故夏气从南北行，秋气发于西，故秋气从西东行，冬气发于北，故冬气从北南行。此四时之应于四方也。”即属此义。

（12）春气始于下，秋气始于上，夏气始于中，冬气始于标：“下”，即地势低下。“上”，即地势高峻。“中”，即里，此处指冬至之时。“标”，即表，此处指夏至之时。“春气始于下”，意即春温、春生之气从低平之地开始。这就是说低平之地，春来较早。以我国来说，江南春早，早春二月，这就是因为江南地势低平。“秋气始于上”，意即秋凉、秋收之气，从高峻之地开始。这就是说高原地区，秋来较早。以我国来说，西北凉早，“凉秋九月，塞外草衰”，这就是因为西北地势崇高。“夏气始于中”，意即夏气从冬至之日就已经开始，所以“冬至一阳生”，日晷初长，“冬月伏阳”，冬至以后白天逐渐加长。“冬气始于标”，意即冬气从夏至之日就已经开始，所以“夏至一阴生”，白昼渐短。“夏月伏阴”，夏至以后白天逐渐变短。高世栻注此云：“春气自下而升，故春气始于下，秋气从上而降，故秋气始于上，夏火之气从中而布于外，故夏至始于中，冬藏之气，从表而归于内，故冬气始于标，标犹表也，此四时之应于上下内外也。”基本上亦属于此义。

(13) 春气始于左，秋气始于右，冬气始于后，夏气始于前：“左”，指东方。“右”，指西方。“后”，指北方，“前”，指南方。全句意即春气始于东，夏气始于南，秋气始于西，冬气始于北。其义与前述之“春气西行，夏气北行，秋气东行，冬气南行”完全相同。

(14) 至高之地，冬气常在，至下之地，春气常在：这是对前述气候变化运行与地势高下左右之间的关系所作的结论，即地势高峻的地区气候寒冷，地势低下的地区气候炎热。这也是对《五常政大论》中所述“地有高下，气有温凉，高者气寒，下者气热”这一规律性认识的重申和再度肯定。王冰注此云：“高山之巅，盛夏冰雪，污下川泽，严冬草生，长在之义足明矣。”说明这一结论完全是古人对自然变化实际观察的经验总结。

【述评】

本节主要论述了气候变化中的各种复杂情况。首先指出了“气有多少，发有微甚”；其次指出了“五气之发有不当位者”；再次指出了“气至”有“先后”，“运太过其至先，运不及其至后”；再其次指出了“四时之气，至有早晏，高下左右”，各有不同；最后指出了地势高下不同，气候寒温不同，“至高之地，冬气常在，至下之地，春气常在”。本节一方面强调了气候变化有一定的固有规律，另一方面也强调了必须区别情况，区别对待。这一点，不但体现了运气学说的基本精神，而且也是中医学中的精华所在。

【原文】

黄帝问曰：五运六气之应见[(1)]，六化之正，六变之纪何如？岐伯对曰：夫六气正纪，有化有变，有胜有复，有用有病，不同其候[(2)]，帝欲何乎？帝曰：愿尽闻之。岐伯曰：请遂言之。

夫气之所至也，厥阴所至为和平[(3)]，少阴所至为暄[(4)]，太阴所至为埃溽[(5)]，少阳所至为炎暑[(6)]，阳明所至为清劲[(7)]，太阳所至为寒雰[(8)]，时化之常也[(9)]。

【讲解】

（1）五运六气之应见：“五运”，即木、火、土、金、水、五运。“六气”，即风、君火、相火、湿、燥、寒六气。“应见”，即应该有的表现。全句意即五运六气各有其本身应有的气候和物候表现。由于这里是指五运六气的主运和主气而言，所以张志聪注此云：“此论五运六气之主时，而各有德化政令胜复变病之常。夫前章之所谓初之气、二之气者，论加临之客气，乃六期环转，各有不同。此复论四时之主气，有春之木，夏之火，秋之金，冬之水，各主七十二日有奇。又有初气之厥阴，二气之少阴，三气之少阳，四气之太阴，五气之阳明，六气之太阳，各主六十日零八十七刻半，此四时不易之气，有寒热温凉生长收藏之政令，故曰常也。”

（2）夫六气正纪，有化有变，有胜有复，有用有病，不同其候：“六气正纪”，指六气的正常变化规律。“化”，指化生，“变”，指灾变；“胜”，指胜气；“复”，指复气；“用”，指作用；“病”，指人体疾病。全句意即风、君火、相火、湿、燥、寒六气，从主时来说，虽然为四时不易之气，相对固定，但是仍然有化有变，有胜有复，有用有病，不同其候，因此不能机械对待。以下原文就是对六气常变的具体介绍。

（3）厥阴所至为和平：“厥阴”，此处指初之气，亦即在每年大寒以后至春分以前，大约在1月中旬至3月中旬这一段时间。“和平”，此指春风。全句意即在初之气这段时间中，在正常情况之下，春风和缓，吹面不寒。高世栻注：“厥阴为风，主初之气，故厥阴所至为和平，和平，舒迟也。”这是指初之气这一段时间的正常气候变化情况。

（4）少阴所至为暄：“少阴”，此处指二之气，亦即在每年春分以后至小满以前，大约在3月中旬至5月中旬这一段时间。“暄”，指温热。全句意即在二之气这段时间中，气温逐渐升高，天气开始转向温热。高世栻注：“少阴温热，主二之气，故少阴所至为暄，暄，温热也。”这是指二之气这段时间的正常气候变化情况。

（5）太阴所至为埃溽：“太阴”，此处指四之气，亦即在大暑以后至秋分以前，大约在7月中下旬至9月中下旬这一段时间。“埃溽”，指潮湿。全句意即在四之气这一段时间中气候潮湿，雨水偏多。张介宾注：“四之土气，土化也。”高世栻注：“太阴所至为埃溽，溽，湿热也。”这是指四之气这段时间正常气候变化情况。

（6）少阳所至为炎暑：“少阳”，此处指三之气，亦即在小满以后至大暑以前，大约在5月中旬至7月中旬这一段时间。“炎暑”，即炎热。全句意即在三之气这一段时间中气候炎热。张介宾注：“三之主气，相火也。”高世栻注：“炎暑，火气也。”这是指三之气这段时间正常气候变化情况。不过在此应该指出，在太阴与少阳的主时问题上，张介宾与高世栻认识不同。张氏认为太阴主四之气，少阳主三之气。高氏认为太阴主三之气，少阳主四之气。其注云：“太阴为湿，主三之气……少阳为火，主四之气。”又云：“太阴主长夏……少阳主初秋……”根据《内经》原文，我们认为高氏所注没有根据，因此我们从张注。

（7）阳明所主为清劲：“阳明”，此处指五之气，意即在秋分以后至小雪以前，大约在9月中下旬至11月中下旬这一段时间。“清劲”，指气候清凉劲切。全句意即在五之气这一段时间中，气候转向清凉，西风劲切。高世栻注：“阳明为清，主五之气，故阳明所至为清劲，秋末冬初，清且劲也。”这是指五之气这段时间的正常气候变化情况。

（8）太阳所至为寒雰：“太阳”，此处指终之气，亦即在小雪以后，大寒以前，大约在11月中下旬至第二年1月中旬这一段时间。“寒雰”，即寒冷。此句意即在终之气这一段时间中 气候寒冷。高世栻注：“太阳为寒，主终之气，故太阳所至为寒雰。寒雰，结为霜雪也。”这是指终之气这段时间中的正常气候变化情况。

（9）时化之常也：“时”，指时令。“化”，指气候变化。“常”，指正常。“时化之常”，意即总括上述全年气候变化，初之气这一段时间中风和日暖；二之气这一段时间中天气转向温热；三之气这段时间中，天气最热；四之气这段时间中天气炎热而雨水较多，湿热交蒸；五之气这段时间中天气转凉，雨水减少，气候清凉干燥；终之气这段时间中，气候寒冷。这是一年之中气候的正常变化情况。

【原文】

厥阴所至为风府，为璺启[1]，少阴所至为火府，为舒荣[2]，太阴所至为雨府，为员盈[3]，少阳所至为热府，为行出[4]，阳明所至为司杀府，为庚苍[5]，太阳所至为寒府，为归藏[6]，司化之常也[7]。

【讲解】

（1）厥阴所至为风府，为璺启：“厥阴”，指初之气。

“府”，有所在地或住宅、府库之义。“风府”，即风多之处，亦可解释为风气偏胜之时。“璺”（wèn 问），王冰注：“微裂也。”“启”，有开之义，王冰注：“启，开坼也。”“璺启”，指植物萌芽破土而出。全句意即在初之气所属的这段时间中风气偏胜，植物开始萌芽生长。

（2）少阴所至为火府，为舒荣：“少阴”，指二之气。“火府”，指热气偏胜之时。“舒荣”，张介宾注：“物得阳气，故舒展荣美。”张志聪注：“舒荣，舒展而荣华也。”本句意即在二之气所属的这段时间中热气偏胜，植物生长欣欣向荣。

（3）太阴所至为雨府，为员盈：“太阴”，指四之气。“雨府”，指雨水较多，湿气偏胜之时。“员盈”，张介宾注：“物得土气而后充实，故为员盈，员，周也。”张志聪注：“员盈，周备也。”本句意即在四之气所属的这段时间中，雨水较多，湿气偏胜，植物生长至此已经充实成熟。

（4）少阳所至为热府，为行出：“少阳”，指三之气。“热府”，与“火府”同义，指气候炎热之时。“行出”，张介宾注：“阳气盛极，尽达于外，物得之而形全，故曰行出。”张志聪注：“夏气始于中，行出者，从中而出于外也。”本句意即在三之气所属的这一段时间中，天气十分炎热，植物生长显著而茂盛。

（5）阳明所至为司杀府，为庚苍：“阳明”，指五之气。“司杀府”，指气候清凉，树凋叶落之时。“庚苍”，王冰注：“庚，更也，更代也，易也。”张介宾注：“金气用事，故为司杀府。庚，更也。苍，木化也。物得发生之化者，遇金气而更易也。”张志聪注：“庚，更也，草木至秋而更变也。”此句意即在五之气所属的这一段时间中，气候由热转凉，植物生长停止，由欣欣向荣而变为树凋叶落，一片萧条。

（6）太阳所至为寒府，为归藏：“太阳”，指终之气。“寒府”，指气候严寒之时。“归藏”，张志聪注：“归藏者，万物至冬而归藏也。”此句意即在终之气所属的这一段时间中，植物停止生长，动物也避寒就温匿伏起来。

（7）司化之常也：“司”，指职司或职能。“化”，指化生。“常”，指正常。张介宾注：“司，主也，六气各有所主，乃正化之常也。”全句总括上述风火暑湿燥寒六气，各有其所属时令及正常职能，即：风属厥阴，主植物的萌芽生长阶段；火、热属少阳、少阴，主植物的生长繁茂阶段；湿属太阴，主植物的生长成熟阶段；燥属阳明，主植物的收成阶段；寒属太阳，主生物的匿伏闭藏阶段。这就是说，由于自然界在气候上有风、火、湿、燥、寒的变化，所以自然界在物候上也就有生、长、化、收、藏的变化，这是自然变化之常。

【原文】

厥阴所至为生，为风摇[(1)]，少阴所至为荣，为形见[(2)]，太阴所至为化，为云雨[(3)]，少阳所至为长，为番鲜[(4)]，阳明所至为收，为雾露[(5)]，太阳所至为藏，为周密[(6)]。气化之常也[(7)]。

【讲解】

（1）厥阴所至为生，为风摇：“厥阴”，指初之气。“生”，指生长。“风摇”，指风气偏胜。“摇”，有摇动之义。张介宾注：“风性动，故为摇。”此句意即在初之气所属这一段时间中，从气候变化来说多风，从物候变化来说主萌芽生长。

（2）少阴所至为荣，为形见：“少阴”，指二之气。“荣”，指生长欣欣向荣。“形见”，指植物生长很快，由小到大。张介宾注：“阳气方盛，故物荣而形显。”此句意即在二之气所属的这一段时间中，由于天气逐渐转热，植物生长显著。

（3）太阴所至为化，为云雨：“太阴”，指四之气。“化”，指植物生长由茂盛趋向成熟。“云雨”，指雨水偏多，湿气偏胜。张介宾注：“土能化生万物，云雨其气也。”此句意即在四之气所属的这一段时间中，气候炎热而潮湿，植物生长已经成熟。

(4) 少阳所至为长，为番鲜："少阳"，指三之气。"长"，指长大。"番鲜"，指植物生长十分茂盛。张介宾注："阳气大盛，故物长而蕃鲜。"此句意即在三之气所属的这一段时间中，由于天气炎热，阳气大盛，所以植物生长繁茂。

(5) 阳明所至为收，为雾露："阳明"，指五之气。"收"，指收成或收敛。"雾露"，指气候清凉。此句意即在五之气所属的这一段时间中，植物由生长成熟进入收取阶段。气候转为清凉，树凋叶落，自然界出现一片收敛现象。

(6) 太阳所至为藏，为周密："太阳"，指终之气。"藏"，指闭藏。"周密"，指密闭于内。高世栻注："周密，周致深密也。"此句意即在终之气所属这一段时间中，由于天气严寒，一般植物停止生长，有些小动物也蛰伏起来准备过冬，整个自然界处于闭藏状态。

(7) 气化之常也："气"，指气候。"化"，指化生。"常"，指正常。张介宾注："六气各有所化，亦正化之常也。"张志聪注："生长化收藏，五时之气也，风摇形见，气之化也，故为气化之常。"此句意即风火热湿燥寒六气与生长化收藏密切相关，"生"因风；"长"因热、因火；"化"因湿；"收"因燥；"藏"因寒。这是自然气候的正常变化对物化现象的影响。

【原文】

厥阴所至为风生，终为肃(1)，少阴所至为热生，中为寒(2)，太阴所至为湿生，终为注雨(3)，少阳所至为火生，终为蒸溽(4)，阳明所至为燥生，终为凉(5)，太阳所至为寒生，中为温(6)。德化之常也(7)。

【讲解】

(1) 厥阴所至为风生，终为肃："厥阴"，指初之气。"风生"，指气候多风而温暖。"终"，此处同"中"字，与后文

"中为寒"，"中为温"中之"中"字义同，指这一段时间有可能出现另一种气候变化之义。"肃"，指肃杀。此句历代注解不同。王冰注："风化以生则风生也，肃，静也。"含糊其辞，等于不解。《新校正》注："按《六微旨大论》云，风位在下，金气承之，故厥阴为风生而终为肃也。"张介宾注同《新校正》，仍然没有把原文解释清楚。张志聪注："肃，肃杀也，风能生万物，而终为肃杀之气，盖四时皆有风气，故能生长万物而亦能收杀也。"张氏从风能生万物亦能杀万物角度来解释此句，以此说明初之气这一段时间中虽然风气偏胜，万物始生，但有时亦有可能出现万物收杀的反常现象。我们认为张氏注解比较符合实际，故从张注。这也就是说，每年初之气所属的这一段时间中，一般说来，气候温和，风气偏胜，春风带来了各种植物的萌芽生长，但是在异常情况下，例如木运不及之年，也可以出现应温反凉，应生反杀，燥乃大行的反常变化。

（2）少阴所至为热生，中为寒："少阴"，指二之气。"热生"，指气候转向温热。"中为寒"，指可能出现寒冷，也可以解释为外热内寒。此句意即在二之气所属这一段时间中，气候转热，但也可能出现外热内寒或应热反寒的气候变化。

（3）太阴所至为湿生，终为注雨："太阴"，指四之气。"湿生"，指气候偏湿。"终为注雨"，"终"字，此处作发展或结果解。"注雨"，指大雨或暴雨。张志聪注："太阴湿土之气，上蒸而为云为雨，故终为注雨。"此句意即在四之气所属这一段时间中，可以出现暴雨或大雨。

（4）少阳所至为火生，终为蒸溽："少阳"，指三之气。"火生"，指气候炎热。"蒸溽"，以火烧水化气熟物曰蒸，以水润物曰溽。这里是指热而且湿。全句意即在三之气所属这一段时间中，天气炎热。由于气候炎热，降雨增多，所以气候可以由炎热而发展为潮湿，形成湿热交争。湿可以因寒而生，也可以因热而生。这里是指因热而生湿而言。

（5）阳明所至为燥生，终为凉："阳明"，指五之气。"燥生"，指气候干燥。"凉"，指清凉。此句意即在五之气所属这一段时间中，气候干燥，降雨减少，天气逐渐转为清凉。"燥"，可以因热而燥，也可以因凉而燥。前者叫做燥热，后者叫做凉燥。前者属热，后者属寒。前者属阳，后者属阴。应加以区别。

（6）太阳所至为寒生，中为温："太阳"，指终之气。"寒生"，指气候寒冷。"中为温"，指可能出现温热，也可以解释成外寒内热，外阴内阳。王冰注"阳在内，故中为温"即属此义。此句意即在终之气所属的这一段时间中，气候寒冷，但也可能出现外寒内热或应寒反热的气候变化。应该指出，"少阴所至为热生，中为寒"，"太阳所至为寒生，中为温"，这两句意义很深，它是后世"夏月伏阴"、"冬月伏阳"论的理论基础，所谓"夏月伏阴"，即夏天炎热，但在炎热中却潜伏着一种阴寒现象，因而自然界中也存在着一个外热内寒的现象。例如在夏季里，天气十分炎热，但天气越热，下雨也越多，气候也越潮湿，山洞里或地下水也愈清凉。在人体也常常表现为表热里寒或表热里虚的夏令体质特点，因而对于夏令疾病的治疗方面，不但要清热、养阴，而且也一定要注意到益气、利湿。所谓"冬月伏阳"，即冬天寒冷，但在寒冷中却潜伏着一种阳热现象，因而在自然界中也存在着一个外寒内热的现象。例如冬天越冷，气候也越干燥，山洞中或地下泉水也越温暖。在人体中也常常表现为表寒里热或阴虚内热的冬令体质特点，因而在对冬季疾病的治疗方面，不但要解表散寒，而且也一定要注意到养阴、清热。临床上这些法则的提出，是根据"夏月伏阴"、"冬月伏阳"的理论，而"夏月伏阴"、"冬月伏阳"理论，此处所提出的"少阴所至为热生，中为寒"，"太阳所至为寒生，中为温"，又是其主要根据之一，因此对这两句原文应加以深入理解。

（7）德化之常也：“德”，指季节气候上的正常变化规律。“化”，指化生或变化。此句意即前述六气在各个季节中的特点及变化是自然气候变化之常。

【原文】

厥阴所至为毛化[1]，少阴所至为羽化[2]，太阴所至为倮化[3]，少阳所至为羽化[2]，阳明所至为介化[4]，太阳所至为鳞化[5]，德化之常也。

【讲解】

（1）厥阴所至为毛化：“毛”，即毛虫，泛指多毛的动物。“化”，指化生。此句意即每年初之气所属的这一段时间中，比较适合毛虫的胎孕生长。

（2）少阴所至为羽化……少阳所至为羽化：“羽”即羽虫，泛指禽类鸟类动物。“化”，指化生。此句意即在每年二之气、三之气所属的这一段时间中，比较适合羽虫的胎孕生长。

（3）太阴所至为倮化：“倮”，即倮虫，泛指无毛、无羽、无介、无鳞的动物。“化”，指化生。此句意即在每年四气所属这一段时间中，比较适合倮虫的胎孕生长。

（4）阳明所至为介化：“介”，指介虫，泛指带有甲壳的动物。“化”，指化生。此句意即在每年五之气所属的这一段时间中，比较适合介虫的胎孕生长。

（5）太阳所至为鳞化：“鳞”，即鳞虫，泛指带有鳞甲的水生动物。“化”，指化生。此句意即在每年终之气所属的这一段时间中，比较适合鳞虫的胎孕生长。

【原文】

厥阴所至为生化[1]，少阴所至为荣化[2]，太阴所至为濡化[3]，少阳所至为茂化[4]，阳明所至为坚化[5]，太阳所至为藏化[6]，布政之常也[7]。

【讲解】

（1）厥阴所至为生化：意即初之气所属的这一段时间中，

由于气候转向温暖，所以物候上表现为萌芽生长，故王冰注“温化也”。

（2）少阴所至为荣化：意即二之气所属这一段时间中，由于气候逐渐转热，所以物候上表现为生长逐渐茂盛，故王冰注“暄化也”。“暄”，即热，意即生长茂盛的原因是由于天气转热。

（3）太阴所至为濡化：意即四之气所属的这一段时间中，由于气候炎热而潮湿，所以物候上表现为滋润，故王冰注“湿化也”，意即万物之所以能表现为滋润的原因是因为这一段时间中降雨量多，气候偏湿。

（4）少阳所至为茂化：意即三之气所属这一段时间中，由于气候炎热，所以物候上，植物长势良好，欣欣向荣，故王冰注“热化也”，意即万物之所以生长十分茂盛的原因是由于天气炎热。

（5）阳明所至为坚化：意即五之气所属的这一段时间中，由于气候逐渐转向清凉，所以物候上表现为生长成熟长势停止，处于收敛状态，故王冰注“凉化也”，意即万物之所以呈收敛状态，停止生长的原因是由于气候转凉。

（6）太阳所至为藏化：意即终之气所属的这一段时间中，由于气候严寒，所以物候上表现为生长停止，蛰虫匿伏，自然界呈现一片闭藏状态，故王冰注“寒化也”。意即万物之所以呈闭藏状态的原因是由于气候严寒。

（7）布政之常也：“布”，分布、宣布之义。“政”，指作用或职能。此句意即春温、春生，夏热、夏长，秋凉、秋收，冬寒、冬藏，这是六气作用于四时的正常表现。张志聪注“生茂坚藏，乃六气之政，而宣布于四时”，即属此义。

【原文】

厥阴所至为飘怒大凉[1]，少阴所至为大暄寒[2]，太阴所至为雷霆骤注烈风[3]，少阳所至为飘风燔燎霜凝[4]，阳明所至为散落温[5]，太阳所至为寒雪冰雹白埃[6]，气变之常也[7]。

【讲解】

（1）厥阴所至为飘怒大凉：“厥阴”，指初之气。“飘怒”，指风气太盛。“大凉”，指气候清凉。此句意即如果在初之气所属的这一段时间中，风气太盛，气候过于温热时，由于气候自调的原因，就会向相反方面转化，变为清凉，出现春行秋气的反常变化。用五行概念来说，就是木气太过，风气偏胜时，金气就要来复，所以原文谓“厥阴所至为飘怒大凉”。

（2）少阴所至为大暄寒：“少阴”，指二之气。“大暄”，即大热。“寒”，即寒冷。此句意即如果在二之气所属的这一段时间中，热气太盛，气候过于炎热时，由于气候自调的原因，就会向相反方面转化，变为寒冷，出现夏行冬令、六月飞霜的反常变化。用五行概念来说，就是火气太过，热气偏胜时，水气就要来复，所以原文谓“少阴所至为大暄寒”。

（3）太阴所至为雷霆骤注烈风：“太阴”，指四之气。“雷霆”，即打雷。“骤注”，即暴雨。“雷霆骤注”，即大雷雨。“烈风”，即大风。此句意即在四之气所属的这一段时间中，如果湿气太过，雷雨太多，由于气候自调的原因，就会发生大风，云散雨收，偏胜的湿因此得到矫正。用五行概念来说，就是土气太过，湿气偏胜，木气就要来复，所以原文谓“太阴所至为雷霆骤注烈风”。

（4）少阳所至为飘风燔燎霜凝：“少阳”，指三之气。“飘风燔燎”，指气候十分炎热。“霜凝”，指寒凉。此句意即在三之气所属的这一段时间中，如果火气太过，气候过于炎热，由于气候自调的原因，就会向相反方面转化，出现寒凉的反常变化。用五行概念来说，就是火气太过，热气偏胜时，水气就要来复，所以原文谓“少阳所至为飘风燔燎霜凝”。此与前文所述“少阴所至为大暄寒”，基本一样。

（5）阳明所至为散落温：“阳明”，指五之气。“散落”，指气候转凉时树凋叶落的自然景象。“温”，指温热。此句意即在五之气所属的这一段时间中，如果凉气太过，树木凋落过甚，由于气候自调的原因，就会向相反方面转化，出现温热的反常变化。用五行概念来说，就是金气太过，凉气偏胜时，火气就要来复，所以原文谓“阳明所至为散落温”。

（6）太阳所至为寒雪冰雹白埃：“太阳”，指终之气。“寒”，指天气寒冷。“雪”、“冰雹”，指天气严寒时的自然景象。“白埃”，指湿气偏胜时烟雨迷濛的景象。此句意即在终之气所属的这一段时间中，如果寒气太盛时，由于气候自调的原因，就会向相反方面转化，气候由寒转温，由雪地冰天转为烟雨迷濛，不下雪而下雨。用五行概念来说，就是水气太过，寒气偏胜时，土气就要来复，所以原文谓“太阳所至为寒雪冰雹白埃”。

（7）气变之常也：“气”，指气候。“变”，指变化。本节主要论述了气候变化的一般规律。即六气各有主时，初之气为风，二之气、三之气为火，四之气为湿，五之气为燥，终之气为寒。如果出现了太过现象，由于气候自调的原因，就会向相反方面转化，有胜则复，使气候能维持基本稳定状态，以利万物的生存。这种有胜有复的自调现象应该看作是气候变化的一般规律，所以原文谓“气变之常也”。

【原文】

厥阴所至为挠动，为迎随[(1)]，少阴所至为高明焰，为曛[(2)]，太阴所至为沉阴，为白埃，为晦暝[(3)]，少阳所至为光显，为彤云，为曛[(4)]，阳明所至为烟埃，为霜，为劲切，为凄鸣[(5)]，太阳所至为刚固，为坚芒，为立[(6)]，令行之常也[(7)]。

【讲解】

（1）厥阴所至为挠动，为迎随：“挠”，同扰，“挠动”，即扰动。“迎”，指来，“随”，指去，“迎随”，即来去。全句意即在每年初之气所属的这一段时间中，风气偏胜，草木随风来回飘荡，自然界出现一派扰动之象。张介宾注谓：“挠动，风之性，迎随，木之性。”

（2）少阴所至为高明焰，为曛：“高明焰”，即十分明亮。“曛”，即炎热。王冰注：“焰，阳焰也。曛，赤黄色也。”张介宾注：“高明焰，阳光也。曛，热气也。”全句意即在每年二之气所属这一段时间中，阳气逐渐转盛，气候逐渐转热。

（3）太阴所至为沉阴，为白埃，为晦暝：“沉阴”，指阴云密布。“白埃”，指烟雾迷濛。“晦暝”，王冰注：“暗蔽不明也。”张介宾注：“晦暝，昏黑色也。”此句意即在每年四之气所属的这一段时间中，天气阴雨连绵，烟雾迷濛，湿气偏胜。

（4）少阳所至为光显，为彤云，为曛：“光显”，指十分明亮。“彤云”，即红云。“曛”，指炎热。王冰注：“光显，电也，流光也，明也。彤，赤色也。”张介宾注：“光显，虹电火光之属也，彤云，赤云也。”此句意即在每年三之气所属的这一段时间中，阳光充足，天气明亮，气候炎热，与二之气所属时间中的气候情况相似，所以王冰注，与“少阴气同”。

（5）阳明所至为烟埃，为霜，为劲切，为悽鸣：“烟埃”，即烟雾。“霜”，即寒霜。“劲切”，指秋风急劲。“悽鸣”，张志聪注：“金有声也。”指秋风怒号，呼呼有声，亦即前文所述之秋声。此句意即在每年五之气所属的这一段时间中，气候转凉，自然界呈现西风劲急、树凋叶落、雾露迷濛、秋意萧索的自然景象。

（6）太阳所至为刚固，为坚芒，为立：“刚固”，即坚固。“坚芒”，形容冰雪凝结坚硬锐利的样子。“立”，即站立，此处形容静止不动。此句王冰注：“寒化也。”张介宾注：“皆水气寒凝之令。”张志聪注：“刚固坚芒，乃寒凝冰坚之象。”全句意即在每年终之气所属的这一段时间中，气候严寒，流水成冰，自然界呈现一派静止闭藏的自然景象。

（7）令行之常也：“令”，指时令或季节。“令行之常”，意即前述风、火、湿、燥、寒等气候变化，各与其所属的时令完全相应，因而各个时令也就各有其相应的气候变化。春风、夏热、长夏湿、秋燥、冬寒，这是每年时令之常。

【原文】

厥阴所至为里急[(1)]，少阴所至为疡胗身热[(2)]，太阴所至为积饮否膈[(3)]，少阳所至为嚏呕，为疮疡[(4)]，阳明所至为浮虚[(5)]，太阳所至为屈伸不利[(6)]，病之常也[(7)]。

【讲解】

(1) 厥阴所至为里急："里急"，指紧张或痉挛拘急等症状。"厥阴所至为里急"，意即在每年初之气所属的这一段时间中，由于自然气候为风气偏胜，人体容易出现痉挛拘急或紧张等症状，例如出现眩晕、腹痛、惊痫抽搐等等，因而上述这些症状也就可以定性为风证。

(2) 少阴所至为疡胗身热："疡"，指疮疡。"胗"，同疹，即皮疹。"身热"，即全身发热。"少阴所至为疡疹身热"，意即在二之气所属的这一段时间中，由于自然界气候转热，人体容易出现疮疡、皮疹、发热等症状。由于这些症状的出现与气候炎热有关，所以上述这些症状也就可以定性为热证或火证。

(3) 太阴所至为积饮否膈："积"，即停积。"饮"，即水饮。"积饮"，即水饮潴留。"否"，同痞。"膈"，同隔，"否膈"，即胃脘闷满堵塞不通。"太阴所至为积饮否膈"，意即在四之气所属的这一段时间中，由于自然界气候潮湿，所以人体容易发生皮肤浮肿、胃脘闷堵等水湿停聚症状。张介宾注："湿土用事则脾多湿滞，故为积饮否膈。"也由于这些症状的出现与气候潮湿有关，因而上述这些症状也就可以定性为湿证。

(4) 少阳所至为嚏呕，为疮疡："嚏"，即喷嚏。"呕"，即呕吐。"疮疡"，即皮肤生疮。"少阳所至为嚏呕，为疮疡"，意即在三之气所属的这一段时间中，由于气候十分炎热，人体容易发生嚏呕疮疡等症状。张介宾注："相火炎上，故为嚏呕，热伤皮腠，故为疮疡。"由于这些症状的出现与气候炎热有关，因而上述这些症状也就可以定性为热证或火证。

（5）阳明所至为浮虚："浮虚"，王冰注："浮虚，薄肿，按之复起也。"认为"浮虚"就是浮肿。其他注家解释则比较含糊。如张介宾注："阳明用事而浮虚，皮毛为金之合也。"对于"浮虚"究竟是指什么，并没有作出确切解释。张志聪注："阳明主秋，秋气始于上，故为浮虚。"也是含混其辞。高世栻注："浮虚，阳明金气不固，外浮内虚也。"对什么是"外浮内虚"，未作进一步解释，仍令人难解。我们的意见，认为"阳明所至为浮虚"，可以从两个方面来理解：一是从王冰注，认为"浮虚"是指面目浮肿而言。阳明燥金主五之气，其气候特点为清凉干燥，其病则多表现为咳喘、气逆、气虚，甚则少气不能平卧，面目浮肿。如本篇前文述："凡此阳明司天之政……其病中热胀，而目浮肿，善眠，鼽衄嚏欠呕，小便黄赤，甚则淋。"《素问·咳论》在列举五脏六腑之咳的临床表现之后指出："此皆聚于胃，关于肺，使人多涕唾而面浮肿气逆也……浮肿者治其经。"均说明咳喘气逆气虚可使人出现面目浮肿。第二种理解认为"浮虚"可以指脉象，即浮而无力之脉。《素问·平人气象论》谓："秋胃微毛曰平。"即秋之平脉可以微浮，但浮而虚则为病脉，即表示肺气虚。以上两种理解其基本精神是一致的，即认为凡在阳明所主五之气这一段时间，亦即在秋分之后至小雪之前，大约在9月中下旬至11月中下旬前后，气候清凉干燥，人体受病常表现为咳喘、气逆、气虚、面目浮肿、脉虚无力等证候，因此便认为上述证候与气候凉燥有关，与肺有关，而把上述证候定性为燥，定位在肺。

（6）太阳所至为屈伸不利："屈伸不利"，即肢体活动障碍。张介宾注："寒水用事则病在骨，故为屈伸不利。""太阳所至为屈伸不利"，意即在终之气所属这一段时间中，由于天气寒冷，所以人体容易因受寒而发生肢体运动障碍、屈伸不利等症状。也由于这些症状与气候寒冷有关，因而上述这些症状也可以定性为寒证。

（7）病之常也："病"，即人体疾病。"病之常也"，意即人体疾病的发生与季节气候密切相关，因而各个季节也就有相应多发的疾病和临床表现。

【原文】

厥阴所至为支痛[(1)]，少阴所至为惊惑，恶寒，战慄，谵妄[(2)]，太阴所至为稸满[(3)]，少阳所至为惊躁，瞀味暴病[(4)]，阳明所至为鼽尻阴股膝髀腨䯒足病[(5)]，太阳所至为腰痛[(6)]，病之常也。

【讲解】

（1）厥阴所至为支痛："支痛"，即两胁肋处疼痛。张介宾注："厥阴主肝，故两胁肋支为痛。""厥阴所至为支痛"，意即在每年初之气所属这一段时间中，气候转温，风气偏胜，因而容易出现两胁肋部位疼痛。也正因为两胁肋部疼痛与风气偏胜有关，而风又与人体中的肝有关，因而上述这些症状又都可以定位在肝，定性为风证。

（2）少阴所至为惊惑，恶寒，战慄、谵妄："惊惑"，指惊怕、迷惑，此处指神志不清。"谵妄"，即谵语、狂妄。"惊惑谵妄"，都属于人体精神神志上的反常。"恶寒"，即怕冷。"战慄"，即全身寒战。张介宾注："少阴主心，故为惊惑，热极反兼寒化，故恶寒战慄，阳亢伤阴，心神迷乱，故谵妄。"全句意即在每年二之气所属的这一段时间中，由于气候转热，人体除了容易发生前述"疡胗"、"身热"等症状以外，还可以出现精神神志方面的障碍及恶寒、战慄等热病前期症状。也正由于这些症状与气候炎热有关，而热又与人体的心有关，因而上述这些症状又都可以定位在心，定性为热证。

（3）太阴所至为稸满："稸"（xù 音序），同蓄，"满"，即胀满。“稸满”，与前述之“积饮”义相近似，即水饮蓄积而出现胀满。“太阴所至为稸满”，意即在每年四之气所属这一段时间中，由于气候偏湿，人体可以出现水饮潴留或胃脘胀满症状。张介宾注：“太阴主脾，病在中焦，故畜满。”也正由于这些症状与气候潮湿有关，而湿又与人体中的脾有关，因而上述这些症状又都可以定位在脾，定性为湿证。

（4）少阳所至为惊躁，瞀味暴病：“惊躁”，即惊怕躁动不安。“瞀”，即晕闷烦乱。“味”，他本多作“昧”，指神志不清楚。“暴病”，即突然发病。此句意即在每年三之气所属这一段时间中，由于气候炎热，人体除了容易发生前述“嚏呕疮疡”一类火热症状以外，也容易发生上述精神神志失常症状。也正由于这些症状与气候炎热有关，而热又与人体的心有关，因而上述这些症状也都可以定位在心，定性为火为热。

（5）阳明所至为鼽尻阴股膝髀腨䯒足病：“鼽”，此指鼻。“尻”，即尾骶骨。“阴”，即外阴。“股”，即大腿部。“膝”，即膝关节部。“髀”，即大腿上段。“腨”，即小腿部。“䯒”，即小腿前胫骨腓骨部位。“足”，即足掌。此句意即在每年五之气所属的这一段时间中，由于气候转凉，转干燥，人体上述部位容易发生疾病。也正由于这些部位受病与气候清凉有关，与气候干燥有关，而凉和燥又与人体的肺有关，因而上述部位发生疾病也就可以定位为肺，定性为燥。但是，应该指出，这一句所述疾病部位与阳明的关系不好解释，王冰、张志聪均回避不解。张介宾用经络来解释，他说：“阳明胃经起于鼻，故为鼽，会于气街，总于宗筋，以下于足，故为尻阴膝足等病。”高世栻也以经络来解释，他说：“阳明大肠主津液所生病，津液虚寒则为鼻鼽，阳明胃脉下髀关，抵伏兔，下膝膑中，下循胫外廉，下足跗，故尻阴股膝髀腨䯒足皆病。”这样解释，一方面不符合本节体例及主要精神，因为本节主要是讲“五运六气之应见，六化之正，六变之纪”，不是讲经络；另一方面，用经络循行部位也不能完全解释上述疾病部位，例如“鼽”、“尻”、“髀”、“腨”等部位用足阳明胃经经脉循行来解释就嫌太牵强。由于如此，所以我们认为仍根据原文体例和精神来作解释为好，即这些部位受病在定位上主要考虑有肺，在定性上主要考虑为凉为燥。基于上述认识，近年来我们在临床上治疗某些关节疼痛疾病，例如“尻”、“股”、“膝”、“髀”、“腨”、“胻”、“足”等部位疼痛久治不愈者，常常采用宣肺散寒法，选用麻黄、桂枝、细辛等类药物，合用养血润燥法，选用生地、当归、白芍、麦冬之类药物，效果甚好。说明上述认识可以用于临床，提出供读者参考。

(6) 太阳所至为腰痛：此句意即在每年终之气所属的这一段时间中，由于气候严寒，所以人体容易发生腰痛。也正由于腰痛的发生与气候严寒有关，而寒又与人体的肾有关，因此腰痛可以定位在肾，定性为寒。

【原文】

厥阴所至为緛戾(1)，少阴所至为悲妄衄衊(2)，太阴所至为中满霍乱吐下(3)，少阳所至为喉痹，耳鸣呕涌(4)，阳明所至为皴揭(5)，太阳所至为寝汗痉(6)，病之常也。

【讲解】

(1) 厥阴所至为緛戾：“緛”，指无力，此处指肢体瘫痪。“戾”，通“捩”，有扭转之义，此处指肢体拘急。“厥阴所至为緛戾”，意即在每年初之气所属这一段时间中，由于气候转温风气偏盛，人体容易发生肢体瘫痪或拘急等运动障碍症状。也正由于这些症状与风有关，而风又与人体的肝有关，因而人体肢体运动障碍的疾病，都可以定位在肝，定性为风。

(2) 少阴所至为悲妄衄衊：“悲”，即悲哀。“妄”，指乱说乱动，言行反常。“衄”，即鼻出血。“衊”，即“蔑”的繁体字。本意为血污，后人引申为诬或毁，此处指鼻出血甚多之意。此句意即在每年二之气所属这一段时间中，由于气候转热，人体容易出现精神失常及鼻出血等症状。也正由于这些症状的出现与气候炎热有关，而热又与人体的心有关，因此“悲妄衄衊”等症状，可以定位在心，定性为火、为热。

（3）太阴所至为中满霍乱吐下：“中满”，即胃脘胀满。“霍乱”，即上吐下泄。《伤寒论·辨霍乱病脉证并治》谓：“问曰：病有霍乱者何？答曰：呕吐而利，此名霍乱。”此句意即在每年四之气所属这一段时间中，由于气候炎热而潮湿，因此人体容易发生胃脘胀满、上吐下泄等消化道症状。也正由于这些症状的出现与气候炎热潮湿有关，而湿热又与人体的脾胃有关，因此“中满霍乱吐下”可以定位在脾胃，定性为湿热。

（4）少阳所至为喉痹，耳鸣呕涌：“喉痹”，中医病名。其临床特点，为咽喉肿痛、吞咽困难。《诸病源候论·喉痹候》谓：“喉痹者，喉里肿塞痹痛，水浆不得入也。”耳鸣，即两耳轰鸣或蝉鸣。“呕涌”，也是指呕吐不能进食。王冰注：“涌，谓溢食不下也。”此句意即在每年三之气所属的这一段时间中，由于气候炎热，所以人体容易感受热邪而在临床上发生咽喉肿痛、恶心呕吐、耳鸣等症状。也正由于这些症状与气候炎热有关，而热除了与人体的心有关以外，还与人体的肝胆有关，因此“喉痹，耳鸣，呕涌”等症可以定位在肝胆，定性为火、为热。

（5）阳明所至为皴揭：“皴”，（cūn 音村），指皮肤干裂。“揭”，指皮肤揭起。“阳明所至为皴揭”，意即在每年五之气所属的这一段时间中，由于气候转凉，转干燥，人体皮肤及口唇容易出现干裂或表皮揭起现象。高世栻注：“皴揭者，阳明燥胜，皮皴而掀揭也。”也正由于这些症状与气候干燥，气候清凉有关，而凉和燥又与人体的肺有关，因此上述症状可以定位在肺，定性为燥。

（6）太阳所至为寝汗痉：“寝汗”，睡中出汗，亦名盗汗。

王冰注："寝汗，谓睡中汗发于胸嗌颈掖之间也。俗误呼为盗汗。""痉"，即颈项强急，角弓反张。《金匮要略·痉湿暍病脉证治》谓："病者身热足寒，颈项强急，恶寒，时头热，面赤目赤，独头动摇，卒口噤，背反张者，痉病也。""痉为病，胸满口噤，卧不着席，脚挛急，必龂齿。"此句意即在每年终之气所属这一段时间中，由于气候严寒，人体容易出现盗汗，也容易发生痉病。也正由于这些病证与气候寒冷有关，而寒又与人体之肾与膀胱有关，因此这些症状可以定位在肾和膀胱，定性为寒。

【原文】

厥阴所至为胁痛呕泄(1)，少阴所至为语笑(2)，太阴所至为重胕肿(3)，少阳所至为暴注瞤瘛暴死(4)，阳明所至为鼽嚏(5)，太阳所至为流泄禁止(6)，病之常也。

【讲解】

(1) 厥阴所至为胁痛呕泄："胁痛"，即胁肋部痛。"呕"，即呕吐。"泄"，即泄下。此句意即在每年初之气所属这一段时间中，由于气候转温，风气偏胜，因此人体容易出现胁肋痛，呕吐腹泻等症状。也正由于这些症状与风气偏胜有关，而风又与人体的肝有关，因此这些症状也都可以定位在肝，定性为风。

(2) 少阴所至为语笑：语"，即言语，此处指言语障碍或反常。"笑"，指发笑，此处指反常发笑。"少阴所至为语笑"，意即在每年二之气所属的这一段时间中，由于气候转热，火气偏胜，因此人体在疾病上容易表现为言语障碍或者精神反常变化表现为以笑为特点。张介宾注："少阴主心，心藏神，神有余则笑不休。"也正由于这些症状与火气偏胜有关，而火又与人体的心有关，因此这些症状也都可以定位在心，定性为热、为火。

(3) 太阴所至为重胕肿："重"，即自感身体沉重。"胕肿”，即足肿。“太阴所至为重胕肿”，意即每年四之气所属的这一段时间中，由于气候偏湿，人体容易出现身体沉重、下肢浮肿等症状。张介宾注：“土气湿滞，则身重由浮而肿，谓之胕肿。”也正由于这些症状与湿气偏胜有关，而湿又与人体的脾有关。因此这些症状可以定位在脾，定性为湿。

（4）少阳所至为暴注瞤瘈暴死：“暴注”，即急性腹泻或急性痢疾。“瞤”，指肌肉抽动。“瘈”，指肢体抽搐。“暴死”，指晕厥、卒倒眩仆。“少阳所至为暴注，瞤瘈暴死”，意即在每年三之气所属这一段时间中，由于气候炎热人体容易发生急性腹泻或中暑晕厥等症状。张介宾注：“相火乘金，大肠受之，则为暴注而下，乘脾则肌肉瞤动，乘肝则肢体筋脉抽瘈，相火急暴，故为暴死。”也正由于这些症状的出现与气候炎热有关，而温和热又与人体的肝或心有关，因此上述这些症状又都可以定位在心或肝，定性为火或热。

（5）阳明所至为鼽嚏：“鼽”，即鼻流清涕。“嚏”，即喷嚏。“阳明所至为鼽嚏”，意即在每年五之气所属这一段时间中，由于气候转凉，人体容易发生鼻流清涕或打喷嚏等上呼吸道症状。也正由于这些症状的出现与气候清凉及干燥有关，而凉和燥又与人体的肺有关，因此上述症状也就可以定位在肺，定性为凉或燥。

（6）太阳所至为流泄禁止：“流泄禁止”，历代注家解释不一。“流泄”，张介宾解释为泻利，其注云：“寒气下行，能为泻利，故曰流泄。”高世栻解释为出汗，其注云：“流泄者，汗流外泄。”“禁止”，张介宾解释为无汗，便闭，其注云：“阴寒凝结，阳气不化，能使二便不通，汗窍不解，故曰禁止。”高世栻解释为小便不利，其注云：“禁止者，小便不利。”这两种解释，都不能令人满意。因为，“太阳所至”，是指每年终之气所属这一段时间，这段时间正值严冬，气候寒冷，张注谓之“无汗”固然常见；谓之“泻利”、“二便不通”者则并不多。

而且，在同一时令中，既以“流泄”解释“泻利”，又以“禁止”解释为二便不通，未免前后矛盾。高注谓冬令“汗流”为“流泄”，恐怕并不多见，谓“禁止”为“小便不行”，也不符合冬令实际情况。一般说来，冬令中人体小便不是减少而是增多。《灵枢·五癃津液别》明确指出：“天寒则腠理闭，气湿不行，水下流于膀胱，则为溺与气。”因此对上述解释感到不甚妥当。我们认为，“流泄”，可作腹泻或小便多来理解。“禁止”，可以作为关节活动障碍，运动不能来理解。因为在冬令气候严寒的情况下，人体可以因感寒邪而出现泻利或经络气血凝滞而出现肢体活动障碍、运动不能。如果这一注解可以成立的话，“太阳所至为流泄禁止”一句，意即在每年终之气所属的这一段时间中，由于气候寒冷，人体容易出现腹泻、多尿或关节疼痛、运动障碍等症状。也正由于这些症状与气候寒冷有关，而寒冷又与人体的肾有关，因此这些症状在一般情况下可以定位在肾，定性为寒。

【原文】

凡此十二变者[1]，报德以德，报化以化，报政以政，报令以令[2]，气高则高，气下则下，气后则后，气前则前，气中则中，气外则外，位之常也[3]。故风胜则动，热胜则肿，燥胜则干，寒胜则浮，湿胜则濡泄，甚则水闭胕肿[4]，随气所在以言其变耳[5]。

【讲解】

（1）凡此十二变者：“十二变”，即指前述之十二条经文是：“时化之常”一条，“司化之常”一条，“气化之常”一条；“德化之常”二条；“布政之常”一条，“气变之常”一条，“令行之常”一条，“病之常”四条，共十二条。由于这十二条经文都是讲的气候变化或疾病变化，所以称“十二变”。兹将此“十二变”分类列表见表2：

表2　六气常变与物化常见病症表

六气 变化	厥阴所至	少阴所至	太阴所至	少阳所至	阳明所至	太阳所至
时化之常	和平	暄	埃溽	炎暑	清劲	寒雰
司化之常	风府 璺启	火府 舒荣	雨府 员盈	热府 行出	司杀府 庚苍	寒府 归藏
气化之常	生，风摇	荣，形见	化，云雨	长，蕃鲜	收，雾露	藏，周密
德化之常	风生 终为肃 毛化	热生 中为寒 羽化	湿生 终为注雨 倮化	火生 终为蒸溽 羽化	燥生 终为凉 介化	寒生 中为温 鳞化
布政之常	生化	荣化	濡化	茂化	坚化	藏化
气变之常	飘怒大凉	大暄寒	雷霆骤注烈风	飘风燔燎霜凝	散落温	寒雪冰雹白埃
令行之常	挠动，迎随	高明焰，曛	沉阴，白埃，晦暝	光显，彤云，曛	烟埃，霜，劲切，凄鸣	刚固，坚芒，立
病之常	里急，支痛，緛戾，胁痛，呕泄	疡胗身热，惊惑，恶寒战慄，谵妄，悲妄，衄衊，语笑	积饮，痞膈，稸满，中满，霍乱吐下，重，胕肿	嚏呕，疮疡，惊燥，瞀昧，暴病，喉痹，耳鸣，呕涌，暴注，瞤瘛，暴死等	浮虚，鼽尻阴股膝髀腨䯒足病，皴揭，鼽嚏等。	屈伸不利，腰痛，寝汗，痉，流泄禁止

（2）报德以德，报化以化，报政以政，报令以令：“报”，指报复或反应。“德”，指季节气候的特性和对生物的好处。“政”，指季节气候的作用或职能。“化”，指季节气候对生物生长变化的影响及物候现象。“令”，指季节气候变化的特点。“报德以德”，意即季节气候在正常时，各个季节有其自己的特性，这些特性有利于生物的正常生长。在偏胜时，亦即反常时，就会产生复气，而产生复气的原因，则正是为了恢复其正常的季节气候特性及其对生物的正常作用，这就叫作“报德以德”。这里的“报”，就是指复气。前一个“德”字是指季节气候失德，亦即季节气候偏胜；后一个“德”字，则是指正常的季节气候特性。“报德以德”，亦即在季节气候偏胜失德时予以

报复，其目的正是为了恢复季节气候正常的德，以便有利于生物的正常生长。其他“报化以化”，“报政以政”，“报令以令”的涵义，可依此类推。总起来说，六气有常有变，前表所列时化之常，司化之常，气化之常，德化之常，布政之常，令行之常是指它的“常”，前表所列气变之常，则是指它的“变”，但这个“变”则又是为了复其“常”。正如张介宾所注：“此总结上文胜复变病之候，各因其所至之气而为之报也，故气至有德化政令之异，则所报者亦以德化政令。”

（3）气高则高，气下则下，气后则后，气前则前，气中则中，气外则外，位之常也：此段经文，注家解释不一。一种解释认为这是指人体在气候变化中的相应部位，持此见者以王冰为代表，张介宾从之。王注云：“高下前后中外，谓生病所也，手之阴阳其气高，足之阴阳其气下，足太阳气在身后，足阳明气在身前，足太阴少阴厥阴气在身中，足少阳气在身侧，各随所在言之，气变生病象也。”另一种解释则认为这是指四时六气的定位，也就是在四时六气的所属时间中，其相应的气候变化居于主导地位。持此论者以张志聪为代表，高世栻注与其大致相同。张氏注云：“气高则高，气下则下者，谓春气始于下，则五运六气，皆主厥阴风木。秋气始于上，则五运六气，皆属阳明之燥金。夏气始于前，则五运六气，皆主少阳之炎暑。冬气始于后，则五运六气，皆属太阳之凝寒。此四时六气，皆有定位之常，非若客气之环转也。此总结上文之义。”我们认为张志聪注比较合理。因为这一段经文是总结前述十二条经文，而前述十二条经文则是总结四时六气的正常变化规律及其所属时间。本条最后也明确指出：“位之常也。”因此我们认为张注以“四时六气，皆有定位之常”来解释此段经文比较符合经文原意及上下文精神。综上所述，这段经文意译之就是：四时六气各有其所属位置，初之气厥阴风木，其位置在下，因此在初之气所属这一段时间中，气候温和，风气偏胜。这就是原文所谓的“气下则下”。二之气少阴君火，其位置在上，因此在二之气所属这一段时间中气候转热，热气偏胜。这就是原文所谓“气高则高”。三之气少阳相火，其位置在上在前，因此在三之气所属这一段时间中气候炎热，火气偏胜，这就是原文所谓“气前则前”。四之气太阴湿土，其位置在上在中，因此四之气所属的这一段时间中气候炎热而潮湿，湿气偏胜，这就是原文所谓的“气中则中”。五之气阳明燥金，其位置在下在外，因此在五之气所属的这一段时间中气候清凉而干燥，凉气、燥气偏胜。这就是原文所谓的“气外则外”。终之气太阳寒水，其位置在下在后，因此终之气所属的这一段时间中，气候寒冷，寒气偏胜。这就是原文所谓的“气后则后”。总的来说，这里所谓的“高下”、“前后”、“中外”，均是指它的固定位置而言，把六气分为“高下”、“前后”、“中外”，这只是根据运气习惯示意图解而人为命定的。因此读者理解其精神即可，不要机械对待。兹将六气六步位置高下、前后、内外情况作图示意，以助理解。见图15。

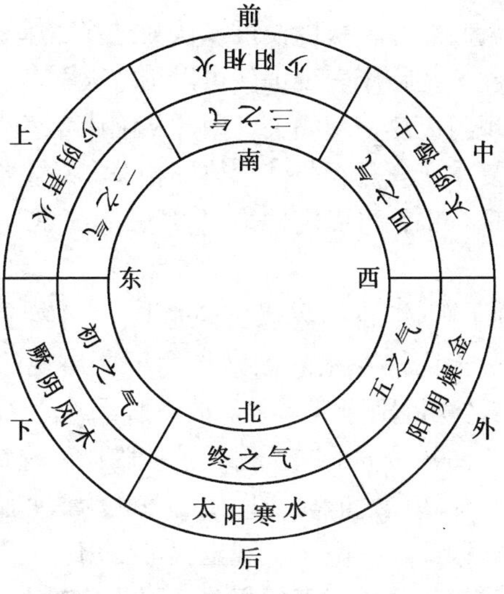

图15　六气六步高下、前后、中外示意图

（4）故风胜则动，热胜则肿，寒胜则浮，湿胜则濡泄，甚则水闭胕肿：“风胜则动”，指自然界风气偏胜时，狂风怒号，云物飞动，扰动不宁的自然景象。同时也指人体在致病因素作用下所出现的痉挛拘急、肌肉瞤动、惊痫抽搐等临床表现。根据前文所述，这些临床表现常多发生在春季风气偏胜之时，所以便可以认为这些临床表现与风气密切相关，这些临床表现也就可以用“风”名之。也正因为这些临床表现与风气密切相关，因此从临床角度来说，不论其是否发生在春季或者是否与外感风邪相关，只要临床上有了这些风病的表现，也就可以定性为风，所以原文谓“风胜则动”。

“热胜则肿”，指人体在致病因素作用下所出现的红肿热疼现象。王冰注：“热胜则阳气内郁，故洪（红）肿暴作，甚则荣气逆于肉理，聚为痈脓之肿。”（《素问·阴阳应象大论》王注）“热胜气则为丹熛，胜血则为痈脓，胜骨肉则为胕肿，按之不起。”根据前文所述，这些临床表现常多发生在每年夏季火气、热气偏胜之时，所以便可以认为这些临床表现与火气密切相关，因此这些临床表现也就可以用“火”名之。也正因为这些临床表现与火热密切相关，因此从临床角度来说，不论其是否发生在夏季或者是否与外感热邪相关，只要临床上有了这些火病的表现，也就可以定性为“火”、为“热”，所以原文谓“热胜则肿”。

“燥胜则干”，指自然界燥气偏胜时，气候干燥的自然景象。同时也是指人体在致病因素作用下所出现的各种干燥现象。王冰注：“燥胜则津液竭涸，故皮肤干燥。”（《素问·阴阳应象大论》王注）根据前文所述，这些临床表现常多发生在每年秋季气候转凉转燥之时，所以便可以认为这些临床表现与燥气密切相关，因此这些临床表现也就可以用“燥”名之。也正因为这些临床表现与燥气密切相关，因此从临床角度来说，不论其是否发生在秋季或者是否与外感燥邪相关，只要临床上有了这些燥病的表现，也就可以定性为“燥”，所以原文谓“燥胜则干”。

“寒胜则浮”，指人体在致病因素作用下所出现的临床表现。“浮”指什么？王冰解释为“阳气内浮”，其注云：“浮，谓浮起，按之处见也。”为什么会出现“浮”？王冰注：“寒胜则阴气结于玄府，玄府闭密，阳气内攻，故为浮。”（《素问·阴阳应象大论》王注）根据王注，“浮”，此处可能是指浮脉。张介宾则认为“浮”指“腹满身浮”。张注云：“腹满身浮，阳不足而寒为病也。”根据张注，“浮”，此处可能是指浮肿。上述两种解释，我们认为王注比较符合原著精神。这就是说，人体在外感寒邪的情况下，由于寒邪束闭肌表，阳气被郁，因此在临床上可以出现浮脉。脉浮也就成为伤寒的主要体征。根据前文所述，每年冬令，气候严寒，人体容易在冬令伤寒而出现浮脉，因而浮脉也就可以用“寒”名之。也正因为浮脉与寒密切相关，因此从临床角度来说，不论浮脉的出现是否发生在冬季，或者是否与外感寒邪相关，只要临床上出现浮脉，都要首先考虑寒的问题，所以原文谓“寒胜则浮”。

“湿胜则濡泄，甚则水闭胕肿”，“濡泄”，即水泻。“水闭”，即尿少。“胕肿”，指皮肤浮肿。此句是指人体在致病因素作用下所出现的浮肿、尿少、便溏等症状。王冰注：“濡泄，水利也。胕肿，肉泥按之陷而不起也。水闭，则逸于皮中也。”根据前文所述，这些临床表现常多发生在每年长夏季节气候偏湿之时，所以便可以认为这些临床表现与湿气密切相关，因此这些临床表现也就可以用“湿”名之。也正因为这些临床表现与湿气密切相关，因此从临床角度来说，不论其是否发生在长夏季节或者是否与外感湿邪有无关系，只要临床上有了这些湿的表现，也就可以定性为湿，所以原文谓：“湿胜则濡泄，甚则水闭胕肿。”

（5）随气所在以言其变耳：“气”，指气候。“所在”，指季节。“变”，指病变。“随气所在以言其变”，意即风、热、火、湿、燥、寒六气，在一年中各有其所属的季节及一定位置，因而也就各有其不同属性的疾病。张志聪注此云：“随气所在者，随四时之气而言五运之胜耳，在者，言风气在春，热气在夏，燥气在秋，寒气在冬，湿气在于四季，各主七十二日有奇。”由于各个季节各有其不同属性的疾病，因而也就各有其不同的症状和体征，在临床上也就可以根据这些症状和体征的特点以风、热、火、湿、燥、寒六气加以命名和定性。这就是中医审证求因，以六淫对疾病命名和定性的理论依据。

【述评】

本节主要论述了一年各个季节中的气候及物候特点及其与人体生理和疾病的密切关系。全文从“时化之常”、“司化之常”、“气化之常”、“德化之常”、“布政之常”、“气变之常”、“令行之常”、“病之常”八个方面进行了较全面的叙述，最后以风、热、湿、燥、寒为纲把病因和病证统一起来，总结出“风胜则动”、“热胜则肿”、“燥胜则干”、“寒胜则浮”、“湿胜则濡泄”、“随气所在以言其变”的临床辨证规律。这是中医学人与天地相应指导思想在辨证论治中的具体运用，来源于古人长期临床经验的总结。

【原文】

帝曰：愿闻其用也。岐伯曰：夫六气之用，各归不胜而为化(1)，故太阴雨化，施于太阳(2)；太阳寒化，施于少阴(3)；少阴热化，施于阳明(4)；阳明燥化，施于厥阴(5)；厥阴风化，施于太阴(6)。各命其所在以征之也(7)。帝曰：自得其位何如？岐伯曰：自得其位，常化也(8)。帝曰：愿闻所在也。岐伯曰：命其位而方月可知也(9)。

【讲解】

(1) 夫六气之用，各归不胜而为化：“用”，即作用。此处是指风、热、火、湿、燥、寒六气对万物的生化作用，所以王冰注："用，谓施其化气。""不胜"，即已所不胜之气，例如风可以胜湿，则风为湿所不胜之气。热胜凉（燥），则热为凉（燥）所不胜之气等等。"化"，即化生。全句意即六气之所以能对万物产生化生作用，其原因主要是由于六气彼此之间有互相承制的作用，例如风可以胜湿，热可以胜凉（燥），湿可以胜寒，凉（燥）可以胜湿（风），寒可以胜热等等。由于六气彼此之间存在着互相承制的关系，所以气候才能进行自调以保持其相对的稳定，从而有利于万物的正常生长。因此原文谓："六气之用，各归不胜而为化。"这是《六微旨大论》中"亢则害，承乃制，制则生化"规律，在"六气之用"中的具体体现。

（2）太阴雨化，施于太阳："太阴雨化"，指六气中的湿气。"施于"，即作用于。"太阳"，指六气中的寒气。此句意即六气中的湿气可以作用于六气中的寒气，使寒气受到制约不至于过于偏胜，从而使自然气候得以维持正常以有利于自然界生物的正常生长。用五行概念来说，"湿"属土，"寒"属水，"太阴雨化，施于太阳"，即土可以克水。

（3）太阳寒化，施于少阴："太阳寒化"，指六气中的寒气。"少阴"，指六气中的热气或火气。六气中的寒气可以作用于六气中的热气或火气，使其受到制约不至过于偏胜，从而使自然气候得以维持正常，以有利于自然界生物的正常生长。用五行概念来说，寒属水，热属火。"太阳寒化，施于少阴"，即水可以克火。

（4）少阴热化，施于阳明："少阴热化"，指六气中的热气。"阳明"，指六气中的凉气（燥气）。此句意即六气中的热气可以作用于六气中的凉气（燥气），使凉（燥）气受到制约不至于过于偏胜，从而使自然气候得以维持正常。用五行概念来说，热属火，凉（燥）属金。"少阴热化，施于阳明"，即水可以克金。

（5）阳明燥化，施于厥阴："阳明燥化"，指六气中的凉（燥）气。"厥阴"，指六气中的温（风）气。此句意即六气中的凉气可以作用于六气中的温（风）气，使温（风）气受到制约不至于过于偏胜，从而使自然气候得以维持正常。用五行概念来说，凉（燥）属金，温（风）属木。"阳明燥化，施于厥阴"，即金可以克木。

（6）厥阴风化，施于太阴："厥阴风化"，指六气中的风（温）气。"太阴"，指六气中的湿气。此句意即六气中的风（温）气可以作用于六气中的湿气，使湿气受到制约不致过于偏胜，从而使自然气候得以维持正常。用五行概念来说，风属木，湿属土。"厥阴风化，施于太阴"，即木可以克土。

（7）各命其所在以征之也："各"，此处指风、热、火、湿、燥、寒六气。"命"，即命名。张介宾注："命，命其名也。""所在"，即所属部位及所属时间。张介宾注："所在，即方月也……方，方隅也，月，月令也。""征"，指征象或征验。张介宾注："征，验也。"此句意即风、热、火、湿、燥、寒六气可以根据其所属部位及月份的气候变化情况来加以验证。例如火的所属部位是在正南方，火的所属月份是三之气，因此在南方或在三之气所属这一段时间中，气候便比较炎热。水的所属部位是在正北方，水的所属月份是终之气，因此在北方或在终之气所属这一段时间中便比较寒冷。其余四气可以类推。这就是原文所谓的"各命其所在以征之"。

（8）自得其位，常化也："自得其位"，即六气各自按它所属的位置及时间而出现，例如初之气时，风气偏胜，二之气时，热气偏胜，三之气时，火气偏胜，四之气时，湿气偏胜，五之气时，燥气偏胜，六之气时，寒气偏胜等等。这些都叫作"自得其位"。"常化"，即正常的气候变化。全句意即风、热、火、湿、燥、寒各按其所属位置及相应季节出现时，自然界气候就属于完全正常。

（9）命其位而方月可知也："命"，已如前述，即命名。"位"，即位置。"方月"，即方位与月令。"命其位而方月可知"，意即如果六气所属的位置能够确定，则六气所在的方位及月令自然也就可以确定。所以张介宾注此云："命，命其名也，位，即上下应有之位也。方，方隅也。月，月令也。命其位，则名次立，名次立，则所直之方，所主之月，各有其应而常变可知矣。"

【原文】

帝曰：六位之气盈虚何如(1)？岐伯曰：太少异也，太者之至徐而常，少者暴而亡(2)。帝曰：天地之气盈虚何如(3)？岐伯曰：天气不足，地气随之，地气不足，天气从之，运居其中而常先也(4)。恶所不胜，归所同和，随运归从而生其病也(5)。故上胜则天气降而下，下胜则地气迁而上(6)，多少而差其分，微者小差，甚者大差，甚则位易气交易(7)，则大变生而病作矣。大要曰：甚纪五分，微纪七分，其差可见(8)，此之谓也。帝曰：善。

【讲解】

（1）六位之气盈虚何如："六位"，即六气之位置。"盈虚"，即多少或盛衰。"六位之气盈虚"，意即六气在正常情况下虽然各有其所属位置及时令，但在异常情况下也有盛有衰，有多有少，不尽相同。前述"各命其所在以征之"，是言其常，此处言"六位之气盈虚"是言其变。

（2）太少异也，太者之至徐而常，少者暴而亡："太少"，指五运的太过与不及。岁运太过曰太，例如岁木太过曰太角，岁土太过曰太宫等。岁运不及曰少，例如岁金不及曰少商，岁火不及曰少徵等。"太少异也"，意即六气虽然各有所属的位置及时令，因而各个时令有其本身所特有的气候变化。但是在异常情况下，亦即在运气相合中，中运与六气不相应时，也会出现盈虚多少，不一定完全与其所属的季节气候相应。以壬辰年及丁卯年为例，壬辰年年干是壬，丁壬化木，壬为阳干，属于木运太过，因此壬辰年是太角之年。太角之年的客运初运也是太角，主风气太过。客运初运的所属时间与六气主时的初之气所属时间大致相同，初之气是厥阴风木，本来风气偏胜，如果再遇上太角之年客运初运也是风气太过时，则这一年的初之气这一段时间，风气就会太盛。这就是“盈”。丁卯年年干是丁，丁壬化木，丁为阴干，属于木运不及，因此丁卯年是少角之年。少角之年的客运初运也是少角，主风气不及。初之气厥阴用事，虽然风气偏胜，但因为客运是风气不及，两相抵消，因此这一年的初之气所属这一段时间，出现风气不及，这就是“虚”。“徐而常”，指对生物的影响不大；“暴而亡”，指对生物的影响很大，甚至不能生长。全句意即岁运太过之年，虽然也是反常，但是如果客运与主时之气同属时，虽属偏胜，但不完全影响生物的生长。仍以前举之壬辰年为例，壬辰年的主气和初之气虽然风气偏胜，气温偏高，但并不完全影响生物的生长，所以原文谓“太过者徐而常”。反之，岁运不及之年就与岁运太过之年有别，因为岁运不及之年与主时之气不属于同类，所以就必然要影响生物的生长，仍以前举之丁卯年为例，丁卯年主气初之气应该是风气偏胜，气候转温，但是由于客运初运是少角，岁木不及，因此就会影响主气初之气而出现风气不及，应温反凉的气候变化。气候不温反凉，就必然影响生物的生长，甚至不能生长，所以原文谓“少者暴而亡”。应该指出，对于此条，多数注家均以六气本身分太少来理解，例如张介宾注：“六阳年谓之太，六阴年谓之少，太者气盈，故徐而常，少者气虚，故暴而亡。”我们认为，五音建运、太少相生主要是指“运”而不是指“气”，因而不同意六气分太少之说。详见前述，此处从略。

（3）天地之气盈虚何如：“天地之气”，此处指司天在泉之气。由于司天在泉分别主管上半年和下半年的气候变化，所以此处所谓“天地之气”，广义言之，即一年之中上半年和下半年气候之间的关系。“盈虚”，即盛衰多少。“天地之气盈虚何如”，是问一年之中上半年和下半年气候变化盛衰多少之间的关系。

(4) 天气不足，地气随之，地气不足，天气从之，运居其中而常先也：这是对前句“六位之气盈虚何如”的回答。“天气不足”，指司天之气不足。“地气随之”，指在泉之气亦随之不足。“地气不足”，指在泉之气不足。“天气从之”，指司天之气亦从之不足。质言之，亦即上半年气候不及时，下半年气候也必然随之不及而出现反常变化。例如上半年应温不温，应热不热，则下半年也必然是应凉不凉，应寒不寒。反之，下半年气候不及时，上半年气候也必然随之不及而出现反常变化。例如下半年应凉不凉，应寒不寒，则上半年也必然是应温不温，应热不热。这种变化是气候的反常变化，也是气候变化的正常胜复现象。这也就是《气交变大论》中所谓的：“木不及，春有鸣条律畅之化，则秋有雾露清凉之政。春有惨凄残贼之胜，则夏有炎暑燔烁之变……火不及，夏有炳明光显之化，则冬有严肃霜寒之政。夏有惨凄凝冽之胜，则不时有埃昏大雨之变……土不及，四维有埃云润泽之化，则春有鸣条鼓拆之政，四维发振拉飘腾之变，则秋有肃杀霖霪之复……金不及，夏有光显郁蒸之令，则冬有严凝整肃之应，夏有炎烁燔燎之变，则秋有冰雹霜雪之复……水不及，四维有湍润埃云之化，则不时有和风生发之应，四维发埃昏骤注之变，则不时有飘荡振拉之复。”“运居其中而常先也”，句中之“运”，指五运。质言之，也是指自然界生长化收藏等物候现象。“中”，指天地之中。“先”，指首先反映出来。此句意即上述六气之间的胜复变化，首先反映在五运的变化上，亦即反映在生物的生长化收藏等物候现象上。因此我们在分析自然气候变化时，必须首先重视五运的变化，特别要重视中运的变化的原因。这也就是前述分析

"六位之气盈虚"，必须重视"太少异也"，重视五音建运的补充说明。

(5) 恶所不胜，归所同和，随运归从而生其病也："恶"，指厌恶或不欲。此处指不利于生物生长的气候变化。"不胜"，此处指岁运不及之年。"恶所不胜"，意即不及之年则"己所不胜侮而乘之"，气候变化上应温不温，应热不热，应凉不凉，应寒不寒，完全不利于生物的应时生长，这也就是前述的"少者暴而亡"。"归"，指归从。"同"，指运气相同。例如客运初运是风，主气初之气也是风，即属运气相同。"和"，指和平。"同和"，此处指岁运太过之年。意即岁运太过之年，如果其客运与主气相同时，只要不是变化过于剧烈，也就不至于严重危害生物的正常生长。这也就是前述的"太者之至徐而常"。"随运"，即随从中运的变化。"生其病"，即产生不同的自然灾害或疾病。全句意即六气虽然各有其特有的时令及所属时间，但由于中运每年不同，因此六气主时也有盈虚多少，并不一定与时令完全相应。这就提示我们在分析六气变化时，必须首先考虑当前的中运，要把运和气结合起来分析研究。

(6) 故上胜则天气降而下，下胜则地气迁而上：这是总结前述内容。"上胜"，指司天之气偏胜。"降于下"，即必然要影响在泉之气。"下胜"，指在泉之气偏胜。"迁而上"，即必然要影响司天之气。这就是说全年的气候变化是互相影响的。上半年气候不正常，由于胜复原因，下半年也必然不正常。反之，下半年气候不正常，由于胜复原因，上半年也必然不正常。意即全年气候变化彼此密切相关。

(7) 多少而差其分，微者小差，甚者大差，甚则位易气交易："多少"，指六气的盈虚多少。"差其分"，指与应有气候的差距。"微者小差，甚者大差"，指客运与主气在属性上差距不大的影响就小；反之，客运与主气在属性上差距甚大的影响就大。"位易"，即六气所属的位置完全与正常颠倒。"气交易"，即司天在泉之气在属性上完全与正常颠倒。例如初之气厥阴风木，应该是气候转温，风气偏胜，但实际上气候寒凉，应温不温，雨雪纷飞，和终之气所属的时间一样，这就叫“位易气交易”。这样的反常气候变化，必然要影响生物的正常生长或发生灾害。所以原文接着谓：“则大变生而病作矣。”

（8）甚纪五分，微纪七分，其差可见：“甚纪”，即变化比较大的年份。“微纪”，即变化较小的年份。“差”，即差距或区别。全句意即变化较大的年份，其反常变化要达到五分，即有百分之五十的变化。变化较小的年份，也要达到三分，即百分之三十的变化。这就是说，变化较大的年份有五分属于正常；变化较小的年份有七分属于正常。只有到了这种程度才能看出它与正常年份之间的差距和区别。这就是原文所谓“甚纪五分，微纪七分，其差可见”。“甚纪”，也就是前句所谓的：“甚者大差”。“微纪”，也就是前句所谓的“微者小差”。“小差”不一定发生灾害或疾病，所以张志聪注：“小差者，在天之纪，仍居七分，而三分交于地，在地之纪，仍居七分，而三分交于天，此上下气交，不为民病者也。”“大差”，就一定出现灾害或发生疾病，所以张志聪注云：“大差者，在天之纪居五分，而五分直降于下，在地之纪居五分，而五分反迁于上，故曰，甚则位易，气交易，则大变生而病作矣。”

【述评】

以上分别介绍了“六气之用”、“六气之位”、“六气之盈虚”等有关内容。在介绍六气之用时，主要介绍了“六气之用，各归不胜而为化”，亦即特别强调了六气之间的承制关系问题。在介绍“六气之位”时，强调了“命其位而方月可知也”，亦即特别强调了六气各有其所属的时令与方位问题。在介绍“六气之盈虚”时，强调了“太少异也”，亦即特别强调了中运、客运与主气之间的关系问题及运在其中所起的决定作用，强调了“多少而差其分”，亦即特别强调了气候变化反常的程度大小与发生灾害或疾病与否之间的关系问题。这些认识充分说明了运气学说不但重视六气本身的作用，也重视它们之间的相互关系；不但重视六气本身的特点和变化，也重视气和运之间的密切关系，并且把运的变化，亦即自然界中生长化收藏等物候现象作为反映气候变化的重要指标。这就是原文所谓的："运居其中而常先。"不但重视六气的反常变化，也重视这种反常变化的程度大小及其与发病与否的关系。运气学说中这种分析气候变化的方法，是中医学指导思想整体恒动观在具体运用中的具体体现，是古人在研究自然变化中的经验总结。

【原文】

论言热无犯热，寒无犯寒(1)，余欲不远寒，不远热(2)，奈何？岐伯曰：悉乎哉问也！发表不远热，攻里不远寒(3)。帝曰：不发不攻而犯寒犯热何如？岐伯曰：寒热内贼，其病益甚(4)。帝曰：愿闻无病者何如？岐伯曰：无者生之，有者甚之(5)。帝曰：生者何如？不远热则热至，不远寒则寒至(6)，寒至则坚否腹满，痛急下利之病生矣(7)。热至则身热，吐下霍乱，痈疽疮疡，瞀郁注下，瞤瘛肿胀，呕，鼽衄，头痛，骨节变，肉痛，血溢，血泄，淋闷之病生矣(8)。帝曰：治之奈何？岐伯曰：时必顺之，犯者治以胜(9)也。黄帝问曰：妇人重身，毒之何如(10)？岐伯曰：有故无殒，亦无殒也(11)。帝曰：愿闻其故何谓也？岐伯曰：大积大聚，其可犯也，衰其大半而止，过者死(12)。帝曰：善。郁之甚者治之奈何？岐伯曰：木郁达之，火郁发之，土郁夺之，金郁泄之，水郁折之(13)，然调其气，过者折之，以其畏也，所谓泻之(14)。帝曰：假者何如？岐伯曰：有假其气，则无禁也(15)。所谓主气不足，客气胜也(16)。帝曰：至哉！至人之道，天地大化，运行之节，临御之纪，阴阳之政，寒暑之令(17)，非夫子孰能通之！请藏之灵兰之室，署曰《六元正纪》，非斋戒不敢示，慎传也。

【讲解】

（1）热无犯热，寒无犯寒：“热无犯热”句中的前一个“热”字，指气候炎热，后一个“热”字，指温热药物或具有温热作用的治疗方法。此句直译之，即气候炎热时不能再用热药或者具有温热作用的治疗措施。“寒无犯寒”句中的前一个“寒”字，指气候寒凉，后一个“寒”字，指寒凉药物或具有寒凉作用的治疗措施。此句直译之，即气候寒凉时不能再用凉药或具有寒凉作用的治疗措施。这也就是前文所谓的：“用寒远寒，用凉远凉，用温远温，用热远热。”

（2）不远寒，不远热：“远”，即疏远。避开 。“寒”和“热”，指寒凉药和温热药。“不远寒，不远热”，是承上句“热无犯热，寒无犯寒”而言。意即一般情况下是“热无犯热，寒无犯寒”，但是在有目的地需要使用寒凉药和温热药时，又不一定受这个规定的限制，即只要是有目的的来用药的情况下，则气候炎热时也可以用温热药，气候寒凉时也可以用寒凉药。这就是前文中所谓的“有假者反之”，也就是此处所谓的“不远寒，不远热”。

（3）发表不远热，攻里不远寒：“发”，指宣发。“表”，指人体肌表。“热”，指温热药物。“发表不远热”，意即只要人体具有表寒证，亦即人体肌表作用失职，应该出汗而不能出汗或汗出失常因而出现发热恶寒、头痛身痛等肌表功能障碍症状时，任何时候都可以使用解表药物或具有解表作用的其他措施，例如温复、热饮等。具有解表作用的药物或其他措施，一般来说都具有温热作用。既然表证在任何时候都可以用解表的方法，即使气候炎热时也不例外，所以原文谓“发表不远热”。“攻”，指攻下。“里”，指人体内部的脏腑。“寒”，指寒凉药物。“攻里不远寒”，意即只要人体具备里实热证，亦即人体脏腑作用失职，应该通利而不通利而出现汗出、身热、烦渴、便结、溲赤等脏腑作用失调症状时，任何时候都可以用清里攻下的寒凉药物或其他措施例如冷敷、冷饮等。既然里实热证任何时候都可以用寒下法，即使是气候寒凉时也不例外。所以原文谓：“攻里不远寒。”由此可见，“热无犯热”，“寒无犯寒”，是指其常。“发表不远热，攻里不远寒”，是指其变。总之，在治疗疾病时，既要考虑到气候特点与用药的关系，又要考虑到疾病特点与用药的关系，具体情况具体分析，充分体现了中医学辨证论治的基本精神。王冰注此云：“汗泄，故用热不远热，下利，故用寒不远寒。皆以其不住于中也。如是则夏可用热，冬可用寒。”张介宾注此云：“中于表者多寒邪，故发表之治，不能远热，夏月亦然，郁于里者，多热邪，故攻里之治，不能远寒，冬月亦然。”均属此义。

（4）寒热内贼，其病益甚：此句是承前句而言。前句言“发表不远热，攻里不远寒”，此句言“不发不攻而犯寒热”，则“寒热内贼，其病益甚”。全句意即如果不是在“发表”或“攻里”的适应证下，一般仍然要注意到“热无犯热，寒无犯寒”的原则，不能借口“发表不远热，攻里不远寒”而随意违反。“贼”，此处指贼害或伤害。“寒热内贼，其病益甚”，这就是说，如果随意违反，则人体就要受到伤害，使原有的疾病加重。这也就是王冰注中所谓：“不发不泄而无畏忌是谓妄远，法所禁也。”

（5）无者生之，有者甚之：此句亦承上句而言。前句言“不发不攻而犯寒犯热”，则“寒热内贼，其病益甚”，这是讲有病误用寒热可以使“其病益甚”。本句则是讲在无病的情况下，由于饮食失宜，犯热犯寒，例如夏季进食具有温热作用的食物或药物，冬季进食具有寒凉作用的食物或药物等等，无病也会产生疾病。这就是“无者生之”。如果在原来有病的情况下，由于药食失宜，犯热犯寒，则原有的疾病就必然加重。这就是“有者甚之”。王冰注云：“无病者犯禁，犹能生病，况有病者而求轻减，不亦难乎？”即属此义。

（6）不远热则热至，不远寒则寒至：这也是对前句的进一步解释。“不远热则热至”，是说如果以热犯热，即气候炎热时用了具有温热作用的药物或食物，则会出现热病。“不远寒则寒至”，是说如果以寒犯寒，即气候寒凉时用了具有寒凉作用的药物或食物，则会出现寒病。

（7）寒至则坚否腹满，急痛下利之病生矣：“寒至”，指发生寒病。“坚否”，指腹部出现肿块。“腹满”，指腹部胀满。“痛急”，指腹部抽痛。“下利”，指腹泻。全句意即以寒犯寒时就会在临床上发生上述疾病。这也就是说上述疾病在定性上多属于寒。

（8）热至则身热，吐下霍乱，痈疽疮疡，瞀郁注下，瞤瘈肿胀，呕，鼽衄，头痛，骨节变，肉痛，血溢，血泄，淋闷之病生矣：“热至”，指发生热病。“身热”，指发热不恶寒。“吐下霍乱”，指上吐下泻。“注下”，指水泻。“骨节变”，指关节红肿变形。“淋闷”，指小便疼痛淋涩、尿急、尿频、尿痛、尿热或小便不通。全句意即以热犯热时就会在临床上发生上述疾病。这也就是说上述疾病在定性上多属于热。

（9）时必顺之，犯者治以胜：“时”，指时令。“顺”，指与之相顺应。“时必顺之”，意即在药食上必须注意到要与四时季节气候相顺应，质言之，也就是前述之“热无犯热，寒无犯寒”。“犯”，即侵犯，此处指不当的治疗，亦即以热犯热，以寒犯寒。“胜”，即具有相对制约作用的药物或食物。“犯者治以胜”，即误用温热药，则以寒凉药以治之；误用寒凉药，则以温热药以治之。王冰注：“春宜凉，夏宜寒，秋宜温，冬宜热，此时之宜，不可不顺，然犯热治以寒，犯寒治以热，犯春宜用凉，犯秋宜用温，是以胜也，犯热治以咸寒，犯寒治以甘热，犯凉治以苦温，犯温治以辛凉，亦胜之道也。”

（10）妇人重身，毒之何如：“重身”，即怀孕。张介宾注：“重身，孕妇也。”“毒”，即峻利攻下药物。张介宾注：“毒之，谓峻利药也。”此句是问在妇人妊娠期间，是否可以使用峻利攻下药物。

(11) 有故无殒，亦无殒也："故"，指病因或用药根据。"殒"（yǔn 音允），有坠落或损伤之义。"有故无殒"，是回答上句提问，意即只要孕妇具有峻利攻下药物的适应证，就可以使用峻利攻下药物。这样不但不会对孕妇或胎儿产生伤害，反而可以使妊娠正常进行。因为在有攻下适应证的情况下，如果不使用峻利攻下的药物，则邪气内盛，必然会影响孕妇和胎儿，甚至会使孕妇和胎儿不救。反之，如果适当使用峻利攻下之剂，则邪去正复，反而有利于孕妇健康和孕儿发育。王冰注："故，谓有大坚癥瘕，痛甚不堪，则治以破积愈癥之药，是谓不救，必乃尽死，救之盖存其大也，虽服毒不死也，上无殒，言母必全，亦无殒，言子亦不死矣。"张介宾注："有是故而用是药，所谓有病则病受之，故孕妇可以无殒，而胎气亦无殒也。"均属此义。

(12) 大积大聚，其可犯也，衰其大半而止，过者死："大积大聚"，指人体中固定不移或游走不定的肿物或积留物。例如人体在病因作用下所出现的血积、食积、虫积、水积、粪积等等，其严重者均可以称之为"大积大聚"。"犯"，指峻利攻下之剂。"衰其大半"，指消去积留物的大部分。"过"，指过度攻逐。全句意即人体在病因作用下产生的积留物，一般说来是可以用峻利攻逐药物来消除之，但是要注意适可而止，在积聚物消除大半之后，就要停止使用峻利攻逐药物。如果继续攻下或攻下过度，反而会使人体受到损害，甚至造成死亡。为什么对积聚只能"衰其大半"？我们认为，这与攻逐剂过用必伤正有关，提示我们在用药攻邪时，必须密切注意维护人体正气。"攻邪"的目的是为了复正。如果过用攻下，邪去正亦随之而亡，那就违背了治疗目的。《五常政大论》谓："大毒治病，十去其六，常毒治病，十去其七，小毒治病，十去其八，无毒治病，十去其九，谷肉果菜，食养尽之，无使过之，伤其正也。"

其义与此同。

（13）木郁达之，火郁发之，土郁夺之，金郁泄之，水郁折之：关于木、火、土、金、水的郁发问题，前文中已作过比较详细的讲解，这里是讲五郁的治疗原则问题。

"木郁"，指木郁于里。从自然气候变化来说，春应温而反凉，春应生而不生，叫木郁。从人体来讲，肝的疏泄失职，气血运行不畅，郁结不通，也叫木郁。"达"，即通达条畅。"木郁达之"，意即人体在病因作用下肝的疏泄失职，气血运行不畅，郁结不通时，在治疗上则应采取增强肝的疏泄职能，使气血得以恢复通畅的治疗方法。张介宾注："达，畅达也，凡木郁之病，风之属也，其脏应肝胆，其经在胁肋，其主在筋爪，其伤在脾胃，在血分，然木喜条畅，故在表者当疏其经，在里者当疏其藏，但使气得通行，皆谓之达。"即属此义。需要指出的是，关于"达"字，王冰认为是指吐法。其注云："达，谓吐之，令其条达也。"张介宾不同意这种解释，谓："但使气得通行皆谓之达，诸家以吐为达者，又安足以尽之。"我们同意张注。

"火郁"，即火郁于里。从自然气候变化来讲，夏应热而反寒，夏应长而不长叫火郁。从人体来讲，寒束于表，热郁于里，表寒里热，也叫火郁。"发"，王冰注："发谓汗之，令其疏散也。"张介宾注："发，发越也，凡火郁之病，为阳为热之属也，其脏应心主、小肠、三焦，其主在脉络，其伤在阴分，凡火所居，其有结聚敛伏者，不宜蔽遏，故当因其势而解之，散之，升之，扬之，如开其窗，如揭其被，皆谓之发，非独止于汗也。""火郁发之"，意即人体在病因作用下，热郁于里时，在治疗上则应采取发散的方法，主要是发汗的方法。《素问·生气通天论》中所谓"体若燔炭，汗出而散"亦属此义。

"土郁"，即土气被郁。从自然气候变化来讲，长夏应湿而不湿，长夏应化而不化叫土郁。从人体来讲，热结于里，胃家邪实，或脾为湿困壅滞不通，也叫土郁。“夺”，王冰注：“夺，谓下之，令无拥碍也。”张介宾注：“夺，直取之也，凡土郁之病，湿滞之属也，其脏应脾胃，其主在肌肉四肢，其伤在胸腹，土畏壅滞，凡滞在上者夺其上，吐之可也。滞在中者，夺其中，伐之可也。滞在下者，夺其下，泻之可也。凡此皆谓之夺，非独止于下也。”“土郁夺之”，意即人体在病因作用下，出现运化失职而在临床上表现为里实证时，在治疗上则应采取吐法或下法以夺其邪。《素问·阴阳应象大论》谓“其高者，因而越之”，“中满者，泻之于内”亦属此义。

“金郁”，即金气被郁。从自然气候变化来讲，秋应燥而反湿，秋应凉而反热，秋应收而不收，叫金郁。从人体来讲，肺气失宣，治节不行，气滞内停，浮肿尿少，也叫金郁。“泄”，王冰注：“泄，谓渗泄之，解表利小便也。”张介宾注：“泄，疏利也，凡金郁之病，为敛为闭，为燥为寒之属也。其脏应肺与大肠，其主在皮毛声息，其伤在气分，故或解其表，或破其气，或通其便，凡在表在里，在上在下，皆可谓之泄也。”“金郁泄之”，意即人体在病因作用下出现肺气失宣或肺失肃降而在临床上表现为气滞水停，浮肿尿少等症时，在治疗上则应采取发汗、利小便的方法。《素问·阴阳应象大论》谓“其在皮者，汗而发之”，“其下者，引而竭之”亦属此义。

“水郁”，即水气被郁。从自然气候变化来说，冬应寒而不寒，冬应藏而不藏，叫水郁。从人体来讲，肾脏失职，水气上逆，也叫水郁。“折”，王冰注：“折谓抑之，制其冲逆也。”张介宾注：“折，调制也，凡水郁之病，为寒为水之属也。水之本在肾，水之标在肺，其伤在阳分，其反克在脾胃，水性善流，宜防泛溢，凡折之之法，如养气可以化水，治在肺也，实土可以利水，治在脾也，壮火可以胜水，治在命门也，自强可以帅水，治在肾也，分利可以泄水，治在膀胱也，凡此皆谓之折，岂独抑之而已哉。”“水郁折之”，意即人体在病因作用下而出现肾脏失职，水饮潴留，横溢上逆时，在治疗上则应根据水病病机采取或养气，或实土，或壮火，或补肾，或泄水的治疗方法，以使水的运行恢复正常，如此则水郁自解，冲逆自消。

（14）然调其气，过者折之，以其畏也，所谓泻之："然调其气"，是指以上五郁之治，其中心是调气即在治疗上以通为主。"过者折之"，"过"，王冰注："过，太过也。"张介宾注："此承上文而言郁之甚者，其邪聚气实则为太过之病。"这就是说凡属郁证均属太过之证。"折之"，指汗吐下利等逐邪之法，意即郁证既属太过之证，因此在治疗上也就自然可以用汗吐下利等以通为主的治疗方法。"畏"，指针对性的治疗方法，"郁证"既属太过，属于实证，实者泄之，因此泻为实之所畏，所以原文谓："以其畏也，所谓泻之。"以上几句是对五郁在治法上的总结，即对五郁之治，原则上以通为主；因为五郁基本上属于太过之证，根据实者泻之的治疗原则，所以"过者折之"。正是根据这一原则，在临床治疗上采取"木郁达之"，"火郁发之"，"土郁夺之"，"金郁泄之"，"水郁折之"的治疗法则，亦即对于郁证基本上采取以汗、吐、下、利、疏为主的治疗方法，这也就是原文所谓"泻之"的治疗方法。

（15）假者何如……有假其气，则无禁也：此句是承前句"热无犯热，寒无犯寒"而言。"假"，此处有二义：其一，指气候非真热、真寒，即按季节来说是应热或应寒，但由于客气不同，有时出现气候反常，实际上应热不热，应寒不寒，所以谓"假"。其二，是指假借，即假借药食的寒热温凉属性来作治疗。本句是从另一方面提出问题加以讨论，意即在一般情况下"热无犯热，寒无犯寒"，但如果在气候反常的情况下或者是在有目的地来使用药食的寒热温凉时，则属例外。王冰注："正气不足，临气胜之，假寒热温凉以资四正之气，则可以热犯热，以寒犯寒，以温犯温，以凉犯凉也。"

（16）主气不足，客气胜也：“主气”，指四时正常气候变化。“主气不足”，指四时气候失常，春季应温不温，夏季应热不热，长夏应湿不湿，秋季应凉不凉，冬季应寒不寒。“客气”，此指四时的反常的气候变化。本句意即四时气候之所以不与季节相应，那是因为客气偏胜的原因。这是对前句“假者何如……有假其气，则无禁也”的进一步解释。

（17）圣人之道，天地大化，运行之节，临御之纪，阴阳之政，寒暑之令：“圣人之道”，指以上所述是有学问的人所总结出来的自然气候物候变化规律。“天地大化”，指自然界大的变化。“运行之节”，指自然气候运动变化的次序。“临御之纪”，指各个年份的具体变化情况。“阴阳之政”，指各个年份中的寒热盛衰。“寒暑之令”，指各个年份中各个季节的不同气候特点。这是对本篇所述有关内容的提要和总结，所以张介宾注此云：“此总结六元正纪，以示珍重也。”

【述评】

本节主要论述了在疾病治疗上应该注意的几个原则性问题。其一，在药食方面，一般情况下必须注意“热无犯热，寒无犯寒”，但是在特殊情况下有目的的使用则可例外；其二，对于积聚一类疾病，一般情况下均可以使用攻下通利之剂，即使是孕妇在妊娠期中也不例外，即所谓“有故无殒，亦无殒也”，但是必须注意“衰其大半”，不能过用；其三，各种郁证，一般均属于实证，因而在治疗原则上都可以用宣通泻下的方法，即原文所述“调其气，过者折之，以其畏也，所谓泻之”。以上这些治疗原则，都是古人治疗经验的总结，至今仍有效地指导着中医临床，应该加以重视。

【本篇小结】

（1）本篇指出了自然界气候变化有其固有的运行规律，只要我们掌握了这些变化规律，就能适应它，控制它。这就是原文所谓：“通天之纪，从地之理，和其运，调其化，使上下合德，无相夺伦，天地升降，不失其宜，五运宣行，勿乖其政。”而适应它，控制它的手段，就是运用饮食药物的特殊作用以增强人体的正气及驱除人体在气候变化中所遭受的邪气，从而保证健康。这就是原文所谓的“调之正味从逆”。

（2）本篇指出了分析自然气候、物候变化及其与人体疾病关系的具体方法是以阴阳五行学说为工具，运用干支，对各个年度的气候、物候变化和疾病表现加以归类并进行分析，以总结其固有规律。这就是原文所谓：“推而次之，从其类序，分其部主，别其宗司，昭其气数，明其正化。”“先立其年，以明其气，金木水火土运行之数，寒暑燥湿风火临御之化，则天道可见，民气可调，阴阳卷舒，近而无惑，数之可数。”

（3）本篇以三阴三阳司天为纲，以运、化、病、变为目，对甲子一周六十年中各个年份的气候、物候变化及疾病特点、治疗原则进行了归类和总结。同时按干支结合顺序，对六十年运气变化的常数以及各个年份药食之所宜进行了系统的论述。以上是本篇的主要内容。

（4）本篇论述了五郁五发的气候、物候变化及其与人体发病的变化。同时也指出了人体五郁的治疗原则，这就是原文所谓：“木郁达之，火郁发之，土郁夺之，金郁泄之，水郁折之。”

（5）本篇论述了六气六步主时中，各个时令的正常和异常变化。以“时化之常”、“司化之常”、“气化之常”、“德化之常”、“布政之常”、“气变之常”、“令行之常”、“病之常”八个方面，分别对一年中六气六步主时气候、物候、疾病的常和变进行了比较系统的归类，最后总结出“风胜则动，热胜则肿，寒胜则浮，湿胜则濡泄，甚则水闭胕肿，随气所在以言其变”的临床辨证规律。

（6）本篇指出了在疾病治疗中的几个原则性问题。其一，药食要与季节气候相应，这就是原文所谓“热无犯热，寒无犯寒”，“用热远热，用凉远凉，用温远温，用寒远寒”。但是同时又指出，必须注意到季节气候的实际变化情况，不能机械对待，如果季节实际气候与应有气候变化不相应或有目的地使用药食，则属例外。这也就是原文所谓“ 有假则反”，“有假其气，则无禁也”。其二，要注意到预防为主，先期治疗。这就是原文所谓“安其运气，无使受邪，抑其郁气，资其化源”。其三，在平时要注意饮食的选择以增强人体正气，这就是原文所谓“食岁谷以全真气，食间谷以辟虚邪”。其四，在治疗时，攻邪要适可而止，防止过用伤正，这就是原文所谓“大积大聚，其可犯也，衰其大半而止，过者死”。

七、《至真要大论》讲解

【题解】

"至"，有"最"或"极"之义。"真"，指真实或正确。"要"，指重要。"至真要"，即最正确、最重要的意思。由于本篇主要是总结前几篇的内容并在此基础上演绎出中医辨证论治的理论体系以及临床运用规律，所以本篇是《内经》中一篇极为重要的著作，因此，本篇以"至真要"三字命名。马莳谓："此篇总结前八篇未尽之义，至真至要，故名篇。"由此可见本篇在运气学说中的地位以及本篇命名的由来。

【原文】

黄帝问曰：五气交合，盈虚更作(1)，余知之矣。六气分治，司天地者，其至何如(2)？岐伯再拜对曰：明乎哉问也！天地之大纪，人神之通应也(3)。帝曰：愿闻上合昭昭，下合冥冥(4)，奈何？岐伯曰：此道之所主，工之所疑也(5)。

【讲解】

(1) 五气交合，盈虚更作："五"，指木、火、土、金、水五运。"气"，指风、热、火、湿、燥、寒六气。"五气交合"，指五运六气相合。"盈虚"，即盛衰，此处是指五运各有太过不及。"更作"，指交替出现。"盈虚更作"，意即各个年份，由于运气相合的原因，每年的岁运总是太过不及交替出现，这也就是《天元纪大论》中所述："有余而往，不足随之。不足而往，有余从之。"

(2) 六气分治，司天地者，其至何如："六气"，指风、热、火、湿、燥、寒。"分治"，指六气在一年中各有其发挥作用的时间，亦即前章所讲的“六步主时”。“司天地者”，即司天与在泉之气。全句意译之，即问：每年司天在泉之气与六步主时的关系以及在气候、物候、疾病方面的特点如何？实际上也就是以设问的方式揭示本篇的主要内容是讨论各个年份的气候、物候、疾病特点以及在此基础上总结出来的辨证论治的临床规律。

(3) 天地之大纪，人神之通应也：“天地”，指整个自然界。“大纪”，指根本规律。“人”，指人体。“神”，指自然正常变化。“通应”，即相通、相应。全句意即前述各个年份的气候、物候、疾病、治疗等特点是自然界的根本规律，是人与天地相应的反映。

(4) 上合昭昭，下合冥冥：“上合”、“下合”，指人体生理及病理生理变化与自然界变化规律相合。“昭昭”，即自然变化规律之明显可见者，例如春夏秋冬、晨昏昼夜、风雨晦明等等；“冥冥”，即自然变化规律之不易察觉者，例如五味五色所生，五脏所宜，药食物的质同异等等等，全句意即人体任何时候均与自然变化相关，不管自然变化是明显的或是不明显的都与之相应。张介宾注此云：“昭昭者，合天道之明显。冥冥者，合造化之隐微。”即属此义。

(5) 道之所主，工之所疑也：“道”，指规律。“工”，指医生。“道之所主”，意即前述之“人神通应”，亦即“人与天地相应”之理，是古人在长期的生活与生产以及与疾病作斗争的实践中总结出来的规律。这也就是《天元纪大论》中一开始就提出来的：“……在人为道……道生智……”这是我们祖先智慧的结晶。“工之所疑”，意即这个规律在临床的具体运用中，医生还没有完全理解和掌握，因此还需要认真学习和探讨。王冰注云：“不知其要，流散无穷。”张介宾注云：“道之所生，其生惟一，工不知要，则流散无穷，故多疑也。”均属此义。

【述评】

本篇第一小节就提出了中医学的指导思想问题，这就是原文所述“天地之大纪，人神之通应”，“上合昭昭，下合冥冥”，“此道之所主，工之所疑”。质言之，也就是说人秉天地正常之气而生存，人与天地相应。这是生命产生和存在的物质基础，也是中医理论的渊源所在。由于如此，所以我们认为必须正确对待运气学说，充分认识到它在中医理论基础中的地位而加以认真学习和研究。我们绝对不同意那种把中医理论和运气学说割裂开来甚至对立起来的看法。

【原文】

帝曰：愿闻其道也。岐伯曰：厥阴司天，其化以风(1)；少阴司天，其化以热(2)；太阴司天，其化以湿(3)；少阳司天，其化以火(4)；阳明司天，其化以燥(5)；太阳司天，其化以寒(6)。以所临脏位，命其病也(7)。帝曰：地化(8)奈何？岐伯曰：司天同候，间气皆然(9)。帝曰：间气何谓？岐伯曰：司左右者，是谓间气也(10)。帝曰：何以异之？岐伯曰：主岁者纪岁，间气者纪步也(11)。帝曰：善。岁主奈何？岐伯曰：厥阴司天为风化，在泉为酸化，司气为苍化，间气为动化(12)。少阴司天为热化，在泉为苦化，不司气化，居气为灼化(13)。太阴司天为湿化，在泉为甘化，司气为黅化，间气为柔化(14)。少阳司天为火化，在泉为苦化，司气为丹化，间气为明化(15)。阳明司天为燥化，在泉为辛化，司气为素化，间气为清化(16)。太阳司天为寒化，在泉为咸化，司气为玄化，间气为藏化(17)。故治病者，必明六化分治，五味五色所生，五脏所宜，乃可以言盈虚病生之绪也(18)。帝曰：厥阴在泉而酸化先(19)，余知之矣。风化之行也何如？岐伯曰：风行于地，所谓本也(20)。余气同法。本乎天者，天之气也，本乎地者，地之气也，天地合气，六节分而万物化生矣(21)。故曰：谨候气宜，无失病机(22)，此之谓也。

【讲解】

（1）厥阴司天，其化以风：“厥阴司天”，即厥阴风木司天之年。凡是年支属巳、属亥之年，都属于厥阴司天之年。“其化以风”，即这一年的物化现象主要与风气偏胜有关。六十年中属于厥阴司天之年者，计有己巳、乙亥、辛巳、丁亥、癸巳、己亥、乙巳、辛亥、丁巳、癸亥十年。

（2）少阴司天，其化以热：“少阴司天”，即少阴君火司天之年。凡是年支属子、属午之年，都属于少阴君火司天之年。“其化以热”，即这一年的物化现象主要与热气偏胜有关。六十年中属于少阴司天之年者，计有壬子、壬午、戊子、戊午、甲子、甲午、庚子、庚午、丙子、丙午十年。

（3）太阴司天，其化以湿：“太阴司天”，即太阴湿土司天之年。凡是年支属丑、属未之年，都属于太阴湿土司天之年。“其化以湿”，即这一年的物化现象主要与湿气偏胜有关。六十年中属于太阴司天之年者，计有丁丑、丁未、癸丑、癸未、己丑、己未、乙丑、乙未、辛丑、辛未十年。

（4）少阳司天，其化以火：“少阳司天”，即少阳相火司天之年。凡是年支属寅、属申之年，都属于少阳相火司天之年。“其化以火”，即这一年的物化现象主要以火气偏胜有关。六十年中属于少阳相火司天之年者，计有壬寅、壬申、戊寅、戊申、甲寅、甲申、庚寅、庚申、丙寅、丙申等十年。

（5）阳明司天，其化以燥：“阳明司天”，即阳明燥金司天之年。凡是年支上属卯、属酉之年，都属于阳明燥金司天之年。“其化以燥”，即这一年的物化现象主要与燥（凉）气偏胜有关。六十年中属于阳明燥金司天之年者，计有丁卯、丁酉、己卯、己酉、癸卯、癸酉、乙卯、乙酉、辛卯、辛酉十年。

（6）太阳司天，其化以寒：“太阳司天”，即太阳寒水司天之年。凡是年支属辰、属戌之年，都属于太阳寒水司天之年。“其化以寒”，即这一年的物化现象主要与寒气偏胜有关。六十年中属于太阳司天之年者，计有壬辰、壬戌、戊辰、戊戌、甲辰、甲戌、庚辰、庚戌、丙辰、丙戌十年。

（7）以所临脏位，命其病也：“所临”，指前述之风、热、火、湿、燥、寒六气来临。“脏位”，指人体脏腑部位。“命”，指命名。“命其病”，指对疾病的命名。全句意即自然界气候变化与人体脏腑活动密切相关。因此，中医学也就根据季节气候变化特点及其与人体发病的关系和临床表现来对疾病命名及进行五脏定位，五气定性。凡是发病在季节上与春有关，在气候变化上与风气偏胜有关，在临床表现上与前章所描述的风病相类的，这就可以定位在肝胆，定性为风。凡是发病在季节上与夏季有关，在气候变化上与火气、热气偏胜有关，在临床表现上与前章所描述的火病相类的，这就可以定位在心、小肠，定性为火。凡是发病在季节上与长夏有关，在气候变化上与湿气偏胜有关，在临床表现上与前章所描述的湿病相类的，就可以定位在脾胃，定性为湿。凡发病在季节上与秋季有关，在气候变化上与燥气、凉气偏胜有关，在临床表现上与前章所描述的燥病相类的，就可以定位在肺，定性为燥。凡发病在季节上与冬季有关，在气候变化上与寒气偏胜有关，在临床表现上与前章所描述的寒病相类的，就可以定位在肾，定性为寒。对于此条，王冰在注文中指出，中医学中的五脏，主要是根据五行五方加以归类。人体疾病的发生，主要是由于人体脏腑与气候变化不能相适应而来。其注云：“肝木位东方，心火位南方，脾土位西南方及四维，肺金位西方，肾水位北方，是五脏定位。然六气御五运，所至气不相得则病，相得则和。”张介宾注此与王冰注文基本相同，但将王注之“脾土位西南及四维”，改为“脾土位中及四维”。其注云：“肝木位东，心火位南，脾土位中及四维，肺金位西，肾水位北，所临之气与脏相得则和，不相得则病。”张志聪注文与王冰基本相同，但提得更明确一些。其注云：“风、寒、暑、湿、燥、火，天之六气也，三阴三阳上奉之，故六气为司天之化。临脏位者，天气上临而下合人之脏位，随六气之所伤而命其病也。”于此可见，中医学在辨证论治中的定位定性及疾病命名上，季节气候变化特点及其与人体发病的关系，与症状和体征的关系是其重要的依据之一。中医的病名，基本上是在此基础上演绎而来。这一点我们认为十分重要，必须加以正确理解。这是中医对疾病命名和辨证论治中定位定性的理论基础。

（8）地化：“地”，指在泉之气。“化”，指物化现象。“地化”，意即在泉之气与万物化生的关系。原文问“地化奈何?”意即问在泉之气与万物化生的关系是什么。

（9）司天同候，间气皆然：此句是回答上句提问，认为在泉之气与物化的关系，与司天之气对物化的关系相同，即原文所谓“司天同候”。至于间气与物化的关系也是相同的，即原文所谓的“间气皆然”。

（10）司左右者，是谓间气也：这是解释什么是“间气”。关于司天在泉四间气，我们在前章中作过解释，即一年分为六步，每步为六十天零八十七刻半。从主气来说，初之气为厥阴风木，二之气为少阴君火，三之气为少阳相火，四之气为太阴湿土，五之气为阳明燥金，终之气为太阳寒水。从客气来说，则此六步按一阴、二阴、三阴、一阳、二阳、三阳依次轮转，每年不同，六年一个周期，周而复始。加在主气三之气上的，叫司天之气，加在主气终之气上的，叫在泉之气。在司天之气左方的，叫司天左间，在司天之气右方的，叫司天右间；在在泉之气左方的，叫在泉左间，在在泉之气右方的，叫在泉右间。原文谓“司左右者，是谓间气也”，意即在司天的左方或右方及在在泉的左方或右方都称“间气”。

（11）主岁者纪岁，间气者纪步也：这是解释每年的司天在泉之气与间气在作用上的不同之处。“主岁”，指司天在泉之气。“纪岁”，即主管这一年的气候变化。一般来说，司天之气主管这一年上半年的气候变化，这就是《六元正纪大论》中所论："岁半之前，天气主之。"在泉之气主管这一年下半年的气候变化，这就是同篇所论："岁半之后，地气主之。"上半年与下半年交互作用，构成这一年的气候物候变化特点，这就是所谓"上下交互，气交主之，岁纪毕矣。"因此，原文谓："主岁者纪岁。""间气"，即司天在泉左右之气。"纪步"，即主管这一年中某一个时期的气候变化。司天左间主管这一年中四之气所属时间中的气候物候变化。司天右间主管这一年中二之气所属时间内的气候物候变化。在泉左间主管这一年中初之气所属时间内的气候物候变化。在泉右间主管这一年中五之气所属时间内的气候物候变化。所以原文谓："间气者纪步。"因此，在具体分析各个年份、季节的气候物候变化时，不但要考虑司天在泉之气，也必须考虑左右间气以及其他有关因素。只有这样全面考虑，才能对这一年的气候物候变化及疾病性质作出比较切合实际的判断。

(12) 厥阴司天为风化，在泉为酸化，司气为苍化，间气为动化："厥阴司天"，即厥阴风木司天之年。"厥阴司天为风化"，王冰注："巳亥之岁，风高气远，云飞物扬，风之化也。"其意即凡属年支上逢巳、逢亥之年，由于厥阴风木司天，所以这一年的上半年气候上风气偏胜。"在泉"，即厥阴风木在泉之年。"在泉为酸化"，王冰注："寅申之岁，木司地气，故物化从酸。"意即凡是年支上逢寅逢申之岁，少阳相火司天，厥阴风木在泉。由于厥阴风木在泉，所以这一年下半年，五味中偏酸味的食物生长良好。"司气"，注家均以司五运之化来作解释。我们认为把"司气"用五运来解释，不符经文原意。因为本篇一开始就提出："五气交合，盈虚更作，余知之矣。六气分治，司天地者，其至何如?"这就说明了本节主要是谈六气，并没有谈五运，所以以五运来解释"司气"并不合适。那么"司气"在此是指什么呢？我们认为"司气"在此是统指司天在泉之气，与前文所述“岁气”、“主岁”同义。“苍化”，即木化。“司气为苍化”，意即由于司天在泉之气总是相互作用，相互影响，所以不论是厥阴风木司天之年，还是厥阴风木在泉之年，这一年在气化、物化上都具有木化的特点，亦即在气候上风气偏胜，在物候上味酸、色青的谷物和果类生长良好，在疾病上肝胆疾病好发等等。“间气为动化”，“动化”，亦即木化或风化。意即厥阴风木作为间气时，根据前述“间气者纪步也”的精神，在它所主的这一段时间内，气候和物候上表现为木化、风化的特点。

(13) 少阴司天为热化，在泉为苦化，不司气化，居气为灼化：“少阴司天”，即少阴君火司天之年。王冰注：“子午之岁，阳光熠耀，暄暑流行，热之化也。”其意即凡属年支上逢子逢午之年，由于少阴君火司天，所以这一年上半年热气偏胜。“在泉”，即少阴君火在泉之年。“在泉为苦化”，王冰注：“卯酉之岁，火司地气，故物以苦生。”意即凡是年支上逢卯逢酉之年，阳明燥金司天，少阴君火在泉。由于少阴君火在泉，所以这一年下半年气候偏热，五味中以偏苦味的食物或药物生长良好。“不司气化”一句，注家多以“君不主运”来作解释，我们认为以五运解释不妥，前已述及。“不司气化”一句，我们理解是因为少阴君火司天或在泉之年，这样的年份上半年与下半年在气候上完全相反，因此不能明确提出这一年的岁气或主岁是什么。因为少阴君火司天之年，上半年气候偏热，但少阴司天，必然是阳明在泉，因此这一年下半年又必然是气候偏凉。反之，少阴君火在泉，又必然是阳明燥金司天，这一年下半年气候偏热而上半年气候却又偏凉。一凉一热，因此不好说这一年是以什么为主，所以原文谓“不司气化”。“居气”，即少阴君火所居之处。“灼”，即烧灼，此处指灼热。“灼化”，即热化或火化。“居气为灼化”，意即少阴君火司天或少阴君火在泉之年，由于这一年“不司气化”，所以在对这一年气候、物候变化作具体分析时，以少阴君火所居之地为准。少阴君火司天，那就是这一年上半年气候偏热。少阴君火在泉，那就是这一年下半年气候偏热，火类谷物生长良好。少阴君火在间气上，那么这一间气所属时间内气候偏热，火类谷物生长良好。这就是原文所谓“居气为灼化”的含义。这一理解，虽经反复考虑，终不敢自以为是，提出敬俟高明指正。

（14）太阴司天为湿化，在泉为甘化，司气为黅化，间气为柔化：“太阴司天”，即太阴湿土司天之年。王冰注：“丑未之年，埃郁曚昧，云雨润湿之化也。”其意即凡属年支上逢丑、逢未之年，由于太阴湿土司天，所以这一年上半年湿气偏胜。“在泉”，即太阴湿土在泉之年。“在泉为甘化”，王冰注：“辰戌之岁也，土司地气，故甘化生焉。”意即凡在年支上逢辰逢戌之年，太阳寒水司天，太阴湿土在泉。由于太阴湿土在泉，所以这一年下半年，气候偏湿，五味中以偏甘味的食物生长良好。“黅”，即黄色。黄为土色，因此“黅化”即土化。“柔”，即阴柔，柔为湿之性。因此，“柔化”，亦即土化。全句意即凡属太阴湿土司天或太阴湿土在泉之年，全年在气候上以湿气偏胜为特点，在物候上以味甘、色黄的谷物药物生长良好为特点。如太阴湿土作为间气时，则在所主这一段时间中，气候、物候上表现湿气偏胜的特点。

（15）少阳司天为火化，在泉为苦化，司气为丹化，间气为明化：“少阳司天”，即少阳相火司天之年。王冰注：“寅申之岁也，炎光赫烈，燔灼焦然，火之化也。”其意即凡属年支上逢寅、逢申之年，由于少阳相火司天，所以这一年上半年火气偏胜。“在泉”，即少阳相火在泉。“在泉为苦化”，王冰注：“巳亥之岁也，火司地气，故苦化先焉。”意即凡在年支上逢巳逢亥之年，厥阴风木司天，少阳相火在泉。由于少阳相火在泉，所以这一年下半年气候偏热，五味中以偏苦味的食物生长良好。“丹”，即红色，红为火之色。因此，“丹化”即火化。“明”，即明亮。“明”为火之性，因此，“明化”亦为火化。全句意即凡属少阳相火司天之年或少阳相火在泉之年，全年在气候上均以温热之气偏胜为特点，在物候上以色红味苦的植物生长良好为特点。如少阳相火作为间气时，则在所主的这一段时间内，气候物候变化表现火化明显为特点。

（16）阳明司天为燥化，在泉为辛化，司气为素化，间气为清化："阳明司天"，即阳明燥金司天之年。王冰注："卯酉之岁，清切高明，雾露萧瑟，燥之化也。"意即凡属年支上逢卯逢酉之年，由于阳明燥金司天，所以这一年上半年燥气、凉气偏胜。"在泉"，即阳明燥金在泉。"在泉为辛化"，王冰注："子午之岁也，金司地气，故辛化先焉。"意即凡在年支上逢子逢午之年，少阴君火司天，阳明燥金在泉。由于阳明燥金在泉，所以这一年下半年气候偏凉偏燥。五味中以偏于辛味的食物生长良好。"素"，即白色。白为金之色，因此，"素化"，亦即金化。"清"，即清凉。凉为金之性，因此"清化"亦为金化。全句从字面上来看，意即凡属阳明燥金司天或阳明燥金在泉之年，全年在气候上均以清凉之气偏胜为特点，在物候上均以白色、辛味谷物等生长良好为特点。这也就是原文中所谓的："司气为素化，间气为清化。"但是本条内容与前条"少阴司天为热化，在泉为苦化"基本一样，因为阳明燥金在泉之年，必然就是少阴君火司天之年。少阴君火在泉之年，必然就是阳明燥金司天之年。但前者原文谓："不司气化，居气为灼化。"后者原文谓："司气为素化，间气为清化。"前后对照，不好解释。我们认为仍从前者讲解比较合乎实际。本条"司气为素化，间气为清化"一句，仍以"不司气化，居气为清化"来理解为妥。意即凡属阳明燥金司天或在泉之年，由于这一年"不司气化"，所以在对这一年的气候、物候变化作具体分析时，以阳明燥金所居之地为准。阳明燥金司天，那就是这一年上半年气候偏凉。阳明燥金在泉，那就是这一年下半年气候偏凉。金类谷物生长良好。阳明燥金在间气上，那么这一间气所属的一段时间内也是气候偏凉，金类谷物生长良好。

（17）太阳司天为寒化，在泉为咸化，司气为玄化，间气为藏化："太阳司天"，即太阳寒水司天之年。王冰注："辰戌之岁，严肃峻整，惨慄凝坚，寒之化也。"其意即凡属年支上逢辰逢戌之年，由于太阳寒水司天，所以这一年上半年寒气偏胜。"在泉"，即太阳寒水在泉。王冰注："丑未之岁，水施地气，故化从咸"。意即凡属年支上逢丑逢未之年，太阴湿土司天，太阳寒水在泉。由于太阳寒水在泉，所以这一年下半年气候偏寒，五味中以咸味谷物生长良好。"玄"，即黑色。黑为水之色。因此"玄化"即水化。"藏"为水之性，因此"藏"化亦为水化。全句意即凡属太阳寒水司天或太阳寒水在泉之年，全年在气候上均以寒冷之气偏胜为特点，在物候上以水类谷物生长良好为特点。太阳寒水属于间气主步时，则所属这一段时间，气候、物候上表现为寒化的特点。这也就是原文所谓的："司气为玄化，间气为藏化。"

（18）故治病者，必明六化分治，五味五色所生，五脏所宜，乃可以言盈虚病生之绪也："六化分治"，即前述六气在气候物候上的各种特点。"五味五色所生"，即辛甘酸苦咸五味与青赤黄白黑五色等谷物及药物的产生与气候变化的关系。"五脏所宜"，即在此基础上把气候、物候变化与人体生理及病理生理关系联系起来。"盈虚病生之绪"，即疾病虚实寒热产生的原因。全句意即作为医生必须懂得气候变化与物候变化之间的关系，必须懂得五味五色产生的原因、它们的作用及其与人体疾病防治上的密切关系。只有这样，才能真正了解疾病的病因、病机、诊断和治疗。张介宾注此云："凡治病者，必求其本，六化是也；必察其形，五色是也；必分其主治，五味是也；必辨其宜否，五脏是也；明此数者，而后知孰为气之盛，孰为气之衰，乃可以言盈虚病生之端绪，而治之无失矣。"明确地指出了深入了解气候物候变化与对疾病诊断治疗方面的密切关系，也说明了运气学说正是中医辨证论治的理论基础和渊源所在。

(19) 厥阴在泉而酸化先："厥阴在泉"，即厥阴在泉之年。"酸化"，即木化。从五行概念来说，酸为木之味，酸属于木类。"酸化先"，即属于木类的谷物或药物优先生长或生长情况比其他类明显为好。全句意即厥阴在泉之年，属于木类的各种动物、植物生长良好。

(20) 风行于地，所谓本也：这是解释前句为什么"厥阴在泉而酸化先"。"风行于地"，即下半年风气偏胜，气候偏温。"本"，即六气，此处是指风气。"所谓本也"，就是说由于这一年风行于地的原因，即下半年风气偏胜，气候不冷，冬行春令，所以这一年下半年属于木类的动植物生长良好。

(21) 本乎天者，天之气也，本乎地者，地之气也，天地合气，六节分而万物化生矣："本"，即六气。《六元正纪大论》谓："所谓本也，是谓六元。""天"，即司天之气。此处是指六步主时中之第三步，亦即司天之气所在的位置。"地"，即在泉之气。此处是指六步主时中之第六步，亦即在泉之气所在的位置。"六节"，即六气各有其所属的时间，亦即每节各占四个节气。全句意即六气中的某一气如果在六步中之第三步上，亦即在司天之气所在的位置上，这就是当年的司天之气。这就是原文所谓的"本乎天者，天之气也"。六气中的某一气如果在六步中的第六步上，亦即在在泉之气所在的位置上，这就是当年的在泉之气。这就是原文所谓的"本乎地者，地之气也"。司天在泉之气各管半年，司天之气主管当年上半年的气候变化，在泉之气主管当年下半年的气候变化。就全年气候变化来讲，即司天与在泉之气相合。这就是原文所谓的"天地合气"。司天之气主管上半年，上半年分三步，即初之气，二之气，三之气。在泉之气主管下半年，下半年也分三步，即四之气，五之气，终之气。"天地合气"，则全年形成了由初之气到终之气的六步主时。从气候上来说就有了风火湿燥寒的季节气候特点，从物候上来说也就自然有了生长化收藏的生命活动现象。因而也就化生了万物。这也就是原文所谓的“天地合气，六节分而万物化生矣”。这几句是对自然气候变化与物候变化关系的总结。

(22) 谨候气宜，无失病机：“候”，即观察。“气宜”，即六气之所宜。质言之，亦即正常气候变化规律。“失”，即失误或错过。“病机”，即发病机转，也就是发病的道理。“谨候气宜，无失病机”，意即作为医生在分析病机时，必须认真从自然环境和季节气候的特点及其变化规律出发来辨析疾病的病位、病性以及治疗上的选方用药、饮食宜忌等等。要准确及时地弄清楚病机，从而据此论治，因人、因时、因地制宜。“谨候气宜，无失病机”，把气候变化和人体疾病密切联系起来，和诊断治疗密切联系起来，和预防疾病密切联系起来。这是中医理论体系的重要特点，也是本篇讨论的重点所在。

【述评】

本节主要论述了自然气候异常变化的规律及其与五色、五味之间的关系以及五色、五味与人体五脏之间的关系，从而把自然气候变化与疾病的诊断治疗联系起来，并据此得出“谨候气宜，无失病机”的结论。这是一段极其重要的论述，它不但明确地指出了自然气候变化与自然界各种物候现象之间的关系，也明确地指出了运气学说是中医理论体系的基础和渊源。因此，我们必须认真学习和研究运气学说，从而使中医理论体系能得到进一步的整理和提高。

【原文】

帝曰：其主病(1)何如？岐伯曰：司岁备物(2)，则无遗主(3)矣。帝曰：先岁物(4)何也？岐伯曰：天地之专精(5)也。帝曰：司气者何如？岐伯曰：司气者主岁同(6)，然有余不足也。帝曰：非司岁物(7)何谓也？岐伯曰：散也，故质同而异等(8)也，气味有薄厚，性用有躁静，治保有多少，力化有浅深[9]，此之谓也。帝曰：岁主脏害[10]何谓？岐伯曰：以所不胜命之[11]，则其要也。帝曰：治之奈何？岐伯曰：上淫于下，所胜平之，外淫于内，所胜治之[12]。帝曰：善。平气[13]何如？岐伯曰：谨察阴阳所在而调之，以平为期[14]。正者正治，反者反治[15]。

【讲解】

（1）主病："主病"，张志聪注："主病，谓主治病之药物。"此处是讨论药物与疾病治疗的关系。"其主病何如"一句，是承前句而问。前句言"谨候气宜，无失病机"，这里是问"谨候气宜"与治疗的关系。因为前节中已经提出"五味五色所生"与气候变化密切相关，而五味五色又与五脏密切相关，药食产生的气候环境与药食的质量密切相关，因此也就与疾病的治疗密切相关。由于如此，所以王冰注谓："言采药之岁也。"意即此节主要是谈药物的质量与季节气候、采集时间的关系问题。

（2）司岁备物："司"，即职司、主管之意，亦可作为作用来理解。"司岁"，意指在一年气候变化中起主要作用者。由于各个年份的气候变化不尽相同，所以对谷物、药物产生的数量和质量的影响也不尽相同。"备物"，即准备药物。"司岁备物"一句，意即药工必须根据不同年份气候变化特点来采集应时产生的药物。王冰注："谨候司天地所生化者，则其味正，当其岁也。故彼药工，专司岁气所收药物。"张介宾注："天地之气，每岁各有所司，因司气以备药物，则主病者无遗矣。如厥阴司岁则备酸物，少阴少阳司岁则备苦物，太阴司岁则备甘物，阳明司岁则备辛物，太阳司岁则备咸物，所谓岁物也，岁物备则五味之用全矣。"均属此义。

（3）无遗主："遗"，即遗失或遗漏。"主"，即前述之主病。"无遗主"，是承上句而言，意即如能作到"司岁备物"，则治疗各种疾病的优质药物就不会短缺，就可以保证疗效。

（4）先岁物：“岁物”，即当年产生的优质高效药物。“先岁物”，张介宾注：“岁物者，得天地精专之化，气全力厚，故备所当先。”此句意即为了有效地治疗疾病，医者须预先准备高效优质药物，以备不时之需。《新校正》认为此“先”字不好解释，怀疑“先”字为“司”字之误。其注云：“详先岁疑作司岁。”我们认为《新校正》与《类经》所释均可。因为此句是问为什么要“司岁备物”，只要弄清为何要“司岁备物”就可以。“备”字，本来就有“先”字之义，因此，无须在“先”字或“司”字上多作推敲。

（5）天地之专精：此语是对前句的回答。前句为何要“司岁备物”？此句回答是：因为岁物，亦即当年应时而产生的药物是应时而生，所以能得“天地之专精”，亦即药物性能与当年岁气特点完全一致，因此它的性能较非应时而生的药物性能好，作用大。这也就是张介宾所说“得天地精专之化，气全力厚”属于优质药物。此句在于强调，为了保证药物的质量，以便对疾病进行有效的治疗，一定要注意药物采集时间，做到“司岁备物”。

（6）司气者主岁同：“司气”，已如前述，注家多以五运之气来解释，我们认为仍以司天在泉之气解释为好，理由已如前述。“主岁”，即主管一年气候者，亦即司天在泉之气。“司气者，主岁同”，意即司气者即司天在泉之气。不过这里需要提出者，即下面“然有余不足也”一句，值得研究。因为根据《内经》原文，司天在泉四间气，并无有余不足之说，只有五运才有太过不及和太少之分。因此，此处之“司气”，似亦可作“司运气”来理解。如果按五运来理解此处之“司气”二字，则全句意即岁运与岁气在五行属性上相同时，其对药物产生的影响与司天在泉四间气对药物产生的影响是相同的，不过由于岁运有太过不及之分，因此太过之年药性厚，不及之年药性薄，此与六气对药物产生和质量上的影响又有所不同。这也就是张介宾注中所谓的："运之与气所主皆同，但五太之运为有余，五少之运为不及，而物性之禀有厚薄矣。"这样解释，可以讲通。不过我们认为从本节前后所述内容来看，则似乎仍以六气来解释比较符合本节经文原意。是耶？非耶？是在读者。

（7）非司岁物……散也："非司岁物"，即不是当年应时而生的药物。"散"，即分散。此处是与得"天地之专精"的药物相对而言，亦即质量不好。

（8）质同而异等："质"，指药物的性能。"等"，指等级。"质同而异等"，是承上句而言，意即"司岁物"与"非司岁物"，虽然在性味上相同，但在等级上，亦即在质量上却有显著差别。司岁物，质量好，等级高，属优等品。非司岁物，质量不好，等级低，为次等或劣等品。因此，二者在疗效上自然有明显的差别。

（9）气味有厚薄，性用有躁静，治保有多少，力化有浅深："气味"，指药物的四气五味，"厚薄"，指药物气味的轻重浓淡；"性用"，指药物的性能和作用，"躁静"，指药物作用发生的快慢；"治保"，指药物对人体的补养作用，"多少"，指这种补养作用的强弱；"力化"，指药物作用的范围，"浅深"，指作用范围的大小。全句意即由于药物有司岁物和非司岁物之分，因此也就自然产生了"质同异等"的差别，而这些差别具体表现在药物的气味、性用、治保、力化等各个方面。一般说来，当年应时而生的司岁物，气味厚，性用好，治保多，力化深，反之，则气味薄，性用差，治保少，力化浅。所以张介宾注此云："此即质同异等之谓，盖司气者与不司气者，其有不同如此。"

（10）岁主脏害："岁主"，即当年的主岁之气。"脏害"，即对人体脏腑所产生的损害。"岁主脏害"，意即主岁之气如果偏胜失调，则可以造成相应脏腑的损害。

（11）以所不胜命之：此句是承上句而言。原文在此系用五行概念来说明“岁主脏害”，亦即当年岁气偏胜与脏腑之间的关系及发病规律。“以所不胜命之”，意即从五行概念来说，人体脏腑的五行属性与当年主岁之气的五行属性相合，如果属于不胜时，则脏腑就会受到损害。如主岁之气为风气偏胜时，人体脾胃便容易受病。因为风在五行上属木，脾胃在五行上属土，木可以克土，木为土之所不胜。其余可依此类推。张介宾注此云：“此言天有岁气，人有脏气，而岁主有害于五脏者，在所不胜者也，如木气淫则脾不胜，火气淫则肺不胜，土气淫则肾不胜，金气淫则肝不胜，水气淫则心不胜，是皆脏害之要。”即属此义。

（12）上淫于下，所胜平之，外淫于内，所胜治之：“上淫于下”，“外淫于内”，注家解释不尽相同。王冰认为，“上淫于下”是指司天之气，“外淫于内”是指在泉之气。其注云：“上淫于下，天之气也，外淫于内，地之气也。”张介宾则以六气及五味来解释。其注云：“淫，太过为害也，上淫于下，谓天以六气而下病六经也。外淫于内，谓地以五味而内伤五官也。”我们认为这两种解释以王冰注解较好，因为此句是承上句“岁主脏害”而言。关于“岁主”，前面已作过解释，是指当前主岁之气，因此，此处所谓“上淫”、“外淫”，自然是指司天在泉之气而言。上句言“岁主脏害，以所不胜命之，则其要也”，与此句“上淫于下，所胜平之，外淫于内，所胜治之”互相照应，前言受病规律，后言治疗原则。全句意即如人体在气候偏胜失调而发生疾病时，临床上即可以根据病因进行针对性处理，例如治热以寒，治寒以热等等，这也就是原文谓之“所胜平之”、“所胜治之”。

（13）平气：“平气”，即气候变化既非太过，亦非不及，完全正常。

（14）谨察阴阳所在而调之，以平为期：“阴阳所在”，指疾病的病位和病性。“调”，指调和。“平”，指恢复正常。此句是承上句而言，全句意即疾病的发生如系由于气候偏胜所致者，在治疗上固然应根据病因进行针对性治疗；但如疾病的发生与气候变化无关，亦即在气候正常下发生，则可以不拘泥于气候变化，临床上可以完全根据患者病情，认真分析患者疾病的病位、病性，进行针对性治疗和调理，直到恢复正常为止。

(15) 正者正治，反者反治：“正者正治”句中的前一个“正”字，是指疾病的一般表现，例如受热而出现热证的各种临床表现或受寒而出现寒证的各种临床表现等均是。后一个“正”字，则是指对疾病的一般治疗方法。例如，热证用寒凉药治疗，寒证用温热药治疗等均是。因此所谓“正者正治”，意即热病之由于热者或寒病之由于寒者，在治疗上均应患者的临床表现进行针对性的处理，治寒以热，治热以寒。“反者反治”一句中的前一个“反”字，是指疾病的各种特殊表现。例如受热而出现寒证的各种临床表现或受寒而出现热证的各种临床表现等均是。后一个“反”字，则是指对疾病的特殊治疗方法。例如，受热而出现寒证表现时用寒凉药治疗，受寒而出现热证表现时用温热药治疗等均是。因此所谓“反者反治”，意即寒病之由于热者，或热病之由于寒者，在治疗上与正治不同，并不是根据患者临床表现进行针对性的处理，治热以寒或治寒以热，而是恰恰相反，治以与患者临床表现相从，治热以热，治寒以寒。为什么在对疾病的治疗上会出现正反两种不同的临床表现以及正反两种不同的治疗方法呢？本篇后文中讲得很清楚。后文明确指出：“热因寒用，寒因热用，塞因塞用，通因通用。必伏其所主而先其所因，其始则同，其终则异，可使破积，可使溃坚，可使必已。”这里所谓“热因寒用，寒因热用”，就是指“正者正治”。这里所谓“塞因塞用，通因通用”，就是指“反者反治”。这里所谓“伏其所主而先其所因”，就是指从产生疾病的根本原因来作治疗。这就是说，不论是

"正者正治"也好，还是"反者反治"也好，从治疗机转来说都是治病求本。这也就是说，疾病的临床表现可以是多变化的，不一定与其病因完全相应，热病可以出现热证的临床表现，但也可以出现寒证的临床表现；后者也就是一般所谓的真热假寒证；寒病可以出现寒证的临床表现，但也可以出现热证的临床表现，后者也就是一般所谓的真寒假热证。因此在治疗上我们就不能简单从事，见寒治寒，见热治热，而要认真分析病机，治病求本。这就是为什么中医在治疗上有正治、反治之分的原因，也是中医学辨证论治的关键所在。关于病机问题，后文病机十九条部分有专论，读者可参看后文，此处从略。

【述评】

本节主要论述了两个问题：其一，指出了气候条件与药物质量的关系，因而强调了"司岁备物"；其二，强调了气候变化与人体疾病的关系并由此总结出"岁主脏害"及治以"所胜"的治疗原则。可以看出，中医学对疾病发生的认识和治则、治法以及对药物的采集等等，都是根据自然界气候变化及其与人体生理病理的关系总结出来的，因而运气学说便成为中医学辨证论治的理论基础。

【原文】

帝曰：夫子言察阴阳所在而调之，论言人迎与寸口相应，若引绳大小齐等，命曰平(1)。阴之所在寸口何如(2)？岐伯曰：视岁南北，(3)可知之矣。帝曰：愿卒闻之。岐伯曰：北政之岁，少阴在泉，则寸口不应(4)；厥阴在泉，则右不应(5)；太阴在泉，则左不应(6)。南政之岁，少阴司天，则寸口不应(7)；厥阴司天，则右不应(8)；太阴司天，则左不应(9)。诸不应者，反其诊则见矣(10)。帝曰：尺候如何(11)？岐伯曰：北政之岁，三阴在下，则寸不应(12)；三阴在上，则尺不应(13)。南政之岁，三阴在天，则寸不应(14)；三阴在泉，则尺不应(15)，左右同(16)。故曰：知其要者，一言而终，不知其要，流散无穷(17)，此之谓也。帝曰：善。

【讲解】

（1）论言人迎与寸口相应，若引绳大小齐等命曰平：“论言”，此处是指《灵枢·禁服》所云：“寸口主中，人迎主外，两者相应，俱往俱来，若引绳大小齐等，春夏人迎微大，秋冬寸口微大，如是者，名曰平人。”原文是指人迎脉与寸口脉之所主以及其盛衰大小与季节气候之间的关系。意即人迎脉（颈动脉搏动处）的搏动变化与“腑”有关，因为“阳者主腑”（《灵枢·终始》）；人迎脉属阳脉，腑为阳，阳在外，因此原文谓“人迎主外”。寸口脉（桡动脉搏动处）的搏动变化与脏有关，因为“阴者主脏”（《灵枢·终始》），寸口脉属阴脉，脏为阴，内为阴，因此原文谓“寸中主中”。人迎与寸口，虽然一个在颈部，一个在腕部，但两处脉搏是相应的，搏动是一致的，所谓“两者相应，俱往俱来”。人迎脉与寸口脉在大小上基本相等，但与季节变化有关。人迎属阳脉，阳气盛时，人迎脉偏大。每年春夏季阳气偏盛，所以春夏季人迎脉较寸口脉偏大。反之，寸口属阴脉，阴气偏盛时，寸口脉偏大。秋冬季阴气偏盛，所以秋冬寸口脉较人迎脉偏大。因此，经文谓：“若引绳大小齐等，春夏人迎微大，秋冬寸口微大，如是者名曰平人。”此处引这段经文的目的，是针对上句“谨察阴阳所在而调之”而言，意即在人体疾病的发生与气候变化无明显关系的情况下，怎样来判定疾病的病位、病性，那就只能依据人体的症状和体征，其中主要是依据人迎脉与寸口脉的变化来分析判断。这就是说，在正常情况下，人迎与寸口之间的搏动情况是“人迎与寸口相应，若引绳大小齐等”，如果人迎盛于寸口，那就属于腑病，寸口盛于人迎，那就属于脏病。关于这方面，《灵枢·经脉》曾详加论列，可参看。

（2）阴之所在寸口何如：“阴”，此处是指五脏。此句是问人体五脏的病，在寸口脉上，在不同的年份有何不同，为什么此处只问寸口不问人迎，这是因为如前所述，寸口脉属于阴脉以察脏病，所以问五脏病主要问寸口脉的表现而未涉及人迎脉的变化问题。

（3）视岁南北：“南北”，即南政和北政。“南北政”，运气学说用以归类六十年中的各个年份，即有的年份属于南政之年，有的年份属于北政之年。但是如何推算南北政的有关年份，则中医学中一直没有统一认识，众说纷纭。加以归纳，大致有以下几种推算方法。其一，认为五运中除甲己土运为南政外，其他均为北政。这种观点以张介宾为代表。他说：“甲己二岁为南政，乙庚、丙辛、丁壬、戊癸八年为北政……一曰：五运以土为尊，故惟甲己土运为南政，其他皆北政也。”（《类经·卷二十三》）其二，认为戊癸火运为南政，其他为北政。这种观点以张志聪为代表。他说：“五运之中，戊癸化火，以戊癸年为南政，甲乙丙丁己庚辛壬为北政。”（《黄帝内经素问集注》）其三，认为岁支的亥子丑寅卯辰属于南政，巳午未申酉戌属于北政。近人任应秋氏主此一说。他说：“南即黄道南纬，起于寿星辰宫，一直到娵訾亥宫，因而岁支的亥子丑，寅卯辰，都属于南政。北即黄道北纬，起于降娄戌宫，一直到鹑尾巳宫，因而岁支的巳午未，申酉戌，都属于北政。”（《五运六气》）其四，还有以岁运太过为南政，岁运不及为北政之说等等。总的说来，由于对于南北政这一问题，中医学中无统一认识，因而也就更谈不到在临床中如何具体运用，我们在此不作强解。以下有关文字，只是译述原文，不拟加以深究，暂作存疑，以俟高明。

（4）北政之岁，少阴在泉，则寸口不应：“北政之岁”，即属于北政的各个年份。“少阴在泉”，即当年在泉之气为少阴君火，亦即在年支上逢卯逢酉之年。“寸口”，即寸口脉。“不应”，注家多作脉微弱解。张介宾谓：“不应者，脉来沉细而伏，不应于指也。”张志聪亦谓：“不应者，脉微而不应于诊。”

此句随文解释，意即凡属北政之年，其年支如逢卯逢酉，属于少阴君火在泉者，其两手寸口脉象较正常明显偏弱。

（5）厥阴在泉，则右不应："厥阴在泉"，即当年在泉之气为厥阴风木，亦即年支上逢寅逢申之年。"右"，指右手寸口脉。此句随文解释，意即凡属北政之年，其年支如逢寅、逢申，属于厥阴风木在泉者，其右手寸口脉象比较正常时明显偏弱。

（6）太阴在泉，则左不应："太阴在泉"，即当年在泉之气为太阴湿土，亦即年支上逢辰逢戌之年。"左"，指左手寸口脉。此句随文解释，意即凡属北政之年，其年支如逢辰、逢戌，属于太阴湿土在泉者，其左手寸口脉象比较正常时明显偏弱。

（7）南政之岁，少阴司天，则寸口不应："南政之岁"，即属于南政的各个年份。"少阴司天"，即当年司天之气为少阴君火，亦即在年支上逢子、逢午之年。此句随文解释，意即凡属南政之年，其年支如逢子、逢午，属于少阴君火司天者，其两手寸口脉均较正常明显微弱。

（8）厥阴司天，则右不应："厥阴司天"，即当年司天之气为厥阴风木，亦即年支上逢巳逢亥之年。"右"指右手寸口。此句随文解释，意即凡属南政之年，其年支如逢巳、逢亥，属于厥阴风木司天者，其右手寸口脉象比较正常明显偏弱。

（9）太阴司天，则左不应："太阴司天"，即当年司天之气为太阴湿土，亦即在年支上逢丑、逢未之年。"左"，指左手寸口脉。此句随文解释，意即凡属南政之年，其年支逢丑、逢未属于太阴湿土司天者，其左手寸口脉比较正常明显偏弱。

（10）诸不应者，反其诊则见矣："诸不应者"，指前文所述的各种寸口脉不应的年份。例如前述的"寸口不应"，"左不应"，"右不应"等等。"反其诊"，从文字来看是指与上述不应年份相反之年诊脉。例如"北政之岁"，少阴在泉，则寸口不

原文不够明确，以致后世注家也未能把这个问题解释清楚，聚讼纷纭，莫衷一是。因此也就无法具体运用于临床实践。限于水平，我们也没有把这个问题搞清楚，但我们认为南北政之说，既然《内经》作者笔之于书并且在脉象的应与不应说得那样具体，必然有其具体内容和实践基础，因此主张加以保留，留待以后进一步研究，不要简单、轻易地否定或废弃，然耶？否耶？是在读者。

【原文】

天地之气，内淫而病何如[1]？岐伯曰：岁厥阴在泉，风淫所胜[2]，则地气不明，平野昧[3]，草乃早秀[4]，民病洒洒振寒，善伸数欠[5]，心痛支满，两胁里急[6]，饮食不下，鬲咽不通，食则呕[7]，腹胀善噫，得后与气，则快然如衰[8]，身体皆重[9]。

岁少阴在泉，热淫所胜[10]，则焰浮川泽，阴处反明[11]。民病腹中常鸣，气上冲胸[12]，喘不能久立[13]，寒热[14]，皮肤痛[15]，目瞑，齿痛，𩓚肿[16]，恶寒发热如疟[17]，少腹中痛[18]，腹大[19]，蛰虫不藏[20]。

岁太阴在泉，草乃早荣，湿淫所胜[21]，则埃昏岩谷，黄反见黑[22]，至阴之交[23]，民病饮积[24]，心痛[25]，耳聋，浑浑焞焞[26]，嗌肿，喉痹[27]，阴病血见[28]，少腹痛肿，不得小便[29]，病冲头痛[30]，目似脱，项似拔[31]，腰似折，髀不可以回[32]，腘如结，腨如别[33]。

岁少阳在泉，火淫所胜[34]，则焰明郊野，寒热更至[35]，民病注泄赤白，少腹痛，溺赤，甚则血便[36]，少阴同候[37]。

岁阳明在泉，燥淫所胜[38]，则霿雾清瞑[39]。民病喜呕，呕有苦，善太息，心胁痛不能反侧[40]，甚则嗌干面尘，身无膏泽，足外反热[41]。

岁太阳在泉，寒淫所胜[42]，则凝肃惨慄[43]。民病少腹控睾，引腰脊[44]，上冲心痛[45]，血见[46]，嗌痛，颔肿[47]。

帝曰：善。治之奈何？岐伯曰：诸气在泉，风淫于内，治以辛凉，佐以苦，以甘缓之，以辛散之(48)。热淫于内，治以咸寒，佐以甘苦，以酸收之，以苦发之(49)。湿淫于内，治以苦热，佐以酸淡，以苦燥之，以淡泄之(50)。火淫于内，治以咸冷，佐以苦辛，以酸收之，以苦发之(51)。燥淫于内，治以苦温，佐以甘辛，以苦下之(52)。寒淫于内，治以甘热，佐以苦辛，以咸泻之，以辛润之，以苦坚之(53)。帝曰：善。

【讲解】

(1) 天地之气，内淫而病何如："天地之气"，此处是指司天在泉之气。"淫"，指过度或失常。"内淫而病"，指司天在泉之气偏胜时，可以引起人体发生与司天在泉之气在性质上相似的各种疾病。由于司天在泉之气有风、热、火、湿、燥、寒之不同，所引起的人体疾病在性质上亦有风、热、火、湿、燥、寒之不同。司天在泉之气偏胜致病，一般称六淫或外六淫。人体在外感六淫而发生与外六淫在性质上相似的各种疾病，一般称六病或内六淫。本篇这一部分内容主要是论述人体在外感六淫后所发生疾病的临床特点及治疗原则。质言之，也就是论述临床上各种疾病的病因分类，临床表现及其治疗方法问题，属于"内六淫"的范围，所以原文谓"内淫而病"。其意即司天在泉之气偏胜时，人体亦可发生与其性质相似的风、热、火、湿、燥、寒诸病。因而也就可以根据司天在泉以及患者临床表现，按风、热、火、湿、燥、寒加以归类而采取不同的治疗方法。这里所谓的"天地之气"，包括甚广，不但应指司天在泉之气，而且也应包括胜复之气在内。原文在以下论述中基本上也正是按在泉司天胜复的顺序来分别论述的。张介宾注此云："淫，邪胜也，不务其德，是谓之淫。内淫者，自外而入，气淫于内，言在泉之变病也。"我们认为，张氏对"淫"及"内淫"的解释是恰当的，但把"气淫于内"的解释仅限于"在泉之变病"，则过于局限，不符经文原意，值得商榷。

(2) 岁厥阴在泉，风淫所胜：“岁厥阴在泉”，指厥阴风木在泉之年。厥阴在泉，一定是少阳司天。因此，凡属在年支上逢寅、逢申之年，均属于厥阴在泉之年。王冰注：“谓甲寅、丙寅、戊寅、庚寅、壬寅、甲申、丙申、戊申、庚申、壬申岁也。”意即六十年中，上属年份即属于厥阴在泉之年。“风淫所胜”，即风气偏胜，气候偏温。按照在泉之气主要是主管一年中下半年的气候变化。因此本句意即凡属厥阴在泉之年，下半年气候偏温，风气偏胜。

(3) 地气不明，平野昧：“地气”，即在泉之气，此处是指下半年。“不明”，即昏暗。“平野”，即平地，大地。“昧”，不清楚，亦有昏暗之义。此句是承上句“岁厥阴在泉，风气偏胜”而言。意即厥阴在泉之年，由于风气偏胜，所以在该年下半年中，风比较多。由于多风，风大，尘土飞扬，天昏地暗，所以大地阴暗不明。这是对厥阴在泉之年气候特点和自然景象的描述。

(4) 草乃早秀：“草”，指草木。“早秀”，即萌芽生长提前。“草乃早秀”，意即厥阴在泉之年，由于下半年风气偏胜，气候偏温，冬行春令，所以有些本来是春天才开始萌芽生长的植物，此时提前萌芽生长。这是对厥阴在泉之年物候变化的描述。

(5) 民病洒洒振寒，善伸数欠：“洒洒”，形容畏风之辞。“振寒”，因恶寒而战栗，即寒战之意。“善伸”，此“伸”字，根据《灵枢·经脉》有“洒洒振寒，善呻数欠”的记载，此“伸”字可能为“呻”字之误或假借字。“数欠”，即多呵欠。根据《内经》有关论述，怕风恶寒属于发毛病，皮毛为肺之所主。因此“洒洒振寒”应为肺病。多呵欠，善呻吟，肾在声为欠，所病为“呻”。因此，“善呻数欠”应为肾病。全句意即厥阴在泉之年，可能在临床上出现上述肺病、肾病的症状。厥阴在泉之年，风气偏胜，人体肝气亦相应偏胜，因而厥阴在泉之年应以肝病为主。为什么原文在此提出肺病、肾病的问题？我们认为，应从“五脏相关”来理解。因为肝肺的关系是相克的关系，从病可以及主，所以肝气有余时可以反侮肺金而发生肺的疾病。肝与肾的关系为相生的关系。肝气偏胜时，子病可以及母，因而也可以发生肾的疾病。这就是说，在肝气偏盛的情况下，我们不但要从肝病本身来考虑，而且还要从相生和相克两方面，也就是从患者全身可能出现的一些连锁反应来考虑。这是中医学五脏一体观在临床上的具体运用。但是，历代注家对此句的注释，几乎无一例外把“洒洒振寒，善伸数欠”这些临床症状作为胃病来解释。根据是《灵枢·经脉》中有“胃足阳明之脉……是动则病洒洒振寒，善呻数欠，颜黑……”的记载，认为《内经》既然把这种临床表现列在足阳明胃经的“是动病”中，因此它就应该属于胃的疾病。我们的认识则不然。我们认为《灵枢·经脉》中所列有关疾病，实际中包括两种情况：一种是本经疾病，一种是受他经影响或影响他经的疾病。足阳明胃经“是动病”所列之“洒洒振寒，善呻数欠，颜黑”，明明是肾经病证，不应孤立地只看一脏一经的病变而把它和他脏他经的病变割裂开来，造成强解或曲解，否则前述之五色、五味、五声等等均会失去其指导临床的意义，这样也就背离了《内经》的基本精神。

(6) 心痛支满，两胁里急：“心痛”，即胃脘痛。“支满”，即胀满。“两胁里急”，即两胁肋部抽痛。“心痛支满”，属于脾胃病。“两胁里急”，属于肝胆病。此句意即厥阴在泉之年，人体肝气偏胜，乘犯脾胃，因而在临床上可以出现肝病或肝脾同病的表现。

(7) 饮食不下，鬲咽不通，食则呕：“鬲”，与“隔”字同义。“鬲咽不通”，即咽部隔塞不通。此处是形容患者不能饮食，食入则呕。“胃主纳”，因此，“饮食不下，鬲咽不通，食则呕”，属于胃病。此句意即厥阴在泉之年，人体肝气偏胜，肝胜必然乘脾，因此容易出现上述胃病的表现。

(8) 腹胀善噫，得后与气，则快然如衰："噫"，即嗳气。"后"，即大便。"气"，此处指矢气。"衰"，此处指腹胀减轻或消失。全句意即上述腹胀嗳气的症状，当大便通利或矢气之后，则减轻或消失。"腹胀善噫"，也属于脾胃病。此句与上句一样，意在说明厥阴在泉之年，人体肝气偏胜，肝胜乘脾，因而在临床上容易出现上述症状。

(9) 身体皆重："重"，指身体沉重或疲困无力。身重多属于湿，而湿的产生又多与脾的作用失调有关，因此身重多属脾病。此句也与上句一样，意即厥阴在泉之年，人体肝气偏胜，肝胜乘脾，因而在临床上容易出现上述症状。

(10) 岁少阴在泉，热淫所胜："岁少阴在泉"，指少阴君火在泉之年。少阴在泉一定是阳明司天，因此凡属于在年支上逢卯、逢酉之年，均属少阴在泉之年。王冰注："谓乙卯、丁卯、己卯、辛卯、癸卯、乙酉、丁酉、己酉、辛酉、癸酉岁也。"意即六十年中，上述年份均属少阴在泉之年。"热淫所胜"，即气候偏热。在泉之气主要是主管当年下半年的气候变化，因此全句意即凡属厥阴在泉之年，下半年气候偏热。

(11) 焰浮川泽，阴处反明："焰"，指火焰。"川泽"，指河流或湖泊。"阴处"，指阴暗之处。"明"，指明亮，此处亦有火热之义。"焰浮川泽，阴处反明"，意即少阴君火在泉之年，气候偏热，即使在河流湖泊等有水的地方或阴暗偏凉之处也很炎热。这是对少阴君火在泉之年气候特点和自然景象的描述。

(12) 民病腹中常鸣，气上冲胸："腹中常鸣"，即腹中漉漉有声。"气上冲胸"，即自觉有气从少腹上冲。这种现象可以由于痰，也可以由于火。此处则是指火气偏胜而言。所以张介宾注："腹中常鸣者，火气奔动也。气上冲胸者，火性炎上也。"全句意即少阴在泉之年，由于该年下半年气候偏热，所以在临床上可以出现上述火气偏胜的临床表现。

（13）喘不能久立：“喘”，即气喘。“喘不能久立”，即气喘不能久立。肺司呼吸，咳喘属于肺病。本句意即少阴君火在泉之年，由于该年下半年火气偏胜，火胜可以刑金，因此可以出现肺热咳喘。

（14）寒热：“寒热”，即发热恶寒。发热恶寒为病在肌表，由于肺主皮毛，因此发热恶寒与肺有关。此意即少阴君火在泉之年，由于该年下半年火气偏胜，火胜可以刑金，因此在临床上可以因肺失治节，肺气不宣而出现表证。

（15）皮肤痛：皮肤，属于肺之所主，因此“皮肤痛”与肺有关。少阴在泉之年，由于该年下半年气候偏热，火胜刑金之故，所以可以出现皮肤痛。以上气喘、寒热、皮肤痛等均属肺病，均与火胜刑金有关。因此张介宾注云：“喘不能久立，寒热，皮肤痛者，火邪乘肺也”。

（16）目瞑，齿痛，𩓐肿：“目瞑”，此处指眼花，视物不清。“𩓐”（zhuó 音浊），指眼眶下缘的骨，“𩓐肿”，即眼下肿。目瞑、齿痛、𩓐肿等症状，通常属于火热证的表现。全句意即少阴在泉之年，下半年气候偏热，因此人体容易出现上述热病症状。

（17）恶寒发热如疟：“恶寒发热”，即发冷发热或寒热往来。“疟”，即疟疾。此句意即患者临床上出现发冷发热或往来寒热，与疟疾发作时相似。

（18）少腹中痛：“少腹”，即脐以下。“少腹中痛”，即脐以下腹部疼痛。脐以下属于下焦部位。少腹痛属于下焦病症。少腹痛可因热，也可因寒而致，此处是指少腹热痛。张介宾注此云：“热在下焦，故少腹中痛。”张志聪亦注云：“热在下焦，则少腹中痛。”说明此处所指之少腹痛是热痛。此句意即少阴在泉之年，该年下半年火气偏胜。因此该年下半年所出现之少腹痛，在辨证上要多考虑热痛。

（19）腹大：“腹大”，即腹部膨隆。由于腹大病人，其腹型多胀大如鼓，因此腹大又名鼓胀或臌胀。臌胀的发生，从病位来说主要在脾，从病性来说，寒和热均可引起。此处是指由于脾胃实热而引起者。张介宾注此云："热在中焦，故腹大。"张志聪注云："热在中焦，则腹大也。"脾胃属于中焦，说明此处所指之腹大属于实热。此句意即少阴在泉之年，下半年火气偏胜，因此该年下半年所出现的腹大，在辨证上要多考虑实热的问题。

（20）蛰虫不藏："蛰虫"，指在每年冬季进行冬眠的小动物。"蛰虫不藏"，意即少阴在泉之年，该年冬季应寒不寒，因此，往年冬季匿伏过冬的小动物也就照样活动，应藏不藏。

（21）岁太阴在泉，草乃早荣，湿淫所胜："岁太阴在泉"，指太阴湿土在泉之年。太阴在泉，一定是太阳司天。因此凡属在年支上逢辰、逢戌之年，均属于太阴在泉之年。王冰注："谓甲辰、丙辰、戊辰、庚辰、壬辰、甲戌、丙戌、戊戌、庚戌、壬戌岁也。"意即六十年中，上述年份即属太阴在泉之年。"湿淫所胜"，即湿气偏胜，气候偏温。按照在泉之气主要是主管当年下半年的气候变化，因此，此句意即太阴在泉之年，下半年气候潮湿，雨水偏多。"草乃早荣"，从文字上看是指草木萌芽生长较一般年份提早。如果从全句综合译释，则是说太阴在泉之年，气候潮湿，雨水偏多，草木生长较一般年份提早。不过，对此句理解，历代注家不尽相同。一种意见认为"草木早荣"一句是衍文，如《新校正》注云："详此四字疑衍。"另一种意见则认为"土生万物"，所以"草乃早荣"，如张介宾注："土为草木之所资生，故草乃早荣。"高世栻注："太阴土也，土生万物，故草乃早荣。"这两种意见我们认为都有一定道理。《新校正》疑为衍文是有根据的，从文字体例来说，本节所述诸在泉之年，都是在说明何为在泉之气以后，接着指出何气偏胜。如"岁厥阴在泉，风淫所胜"，"岁少阴在泉，热淫所胜"，"岁少阳在泉，火淫所胜"，"岁阳明在泉，燥淫所胜"，

“岁太阳在泉，寒淫所胜”。惟有“岁太阴在泉”之后，加一句“草乃早荣”，然后才述“湿淫所胜”，显然与其他诸气在泉之体例不符，因此，怀疑为他处文字误刊于此是有道理的。从内容上来看，“草乃早荣”与前述厥阴在泉所述之“草乃早秀”之义完全一样，而厥阴在泉之年与太阴在泉之年应该是有区别的。张介宾、张志聪、高世栻等认为“草乃早荣”，是由于“土生万物”，也有一定道理。因为太阴在泉，意味着当年下半年湿而且热，亦即气温偏高，不下雪而下雨，在气温偏高，雨水偏多的情况下，草木提前生长也是可能的。由于如此，我们认为上述两种解释都有道理，但鉴于文字简约，不易理解，故加以补充说明。

（22）埃昏岩谷，黄反见黑：“埃昏岩谷”，指自然界湿气偏胜，雨水偏多时，烟雾迷蒙、天气阴暗的自然景象。“黄”，为土之色，代表湿。“黑”，为水之色，代表寒。“黄反见黑”，意即如果湿气过度偏胜，雨水过多，则气候又会由湿热变为寒冷。用五行概念来说，就是土气偏胜时，由于土可以克水，因此水可以被土所郁而出现上述应寒不寒，应雪反雨，“草乃早荣”的现象。但是由于郁发的原因，水被土郁，待时而发，因此水郁而发时，又可以出现寒气偏胜的气候变化。关于郁发的问题，我们在《六元正纪大论》中已作较详细的讲解，读者可参看前章。

（23）至阴之交：“至阴”，即太阴。“至阴之交”，指三气四气之间，大约在每年夏至前后一段时间。

（24）民病饮积：“饮”，即水饮。“积”，即潴留。“民病饮积”，意即太阴在泉之年，该年下半年气候偏湿，人体亦相应容易发生脾病而致运化失调，因而在临床上容易表现为“水气”、“痰饮”等水饮潴留的疾病。

（25）心痛：“心痛”，此处指胃脘痛，属于脾胃病。太阴在泉之年，人体脾胃容易发生疾病，因而在临床上也容易出现

"心痛"症状。

（26）耳聋，浑浑焞焞："焞"（tūn 音吞），形容星光暗弱。"浑浑焞焞"，有不清楚、不明白、反应迟钝、神识昏昧之义。此处是用以形容耳聋不聪。

（27）嗌肿，喉痹："嗌肿"，即咽部肿痛。"喉痹"，病名。《诸病源候论·喉痹候》谓："喉痹者，喉里肿塞痹痛，水浆不得入也。"指出喉痹的临床特点是咽喉肿痛阻塞不能进食。由于足阳明胃经的经脉"上耳前，过客主人……从大迎前下人迎，循喉咙……所生病者……颈肿喉痹……"，所以耳聋、嗌肿、喉痹等病症多与脾胃有关。太阴在泉之年，人体容易发生脾胃病，因而在该年容易发生上述病症。

（28）阴病血见："阴病"，即前后阴疾病。"血见"，即出血。"阴病血见"，即前后阴出血，例如尿血、便血、妇人崩漏等等。前后阴出血可以是肾病，例如张志聪注此云："自阴病至不得小便，以邪湿下流，为肾脏受病。"也可以是脾病，例如高世栻注此云："阴病见血，脾络虚也。"此句意即太阴在泉之年，人体不但容易发生脾病，由于脾不统血而发生尿血、便血、崩漏等出血症状，也可以由于土胜乘水的原因而发生肾病，肾不藏精而出现尿血、便血、崩漏等出血症状。

（29）少腹痛肿，不得小便：人体少腹部，由于足太阴脾的经脉"上膝股内前廉，入腹，属脾，络胃"，足阳明胃的经脉"下膈，属胃，络脾……下挟脐，入气街中……下循腹里……"，足少阴肾的经脉"其直者，从肾上贯肝膈"，其上贯肝膈循行中亦过腹里。因此少腹痛肿与脾肾密切相关。太阴在泉之年，人体容易发生脾胃病，也容易发生肾病，因而也就容易出现上述"少腹痛肿，不得小便"的症状。对于此句，注家多从肾病来解释，我们认为除肾病以外，脾病也可以出现上述症状。

（30）病冲头痛："冲"，指水气上冲。"病冲头痛"，是承上句而言，意即“少腹痛肿，不得小便”时，则可以因小便不通，水邪上冲而发生头痛。

（31）目似脱，项似拔：“目似脱”，即目肿胀疼痛如脱。“项似拔”，即项部疼痛如拔。这两句仍承上句“病冲头痛”而言，是形容患者头痛十分剧烈，除头痛外，双目也肿胀疼痛，项部也疼痛如拔。

（32）腰似折，髀不可以回：“腰似折”，即腰痛如折。“髀不可以回”，即大腿活动障碍，屈伸不能。这也是承上句“少腹痛肿，不得小便”而言，意即在“少腹痛肿，不得小便”的情况下，不但可以因水邪上逆而发生头痛、目痛、项痛等症状，还可以同时出现腰痛、下肢活动障碍等症状。

（33）腘如结，腨如别：“腘”，指膝关节部。“结”，指活动障碍，不能屈伸。“腨”，指小腿肚。“别”，指分离，此处指转筋疼痛欲裂。这仍是承上句“少腹肿痛，不得小便”而言。联系以上述诸症，意即在“少腹痛肿，不得小便”的情况下，患者可以出现头痛，目肿痛，项痛，腰痛，下肢活动障碍，屈伸不能，小腿肚转筋抽痛等症状。《灵枢·经脉》把上述这些症状都列入足太阳膀胱经“是动病”中。原文云：“膀胱足太阳之脉，起于目内眥，上额，交巅……还出别下项……抵腰中……入腘中……过髀枢……下合腘中，以下贯踹内……是动则病冲头痛，目似脱，项似拔，脊痛，腰如折，髀不可以曲，腘如结，踹如裂。”认为这些症状的出现与足太阳膀胱经脉的循行部位有关，是膀胱疾病的临床表现。那么，太阴在泉之年为什么会出现上述膀胱经的症状呢？因为太阴在泉之年，湿气偏胜，人体脾气偏胜，乘肾制水的结果。这也正如张介宾注此所云：“按经脉篇为膀胱经病，此以土邪淫胜克水，而肾合三焦膀胱，俱为水脏，故病及焉。”

（34）岁少阳在泉，火淫所胜：“岁少阳在泉”，指少阳相火在泉之年。少阳在泉一定是厥阴司天。因此凡属在年支上逢巳逢亥之年均属于少阳相火在泉之年。王冰注："谓乙巳、丁巳、己巳、辛巳、癸巳、乙亥、丁亥、己亥、辛亥、癸亥岁也。"意即六十年中，上述年份即属于少阳在泉之年。"火淫所胜"，即火气偏胜，气候炎热。按照在泉之气主要是主管当年下半年的气候变化，因此此句意即凡属少阳在泉之年，下半年气候炎热，火气偏胜。

（35）焰明郊野，寒热更至："焰明"，即炎热。"郊野"，即荒郊野外。"焰明郊野"，意即少阳在泉之年，下半年气候炎热，荒郊野外毫无遮蔽，更是炎热如焚。"寒"，指气候寒冷。"热"，指气候炎热。"更至"，指寒和热交替而来。"寒热更至"，意即少阳在泉之年，虽然天气十分炎热，但是由于胜复原因，有时在炎热气候之中又突然出现寒流，气温突然降低。寒流过后，气候很快又转炎热，炎热与寒冷常常交替出现。

（36）民病注泄赤白，少腹痛，溺赤，甚则血便："注泄赤白"，指赤白痢疾。"溺赤"，即尿赤。"血便"，即便血。这些症状一般均属火证、热证。此句意即少阳相火在泉之年，气候炎热，人体容易发生上述火热病症。

（37）少阴同候："少阴"，指少阴君火在泉之年。"候"，指气候、物候、病候。"少阴同候"，意即"少阴君火"与"少阳相火"均属于火，因此少阴君火在泉之年与少阳相火在泉之年，气候特点都是偏热，人体在发病上也都表现为火热病偏多。两者基本相同。所以少阴君火在泉之年与少阳相火在泉之年不论在气候变化上、物候变化上还是疾病变化上都可以互相参考。不过应该指出者，少阴主热，少阳主火，热为火之渐，所以少阴主二之气；火为热之极，所以少阳主三之气。由于如此，所以少阴与少阳既有相同之处，也有不相同处。虽然均属火热，但在程度上二者有所不同。也正由于此，所以在本节原文中少阴在泉之年与少阳在泉之年在气候上及病候上还有区别。少阴君火在泉之年，原文谓："焰浮川泽，阴处反明。"这一点与少阳相火在泉之年所谓“焰明郊野”，基本一样。但是少阳相火在泉之年，原文谓“寒热更至”，而少阴君火在泉之年则无此描述。少阴君火在泉之年在病候上原文谓“寒热，皮肤痛，目瞑，齿痛，颛肿”等一般热病症状，而少阳相火在泉之年则着重叙述“注下赤白，少腹痛，溺赤，甚则血便”等痢疾症状。二者有所不同。因此我们在具体分析时，既要看到二者相同之处，也要看到二者的不同之处。

(38) 岁阳明在泉，燥淫所胜：“岁阳明在泉”，指阳明燥金在泉之年。阳明在泉一定是少阴司天，因此凡属在年支上逢子、逢午之年，均属于阳明在泉之年。王冰注：“谓甲子、丙子、戊子、庚子、壬子、甲午、丙午、戊午、庚午、壬午岁也。”意即六十年中，上述年份即属阳明燥金在泉之年。“燥淫所胜”，即燥气偏胜，凉气偏胜。由于在泉之气主要是主管当年下半年的气候变化，因此凡属阳明在泉之年，下半年气候偏燥，偏凉。

(39) 霿雾清瞑：“霿”（mèng 音孟），有天气阴暗之义。“雾”，即烟雾。“清”，指清凉。“瞑”，不明，此处指天气不明朗。“霿雾清明”，指气候清凉，天气阴暗。此句意即阳明在泉之年，下半年气候偏凉，天气阴暗。

(40) 民病善呕，呕有苦，善太息，心胁痛不能反侧：“善呕”，即发生呕吐。“呕有苦”，即呕吐苦水。“善太息”，即喜欢长出气或深吸气。“心胁痛”，即胃脘部胁肋部疼痛。

(41) 甚则嗌干面尘，身无膏泽，足外反热：“嗌干”，即咽干。“面尘”，即面色无光如土。“身无膏泽”，即全身皮肤不滋润，无光泽。“足外反热”，即足背外侧有热感。以上所述各种症状，《灵枢·经脉》将其列在足少阳胆经及足厥阴肝经的疾病之中。原文云：“胆足少阳之脉……是动则病口苦，善太息，心胁痛不能转侧，甚则面微有尘，体无膏泽，足外反热。”“肝足厥阴之脉……甚则嗌干，面尘，脱色。”说明上述症状与肝胆疾病有关。“喜呕”，“呕有苦”、“心胁痛”，与肝乘胃有关，“善太息”，与肝反侮肺有关。“嗌干”、“面尘”、“身无膏泽”，与肝失疏泄、气血失调有关。“足外热”，与胆有关。因为足少阳胆经经脉循行“下出外踝之前，循足跗上，入小指次指之间。”为什么阳明在泉之年，会出现肝胆病症？这是因为阳明在泉之年，人体肺气相应失调，肺病则肝失所制的结果。《新校正》注此云：“盖阳明在泉之岁，金王尅木，故病如是。”张介宾注云：“此以金邪淫胜，故肝胆受伤而为病如此。”张志聪注云：“盖金胜而肝胆病也。”均属此义。

(42) 岁太阳在泉，寒淫所胜：“岁太阳在泉”，指太阳寒水在泉之年。太阳在泉一定是太阴司天，因此凡属在年支上逢丑逢未之年，均属于太阳在泉之年。王冰注：“谓乙丑、丁丑、己丑、辛丑、癸丑、乙未、丁未、己未、辛未、癸未岁也。”意即六十年中，上述年份即属太阳在泉之年。“寒淫所胜”，即寒气偏胜。由于在泉之气主要主管当年下半年的气候变化，因此凡属太阳在泉之年，下半年气候比较寒冷。

(43) 凝肃惨慄：“凝”，指凝结不动。“肃”，指肃杀不生。“惨”，指凄惨或惨淡。“慄”，指战粟。王冰注：“凝肃谓寒气霭空，凝而不动，万物静肃其仪形也。惨慄，寒甚也。”这是形容太阳在泉之年，气候严寒，万物封藏，毫无生气的自然景象。

(44) 少腹控睾，引腰脊：“少腹”，即小腹。“控睾”，即牵及到睾丸。“引腰脊”，即牵及腰部及脊背部。“少腹控睾引腰脊”，意即太阳在泉之年，人体容易发生少腹疼痛，疼痛发作时还牵及睾丸和腰脊疼痛。

(45) 上冲心痛：“上冲”，指寒气由少腹上冲。“心痛”，此处指胸痛。

(46) 血见：“血见”，即出血。

(47) 颔肿：“颔”（hán 音含），王冰注：“颔，颊车下，前牙之下也。”相当于颏部的下方，结喉上方软肉处。“颔肿”，即此处肿大。以上“少腹控睾引腰脊”等症，属于肾、膀胱病。张介宾注此云：“寒淫于下，自伤其类，则膀胱与肾受之。膀胱居腹，故少腹痛。肾主阴丸，故控睾。太阳之脉，挟脊抵腰中，故引腰脊。”“上冲心痛”，“血见”，“颔肿”，则属于心、小肠病。《灵枢·经脉》云：“心手少阴之脉……是动则病嗌干心痛。”“小肠手太阳之脉……是动则嗌痛颔肿。”张介宾注：“肾脉络心，故上冲心痛。心主血属而寒逼之，故血见。”这就是说太阳寒水在泉之年，下半年中人体容易发生肾、膀胱病，也容易发生心、小肠病。为什么太阳在泉之年，人体容易发心、小肠病？这是因为肾病可以及心，水胜可以克火。所以《新校正》注云：“盖太阳在泉之岁，水尅火，故病如是。”张介宾注：“亦水邪侮火而然。”

（48）风淫于内，治以辛凉，佐以苦，以甘缓之，以辛散之：以下是谈风、热、火、湿、燥、寒六气内淫而病的治疗原则。“风淫于内”，指人体出现了风病的临床表现。临床上诊断风病，根据有二：其一，临床证候具备风的特点，风的特点，根据中医学的认识，主要是“善行而数变”（《素问·风论》），“风以动之”（《素问·五运行大论》）。因此，凡患者在临床上表现为来势迅速，变化较快，来去不定，游走窜动，颤动拘急、麻木、瘫痪、瘙痒。例如：急性发热、阵发性头痛、游走性关节肌肉痛、皮肤瘙痒、惊痫抽搐、半身不遂、口眼㖞斜等，均可以诊为风病。其二，病因及发病季节上具备风病的特点。风病的病因及发病的季节特点，根据中医理论，“春主风”，因此，凡发病在春季或发病时间正属风气偏胜之时，或明显与受风有关的，都可以考虑诊断风病。“治以辛凉”，“辛凉”，是指药物的性味，即味辛、性凉。味辛的药物有疏风的作用，性凉的药物有清热的作用。外感风邪临床上表现为风热者，治疗上应该是疏风清热，使风热之邪，一从外解，一从内清。所以在用药上应该首先采用辛凉药物。“佐以苦”句中的“佐”，即辅佐。“苦”，即苦味的药物。此句意即在“风淫于内”时，除了采用辛凉药物以疏风清热以外，还应辅以苦味和甘味的药物。因为苦味的药物多属寒凉药物，用它可以增强对风热疾患的清热作用。同时也可以对辛味药物产生监制作用。甘味的药物，多具缓中补虚的作用，亦即具有缓和和补益作用。用它可以缓和疏风药物的副作用，使疏风药物不致疏散过甚。原文“以甘缓之，以辛散之”，就是对在使用辛凉药物的同时还要使用甘味药物的说明。“风淫于内，治以辛凉，佐以苦”这一治疗原则，用五行概念来说，风在五行属性上属于木，辛凉在五行属性上属于金。“风淫于内，治以辛凉”，即以金制木，亦即前文以“所胜平之”，“所胜治之”之意。“苦”在五行属性上属于火，“甘”在五行属性上属于土。佐以“苦”，即以火制金，使辛味药物不致辛散过甚。佐以“甘”，即以甘补土，使土不致由于木气偏胜而受损。这里除了前述以“所胜平之”，“所胜治之”以外，还有“治未病”之义。张介宾注此云：“风为木气，金能胜之，故治以辛凉，过于辛，恐反伤其气，故佐以苦甘，苦胜辛，甘益气也，木性急，故以甘缓之，风邪甚，故以辛散之。脏气法时论曰：肝苦急，急食甘以缓之，肝欲散，急食辛以散之。此之谓也。”即属此义。

（49）热淫于内，治以咸寒，佐以甘苦，以酸收之，以苦发之：“热淫于内”，指人体出现了热病的临床表现。临床上诊断热病根据有二：其一，临床证候上具备热（火）的特点。热（火）的特点主要有：温热、炎上、红亮、化物等。因此凡患者在临床表现上以兴奋、亢进为特点者，例如：发热、躁狂、红肿热痛、疮疡疔疖、消谷善饥、烦渴引饮、便结、溲赤等等，均可以诊断为热病或火病。其二，病因及发病季节上具备热（火）病的特点。热（火）病的病因及发病季节特点，根据中医理论，夏主火、主热。因此凡发病在夏季炎热酷暑时间，或发病时间正属火气偏盛之时，或发病明显与受热有关，如在酷暑或高温环境中得病等等，都可以考虑诊断热病或火病。“治以咸寒”，“咸寒”，是指药物的性味，即味咸、性寒。味咸的药物可以降火，性寒的药物可以清热。外感热邪临床上表现为火病热病者，治疗上应该是清热降火，所以在用药上也应该首先采用咸寒药物。“佐以甘苦”句中的“苦”，是指苦味药物。前已述及，苦味药物多属寒凉药物，有清热作用。“热淫于内”的疾患，在治疗上除使用咸寒药物，再佐以苦寒药物，这样可以大大增强对于热（火）病的清热降火作用。“佐以甘苦”句中的“甘”，是指甘味药物。前已述及，甘味药物多具缓和和补益作用。“热淫于内”的患者，由于热可以伤气，也可以伤阴，因而热病患者常可同时出现气阴两虚的症状。因此在对热病的治疗方面，在使用咸寒及苦寒药物的同时，如能佐以甘润药物，就可以增强人体的正气，使攻邪而不伤正，有利于对热（火）病的治疗。“以酸收之”句中的“酸”字，是指酸味药物。“收”字是指酸味药物具有收敛作用。这里是指热（火）病患者由于“热淫于内”的原因可以因发热汗出而伤气伤阴，也可以因热邪太盛而阳浮于上。因而在治疗上除了前述“治以咸寒”清热降火以祛其邪、甘润补虚以扶其正以外，还应同时配合使用酸味药物收敛其阳以补甘润药物之不足。“以苦发之”的“发”字，有发泄之义。此处是解释使用苦味药物的目的是清泄里热。“热淫于内，治以咸寒，佐以甘苦，以酸收之，以苦发之”这一治疗原则，用五行概念来说，即：“热”在五行属性上属火，“咸”在五行属性上属水，“热淫于内，治以咸寒”，亦即以水制火，治以所胜之意。“甘”在五行属性上属于土，“苦”为火之味。“酸”在五行属性上属于木。佐以“甘”，即以土制水，使咸寒药物的作用不致过甚。佐以“苦”，是使热邪能从里发泄。佐以“酸”，是使木火不致因热盛而过于上亢。因为酸味对肝来说具有泻的作用，这也就如《素问·脏气法时论》中所谓的：“肝病者……用辛补之，酸泻之。”张介宾注此云：“热为火气，水能制之，故宜治以咸寒，佐以甘苦，甘胜咸，所以防咸之过也。苦能泄，所以去热之实也。热盛于经而不敛者，以酸收之，热郁于内而不解者，以苦发之。”即属此义。

（50）湿淫于内，治以苦热，佐以酸淡，以苦燥之，以淡泄之：“湿淫于内”，指人体出现了湿病的表现。临床上诊断湿病，根据有二：其一，临床表现为湿的特点。湿的主要特点是“湿胜则肿”，“湿胜则濡泻”，“湿流关节”等，但凡人体在病因作用下所产生的一切液态病理生理产物，中医均认为是湿。因此凡患者在临床表现上以上述物质偏多或潴留为特点者，例如，浮肿、多痰、泻痢、白带多、黄疸、水臌、排泄不畅如小便不利、无汗等等，均可以诊断为湿类疾病。其二，病因及发病季节上具备湿的特点。根据中医理论，长夏主湿，因此凡发病在长夏季节雨水较多时期，或正属湿气偏胜之时，或患者发病明显与受湿，如冒雨，居住或工作环境潮湿较重等等，均可以考虑诊断湿病。“治以苦热”，“苦热”，此处指味苦性热的药物，也可分别单指苦味药物及温热药物。味苦性温热的药物，例如苍术、蛇床子、补骨脂等等，一般均有燥湿作用。味苦性寒的药物，例如黄连、黄柏、白头翁等等，一般也有燥湿作用。其他像味虽不苦，但药性属于温热者，例如藿香、砂仁、草蔻等等，由于湿为阴邪，这些药物气味芳香，也有化湿作用。由于如此，所以对于“湿淫于内”的患者，在治疗上应该首先考虑“治以苦热”，或“治以苦温”。“佐以酸淡”的“酸”，是指酸味药物。前已述及，酸味药物具有收敛作用，也有缓肝泻肝的作用。“湿淫于内”，如系由于肝胜乘脾致病或表现为里急后重、腹痛下痢者，在治疗上则除了使用苦寒燥湿药物以外，有时还要配合使用酸味药物，例如对痢疾的治疗除了用黄连、黄芩之类苦寒燥湿药物以外，恒多配合使用芍药等酸味药物即其例证。“佐以酸淡”中之“淡”字，即淡味药物。淡味药物多有淡渗利湿的作用。“湿淫于内”的患者，除了予以燥湿以外，还要使此内淫的湿邪有出路，使它能从小便排出体外。淡渗利湿药物有利尿作用可以使小便增多。所以对于湿病的治疗还必须配合使用淡味药物。“以苦燥之”，是解释“湿淫于内”时，为什么要使用苦味药物，因为苦能燥湿。“以淡泄之”，是解释“湿淫于内”时，为什么要使用淡味药物，因为淡能渗湿。一燥一渗，这是治疗湿病的大法。“湿淫于内，治以苦热，佐以酸淡，以苦燥之，以淡泄之”。这一治疗原则，用五行概念来说，即：湿在五行属性上属于土，苦为火之味，热与火同类，酸在五行属性上属于木，木与火同气。“湿淫于内，治以苦热，佐以酸淡”，亦即以木制土，治以所胜之意。张介宾注此云：“湿为土气，燥能除之，故治以苦热，酸从木化，制土者也，故佐以酸淡，以苦燥之者，苦从火化也，以淡泄之者，淡能利窍也。《素问·脏气法时论》曰：脾苦湿，急食苦以燥之，即此之谓。”即属此义。

（51）火淫于内，治以咸冷，佐以苦辛，以酸收之，以苦发之：“火淫于内”，指人体出现了火病的表现。由于火与热属于一类，只是程度上的不同，因此火病的临床特点，其本与热病相似，凡符合前述热病临床特点而诊断为热病者，亦可诊断为火病。“治以咸冷”之义与前述之“治以咸寒”相同。“以酸收之”、“以苦发之”之义亦与前同。可参看前述，此处从略。不过值得提出者，“热淫于内”条下是“治以咸寒，佐以甘苦”，“火淫于内”条下是“治以咸冷，佐以苦辛”，佐之以苦，二者相同，一甘一辛则有所不同。为什么“火淫于内”要佐以“辛”？我们认为此可能与辛味药物具发散作用有关。因为火为热之极，“火淫于内”时，人体体内火热炽盛。为了要使热邪迅速得到制止，在治疗上必须要使体内热邪得到出路。特别是在肌表作用失调，开阖不利，汗出减少或无汗的情况下，更必须在咸寒清热、苦寒泄热的同时使用辛味药物发汗解表以求表里两解。这也就是《素问·生气通天论》中所谓："体若燔炭，汗出而散。"张介宾注此云："相火，畏火也，故宜治以咸冷，苦能泄火，辛能散火，故用以为佐，以酸收之，以苦发之，义与上文热淫治同。"即属此义。

(52) 燥淫于内，治以苦温，佐以甘辛，以苦下之："燥淫于内"，指人体出现了燥病的表现，临床上诊断燥病，根据有二：其一，临床表现具备燥病的特点。燥的特点，根据中医理论，"燥胜则干"，"诸涩枯涸，干劲皴揭，皆属于燥"。因此，凡属患者在临床表现上以干燥枯涸为特点者，例如：口燥、咽干、皮肤干涸失润、大便干燥等等，均可考虑诊断燥病。其二，在病因及发病季节上具备燥的特点。在病因及发病季节上的特点，中医认为："秋主燥。"因此凡属发病在秋季气候转凉、降雨量减少时期，或值燥气偏胜之时，或患者发病明显与干燥有关，例如，因高热消耗，汗、吐、下等体内津液丢失过多，或饮水不足等等，均可考虑诊断燥病。"治以苦温"中的"苦温"，此处应作为苦寒药和温热药两类药物、两种治法来理解。因为燥病的发生，可以由于凉，亦即由于阳气不足、阳不化阴继发阴虚而出现燥象。这样的燥病在治疗上应该用温热药。燥病的发生，还可以由于热，亦即由于火热太盛，热盛伤阴，继发阴虚而出现燥象。这样的燥病治疗上则应该用清热药或甘润药。这就是说，"燥淫于内"，必须区别对待。因寒者，治以温；因热者，治以苦。所以原文谓："燥淫于内，治以苦温。""佐以甘辛"之义与"治以苦温"之义基本相同。"甘"者，即甘寒或甘润药物。"辛"者，即辛温或辛热药物。这就是说，"燥淫于内"，如系因寒凉生燥者，要用辛温药或辛热药；如系因热生燥者，不但要用苦寒药而且还必须合用甘寒或甘润药。“以苦下之”，在此是解释为什么在用苦寒清热药的同时还要用甘寒或甘润药，因为苦寒药有清泄的作用。结合前文所述，苦寒可以化燥，可以伤阴，因此对因热生燥的患者，在治疗上除了用苦寒清热药物以外，还必须配合甘寒或甘润的药物来作治疗。“燥淫于内，治以苦温，佐以甘辛，以苦下之”这一治疗原则，用五行概念来说，即凉燥属金，温热属火，热燥属火，寒凉属水。”“燥淫于内，治以苦温”，亦即以火克金或以水制火，治以所胜、平以所胜之义。“燥淫所胜，治以苦温”这一段经文，历代注家均从“凉燥”来加以注解，我们认为未免局限。从临床角度来看，“燥淫于内”，确有凉燥、温燥之不同，治亦不同。因此对此段经文的理解也是从这一认识出发来加以解释，不敢言是，姑试言之，以俟高明。

（53）寒淫于内，治以甘热，佐以苦辛，以咸泻之，以辛润之，以苦坚之：“寒淫于内”，指人体出现了寒病的表现。临床上诊断寒病，根据有二：其一，临床表现具备寒的特点。寒的特点，根据中医理论，寒性凝滞、澄澈清冷。因此凡患者的临床表现为凝滞不通、症状部位固定不移，患者外观或排泄物表现澄沏清冷者，例如疼痛部位固定，小便清澈，四肢厥冷，完谷不化，人体生理调节代偿功能衰退或衰竭等等，都可以考虑诊断寒病。其二，在病因及发病季节上具备寒的特点。在病因及发病季节的特点方面，中医学认为，“冬主寒”，因此凡发病季节在冬季或正值寒气偏胜之时，或低温环境，或患者发病明显与受寒有关等，都可以考虑诊断寒病。“治以甘热”句中的“甘热”，是指味甘性热的药物。热可胜寒，所以“寒淫于内”者，在治疗上要首先考虑甘热药物。“佐以苦辛”中的“苦”，是指苦味药物。“辛”，是指辛味药物。前已述及，苦味药物有燥湿的作用，辛味药物有散寒的作用。为什么对“寒淫于内”的患者，在“治以甘热”的同时，还要合并使用苦味和辛味的药物呢？这要从寒病的病机来考虑。寒病在疾病定位上主要在肾，这也就是本篇后文病机十九条中所述的："诸寒收引，皆属于肾。"寒病在疾病定性上主要要考虑阳虚。这也就是后文病机十九条中所述的："诸病水液，澄沏清冷，皆属于寒。"由于寒病主要考虑肾阳不足，命门火衰，因此在治疗寒病时，要"治以甘热"。由于肾阳不足，肾虚不能治水，容易出现水湿泛滥现象，所以在"治以甘热"的同时还要用辛味药物以散寒，用苦味药物以燥湿。"以咸泻之"的"咸"字，是指咸味药物。"咸入肾"，此处是指在用甘热药物的同时配合咸味药物，可以增强温肾利水的作用。"以辛润之"中的"润"字，此处不能简单的作滋润解，应作"补"字来理解。《素问·脏气法时论》谓："肾苦燥，急食辛以润之，开腠理，致津液，通气也。"《内经》中的"燥"字，一般多指秋，指凉。"肾苦燥"，即肾苦寒凉，"开腠理，致津液，通气"，是指卫气的作用，而"卫出于下焦"（《灵枢·营卫生会》），因此这里所谓的"急食辛以润之"，明明是指温补肾气而言。"以苦坚之"中的"坚"字，是指肾的闭藏作用。肾阳不足，水湿泛滥，肾的闭藏作用必然会受到损害。苦味药物有燥湿作用。湿邪去则肾的作用自然恢复。由于如此，所以在"寒淫于内"时，在"治以甘热"的同时，还要"佐以苦辛"。原文中"以咸泻之，以辛润之，以苦坚之"等句，都是对"寒淫于内"为什么要"佐以苦辛"的解释。"寒淫于内，治以甘热，佐以苦辛，以咸泻之，以辛润之，以苦坚之"这一治疗原则，用五行概念来说，即：寒属水，甘属土，"寒淫于内，治以甘热"，亦即以土制水，以热胜寒，治以所胜之意。张介宾注此云："寒为水气，土能胜水，热能胜寒，故治以甘热，甘从土化，热从火化也。佐以苦辛等义，如脏气法时论曰：肾苦燥，急食辛以润之，肾欲坚，急食苦以坚之，用苦补之，咸泻之也。"即属此义。

【原文】

天气之变(1)何如？岐伯曰：厥阴司天，风淫所胜(2)，则太虚埃昏，云物以扰，寒生春气，流水不冰[(3)]。民病胃脘当心而痛，上支两胁，鬲咽不通，饮食不下，舌本强，食则呕，冷泄，腹胀，溏泄，瘕，水闭[(4)]。蛰虫不去[(5)]，病本于脾[(6)]。冲阳绝，死不治[(7)]。

少阴司天，热淫所胜[(8)]，怫热至，火行其政[(9)]。民病胸中烦热，嗌干，右胠满，皮肤痛，寒热咳喘，大雨且至，唾血，血泄，鼽衄，嚏，呕，溺色变，甚则疮疡胕肿，肩背臂臑及缺盆中痛，心痛，肺䐜，腹大满，膨膨而咳喘[(10)]，病本于肺[(11)]。尺泽绝，死不治[(12)]。

太阴司天，湿淫所胜[(13)]，则沉阴且布，雨变枯槁[(14)]，胕肿，骨痛，阴痹[(15)]。阴痹者，按之不得，腰脊头项痛，时眩，大便难，阴气不用，饥不欲食，咳唾则有血，心如悬，病本于肾[(16)]。太溪绝，死不治[(17)]。

少阳司天，火淫所胜[(18)]，则温气流行，金政不平[(19)]。民病头痛，发热恶寒而疟，热上皮肤痛，色变黄赤，传而为水，身面胕肿，腹满仰息，泄注赤白，疮疡，咳唾血，烦心，胸中热，甚则鼽衄[(20)]，病本于肺[(21)]。天府绝，死不治[(22)]。

阳明司天，燥淫所胜[(23)]，则木乃晚荣，草乃晚生[(24)]，筋骨内变，民病左胠胁痛，寒清于中，感而疟，大凉革候，咳，腹中鸣，注泄，鹜溏[(25)]，名木敛生，菀于下，草焦上首[(26)]，心胁暴痛，不可反侧，嗌干，面尘，腰痛，丈夫㿗疝，妇人少腹痛，目眛，眦疡，疮，痤，痈[(27)]，蛰虫来见[(28)]，病本于肝[(29)]。太冲绝，死不治[(30)]。

太阳司天，寒淫所胜[(31)]，则寒气反至，水且冰[(32)]，血变于中[(33)]，发为痈疡，民病厥心痛，呕血，血泄，鼽衄，善悲，时眩仆[(34)]。运火炎烈，雨暴乃雹[(35)]，胸腹满，手热，肘挛，掖肿，心澹澹大动，胸胁胃脘不安，面赤目黄，善噫嗌干，甚则色炲，渴而欲饮[(36)]，病本于心[(37)]。神门绝，死不治[(38)]。所谓动气，如其脏也[(39)]。帝曰：善。

治之奈何？岐伯曰：司天之气，风淫所胜，平以辛凉，佐以苦甘，以甘缓之，以酸泻之(40)。热淫所胜，平以咸寒，佐以苦甘，以酸收之(41)。湿淫所胜，平以苦热，佐以酸辛，以苦燥之，以淡泄之(42)。湿上甚而热，治以苦温，佐以甘辛，以汗为故而止(43)。火淫所胜，平以酸冷，佐以苦甘，以酸收之，以苦发之，以酸复之，热淫同(44)。燥淫所胜，平以苦湿，佐以酸辛，以苦下之(45)。寒淫所胜，平以辛热，佐以甘苦，以咸泻之(46)。帝曰：善。

【讲解】

(1) 天气之变："天气"，指司天之气。"天气之变"，指各个司天之气主事年份的气候、物候和病候变化。以下原文即分别介绍各个司天之气主事年份不同的气候、物候和病候的变化特点。

(2) 厥阴司天，风淫所胜："厥阴司天"，即厥阴风木司天之年。凡是年支上逢巳、逢亥之年，均属于厥阴司天之年。"风淫所胜"，即风气偏胜，气候偏温。王冰注："谓乙巳、丁巳、己巳、辛巳、癸巳、乙亥、丁亥、己亥、辛亥、癸亥岁也。"本句意即六十年中上述年份即属厥阴司天之年，风气偏胜，气温偏高。

(3) 太虚埃昏，云物以扰，寒生春气，流水不冰："太虚"，此指天空。"埃昏"，指尘土飞扬。"云"，指天空中的云。"物"，指大地上的物。"扰"，指动乱。"太虚埃昏，云物以扰"，指厥阴司天之年，上半年风气偏胜时，出现尘埃蔽空，风起云涌，摧物折树的自然景象。"寒"，指寒冷。"春"，"春气"，指温暖。"流水不冰"，指河流提前解冻。"寒生春气，流水不冰"，指厥阴司天之年，上半年气候温暖，春令来早，应寒不寒。

(4) 民病胃脘当心而痛，上支两胁，鬲咽不通，饮食不下，舌本强，食则呕，冷泄，腹胀，溏泄，瘕，水闭："胃脘当心而痛”，即胃脘痛。“上支两胁”，即牵及胸胁。“鬲咽不通，饮食不下”，即不能进食，食入则吐。“舌本强”，即舌根强硬，吞咽不能。“冷泄”，即泻出物澄沏清冷。“溏泄”，即大便稀溏。“瘕”，即癥瘕，指腹中或胁肋下有肿物。“水闭”，即癃闭，亦即小便点滴不通。这些症状，《灵枢·经脉》均列属脾病。原文谓：“脾足太阴之脉……是动则病舌本强，食则呕，胃脘痛，腹胀善噫……是主脾所生病者……食不下，烦心，心下急痛，溏，瘕，泄，水闭……”全句意即厥阴司天之年，由于风气偏胜，所以人体肝气也相应偏胜，肝胜必然乘脾，所以在临床上容易出现上述脾病症状。《新校正》注：“盖厥阴司天之岁，木胜土，故病如是也。”张介宾注：“此以木邪乘土，故诸病皆本于脾也。”高世栻注：“民病如是，乃风淫木胜，脾土病也，”均属此义。

（5）蛰虫不去：“蛰虫”，即在冬天里蛰伏的小昆虫或小动物之类。“不去”，张介宾改为“不出”，高世栻注：“去，犹出也。”也把“不去”释为“不出”。“蛰虫不去”，联系上文直译，即：厥阴司天之年，上半年春令来早，风气偏胜，应寒不寒，气温偏高。因此上年冬令蛰伏的小昆虫或小动物仍然蛰伏不出。这样解释，我们认为，不符合运气学说的基本精神，也不符合实际情况。因为蛰虫之所以蛰伏的原因是因为气候寒冷。气候转温则蛰虫自出，厥阴司天之年，上半年春令来早，气候早温，岂有气候温暖而蛰虫不出之理。再参看运气七篇的有关篇章，对厥阴司天蛰虫的描述，如《五常政大论》：“厥阴司天……蛰虫数见，流水不冰……”《六元正纪大论》：“凡此厥阴司天之政……风燥火热，胜复更作，蛰虫来见，流水不冰……终之气，畏火司令，阳乃大化，蛰虫出见，流水不冰……”均以“蛰虫数见”、“蛰虫来见”、“蛰虫出见”描述之。因此我们认为此处原文“蛰虫不去”一句有误。又原文“蛰虫不去”一句紧接在“民病胃脘当心而痛……溏泄，瘕，水闭”

之后，也与原文体例不符。因为这一段原文是谈病候，而“蛰虫不去”属于物候。当属错刊。张介宾《类经》将此句置于前文“太虚埃昏，云物以扰，寒生春气，流水不冰”之后，“民病胃脘当心而痛”之前。我们认为甚是。

（6）病本于脾：“病”，即指前文所述“胃脘当心而痛，上支两胁，鬲咽不通，饮食不下，舌本强，食则呕，冷泄，腹胀，溏泄，瘕，水闭”等病症。“病本于脾”，意即上述各种病症均皆属于脾病。

（7）冲阳绝，死不治：“冲阳”，穴名，为足阳明胃经穴位。“冲阳绝”，即穴处不能摸到动脉搏动，表示脾胃败绝，故曰“冲阳绝，死不治”。此处是指厥阴司天之年，风气偏胜，风胜则必然乘脾，如果乘克太甚，则可导致脾胃败绝而致人死亡。此处“冲阳绝，死不治”，与《气交变大论》中所述的“冲阳绝者，死不治”之义相同。不过《气交变大论》中所论的是“岁木太过”之年，此处所论的是厥阴司天之年。但就五行相胜之义来看，我们认为则并无差异。

（8）少阴司天，热淫所胜：“少阴司天”，即少阴君火司天之年。凡是年支上逢子、逢午之年，均属少阴司天之年。“热淫所胜”，即火气偏胜，气候偏热。王冰注：“谓甲子、丙子、戊子、庚子、壬子、甲午、丙午、戊午、庚午，壬午岁也。”此句意即六十年中，上述年份即属少阴司天之年，热气偏胜，尤其是上半年气候比较炎热，气温偏高。

（9）怫热至，火行其政：“怫”（fú 音弗），亦通“悖”（bèi 音背），有违异、反背之义。“怫热至”，指反常的气温升高。“火行其政”，也是指气候炎热。此句意即少阴司天之年，上半年气温偏高，炎热异常。不过需要指出，“怫热至”句中的“怫”字，注家多作“郁”字解。如张介宾注：“怫，音佛，郁也。”张志聪注：“怫，郁也，少阴主火，发于阴中，故为怫热。”高世栻注：“怫，犹郁也。”我们认为，“怫”虽有“怫郁”之义，但此处作“郁”字解不妥。因为从运气学说来看，“热”在寒气偏胜的情况下，被所胜之气所抑，才会产生“郁”，例如太阳司天之年，就有可能产生郁热。这也就是《六元正纪大论》中所述：“凡此太阳司天之政……寒政大举，泽无阳焰，则火发待时……民病寒，反热中，痈疽注下，心热瞀闷……”而“少阴之上，热气主之”，少阴本来就是主热，因此少阴司天之年，一般不应出现郁热。因此不同意把“怫”字作“郁”字解，而认为作“悖”字解比较符合经文原义。

（10）民病胸中烦热，嗌干，右胠满，皮肤痛，寒热咳喘，大雨且至，唾血，血泄，鼽衄，嚏，呕，溺色变，甚则疮疡胕肿，肩背臂臑及缺盆中痛，心痛，肺䐜，腹大满，膨膨而喘咳：“胸中”，即膈以上部位，为心肺所居之地。“烦热”，即烦乱不安。“胸中烦热”，意即心肺有热，烦乱不安。“嗌干”，即咽干。“胠”，指腋下肋上部位，亦即胸胁部位。“右胠痛”，即右侧胸胁部位胀满。“皮肤痛”，即皮肤疼痛。“寒热咳喘”，即发热恶寒，咳嗽气喘。以上这些症状，从藏象角度来看，均与肺病有关。“唾血”，即痰中带血，与肺有关。“血泄”，即便血，与大肠有关。“鼽衄”，即鼻出血，与肺有关。“嚏呕”，即喷嚏干呕，与肺有关。“溺色变”，即小便发黄，与小肠有关。“疮疡胕肿”，即皮肤生疮，浮肿，与心肺有关。“肩背臂臑及缺盆中痛”，由于手太阴、手阳明、手少阴、手太阳经脉的循行与肩背臂臑缺盆关系密切，所以这些部位疼痛多与心肺有关。“心肺”，即心前区疼痛或胸痛，与心肺有关。“肺䐜”，即胸部闷满。“腹大满”，即腹部胀满。“膨膨”，形容胸腹胀满之辞。“喘咳”，即气喘、咳嗽，与肺有关。总的来看，以上所述各种症状，从定位来说，主要在心肺；从定性来说，主要是火热。全段文字意即少阴司天之年，由于气候炎热，热可以伤心，因此人体出现心热病症居多。由于心病必然传肺，火胜必然刑金，因此常常同时出现肺热病症。这也就是说，少阴君火司天之年，人体疾病以心肺热证为主。

（11）病本于肺：“病”，指上述的各种病症。“病本于肺”，意即上述各种病症多属肺病。前已述及，上述病症，有的属于肺，有的属于心，不一定都是肺病。但是为什么此处只谈“病本于肺”而不提“心”？我们认为，这是因为“少阴司天，热淫所胜”，心病是必然的。心病必然传肺，火胜必然刑金，所以重点提肺。后世注家由于此处原文只提“病本于肺”，所以在注文中亦多据《灵枢·经脉》及《甲乙经》以肺、大肠来作注解。例如《新校正》注：“按甲乙经溺色变，肩背臂臑及缺盆中痛，肺胀满，膨膨而咳喘为肺病，鼽衄为大肠病，盖少阴司天之岁，火尅金，故病如是。”张介宾注：“胸中烦热，咽干等症，皆君火上炎，肺金受伤也。金气主右，故右胠痛。按经脉篇以溺色变，肩背臂臑及缺盆中痛，肺胀满，膨膨而喘咳，为手太阴肺病。鼽衄，肩臂臑痛，为手阳明大肠病。盖肺与大肠为表里，金被火伤，故诸病皆本于肺也。”我们认为这些注解中把“溺色变”、“肩臂臑痛”等等均以手阳明大肠病来解释，实非《灵枢》本意，而有附会曲解之嫌，值得商榷。

（12）尺泽绝，死不治：“尺泽”，穴名，为手太阴肺经穴位。“尺泽绝”，即该穴处不能摸到动脉搏动，表示肺气已绝，故曰“尺泽绝，死不治”。此处是指少阴司天之年，热气偏胜，热胜必然乘肺，如果乘克过甚，则可导致人体肺气败绝而死亡。此与《气交变大论》中所述“太渊绝者，死不治”之义相同。

（13）太阴司天，湿淫所胜：“太阴司天”，即太阴湿土司天之年。凡是年支上逢丑、逢未之年，均属太阴司天之年。“湿淫所胜”，即湿气偏胜，雨水偏多。王冰注：“谓乙丑、丁丑、己丑、辛丑、癸丑、乙未、丁未、己未、辛未、癸未岁也。”此句意即六十年中，上述年份即属太阴湿土司天之年，湿气偏胜，尤其是上半年气候偏湿，雨水偏多。

（14）沉阴且布，雨变枯槁："沉"，此处指深沉。"阴"，此处指天气阴暗。"沉阴"，意即阴云密布。"且"，张介宾《类经》改为"旦"字，有"每天"之义。"沉阴旦布"，意即连日阴雨。"雨变"，即雨水太多而产生灾变。"枯槁"，指农作物不能正常生长。"雨变枯槁"，张介宾注："沉阴雨变，则浸泡为伤，故物多枯槁。"此句意即太阴湿土司天之年，雨水太多，农作物因长期为雨水浸泡而不能正常生长甚至死亡。这是对太阴湿土司天之年气候及物候变化的形象描述。

（15）胕肿，骨痛，阴痹："胕"，指足背。"胕肿"，即足肿。"骨痛"，即全身骨节痛。"阴痹"，病名。其临床特点及疾病部位见后文。

（16）阴痹者，按之不得，腰脊头项痛，时眩，大便难，阴气不用，饥不欲食，咳唾则有血，心如悬，病本于肾："阴痹"，病名。"按之不得"，指骨痛无定处。"时眩"，指阵发性眩晕。"阴气不用"，指阴精之气不能敷布全身。"心如悬"，指心中烦乱不实如虚悬胸中。这些症状，如"阴气不用"，"饥不欲食"，"咳唾有血"，"心如悬"等，应属于脾病。因为脾主运化，主行津液。脾病则不能为胃以行津液。津液不足则可以出现"咳唾有血"，"心如悬"等症状。脾病及胃则可以出现饥不欲食等症状。"腰脊头项痛时眩"，"按之不得"等，应属于肾病。因为肾主骨，腰为肾之府，脊骨头项为足太阳膀胱经脉循行部位。《灵枢·五邪》明确指出："邪在肾，则病骨痛，阴痹，阴痹者，按之而不得，腹胀腰痛，大便难，肩背颈项痛，时眩，取之涌泉、昆仑，视有血者。"此与本段所论基本相同。但是在阴痹症状方面，却没有提到"阴气不用"，"饥不欲食"，"咳唾则有血"，"心如悬"等症状，即其明证。至于这里为什么只提"病本于肾"而不谈脾，理由已如前述。因为太阴司天之年，"湿淫所胜"，脾病是必然的。脾病必然及肾，土胜必然乘水，所以重点提肾而未谈脾。

(17) 太溪绝，死不治："太溪"，穴名，为足少阴肾经穴位。"太溪绝"，即该穴处不能摸到动脉搏动。此表示肾气已绝，故曰："太溪绝，死不治。"此处是指太阴司天之年，湿气偏胜，湿胜必然乘水，如果乘克太甚，则可导致人体肾气败绝而死亡。此与《气交变大论》中所述"太溪绝者，死不治"之义相同。

(18) 少阳司天，火淫所胜："少阳司天"，即少阳相火司天之年。凡是在年支上逢寅、逢申之年，均属少阳司天之年。"火淫所胜"，即火热之气偏胜。王冰注："谓甲寅、丙寅、戊寅、庚寅、壬寅、甲申、丙申、戊申、庚申、壬申岁也。"此句意即六十年中，上述年份即属少阳相火司天之年，火热之气偏胜，尤其是上半年气候炎热。

(19) 温气流行，金政不平："温气流行"，指温热之气流行。"金"，指清凉之气。"金政不平"，指应凉不凉。此句意即少阳相火司天之年，气候炎热，应凉不凉。用五行概念来说，就是火胜必然刑金。王冰注："火来用事，则金气受邪，故曰金政不平也。"张介宾注："相火淫胜于上，则金受其制。"均属此义。

(20) 民病头痛，发热恶寒而疟，热上皮肤痛，色变黄赤，传而为水，身面胕肿，腹满仰息，泄注赤白，疮疡，咳唾血，烦心，胸中热，甚则鼽衄："疟"，即疟疾。"热上皮肤痛"，即皮肤因火热而疼痛。"色变黄赤"，即皮肤出现黄疸或皮肤泛赤。"传而为水"，即由热生湿而出现水肿。"身面胕肿"，即全身浮肿。"腹满"，即腹部胀满，此处是指腹中有水。"仰息"，即仰头呼吸，不能平卧。此处是指呼吸困难。"泄注赤白"，指痢疾。"疮疡"，即皮肤生疮溃疡。"咳唾血"，即咳血唾血。"烦心"，即心中烦乱。"胸中热"，即胸中烦热。"鼽衄"，即鼻出血。上述症状，从定位来说，有的属于心病，例如烦心，胸中热等。有的是属于肺或大肠病。例如发热恶寒，皮肤痛，仰息，衄衄，泄注赤白，咳唾血。从定性来看则均属火证、热证。其中身面胕肿、腹满、皮色黄等，虽然可以定性为湿，但是由于其系“传而为水”，亦即水是在热的基础上产生，因此其性质仍然是属于火热。全句意即少阳相火司天之年，由于气候炎热，暑可以伤心，心病必然传肺，火胜必然刑金，所以少阳司天之年，尤其是该年的上半年，人体疾病以心肺热病为主。

(21) 病本于肺：“病”，指上述各种病症。“病本于肺”，意即上述各种病症多属肺病。至于上述病症中有关心病问题如何理解，已在少阴司天之年中作过讨论，此不赘述。

(22) 天府绝，死不治：“天府”，穴名，为手太阴肺经穴位。“天府绝”，即此穴处摸不到动脉搏动，表示肺气已绝，故曰：“天府绝，死不治。”意即少阳司天之年，火气偏胜，火胜必然刑金。如果乘克太过，则可导致人体肺气败绝而死亡。此与《气交变大论》中所述“太渊绝者，死不治”之义相同。

(23) 阳明司天，燥淫所胜：“阳明司天”，即阳明燥金司天之年。凡是年支上逢卯、逢酉之年，均属阳明司天之年。“燥淫所胜”，即燥气偏胜，气候偏凉。王冰注：“谓乙卯、丁卯、己卯、辛卯、癸卯、乙酉、丁酉、己酉、辛酉、癸酉岁也。”此句意即六十年中，上述年份即属阳明燥金司天之年，燥气偏胜，尤其是上半年气候偏燥，雨水减少，气温偏低。

(24) 木乃晚荣，草乃晚生：“木”，指树木。“草”，指青草。“晚荣”，“晚生”，均指萌芽生长较一般年份推后。此句意即阳明司天之年，由于气候偏凉，春行秋令，所以应生不生，应长不长，生长缓慢。

(25) 筋骨内变，民病左胠胁痛，寒清于中，感而疟，大凉革候，咳，腹中鸣，注泄，鹜溏：“筋骨内变”，指人体的筋和骨发生病变。“左胠胁痛”，指左胁肋疼痛。“寒清于中”，指上述这些症状在性质上属于虚寒。“感”，即外感清凉之气。

"疟"，指发热恶寒或寒热往来。"感而疟"，即人体因感受清凉而出现发热恶寒等症状。"大凉"，指气候清凉。"革候"，指改变了气候。"大凉革候"，即由于气候反常，应温不温，使季节与气候、物候不相适应。"腹中鸣"，即腹鸣，肠鸣有声。"注泄"，指腹泄。"鹜溏"，指大便不成形。上述症状，从定位来看，有的属于肺和大肠病，例如"感而疟"，"腹中鸣"，"注泄"，"鹜溏"等等；有的属于肝病，例如"左胠胁痛"，"筋骨内变"等等。从定性来看，均属寒凉。这就是所谓的"寒清于中"。全句意即阳明燥金司天之年，由于气候偏凉，金胜必然乘肝，因此在临床上容易发生上述肺肝的寒证。

（26）名木敛生，菀于下，草焦上首："名木敛生"，即树木萌发生长不好。"菀于下"，指生长缓慢。"草焦上首"，指花草枯萎。此句意即阳明燥金司天之年，春行秋令，应温反凉，所以植物生长缓慢。此与上述之"木乃晚荣，草乃晚生"之义相同，都是对阳明司天之年气候、物候变化的形象描述。由于如此，所以张介宾《类经》对这一段文字重新加以编次为："阳明司天，燥淫所胜，则木乃晚荣，草乃晚生，筋骨内变，大凉革候，名木敛生，菀于下，草焦上首，蛰虫来见。"并注云："大凉革候以下四句，旧在下文感而疟之后，今改移于此。"我们认为张氏改得有理，但张氏仍将叙述病候的"筋骨内变"这一句夹在其中，仍有不类之处，是为美中之不足。

（27）心胁暴痛，不可反侧，嗌干，面尘，腰痛，丈夫㿗疝，妇人少腹痛，目眛，眦疡，疮，痤，痈："心胁暴痛，不可反侧"，指胸胁剧痛，活动受限。"嗌干"，指咽干。"丈夫㿗疝"，指男性患者阴囊肿大，麻木不仁。"目眛"，指视力减退，视物不清。"眦疡"，指眼角溃烂。"疮"，指皮肤生疮。"痤"，即痤疮。"痈"，即大面积溃疡。这些症状有的属于肝病，例如："心胁暴痛"、"㿗疝"、"少腹痛"、"目眛"、"眦疡"等。有的属于肺病，例如："嗌干"、"面尘"、"疮"、"痤"、"痈"

等。全段意即阳明司天之年，人体容易发生肺病或肝病。

（28）蛰虫来见：“蛰虫来见”，即蛰虫仍然蛰伏不动。此句意即阳明燥金司天之年，气候偏凉，春令不温，所以蛰虫仍然继续蛰伏，应动不动。张介宾将此句编次于前文“大凉革候”等句之后，甚是。

（29）病本于肝：“病”，指上述各种病症。“病本于肝”，意即上述各种病症多属肝病。至于如何理解上述病症中有关肺病问题的道理，是由于阳明司天，肺病属于必然，详见前解。

（30）太冲绝，死不治：“太冲”，穴名，为足厥阴肝经穴位。“太冲绝”，即该穴处摸不到动脉搏动，表示肝气已绝，故曰：“太冲绝，死不治。”此处是指阳明司天之年，金气偏胜。金胜必然克木，如果乘克太过，则可以导致人体肝气败绝而死亡。此与《气交变大论》中所述“太冲绝者，死不治”之义相同。

（31）太阳司天，寒淫所胜：“太阳司天”，即太阳寒水司天之年。凡是在年支上逢辰、逢戌之年，均属太阳司天之年。“寒淫所胜”，即寒气偏胜，气候寒冷。王冰注：“谓甲辰、丙辰、戊辰、庚辰、壬辰、甲戌、丙戌、戊戌、庚戌、壬戌岁也。”此句意即六十年中，上述年份即属于太阳寒水司天之年，寒气偏胜，尤其是上半年气候偏冷。

（32）寒气反至，水且冰：“寒气反至”，即气候应温而反寒。“水且冰”，即水应解冻而仍结冰。此句意即太阳寒水司天之年，上半年气候寒冷，春应温而反寒。

（33）血变于中：“血”，指血行。“血变于中”，即血行失常。此句意即由于气候寒冷，人体血行失去正常，因而可以在临床上发生文中所述的各种血行失常的病症。

（34）发为痈疡，民病厥心痛，呕血，血泄，鼽衄，善悲，时眩仆：“痈疡”，即皮肤疮疡。“厥心病”，即阵发性心绞痛同时合并肢冷汗出，时作时止者。“呕血”、“血泄”、“鼽衄”、即各种出血性疾病。“善悲”，即喜悲哀，欲哭泣。“时眩仆”，即突然晕厥，亦即中风一类疾病。这些病症，从定位上来看多属心病，因为心主神明，心主血。这些病症，或属血行失常而致之血瘀生热，或血不归经，或属神明之乱，从定性上来看，则又多属虚证。

(35) 运火炎烈，雨暴乃雹：“运”，指岁运。“运火炎烈”，意即岁运属于火运太过之年。“雨暴”，指暴雨。“乃雹”指天降冰雹。此句意即太阳司天之年，如果适逢该年岁运属火运太过之年，则可以由于水火相争的原因而出现暴雨或降雹等气候的反常变化。张介宾注：“若乘火运而火气炎烈，则水火相激，故雨暴乃雹。”即属此义。此两句，张氏认为应置于前文“太阳司天，寒淫所胜，则寒气反至，水且冰”之后。其注云：“此下二节，旧文似有颠倒，今稍为移正之。”甚是。

(36) 胸腹满，手热，肘挛，掖肿，心澹澹大动，胸胁胃脘不安，面赤目黄，善噫嗌干，甚则色炲，渴而欲饮：“肘挛”，即肘部痉挛。“掖肿”，即腋下肿痛。“心澹澹大动”，即心跳心慌。“色炲”，即面色发黑。这些症状，多数属于心病，例如“心澹澹大动”，“手热”，“肘挛”，“掖肿”，“面赤”等等。有的属于肾病，如“色炲”等。全段文字意即太阳寒水司天之年，由于寒气偏胜，水可以克火，所以多发好发心病。至于文中所述其他症状，例如“胸腹满”、“胸胁胃脘不安”、“目黄”、“善噫”、“嗌干”、“渴而欲饮”等等，或属肝病，或属胃病，这是因为五脏相关，所以也可以同时出现他脏的疾病，但此处主要还是指心病，是指肾病及心。

(37) 病本于心：“病”，指上述各种病症。“病本于心”，意即上述各种病症多属心病。应该指出，太阳司天之年，肾病是多见的，寒湿病是多见的。《六元正纪大论》中就指出：“凡此太阳司天之政……民病寒湿发肌肉痿，足痿不收，濡泄，血溢。”此处所列举的病症似乎以心病为多，我们认为，这不过是从肾病及心，水胜克火这一个方面而言，实则太阳司天之年，必然要考虑肾、膀胱病及寒湿病。因此阅读此节还需结合前文，全面理解。

(38) 神门绝，死不治："神门"，穴名。属手少阴心经。"神门绝"，即该穴处摸不到动脉搏动，此表示心气已绝，故曰："神门绝，死不治。"此处是指太阳司天之年，寒气偏胜，水胜必然克火。如果乘克太甚，则可以导致人体心气败绝而死亡。此与《气交变大论》中所述"神门绝者，死不治"之义相同。

(39) 所谓动气，知其脏也："动气"，指动脉搏动之处。"脏"，指人体五脏。人体五脏各有其主要动脉搏动之处。肝经的主要动脉搏动处在太冲。脾经的主要动脉搏动处在冲阳，肾经的主要动脉搏动处在太溪，心经的主要动脉搏动处在神门，肺经的主要动脉搏动处在尺泽、天府。"所谓动气，知其脏也"，意指在临床上根据上述五脏主要动脉搏动处的搏动情况即可以判断该脏的生理及病理生理情况以及疾病的预后判断。这是对前文"病本于脾，冲阳绝，死不治"，"病本于肺，尺泽绝，死不治"，"病本于肾，太溪绝，死不治"，"病本于肺，天府绝，死不治"，"病本于肝，太冲绝，死不治"，"病本于心，神门绝，死不治"等句的解释。王冰注此云："所以诊视而知死者何？以皆是脏之经脉动气，知神藏之存亡尔。"张介宾注此云："动气者，气至脉动也。察动脉之有无，则脏气之存亡可知也。"均属此义。

(40) 风淫所胜，平以辛凉，佐以苦甘，以甘缓之，以酸泻之："风淫所胜，平以辛凉，佐以苦甘，以甘缓之"句，与前文"诸气在泉，风淫于内，治以辛凉，佐以苦（甘），以甘缓之"之义相同。不过，彼处是指在泉之气，风气偏胜；此处是指司天之气，风气偏胜而有所不同而已。讲解见前，此不赘述。至于"以酸泻之"一句则是指风气偏胜时，临床上可以配合使用酸味药物来作治疗。根据《素问·脏气法时论》所述“肝欲散，急食辛以散之，用辛补之，酸泻之”的精神，结合我们自己的理解，所谓“辛补酸泻”，意即肝主疏泄，肝病则疏泄失职。其疏泄失职之由于肝气不及者，应用辛味药物以增强其疏泄职能，使肝的作用恢复正常。由于辛味药物其治疗作用主要是增强肝的疏泄作用，所以对于肝来说是以辛为补。如果其疏泄失职是由于肝气太过，肝阳偏亢者，则应用酸味药物以收敛其偏亢的肝气，才能使肝的作用恢复正常。由于酸味药物主要是收敛偏亢的肝气，所以对于肝来说是以酸为泻。所以临床上对于风病，肝病是属于风热者，在治疗上不论是司天之气或在泉之气风气偏胜，都应该治以辛凉。如果风气过盛，肝气过亢时，则又应同时合用酸味药物以收敛其偏亢之肝气，使肝的作用复得其平。因此这里“以酸泻之”一句，只是对前文“风淫于内，治以辛凉，佐以苦（甘），以甘缓之，以辛散之”的补充，与前文并没有实质上的差别。

（41）热淫所胜，平以咸寒，佐以苦甘，以酸收之：“热淫所胜，平以咸寒，佐以苦甘，以酸收之”句，与前文“诸气在泉……热淫于内，治以咸寒，佐以甘苦，以酸收之”之义相同。不过彼处是指在泉之气的热气偏胜，此处是指司天之气的热气偏胜。

（42）湿淫所胜，平以苦热，佐以酸辛，以苦燥之，以淡泄之：此与前文“诸气在泉”之“湿淫于内”之治基本相同。不同者，彼处是指在泉之气的湿气偏胜，此处是指司天之气的湿气偏胜。彼处“佐以酸淡”，此处“佐以酸辛”。佐“辛”者，即通过发汗以排出湿邪。

（43）湿上甚而热，治以苦温，佐以甘辛，以汗为故而止：“湿上甚”，指人体上部湿邪偏胜，例如人体腰以上浮肿等等即属于“湿上甚”。“热”，即湿而兼热者。“治以苦温”，与前述之“平以苦热”之义相同。“甘辛”，即具辛味和甘味的药物。

"以汗"，即发汗。"为故而止"，"故"，有原来之义。此处意即发汗药物的运用以到浮肿消退恢复人体原来的状态为止。全句意即湿邪偏胜的患者，如果湿邪表现在人体上部，例如腰以上肿者，除了按一般治疗原则，"治以苦温"而外，还应同时佐以辛甘发散的药物以发其汗，到浮肿消退恢复正常为止。《金匮要略·水气病脉证并治》所提出的水气病的治疗大法："诸有水者，腰以下肿，当利小便；腰以上肿，当发汗乃愈。"当即据此而言。

（44）火淫所胜，平以酸冷，佐以苦甘，以酸收之，以苦发之，以酸复之，热淫同："火淫所胜，平以酸冷，佐以苦甘，以酸收之，以苦发之"等句与前述"诸气在泉……火淫于内，治以咸冷，佐以苦辛，以酸收之，以苦发之"等句，其义基本相同。不过彼处是指在泉之气为火气偏胜，此处是指司天之气为火气偏胜。前文中是"治以咸冷"，此处是"平以酸冷"。前文中是"佐以苦辛"，此处是"佐以苦甘"。前文中是"以酸收之"，此处是"以酸复之"。有所不同。其中"酸冷"与"咸冷"都是指寒凉药物，区别不大。"苦辛"与"苦甘"，也是小有区别。"以酸收之"与"以酸复之"，基本同义。所以我们认为此与在泉之气所述基本相同。张介宾注："此与在泉热淫同。盖水能胜火，故平以咸冷，苦能泻火之实，甘能缓火之急，故佐以苦甘。火盛而散越者，以酸收之。火郁而伏留者，以苦发之。然以发去火，未免伤气，故又当以酸复之。而火热二气同治也。"即属此义。

（45）燥淫所胜，平以苦湿，佐以酸辛，以苦下之："燥淫所胜，平以苦湿，佐以酸辛，以苦下之"等句，与前述"诸气在泉……燥淫于内，治以苦温，佐以甘辛，以苦下之"之义基本相同。不过彼处是指在泉之气的燥气偏胜，此处是指司天之气的燥气偏胜。前文中是"平以苦温"，此处是"平以苦湿"。前文是"佐以甘辛"，此处是"佐以酸辛"。有所不同。据《新校正》注："按上文燥淫于内，治以苦温，此云苦湿者，湿当作温。""按脏气法时论，肺苦气上逆，急食苦以泄之，用辛泻之，酸补之。又按下文司天燥淫所胜，佐以酸辛，此云甘辛者，甘字疑当作酸。"张介宾注："苦湿误也。当作苦温。"看来上述小有出入之处，可能属于文字之误，并无实质上的差别。

(46) 寒淫所胜，平以辛热，佐以甘苦，以咸泻之："寒淫所胜，平以辛热，佐以甘苦，以咸泻之"等句，与前述"诸气在泉……寒淫于内，治以甘热，佐以苦辛，以咸泻之"之义基本相同。不过彼处是指在泉之气的寒气偏胜，此处是指司天之气的寒气偏胜。前文中是"治以甘热，佐以苦辛"，此处是"平以辛热，佐以甘苦"而小有出入。《新校正》注此云："按上文寒淫于内，治以甘热，佐以苦辛，此云平以辛热，佐以甘苦者，此文为误。"认为仍属文字错误。张介宾也认为"此与在泉治同，而文有颠倒"。我们同意上述看法，这些小的出入还是属于文字颠倒问题，二者并无实质上的差别。

【原文】

邪气反胜(1)，治之奈何？岐伯曰：风司于地，清反胜之，治以酸温，佐以苦甘，以辛平之(2)。热司于地，寒反胜之，治以甘热，佐以苦辛，以咸平之(3)。湿司于地，热反胜之，治以苦冷，佐以咸甘，以苦平之(4)。火司于地，寒反胜之，治以甘热，佐以苦辛，以咸平之(5)。燥司于地，热反胜之，治以平寒，佐以苦甘，以酸平之，以和为利(6)。寒司于地，热反胜之，治以咸冷，佐以甘辛，以苦平之(7)。帝曰：其司天邪胜何如？岐伯曰：风化于天，清反胜之，治以酸温，佐以甘苦(8)。热化于天，寒反胜之，治以甘温，佐以苦酸辛(9)。湿化于天，热反胜之，治以苦寒，佐以苦酸(10)。火化于天，寒反胜之，治以甘热，佐以苦辛(11)。燥化于天，热反胜之，治以辛寒，佐以苦甘(12)。寒化于天，热反胜之，治以咸冷，佐以苦辛(13)。

【讲解】

（1）邪气反胜：“邪气反胜”，王冰注：“不能淫胜于他气，反为不胜之气为邪以胜之。”张介宾注：“反胜者，以天地气有不足，则间气乘虚为邪而反胜之也。”张志聪注：“邪气反胜者，不正之气，反胜在泉主岁之气。”高世栻注：“上文治之平之，是以所胜气味，治平淫胜，倘气味太过，则邪气反胜，故承上文之意而复问之。”根据以上所引诸家所注，“邪气反胜”之义有二：其一，“邪气反胜”，指气候严重反常。气候与司天在泉之气应有的变化完全相反，例如厥阴主岁，气候本应风气偏胜，气候偏温，但实际上却燥气偏胜，气候偏凉。其二，指治疗上用药过度。例如治热以寒，但由于寒凉太过，结果热转为寒。治寒以热，但由于温热太过，结果寒转为热。以上这两种情况，均属“邪气反胜”。

（2）风司于地，清反胜之，治以酸温，佐以甘苦，以辛平之：“风司于地”，指厥阴风木在泉之年。“清反胜之”，意即厥阴在泉之年，这一年下半年本来应该风气偏胜，气候偏温。但实际上却是燥气偏胜，气候偏凉。“治以酸温，佐以甘苦，以辛平之”，意即这一年虽然是厥阴在泉，但由于气候反常，因此在治疗上就不能按照前述“诸气在泉，风淫于内，治以辛凉，佐以苦（甘），以甘缓之，以辛散之”的一般治法，而是要按前述“燥淫于内，治以苦温，佐以甘辛”的精神论治。张志聪谓：“当用胜邪之气味以平治之。上章曰，天气反时，则可依时，此之谓也。”这也就是说，临床治疗必须按照实际情况，有是证用是药，不能机械对待。

（3）热司于地，寒反胜之，治以甘热，佐以苦辛，以咸平之：“热司于地”，指少阴君火在泉之年。“寒反胜之”，意即少阴在泉之年，这一年下半年应该是热气或火气偏胜，气候偏热，但实际上却是寒气偏胜，气候偏冷。“治以甘热，佐以苦辛，以咸平之”，意即这一年虽为少阴在泉，但由于气候反常，因此在治疗上就不能按照“热淫于内，治以咸寒，佐以甘苦”论治，而要按前述“寒淫于内，治以甘热，佐以苦辛，以咸泻之”论治。

（4）湿司于地，热反胜之，治以苦冷，佐以咸甘，以苦平之：“湿司于地”，指太阴湿土在泉之年。“热反胜之”，意即太阴在泉之年，这一年的下半年应该湿气偏胜，降雨量多，但实际上却是气候偏热。“治以苦冷，佐以咸甘，以苦平之”，意即这一年虽然是太阴在泉，但由于气候反常，因此在治疗上就不能照前述“湿淫于内，治以苦热，佐以酸淡”论治，而是要按前述“热淫于内，治以咸寒，佐以甘苦”论治。值得提出的是，前述“风司于地，清反胜之”，“热司于地，寒反胜之”等，从五行概念来说，均有相克之义。“风司于地，金反胜之”为金克木，“热司于地，寒反胜之”为水克火。此处“湿司于地，热反胜之”则无相克之义。因为湿属土，热属火，并不相克。由此可见，运气学说虽然比较广泛地运用了五行概念来说明气候、物候、疾病之间的复杂关系，但一切仍是从实际情况出发，并不是机械套用五行相胜概念，此条即其明证。

（5）火司于地，寒反胜之，治以甘热，佐以苦辛，以咸平之：“火司于地”，指少阳相火在泉之年。“寒反胜之”，意即少阳在泉之年，这一年下半年本应火气偏胜，气候炎热，但实际上却是寒气偏胜，气候偏冷。“治以甘热，佐以苦辛，以咸平之”，意即这一年虽然是少阳在泉，但由于气候反常，因此在治疗上就不能按前述“火淫于内，治以咸冷，佐以苦辛”论治，而是要按前述“寒淫于内，治以甘热，佐以苦辛”论治。

（6）燥司于地，热反胜之，治以平寒，佐以苦甘，以酸平之，以和为利：“燥司于地”，指阳明燥金在泉之年。“热反胜之”，意即阳明在泉之年，这一年下半年应该燥气偏胜，气候偏凉，但实际上却是气候偏热。“治以平寒，佐以苦甘，以酸平之，以和为利”，意即这一年虽然是阳明在泉，但由于气候反常，因此在治疗上就不能按照前述“燥淫于内，治以苦温，佐以甘辛”论治，而是要按前述“热淫于内，治以咸寒，佐以甘苦”的精神论治。值得提出，这里“以寒治热”，不用“咸寒”，而用“平寒”，原文还特别指出在治疗上要“以和为利”。这是为什么？我们认为，这是因为“燥”在季节上属于秋，在气候上属于凉，并非大寒，因此在治疗上也就不宜大寒，在用药上也就只能用平寒而不宜用“咸寒”或“咸冷”等大寒之品，以免矫枉过正。“以和为利”，意即在用药上以平和为好，为度，不要过用。张介宾注此云：“金司于地，气本肃杀，若用大寒，必助其惨，故但以平寒，抑其热耳…… 以和为利，戒过用也，即平寒之意。”即属此义。

（7）寒司于地，热反胜之，治以咸冷，佐以甘辛，以苦平之：“寒司于地”，指太阳寒水在泉之年。“热反胜之”，意即太阳在泉之年，这一年下半年应该寒气偏胜，气候偏冷，但实际上却是气候偏热。“治以咸冷，佐以甘辛，以苦平之”，意即这一年虽然是太阳在泉，但由于气候反常，因此在治疗上就不能按照前述“寒淫于内，治以甘热，佐以苦辛”论治，而是要按前述“热淫于内，治以咸寒，佐以甘苦”或“火淫于内，治以咸冷，佐以苦辛”的精神来进行治疗。

（8）风化于天，清反胜之，治以酸温，佐以甘苦：“风化于天”，即厥阴风木司天之年。“清反胜之”，意即厥阴司天之年，这一年本来应该是上半年风气偏胜，气候偏温，但实际上却是燥气偏胜，气候偏凉。“治以酸温，佐以甘苦”，即这一年虽然是厥阴司天，但由于气候反常，因而在治疗上就不能机械地按风气偏胜论治，而是要按燥气偏胜来进行治疗。这与前述“风司于地，清反胜之，治以酸温，佐以苦甘”的治疗原则完全一致。

（9）热化于天，寒反胜之，治以甘温，佐以苦酸辛：“热化于天”，即少阴君火司天之年。“寒反胜之”，意即少阴君火司天之年，这一年本来应该是上半年热气偏胜，气候偏热，但实际上却是寒气偏胜，气候偏冷。“治以甘温，佐以苦酸辛”，即这一年虽然是少阴司天，但由于气候反常，因而在治疗上就不能机械地按热气偏胜论治，而是要按寒气偏胜来进行治疗。

（10）湿化于天，热反胜之，治以苦寒，佐以苦酸：“湿化于天”，即太阴湿土司天之年。“热反胜之”，意即太阴湿土司天之年，这一年的气候本来应该是上半年湿气偏胜，降雨量偏多，但实际上却是热气偏胜，气候炎热。“治以苦寒，佐以苦酸”，意即这一年虽然是太阴司天，但是由于气候反常，因而在治疗上就不能机械地按湿气偏胜论治，而是要按热气偏胜来进行治疗。需要提出的是，文中指出“治以苦寒”，又指出“佐以苦酸”，以苦“治”之，又以苦“佐”之，文义不通。按前述凡热气司天、在泉之年，或热气反胜之年，均治以“咸寒”，而不用苦燥之品。因此我们认为此系错讹，应为“治以咸寒，佐以苦酸”。

（11）火化于天，寒反胜之，治以甘热，佐以苦辛：“火化于天”，即少阳相火司天之年。“寒反胜之”，意即少阳司天之年，这一年的气候本来应该是上半年火气偏胜，气候偏热，但实际上却是寒气偏胜，气候偏寒。“治以甘热，佐以苦辛”，即这一年虽然是少阳司天，但由于气候反常，因而在治疗上就不能机械地按火气偏胜论治，而是要按寒气偏胜来进行治疗。

（12）燥化于天，热反胜之，治以辛寒，佐以苦甘：“燥化于天”，即阳明燥金司天之年。“热反胜之”，意即阳明司天之年，这一年的气候本来应该是上半年燥气偏胜，气候偏凉，但实际上却是热气偏胜，气候偏热。“治以辛寒，佐以苦甘”，即这一年虽然是阳明司天，但由于气候反常，因而在治疗上就不能机械地按照燥气偏胜论治，而要按照热气偏胜来进行治疗。

（13）寒化于天，热反胜之，治以咸冷，佐以苦辛：“寒化于天”，即太阳寒水司天之年。“热反胜之”，意即太阳司天之年，这一年的气候上半年本来应该是寒气偏胜，气候偏寒，但实际上却是气候偏热。“治以咸冷，佐以苦辛”，即这一年虽然是太阳司天，但由于气候反常，因而在治疗上就不能机械地依照寒气偏胜论治，而是要按照热气偏胜来进行治疗。

【原文】

帝曰：六气相胜(1)，奈何？岐伯曰：厥阴之胜(2)，耳鸣头眩，愦愦欲吐，胃鬲如寒(3)，大风数举，倮虫不滋(4)，胠胁气并，化而为热(5)，小便黄赤，胃脘当心而痛，上支两胁，肠鸣飧泄，少腹痛，注下赤白，甚则呕吐，鬲咽不通(6)。

少阴之胜(7)，心下热，善饥，脐下反动(8)，气游三焦(9)，炎暑至，木乃津，草乃萎(10)，呕逆躁烦，腹满痛，溏泄，传为赤沃(11)。

太阴之胜(12)，火气内郁(13)，疮疡于中，流散于外(14)，病在胠胁，甚则心痛，热格，头痛，喉痹，项强(15)，独胜则湿气内郁(16)，寒迫下焦(17)，痛留顶，互引眉间，胃满(18)，雨数至，燥化乃见(19)，少腹满，腰脽重强，内不便，善注泄，足下温，头重，足胫胕肿，饮发于中，胕肿于上(20)。

少阳之胜(21)，热客于胃，烦心，心痛，目赤，欲呕，呕酸，善饥，耳痛，溺赤，善惊，谵妄(22)，暴热消烁，草萎水涸，介虫乃屈(23)，少腹痛，下沃赤白(24)。

阳明之胜(25)，清发于中，左胠胁痛，溏泄，内为嗌塞，外发癫疝(26)，大凉肃杀，华英改容，毛虫乃殃(27)，胸中不便，嗌塞而咳(28)。

太阳之胜(29)，凝溧且至，非时水冰，羽乃后化(30)，痔疟发(31)，寒厥(32)，入胃则内生心痛，阴中乃疡，隐曲不利，互引阴股，筋肉拘苛，血脉凝泣，络满色变，或为血泄，皮肤否肿，腹满食减(33)，热反上行，头项囟顶脑户中痛，目如脱(34)，寒入下焦，传为濡泻(35)。

帝曰：治之奈何？岐伯曰：厥阴之胜，治以甘清，佐以苦辛，以酸泻之(36)。少阴之胜，治以辛寒，佐以苦咸，以甘泻之(37)。太阴之胜，治以咸热，佐以辛甘，以苦泻之(38)。少阳之胜，治以辛寒，佐以甘咸，以甘泻之(39)。阳明之胜，治以酸温，佐以辛甘，以苦泄之(40)。太阳之胜，治以甘热，佐以辛酸，以咸泻之(41)。

【讲解】

（1）六气相胜："六气"，指风、热、火、湿、燥、寒六气。"相胜"，指相互制胜，此处是指六气偏胜时在人体病候方面的表现。张志聪注云："此论三阴三阳主岁之气，淫胜而为民病者。"即属此义。

（2）厥阴之胜："厥阴"，指厥阴风木主岁之年。"厥阴之胜"，即厥阴风木主岁之年，风气偏胜，在人体则表现为肝气偏胜，肝病居多。

（3）耳鸣头眩，愦愦欲吐，胃鬲如寒："愦愦"，有混乱之义，此指心中烦乱。"愦愦欲吐"，即心乱欲吐。"鬲"，同膈。"胃鬲如寒"，系承上句"愦愦欲吐"而言。"胃鬲"，是形容呕吐，意即呕吐有如胃中有物隔阻，所以饮食不能入胃。"如寒"，即有如胃寒。一般呕吐多由胃寒所致，而此处"欲吐"症状，并非胃寒，实系肝气偏胜乘犯脾胃所致。所以原文谓"胃鬲如寒"，以示并非真正胃寒之意。

（4）大风数举，倮虫不滋："大风数举"，指风气偏胜，大风时作。"倮虫"，在五行属性上属于土，其生长发育与湿密切相关，在湿气偏胜的气候环境中生长发育比较好。"不滋"，即不生长或生长发育不好。全句意即厥阴主岁之年，由于风气偏胜，风可以胜湿，所以倮虫生长发育不好。这也就是《五常政大论》中所论："六气五类，有相胜制也。同者盛之，异者衰之，此天地之道，生化之常也。"关于风、热、火、湿、燥、寒六气与毛、羽、倮、介、鳞五虫的盛衰关系，已在《五常政大论》中作过讲解，请参阅该篇有关部分。

（5）胠胁气并，化而为热：“胠胁”，即人体胁肋部。“并”，有吞并之义。此处也可作“盛”字解。“胠胁气并，化而为热”，意即厥阴主岁之年，风气偏胜，人体肝气也相应偏胜，气盛则血虚，胠胁为肝的部位，所以可以因此出现以下所述的一系列肝热病症。《素问·调经论》谓：“气之所并为血虚。”“气并于阴，乃为炅中。”即属此义。

（6）小便黄赤，胃脘当心而痛，上支两胁，肠鸣飧泄，少腹痛，注下赤白，甚则呕吐，鬲咽不通：“小便黄赤”，为肝热移于膀胱。《素问·刺热》谓：“肝热病者，小便先黄……”“胃脘当心而痛”，即胃脘疼痛，为肝盛乘脾犯胃。“上支两胁”，为肝热本病表现。“肠鸣飧泄，少腹痛，注下赤白”，即下痢，为肝热移于大肠。“呕吐，鬲咽不通”，为肝热犯胃。以上是承上文“胠胁气并，化而为热”而言，意即上述这些病症都是肝热的具体表现。至于肝热何以会移热于膀胱，移热于大肠，这是因为肝与其他脏腑密切相关，五脏六腑可以“寒热相移”的缘故。关于五脏六腑寒热相移问题，请参看《素问·气厥论》。

（7）少阴之胜：“少阴”，即少阴君火主岁之年。“少阴之胜”，即少阴君火主岁之年，热气偏胜。在人体则表现为心气偏胜，心病居多。

（8）心下热，善饥，脐下反动：“心下热”，即胸中热。胸中，属于心的部位。心气偏胜，即可以表现为心下热。“善饥”，即易饥饿。易饥为胃热的表现。“脐下反动”，即肚脐下反常跳动。脐下为肾的部位。脐下悸多为水饮潴留的表现。以上是承上句“少阴之胜”而言，意即少阴君火主岁之年，人体心气偏胜，热气偏胜。因而在临床上也就容易出现心热病症。上述“心下热”为心热本病表现。“善饥”为心移热于胃的表现。“脐下反动”，为心移热于膀胱的表现。

（9）气游三焦：“三焦”，即人体上、中、下三焦，上焦主心肺，中焦主脾胃，下焦主肝肾。“气游三焦”，意即心气偏胜时，不但心本身发病，人体其他器官亦可直接或间接受到影响。此句似乎可以作为上述五脏六腑寒热相移的注解。

（10）炎暑至，木乃津，草乃萎：“炎暑至”，指气候十分炎热。“木乃津，草乃萎”，指树木及农作物因气候过热而枯萎。全句意即少阴君火主岁之年，气候炎热，植物生长不好。这是指少阴主岁时的物候现象。

（11）呕逆躁烦，腹满痛，溏泄，传为赤沃：“呕逆”，即呕吐。“躁烦”，即心中烦乱。“腹满痛”，即腹部胀满疼痛。“溏泄”，即大便稀溏。“赤沃”，即便血。其中“呕逆”为心移热于胃。“躁烦”为心热本病的表现。“腹满痛，溏泄”，为心移热于脾。“赤沃”为心移热于大肠。上述症状除心热本病的表现而外，大部分属于在心热的基础上出现的各种继发症状。

（12）太阴之胜：“太阴”，即太阴湿土主岁之年。“太阴之胜”，意即凡属太阴主岁之年，湿气偏胜，气候潮湿，降雨量多。在疾病方面亦以湿病为主。

（13）火气内郁：此句是承上句而言。意即太阴主岁之年，湿气偏胜。在湿邪偏胜的情况下，可以影响人体肌表的发散作用，因而使人体阳热之气不能得到正常的散发而郁积在里发生疾病。王冰注：“湿胜于上，则火气内郁。”张介宾注：“太阴之胜，湿邪胜也，寒湿外盛，则心火内郁。”张志聪注：“阴湿之气淫于外，则火气内郁。”高世栻注：“太阴之胜，湿气胜也，湿胜则火郁。”均属此义。

（14）疮疡于中，流散于外：“疮疡”，即皮肤生疮。“中”，指火气内郁。“外”，指人体肌表。全句意即人体由于火气内郁，所以皮肤才发生疮疡。皮肤疮疡是火气内郁，流散于外的结果。此处论述疮疡的发病机理与前述《六元正纪大论》中所述的“凡此少阳司天之政……二之气（太阴主事），火反郁，白尘四起，云趋雨府，风不胜湿，雨乃零，民乃康，其病热郁于上，咳逆，呕吐，疮发于中，胸嗌不利，头痛身热，昏愦，脓疮……”之义相同，可参看前文讲解。

（15）病在胠胁，甚则心痛，热格，头痛，喉痹，项强：此节仍承上句“火气内郁”而言。“胠胁”，即人体胁肋部，属于肝的部位。“病在胠胁”，即病在肝。“热格”，即热格于上。全句意即“火气内郁”的结果，可以因火并于肝而出现肝病，也可以因郁热伤心而出现心病，还可以因热邪上格而出现头痛、项强、喉痹等疾病。

（16）独胜则湿气内郁：“独胜”，张介宾解释为“无热而湿独胜”，意即太阴主岁之年，可以不出现前述“火气内郁”的现象。如果不出现“火气内郁”的现象，由于太阴以湿为主，所以在临床上自然亦以湿病为主。因此原文谓：“独胜则湿气内郁。”

（17）寒迫下焦：此承上句“独胜则湿气内郁”而言。“寒”，此处指寒湿之邪。“下焦”，此处指肾、膀胱。此句意即湿气偏胜的结果，则必然要损伤肾、膀胱的作用而出现肾、膀胱受损的临床表现。用五行概念来说，湿属土，肾、膀胱属水。“湿气内郁，寒迫下焦”，也就是土胜乘水，传之于其所胜。

（18）痛留顶，互引眉间，胃满：“痛留顶”，即巅顶疼痛，固定不移。“眉间”，此处指两眉之间，亦即攒竹穴处。由于足太阳膀胱经“起于目内眦，上额，交巅”，所以巅顶部位疼痛，眉间疼痛，均属于膀胱经疾病。“胃满”，即胃脘胀痛，多属寒湿中阻引起。这些都是“湿气内郁，寒迫下焦”的临床表现。

（19）雨数至，燥化乃见：“雨数至”，指经常下雨。“燥化乃见”，注家有两种解释。一种解释是：“燥化”为“湿化”之误。因为太阴之湿只能是湿胜，经常下雨不可能反而出现燥化。这种解释以张介宾为代表。其注云：“燥，当作湿……其在天则雨数至，在物则湿化见。”另一种解释是：“燥化”，指四之气和五之气之交的这一段时间。因为五之气为阳明燥金主事。这一种解释以张志聪为代表。其注云："雨数至，燥化乃见者，至四气五气之交而后见此证也。"这两种解释，我们认为第一种解释较好。此外，我们还认为此句是承上句"独胜则湿气内郁"而言，是对"湿气内郁"时气候和物候变化的描述。因此此句放在病候之中并不合适，而以放在"独胜则湿气内郁"之后为好。

（20）少腹满，腰脽重强，内不便，善注泄，足下温，头重，足胫胕肿，饮发于中，胕肿于上："少腹满"，即少腹部胀满。"腰脽重强"，即腰部沉重强直，活动障碍。"内不便"，即腹中不适，"善注泄"，即腹泄。"足下温"，即足心发热。"头重"，即头晕、头沉重感。"足胫胕肿"，即下肢浮肿。"饮发于中"，即体内水饮潴留。"胕肿"，此处指浮肿。"胕肿于上"，指颜面浮肿。此节仍是承上句"独胜则湿气内郁，寒迫下焦"而言。全句意即由于太阴主岁之年，湿气偏胜，因而人体亦相应湿气偏胜，所以在临床上出现上述"湿气内郁"的各种表现。脾为湿困则可以出现"少腹满"、"内不便"、"善注泄"等症状。"寒迫下焦"，肾、膀胱受病，小便不利，则可以产生"足下温"，"足下跗肿"等症状。水邪上泛，则可以产生头重、浮肿于上等症状。

（21）少阳之胜："少阳"，即少阳相火主岁之年。"少阳之胜"，意即凡属少阳主岁之年，火气偏胜，气候炎热。在疾病方面亦以火病热病为主。

（22）热客于胃，烦心，心痛，目赤，欲呕，呕酸，善饥，耳痛，溺赤，善惊，谵妄："热客于胃"，即热邪犯胃。"烦心"，即心中烦躁。"心痛"，即胸腹痛。"目赤"，即眼泛红。"欲呕"，即恶心。"呕酸"，即反酸。"善饥"，即易饥饿。"溺赤"，即尿黄赤。"善惊"，即容易惊怕。"谵妄"，即胡言乱语。以上"烦心"、"心痛"、"谵妄"等多为心热的表现。"欲呕"，

“呕酸”，“善饥”等多为胃热的表现。“目赤”，“耳痛”、“善惊”等多为肝热的表现。“溺赤”多为膀胱热的表现。全句意即少阳主岁之年，气候偏热，因而人体疾病亦以热病为主。热邪侵犯了什么脏器，临床上就会出现什么器官的疾病。

（23）暴热消烁，草萎水涸，介虫乃屈：“暴热消烁”，是指气候炎热，万物枯槁的自然现象。“草萎水涸”是承上句而言。“草萎”，指植物因热而枯萎。“水涸”，指湖泊水井因炎热而干涸。“介虫”，指在气候清凉的环境中才能较好生长发育的一类动物。“介虫乃屈”，意即由于气候炎热，不适于介虫的生长发育。这些都是对“暴热消烁”的举例。

（24）少腹痛，下沃赤白：“下沃赤白”，即下利脓血。“少腹痛，下沃赤白”，即腹痛，腹泻，里急后重，大便脓血。这是痢疾的典型症状。此处意即少阳主岁之年，气候炎热，人体容易感受热邪而发生痢疾。

（25）阳明之胜：“阳明”，即阳明燥金主岁之年。“阳明之胜”，意即凡属阳明主岁之年，燥气偏胜，气候清凉而干燥。在疾病方面亦以肺寒、肺燥等疾病居多。

（26）清发于中，左胠胁痛，溏泄，内为嗌塞，外发癞疝：“清”，即清凉。“中”，指人体，此处是指人体的肺。因为“清”，在五行概念上属于金，人体的肺在五行概念上也属于金。“清发于中”，指阳明主岁之年，气候偏凉，偏燥，人体亦相应容易发生肺寒、肺燥等疾病。“左胠胁痛”，指人体胁肋部疼痛。“溏泄”，即腹泻。“嗌塞”，指吞咽困难，食入则吐，或咽部堵塞感。“癞疝”，病名。其临床特点为阴囊肿大，顽麻不仁。这些症状都可以定位在肝，属于肝病。全句意即人体在肺病的情况下，肺肝失调，肺虚不能制肝。因此容易在肺病的基础上继发肝病而在临床上出现上述各种肝病或肝盛乘脾的症状。

（27）大凉肃杀，华英改容，毛虫乃殃：“大凉肃杀”，指气候寒凉，树凋叶落的自然景象。“华英”，即花草。“华英改容”，指气候寒凉时花草出现枯萎现象。“毛虫”，指喜欢生活环境温暖的一类动物。“毛虫乃殃”，意即因为气候条件过于清凉，因此毛虫类动物生长不好。

（28）胸中不便，嗌塞而咳：“胸中不便”，即胸中不适。例如胸闷气短，咳唾引痛等。“嗌塞”，指咽部堵塞感。“嗌塞而咳”，即咽部不适，咳嗽气喘。这些症状都可以定位在肺，属于肺病。全句意即阳明主岁之年，由于气候偏凉，偏燥，人体容易发生肺病。

（29）太阳之胜：“太阳”，即太阳寒水主岁之年。“太阳之胜”，意即凡属太阳主岁之年，寒气偏胜，气候寒冷。在疾病方面，肾病寒病偏多。

（30）凝溧且至，非时水冰，羽乃后化：“凝溧”，指气候严寒。“非时”，指并非应该寒冷的季节，亦即并非冬季。“羽”，指羽虫，即喜欢生活环境炎热的一类动物。“后化”，即生长推后或生长缓慢。全句意即太阳主岁之年，气候偏寒，全年气候反常，出现了应热反寒，夏季不热，甚至六月霜降雪飘的反常气候变化。由于这一年气候反常，所以物候也随之反常，适宜于炎热气候中生长的动物生长不好。

（31）痔疟发：“痔”，即痔疮。“疟”，即疟疾。痔疮，一般在定位上属于肺、大肠，在定性上属于里热证。疟疾，一般在定位上属于肝、胆，在定性上属于湿热证。此处是指太阳主岁之年，气候偏寒，人体容易外感寒邪。由于寒邪束于肌表的原因，体内阳气得不到应有的散发而郁热于里，因而容易在临床上发痔、疟等里热病证。高世栻注此云：“寒胜火郁，则痔疟乃发，痔与疟皆是寒胜火郁之病也。”即属此义。

（32）寒厥：“厥”，指气血逆乱，而在临床上表现为晕厥或四肢逆冷。《伤寒论》谓：“凡厥者，阴阳气不相顺接便为厥。厥者，手足逆冷者是也。”凡厥证的发生系由于里寒所致者曰寒厥。此处意即太阳主岁之年，气候偏寒，人体可因出现里寒而在临床上表现为晕厥或手足逆冷等症状。

（33）入胃则内生心痛，阴中乃疡，隐曲不利，互引阴股，筋肉拘苛，血脉凝泣，络满色变，或为血泄，皮肤否肿，腹满食减："入胃"，指寒邪犯胃。"心痛"，指胸腹痛。"阴中乃疡"，指阴部溃疡。"隐曲不利"，此处是指小便不利或男子阳痿、遗精，女子月经不调等。"阴股"，指大腿内侧。"互引阴股"，即阴部症状牵引大腿内侧。"拘"，指拘急。"苛"，指疼痛。高世栻注："筋挛急曰拘，肉暴痛曰苛。""血脉凝泣"，即血脉凝塞不通。"络满色变"，承上句言，指血脉凝塞不通而致血瘀，因而皮肤浅层血脉颜色发青变色。"血泄"，即出血。"否"，同痞。"皮肤否肿"，即皮肤出现肿物。"腹满食减"，即腹部胀满，食欲减退。以上"心痛"、"腹满食减"等，病在脾胃。"阴中乃疡"、"隐曲不利"等病在肝胆。全句意即在人体外感寒邪致病之后，由于"五脏六腑寒热相移"，所以在临床上可以出现各脏腑的疾病。根据《素问·气厥论》、《素问·厥论》的论述，凡属人体在致病因素作用以后而出现的气血逆乱症状均可谓"厥"，所以上述各种症状也可以叫作"厥"。上述症状列在"寒厥"之后，意即上述症状均是由于寒邪所引起。

（34）热反上行，头项囟顶脑户中痛，目如脱：前段是指寒证。此段是承上句"痔疟发"而言，是指外寒内热或寒郁反热证。"热反上行"，意即由于寒束肌表，阳气不能外达，所以只能上走头面。"头"，指头部。"项"，指项部。"囟顶"，指头顶及囟门部。"脑户"，穴位名，在头的枕后部。"头项囟顶脑户中痛"，即头项部疼痛。"目如脱"，即目胀痛欲脱出，此处是形容头痛剧烈。

（35）寒入下焦，传为濡泻："寒入下焦"，指寒邪侵犯人体膈以下脏器。"濡泻"，即腹泄。全句意即太阳主岁之年，气候偏寒，如寒邪入里则可以在临床上表现为腹泻等里寒证症状。总括上述，即人体在感受寒邪致病之后，可以表现为里寒证而在临床上出现上述“心痛”、“阴疡”、“隐曲不利”、“筋肉拘苛”、“血泄”、“否肿”、“腹满”、“濡泻”等各种里寒症状；也可以由于寒束于外，热郁于里的原因而在临床上出现上述“疟”、“痔”、“热反上行”等各种火气内郁的里热症状。于此说明虽然同属感寒致病，但在临床上却有寒热表现之不同。

（36）厥阴之胜，治以甘清，佐以苦辛，以酸泻之：“厥阴之胜”，即风气偏胜。“甘清”，即味甘性凉的药物。“苦辛”，即苦寒和辛散药物。“酸”，即酸收药物。此与前文所述“风淫于内，治以辛凉，佐以苦，以甘缓之，以辛散之”及“风淫所胜，平以辛凉，佐以苦甘，以甘缓之，以酸泻之”之义基本相同。

（37）少阴之胜，治以辛寒，佐以苦咸，以甘泻之：“少阴之胜”，即热气偏胜。“辛寒”，即辛散寒凉药物。“苦咸”，即苦寒、咸寒药物。“甘”，即甘寒药物。此与前文所述“热淫于内，治以咸寒，佐以甘苦，以酸收之，以苦发之”及“热淫所胜，平以咸寒，佐以苦甘”之义基本相同。值得提出者，前述有关“热气偏胜”经文中，未提使用辛散药物，此处提出了“治以辛寒”的问题。其意安在？我们认为，这是针对前述“太阴之胜，火气内郁”及“太阳之胜，热反上行”等外寒内热的热气偏胜而言。因为这种热气偏胜是由于寒湿之邪外束所致，所以在治疗上既要用辛以散其外寒，也要用寒以清其内热。此亦《素问·生气通天论》中所谓“体若燔炭，汗出而散”之意。

（38）太阴之胜，治以咸热，佐以辛甘，以苦泻之：“太阴之胜”，即湿气偏胜。“咸热”，即咸寒、辛热药物。“辛甘”，即辛散、甘温药物。“苦”，即苦寒或苦温药物。此与前文所述“湿淫于内，治以苦热”及“湿淫所胜，平以苦热，佐以酸辛”之义基本相同。值得提出者，即前文有关治湿法则中，未提过使用咸寒药物。此处提出了“治以咸热”的问题。何故？我们认为，这也如同前文“少阴之胜”中的治法一样，也是针对“太阴之胜，火气内郁”的情况而言。因为“太阴之胜，火气内郁，疮疡于中，流散于外，病在胠胁，甚则心痛，热格，头痛，喉痹，项强”，所以在治疗上除了用辛散、甘温、苦温药物以散湿、燥湿以外，还必须用咸寒药物以清此内郁之火气，此亦表里同治之义。

(39) 少阳之胜，治以辛寒，佐以甘咸，以甘泻之：“少阳之胜”，即火气偏胜。“辛寒”，即辛散、寒凉药物。“甘咸”，即甘寒或咸寒药物。此与前文所述“火淫于内，治以咸冷，佐以苦辛，以酸收之，以苦发之”及“火淫所胜，平以酸冷，佐以苦甘，以酸收之，以苦发之，以酸复之”之义基本相同。不过此处如同前述一样，也提出了“治以辛寒”的问题，其义同前，此不赘述。

(40) 阳明之胜，治以酸温，佐以辛甘，以苦泄之：“阳明之胜”，即燥气、凉气偏胜。“酸温”，即酸收、温热药物。“辛甘”，即辛散、甘温药物。“苦”，指苦寒药物。此与前述“燥淫于内，治以苦温，佐以甘辛，以苦下之”及“燥淫所胜，平以苦湿，佐以酸辛，以苦下之”之义基本相同。

(41) 太阳之胜，治以甘热，佐以辛酸，以咸泻之：“太阳之胜”，即寒气偏胜。“甘热”，即甘温、甘热药物。“辛酸”，即辛散、酸收药物。“咸”，即咸寒药物。此与前述“寒淫于内，治以甘热，佐以苦辛，以咸泻之”及“寒淫所胜，平以辛热，佐以甘苦，以咸泻之”之义基本相同。

【原文】

帝曰：六气之复(1)何如？岐伯曰：悉乎哉问也！厥阴之复(2)，少腹坚满，里急暴痛(3)，偃木飞沙，倮虫不荣(4)，厥心痛(5)，汗发(6)，呕吐，饮食不入，入而复出(7)，筋骨掉眩(8)，清厥(9)，甚则入脾，食痹而吐(10)。冲阳绝，死不治(11)。

少阴之复[12]，燠热内作，烦躁鼽嚏，少腹绞痛[13]，火见燔焫[14]，嗌燥，分注时止[15]，气动于左，上行于右[16]，咳，皮肤痛，暴瘖，心痛，郁冒不知人，乃洒淅恶寒，振慄，谵妄，寒已而热，渴而欲饮，少气，骨痿，隔肠不便[17]，外为浮肿哕噫[18]，赤气后化，流水不冰，热气大行，介虫不复[19]，病疿，胗，疮，疡，痈，疽，痤，痔[20]。甚则入肺，咳而鼻渊[21]。天府绝，死不治[22]。

太阴之复[23]，湿变乃举[24]，体重中满，食饮不化，阴气上厥，胸中不便，饮发于中，咳喘有声[25]，大雨时行，鳞见于陆[26]，头顶痛重而掉瘛尤甚，呕而密默，唾吐清液[27]，甚则入肾，窍泻无度[28]。太溪绝，死不治[29]。

少阳之复[30]，大热将至，枯燥燔爇，介虫乃耗[31]，惊瘛咳衄，心热烦躁，便数，憎风[32]，厥气上行，面如浮埃，目乃瞤瘛[33]，火气内发，上为口糜，呕逆，血溢，血泄[34]，发而为疟，恶寒鼓慄，寒极反热，嗌络焦槁，渴引水浆，色变黄赤[35]，少气，脉萎，化而为水，传为胕肿[36]，甚则入肺，咳而血泄[37]。尺泽绝，死不治[38]。

阳明之复[39]，清气大举，森木苍干，毛虫乃厉[40]，病生胠胁，气归于左[41]，善太息，甚则心痛否满，腹胀而泄，呕苦，咳哕，烦心，病在鬲中，头痛[42]，甚则入肝，惊骇，筋挛[43]。太冲绝，死不治[44]。

太阳之复[45]，厥气上行，水凝雨水，羽虫乃死[46]，心胃生寒，胸膈不利，心痛否满，头痛，善悲，时眩仆，食减，腰脽反痛，屈伸不便[47]，地裂冰坚，阳光不治[48]，少腹控睾，引腰脊，上冲心，唾出清水，及为哕噫[49]，甚则入心，善忘，善悲[50]。神门绝，死不治[51]。

帝曰：善。治以奈何？岐伯曰：厥阴之复，治以酸寒，佐以甘辛，以酸泻之，以甘缓之[52]。少阴之复，治以咸寒，佐以苦辛，以甘泻之，以酸收之，辛苦发之，以咸软之[53]。太阴之复，治以苦热，佐以酸辛，以苦泻之，燥之，泄之[54]。少阳之复，治以咸冷，佐以苦辛，以咸软之，以酸收之，辛苦发之。发不远热，无犯温凉，少阴同法[55]。阳明之复，治以辛温，佐以苦甘，以苦泄之，以苦下之，以酸补之[56]。太阳之复，治以咸热，佐以甘辛，以苦坚之[57]。

治诸胜复[58]，寒者热之，热者寒之[59]，温者清之，清者温之[60]，散者收之，抑者散之[61]，燥者润之，急者缓之[62]，坚者软之，脆者坚之[63]，衰者补之，强者泻之[64]，各安其气，必清必静，则病气衰去，归其所宗[65]，此治之大体也。帝曰：善。

【讲解】

（1）六气之复："六气"，即风、热、火、湿、燥、寒六气。"复"，即报复或恢复。"六气之复"，即在六气偏胜情况下而产生的复气。例如风气偏胜时，燥气、凉气来复。火气、热气偏胜时，寒气来复。湿气偏胜时，风气来复等等。由于六气有胜有复，所以六气才能始终维持在一个正常状态之下，而有利于自然界生命现象的正常生长。因此，六气之复，实际上是一种自然界气候变化上的自稳调节现象。

（2）厥阴之复："厥阴之复"，即风气来复。凡是湿气偏胜时，一般都会产生风气来复的现象。例如雨水太多、潮湿过甚时，就会有风。在风的作用下，就会雨止云散，湿变为干。这种现象从气候的自稳调节来说就叫作"风胜湿"。用五行概念来说也就是木克土。

（3）少腹坚满，里急暴痛："少腹坚满"，即少腹坚硬绷紧。"里急暴痛"，即少腹拘急疼痛。此句意即在"厥阴之复"时，从气候来说风气偏胜，从人体来说肝气偏胜。"少腹坚满，里急暴痛"，就是人体肝气偏胜的具体表现。于此可以看出，"六气之复"虽然可以视为一种自调现象，但从另一方面来说，则又常常因为矫枉过正而出现另外的不良后果因而又需要有另外的复气来对其再作矫正。由于如此，中医学认为，自然界的气候、物候，人体的生理、病候是永远在不断的胜复中变化着。因而中医对于自然界的气候、物候、病候也就从来不是把它们看成是一种静止的现象，而始终是从运动的、发展的角度来分析一切，处理一切。这是中医学整体恒动观在实践中的具体运用，也是中医学辨证论治的理论基础。

（4）偃木飞沙，倮虫不荣：“偃木”，即树木被大风吹倒。“飞沙”，即大风吹动尘沙飞扬。“倮虫”，指在潮湿环境中生长的动物。“倮虫不荣”，意即在多风之时，雨水转少，由于湿度不够，与倮虫要求的生活条件不相符合，所以生长不好。这也是“厥阴之复”这种矫正过程所产生的不良后果。

（5）厥心痛：“厥心痛”，古病名。《灵枢·厥病》谓：“厥心痛，与背相控，善瘈，如从后触其心。”“厥心痛，痛如以锥刺其心。”“厥心痛，色苍苍如死状，终日不得太息。”“厥心痛，腹胀胸满，心尤痛甚。”“厥心痛，卧若徒居，心痛间，动作痛益甚。”上述经文意译之，即厥心痛在临床上的主要表现是：心痛彻背，痛如锥刺，休息时减轻，活动时加重，发作时除心前区剧痛外，还有胸闷气短，面色发青等表现。根据上述描述，厥心痛与现代医学的“心绞痛”有相似之处。

（6）汗发：“汗发”，即出冷汗。此是承上句厥心痛而言，意即厥心痛发作时，冷汗自出。

（7）呕吐，饮食不入，入而复出：此句仍是承厥心痛而言。“饮食不入，入而复出”是说明厥心痛发作时伴有呕吐。

（8）筋骨掉眩：“掉”，即肢体抽动。“眩”，即眩晕。此句仍是承厥心痛而言，是对厥心痛临床表现的补充。

（9）清厥：“清”，即清冷。“厥”，此指四肢发凉。此句还是承厥心痛而言。联系上句，意即在厥心痛发作时，除了上述典型的心前区刺痛而外，还可以同时出现呕吐、肢体抽动、手足发凉、眩晕、冷汗自出等症状。

(10) 甚则入脾，食痹而吐：“甚则入脾”，指厥阴之复时，人体肝气偏胜，肝胜必然乘脾。“食痹”，张介宾注：“食痹者，食入不化，入则闷痛呕汁，必吐出乃已也。”“痹”，有闭之义。“食痹而吐”，意即在肝胜乘脾时，胃纳失职，食入则吐。这是对前述厥心痛发作时同时出现呕吐，饮食不入，入则复出的病机所作进一步的分析。其意即在厥阴之复时，人体肝气偏胜，所以在临床上出现了厥心痛的各种症状。肝胜必然乘脾，因而也就可以同时出现脾胃症状。

(11) 冲阳绝，死不治：“冲阳”，足阳明胃经穴位。“冲阳绝”，即冲阳穴处摸不到动脉搏动。这是胃气败绝的表现，所以属于死证。此句是承上句“甚则入脾”而言，意即厥阴之复时，肝气偏胜，如肝乘脾胃过甚而导致胃气败绝时，亦可导致死亡。

(12) 少阴之复：“少阴之复”，即热气来复。凡属燥气、凉气偏胜之年，到了一定程度就会出现热气来复。例如气候到了过于寒凉的时候，常常不久就会自然转暖。这里的“暖”，也就是对“凉”的复。不过，复的过程中常常又会出现复气偏胜而又出现新的胜复现象。例如前述的“暖”复“凉”，但过于温暖，则又会接着出现凉气来复的气候变化。一般来说，气候变化总是在冷冷热热起伏中进行，很难恒定。这是自然界气候变化中的一种自稳调节现象。

(13) 燠热内作，烦躁鼽嚏，少腹绞痛：“燠”(yù 郁，又读 ào 奥)，温暖之意。“燠热内作”，意即由于少阴之复，所以人体出现内热的症状。所述“烦躁鼽嚏，少腹绞痛”，均是“燠热内热”的临床表现。张介宾注：“少阴君火之复，燠热内作，烦躁鼽嚏，火盛于中而炎于上也。少腹绞痛，火在阴也。”即属此义。

(14) 火见燔焫：“燔”(fán 凡)，有焚烧之义。“焫”(ruò 弱，又读 rè 热)，也有燃烧之义。“火见燔焫”，形容热盛像要燃烧起来一样，说明热甚，此处是指内热很盛。

（15）嗌燥，分注时止：“嗌燥”，指咽喉干燥，口渴欲饮水。“分注”，指腹泻稀水。“时止”，指小便短少。全句意即内热太盛时，由于热盛伤阴，所以出现“嗌燥”。如张志聪注：“嗌燥，火热烁金也。”由于热邪要找出路，所以出现“分注”。如高世栻注：“热气下逆则分注。”这也就是后世所谓的“热结旁流”。由于热盛和腹泻都可以损伤人体津液，所以出现小便短少。如张介宾注：“分注时止，谓大肠或泄，膀胱或癃，火居二便也。”

（16）气动于左，上行于右：“气”，此处指热邪。“动”，此处作影响解。“左”，此处指人体的肝肾。“右”，此处指人体的心肺。“气动于左，上行于右”，意即人体在里热炽盛时，由于热可以伤血，热可以耗精，肝藏血，肾藏精，因而临床上可以首先出现肝肾的症状。气生于血，神生于精，心藏神，肺藏气，因而临床上又可以同时出现心肺的症状。

（17）咳，皮肤痛，暴瘖，心痛，郁冒不知人，乃洒淅恶寒，振慄，谵妄，寒已而热，渴而欲饮，少气，骨痿，隔肠不便：这一段是承上句“气动于左，上行于右”而言。“咳”，“皮肤痛”，属于肺病。“暴瘖”，即突然声音嘶哑，语声不出。“心痛”，即心前区疼痛。“郁冒不知人”，即神识朦胧。“谵妄”，即胡言乱语，属于心病。“恶寒振慄”，“寒已而热，渴而欲饮”，属于疟疾一类疾病。“疟”，一般属于肝胆病。“骨痿”，属于肾病。“少气”，“隔肠不便”，属于肺、大肠病。全句意即少阴之复时，热气偏胜。由于热耗精，热伤气，因而在临床上可以出现上述肝肾及心肺疾病的种种表现。张介宾注：“气动于左，阳升在东也，上行于右，火必乘金也。咳而皮肤痛，暴瘖，肺主声音，外合皮毛而受火之伤也。心痛郁冒不知人，心邪自实而神明乱也。洒淅恶寒，振慄谵妄，寒已而热，水火相争，热极生寒也。渴而欲饮，亡津液也。少气骨痿，壮火食气，热极伤精也。隔肠不便，热结不通也。”即属此义。

(18) 外为浮肿哕噫：“浮肿”，即全身浮肿。“哕”，即干呕。“噫”，即噫气，属于脾胃病。此处意即“少阴之复”时，不但可以出现肝肾心肺的疾病，而且也可以出现脾胃疾病。质言之，亦即火气偏胜，人体内热炽盛时，全身各个脏器均可受到影响。

(19) 赤气后化，流水不冰，热气大行，介虫不复：“赤气”，即热气。“后化”，即热气在凉气偏胜之后出现。张介宾注：“赤气后化，阳明先胜，少阴后复也。”意即由于凉气偏胜，所以热气来复。“流水不冰，热气大行”，指热气来复时所出现的热气偏胜现象。“介虫”，指适应于气候偏凉环境的动物。“不复”，张介宾改为“不福”，意即由于热气后化，秋季应凉不凉，适合于清凉环境中生长的动物，因此生长不好。张介宾注：“流水不冰，热气大行，介虫不福，火盛刑金也。”张志聪注：“赤气后化者，复在五气终气，是以流水不冰。”均属此义。

(20) 病疿，胗，疮，疡，痈，疽，痤，痔：“疿”，即皮肤生长痱子。“胗”，同疹，即皮疹。“疮”，即皮肤生疮。“疡”，即皮肤溃疡。“痈”，也是指皮肤疮疡，其特点是皮肤肌肉损害较浅。如《诸病源候论·痈疽病诸候》谓：“痈，浮浅皮薄以泽……血肉腐坏化而为脓。”“疽”，其特点是皮肤肌肉损害较深。“疽，肿浮厚，其上皮强如牛领之皮……血肉腐坏，化而为脓，乃至伤骨烂筋。”“痤”，即痤疮。“痔”，即痔疮。这些疾病，一般来说，均属里热证。全句意即“少阴之复”时，热气偏胜。因此人体也容易由于里热炽盛而在临床上发生疮疡一类疾病。

(21) 甚则入肺，咳而鼻渊：“甚”，指“少阴之复”，热气偏胜。“甚则入肺”，即火热偏胜，必然首先犯肺。用五行概念来说就是火胜必然乘金。“咳”，即咳嗽，属于肺病。“鼻渊”，应”，如果在“南政之岁”，少阴在泉之年诊脉，则寸口脉就不会出现上述不应脉象。此句注家所解，均不能令人满意。王冰认为这是指在诊脉时如果反转其手，则沉变为浮，细变为大。其注云：“不应皆为脉沉，脉沉下者，仰手而沉，覆其手，则沉为浮，细为大也。”张志聪认为这是指诊脉时的方向问题。其注云：“反其诊者，以人面南面北而诊之也。”高世栻认为这是说，“诸不应者反其诊”，就是不要诊脉。其注云：“《五运行大论》云：脉法曰：天地之变，无以脉诊，故申明诸不应者，不当求之于诊。若反其诊而求之，则可见矣。反，犹离也。由此观之，则阴之所在寸口，当明其义，而不诊其脉也。”这些注释，都属随心所欲，无法令人接受，故认为均不可从。

（11）尺候何如：前一小节是讲寸口脉，此节以下是讲在寸中脉中再分寸脉和尺脉。关于寸口脉以及寸口脉中再分寸关尺的问题，《难经》中说得比较清楚。《难经·一难》谓：“十二经皆有动脉，独取寸口，以决五脏六腑死生吉凶之法，何谓也？然，寸口者，脉之大会，手太阴之动脉也。”这就是指前述之寸口脉。《难经·二难》谓：“脉有尺寸，何谓也？然尺寸者，脉之大要会也。从关至尺是尺内，阴之所治也，从关至鱼际是寸内，阳之所治也，故分寸为尺，分尺为寸。”这里所谓的尺寸和关部，是指寸口脉再分寸关尺三部。这里的“尺候”和下文所指的寸部，是指寸口脉中的尺脉和寸脉而言，读者应该加以区分，不要和前文中所说的“寸口”相混淆。

（12）北政之岁，三阴在下，则寸不应：“北政之岁”，即属于北政的各个年份。“三阴在下”，指少阴、厥阴、太阴之年，“寸不应”，指寸脉微弱无力。全句意即凡属北政之年，只要当年的在泉之气是三阴，不论是厥阴在泉、少阴在泉或太阴在泉，寸脉部比平常明显偏弱。

（13）三阴在上，则尺不应：“三阴在上”，指厥阴、少阴、太阴司天之年。“尺不应”，指尺脉微弱无力。全句意即凡属北政之年，只要当年司天之气是三阴，不论是厥阴司天、少阴司天或太阴司天，尺脉部比正常明显偏弱。

（14）南政之岁，三阴在天，则寸不应：“南政之岁”，即属于南政的各个年份。“三阴在天”，即厥阴、少阴、太阴司天之年。“寸不应”，即寸脉微弱无力。全句意即南政之年，只要当年的司天之气是三阴，不论是厥阴司天，少阴司天或太阴司天，寸脉都比正常偏弱。

（15）三阴在泉，则尺不应：“三阴在泉”，指厥阴、少阴、太阴在泉之年。“尺不应”，即尺脉微弱无力。全句意即凡属南政之年，只要当年的在泉之气是三阴，不论厥阴在泉、少阴在泉或太阴在泉，尺脉部都比正常明显偏弱。

（16）左右同：此句是承上句所述“尺不应”而言，“左右同”，意即前述之“尺不应”现象，左右手尺脉均皆相同，并无左右之分，与前述“寸口脉”要区分左右有所不同。

（17）知其要者，一言而终，不知其要，流散无穷：“要”，指要点。全句意即对于前述内容，只要能抓住它的要点，就会迎刃而解，反之，抓不住要点，就会迷惑多歧众说纷纭。此句亦见于《六元正纪大论》，但这个“要”字，彼处是指六气变化的规律，此处则是指气候变化与脉象变化之间的关系。至于如何正确分析气候变化与脉象之间的关系问题，我们在《五运行大论》中做过比较详细的讨论，此处从略。

【述评】

本节主要论述了南北政之年与人体脉象变化之间的关系。原文首先讨论了南北政之年与寸口脉的关系；其次再进一步论述了南北政之年与寸口脉中寸脉和尺脉的关系。由此可以说明，不同的年份由于有不同的气候变化特点，从而形成人体具有不同的生理和病理生理改变，表现为不同的体征。同时也说明了运气学说在中医辨证论治中的重要地位及深入发掘研究的必要性。但是令人遗憾的是关于南北政的定义及其计算方法，病名，其临床特点主要是鼻流浊涕。《素问·气厥论》谓：“鼻渊者，浊涕下不止也。”“鼻渊”，也属于肺病。“咳而鼻渊”，是对上句“甚则入肺”的临床举例。以此说明“少阴之复”时，虽然五脏均可受到影响，但以肺病为多发。

（22）天府绝，死不治：“天府”，手太阴肺经穴位。“天府绝”，即该穴处摸不到动脉搏动，提示肺气已绝。故云“死不治”。

（23）太阴之复：“太阴之复”，即湿气来复。凡属寒气偏胜之年，到了一定程度就会出现湿气来复。例如气候在过于寒冷时，有时也会自然转暖，本来是雪地冰天，大雪纷扬，但出现气候转暖，不下雪而下雨。下雨属于湿，下雪属于寒。不下雪而下雨，就是湿气对寒气来复。这也就是原文所谓的“太阴之复”。

（24）湿变乃举：“湿”，即湿气偏胜。“变”，即灾变。“湿变乃举”，意即太阴之复时，又会因湿气偏胜而产生新的灾变。

（25）体重中满，食饮不化，阴气上厥，胸中不便，饮发于中，咳喘有声：“体重”，即全身沉重。“中满”，即胃脘胀满。“食饮不化”，即饮食不能消化。“阴气”，即阴寒之气。“上厥”，即阴寒之气上逆，引起人体上部器官气血逆乱，功能失调。“胸中不便”，即胸中不适，例如：胸闷，气短，胸痛，憋气等等。“饮”，即水饮，指在致病因素作用下所产生的液态病理产物。“饮发于中”，是承前句“阴气上厥”而言。意即在人体阴寒之气偏胜时，人体胸中部位还可以出现水饮潴留现象。“咳喘有声”，即咳嗽、气喘同时伴有哮鸣或痰鸣。这是对“阴气上厥，胸中不便，饮发于中”，水邪犯肺时的临床举例。

（26）大雨时行，鳞见于陆：“大雨时行”，即这一段时间雨水特多。“鳞”，指鱼类。“鳞见于陆”，指天降大雨，河水猛涨，鱼类随着河水泛滥到了陆地上。这是对太阴之复时自然景象的描述。

(27) 头顶痛重而掉瘈尤甚，呕而密默，唾吐清液："头顶痛重"，即头顶部沉重而疼痛。"掉"，有摇动或抽动之义。"瘈"(chì 翅)，指肌肉挛急。头顶属于肝的部位。肢体抽搐挛急也可以定位在肝，属于肝病。"呕"，即呕吐。"密默"，张志聪解释为"欲闭户牖而独居"。"呕而密默"，即呕吐而烦。"唾吐清液"，即吐清水。"呕而密默，唾吐清水"，均可定位在脾胃，属于脾胃病。全句意即"太阴之复"时，湿气偏胜，人体多见脾胃病，还可以同时出现肝病。

(28) 甚则入肾，窍泻无度："甚"，指脾湿过甚。"甚则入肾"，意即脾湿过甚时，可以进一步引起肾病。"窍"，指前后阴。"窍泻"，高世栻解释为小便短少，大便水泻。其注云："前后二阴者，肾之窍，前阴水窍，俱从大便而出，故曰窍泻。"

(29) 太溪绝，死不治："太溪"，足少阴肾经穴位。"太溪绝"，即太溪穴处摸不到动脉搏动。"太溪绝"，表示肾气绝，故曰"死不治"。此处意即太阴之复时，湿气偏胜，土胜可以乘水。乘克过甚时，可以导致人体肾气败绝而致死亡。

(30) 少阳之复："少阳之复"，即火气来复。凡属凉气偏胜之年，到了一定程度就会出现火气来复，气温由凉转热。

(31) 大热将至，枯燥燔爇，介虫乃耗："大热将至"，即气候由凉转热而至火气偏胜。"枯"，即焦枯。"燥"，即干燥。"燔爇"，即十分炎热。"介虫"，指喜凉动物。全句意即少阳之复时，火气偏胜。植物因大热而枯槁，喜凉的动物亦因大热而损耗。值得提出，运气学说中所指的"燥"，多指凉燥，即燥由凉生。但是，前文"少阴之复"时，提出了"嗌燥"，此处又提出了"枯燥"，说明燥的发生可以是由于凉，也可以是由于热。

(32) 惊瘈咳衄，心热烦躁，便数，憎风："惊瘈"，即振颤抽搐。"心热烦躁"，即烦乱不安。"便数"，即尿急尿频。

"憎风"，即恶风。张志聪注："惊瘈咳衄，热乘心肺也。便数憎风，表里皆热也。"意即上述症状均属火热之证。

（33）厥气上行，面如浮埃，目乃瞤瘈："厥气"，此处指热邪。"厥气上行"，即热邪上犯。"面如浮埃"，即面色如土。"目乃瞤瘈"，即眼睑瞤动。这些都是热邪上犯的临床表现。

（34）火气内发，上为口糜，呕逆，血溢，血泄："口糜"，即口腔糜烂。"呕逆"，即呕吐。"血溢"，指上部出血，例如呕血，鼻血，咳血等。"血泄"，即下部出血，例如便血，尿血，阴道出血等。这些都是里热过甚的表现。

（35）发而为疟，恶寒鼓慄，寒极反热，嗌络焦槁，渴引水浆，色变黄赤："疟"，即疟疾。"恶寒鼓慄"，即寒战。"寒极反热"，即先恶寒战慄，寒战停止后出现高热。"嗌络焦枯"，即咽喉干燥。"渴引水浆"，即大渴引饮。"色变黄赤"，即小便变为黄赤。《素问·疟论》谓："疟之始发也，先起于毫毛，伸欠乃作，寒慄鼓颔，腰脊俱痛，寒去则内外皆热，头痛如破，渴欲冷饮。"与本文描述基本相同。这是对疟疾典型症状的描述。

（36）少气，脉萎，化而为水，传为胕肿："少气"，指气虚。"脉萎"，指血虚。"化而为水，传为胕肿"，意即热可以伤气，也可以耗血。在气血两虚的情况下，则可以出现水饮潴留，发生浮肿。这是对前文"热胜则肿"的病机解释。

（37）甚则入肺，咳而血泄："甚"，指火气偏胜。"甚则入肺"，意即火热过甚时，由于火盛可以刑金，因此必然入肺，出现肺病。"咳而血泄"，就是肺病的临床表现。

（38）尺泽绝，死不治："尺泽"，手太阴肺经穴位。"尽泽绝"，即尺泽处摸不到动脉搏动。"尺泽绝"，表示肺气绝，故曰"死不治"。此处意即少阳之复时，火气偏胜，火胜可以乘金。乘克过甚时，可以导致人体肺气败绝而致人死亡。

（39）阳明之复："阳明之复"，即燥气、凉气来复。凡属风气、温气偏胜之年，到了一定程度就会出现燥气、凉气来复，气温由温转凉。

(40) 清气大举，森木苍干，毛虫乃厉："清气"，即凉气。"清气大举"，即气候大凉。"森木"，即树林。"森木苍干"，即树木干枯，树凋叶落。"毛虫"，即喜温的动物。"厉"，指受到损害。全句意即"阳明之复"时，凉气偏胜，树木因气候寒凉而树凋叶落，喜温的动物也因气候寒凉不能适应而生长不好。

(41) 病生胠胁，气归于左："胠胁"，即胁肋部。"气"，指凉气。"左"，此处指人体的肝。"病生胠胁，气归于左"，意即"阳明之复"时，由于金胜必然乘木，所以人体容易发生肝病。张志聪注："气归于左者，金乘木也。"即属此义。

(42) 善太息，甚则心痛否满，腹胀而泄，呕苦，咳哕，烦心，病在鬲中，头痛："善太息"，即叹气。"心痛否满"，即胸闷满，心前区疼痛。"腹胀而泄"，即腹胀腹泻。"呕苦"，即呕吐苦水。"咳哕"，即咳嗽干呕。"烦心"，即心中烦乱。"鬲中"，指横膈以下部位。这个部位为肝脾胃所居之地。"病在鬲中"，指肝脾受伤。全句意即"阳明之复"时，不但肺气失调，在临床上出现胸闷叹息、咳嗽胸痛等肺病症状，而且还由于金胜乘木的原因，而在临床上出现肝气失调以及由于肝失调达而出现脾胃症状。

(43) 甚则入肝，惊骇，筋挛："甚"，指凉气、燥气偏胜。"甚则入肝"，意即凉气太甚时，金胜可以乘木，因此必然入肝，出现肝病。"惊骇，筋挛"，即肝病的临床表现之一。

(44) 太冲绝，死不治："太冲"，足厥阴肝经穴位。"太冲绝"，即太冲穴处摸不到动脉搏动。"太冲绝"，表示肝气绝，故曰"死不治"。此处意即阳明之复时，金气偏胜，金胜必然乘木。乘克过甚时可以导致人体肝气败绝而死亡。

(45) 太阳之复："太阳之复"，即寒气来复。凡属热气、火气偏胜之年，到了一定程度就会出现寒气来复，气候由热变冷。

(46) 厥气上行，水凝雨冰，羽虫乃死：“厥气”，此处指寒气。“厥气上行”，即寒气来复。“水凝”，即水凝成冰。“雨冰”，即下雪。“羽虫”，即喜热的动物。全句意即“太阳之复”时寒气偏胜。气候十分寒冷，雪地冰天，喜热的动物可以由于气候过冷不能适应而死亡。

(47) 心胃生寒，胸膈不利，心痛否满，头痛，善悲，时眩仆，食减，腰脽反痛，屈伸不便：“心胃生寒”，即心和胃出现寒象，亦即心脾表现阳气虚衰。“胸膈不利”，指胸腹部不适。“心痛”，指胸腹痛。“否满”，指胸腹堵塞胀满。这些都是“胸膈不利”的临床表现。“胸膈不利”，一般属于心脾气虚。“善悲”，即悲哀欲哭，一般属于肺气虚。“眩仆”，即眩晕卒倒，一般属于肝气虚。“食减”，即食欲减退，一般属于胃气虚。“腰脽反痛”，即腰痛，一般属于肾气虚。全句意即太阳之复时，人体心肝脾肺肾五脏均可因寒气偏胜、阳气虚衰而在临床上表现上述各种气虚现象。

(48) 地裂冰坚，阳光不治：“地裂”，指土地冻裂。“冰坚”，即水凝成坚冰。“阳光不治”，即气候寒冷。此句是对太阳之复时自然景象的描述。

(49) 少腹控睾，引腰脊，上冲心，唾出清水，及为哕噫：“少腹控睾”，即少腹疼痛牵及阴囊睾丸。“引腰脊”，即少腹疼痛牵及腰脊部亦发生疼痛。“上冲心”，指寒邪上冲心胃。“唾出清水”，即吐清水。“哕噫”，即干呕噫气。全句意即“太阳之复”时，寒气偏胜。人体可以因寒而出现少腹痛，吐清水，干呕噫气等里寒症状。

(50) 甚则入心，善忘，善悲：“甚”，此指寒气偏胜。“甚则入心”，意即寒气太甚时，水胜乘火，必然伤心。“善忘”，即健忘，一般属于脾病。“善悲”，即善悲哀，一般属于肺病。但是由于心主五脏之神，所以“善忘”、“善悲”亦属心之所主。因而在寒邪伤心时也可以出现“善忘”、“善悲”的临床表现。

(51) 神门绝，死不治：“神门”，手少阴心经穴位。“神门绝”，即神门穴处摸不到动脉搏动。“神门绝”，表示心气绝，故曰“死不治”。此处意即太阳之复时，寒气偏胜。水胜必然乘火。乘克过甚时可以导致人体心气败绝而死亡。

(52) 厥阴之复，治以酸寒，佐以甘辛，以酸泻之，以甘缓之：“厥阴之复”，意即风气偏胜。“治以酸寒，佐以甘辛”，与前述“风淫于内，治以辛凉，佐以苦，以甘缓之，以辛散之”及“风淫所胜，平以辛凉，佐以苦甘，以甘缓之，以酸泻之”之义基本相同。所不同者，前文对于风病的治疗提法是“治以辛凉”，此处的提法是“治以酸寒”。为什么有此不同？我们认为可能此处专系针对复气的治疗而言。因为复气是一种气候变化的自稳调节，必须很快加以控制，以求尽量减少产生新的偏胜。风气偏胜，意味着气候偏温。一般情况下清可胜温，用凉即可。而厥阴之复时，由于此偏胜的风气属于复气，所以需要用寒，以期尽快控制过甚的温热，所以提出“治以酸寒”。

(53) 少阴之复，治以咸寒，佐以苦辛，以甘泻之，以酸收之，辛苦发之，以咸软之：“少阴之复”，意即热气偏胜。“治以咸寒，佐以苦辛，以甘泻之，以酸收之，辛苦发之”等句，与前述“热淫于内，治以咸寒，佐以甘苦，以酸收之，以苦发之”及“热淫所胜，平以咸寒，佐以苦甘，以酸收之”之义基本相同。所不同者，前文是“以苦发之”，此处是“辛苦发之”。为什么有用“苦”和“辛苦”之不同？我们认为，这仍与此处是针对复气的治疗有关。因为此处的热气偏胜属于少阴之复，在治疗上应该尽快使此来复之热气迅速消除。人体在里热炽盛的情况下，用苦寒固然可以清热，即原文所提“以苦发之”，用“辛”也可以散热。辛苦合用，常可以使热邪迅速清解，这就是原文所提的“辛苦发之”。此外，此处还提出“以咸软之”的问题。“咸”，即咸寒。“坚”，此处是指里热炽盛，大便干结。“软”，系针对“坚”字而言。“以咸软之”，意即在火热太盛时，不但要用苦寒的药物，而且还应同时合用咸寒攻下泻热的药物，以期里热能因此迅速得到清解。

（54）太阴之复，治以苦热，佐以酸辛，以苦泻之，燥之，泄之：“太阴之复”，意即湿气偏胜。“治以苦热，佐以酸辛，以苦泻之，燥之，泄之”与前述“湿淫于内，治以苦热，佐以酸淡，以苦燥之，以淡泄之”及“湿淫所胜，平以苦热，佐以酸辛，以苦燥之，以淡泄之”之义相同。此处“燥之，泄之”系“以苦燥之，以淡泄之”之略笔。

（55）少阳之复，治以咸冷，佐以苦辛，以咸软之，以酸收之，辛苦发之。发不远热，无犯温凉，少阴同法：“少阳之复”，意即火气偏胜。“治以咸冷，佐以苦辛，以咸软之，以酸收之，辛苦发之”与前述“少阴之复”时所提治法相同。所以原文谓与“少阴同法”。“发不远热”，即前文所述的“发表不远热”。这就是说在火气偏盛时，一般情况下本来不能再用温热药物。但在因外感寒邪，寒束肌表而出现的火气偏胜现象时，则仍然需要用辛散的药物来作治疗。辛味药物一般均偏温热，此时用温热药物就是“发不远热”。“无犯温凉”，意即少阳之复时，一方面在一般情况下固然不能用温热药物，这也就是前几篇所提出的“用温远温，用热远热”，但另一方面也要注意寒凉适度。亦即在少阳之复时要用咸冷药物，也就是寒凉度较重的药物，而不宜用一般清凉药物，以免病重药轻。

（56）阳明之复，治以辛温，佐以苦甘，以苦泄之，以苦下之，以酸补之：“阳明之复”，意即燥气、凉气偏胜。“治以辛温，佐以苦甘，以苦泄之，以苦下之，以酸补之”，与前述“燥淫于内，治以苦温，佐以甘辛，以苦下之”及“燥淫所胜，平以苦湿（温），佐以酸辛，以苦下之”之义基本相同。不过此处对“阳明之复”，明确提出“以酸补之”较前明确。此即《素问·脏气法时论》中所述“肺欲收，急食酸以收之，用酸补之”之义。

（57）太阳之复，治以咸热，佐以甘辛，以苦坚之：“太阳之复”，意即寒气偏胜。“治以咸热，佐以甘辛，以苦坚之”，与前述“寒淫于内，治以甘热，佐以苦辛，以咸泻之，以辛润之，以苦坚之”及“寒淫于内，平以辛热，佐以甘苦，以咸泻之”之义相同。

（58）治诸胜复：“诸”，指风、热、火、湿、燥、寒诸气。“胜复”，指胜气或复气。“治诸胜复”是指对风、热、火、湿、燥、寒六气胜复的一般治疗方法。

（59）寒者热之，热者寒之：“寒”，指气候寒冷，也指人体在致病因素作用后出现寒证表现，还指食物或药物的清凉作用。“热”，指气候炎热，也指人体在致病因素作用后出现热证表现，还指食物或药物的温热作用。“寒者热之”句中的“寒”字，是指气候寒冷或寒证表现。句中的“热”字，是指具有温热作用的食物或药物。此句意即在气候寒冷或在临床上出现寒证时，要服用具有温热作用的食物或药物。“热者寒之”句中的“热”字，是指气候炎热或热证表现。句中的“寒”字，是指具有清凉作用的食物或药物。此句意即在气候炎热或者在临床上出现热证时，要服用具有清凉作用的食物或药物。

（60）温者清之，清者温之：“温”，指温热，也指温病，还指具有温热作用的药物或食物。“清”，指清凉，也指寒证，还指具有清凉作用的食物或药物。“温者清之”句中的“温”字，指温热或温病。“清”，指具有清凉作用的药物或食物。此句意即在温热的气候环境中或发生温病时，在防治上应该选用具有清凉作用的药物或食物。“清者温之”句中的“清”字，指寒凉或寒证。“温”，指具有温热作用的药物或食物。此句意即在寒凉的气候环境中或发生寒凉性疾病时，在防治上应该选用具有温热作用的药物或食物。需要指出，“温”与“热”应属于一类。“清”与“寒”应属于一类。因此，“温者清之，清者温之”与“寒者热之，热者寒之”之义基本相同。但“温”在程度上较“热”轻，“清”在程度上较“寒”轻，程度不同而已。由此说明中医对疾病的治疗，不但寒热迥异，而且轻重有别。

(61) 散者抑之，抑者散之：“散”，指阳气升散偏胜的疾病，也指具有升散或发散作用的药物或食物。“抑”，指阳气抑郁的疾病，也指具有抑制作用的药物或食物。“散者抑之”句中的“散”字是指阳气升散，例如由于阳气升散过甚而引起的头痛、头晕、汗出等等。句中的“抑”字是指具有抑制作用的药物或食物。“抑者散之”句中的“抑”字是指阳气抑郁，例如由于外感寒邪而发生的发热、无汗、头痛、身痛等等。句中的“散”字则是指具有发散作用的药物或食物。全句意即在临床上患者表现为阳气升散过甚时，在治疗上应该服用具有抑制作用、清降作用的药物或食物。当患者表现为阳气抑郁不宣时，在治疗上则应该服用具有发散作用的药物或食物。

(62) 燥者润之，急者缓之：“燥”，指干燥。“润”，指滋润。“急”，指痉挛拘急。“缓”，指弛缓。此句意即当患者临床表现为干燥现象时，例如口干、口渴、大便干结等等，在治疗上就应该服用具有滋润作用的药物或食物。在临床上出现痉挛拘急时，例如腹痛、转筋、抽搐等等，在治疗就应服用具有弛缓作用的药物或食物。

(63) 坚者软之，脆者坚之：“坚”，此处指大便秘结坚硬，也指治疗腹泻的药物。“软”，此处指具有软坚通便作用的药物，例如芒硝之类。“脆”，此处指大便稀溏。“坚者软之”句中的“坚”字，指大便硬结。“软”字，指泻药。“脆者坚之”句中的“脆”字，指腹泻。“坚”字，指治疗腹泻的药物。全句意即大便坚硬者用泻药通便；大便稀溏者，用治疗腹泻的药物使大便转为坚实。

(64) 衰者补之，强者泻之："衰"，就是不足，这里主要是指人体"正气"而言，因为邪气无所谓不足。"补"，指补益或补充。"衰者补之"，意即正气不足时要服用具有补益作用的药物或食物。"强"，就是有余，这里主要是指邪气而言，因为"正气"无所谓有余。"泻"，指泻下或清除。"强者泻之"，意即邪气有余时，要服用具有清除或攻泻的药物或食物。

(65) 各安其气，必清必静，则病气衰去，归其所宗："各"，指各种胜复之气。"安"，此处指经过处理以后恢复正常。"其气"，此处指人体五脏之气。"必清必静"，指正常状态。"病气"，指人体五脏偏胜之气。"衰去"，指偏胜之气衰减以后恢复正常。"归其所宗"，即人体各个器官都恢复到正常状态。全句意即由于气候胜复原因而产生的人体脏腑的偏胜状态，经过上述处理以后，即可以完全恢复正常状态。

【述评】

本节主要论述了六气胜复时的气候、物候、病候特点及其治疗方法，加以小结是：

(1) 胜气，即偏胜之气。在一般情况下，各个年度的司天在泉之气都是胜气。这也就是原文中所述"岁厥阴在泉，风淫所胜"，"厥阴司天，风淫所胜"等等。但在特殊情况下也可以不受上述规定的约束而出现与岁气不相应的偏胜之气。例如，厥阴在泉应该风气偏胜，但实际上并非如此，而是凉气、燥气偏胜。这也就是原文中所述"邪气反胜"，"风司于地，清反胜之"，"火司于地，寒反胜之"等等。总之，所谓"胜气"，即偏胜之气。胜气的发生可以根据司天在泉的规律进行测算，但由于可以出现邪气反胜的情况，因此胜气有否，一切仍以实际表现为主，有什么就是什么。

(2)"复气"，即报复之气。由于"复气"是为了矫正偏胜之气而产生的另一类不同性质的胜气，因此，"复气"实质上也是一种胜气。所以，“复气”在气候、物候、病候的表现上与胜气基本相同。例如原文中所谓“厥阴在泉，风淫所胜，则地气不明，平野昧，草乃早秀，民病洒洒振寒，善伸数欠，心痛支满，两胁里急，饮食不下”与后文所述“厥阴之复，少腹坚满，里急暴痛，偃木飞沙，倮虫不荣，厥心痛，汗发，呕吐，饮食不入，入而复出”相较，在气候、物候、病候上的描述基本相似。

（3）对胜复的治疗，基本上是根据自然气候变化中的自调现象总结出来的，亦即根据前文《五运行大论》中所述“燥以干之，暑以蒸之，风以动之，湿以润之，寒以坚之，火以温之”以及本篇所论“上淫于下，所胜平之，外淫于内，所胜治之”等六气之间的相互制约、相互协调关系，总结出对人体疾病的治疗原则是“寒者热之，热者寒之，温者清之，清者温之，散者收之，抑者散之，燥者润之，急者缓之，坚者软之，脆者坚之，衰者补之，强者泻之”。这也就是说，不论在什么时候，只要出现了胜气及其相应的疾病表现，一般都可以根据治胜复的原则，对患者予以针对性的治疗。

（4）胜气的产生是复杂的，因而对于胜气的治疗，在具体方法上也不是单一的，根据原文归纳如下：①对于风气偏胜的治疗方法有三：其一，用辛散的方法使风邪外解。其二，用清凉或苦寒、甘寒的方法，使风邪内清。其三，用甘缓或酸收的方法，使风邪自解。这也就是原文中所谓的：“风淫于内，治以辛凉，佐以苦，以甘缓之，以辛散之。”“风淫所胜，平以辛凉，佐以苦甘，以甘缓之，以酸泻之。”“厥阴之复，治以酸寒，佐以甘辛，以酸泻之，以甘缓之。”②对火（热）气偏胜的治疗方法有四：其一，用苦寒泻热的方法使火（热）邪内清。其二，用咸寒软坚的方法使大便通畅。其三，用酸甘养阴的方法以养阴保津。其四，属于外寒内热者也可以用辛散的方法，使火（热）外解。这也就是原文所谓的：“热淫于内，治以咸寒，佐以甘苦，以酸收之，以苦发之。”“火淫于内，治以咸冷，佐以苦辛，以酸收之，以苦发之。”“热淫所胜，平以咸寒，佐以苦甘，以酸收之。”“火淫于内，平以酸冷，佐以苦甘，以酸收之，以苦发之，以酸复之。”“少阳之复，治以咸冷，佐以苦辛，以咸软之，以酸收之，辛苦发之。”③对湿气偏胜的治疗方法有四：其一，用苦寒燥湿的方法使湿从内清。其二，用温热化湿的方法使湿从内化。其三，用辛温发汗的方法使湿从外解。其四，用淡渗利湿的方法使湿从小便排出。这也就是原文中所谓的：“湿淫于内，治以苦热，佐以酸淡，以苦燥之，以淡泄之。”“湿淫所胜，平以苦热，佐以酸辛，以苦燥之，以淡泄之。”湿上甚而热，治以苦温，佐以甘辛，以汗为故而止。“太阴之复，治以苦热，佐以酸辛，以苦泻之，燥之，泄之。”④对燥气偏胜的治疗方法有三：其一，因热生燥者，用苦寒清热或酸甘养阴的方法使燥从内解。其二，因寒生燥，阳不化阴者，用辛温散寒的方法使阳生阴长，燥象自除。这也就是原文中所谓的：“燥淫于内，治以苦温，佐以甘辛，以苦下之。”“燥淫所生，平以苦湿（温），佐以酸辛，以苦下之。”“阳明之复，治以辛温，佐以苦甘，以苦泄之，以苦下之，以酸补之。”其三，因燥而成结者，还要用下法，使燥结从大便排出。⑤对寒气偏胜的治疗方法有三：其一，里寒者，用甘热温中的方法，使寒从内解。其二，表寒者，用辛温发散的方法，使寒从外解。其三，寒束于表，热盛于里者，用辛苦同用的方法，解表清里同进。这也就是原文中所谓的：“寒淫于内，治以甘热，佐以苦辛，以咸泻之，以辛润之，以苦坚之。”“寒淫所胜，平以辛热，佐以甘苦，以咸泻之。”“太阳之复，治以咸热，佐以甘辛，以苦坚之。”

从以上所述中，可以看出，中医对于疾病的各种治疗法则，基本上是从运气学说演绎而来。不仅如此，中医学对病因、病机和发病的认识，对疾病的诊断、预后、预测，关于药物和方剂、饮食调养等方面的理论，无不与运气学说密切相关。因此，运气学说不但是中医基础理论的重要组成部分，而且是其理论基础和渊源。

关于六气之胜（包括司天、在泉、胜、复等）的治疗法则，列表如下以小结之。

表 3　六气之胜的治疗法则

胜　气	治疗法则
风	治以辛散，使风邪外解。 治以清凉或苦寒、甘寒，使风邪内清。 治以甘缓或酸收，使风邪自解。
火(热)	治以苦寒泻热，使火邪内清。 治以咸寒软坚，通便泻热。 治以酸甘化阴，以养阴保津。 治以辛散（外寒里热者），使火热外解。
湿	治以温热化湿，使湿从内化。 治以苦寒燥湿，使湿从内清。 治以辛温发汗，使湿从外解。 治以淡渗利湿，使湿从小便排出。
燥	凉燥者，治以辛温散寒，使燥自除。 燥热者，治以苦寒清热或酸甘养阴，使燥内解。 燥结者，用苦寒或苦温药，使燥结从大便排出。
寒	里寒者，治以甘热温中，使寒自内解。 表寒者，治以辛温发散，使寒自外解。 表寒里热者，辛苦同用，表里双解。

【原文】

气之上下[(1)]何谓也？岐伯曰：身半以上，其气三矣，天之分也，天气主之[(2)]。身半以下，其气三矣，地之分也，地气主之[(3)]。以名命气，以气命处，而言其病[(4)]。半，所谓天枢也[(5)]。故上胜而下俱病者，以地名之[(6)]。下胜而上俱病者，以天名之[7]。所谓胜至报气屈伏而未发[8]也。复至则不以天地异名，皆如复气为法[9]也。帝曰：胜复之动，时有常乎？气有必乎？岐伯曰：时有常位，而气无必也[10]。帝曰：愿闻其道也。岐伯曰：初气终三气，天气主之，胜之常也[11]。四气尽终气，地气主之，复之常也[12]。有胜则复，无胜则否[13]。帝曰：善。复已而胜[14]何如？岐伯曰：胜至则复，无常数也，衰乃止耳[15]。复已而胜，不复则害，此伤生也[16]。帝曰：复而反病，何也？岐伯曰：居非其位，不相得也[17]。大复其胜则主胜之，故反病也[18]。所谓火燥热也。帝曰：治之何如？岐伯曰：夫气之胜也，微者随之，甚者制之[19]。气之复也，和者平之，暴者夺之[20]，皆随胜气，安其屈伏，无问其数，以平为期[21]，此其道也。帝曰：善。

【讲解】

(1) 气之上下："气"，指风、热、火、湿、燥、寒六气。"上下"，指司天在泉。"气之上下"，是指六气与司天在泉之间的关系。

(2) 身半以上，其气三矣，天之分也，天气主之："身"，指物的主体部分。此处是指一年。"身半"，即半年。"其气三"，指初之气，二之气，三之气。"天气"，指司天之气。全句意即一年之中，分为六气，上半年占三气，即初之气，二之气，三之气。这三气均属司天之气所主。因此司天之气主管该年上半年的气候变化。

(3) 身半以下，其气三矣，地之分也，地气主之："身半以下"，指下半年。"其气三"，此处指四之气，五之气，终之气。"地气"，即在泉之气。全句意即一年之中，下半年也占三气，即四之气，五之气，终之气。这三气均属在泉之气所主。因此，在泉之气主管该年下半年的气候变化。

(4) 以名命气，以气命处，而言其病："名"，此处指三阴三阳。"以名命气"，即以三阴三阳来对六气命名。这就是风气命名为厥阴，热气命名为少阴，火气命名为少阳，湿气命名为太阴，燥气命名为阳明，寒气命名为太阳。“气”，此处仍指风、热、火、湿、燥、寒六气。“以气命处”，即以六气的顺序来确定六气所主的时间。这就是厥阴为初之气，少阴为二之气，少阳为三之气，太阴为四之气，阳明为五之气，太阳为终之气。

（5）半，所谓天枢也：“半”，即半年。“天枢”，即阴阳升降的枢纽。此句意即每年的上半年在季节上为春、为夏，每年的下半年为秋、为冬。在阴阳属性上春夏属阳，秋冬属阴。一年之中，春去夏来，秋去冬来。上半年与下半年之间，阴升阳降，如环无端。因此，上半年与下半年之间就成为阴阳升降的枢纽。这就是此句所谓的“天枢”。

不过应该指出，关于这里所谓的“身半以上”，“身半以下”，“天枢”的理解，自王冰以下的历代注家均把“身半”作为人身之半解，把“天枢”作为脐旁的天枢穴来解。我们不同意这样理解。因为“身”者，不仅作人之身体来解，而且还指物的主体。同时，原文在这里是讨论司天在泉胜复之间的关系及其变化规律，上下文均未涉及人体。因此不可能是讨论人体上半身与下半身的关系问题。所以，我们不从历代注家。

（6）上胜而下俱病者，以地名之：“上胜”，即司天之气偏胜。“下俱病者”，指司天之气直接影响到该年的下半年。“地”，指在泉之气。“以地名之”，即司天之气也可以成为在泉之气。举例来说，阳明燥金司天，上半年气候偏凉。阳明司天则少阴在泉，下半年气候应该偏热。但这一年实际情况不然。下半年还是气候偏凉，因而这一年从实际气候来看，下半年就不能说少阴在泉气候偏热，而成为“上胜而下俱病”。在泉之气受阳明燥金司天之气的影响而气候偏凉。因此在治疗上也就要按“燥淫于内”来处理。质言之，也就是应从实际气候变化出发来处理问题，所以原文谓：“上胜而下俱病者，以地名之。”

(7) 下胜而上俱病者，以天名之："下胜"，即在泉之气偏胜。"上俱病者"，指在泉之气影响到了该年的上半年。"天"，指司天之气。"以天名之"，意即这一年的在泉之气也可以成为该年的司天之气。举例来说，少阴君火司天之年，阳明燥金在泉。这一年上半年气候应该偏热，下半年气候应该偏凉。但实际情况不然。这一年上半年也偏凉，下半年也偏凉。因此这一年就成为"下胜而上俱病"，这一年的在泉之气实际上也是司天之气，所以原文谓："下胜而上俱病者，以天名之。"

(8) 胜至报气屈伏而未发："胜"，指胜气。"报气"，即报复之气，亦即复气。"屈伏未发"，指复气还没有产生作用。此句是承前句而言。意即前述"上胜而下俱病"，或"下胜而上俱病"，都是指胜气已至而还没有出现复气，因而此时在治疗上完全可以按胜气来处理。

(9) 复至则不以天地异名，皆如复气为法："复至"，即复气已经产生作用。"天地"，指司天在泉。"天地异名"，此指司天在泉之名互易。此句是承前文而言。意即如果"胜至报气屈伏而未发"时，疾病可以按胜气处理。但如果复气已至时，则不管司天在泉之气原来情况如何，均按复气来处理，复气是什么就治什么。

(10) 时有常位，而气无必也："时"，指风、热、火、湿、燥、寒六气所属的时间。"常位"，指固定的位置和时间。"气"，指胜气或复气。"必"，同"常位"，也是指固定时间。本句是对"胜复之动，时有常乎？气有必乎？"这一问话的回答。意即六气虽然可以分为六步，各有一定的所属时间，但什么时候出现胜气，什么时候又出现复气却不一定。一切还须从实际情况出发，不能机械对待。

(11) 初气终三气，天气主之，胜之常也：以下是讲胜复之气的一般规律。"初气终三气"，即初之气到三之气这一段时间。"天气"，即司天之气。"天气主之"，即上述三气为司天之气所主。“胜之常也”，即胜气之常。全句意即司天之气主管上半年。因此，一般来说，当年的司天之气即属当年的偏胜之气。例如厥阴司天，该年的胜气就是风气。少阴司天，该年的胜气就是热气。少阳司天，该年的胜气就是火气。太阴司天，该年的胜气就是湿气。阳明司天，该年的胜气就是燥气。太阳司天，该年的胜气就是寒气等等。

(12) 四气尽终气，地气主之，复之常也：“四气尽终气”，即四之气至终之气这一段时间。“地气”，即在泉之气。“地气主之”，即上述三气为在泉之气所主。“复之常也”，即复气之常。全句意即在泉之气主管下半年。因此，一般来说，当年的在泉之气即属当年的复气。例如，厥阴司天，风气偏胜。厥阴司天，少阳在泉。火气就是当年的复气。少阴司天，热气偏胜。少阴司天，阳明在泉。凉气就是当年的复气。太阴司天，湿气偏胜。太阴司天，太阳在泉。寒气就是当年的复气。少阳司天，火气偏胜。少阳司天，厥阴在泉。风气就是当年的复气。阳明司天，凉气偏胜。阳明司天，少阴在泉。热气就是当年的复气。太阳司天，寒气偏胜。太阳司天，太阴在泉。湿气就是当年的复气等等。应该指出，上述六气司天在泉胜复之气，除厥阴与少阳之间的关系与胜复概念有矛盾之处以外，其他如少阴与阳明之间的关系是热胜凉复或凉胜热复。太阴与太阳之间的关系是湿胜寒复或寒胜湿复。此均属气候的自调现象。唯有厥阴与少阳之间的关系是一风一火，一温一热，不属于自调。因此少阳司天或厥阴司天之年，有胜无复，所以对物候、病候影响较大。由于少阳司天或厥阴司天之年，本身不能自调，只能依靠他气自然来复。因此少阳司天或厥阴司天之年气候变化剧烈，自然灾害严重，疾病变化也较一般年份为大。

(13) 有胜则复，无胜则否：“有胜则复”，意即有胜气必然就有复气。“无胜则否”，意即没有胜气也就没有复气。由此说明，所谓“胜复”，实际上就是自然界气候变化中的一种自调现象。

(14) 复已而胜：“复已”，即复气之后。“胜”，指又出现了新的胜气。此句意即复气在矫正了胜气之后，由于复气本身也是胜气，所以复气此时又成了新的胜气。

(15) 胜至则复，无常数也，衰乃止耳：“胜”，指新的胜气。“复”，指新的复气。“常数”，即固定数量。“衰”，指胜气衰减。全句意即“复已而胜”时，原来的复气变成了新的胜气。在胜复规律的支配下，又必然产生新的复气。这个新的复气大小不定。胜气大复气也大，胜气小复气也小。到了胜气衰减的时候，复气也就自然停止。张志聪注此云：“此申明有胜则复，辗转不已，必待其胜气衰而后乃止耳。”即属此义。

(16) 复已而胜，不复则害，此伤生也：“复已而胜”，指出现了新的胜气。“不复则害”，指新的胜气产生之后，如果没有新的复气来加以制约，那就成了有胜无复，必然就会形成新的灾变，使自然界中的生命现象受到伤害。张介宾注此云：“若有胜无复，则亢而为害，故伤生也。”即属此义。

(17) 复而反病，何也？岐伯曰：居非其位，不相得也：“复而反病”，意即在复气产生作用，矫正胜气而复气又成为新的胜气之后，又会形成新的灾变。“复气”，本来是自然界气候变化中的一种自调现象，为什么又会出现“复而反病”的现象呢？岐伯回答：“居非其位，不相得也。”所谓“位”，即六气应有的位置和时间。这也就是前述的六气六步。“居”，此处是指“复气”所居的位置和时间。“不相得”，即不一致。“居非其位，不相得也。”意即由于复气的产生是“有胜则复”，因此没有固定的时间。因此复气产生时就有可能与六气固有的时间相冲突。例如在冬季里出现火气来复，夏季里出现寒气来复，就与季节固有的气候变化发生冲突形成矛盾，从而使正常气候和物候受到损害，形成新的灾变。这也就是对出现“复而反病”的回答。

（18）大复其胜则主胜之，故反病也：“大复”，指复气偏胜。“大复其胜”，意即复气对胜气制约很强。“主”，指主气，即六气六步的固定位置和时间。“则主胜之”，意即在复气力量十分强大时，则主气就要受到影响。正常的季节气候、物候就会受到破坏，因而也就会出现新的反常。这里的“则主胜之”一句，注家多解为主气战胜复气。我们不同意这种解释。因为主气战胜了复气，则复气就不会对主气产生作用，季节气候就不会受到破坏，属于正常，因而也就谈不到“反病”的问题。所以我们认为“则主胜之”应作“主气为复气所胜”来理解，亦即复气战胜了主气。故未从诸注。

（19）微者随之，甚者制之：“微”，指胜气微弱，亦即轻度偏胜。“随”，即听其自然。“微者随之”，意即胜气微弱时，亦即气候只有轻度偏胜时，可以听其自然，不加处理。为什么“微者随之”，因为按照胜复规律来说，微者复微，胜气微，则复气亦微，对人体影响不大，所以可以不加处理。“甚”，即胜气很盛。“制之”，即加以制约。“甚者制之”，意即胜气很盛时，那就必须进行针对性的处理。例如治热以寒，治寒以热等都是“制”的方法。为什么“甚者制之”？因为按照胜复规律来说，“甚者复甚”，胜气甚，复气亦甚，对人体影响也就很大，所以必须对之进行针对性的处理。

（20）气之复也，和者平之，暴者夺之：“和”，指温和，此处是指复气微弱。“平”，指和平。“和者平之”，意即复气不甚时，可以和平过度，不加处理。此与前述“微者随之”之义基本相同。“暴”，指暴烈，此处指复气很甚。“夺”，指夺去，亦有制约之义。此与前述“甚者制之”之义基本相同。全句意即对待复气的处理也与前述对待胜气的处理一样。“复气”不大时，听其自然，可以不加处理。“复气”太盛时，则必须对之进行针对性的治疗。理由与前述对胜气的处理相同。

（21）皆随胜气，安其屈伏，无问其数，以平为期：“皆随胜气”，即上述治疗要注意到以治“胜气”为主。“屈伏”，此处是指屈伏未发的复气。“安其屈伏”，意即在胜气方面如果能得到早期处理，则复气就可以屈伏不发。“数”，此处是指处理上的轻重缓急。“平”，指正常。“无问其数，以平为期”，意即在处理胜气时，其轻重缓急并无一定，一切以人体生理活动恢复正常与否为标准。人体正常生理活动恢复，治疗上也就终止。张介宾在注文中认为：“此言皆随胜气者，非单以胜气而言，而复气之至，气亦胜矣，盖兼言之也。”此与经文原意不符，因为经文原意“安其屈伏”即指复气。如果此处所指胜气亦包括复气在内，则“安其屈伏”一句就毫无意义，也不符合《内经》关于“治未病”的一贯精神，故不从张注。

【述评】

本节重点论述了六气的胜复问题。原文首先指出了胜复的一般规律，即：有胜气就一定有复气。一般来说上半年出现胜气，下半年也就会出现复气。其次，指出了由于有胜气然后才会有复气，没有胜气自然也就没有复气。因此什么季节出现胜气，什么季节出现复气也就不能机械对待。再次指出，出现了胜气之后，必然要出现复气。如果没有复气，那就会影响生命现象的成长，形成灾害。又再次指出，复气制约了胜气之后，复气本身又往往会成为新的胜气，形成新的灾害。这就是原文所谓的“复已反病”。为什么会“复已反病”？这是因为复气“居非其位”与主气“不相得”的结果。最后指出，对于胜气和复气的处理原则，即胜复之气微者可以不加处理，但对胜复之气甚者，则必须对之进行针对性的治疗。据上所述可以看出，所谓“胜复”，实际上就是自然气候变化中的自稳调节现象。从人体生理和病理生理变化来看，也同样存在着这样一种自稳调节现象。中医学根据自然界的胜复现象推之于人并据此提出了一系列的理论和治疗法则。这是古人在长期与自然界和与疾病斗争中的经验总结，是中医学在人体生理、病理生理和辨证论治方面的一个主要特点，值得认真加以发掘和发扬。

【原文】

客主之胜复[1]奈何？岐伯曰：客主之气，胜而无复[2]也。帝曰：其逆从[3]何如？岐伯曰：主胜逆，客胜从[4]，天之道也。

帝曰：其生病何如？岐伯曰：厥阴司天，客胜则耳鸣掉眩，甚则咳[5]；主胜则胸胁痛，舌难以言[6]。少阴司天，客胜则鼽嚏，颈项强，肩背瞀热，头痛，少气，发热，耳聋，目瞑，甚则胕肿，血溢，疮疡，咳喘[7]；主胜则心热烦躁，甚则胁痛支满[8]。太阴司天，客胜则首面胕肿，呼吸气喘[9]；主胜则胸腹满，食已而瞀[10]。少阳司天，客胜则丹胗外发，及为丹熛疮疡，呕逆，喉痹，头痛，嗌肿，耳聋，血溢，内为瘈疭[11]；主胜则胸满，咳，仰息，甚而有血，手热[12]。阳明司天，清复内余，则咳衄嗌塞，心鬲中热。咳不止而白血出者死[13]。太阳司天，客胜则胸中不利，出清涕，感寒则咳[14]；主胜则喉嗌中鸣[15]。

厥阴在泉，客胜则大关节不利，内为痉强拘瘈，外为不便[16]；主胜则筋骨繇并，腰腹时痛[17]。少阴在泉，客胜则腰痛，尻股膝髀腨胻足病，瞀热以酸，胕肿不能久立，溲便变[18]；主胜则厥气上行，心痛发热，鬲中众痹皆作，发于胠胁，魄汗不藏，四逆而起[19]。太阴在泉，客胜则足痿下重，便溲不时，湿客下焦，发而濡泻，及为肿，隐曲之疾[20]；主胜则寒气逆满，食饮不下，甚则为疝[21]。少阳在泉，客胜则腰腹痛而反恶寒，甚则下白，溺白[22]；主胜则热反上行而客于心，心痛发热，格中而呕。少阴同候[23]。阳明在泉，客胜则清气动下，少腹坚满而数便泻[24]；主胜则腰重腹痛，少腹生寒，下为鹜溏，则寒厥于肠，上冲胸中，甚则喘，不能久立[25]。太阳在泉，寒复内余，则腰尻痛，屈伸不利，股胫足膝中痛[26]。帝曰：善。

治之奈何？岐伯曰：高者抑之，下者举之[27]，有余折之，不足补之[28]，佐以所利，和以所宜[29]。必安其主客，适其寒温[30]，同者逆之，异者从之[31]。帝曰：治寒以热，治热以寒，气相得者逆之，不相得者从之[32]，余以知之矣。其于正味何如[33]？岐伯曰：木位之主，其泻以酸，其补以辛[34]。火位之主，其泻以甘，其补以咸[35]。土位之主，其泻以苦，其补以甘[36]。金位之主，其泻以辛，其补以酸[37]。水位之主，其泻以咸，其补以苦[38]。厥阴之客，以辛补之，以酸泻之，以甘缓之[39]。少阴之客，以咸补之，以甘泻之，以咸收之[40]。太阴之客，以甘补之，以苦泻之，以甘缓之[41]。少阳之客，以咸补之，以甘泻之，以咸软之[42]。阳明之客，以酸补之，以辛泻之，以苦泄之[43]。太阳之客，以苦补之，以咸泻之，以苦坚之，以辛润之[44]。开发腠理，致津液，通气也[45]。帝曰：善。

【讲解】

（1）客主之胜复："客"，指客气。所谓"客气"，亦即反常的季节气候变化。这种反常的气候变化，一般来说，虽然也有规律可循，但是由于它年年转移，并不固定，出现了一次以后，又要间隔一定时间才再重来，好像客人一样，所以叫做"客气"。"主"，指主气。所谓"主气"，亦即每年各个季节气候的一般变化。由于季节气候的一般变化，年年如此，固定不变，所以叫做"主气"。"胜复"，即胜气和复气。"客主之胜复"，即客气和主气之间的胜复。此句是问客气和主气之间有无胜复现象。

（2）客主之气，胜而无复：此句是对上句的回答，意即由于客气是指季节气候的异常变化，主气是指季节气候的正常变化，因此客气和主气本身只有胜的问题，不存在复的问题。张介宾注："客气动而变，主气静而常，气强则胜，时去则已，故但以盛衰相胜而无复也。”高世栻注：“合六气而言之，则有胜有复，而客主之气，同时同位，主气一定，客气变迁，故但有胜而无复也。”均属此义。

（3）逆从：“逆”，指逆治，亦即正治，以寒治热，以热治寒。其用药性味与临床症状相逆，故曰“逆治”。“从”，指从治，亦即反治，寒因寒用，热因热用，治热以热，治寒以寒。其用药性味与临床症状相从，故曰从治。

（4）主胜逆，客胜从：“主胜”，即主气偏胜。“逆”，即逆治。“主胜逆”，即主气偏胜时，在治疗上应采取与主气相逆的逆治法。以每年的初之气为例。每年的初之气均为厥阴风木，气候温暖，风气偏胜。假使这一年初之气这一段时间中，气候大温，大风数起，人体亦相应出现肝气、风气偏胜时，此时在治疗上就应给予具有清凉作用的食物或药物。“温者清之”，属于逆治。这就是原文所谓的“主胜逆”。“客胜从”，即客气偏胜时，在治疗上则应采取与客气相从的从治法。仍以每年的初之气为例。初之气这一段时间，从主气来说本来应该气候温暖，但这一年的初之气这一段时间气候反常，春行秋令，十分清凉。如果人体亦相应出现肺气失宣时，则此时在治疗上就不能因为是春天在治疗上只从主气来考虑，而应从实际气候变化出发，“凉者温之”，根据客气的变化情况进行针对性处理，予以具有温热作用的食物或药物治疗。春气本温而在治疗上仍用温药，所以属于从治。这也就是原文所谓的“客胜从”。于此可见，所谓“逆”和“从”，主要是指对主气和客气偏胜时的治疗原则而言，实质上仍是一切从实际气候变化出发，与前述“治热以寒”、“治寒以热”并无本质上的区别。

（5）厥阴司天，客胜则耳鸣掉眩，甚则咳：“厥阴司天”，即厥阴风木司天之年。厥阴司天之年，从总的气候变化来说，上半年气候偏温，风气偏胜。从客气来看，初气为阳明燥金，二气为太阳寒水，三气为厥阴风木。厥阴司天之年，上半年特别是三之气所属的这一段时间中，可以出现“掉眩”等肝病症状。在二气所属的这一段时间中可以出现“耳鸣”等肾病症状。在初气所属的这一段时间中可以出现“咳”等肺病症状。上述症状的发生是由于该年客气之初气、二气、三气偏胜的结果。

（6）主胜则胸胁痛，舌难以言：“主胜”，即主气偏胜。每年主气的初气为厥阴风木，二气为少阴君火，三气为少阳相火。此句意即厥阴司天之年，上半年主气偏胜时，初气可以由于风气偏胜而在临床上表现为胸胁痛等肝病症状。二气、三气可以由于火热之气偏胜而在临床上表现为心病症状。张志聪注此云：“按主岁之三气，乃厥阴风木，君相二火，胸胁痛者，厥阴之初气甚也，舌难以言者，二火之气胜也。”即属此义。

（7）少阴司天，客胜则鼽嚏，颈项强，肩背瞀热，头痛，少气，发热，耳聋，目瞑，甚则胕肿，血溢，疮疡，咳喘：“少阴司天”，即少阴君火司天之年。少阴司天之年，从总的气候变化来说，上半年气候偏热。从客气来看，初气为太阳寒水，二气为厥阴风木，三气为少阴君火。因此在少阴司天之年，如果客气偏胜，则在初之气所属的这一段时间中，人体可以出现“颈项强”，“肩背强”，“胕肿”等肾、膀胱病症。因为寒属肾，与膀胱有关。在二之气所属的这一段时间中，在人体可以出现“头痛”、“耳聋”、“目瞑”等肝、胆病症。因为风属肝，与胆有关。耳为足少阳胆经循行部位。头痛多为肝阳上亢。目为肝之外窍。在三之气所属的这一段时间中，在人体可以出现“瞀热”、“少气发热”、“血溢”，“疮疡”等心、小肠病症。因为火属心，与小肠有关。“诸热瞀瘛，皆属于火”，“诸痛疮疡，皆属于心”，“壮火食气”，“心主血”，“血热则妄行”等。由于火胜可以刑金，心病必然传肺，因此少阴司天之年，在三之气所属的这一段时间中，不但可以出现上述心病症状，而且还可以同时出现“鼽嚏”、“咳喘”等肺病症状。

（8）主胜则心热烦躁，甚则胁痛支满："主胜"，即主气偏胜。每年的主气初气为厥阴风木，二气为少阴君火，三气为少阳相火。此句意即少阴司天之年，上半年如主气偏胜，则初之气可以因风气偏胜而人体出现胁痛支满等肝病症状。二气、三气可以因火热之气偏胜，人体出现心热烦躁等心病症状。

（9）太阴司天，客胜则首面胕肿，呼吸气喘："太阴司天"，即太阴湿土司天之年。太阴湿土司天之年，从总的气候变化来说，上半年气候偏湿，雨水较多。从客气的具体情况来看，初气为厥阴风木，二气为少阴君火，三气为太阴湿土。厥阴司天，客气偏湿时，人体可以由于水湿停聚而表现为头面部浮肿，或水饮停聚于肺出现呼吸气喘。需要指出的是，太阴司天之年，初气、二气主客气完全一致，因此，在初气、二气所主的这一段时间内，仍主要表现为湿胜，在人体疾病方面，仍以水湿停聚的表现为主。

（10）主胜则胸腹满，食已而瞀："主胜"，即主气偏胜。每年主气初气为厥阴风木，二气为少阴君火，三气为少阳相火。太阴司天之年，上半年主气偏胜时，由于初气、二气主客气完全一致，因此可以表现不出明显的异常情况，但在三之气所属的时间内，主气少阳相火主事，火气偏胜。火胜在临床上可以出现瞀闷不清的心病症状，火胜则湿土之气被抑，临床上则可以出现胸腹满，食后满闷不清的心、脾症状。

（11）少阳司天，客胜则丹胗外发，及为丹熛疮疡，呕逆，喉痹，头痛，嗌肿，耳聋，血溢，内为瘈疭："少阳司天"，即少阳相火司天之年。少阳司天之年，从总的气候变化来说，上半年气候十分炎热。从客气来看，初气为少阴君火，二气为太阴湿土，三气为少阳相火。因此在少阳司天之年，在初之气所属的这一段时间中，人体由于热气偏胜而出现"丹胗外发"，"喉痹"，"嗌肿"，"血溢"等心、小肠病症。因为"诸痛疮疡，皆属于心"，"心主血"，"手少阴之脉……从心系上挟咽"，"手太阳之脉……循咽，下膈”，咽喉为手少阴心及手太阳小肠循行部位。在二之气所属的这一段时间中，人体可以出现呕逆等脾胃病症。因为“胃主纳”，“脾主化”，湿邪中阻即可发生呕逆。在三之气所属的这一段时间中，人体可以出现“丹熛疮疡”，“耳聋”，“瘈疭”等心火炽盛的病症。因为“丹熛疮疡”属于火胜，“瘈疭”属于热极。

（12）主胜则胸满，咳，仰息，甚而有血，手热：“主胜”，即主气偏胜。由于主气初气为厥阴风木，因此初气偏胜时，人体可以因肝气偏胜而出现胸满。二气为少阴君火，三气为少阳相火，因此二气、三气偏胜时，人体可以因心气偏胜而出现出血、手热。因为心主血，手掌心属于手厥阴心包络经的循行部位。“咳”，即咳嗽。“仰息”，即仰头呼吸，表示呼吸困难，属于肺病。这也就是说在二气、三气偏胜时，人体不但可以出现心经及心包络经的病症，还可以由于火胜刑金，心病传肺而出现肺经病症。

（13）阳明司天，清复内余，则咳衄嗌塞，心鬲中热，咳不止而白血出者死：“阳明司天”，即阳明燥金司天之年。“清”，指清凉之气。“清复内余”，此处指清凉之气侵犯人体内脏。“咳衄嗌塞”，指咳嗽、鼻出血，咽喉不利。“心鬲中热”，指胸中发热。“白”，此处指肺。“白血”，即肺出血。全句意即阳明司天之年，上半年气候偏凉、偏燥，人体容易发生肺病而在临床上出现“咳衄嗌塞”等肺病症状。如果肺病太甚出现“咳不止”及咳血时，则预后不良。值得提出者，此节在提法上与前后文不一致，没有提客胜、主胜的问题。为何此处不提主胜客胜？《新校正》谓：“详此不言客胜主胜者，以金居火位，无客胜之理，故不言也。”张介宾谓：“金居火位，则客不胜主，故不言客主之胜。”与《新校正》同。张志聪谓：“阳明之不言主客者，谓阳明金气司天，则乾刚在上，胜于内，则与肺金相合，故不言主客者，论天之道也。”高世栻谓：“不言客胜主胜，但言清复内余，以明六气虽有客主之胜，而皆病司天之气，乃举一以例其余。”上述诸家注解，我们同意高世栻注文，即阳明司天之年，如同其他年份一样，同样存在客胜、主胜的问题，但此处之所以未提客胜主胜者，因为读者可以类推。此处之所以特别提出阳明司天与肺的关系问题，意即六气虽然有客胜主胜之不同，但在具体分析气候、物候、病候时，仍应以司天之气为主。这也就是说，我们在分析病候时，既要注意到主步的客气、主气的问题，也必须注意到司天之气总管上半年的问题。这是《内经》在论述司天在泉四间气之间的关系时的关键所在。故从高注。

（14）太阳司天，客胜则胸中不利，出清涕，感寒则咳："太阳司天"，即太阳寒水司天之年。太阳司天之年从总的气候变化来说，上半年气候偏冷，但从客气具体情况来看，由于客气初气为少阳相火，二气为阳明燥金，三气为太阳寒水，因此太阳司天之年，在初之气所属的这一段时间中，人体可以出现"胸中不利"等心病症状。因为胸中为心及心包络所居部位。在二之气所属的这一段时间中可以出现"出清涕"等肺病症状。因为肺开窍于鼻。在三之气所属的这一段时间中，也可以出现咳嗽等肺病症状。因为这一段时间中气候寒冷，寒束肌表，就可以发生咳嗽。这也就是原文所谓的"感寒则咳"。

（15）主胜则喉嗌中鸣："主胜"，即主气偏胜。主气初气为厥阴风木，二气为少阴君火，三气为少阳相火。"喉嗌中鸣"，即咽喉不利，与心肺疾病有关。全句意即太阳司天之年，总的来说，上半年气候虽然偏冷，但在主气偏胜时，特别是二气、三气偏胜时，人体亦可以因火气偏胜而在临床上出现心热以及由于心病传肺，火胜刑金而出现心肺疾病而在临床上表现为"喉嗌中鸣"等症状。

（16）厥阴在泉，客胜则大关节不利，内为痉强拘瘈，外为不便："厥阴在泉"，即厥阴风木在泉之年。厥阴在泉之年，从总的气候变化来看，下半年气候偏温，风气偏胜。但从客气具体情况来看，四气为阳明燥金，五气为太阳寒水，终气为厥阴风木。在四之气所属的这一段时间中由于金胜可以乘木的原因，因而在临床上表现为“大关节不利，外为不便”肢体运动障碍等肝经症状。五之气所属的这一段时间中可以出现上述“痉强拘瘈”等膀胱经症状。特别是终之气所属的这一段时间中，厥阴风木主时又是该年的在泉之气，所以上述症状就更加突出。高世栻注此云：“四气尽终气，地气主之，厥阴在泉，四之客气阳明燥金，五之客气太阳寒水，终之客气厥阴风木，凡此客气皆可胜也。大关节不利，大筋拘急也。颈强拘瘈，筋不和于内也。不便，乃举止不快，筋不和于外也。”即属此义。

(17) 主胜则筋骨繇并，腰腹时痛：“主胜”，即主气偏胜。每年主气四气为太阴湿上，五气为阳明燥金，终气为太阳寒水。全句意即厥阴在泉之年，下半年主气四气、终气偏胜时，可以出现腰痛、腹痛等脾病或肾病症状。五气偏胜时，可以由于金胜乘木的原因而出现“筋骨繇并”等肝病症状。“繇”(yáo 摇)，有摇动或颤动之义。“并”，有痉挛之义。张介宾注：“繇，摇同，并，挛束不开也。”

(18) 少阴在泉，客胜则腰痛，尻股膝髀腨䯒足病，瞀热以酸，胕肿不能久立，溲便变：“少阴在泉”，即少阴君火在泉之年。少阴在泉之年，从总的气候变化来说，下半年气候偏热，但从每一步的情况来看，客气四气为太阳寒水，五气为厥阴风木，终气为少阴君火。因此少阴在泉之年，在下半年四之气所属的这一段时间中，可以出现腰、尻、股、膝、髀、腨、䯒、足等膀胱经病症。因为这些部位都是足太阳膀胱经的循行部位。在五之气所属的这一段时间中，可以出现“瞀热以酸”等肝经病症。因为“瞀热”，亦即眩晕不清属于肝病。“吐酸”，也属于肝病。在终之气所属的这一段时间中可以出现“溲便变”等心、小肠病症。“溲便变”，即小便变为黄赤。小便黄赤与心、小肠有热有关。

(19) 主胜则厥气上行，心痛发热，鬲中众痹皆作，发于胠胁，魄汗不藏，四逆而起：每年主气四气为太阴湿土，五气为阳明燥金，终气为太阳寒水。少阴在泉之年，虽然一般来说下半年气候偏热，但主气四气偏胜时，则可以在四之气所属这一段时间中，出现“心痛发热”等脾胃病症状。此处之“心痛”，即胃脘痛，其发生常与脾胃不和，湿热内蕴有关。主气五气偏胜时，则可以在五之气所属的这一段时间中出现“魄汗不藏”等肺病症状。因为肺合皮毛，司开阖，汗出不止多由肺气不固所致。主气终气偏胜时，则可以在终之气所属的这一段时间中出现“众痹”、“四逆”等症状。“众痹”，即各种痹证。“四逆”，即四肢逆冷，亦即原文中所谓的“厥气”。痹证、厥证的发生，一般多由气血不行所致。主气终气为太阳寒水，寒性凝泣，因此在寒气偏胜时人体可因寒凝经脉而发生痹厥。《素问·金匮真言论》谓：“冬善病痹厥。”即属此义。

(20) 太阴在泉，客胜则足痿下重，便溲不时，湿客下焦，发而濡泻，及为肿，隐曲之疾：“太阴在泉”，即太阴湿土在泉之年。太阴在泉之年，从总的气候变化来说，下半年气候偏湿，但从每一步的情况来看，由于客气四气为厥阴风木，五气为少阴君火，终气为太阴湿土。因此太阴在泉之年，在下半年四之气所属的这一段时间中，可以出现“足痿下重”、“隐曲之疾”等肝病症状。“足痿”，即下肢运动障碍，行走不能。“隐曲之疾”，指月经不调，小便不利。因为肝主疏泄，主动，主筋，主外阴，所以这些症状，多属肝病。在五之气所属的这一段时间中，可以出现“便溲不时”等肺病症状。因为肺主治节，肺主气，肺合大肠，所以这些症状多属肺病，多由肺失治节而致。在终之气所属的这一段时间中，可以出现“濡泻”、“肿”等脾病症状。因为脾主湿，主运化，湿胜则濡泻，甚则为肿。所以这些症状多属脾病。

（21）主胜则寒气逆满，食饮不下，甚则为疝：这里的“主胜”，是指主气的终气太阳寒水之气偏胜。“逆满”，是指胃脘胀满。“疝”，指寒疝，亦即少腹或阴囊睾丸疼痛。此句意即太阴在泉之年，如果主气终气寒气偏胜时，人体亦可因内寒而出现心下“逆满”、“食饮不下”、“寒疝”等里寒病症。

（22）少阳在泉，客胜则腰腹痛而反恶寒，甚则下白，溺白：“少阳在泉”，即少阳相火在泉之年。少阳在泉之年，客气四气为少阴君火，五气为太阴湿土，终气为少阳相火。少阴、少阳主火，主热，太阴主湿。因此少阳在泉之年，在下半年所属的这一段时间中，人体也就容易出现“腹痛”、“下白”、“腰痛”、“溺白”等湿热症状。“下白”，即黏液便或脓样便。腹痛、下白，属大肠湿热。“溺白”，即尿液混浊。腰痛、溺白，属膀胱湿热。

（23）主胜则热反上行而客于心，心痛发热，格中而呕。少阴同候：主胜谓湿土、燥金、寒水之气偏盛。客气之少阴君火则逆而心痛发热；湿土之气逆则格中而呕。与少阴在泉之年主胜所生诸证候相类。

（24）阳明在泉，客胜则清气动下，少腹坚满而数便泻：“阳明在泉”，即阳明燥金在泉之年。客气四气为太阴湿土，五气为少阳相火，终气为阳明燥金。“清气动下”，即清凉之气影响人体下焦。全句意即阳明在泉之年，由于下半年客气四气湿气偏胜，五气火气偏胜，终气清气偏胜，因此人体可以因湿热交搏而出现腹胀腹泻，也可以因寒湿交搏而出现腹胀腹泻。张介宾注：“客胜则清寒之气动于下焦，故少腹坚满而便泻。”高世栻注：“阳明在泉，四之客气，太阴湿土，五之客气，少阳相火，终之客气，阳明燥金，凡此客气，皆可胜也。客胜则阳明清肃之气动于下，清气下动，则少腹坚满。始虽坚满，继而数便泻，便泻，大便溏泻也。”这是指因寒湿而出现的腹胀腹泻而言。张、高之注，虽然也认为“凡此客气，皆可胜也”，但实际上只谈了终气，亦即在泉之气之胜，对于四气、五气并未涉及，故作上述补充。

（25）主胜则腰重腹痛，少腹生寒，下为鹜溏，则寒厥于肠，上冲胸中，甚则喘，不能久立：主气四气为太阴湿土，五气为阳明燥金，终气为太阳寒水。全句意即阳明在泉之年，如主气湿气偏胜时，临床上即可出现“鹜溏”。“鹜”，即鸭。“鹜溏”，即大便溏泻如鸭粪。主气燥气偏胜时，即可出现“上冲胸中，甚则喘”。寒气偏胜时，即可出现“腰重腹痛”。需要指出，阳明在泉之年，原文明确指出有客胜，有主胜。于此说明阳明司天之年未提客胜主胜者，并非阳明司天不分主客，而是略而未言，有意突出主岁之气而已。

（26）太阳在泉，寒复内余，则腰尻痛，屈伸不利，股胫足膝中痛：“太阳在泉”，即太阳寒水在泉之年。“寒”，指寒凉之气。“寒复内余”，此处指寒凉之气侵犯人体内部。“腰尻痛”，指腰骶部疼痛。“屈伸不利”，指人体肢体运动障碍。“股”，指下肢大腿部。“胫”，指下肢小腿部。“膝”，指膝关节。“股胫足膝中痛”，即下肢痛。全句意即太阳在泉之年，下半年气候寒冷，人体容易出现腰骶部疼痛及下肢疼痛和运动障碍。此处“寒复内余”的含义与前述阳明司天“清复内余”的含义相似，旨在说明太阳寒水在泉之年，虽然亦有主胜、客胜之分，但在具体分析下半年气候、物候、病候时，仍应以在泉之气为主。高世栻注：“太阳者，寒气也。寒复内余，言太阳在泉受客气主气之胜，则太阳寒水屈而不舒，故寒气在泉于下而复有余于内也，寒复内余，则太阳经脉不舒，故腰尻痛而股胫足膝中痛。不言客胜主胜，但言寒复内余，乃举一以例其余，以明六气虽有客主之胜，而皆病在泉之经脉也。”即属此义。

（27）高者抑之，下者举之：以下是讲客气、主气之胜时所引起人体各种疾病表现的治疗原则。“高”，此处指热气偏胜。“抑”，指对此偏胜之热邪进行抑制，即治热以寒。“下”，此处指寒气偏胜。“举”，指对此偏胜之寒邪进行矫正，即治寒以热。

(28) 有余折之，不足补之：“有余”和“不足”，均是指六气之胜气而言。“热气偏胜”为有余，寒气偏胜为不足。“折”和“补”，均是指对此偏胜之气进行针对性处理。治热以寒曰“折”，因此“有余折之”，即治热以寒。治寒以热曰“补”，因此“不足补之”，即治寒以热。这是后世以寒热定虚实，温清定补泻的理论依据。

(29) 佐以所利，和以所宜：“佐”，指治疗上的配合。“和”，指调和。“利”和“宜”，均是指适当，亦即恰到好处。此句意即在治热以寒或治寒以热时，在具体处理上还必须注意到配伍，使治疗恰到好处。例如前述的“风淫于内，治以辛凉，佐以苦，以甘缓之，以辛散之”，说明对风胜的疾患，在治疗上既要用凉，又要用辛，还要同时用苦、用甘等等，即是“佐以所利，和以所宜”这一治疗原则的具体运用。这也是后世在处方用药上主张刚柔相济、寒热并行、清补兼施、正邪兼顾的理论基础。

(30) 安其主客，适其寒温：“安”，即安定，此处指恢复正常。“主客”，此处指人体与病邪之间的关系。“适”，指恰当。“寒温”，此处指治疗上的寒药和热药。此句意即在治疗上一切以恢复患者正常生理作用为度，不可矫枉过正。这是对前句“佐以所利，和其所宜”这一治疗原则的进一步说明。

(31) 同者逆之，异者从之：“同”，此处指患者的临床表现与病因完全相同。例如感受寒邪在临床上表现寒证，感受热邪在临床上表现热证就是“同”。“逆”，指逆治法，即治热以寒，治寒以热。“同者逆之”，意即热病之因于热者，用寒药治疗；寒病之因于寒者，用热药治疗。“异”，此处指患者的临床表现与病因不同，例如感受寒邪后在临床上表现为热证，感受热邪后在临床上表现为寒证就是“异”。“从”，指从治法，即治热以热，治寒以寒。“异者从之”，意即热病之因于寒者，要用热药治疗；寒病之因于热者，要用寒药治疗。治疗上的逆从，从表面来看有所差异，但实质上则并无不同，仍然是“治热以寒”、“治寒以热”这一治疗原则在临床上的具体运用。“同者逆之，异者从之”，说明了以下两个问题：其一，说明了治病必求于本。这也就是本篇后文所讲的：“必伏其所主，先其所因。”指出了病因治疗的重要意义。其二，指出了治疗上不能为表面现象所迷惑，要认真分析病机，辨证论治。这也就是本篇后文中所讲的：“谨守病机，各司其属。”这是中医辨证论治的理论指导，是中医治疗疾病的主要特点之一。

（32）气相得者逆之，不相得者从之：“气”，指气候变化，也指人体的生理及病理生理变化。“相得”，即相一致。“逆”，即逆治法。“不相得”，即不一致。“从”，即从治法。“气相得者逆之”，即气候变化与人体生理及病理生理变化相一致时，在治疗上用治热以寒，治寒以热的逆治法。例如，在气候炎热季节，人体因感受暑邪而表现热证时，在治疗上即可以采用清暑泻热的方法，如后世治疗暑病选用白虎汤等，即属于与气相得的逆治法。“气不相得者从之”，即气候变化与人体生理及病理生理变化不一致时，在治疗上则应采用以热治热、以寒治寒的从治法。例如当气候严寒季节，人体感受寒邪表现为热证时，在治疗上采用辛温的方法，如用桂枝汤治疗，即属于与气不相得的从治法。这是对前文“同者逆之，异者从之”的进一步说明。

（33）其于正味何如：“正”，即正常，亦有矫正之义。“味”，指辛甘酸苦咸五味，亦即指具有治疗作用的食物或药物。此句是问在主气客气偏胜致病时，应如何选用适宜性味的食物或药物来进行治疗。

（34）木位之主，其泻以酸，其补以辛：“木位之主”，指每年主气的初之气。“酸”，“辛”，即具有酸味或辛味的药物或食物。“木位之主，其泻以酸，其补以辛”，意即每年主气初气为厥阴风木，由于风气偏胜而导致人体肝气偏胜者，可以给予具有酸味的药物或食物进行治疗。因为酸主收，酸味的药物或食物可以使亢盛之肝气得到收敛或减弱，所以原文谓：“其泻以酸。”由于风气不及而导致人体肝气不及者，可以给予具有辛味的食物或药物进行治疗。因为辛主散，辛味的食物或药物可以使不及的肝气得到升散而加强，所以原文谓：“其补以辛。”因此对于肝来说，酸的作用是泻，辛的作用是补。《素问·脏气法时论》中谓：“肝欲散，急食辛以散之，用辛补之，酸泻之。”即属此义。

（35）火位之主，其泻以甘，其补以咸：“火位之主”，指每年主气的二之气、三之气。“甘”、“咸”，指具有甘味或咸味的食物或药物。“火位之主，其泻以甘，其补以咸”，意即每年主气二之气为少阴君火，三之气为少阳相火，由于火气偏胜而导致人体心火偏胜者，可以给予甘味的食物或药物进行治疗。因为甘可养阴，养阴即可以清火。甘味的食物或药物，特别是甘寒的食物或药物可以使亢盛之心气得到制约而恢复安静，所以原文谓：“其泻以甘。”由于火气偏盛、壮火食气的原因而导致人体心气不及者，可以给予咸味的食物或药物进行治疗。因为咸可软坚，可以通便。大便通畅则里热自清，里热清则心气自然恢复正常，所以原文谓：“其补以咸。”因此对于心来说，甘的作用是泻，咸的作用是补。《素问·脏气法时论》中谓：“心欲耎，急食咸以耎之，用咸补之，甘泻之。”即属此义。

（36）土位之主，其泻以苦，其补以甘：“土位之主”，指每年主气的四之气。“苦”，指苦寒。“甘”，指甘温。“土位之主，其泻以苦，其补以甘”，意即每年主气四之气为太阴湿土，由于湿气偏胜而导致人体脾湿偏胜时，其属于湿热者，可以用苦寒的药物或食物进行治疗。因为苦可以清热，也可以燥湿，所以原文谓："其泻以苦。"其属于寒湿者，则可以用甘温的药物或食物进行治疗。因为甘可以补脾，温可以化湿，所以原文谓："其补以甘。"因此对于脾来说，苦的作用是泻，甘的作用是补。《素问·脏气法时论》中谓："脾欲缓，急食甘以缓之，用苦泻之，甘补之。"即属此义。

(37) 金位之主，其泻以辛，其补以酸："金位之主"，指每年主气的五之气。"辛"，指辛散。"酸"，指酸收。"金位之主，其泻以辛，其补以酸"，意即每年四之气为阳明燥金用事，凉气、燥气偏胜，由于凉气偏胜而导致人体肺气失调者，可以用具有辛散作用的食物或药物进行治疗，因为辛可宣肺，辛可散寒，可以使寒凉之邪从外而解，所以原文谓："其泻以辛。"由于燥气偏胜而导致人体肺阴不足者，则可以用具有酸收作用的药物或食物进行治疗。因为酸 甘可以化阴，可以敛肺，可以使肺阴自然恢复，所以原文谓："其补以酸。"因此对于肺来说，辛的作用是泻，酸的作用是补。《素问·脏气法时论》中谓："肺欲收，急食酸以收之，用酸补之，辛泄之。"即属此义。

(38) 水位之主，其泻以咸，其补以苦："水位之主"，指每年主气的终之气。"咸"，指咸寒。"苦"，指苦寒。"水位之主，其泻以咸，其补以苦"，意即每年终之气为太阳寒水用事，寒气偏胜。由于寒气偏胜而导致人体肾气失调时，可以用咸寒食物或药物进行治疗。因为寒气偏胜时，人体可以因为寒郁于外而热盛于内。具有咸寒作用的食物或药物可以软坚泻热通便，使热从内清。所以原文谓："其泻以咸。"同理，里热偏胜时，由于热盛可以伤阴，可以出现相火妄动而发生阳痿、遗精等症。具有苦寒作用的食物或药物可以清相火，可以去湿热而恢复肾的封藏职能，所以原文谓："其补以苦。"因此对于肾来说，咸的作用是泻，苦的作用是补。《素问·脏气法时论》中谓："肾欲坚，急食苦以坚之，用苦补之，咸泻之。"即属此义。所谓"坚"者，即坚固也，坚藏也。均是指肾的藏精作用而言。

(39) 厥阴之客，以辛补之，以酸泻之，以甘缓之："厥阴之客"，指客气为厥阴风木主时之年。"以辛补之，以酸泻之"，指客气风气偏胜时的治疗方法。此与主气风气偏胜时之治疗方法基本相同。所不同者，此处多"以甘缓之"一句。"甘"，即甘味的食物或药物。"缓"即缓和。此句意即客气风气偏胜之年，由于客气表示季节气候的反常变化，所以在治疗上要加强对肝气偏胜的治疗，除了用辛补、酸泻以外，还要用甘缓的治疗方法。《素问·脏气法时论》谓："肝苦急，急食甘以缓之。"即属此义。

(40) 少阴之客，以咸补之，以甘泻之，以咸收之："少阴之客"，指客气为少阴君火主时之年。"以咸补之，以甘泻之"，此与主气火气偏胜时的治法也基本相同。不同者，此处多"以咸收之"一句。"收"，即收敛阳气。这里是解释为什么火气偏胜时，咸属于补。这就是说，由于咸可以通便，可以软坚，大便通畅则里热自除。里热除则心气自然恢复正常。因此，"咸"从表面来看是通，而从效果看则是收是补，这是后世以通为补的理论依据。

(41) 太阴之客，以甘补之，以苦泻之，以甘缓之："太阴之客"，指客气为太阴湿土主时之年。"以甘补之，以苦泄之"，与主气湿气偏胜时的治法相同。不同者，此处多"以甘缓之"一句。这里是解释甘味的食物或药物不但有补脾的作用而且还同时有缓肝的作用。脾虚湿滞的情况下，常常发生肝气来乘脾土的现象。如果用甘味药或食物治疗，则不但有补脾的作用而且还同时可以防肝木来乘，而且由于甘可缓肝，也可以直接制止肝木来乘，这是一举两得的治疗方法。

(42) 少阳之客，以咸补之，以甘泻之，以咸耎之："少阳之客”，指客气为少阳相火主时之年。“以咸补之，以甘泻之”，与主气火气偏胜时的治法相同。“以咸耎之”一句是解释“以咸补之”，意即咸之所以能产生补的作用者，是在于咸的软坚泻下作用。这是从另一角度来解释“以咸补之”。

(43) 阳明之客，以酸补之，以辛泻之，以苦泄之：“阳明之客”，指客气为阳明燥金主时之年。“以酸补之，以辛泻之”，与主气燥气、凉气偏胜时的治法相同。“以苦泄之”，“苦”，指苦寒药，“泄”，指泄热。此句意即燥气、凉气偏胜之时，人体可以出现外凉内热的现象。严重时不但要“用辛泻之”，而且还要用“以苦泄之”，才能使里热迅速清解，这也就是后世一般常用的表里两解之法。

(44) 太阳之客，以苦补之，以咸泻之，以苦坚之，以辛润之：“太阳之客”，指客气为太阳寒水主时之年。“以苦补之，以咸泻之”，与主气寒气偏胜时的治法相同。“以苦坚之”一句是解释为什么以苦为补的道理。此处多“以辛润之”一句。“辛”，指辛散，意即在寒气偏胜时，除了用前述咸泻苦补的治法以外，还必须同时使用辛散的治疗方法。

(45) 开发腠理，致津液，通气也：这是对前句“以辛润之”的解释。“腠理”，此处指肌表。“致津液”，指津液保持正常运行。“通气”，指阳气通畅。此句意即寒气偏胜时，人体肌表为寒邪所束闭，阳气不能正常外散，所以才郁而为热，形成外寒里热的现象。因而在治疗上清郁热固然是重要的，但是解表寒使热邪能从外解也是重要的。辛味的食物或药物具有解表发散的作用，可以使热邪因发散而外解，热从外解则里热自清，津液自调，所以伤寒发热有表证者，必须解表。表寒里热者必须解表清里同用。这就是太阳之客除了“以苦补之，以咸泻之”之外，还要同时“以辛润之”的理由。前文“寒淫于内，治以甘热，佐以苦辛，以咸泻之，以辛润之，以苦坚之”即属此义。

【述评】

本节论述了客主之气的胜复问题。本节首先指出客气和主气之间，由于它们是同时同位，所以它们之间只有胜气而无复气，亦即在其所属的时间中只有客气偏胜或主气偏胜而不存在复气偏胜的问题。这也就是原文所谓的："客主之气，胜而无复也。"其次，指出了主气偏胜时应按季节气候本身特点进行治疗。客气偏胜时，则应按当时气候实际变化情况进行治疗。前者叫做逆治，后者叫做从治。这也就是原文所谓的："主胜逆，客胜从。"再次，列举了六气司天在泉各个年份客气偏胜及主气偏胜时的各种临床表现，并明确指出各个年份各个季节中由于有主胜客胜的不同，因而疾病表现也各有不同。因此，在具体分析各个季节的疾病时，必须对司天、在泉、主气、客气进行综合考虑。最后指出了主胜客胜时的治疗方法。本节所列治法与前文所列治法相比较，我们认为基本相同。于此可见，在不同气候影响下发生的各种病候虽然是多种多样，但加以归纳不外寒热盛衰。治疗上虽然也十分复杂，但加以归纳不外温凉补泻。这是古人对气候、物候、病候长期观察分析的结果，也是医疗实践的经验总结，并成为后世提出八纲、八法的理论基础。

【原文】

愿闻阴阳之三[(1)]也何谓？岐伯曰：气有多少，异用也[(2)]。帝曰：阳明何谓也？岐伯曰：两阳合明[(3)]也。帝曰：厥阴何也？岐伯曰：两阴交尽[(4)]也。

【讲解】

(1) 阴阳之三："阴阳之三"，即阴阳可以各分为三，阴分为三，为一阴（厥阴），二阴（少阴），三阴（太阴）。阳分为三，为一阳（少阳），二阳（阳明），三阳（太阳）。

(2) 气有多少，异用也："气"，指阴气或阳气。"气有多少"，意即阴气或阳气有多有少。"异用"，即不同作用。此句是解释前句"阴阳之三"，意即阴阳之气由于有多少的不同，所以阴可以根据其阴气的多少再分为三，一阴（厥阴）表示阴气最少，二阴（少阴）表示阴气较多，三阴（太阴）表示阴气最多。阳也可以根据其阳气的多少再分为三，一阳（少阳）表示阳气最少，二阳（阳明）表示阳气较多，三阳（太阳）表示阳气最盛。由于三阴三阳在阴阳之气多少方面各有不同，因而以三阴三阳表示的气候、物候、病候自然也就各有不同。中医学在气候方面以厥阴代表风，代表温。以少阴代表热，少阳代表火。太阴代表湿。阳明代表燥，代表凉。太阳代表寒。在物候方面以厥阴代表木，代表生。少阴、少阳代表火，代表长。太阴代表土，代表化。阳明代表金，代表收。太阳代表水，代表藏。在病候方面以厥阴代表肝。以少阴、少阳代表心。以太阴代表脾。以阳明代表肺。以太阳代表肾。风、火、湿、燥、寒，木、火、土、金、水，生、长、化、收、藏，肝、心、脾、肺、肾等，它们在阴阳之气的多少上是不相同的，因而它们各自的作用也是不相同的。《素问·天元纪大论》指出："阴阳之气，各有多少，故曰三阴三阳也。"此处又指出："阴阳之三也，何谓……气有多少，异用也。"说明了由于阴阳之气多少不同，所以在作用上才各有不同。

（3）两阳合明：这是对"阳明"一词所作的解释。"两阳"，指太阳和少阳。"合"，指太阳和少阳之中。"两阳合明"，意即阳明居于太阳、少阳之间。少阳是一阳，太阳是三阳。阳明居于少阳、太阳之间，所以阳明是二阳。历代注家对"两阳合明"的解释不一。一种解释是根据《灵枢·阴阳系日月》对阳明的认识来解释。《灵枢》谓："寅者，正月之生阳也，主左足之少阳，未者六月，主右足之少阳，卯者二月，主左足之太阳，午者五月，主右足之太阳，辰者三月，主左足之阳明，巳者四月，主右足之阳明。此两阳合于前，故曰阳明。"这就是说，《灵枢》认为，每年上半年各月在阴阳属性上均属于阳，合之于人体经脉，与人体三阳脉有关。其中正月、六月与少阳有关；二月、五月与太阳有关；三月、四月与阳明有关。以上少阳、太阳在月份上都有间隔，惟有阳明不同，三月主左足之阳明，四月主右足之阳明，连在一起，所以叫“两阳合明。”以此解释者以王冰为代表。其注云：“《灵枢》系日月论曰，辰者三月主左足之阳明，巳者四月主右足之阳明，两阳合于前，故曰：阳明也。”这里直接引用了《灵枢·阴阳系日月》原文来作注释。另一种解释认为：“两阳合明”。是指阳气最盛。以张介宾为代表。其注云：“两阳合明，阳之盛也。”张志聪与张介宾认识大致相同。其注云：“夫阳明主阳盛之气，故多气而多血也。”再一种解释则认为“两阳合明”是指阳明居于太阳、少阳之中。以高世栻为代表。其注云：“有少阳之阳，有太阳之阳，两阳相合而明，则中有阳明也。”上述三种解释，我们认为《灵枢·阴阳系日月》是指针刺与月份的关系而言，即原文所谓的：“正月、二月、三月，人气在左，无刺左足之阳，四月、五月、六月、人气在右，无刺右足之阳。”此与本文旨在说明“阴阳之三”、“气有多少，异用也”是两回事。至于张介宾、张志聪把二阳之阳明说成是阳气最盛，是不符合《内经》以阴阳之气多少来区分三阴三阳这一基本精神的。惟有高世栻以一阳、二阳、三阳的概念来作解释，认为“两阳合明”是指阳明合于少阳与太阳之中。这种解释，既符合《内经》区分三阴三阳的精神，又与上文内容相联系，因此从高注。

（4）两阴交尽：这是对“厥阴”一词所作的解释。“两阴”，指太阴和少阴。“交”，指交传。“尽”，指最后。“两阴交尽”，意即厥阴居于太阴、少阴之后。太阴是三阴，少阴是二阴，厥阴居于太阴、少阴之后，所以厥阴是一阴。对于“两阴交尽”，历代注家解释也不一致。一种解释也是根据《灵枢·阴阳系日月》的认识来解释。《灵枢》谓：“申者，七月之生阴也，主右足之少阴，丑者十二月，主左足之少阴。酉者八月，主右足之太阴，子者十一月，主左足之太阴，戌者九月，主右足之厥阴，亥者十月，主左足之厥阴，此两阴交尽，故曰厥阴。”这就是说《灵枢》认为每年下半年各个月份在阴阳属性上均属于阴。合之于人体经脉与人体三阴经有关。九月、十月与厥阴有关。以上少阴、太阴在月份上都有间隔，惟有厥阴不同。九月主右足之厥阴，十月主左足之厥阴，连在一起，所以叫“两阴交尽”。这种解释以王冰为代表。其注云：“《灵枢》系日月论曰，戌者九月主右足之厥阴，亥者十月主左足之厥阴，两阴交尽，故曰厥阴也。”这里直接引用了《灵枢·阴阳系日月》原文来作注释。另一种解释则认为：“两阴交尽”是指阴气最盛。这种解释以张介宾为代表。其注云：“厥，尽也，两阴交尽，阴之极也。”再一种解释则认为“两阴交尽”，是指厥阴居于太阴、少阴之后。这种解释也以高世栻为代表。其注云：“从少而太，则中有阳明，由太而少则终有厥阴，有太阴之阴，有少阴之阴，两阴交尽而有厥阴也。”上述三种解释，与前述“两阳合明”一样，我们认为，《灵枢·阴阳系日月》所论的内容仍是指针刺与月份的关系而言，即原文所谓的：“七月，八月，九月，人气在右，无刺右足之阴，十月，十一月，十二月，人气在左，无刺左足之阴。”而此节旨在说明“阴阳之三”，“气有多少，异用也”。两者是两回事。为什么这里所说的“阳明”、“厥阴”等与一般所说的三阴三阳不一样？《灵枢·阴阳系日月》对此在篇末已经作了十分明确的解释。原文云：“黄帝曰：五行以东方甲乙木王春，春者苍色，主肝，肝者，足厥阴也，今乃以甲为左手之少阳，不合于数何也？岐伯曰：此天地之阴阳也，非四时五行之以次行也。且夫阴阳者，有名而无形，故数之可十，离之可百，散之可千，推之可万，此之谓也。”明确指出了阴阳概念的多义性，可十，可百，可千，可万。这里所指的阳明和厥阴完全是指针刺与月份的关系，不是指阴阳之气的多少。因此也就不能以三阴三阳的一般概念和次序来解释。张介宾的解释如同前述“两阳合明”的解释一样，不符合《内经》关于以阴阳之气多少区分三阴三阳的基本精神，故仍从高注精神进行解释。

【述评】

本节重申了阴阳之中进一步可再分为三阴三阳的原因和依据。同属于阴，但由于阴气有多少，作用有不同，所以阴再分三阴。阳气也有多少，作用也有不同，所以阳再分为三阳。但是，由于阴阳概念运用上范围很广，含义也不尽相同，因此原文以阳明和厥阴为例说明它的含义。于此可见，理解中医学中的一些专门名词时，必须具体情况具体分析，不能一概而论。但是可以肯定，《内经》中所说的“厥阴”，任何地方都没有阴气最盛的含义。《内经》中所说的阳明，任何地方也都没有阳气最盛的含义。因此，张介宾对阳明和厥阴的注解是错误的。后世在讨论伤寒六经时，不少注家也据此把阳明病解释为热极，把厥阴病解释为寒极，我们认为可能与张氏之论有关，值得商榷。

【原文】

帝曰：气有多少，病有盛衰[(1)]，治有缓急，方有大小[(2)]，愿闻其约奈何？岐伯曰：气有高下，病有远近[(3)]，证有中外，治有轻重[(4)]，适其至所为故也[(5)]。大要曰：君一臣二，奇之制也[(6)]；君二臣四，偶之制也[(7)]；君二臣三，奇之制也[(8)]；君二臣六，偶之制也[(9)]。故曰：近者奇之，远者偶之[(10)]，汗者不以奇，下者不以偶[(11)]，补上治上制以缓，补下治下制以急[(12)]，急则气味厚，缓则气味薄[(13)]，适其至所[(14)]，此之谓也。病所远而中道气味之者，食而过之，无越其制度也[(15)]。是故平气之道[(16)]，近而奇偶，制小其服也[(17)]。远而奇偶，制大其服也[(18)]。大则数少，小则数多。多则九之，少则二之[(19)]。奇之不去则偶之，是谓重方[(20)]。偶之不去，则反佐以取之，所谓寒热温凉，反从其病也[(21)]。帝曰：善。

【讲解】

(1)气有多少，病有盛衰：“气”，指阴阳之气。“气有多少”，意即阴阳之气各有多少不同。“盛衰”，指虚实。“病有盛衰”，即疾病有虚有实。此句是承上句而言，意即由于阴阳之气各有多少不同，所以疾病也就有虚实之异。

(2)治有缓急，方有大小：此句是承上句“病有盛衰”而言。“方”，即处方。“大小”，指方剂的大小。“治有缓急，方有大小”，意即疾病有实有虚，有轻有重，因此在治疗上自然也就有缓有急，处方也就有大有小。

(3)气有高下，病有远近：“气”，指气候变化。“高下”，指离地面远近。气候变化离地远者为高，近者为下。因为古人认为，气候变化与天球上的星体变化有关，与气候变化有关的星体位置高，离地面远，影响也就小；反之，与气候变化有关的星体位置低，离地面近，影响也就大。“病”，指疾病。“病有远近”，指疾病发生的快慢大小。全句意即人体疾病的发生与气候变化密切相关。而疾病发生的快慢和疾病的轻重则又与气候变化对地面的影响大小密切相关。气候变化离地面远者，影响小，疾病发生就慢，发病也比较轻。反之气候变化离地面近者，影响大，疾病发生就快，发病也比较重。《素问·气交变大论》谓：“是以象之见也，高而远则小，下而近则大，故大则喜怒迩，小则祸福远。”即“气有高下，病有远近”之义。

(4)证有中外，治有轻重：“证”，指病证。“中外”，此处指深浅，亦指表里。“中”，指病深，病在里。“外”，指病浅，病在表。“轻重”，指处方的轻重。全句意即病有浅有深，因此处方用药上也就有轻有重。病浅者处方用药宜轻，病深者处方用药宜重。

(5)适其至所为故也：“适”，即适当或恰到好处。“所”，即病所，亦即病邪所在之处。“适其至所为故”，是指适当的治疗而言。全句意即上述处方用药之所以有轻有重的原因是因为病邪所居之地有浅有深，所以在处方用药上才有轻有重。这样才能针对病邪，恰到好处。王冰注：“脏位有高下，腑气有远近，病证有表里，药用有轻重，调其多少，和其紧慢，令药气至病所为故，勿太过与不及也。”即属此义。

(6) 君一臣二，奇之制也：“君”，“臣”，本篇后文谓：“主病之谓君。”“佐君之谓臣。”意即方剂中的主要药物就是君，配合主要药物的次要药物就是臣。“奇”，即单数。王冰注：“奇谓古之单方。”“制”，即制方，也可以作规定解。全句意即所谓“奇方”，就是指单一方剂或组成药物合于单数的方剂。一般由一味主要药物配合二味次要药物组成。例如常用的小承气汤等方，即属奇方。

(7) 君二臣四，偶之制也：“君二”，指两种主要药物。“臣四”，即四种配合君药的次要药物。“偶”，即双数。王冰注：“偶，谓古之复方也。”全句意即所谓偶方，即两个单方复合组成或组成药物合于偶数的方剂。“偶方”，一般由两味主要药物配合四味次要药物组成。例如常用的八珍汤等方，即属偶方。不过应该指出，现在对于奇方、偶方的解释，一般多从组成药物是单数或双数来解释，忽视单方复方的含义，我们认为这不尽合《内经》原义。因为《内经》既以君臣佐使等概念来比拟方剂的组成，从当时的情况来说，则一方之中不可能提出两个君的问题。既然原文明确提出“君二臣四”的问题，则必然是两个单方的复合无疑，因此我们同意王注。

(8) 君二臣三，奇之制也：“君二”，即两种主要药物。“臣三”，即三种配合君药的次要药物。“君二臣三，奇之制也”，我们认为这是指两个单方复合以后而在组成药物上仍为单数的方剂。所以也称“奇方”。这里的“奇方”与前述之“奇方”相比较，其相同处是组成药物均为单数。其不同处这里有两个君药，属于复方，因此较单方力大，属于奇方中的大方。

(9) 君二臣六，偶之制也：“君二”，即两种主要药物。“臣六”，即六种配合君药的次要药物。“君二臣六，偶之制也”，我们认为，这是指两个单方复合以后而在组成药物上为偶数的方剂。所以也叫偶方。这里的“偶方”与前述之“偶方”相比较，其相同处是组成药物均为偶数，其不同处是这里多两种臣药，因此力量较大，属于偶方中之大方。从上句及本句可以看出，单方叫奇方，复方而组成药物为单数者也叫奇方。复方叫偶方，复方而组成药物为双数者，也叫偶方。奇方中有大有小，偶方中也有大有小。王冰注：“单复一制皆有大小，故奇方云君一臣二，君二臣三，偶方云君二臣四，君二臣六也。病有大小，气有远近，治有轻重所宜，故云之制也。”即属此义。

(10) 近者奇之，远者偶之：“近”，此处含义有二：其一，指发病较快、较急的疾病，亦即在气候影响作用下迅速发病者。例如感受寒邪而发为伤寒，感受风邪而发为伤风，感受热邪而发为伤暑者均属于病近。其二，指病位较浅，属于表证者。“奇”，即单方，或作用上具较强发散作用的方剂。“近者奇之”，意即由于急性病，发病急，具表证者，由于其病在表，而单方作用单一或具有轻清解表作用，因此急性病或急性病而具有表证者，均可先用单方以治其急。《金匮要略》中所谓的“急当救表”，“当先治其卒病”即属此义。“远”，此处含义也有二：其一，指发病较缓，病情留连的疾病，例如一般虚损性疾病均属于病远。其二，指病位较深，属于里证者。“偶”，即复方，或作用上具温中补虚或清里通下的方剂。“远者偶之”，意即由于慢性病发病缓，涉及面多，具里证者，其病在里，而偶方作用面较广，且可以直接入里。因此，慢性病或急性病而具有里证者，均可以运用偶方以求多方兼顾或直接入里。《金匮要略》中所谓的：“病，医下之，续得下利清谷不止，身体疼痛者，急当救里。”“后乃治其痼疾。”《伤寒论》中所谓的：

“二阳并病，太阳病罢，但发潮热，手足漐漐汗出，大便难而谵语者，下之则愈。”即属此义。

(11) 汗者不以奇，下者不以偶：“汗者不以奇”，直译之，即发汗解表剂不用奇方。“下者不以偶”，直译之，即通下清里剂不用偶方。这两句原文，与前述“近者奇之，远者偶之”有矛盾，不好理解。王冰注此谓：“汗药不以偶方，气不足以外发泄，下药不以奇制，药毒攻而致过。”这就是说，王冰认为“汗者不以偶，下者不以奇”，与经文完全相反。张介宾同意王冰注文，其注云：“近者为上为阳，故用奇方，用其轻而缓也，远者为下为阴，故用偶方，用其重而急也。汗者不以偶，阴沉不能达表也，下者不以奇，阳升不能降下也，旧本云汗者不以奇，下者不以偶，而王太仆注云汗药不以偶方，泄下药不以奇制，是注与本文相反矣，然王注得理，而本文似误，今改从之。”我们完全同意王冰和张介宾意见，原文疑误，以改为“汗者不以偶，下者不以奇”为妥。

(12) 补上治上制以缓，补下治下制以急：“上”，此处指病在上焦。“制”，指制方。“缓”，指缓方。所谓“缓方”，亦即方剂作用缓慢逐渐发生作用的方剂。“补上治上制以缓”，意即病在上焦者，宜用作用较缓慢或逐渐发生作用的方剂来作治疗。“下”，此处指病在下焦。“急”，指急方。所谓“急方”，亦即方剂作用快速或比较峻烈的方剂。“补下治下制以急”，意即病在下焦者，宜用作用快速或比较峻烈的方剂来作治疗。为什么“补上治上制以缓”？这是因为上焦属阳，上焦主纳，上焦如雾，需要方剂缓缓发生作用，所以要用缓方。为什么“补下治下制以急”？这是因为下焦属阴，下焦主出，下焦如渎，需要方剂快速发生作用，所以要用急方。薛雪注此云：“补上治上制以缓，欲其留布上部也。补下治下制以急，欲其直达下焦也。”即属此义。

(13) 急则气味厚，缓则气味薄：“急”，指急方。“气味”，指药物的气味。“厚”，指药物的气味浓厚。“急则气味厚”，指急方用药气味浓厚。气味浓厚的药物，其作用多在下焦，所以急方用药气味浓厚。“缓”，指缓方。“薄”，指药物的气味淡薄。“缓则气味薄”，指缓方用药气味淡薄。气味淡薄的药物，其作用多在上焦，所以缓方用药气味淡薄。张志聪注：“急则用气味之厚者，缓则用气味之薄者，盖厚则沉重而易下，薄则轻清而上浮。”即属此义。

（14）适其至所：“适其至所”，见本节前注。此是承上文而言，意即上述“近者奇之，远者偶之”，“汗者不以偶，下者不以奇”，“补上治上制以缓，补下治下制以急”等制方原则，其目的都是为了“适至病所”，亦即为了使治疗能有效地作用于病变部位。张介宾注：“若制缓方而气味厚，则峻而去速，用急方而气味薄，则柔而不前，惟缓急厚薄得其宜，则适其病至之所，而治得其要也。”这是对此较好的说明。

（15）病所远而中道气味之者，食而过之，无越其制度也：这里是讲服药的方法。“病所远”，即病变部位较远。“中道”，指服药后尚未至病所以前的时间。“气味”，指药物的气味。“病所远而中道气味之者”，直译之，即病变部位较远，在服药以后还未达到病变部位之前的这一段时间中，药物在中道就已经产生了作用。“食”，指饮食。“过”，指通过或直达。“食而过之”，即上述情况可以用饮食来帮助药物直达病所。亦即根据病所的远近可以采用饭前服药或饭后服药的方法来帮助调节。“越”，指超越，此处指违反。“制度”，即规定。此句意即要注意服药时间，应根据病所的远近确定空腹服药或饭后服药。张介宾注：“言病所有深远，而药必由于胃，设用之无法，则药味未及病而中道先受其气味矣。故当以食为节而使其远近皆达，是过之也。如欲其远者，药在食前，则食催药而致远矣。欲其近者，药在食后，则食隔药而留止矣。由此类推，则服食之疾除，根梢之升降，以及汤膏丸散各有所宜，故云无越其制度也。”对服药必须讲究服药方法讲得十分清楚。

(16) 平气之道：“平”，指平调。“气”，指病气，亦即人体在致病因素作用下所产生的偏胜之气。“平气”，即平调偏胜之气使之恢复正常。“平气之道”，即对疾病的治疗规律，此处主要指制方的规律。

(17) 近而奇偶，制小其服也：“近而奇偶”，意即病近用奇方或偶方治疗。“制小其服”，即处方用药分量宜轻。此句意即病近时可以用奇方，也可以用偶方，不一定受前文“近者奇之，远者偶之”的限制，但是病近时用药分量宜轻。

(18) 远而奇偶，制大其服也：“远而奇偶”，意即病远用奇方或偶方。“制大其服”，即处方用药分量宜大。此句意即病远时可以用奇方，也可以用偶方，不一定受前文的限制，但是病远时分量宜重。

(19) 大则数少，小则数多。多则九之，少则二之：“大”，指大方，亦即前述的“制大其服”。“小”，指小方，亦即前述的“制小其服”。“大则数少”，“少则二之”，意即大方的特点是组成药物少，但药量大。“小则数多”，“多则九之”，意即小方的特点是组成药物多，但药量小。为什么“大则数少，小则数多”？因为大方的适应证是病远，病远则需要药力强；小方的适应证是病近，病近则需要药力缓。薛雪注：“数少则分量重，分量重则性力专，而直达深远也。数多则分量轻，分量轻则性力薄而仅及近处也。”即属此义。

(20) 奇之不去则偶之，是谓重方：“奇之不去则偶之”，直译之，即对疾病的治疗，如果用单方无效时，则改用复方。“重方”，即复方。不过应该说明者，对此句后世注家解释不一。王冰把“重方”解释成为药量甚重的方剂。其注云：“方与其重也宁轻，与其毒也宁善，与其大也宁小。”话虽然说得不错，但是用在此处，未免风马牛不相及也。张介宾把“重方”解释成为奇偶迭用。其注云：“奇偶迭用，是谓重方，即后世所谓复方也。”所谓“奇偶迭用”，即先用奇方后用偶方，或奇方偶方交替用。如果把奇方偶方只看成是组成药物为单数或双数的话，则所谓“奇偶迭用”，仍然是两方交替用，不能称作复方。张志聪把“重方”解释为“奇偶并用”，即奇方偶方同时使用。其注云：“所谓重方者，谓奇偶之并用也。”奇方与偶方同用，从表面看固然可以算作复方了，但从原文“奇之不去则偶之”一句来看，则无法联系。从原文中看不出奇偶并用的意思。由于如此，所以我们对上述三种解释均不满意。我们认为，奇方就是单方，偶方就是复方。“重方”，即复方。这里是解释偶方而言。

(21) 偶之不去，则反佐以取之，所谓寒热温凉，反从其病也：“偶之不去”，即运用复方仍然无效。“反佐”，即配合“反治”的方法。“取之”，即治疗。“寒热温凉”，指药物的作用。“反从其病”，即用药性味与病候相同，亦即治热以热，治寒以寒。此句意即在疾病的治疗中，如用单方治疗无效时则可改用复方。但如用复方也仍然无效时，则在治疗时应考虑到“反佐”的问题。所谓“反佐”，亦即在治热以寒时应佐以少量的热药，或者寒药热服，治寒以热时应佐以少量的寒药，或者热药凉服。这就是原文所谓的“寒热温凉反从其病”。张介宾注此云：“反佐者，谓药同于病而顺其性也，如以热治寒而寒拒热，则反佐以寒而入之，以寒治热而热格寒，则反佐以热而入之，又如寒药热用，借热以行寒，热药寒用，借寒以行热，是皆反佐变通之妙用，盖欲因其势而利导之耳。”对此段阐发甚为恰当。

【述评】

本节主要论述了方剂的组成和分类以及适应证问题。在方剂的组成方面，原文在此提出一个方剂之中有君有臣，亦即方剂是由主要药物与配合主要药物产生作用的辅助药物组成。在方剂分类方面，原文在此提出了以下几种分类方法：一种是以方剂单位数量来分类，这一种中有奇方和偶方。这也就是单方和复方。一个单一的方剂是单方。两个以上的方剂是复方，复方又叫重方。另一种是以用药剂量及药物多少来分类。这一种中有大方和小方。用药剂量大，药味少的是大方。用药剂量小，药味多的是小方。再一种是按药物作用缓急来分类，这一类中有缓方和急方。所用药物气味薄，作用缓的是缓方。所用药物气味厚，作用急的是急方。在适应证方面，原文提出了病位在上的、在外的，用单方、缓方、小方。病位在下的、在里的，用复方、急方、大方。但是原文又提出不能机械套用，一切以“适其至所”，亦即以疗效为准。单方无效亦可用复方。这些都是古人的经验之谈。不过，需要指出，根据上述讲解内容可以看出，《内经》关于方剂分类，实际上只有奇方（单方）、偶方（复方）、缓方、急方、大方、小方六种。但后世一般均谓《内经》把方剂分类大、小、缓、急、奇、偶、复七方，把奇方和偶方看成只是组成药物是单数和双数的差别，把“重方”谓之复方。我们认为这样理解经文精神是不够全面的，因此对“七方”之说，提出商榷。

【原文】

病生于本[(1)]，余知之矣。生于标者[(2)]，治之奈何？岐伯曰：病反其本，得标之病[(3)]，治反其本，得标之方[(4)]，帝曰：善。

六气之胜，何以候之？岐伯曰：乘其至也[(5)]，清气大来，燥之胜也，风木受邪，肝病生焉[(6)]。热气大来，火之胜也，金燥受邪，肺病生焉[(7)]。寒气大来，水之胜也，火热受邪，心病生焉[(8)]。湿气大来，土之胜也，寒水受邪，肾病生焉[(9)]。风气大来，木之胜也，土湿受邪，脾病生焉[(10)]。所谓感邪而生病也[(11)]。乘年之虚[(12)]，则邪甚也。失时之和[(13)]，亦邪甚也，遇月之空[(14)]，亦邪甚也。重感于邪，则病危矣[(15)]。有胜之气，其必来复也[(16)]。

【讲解】

（1）病生于本："本"，指本源，此处指风、热、火、湿、燥、寒六气。"病生于本"，意即六气偏胜是人体感受疾病的主要原因。张志聪注："病生于本者，生于风寒热湿燥火也。"即属此义。

（2）生于标者："标"，即标志，此处指三阴三阳。运气学说以三阴三阳代表六气，所以三阴三阳为标。"生"，指发生疾病。"生于标者"，意即在三阴三阳所属的时间中发生的疾病，或由于三阴三阳所代表的某一气候反常致病。例如在每年初之气所属的时间中发病者或由于风气偏胜致病者，病属厥阴。二之气所属的时间中发病者或由于热气偏胜致病者病属少阴等等均是。张志聪注："生于标者，生于三阴三阳之气也。"即属此义。

（3）病反其本，得标之病："反"，即反求。"本"，即六气。"标"，即三阴三阳。"病反其本，得标之病"，意即对于疾病反求其病因，即能知其三阴三阳、病位病性。例如，风气偏胜时，人体或受风邪致病。从三阴三阳来说，其病即属厥阴。从脏腑来说，即病在肝胆，从病性来说，即病属风热。张介宾注："病有标本，但反求其所致之本，则见在之标病，可得其阴阳表里之的矣。"即属此义。

（4）治反其本，得标之方："治"，即治疗。"反其本"，即反求其致病之原，此处是指反求其发病与六气之间的关系。"标"，即三阴三阳及其所代表的脏腑经络。"治反其本，得标之方"，是承上句"病反其本，得标之病"而言。全句意即既然可以根据人体疾病发生与季节气候的关系来确定病位、病性，那就自然也可以根据人体疾病与六气之间的关系来作治疗。张介宾注："治有本末，但反求其治本之道，则治标之运用，可得七方十剂之妙矣，此无他，亦必求于本之意。"即属此义。"病反其本，得标之病，治反其本，得标之方"，这几句话，是中医学在对疾病作诊断治疗中所用某些术语的渊源所在。例如因感风邪致病而在临床上表现为受风邪所常见的症状和体征时，临床上即可诊断为风病或肝病。同时，对治疗此种疾病的方法赋于疏风、疏肝、息风、平肝等等名称。由此说明了中医学对于疾病的诊断、治疗、命名等，很多都是在运气学说的基础上发展演绎而来。

（5）乘其至也："乘"，即乘势或乘虚。五行学说以一物偏盛对其所胜之物克制太甚，或一物偏衰，其所不胜之物克制太甚均可曰"乘"。"其"，指偏胜之气。此句是回答原文所问"六气之胜，何以候之?"，意即观察六气偏胜时，主要是观察此偏胜之气到来以后，对所胜脏器的直接影响。

（6）清气大来，燥之胜也，风木受邪，肝病生焉："清气"，即凉气。"燥"，即气候干燥。"风"、"木"，指春季气候。"风木受邪"，即春天应温不温，应生不生，气候反常。全句意即春天里如果气候比平常少风，过于清凉干燥，植物必然生长不好，人体也容易发生肝病。从五行概念来说，"清"和"燥"在五行属性上属于金，"风"和"肝"，在五行属性上属于木。"清气大来，燥之胜也，风木受邪，肝病生焉"，从五行之间的关系来看就是金胜乘木。

（7）热气大来，火之胜也，金燥受邪，肺病生焉："热气"，即火气。"火之胜也"，即气候十分炎热。"金"、"燥"，指秋季气候。"金燥受邪"，即秋天应凉不凉，应燥不燥，气候反常。全句意即秋天里如果气候太热，应凉不凉，植物必然因此收成不好，人体也容易因此而发生肺病。从五行概念来说，"热"，属于火，"燥"和"肺"属于金。"热气大来，火之胜也，金燥受邪，肺病生焉"，从五行之间的关系来看就是火胜乘金。

（8）寒气大来，水之胜也，火热受邪，心病生焉："寒气"，即寒凉之气。"水之胜也"，即气候十分寒冷。"火热"，指夏季气候。“火热受邪”，即夏天应热不热，气候反常。全句意即夏天里如果气候太冷，应热不热，农作物就必然因此生长不好，人体也容易因此而发生心病。从五行概念来说，“寒”属于水，“热”和“心”属于火。“寒气大来，水之胜也，火热受邪，心病生焉”，从五行之间的关系来看就是水胜乘火。

(9) 湿气大来，土之胜也，寒水受邪，肾病生焉：“湿气”，即雨湿之气。“土之胜也”，即气候潮湿，雨水增多。“寒水”，指冬季气候，“寒水受邪”，即冬季里应寒不寒，不降雪而降雨，气候反常。全句意即冬天里如果气候不冷，应寒不寒，生物应藏不藏，第二年农作物就必然因此生长不好，人体也容易因此发生肾病。从五行概念来说，“湿”属于土，“寒”和“肾”属于水。“湿气大来，土之胜也，寒水受邪，肾病生焉”，从五行之间的关系来看就是土胜乘水。

(10) 风气大来，木之胜也，土湿受邪，脾病生焉：“风气”，即偏胜之风气。“木之胜也”，即气候多风，天气温热。“土湿”，指长夏季节。“土湿受邪”，即长夏季节，气候多风，降雨量少，气候干旱，应湿不湿，气候反常。全句意即长夏如果降雨量少，气候干旱，应湿不湿，农作物就必然因此生长不好，人体也容易因此发生脾病。从五行概念来说，“风”属于木，“湿”和“脾”属于土。“风气大来，木之胜也，土湿受邪，脾病生焉”，从五行之间的关系来看就是木胜乘土。

(11) 所谓感邪而生病也：“感邪”，即感受偏胜之气。“生病”，指五脏生病。全句意即五脏疾病可以是感受其所不胜之气而发病。例如肝病可以在燥气偏胜时发生，肺病可以在火气偏胜时发生等等。这是对前文“乘其至也”的进一步说明。

(12) 乘年之虚：“年之虚”，即岁运不及之年。“乘年之虚”，意即六气偏胜时，人体本来可以感邪发病，如果再遇上岁运不及之年，则疾病就更加容易发生。例如火气偏胜时，人体容易发生心病、肺病，如果再遇上金运不及之年时，由于火胜乘金的原因，则肺病就会更加容易发生，或者在发生以后会较一般年份加重。

（13）失时之和："失时之和"，即主客之气失和。例如主气初之气为厥阴风木，客气初之气为阳明燥金，应温反凉，春行秋令，季节与气候相反，即属客主之气失和。在客主之气失和时，人体即可感邪而发生疾病，特别是容易发生客邪所胜脏腑的疾病。例如前述春行秋令时，则容易发生肝病等等。张介宾注："客主不和，四时失序，感而为病，则随所不胜而与脏气相应也，其邪亦甚。"即属此义。

（14）遇月之空："月"，指天体上的月亮。"空"，即空虚不足。此指月缺或无月时。中医学认为人体气血与月廓盈虚密切相关。《素问·八正神明论》谓："月始生则血气始精，卫气始行，月郭满则血气实，肌肉坚，月郭空则肌肉减，经络虚，卫气去，形独居。"这就是说，中医学认为每月月圆时，人体气血充实。月缺或无月时，人体气血相对虚衰。"遇月之空"，意即每月在月缺或无月这一段时间中，如果感受六气偏胜之邪，也就比平常更加容易发生疾病。

（15）重感于邪，则病危矣："重感于邪"，即在上述"年虚"、"失时"、"月空"的基础上再感受外邪，则发病比一般年份要明显加重，预后也比一般年份为差。《灵枢·岁露论》谓："乘年之虚，遇月之空，失时之和，因为贼风所伤，是谓三虚，故论不知三虚，工反为粗，帝曰：愿闻三实。少师曰：逢年之盛，遇月之满，得时之和，虽有贼风邪气，不能危之也。"此处明确指出：岁运盛衰，主客和否，月廓满空等与人体疾病发生密切相关。"年虚"、"失时"、"月空"谓之"三虚"。在"三虚"的基础上如果再遇上外邪就容易发病。反之，"年盛"、"时和"、"月满"，谓之"三实"。在"三实"的条件下，即使遇上外邪，也不一定发生疾病。于此说明了自然环境与人体正气强弱及发病与否之间的密切相关。

（16）有胜之气，其必来复也："有胜之气，其必来复"，意即六气偏胜时，必然就会有复气随之而产生。此句意即自然气候变化本身始终存在着一种自稳调节，人体与之相应，本身也存在着一种自稳调节。这是自然界和人体普遍存在着的一种客观规律。

【述评】

本节首先指出了六气偏胜是发生疾病的根本原因。因而我们认识疾病和治疗疾病必须从认真研究六气变化的规律上着手。这就是原文中所谓的："病反其本，得标之病，治反其本，得标之方。"其次，指出了六气偏胜致病，不但影响到本气本脏，而且可以影响到他气他脏，特别是所胜之气之脏。再其次指出了胜气致病时，还必须与岁运盛衰、主客之气、月廓满空密切结合起来。这些都是中医学整体恒动观及人与天地相参的指导思想在临床运用中的具体体现。

【原文】

帝曰：其脉至何如[(1)]？岐伯曰：厥阴之至其脉弦[(2)]，少阴之至其脉钩[(3)]，太阴之至其脉沉[(4)]，少阳之至大而浮[(5)]，阳明之至短而涩[(6)]，太阳之至大而长[(7)]。至而和则平[(8)]，至而甚则病[(9)]，至而反者病[(10)]，至而不至者病[(11)]，未至而至者病[(12)]，阴阳易者危[(13)]。

【讲解】

（1）其脉至何如："脉"，指脉象，"至"，指不同季节气候到来之时。此句是问季节气候不同，脉象是否亦有不同。

（2）厥阴之至其脉弦："厥阴"，指每年初之气所属一段时间或风气偏胜之时。"弦"，即弦脉。弦脉的特点，《素问·玉机真藏论》谓："软弱轻虚而滑，端直以长，故曰弦。"这就是说弦脉的主要特点是脉长而有弹力，其形如弦。"厥阴所至其脉弦"，意即每年初之气所属一段时间中或风气偏胜之时，人体肝气相应偏胜，因而人体也相应出现弦脉。一般来说在初之气这一段时间中出现弦而软的脉属于平脉。《素问·平人气象论》谓："平肝脉来，软弱招招，如揭长竿末梢，曰肝平。"出现弦紧有力的脉则属病脉。《素问·平人气象论》谓："病肝脉来，盈实而滑，如循长竿，曰肝病。"如果过于弦紧，则表示预后不好，属于死脉。《素问·平人气象论》谓："死肝脉来，急益劲，如新张弓弦，曰肝死。"

(3) 少阴之至其脉钩："少阴"，指每年二之气所属一段时间或热气偏胜之时。"钩"，即钩脉。钩脉的特点，《素问·玉机真藏论》谓："其气来盛去衰，故曰钩。"王冰注："言其脉来盛去衰如钩之曲也。"这就是说，钩脉的主要特点是"来盛去衰"，亦即脉来偏快，两至之间距离较短。就每一至来说来长去短，其形如钩。"少阴之至其脉钩"，意即每年二之气所属这一段时间中或热气偏胜之时，人体心气相应偏胜，因而人体也相应出现钩脉。一般来说在二之气这一段时间中出现脉率稍快稍大的脉属于平脉。《素问·平人气象论》谓："夫平心脉来，累累如连珠，如循琅玕，曰心病。"如果脉率过快，或中有歇止，则属病脉。《素问·平人气象论》谓："病心脉来，喘喘连属，其中微曲，曰心病。"如果脉来洪大而迟，则表示预后不好，属于死脉。《素问·平人气象论》谓："死心脉来，前曲后居，如操带钩，曰心死。"所谓"前曲后居"，王冰注："居，不动也。"张介宾注："前曲者，谓轻取则坚强而不柔。后居者，谓重取则牢实而不动，如操车带之钩而全失充和之气，是但钩无胃也。故曰心死。"张志聪注："居，不动也。曲而不动，如操带钩，无如珠生动之象也。"我们认为，"前"、"后"，是指脉的来去，脉来为"前"，脉去为"后"。"曲"，同意张介宾的解释，即"坚强"。"居"，各家均释为"不动"。总之，我们认为脉洪大即"前曲"。脉两至之间的间隔较长，间隔期间脉无搏动，即"后居"、"前曲后居"即脉洪大而迟。

(4) 太阴之至其脉沉："太阴"，指每年四之气所属的这一段时间或湿气偏胜之时。“沉”，即沉脉。沉脉的特点《脉经》谓：“重手按至筋骨乃得。”这就是说，沉脉的主要特点是：脉位很深，重按乃得。“太阴所至其脉沉”，意即在每年四之气所属这一段时间中湿气偏胜之时，因而人体也相应出现沉脉。一般来说在四之气这一段时间中出现沉细的脉属于平脉。《素问·平人气象论》谓：“平脾脉来，和柔相离，如鸡践地，曰脾平。”张介宾注：“和柔，雍容不迫也，相离，匀静分明也，如鸡践地，从容轻缓也，此即充和之气，亦微软弱之义，是为脾之平脉。”如果在这一段时间中脉不沉细，则属病脉。《素问·平人气象论》谓：“病脾脉来，实而盈数，如鸡举足，曰脾病。”如果脉来强硬有力而迟，则表示预后不好，属于死脉。《素问·平人气象论》谓：“死脾脉来，锐坚如乌之喙，如鸟之距，如屋之漏，如水之流，曰脾死。”

（5）少阳之至大而浮：“少阳”，指每年三之气所属这一段时间或火气偏胜之时。“大而浮”之脉，即洪脉。洪脉的特点，张介宾谓：“大而实也，举按皆有余。”“少阳之至大而浮”，意即每年三之气所属这一段时间中或火气偏胜之时，由于气候炎热，所以人体相应心气偏胜，因而人体也相应出现洪脉。洪脉与钩脉有相似处，一般来说在三之气所属这段时间中出现洪脉，属于平脉。其他病脉、死脉与前述“少阴之至”相似，可参看前讲。

（6）阳明之至短而涩：“阳明”，指每年五之气所属这一段时间或燥气、凉气偏胜之时。“短而涩”之脉，即毛脉、浮脉。毛脉、浮脉的特点，《素问·玉机真脏论》谓：“轻虚以浮，来急去散，故曰浮。”张介宾谓：“毛者，脉来浮涩，类羽毛之轻虚也。”这就是说，毛脉的主要特点是浮而无力，亦即浮短而涩。“阳明之至短而涩”，意即每年五之气所属这一段时间或凉气、燥气偏胜之时，人体肺气相应偏胜，因而人体也相应出现毛脉。一般来说在五之气这段时间中出现浮短而涩的毛脉属于平脉。《素问·平人气象论》谓："平肺脉来，厌厌聂聂，如落榆夹，曰肺平。"如果在这一段时间中出现浮而较有力的脉则属病脉。《素问·平人气象论》谓："病肺脉来，不上不下，如循鸡羽，曰肺病。"如果在这一段时间中出现浮而有力，浮而无根的脉则属死脉。《素问·平人气象论》谓："死肺脉来，如物之浮，如风吹毛，曰肺死。"

(7) 太阳之至大而长："太阳"，指每年终之气所属这一段时间或寒气偏胜之时。"大而长"之脉，此处指沉大而长之脉，亦即石脉。石脉的特点，《素问·玉机真脏论》谓："冬脉如营(石)，何如而营(石)？岐伯曰：冬脉者，肾也，北方水也，万物之所以合藏也，故其气来沉以搏，故曰营(石)。"这就是说石脉的主要特点是沉而有力，亦即沉大而长。"太阳之至大而长"，意即每年终之气所属的这一段时间中或寒气偏胜之时，人体肾气相应偏胜，因而人体也相应出现石脉。一般来说在终之气所属的这一段时间中出现沉而有力的脉属于平脉。《素问·平人气象论》谓："平肾脉来，喘喘累累如钩，按之而坚，曰肾平。"如果在这一段时间中脉不沉或脉来强硬则属病脉。《素问·平人气象论》谓："病肾脉来，如引葛，按之益坚，曰肾病。"如果脉来过度强硬，则表示预后不良，属于死脉。《素问·平人气象论》谓："死肾脉来，发如夺索，辟辟如弹石，曰肾死。"所谓"引葛"，"夺索"，均是形容脉来极度强硬有力之意。

(8) 至而和则平：以下是对上述各种脉象变化的总结。"至而和"，即各个季节中所出现的相应脉象和缓从容。"平"，即平脉。"至而和则平"，意即各个季节中所出现的不同脉象以从容和缓为平脉。《素问·平人气象论》中谓"春胃微弦曰平"，"夏胃微钩曰平"，"秋胃微毛曰平"，"冬胃微石曰平"等等，即属四时平脉。

(9) 至而甚则病："至而甚"，指脉来虽然与季节相应，但脉来太甚，例如前述之弦而“如循长竿”，钩而“喘喘连属”，毛而“如循鸡羽”，石而“按之益坚”等等。脉至而甚属于病脉，所以原文谓：“至而甚则病。”

（10）至而反者病：“至而反”，指脉来不与季节相应。例如春得秋脉，夏得冬脉等等。脉逆四时属于病脉，所以原文谓：“至而反者病。”《素问·玉机真脏论》谓：“春得肺脉，夏得肾脉，秋得心脉，冬得脾脉，其至皆弦绝沉涩者，命曰逆四时。”即属此义。

（11）至而不至者病：“至而不至者病”，也是指脉来不与季节相应。句中的前一个“至”字，是指季节。后一个“至”字，是指应有脉象。全句意即季节到来而脉象不与之相应。脉不与四时相应属于病脉，所以原文谓“至而不至者病”。

（12）未至而至者病：“未至而至者病”，也是指脉来不与季节相应。句中的前一个“至”字，仍指季节。后一个“至”字，仍指应有脉象。全句意即季节尚未到来，而脉已先行出现。质言之，也就是脉象不与季节相应，脉不与时相应属于病脉，所以原文谓：“未至而至者病。”

（13）阴阳易者危：“阴阳”，此处指季节与脉象的阴阳属性。从季节的阴阳属性来说，春夏属阳，秋冬属阴；从脉象的阴阳属性来说，弦钩属阳，濡、毛、石属阴。“阴阳易”，即脉象与季节完全相反，或脉象与证候完全相反。例如，春夏而脉见沉小，或高热而脉见细弱等等均是。春夏而见阴脉，秋冬而见阳脉或阳证而见阴脉，阴证而见阳脉，均属“阴阳易”之类，属于严重反常，预后不良，所以原文谓：“阴阳易者危。”《素问·玉机真脏论》谓：“春夏而脉沉涩，秋冬而脉浮大，病热脉静，泄而脉大，脱血而脉实，病在中脉实坚，病在外脉不实坚者，皆难治。”即属此义。

【述评】

本节主要论述了脉象与季节气候之间的关系，总结出“脉从四时”为顺，“脉逆四时”为病，“至而和则平”，“至而甚则病”的规律。这也是对前章中所述的“气，脉其应也”的进一步说明。

【原文】

帝曰：六气标本，所从不同[1]，奈何？岐伯曰：气有从本者，有从标本者，有不从标本者[2]也。帝曰：愿卒闻之。岐伯曰：少阳太阴从本[3]，少阴太阳从本从标[4]，阳明厥阴不从标本从乎中也[5]，故从本者化生于本，从标本者有标本之化，从中者以中气为化也[6]。

帝曰：脉从而病反[7]者，其诊何如？岐伯曰：脉至而从，按之不鼓，诸阳皆然[8]。帝曰：诸阴之反[9]，其脉何如？岐伯曰：脉至而从，按之鼓甚而盛也[10]。

是故百病之起，有生于本者，有生于标者，有生于中气者[11]，有取本而得者，有取标而得者，有取中气而得者，有取标本而得者，有逆取而得者，有从取而得者[12]。逆，正顺也[13]。若顺，逆也[14]。故曰：知标与本，用之不殆，明知逆顺，正行无问[15]。此之谓也。不知是者，不足以言诊，足以乱经[16]。故大要曰：粗工嘻嘻，以为可知，言热未已，寒病复始[17]，同气异形，迷诊乱经[18]。此之谓也。夫标本之道，要而博，小而大，可以言一而知百病之害[19]，言标与本，易而勿损，察本与标，气可令调，明知胜复，为万民式，天之道毕矣[20]。

【讲解】

(1) 六气标本，所从不同：“六气”，即风、热、火、湿、燥、寒六气。“标本”，详见前《六微旨大论》所作讲解。所谓“标”，是指标志或者现象，这里是指三阴三阳。所谓“本”，是指本质或本体，这里是指六气。“从”，此处是指在疾病诊断治疗中的重点。“六气标本，所从不同”，意即六气有标有本，例如风为本，厥阴为标；热为本，少阴为标；火为本，少阳为标；湿为本，太阴为标；燥为本，阳明为标；寒为本，太阳为标等等。在诊断治疗上的重点，所谓“从本”、“从标”也就不尽相同。有的时候重点在本，有的时候重点在标，即所谓“六气标本，所从不同”。

（2）气有从本者，有从标本者，有不从标本者：“气”，指气候，也可以指病候。“气有从本者”，意即分析气候或病候时，重点在本。从气候上来说就是重点在它的本气方面。从病候上来说就是重点在它的病因方面。“有从标本者”，意即分析气候或病候时，有时不但要重视其本，而且也要重视其标。从气候上来说也就是不但要注意它的本气应有变化，还要重视它在阴阳变化中的实际表现。从病候上来说也就是不但要重视疾病的病因及其原发器官，同时还要重视它的临床表现以及受其影响的各个继发器官。“有不从标本者”，意即在某些特殊情况下，其本其标在当时均属次要，重点在其他有关的或受其他影响的气候或病候变化。从气候上来说即原发的偏胜之气以及其气候反常表现已属次要或已经过去，当前影响最大的是在以前的基础上所产生的新的气候反常变化，因此重点要放在当前新的变化上。以风气偏胜为例，风气偏胜，以风为本，以厥阴为标。但是由于风气偏胜时，火气必然随之逐渐偏胜。如果火气太胜又形成新的灾变时，则此时就不是考虑风气和厥阴的关系问题，而是要首先考虑火气和少阳之间的关系问题。这也就是后文所谓的“不从标本从乎中”的问题。从病候来说也是一样。即其致病因素及原发病变已属次要，当前影响最大、最急的是在前面的基础上所发生的新情况和新变化。以肝病为例，肝盛必然乘脾，一般情况下，对此固然应首先考虑肝和厥阴的问题，但如果脾病太甚，或脾败欲脱，则在临床上又必须首先考虑脾胃。总的说来，这一段文字从总的来看，也就是说气候与病候密切相关，都有一个标本的问题。一般情况下不论从气候或病候来说重点都在于本。这也就是上节原文所谓“病反其本，得标之病，治反其本，得标之方”。但在特殊情况下，又必须从实际影响出发。有时重点在本，有时重点在标本，有时则完全要从新的实际影响来考虑。这就是此处所谓“气有从本者，有从标本者，有不从标本者”。一切从实际情况出发，这是中医学在认识论上的一个重大特点。

（3）少阳太阴从本：“少阳”，即少阳相火。就少阳来说，少阳是标，相火是本。“太阴”，即太阴湿土。就太阴来说，太阴是标，湿土是本。从阴阳属性来说，少阳属阳，而火在阴阳属性上也属阳。标和本在阴阳属性上一致。换句话说，也就是现象和本质一致。少阳之所以叫做少阳，也正因为它标志的气候或病候本身属阳，从少阳这个名称，就知道它所代表的气候或病候是火热，所以少阳从本。太阴属阴，而湿在阴阳属性上也属阴。换句话说，也就是现象和本质一致。太阴之所以叫做太阴，也正因为它标志的气候或病候本身属阴，从太阴这个名称，就知道它所代表的气候或病候是湿，所以太阴也从本。王冰注此云：“少阳之本火，太阴之本湿，本末同，故从本也。”张介宾注此云：“六气少阳为相火，是少阳从火而化，故火为本，少阳为标。太阴为湿土，是太阴从湿而化，故湿为本，太阴为标。二气之标本同，故经病之化皆从乎本。”均属此义。

（4）少阴太阳从本从标：“少阴”，即少阴君火。就少阴来说，少阴是标，君火是本。“太阳”，即太阳寒水。就太阳来说，太阳是标，寒水是本。从阴阳属性来说，少阴属阴，而君火在阴阳属性上则属阳，标和本在阴阳属性上不一致。这就是说，古人从经验中看出，气候或病候有时从现象来看似乎属阴，但其本质上却属于阳。阴由阳生。少阴即属于这种外阴内阳或者标阴本阳的情况。由于少阴标本阴阳互见，所以少阴要从本从标。太阳属阳，而寒水在阴阳属性上则属阴，标和本在阴阳属性上也不一致。这也就是说，古人从经验中还看出气候或病候变化中的另一类情况，即从现象上来看似乎属于阳，但其本质上却属于阴。阴由阳生。太阳即属于这种外阳内阴或者标阳本阴的情况。由于太阳标本阴阳互见，所以太阳也要从本从标。王冰注此云：“少阴之本热，其标阴，太阳之本寒，其标阳，本末异，故从本从标。”张介宾注此云：“少阴为君火，从热而化，故热为本，少阴为标，是阴从乎阳也。太阳为寒水，从寒而化，故寒为本，太阳为标，是阳从乎阴也。故经病之化，或从乎标，或从乎本。”张志聪注此云：“少阴之本热而标见少阴之阴，太阳之本寒而标见太阳之阳，阴中有阳，阳中有阴。有水火寒热之化，故少阴太阳从本从标。”均属此义。

（5）阳明厥阴不从标本从乎中也：“阳明”，即阳明燥金。就阳明来说，阳明是标，燥金是本。“厥阴”，即厥阴风木，就厥阴来说，厥阴是标，风木是本。“中”，即中见之气。关于“中见之气”，我们在《六微旨大论》中已经作过解释。所谓“中见之气”，即在本气之中可以见到的气，亦即六气变化到了一定限度时向相反方面转化的气。阳明的中见之气为太阴，厥阴的中见之气为少阳。“阳明厥阴不从标本从乎中”，意即厥阴虽然属风，属温，但从发展转化来看则必须考虑到温可以转热，风可以化火的特点。阳明虽然属凉，属燥，但从发展转化来看则必须考虑到凉可以转寒，燥可以转湿的特点。质言之，对于六气的变化，不但要注意到它们本气的变化，同时还必须注意到它们之间的转化问题。为什么原文提出“阳明厥阴不从标本从乎中”呢？我们认为，厥阴和阳明也属于标和本在阴阳属性上不一致的情况。厥阴虽属阴，但其本为风、为温、属阳。温之极始为热，因此其转化主要应考虑由温继续向热的方面转化。从六气六步主时来看，厥阴为初之气，也必然由温向热转化。厥阴的中气为少阳，少阳主火热，所以厥阴从中气而化。阳明虽属阳，但其本为燥、为凉、属阴。燥的对立面是湿，因此其转化主要应考虑由燥向湿的方面转化。阳明的中气为太阴，太阴主湿，所以阳明从中气太阴而化。需要指出的是湿的产生，多因热而生湿，如六气六步中的四之气，由热转湿，湿热交蒸的情况，但湿也多见于由寒而生湿。阳明从中气而化，主要还是指向寒湿方面转化，此应与因热生湿相区别。从临床来看，伤寒六经由阳明而向太阴转化即属此例。于此也揭示了湿的产生可以因热生湿，也可以因寒生湿。湿当区分为湿热与寒湿两大类。对于“阳明厥阴不从标本从乎中”这句经文的解释，历代注家的注释均不能令人满意。王冰注此云：“阳明之中太阴，厥阴之中少阳，本末与中不同，故不从标本从乎中也。”张介宾注此云：“阳明与太阴为表里，故以太阴为中气，而金从湿土之化，厥阴与少阳为表里，故以少阳为中气，而木从相火之化，是皆从乎中也。”张志聪注此云：“阳明之上，燥气治之，中见太阴，厥阴之上，风气治之，中见少阳，盖阳明司四时之秋令，而太阴主四时之清秋，厥阴为两阴交尽，阴尽而一阳始生，是以阳明厥阴从中见之化也。”王注以阳明厥阴本末与中不同，来解释阳明厥阴不从标本从乎中，实则六气标本与中气均不相同。少阳中见之气是厥阴，少阴中见之气是太阳，太阴中见之气是阳明，太阳中见之气是少阴，厥阴中见之气是少阳，阳明中见之气是太阴，其本末与中气均不相同。因此，王注没有能够把为什么阳明厥阴从中气的道理说清楚。张介宾以表里关系来作解释，但是三阴三阳都有与中见之气为表里的问题，即太阳与少阴为表里，阳明与太阴为表里，少阳与厥阴为表里。为什么其他不从中气，而独厥阴阳明从中气，仍然没有把道理讲清楚。张志聪注中把阳明代表秋令是对的，但把太阴也说成是主“四时之清秋”，果如此，则四气与五气没有区别、阳明可从太阴化，太阴也可从阳明化，令人感到牵强。我们的理解亦不敢言是，姑妄言之，以俟高明指正。

（6）从本者化生于本，从标本者有标本之化，从中者以中气为化也：这几句是对前述为什么从本、从标本、从中气的解释。“化”，即化生。质言之也就是产生阴阳变化以及三阴三阳命名的物质依据。加以归纳也就是说，少阳之所以命名为少阳，是因为少阳代表火，火属阳，标志与本质一致，所以少阳从本。太阴之所以命名为太阴，是因为太阴代表湿，湿为阴邪，标志与本质一致，所以太阴也从本。由于少阳、太阴的命名与它所代表的物质变化阴阳属性是一致的，所以少阳太阴都要从本。这就是原文所谓的“从本者化生于本”。少阴之所以命名为少阴，是因为它在现象上有阴的表现，但是少阴代表热，热属阳，标志与本质不一致。所以在分析少阴时就不能完全从标志或现象上来看，而要同时考虑其本质问题，既要考虑到它已经出现的现象，又要注意到产生这种现象的实质，所以少阴要从本从标。太阳之所以命名为太阳，是因为太阳代表寒，寒属阴，标志与本质也不一致。所以在分析太阳时，也不能完全从标志或现象上来看，而要同时考虑到它的本质问题，既要考虑到它所出现的现象，也要注意到产生这种现象的本质问题，所以太阳也要从本从标。这也就是原文中所谓的“从标本者有标本之化”。阳明之所以命名阳明，是因为阳明代表燥和凉，燥代表秋令气候，凉属阴，秋也属阴，标志与本质也不一致。从逻辑上来说阳明也应该从本，但是燥可以向湿转化，凉可以向寒转化，所以阳明要从中气。厥阴之所以命名厥阴，是因为厥阴代表风，代表温，代表生。风、温、生都属阳，标志与本质也不一致。从逻辑上来说，厥阴也应该从本，但是春风可以送暖，温可以进一步变为火热，生总是要向长的方面转化。所以厥阴也要从中气。这也就是原文所谓的“从中气者以中气为化也”。以上所述六气的标本中气问题，虽然从本、从标本、从中气谈得比较具体，但如果从《内经》总的精神来看则不能机械对待。实际上六气变化每一种气都有一个标本中气的问题，也都有一个从本、从本从标、从中气的问题。质言之，任何一种气候或病候的变化也都有个现象、本质和转化的问题。或从本、或从标本、或从中气，不是以三阴三阳的名称来决定，而是以它的实际表现为依据。《六微旨大论》谓：“少阳之上，火气治之，中见厥阴；阳明之上，燥气治之，中见太阴；太阳之上，寒气治之，中见少阴；厥阴之上，风气治之，中见少阳；少阴之上，热气治之，中见太阳；太阴之上，湿气治之，中见阳明。所谓本也，本之下，中之见也，见之下，气之标也，本标不同，气应异象。”即属此义。

（7）脉从而病反：前节谈六气的标本中气，以此说明气候和病候有时现象与本质一致，有时现象与本质不一致，其间错综复杂，应该根据具体情况作具体分析。此节是说这一原则在临床上如何具体运用。“脉”，即脉象。“从”，指相从，亦即一致。“脉从”，即脉象与症状相一致。例如发热见阳脉，腹泻见阴脉等，即属“脉从”。“病反”，即疾病的本质与临床表现相反。“脉从而病反”，意即脉象与临床表现一致，但与疾病的本质不一致。例如：真寒假热、阴盛格阳的患者，从疾病本质来说是寒证，但在临床上却表现为发热、烦渴、脉数等症状，这就是脉从而病反。此句是问脉证不一致时，如何判断寒热真假。张介宾注：“谓脉之阴阳必从乎病，其有脉病不应而相反者，诊当何如也。”即属此义。

（8）脉至而从，按之不鼓，诸阳皆然：“鼓”，此处指脉搏动有力。“按之不鼓”，即脉来无力。“诸阳”，即各种阳证。此句意即各种阳证，虽然可以出现数脉或大脉，表面看来是脉证一致，阳证见阳脉。但是，如果按之无力，即应考虑是否属于标阳本阴，真寒假热。因而在治疗上要从本从标或者从其中见之气。张介宾注此云：“阳病见阳脉，脉至而从也，若浮洪滑大之类，本皆阳脉，但按之不鼓，指下无力，便非真阳之候，不可误认为阳，凡诸阳病得此者，似阳非阳皆然也，故有为假热，有为格阳等证，此脉病之为反也。”即属此义。

（9）诸阴之反：“诸阴”，即各种阴证。“反”，指脉证相反。"诸阴之反"，意即各种阴证出现脉证相反的情况如何鉴别。此句与前句"诸阳皆然"相对应。

（10）脉至而从，按之鼓甚而盛也："脉至而从"，即阴证而见沉细之脉。"鼓甚而盛"，即脉来有力。全句意即各种阴证虽然可以出现沉细脉，表面看来脉证一致，阴病见阴脉，但如果沉细而有力，则应考虑是否属于本阳标阴，真热假寒，因而在治疗上要从本，或从本从标，或从中气。张介宾注此云："阴病见阴脉，脉至而从矣，若虽细小而按之鼓甚有力者，此则似阴非阴也，凡诸阴病得此，有如假寒，有如格阴，表里异形，所以为反。凡此相反者，皆标本不同也，如阴脉而阳证，本阴标阳也，阳脉而阴证，本阳标阴也，故治病当求其本。"即属此义。

（11）百病之起，有生于本者，有生于标者，有生于中气者："生于本"，指疾病在致病因素作用后直接发生者。"生于标"，指疾病不是在致病因素作用后直接发生，而是在原发疾病的基础上所形成的恶性循环继发性疾病。例如因为外感热邪而发生阴虚者，热为本，阴虚为标。但阴虚之后，由于阳生于阴的缘故，则又常常可以继发气虚。这种气虚，就可以说"生于标"。"生于中气"，指疾病不是在致病因素作用后直接发生而是由于与本气或本脏腑经络密切相关的气或脏腑经络失常因而影响本气或本脏腑经络发生疾病。例如太阴的中气为阳明，阳明的中气为太阴，因此胃病可以是由于脾病影响而来，脾病也可以是由于胃病影响而来。又如太阳的中气为少阴，少阴的中气为太阳，因此膀胱病可以影响肾，肾病也可以影响膀胱。"百病之起，有生于本者，有生于标者，有生于中气者"一段，说明了古人从经验中已经认识到疾病发生的原因是多方面的，可以是在致病因素作用下直接发生，也可以是发病以后的恶性循环和连锁反应，也可以是全身各个脏腑经络互相影响和作用的结果。

（12）有取本而得者，有取标而得者，有取中气而得者，有取标本而得者，有逆取而得者，有从取而得者：此段是指对疾病的治疗而言。“取本而得者”，即病生于本者应治其本。“取标而得者”，即病生于标者应治其标。“取中气而得者”，即病生于中气者可治其中气。“取标本而得者”，即病生于标本者，应同时治其标本。“逆取而得者”，即用正治亦即逆治的方法取效。“从取而得者”，即用反治亦即从治的方法取效。这也就是说，发生疾病的原因是复杂的，是多种多样的，因而在治疗上或从本，或从标，或从标本，或从中气，或正治、或反治也是多种多样的。张介宾注此云：“取，求也，病生于本者，必求其本而治之，病生于标者，必求其标而治之，病生于中气者，必求中气而治之，或生于标，或生于本者，必或标或本而治之，取有标本，治有逆从，以寒治热，治真热也，以热治寒，治真寒也，是为逆取，以热治热，治假热也，以寒治寒，治假寒也，是为从取。”即属此义。

（13）逆，正顺也：“逆，正顺也”，注家有两种解释。一种解释是：此句是指反治而言。治热以热，治寒以寒。表面看是逆，其实正符合病机，所以认为这是“顺”。这种解释以王冰、马莳为代表。王冰注：“寒盛格阳，治热以热，热盛拒阴，治寒以寒之类，背时谓之逆，外虽用逆，中乃顺也，此逆乃正顺也。”马莳注：“寒盛格阳，治宜以热，热盛格阴，治宜以寒，外虽若逆，而中则甚顺，其所以为顺也。”另一种解释则恰恰相反，认为此句是指正治而言。“逆”，即逆治，是指治热以寒，治寒以热。逆治是正治法，所以认为是“顺”。这种解释以张介宾、张志聪为代表。张介宾注：“病热而治以寒，病寒而治以热，于病似逆，于治为顺，故曰：逆，正顺也。”张志聪注：“逆者，以寒治热，以热治寒，故曰：逆，正顺也。”上述两种解释，根据《内经》对逆治、从治的定义，我们认为张注比较符合原文精神，王注近乎强解，故从张注不从王注。

(14) 若顺，逆也：“若顺，逆也”，注家认为均是指错误的治疗而言，但在具体分析时仍有两种解释。王冰、马莳认为，此句是指治假热以寒，治假寒以热。如王冰注云：“若寒格热而治以寒，热拒寒而治以热，外则虽顺，中气乃逆，故云若顺是逆也。”马莳注云：“若寒格阳而治以寒，热格寒而治以热，外虽若顺，中气乃逆，此其所以为逆也。”张介宾、张志聪则认为此句是指治热以热，治寒以寒而言。张介宾注云：“病热而治以热，病寒而治以寒，于病为顺，于治为逆，故曰若顺，逆也。”张志聪注云：“以热治热，以寒治寒，故曰：若顺，逆也。”这两种解释都不能令人满意。因为这两种解释都与原文没有什么上下联系，不说明什么问题。我们认为，“逆，正顺也。若顺，逆也”这两句是承上句“有逆取而得者，有从取而得者”而言，是解释逆治和从治之间的内在联系及其在病机上的一致性。治热以寒，治寒以热，这是《内经》在治疗上的基本法则，任何地方均无例外。“逆治”和“从治”，从表面上看虽然有治热以寒、治寒以热和治热以热，治寒以寒的区别，但从本质上看，所谓“逆治”，实质上也就是本热、标热者治以寒，本寒、标寒者治以热。所谓“从治”，实质上也就是本热标寒者治以寒，本寒标热者治以热。因此，从治病求本的角度来看，则所谓逆治、从治实际上则都是治热以寒，治寒以热，并无区别。因而“从治”，严格地说也是逆治。本节中“逆，正顺也。若顺，逆也”两句，就是为了阐明此义而言。本节前句中的“逆”字，是指逆治法。“正”，是正治治。“顺”，指正治法与临床表现相顺，即治热以寒，治寒以热。全句意即治热以寒，治寒以热是治疗上的基本法则。本节后句中的“若顺”，是指与前句逆治或正治相反的治法，即反治法。“逆也”中的“逆”字，仍是指“逆治”。全句意即从治或反治，从表面上看，虽然是治热以热，治寒以寒，但从治本的角度来看，仍然属于逆治。“治有逆从”，亦即在治法上提出逆治从治的目的无非是提示我们在临床上要认真鉴别寒热的真假，要注意到疾病在发展变化中的标本缓急先后，从而更准确地根据寒热虚实进行温清补泻，辨证论治，并不是说“寒者温之，热者凉之，虚者补之，实者泻之”这一治则在临床上还有什么例外。这便是我们对这两句经文的理解。

(15) 知标与本，用之不殆，明知逆顺，正行无问：“殆”(dài，怠)，危险、失败的意思。“知标与本，用之不殆”，意即对于疾病的本标之间的关系，本质与现象之间的关系，病因与临床表现之间的关系，原发与继发之间的关系，他脏与本脏之间的关系等，如果都能清楚明白，则对疾病的诊断上就会准确无误。“明知逆顺，正行无问”，意即如果能够对于逆治或正治，从治或反治的治疗机制做到了然于胸，则在对疾病的治疗上也就能运用自如。全句说明了在诊断治疗疾病中，掌握标本逆顺理论的重要性。

(16) 不知是者，不足以言诊，足以乱经：“不知是者”，即不知标本逆从者。“乱经”，即搞乱正常的诊断治疗。此句意即不知道标本逆从的人根本谈不到诊断治疗疾病。换言之，也就是根本不能做医生工作。

(17) 粗工嘻嘻，以为可知，言热未已，寒病复始：“粗工”，即水平不高的医生。“以为可知”，即不重视诊断治疗上的标本逆从，以简单的诊断治疗方法来处理疾病。“言热未已，寒病复始”，意即疾病究竟是热是寒，根本弄不清楚。全句意即如果不懂得或不重视标本逆从，则根本不可能正确地分析疾病，这种人不能做医生，即使做医生，也只能是个“粗工”，即水平不高的医生。

(18) 同气异形，迷诊乱经：“同气”，即同一疾病性质。“异形”，即临床表现各不相同。“迷诊”，即不能做出正确诊断。此句是承上句“粗工嘻嘻，以为可知，言热未已，寒病复始”而言，全句意即为什么会出现“言热未已，寒病复始”的情况，那是因为“同气异形”，亦即同一疾病性质，可以出现多种不同的临床表现的缘故。例如同为寒证，但在临床上可以出现本寒标寒的真寒证，也可以出现本寒标热的真寒假热证，还可以出现寒热并见的寒热错杂证等等，同为热证，可以出现本热标热的真热证，也可以出现本热标寒的真热假寒证，还可以出现寒热并见的寒热错杂证等等。这就是说，如果医生不重视标本逆从理论，那就不可能鉴别临床表现中的真假寒热，因而也就不可能对疾病作出正确的诊断和治疗。

（19）夫标本之道，要而博，小而大，可以言一而知百病之害：这是讲标本理论在临床诊断治疗中的重要性。“要而博”，“小而大”，“可以言一而知百病之害”，都是指标本理论对临床诊断治疗的普遍指导作用。这也就是说对任何疾病的诊断治疗都有个标本逆从的问题。

（20）言标与本，易而无损，察本与标，气可令调，明知胜复，为万民式，天之道毕矣：“言标与本，易而无损”，意即标本理论容易掌握，告诉人们不要畏难而不去研习以致违背这一理论。“察本与标，气可令调，明知胜复，为万民式”，意即重视标本理论，即可据此来分析气候和病候的变化规律，从而据此指导人们养生、防病，对疾病做出正确的诊断治疗。

【述评】

本节主要论述了六气的标本中气，所从不同，并从而据此提出标本理论在临床诊断治疗中的重要地位。

标本理论，在《内经》中居很重要的地位。《内经》中论述标本理论的文章，除本篇以外还有《素问·天元纪大论》、《素问·六微旨大论》、《素问·标本病传论》、《灵枢·病本》等篇章。其主要内容，基本可作如下归纳：

（1）自然气候变化是本，三阴三阳是标。这就是《天元纪大论》中所谓的：“厥阴之上，风气主之；少阴之上，热气主之；太阴之上，湿气主之；少阳之上，相火主之；阳明之上，燥气主之；太阳之上，寒气主之，所谓本也，是谓六元。”

（2）在自然气候的变化方面，由于六气可以互相转化，可以互相影响，因而在六气变化中可以继发他气的变化或同时出现他气的变化，《内经》称之为“中见之气”。这就是《六微旨大论》中所谓的：“少阳之上，火气治之，中见厥阴；阳明之上，燥气治之，中见太阴；太阳之上，寒气治之，中见少阴；厥阴之上，风气治之，中见少阳；少阴之上，热气治之，中见太阳；太阴之上，湿气治之，中见阳明。所谓本也，本之下，中之见也，见之下，气之标也。本标不同，气应异象。”

（3）六气既然可以互相转化，可以互相影响，因此六气中的每一气都存在着标本中气的问题。质言之，六气中任何一气的变化都要考虑到他气的变化或影响问题。在六气之中，火气和湿气的标本之间在阴阳属性上一致，其变化相对稳定，所以六气之中的少阳和太阴在分析其变化时重点在它们本气方面，亦即少阳重点考虑阳，太阴重点考虑阴。六气之中的热气有时可以向寒的方面转化，因而可以出现本热标寒现象。六气之中的寒气有时可以向热的方面转化，因而可以出现本寒标热现象。所以六气之中的少阴与太阳在分析其变化时，不但要考虑它们的本气，而且要考虑它们的标气，亦即它们在变化中转化之气。这也就是说，对于少阴要考虑到热和寒的关系问题，对于太阳则要考虑寒和热的关系问题。六气之中的燥气常常向湿气转化，凉向寒转化。六气之中的风气常常向火热转化。所以六气之中的阳明与厥阴，在分析其变化时，也要考虑到它们向有关他气的转化问题，亦即对厥阴来说要考虑向少阳转化的问题，对阳明来说要考虑向太阴转化的问题。以上就是《至真要大论》中所述：“少阳太阴从本，少阴太阳从本从标，阳明厥阴不从标本从乎中也。”

（4）由于人与天地相应，人体的生理及病理生理变化与自然气候变化密切相关。因而人体的生理及病理生理变化也可以六气的变化加以归类并以三阴三阳六经标志之。所以上述标本中气理论亦可以运用来分析人体的生理及病理生理变化并以之来总结疾病的发生、发展和传变规律。病位在肝、心包络，病在厥阴；病位在胆、三焦，病在少阳；病位在心、肾，病在少阴；病位在膀胱、小肠，病在太阳；病位在胃、大肠，病在阳明；病位在肺、脾，病在太阴。由于五脏六腑寒热可以相移，亦即可以互相传变和互相影响，因而也就可以运用标本中气的理论来分析疾病和总结疾病的变化规律，并用之来防治疾病。这也就是本节原文中所述："百病之起，有生于本者，有生于标者，有生于中气者，有取本而得者，有取标而得者，有取中气而得者，有逆取而得者，有从取而得者。""夫标本之道，要而博，小而大，可以言一而知百病之害。"

（5）为什么在诊治疾病上要重视分析标本，这是因为标本理论与鉴别疾病的真假寒热和相应的治疗措施密切相关。这也就是《素问·标本病传论》中所述："病有标本，刺有逆从。""知逆与从，正行无问，知标本者，万举万当。不知标本，是谓妄行。"以及本篇中所论："病反其本，得标之病，治反其本，得标之方。"

据上所述可以看出，《内经》关于标本中气的理论是源于对自然气候变化的观察和总结而来，并根据人与天地相应的指导思想运用于分析人体生理及病理生理变化，指导养生防病和对疾病的辨证论治。于此可以看出，气化学说不但是中医基础理论的渊源，而且也是中医临床辨证论治的理论基础。

【原文】

帝曰：胜复之变，早晏何如[1]？岐伯曰：夫所胜者，胜至已病，病已愠愠，而复已萌也[2]。夫所复者，胜尽而起，得位而甚[3]，胜有微甚，复有少多，胜和而和，胜虚而虚，天之常也[4]。帝曰：胜复之作，动不当位，或后时而至，其故何也[5]？岐伯曰：夫气之生与其化，衰盛异也[6]，寒暑温凉，盛衰之用，其在四维[7]。故阳之动，始于温，盛于暑[8]；阴之动，始于清，盛于寒[9]。春夏秋冬，各差其分[10]。故大要曰：彼春之暖，为夏之暑，彼秋之忿，为冬之怒[11]，谨按四维，斥候皆归，其终可见，其始可知[12]。此之谓也。帝曰：差有数乎？岐伯曰：又凡三十度也[13]。帝曰：其脉应[14]皆何知？岐伯曰：差同正法，待时而去也[15]。脉要曰：春不沉，夏不弦，冬不涩，秋不数，是谓四塞[16]。沉甚曰病，弦甚曰病，涩甚曰病，数甚曰病[17]，参见曰病，复见曰病[18]，未去而去曰病，去而不去曰病[19]，反者死[20]。故曰：气之相守司也，如权衡之不得相失也[21]。夫阴阳之气，清静则生化治，动则苛疾起[22]，此之谓也。

【讲解】

（1）胜复之变，早晏何如：“胜”，即胜气。“复”，即复气。“早晏”，即早晚或先后。张介宾解释为迟速，其注云：“言迟速之应。”此句是问在胜复之气的变化中，复气出现有快有慢，有早有晚的原因。

（2）夫所胜者，胜至已病，病已愠愠，而复已萌也：“所胜者”，指胜气。“胜至已病”，即在胜气作用之下而发生的疾病。“愠”（yùn 音运），通蕴，有蕴涵，蕴藏之意。“病已愠愠”，注家解释不一，张介宾、高世栻解释为病将痊愈而未全除之时，复气即已产生。张注云：“病将已，尚愠愠未除，而复气随之已萌矣。”高注云：“病方已，中犹愠愠之时而复气已萌也。”马莳、张志聪则解释为疾病发生之后，复气即随之发生。马注云：“夫所胜者，胜至已病，正愠愠然而复气已萌。”张注云：“病已愠愠而复已萌者，谓复气已发萌于胜气之时也。”此句意即有胜气就必然要产生复气，而且在胜气刚刚作用之时复气即已开始产生。注家上述两种解释，虽然对复气的产生有早晚迟速之不同，但我们认为这两种解释都指出了在胜气作用下必然产生复气。因而其实质上并无区别。

（3）夫所复者，胜尽而起，得位而甚：“所复者”，指复气。“胜尽而起”，指胜气作用将尽之时，复气的作用即可表现出来。“得位而甚”，“位”，指复气的本位，例如，湿气来复时，其本位为四之气；燥气来复时，其本位为五之气；火气来复时，其本位为三之气等等。全句意即胜复之间的关系，在一般情况下，胜气已尽时，复气作用就可以表现出来，而在它的本位所属的一段时间中表现得尤为明显。例如：春天风气偏胜，一般来说，由于气候自然调节的原因，作为复气的凉气当时就已经开始产生，到了春去夏来之时，凉气的作用逐渐明显，而到了秋季则更加明显，甚至形成偏胜之气。张介宾注：“胜尽而起，随而至也，得位而甚，专其令也。”即属此义。

（4）胜有微甚，复有少多，胜和而和，胜虚而虚，天之常也：“胜有微甚”，即胜气有大有小。“复有少多”，即复气亦随之而有少有多。“胜和而和”，句中前一个“和”字，指胜气和平。例如春天虽然风气偏胜，但是这个风是鸣条律畅的春风、和风。后一个“和”字，则是指复气也相应和平。“胜和而和”，意即胜气温和，复气也相应随之而温和。“胜虚而虚”。句中的前一个“虚”字，指胜气虚衰。例如春天应该风气偏胜，气候温和，但是在胜气虚衰之时，则出现了应温反凉、风气不及的气候变化。后一个“虚”字，则是指复气也会因此出现相应的虚衰。例如春应多风而风少，应温而反凉，则在胜气所属的时间过去之后的下个季节中，作为复气的凉气也就会随之减弱，由凉变热，形成热气偏胜。“胜虚而虚”，意即胜气虚衰，复气也必然随之而相应虚衰。《气交变大论》所述“春有鸣条律畅之化，则秋有雾露清凉之政”，就是指“胜和而和”而言。所述之“春有惨悽残贼之胜，则夏有炎暑燔灼之复”，就是指“胜虚而虚”而言。总而言之，有胜气就一定有复气，胜气盛，复气也就盛；胜气衰，复气也就衰，完全相应。这也就是张介宾所谓：“胜复之道，亦由形影声应之不能爽也。”这种自然调节现象是自然界本身固有的规律，所以原文谓“天之常也”。

（5）胜复之作，动不当位，或后时而至，其故何也：“动”，此处指复气的变化或表现。“动不当位”，指有时出现与其本位不一致之处。“后时”，指与应来之时令不相应，往后延迟。前节言复气的变化是“胜尽而起，得位而甚”，这是述其常。此处是说可以出现“动不当位，或后时而至”的与应来之时或位不相应的情况。这是言其变。以下是解释为什么会出现“动不当位，或后时而至”的原因。

（6）夫气之生与其化，衰盛异也：“气”，指六气。“生”，指萌芽生长之时。“化”，指变化成熟，作用彰著之时。“衰”，指弱小。“盛”，指盛大。这是回答前句为什么复气的变化可以出现与时位不相一致的原因。此句意即一切气的变化，包括复气的变化在内，都由一个由生到化的过程，也就是都有一个由开始萌芽到盛大彰著的发展过程，换句话说也都有一个由渐变到突变的过程。在开始萌芽发生的时候变化小，表现也不显著。逐渐趋向成熟以后，变化就大，表现也就显著。前已述及，在胜气出现的时候，复气就已开始产生。到了胜气已尽的时候，复气的作用就比较明显。到了复气本位的时候，复气的变化就更加显明昭著。但是由于胜复之间，如影随形，胜有微甚，复有多少，再加上复气由萌芽开始到显明彰著是一个渐变的过程，因此也就必然会出现一个复气虽已发生但不昭著，表现为“动不当位或后时而至”的现象。张介宾注：“生者，发生之始，化者，气化大行，故衰盛异也，气有衰盛，则胜复之动，有不当位而后至者也。”即属此义。

（7）寒暑温凉，盛衰之用，其在四维：“寒”即寒冷。“暑”，即炎热。“温”，即温暖。“凉”，即清凉。“盛衰之用”，指上述寒热温凉的盛衰变化。“四维”，此指辰、未、戌、丑、未之月，亦即每年的三月、六月、九月、十二月。一年四季的气候变化，实际上也就是寒热温凉的变化。其变化规律总是由温到热，由凉到寒，周而复始，如环无端。每年的寅、卯、辰月，即正月、二月、三月属于春季。春天气候温暖，但是由于春之温始于寅月（正月），盛于辰月（三月），因此春之温以辰月（三月）为最盛，寅月为最弱。每年的巳、午、未月，即四月、五月、六月属于夏季。夏季气候炎热，但是由于夏之热始于巳月（四月），盛于未月（六月），因此夏之热以未月（六月）为最盛，巳月为最弱。每年的申、酉、戌月，即七月、八月、九月属于秋季。秋天气候清凉，但是由于秋之凉始于申月（七月），盛于戌月（九月），因此秋之凉以戌月（九月）为最盛，申月（七月）为最弱。每年的亥、子、丑月，即每年的十月、十一月、十二月属于冬季。冬天天气寒冷，但是由于冬之寒始于亥月（十月），盛于丑月（十二月），因此冬之寒以丑月（十二月）为最盛，亥月（十月）为最弱。此句说明了每年的气候变化过程实际上也就是寒热盛衰的变化过程。从季节来说，春温、夏热、秋凉，冬寒。从温到热，从凉到寒是一个由衰而盛的逐渐变化过程。从每一个季节本身来说，春之温，始于寅，盛于辰；夏之热，始于巳，盛于未；秋之凉，始于申，盛于戌；冬之寒，始于亥，盛于丑。这也是一个由衰到盛、逐渐变化的过程。张介宾注：“寒暑温凉，四季之正气也。四维，辰戌丑未之月也。春温盛于辰，夏暑盛于未，秋凉盛于戌，冬寒盛于丑，此四季盛衰之用。”很明确地解释了本句。

（8）阳之动，始于温，盛于暑：以下是对前述寒热盛衰的进一步解释。

“阳之动”，此指一年之中阳气的运动变化。“温”，指温暖。“暑”，指炎热。此句意即阳气的运动变化过程是先温而后热。这也就是说热的变化过程是一个由衰到盛的逐渐变化过程。“温”和“暑”，从阴阳概念上来说，都属于阳，所以原文谓“阳之动”。

(9) 阴之动，始于清，盛于寒：“阴之动”，此指一年当中阴气的运动变化。“清”，指清凉。“寒”，指寒冷。此句意即阴气的运动变化过程是先凉而后寒。这也就是说寒的变化过程也是一个由衰到盛的逐渐变化过程。“清”和“寒”，从阴阳概念上来说都属于阴，所以原文谓“阴之动”。

(10) 春夏秋冬，各差其分：此句是承上句而言。意即由于有上述温热凉寒的不同，所以才有春温、夏热、秋凉、冬寒四时气候上的差异。张介宾注云：“始于温，阳之生也，盛于暑，阳之化也，始于清，阴之生也，盛于寒，阴之化也，气至有微甚，故四季各有差分也。”即属此义。

(11) 彼春之暖，为夏之暑，彼秋之忿，为冬之怒：“彼春之暖，为夏之暑”，意即春温是夏热的基础，夏热是由春温发展变化而来。“彼秋之忿，为冬之怒”，“忿”，此处形容气之清凉。“怒”，此处形容气之寒冷。意即秋凉是冬寒的基础，冬寒是由清凉发展变化而来。

(12) 谨按四维，斥候皆归，其终可见，其始可知：“四维”，即每年的三、六、九、十二月，亦即每年的春夏之交，夏秋之交、秋冬之交、冬春之交。张介宾注云：“四维，辰戌丑未之月也。”高世栻注云：“四维者，冬春之交，春夏之交，夏秋之交，秋冬之交也。”“斥候”，有观测候望之意。张介宾注为：“四时之大候也。”“终始”，此处指季节的终始，以春季为例，终为三月，始为正月，余可类推。全句意即注意观察每年三、六、九、十二月的气候变化情况，即可以分析了解该年春夏秋冬各个季度的气候变化情况。

(13) 凡三十度也：一度是一天，“三十度”，即三十天。此句是承上句言。上句谓“谨按四维，斥候皆归”，即在每年的三、六、九、十二月为温热凉寒的盛月，是春夏秋冬气候比较典型的月份。此句是说也有例外，即有时也有与月份不相应之时，但相差最多不超过三十天。张介宾注：“凡气有迟早，总不出一月之外，三十度即一月之日数也。”即属此义。

(14) 脉应：“脉”，即脉象。“应”，指与季节相应。此句是问脉象如何与四季的温热凉寒气候变化相应。

(15) 差同正法，待时而去也：关于脉象与四时相应的问题，《内经》中多处论及甚详，归纳之，即春脉弦，夏脉钩，秋脉毛，冬脉石。这也就是《素问·玉机真脏论》中所谓的：“春脉如弦……夏脉如钩……秋脉如浮……冬脉如营……”《素问·平人气象论》所谓的：“春胃微弦曰平……夏胃微钩曰平……秋胃微毛曰平……冬胃微石曰平……”这里所说的脉象与四时相应与上述内容不同。此处是从另一角度亦即从温热凉寒的盛衰角度来谈脉象与四时如何相应。“差同正法”句中的“差”字，是指脉象的差异。“正法”，即前述的寒热盛衰变化过程。“待时而去”句中的“时”字，即前述的“四维”，亦即三、六、九、十二月份。“去”，即消去。全句意即一年四季脉象的差异，如同前述之寒热盛衰变化一样，也有一个由衰而盛的逐渐变化过程。只有到了各个季节的盛月，亦即三、六、九、十二月，各个季节的典型脉象才表现得最为明显。这一点我们认为十分重要。这是对《内经》脉应四时的深入探讨和重大补充。

(16) 春不沉，夏不弦，冬不涩，秋不数，是谓四塞：“春不沉”，即春季脉不沉。“夏不弦”，即夏季脉不弦。“冬不涩”，即冬季脉不浮涩。“秋不数”，即秋季脉不洪数。“四塞”句中的“四”字，指四季。“塞”，即不通。“四塞”，即四季之气不通。全句意即由于温热凉寒是一个连续过程，因此一年四季之间的变化也是一个连续变化过程。春脉弦，夏脉洪，秋脉毛，冬脉石，这是四季的正常脉象。但是由于四季是连续的，各个季节的气候变化不能截然划分，总是由衰而盛的，因此，四季的脉象也是与气候相应，由衰而盛，由不典型到典型的。春脉弦，但由于春是在冬的基础之上连续下来的，因此，春季的弦脉也是在冬季的石脉，即沉脉的基础之上连续下来的，所以春季的脉象除弦以外还同时见沉。特别是孟春、仲春之月，亦即正月、二月之时，沉象尤为明显。沉细而弦之脉是春季的正常脉。夏脉钩，夏脉洪，但由于夏是在春的基础之上连续下来的，因此，夏季的洪脉也是在春季弦脉的基础之上连续下来的。所以夏季的脉象除洪以外还同时见弦。特别是在孟夏、仲夏之月，亦即四月、五月之时，弦象尤为明显。弦大之脉是夏季的正常脉。秋脉浮，秋脉毛，但由于秋是在夏的基础之上连续下来的，因此，秋季的浮脉也是在夏季的大脉、数脉的基础之上连续下来，所以秋季的脉象除浮以外，还应同时见数。特别是在孟秋、仲秋之月，亦即七月、八月之时，数象尤为明显。浮数之脉是秋季的正常脉。冬脉沉，冬脉石，但由于冬是在秋的基础之上连续下来的，因此冬季的沉脉也是在秋季的浮脉、毛脉、涩脉的基础之上连续下来的。所以冬季的脉象除沉而有力以外，还可以见浮而无力的涩脉，特别是在孟冬、仲冬之月，亦即十月、十一月之时尤为明显。沉取有力，浮取无力是冬季的正常脉。于此可见，由于四季气候之温热凉寒密切相关，所以人体各个季节的脉象也是互相连续。因此，春见沉脉，夏见弦脉，秋见数脉，冬见涩脉属于正常，反之，则属异常。这就是原文所谓“春不沉，夏不弦，冬不涩，秋不数，是谓四塞”。张介宾注此云：“春脉宜弦，然自冬而至，冬气犹存，故尚有沉意。夏脉宜数，然自春而至，春气犹存，故尚有弦意。秋脉宜涩，然自夏而至，夏气犹存，故尚有数意。冬脉宜沉，然自秋而至，秋气犹存，故尚有涩意。若春不沉，夏不弦，秋不数，冬不涩，是失其所生之气，气不交通，故曰四塞。皆非脉气之正。”张志聪注此云：“春不沉，则冬气不交于春，夏不弦，则春气不交于夏，秋不数，则夏气不交于秋，冬不涩，则秋气不交于冬。是四时之气不相交通而闭塞矣。”均属此义。

（17）沉甚曰病，弦甚曰病，涩甚曰病，数甚曰病：“沉甚”，即沉而太甚。“弦甚”，即弦而太甚。“涩甚”，即涩而太甚。“数甚”，即数而太甚。此句是承上文而言。上文言“春不沉，夏不弦，冬不涩，秋不数，是谓四塞”，此句是补充前句，指出微沉，微弦，微涩，微数才是正常脉象，如过沉，过弦，过涩，过数，亦即完全取代了四时应有脉象，脉不与四时相应则属病脉。

（18）参见曰病，复见曰病：“参见”，即前述脉象参差出现，例如前述之沉、弦、涩、数等脉同时或在一时之内交替出现。张介宾注：“参见者，气脉乱而杂至也。”“复见”，即前述脉象重复出现，例如夏季再反复出现沉脉，冬季反复出现洪脉等，张介宾注：“复见者，脉随气去而再来也。”不论是“参见”或“复见”，均说明脉象与季节气候变化不相应，属于病脉，所以原文谓：“参见曰病，复见曰病。”

（19）未去而去曰病，去而不去曰病：“未去而去”，即季节气候未改变而脉象已有改变，例如春三月尚未过而脉已不弦，夏三月尚未过而脉已不洪等等，均属于“未去而去”。张介宾注：“时未去而脉先去。”“去而不去”，即季节气候已经过去，但脉象仍然如前不变。例如，春已去而脉仍弦甚，夏已去而脉仍洪甚等等，均属于“去而不去”。张介宾注：“时已去而脉不去。”“未去而去”，“去而不去”，也均说明脉象与季节气候变化不相应，属于反常，所以原文谓：“未去而去曰病，去而不去曰病。”

（20）反者死：“反”，指脉象与季节气候完全相反，或出现从五行概念来看属于其所不胜之脉。“反者死”，意即临床上如果出现上述脉象，说明脉与四时完全相逆，因此预后不良。张介宾注：“春得秋脉，夏得冬脉，秋得夏脉，冬得长夏脉，长夏得春脉，反见胜已之化，失天和也，故死。”马莳注：“夏见沉脉，秋见数脉，冬见缓脉，春见涩脉，则为反者死矣。”

张志聪注："反者，谓四时反见贼害之脉也。"高世栻注："反者，春得秋脉，夏得冬脉，长夏得春脉，秋得夏脉，冬得长夏脉，脉非其时，反受克贼，已病而见此脉者死。"均属此义。

（21）气之相守司也，如权衡之不得相失也："气之相守"，指季节气候与人体生理变化互相作用。"司"，有掌管、职司之义，此处指各个季节各有特点。"权"，即秤锤；"衡"，即秤杆。此句是解释脉应四时的道理。意即由于人与天地相应的原因，所以脉与四时相应。气候有变化，脉象也相应随之而变化，这就好像用秤称物一样，秤杆与秤锤必须随时协调才能保持平衡。于此说明了脉应四时，实际上是人体自身所具有的一种自稳调节现象。脉逆四时，即脉象与季节气候不能相应，说明人体的这种自稳调节能力已经失常，因此，应属于疾病现象。

（22）夫阴阳之气，清静则生化治，动则苛疾起："阴阳之气"，即温热寒凉之气。温热之气属阳，凉寒之气属阴，所以统称之曰"阴阳之气"。每年的季节气候变化过程，用阴阳概念来说，亦即阴阳之间的消长变化过程。春夏都属阳，但春为阳之渐，夏为阳之极。由春到夏的气候变化是一个由温到热的变化过程，也是一个阳长阴消的变化过程。秋冬都属阴，但秋为阴之渐，冬为阴之极。由秋到冬的气候变化是一个由凉到寒的变化过程，也是一个阴长阳消的变化过程。一年之间的季节气候变化，也就是阴阳之间的消长进退变化。"清静"，此处指阴阳之间的变化正常进行。"生化"，指自然界生命现象。"治"，指正常。"动"，指变动，此处指上述阴阳之气变化失常。"苛疾"，即重病。张介宾注："苛，音呵，残疟也。"亦指严重的自然灾害。此句意即由于人与天地相应的原因，因此自然气候变化正常，物候现象及人体健康自然也就正常。反之，如自然气候变化失常，则物候现象及人体健康也就相应失常出现灾害或发生疾病。《素问·四气调神大论》中谓："天气，清静光明者也，藏德不止，故不下也。”“阴阳四时者，万物之终始也，死生之本也，逆之则灾害生，从之则苛疾不起。”此与本句精神完全一致。

【述评】

本节从整体恒动观的角度出发论述了六气之间的关系问题。从人与天地相应的角度出发论述了季节气候与脉象的关系问题，其主要内容是：

（1）明确指出，胜复之气互为因果，如影随形。质言之，也就是复气是在胜气的基础上产生的，有胜气就必然会有复气，而且是在胜气开始产生时，复气就已经随之产生。这就是原文所谓：“胜有微甚，复有多少，胜和而和，胜虚而虚。”“病已愠愠而复已萌。”

（2）既然胜复气之间互为因果，如影随形，但是为什么复气有时会出现“动不当位”或“后时而至”的情况呢？原文作了明确的解释。即六气的变化过程，实质上是一个由衰而盛、由弱而强、由渐变到突变的过程。胜气如此，复气也如此。正因为如此，所以复气虽然是在胜气产生时已同时萌芽生长，但是到它显示作用时，则又还需要一定的时间，因而也就出现了原文中所谓：“动不当位，或后时而至。”“夫所复者，胜尽而起，得位而甚。”亦即复气在胜气之后而出现的情况。

（3）六气的变化既然是一个由衰到盛，由弱而强、由渐变到突变的移行连续过程，因而以温热凉寒气候变化为特点的春夏秋冬四季也就不能截然划分。应该把它们之间看成是一个连续的、统一的整体。春之生是为了夏之长，夏之长是为了秋之收，秋之收是为了冬之藏，冬之藏又是为第二年的春之生。生长收藏，浑然一体。这也就是《四气调神大论》中所谓的春奉夏，夏奉秋，秋奉冬，冬奉春。因而从四季中每一个季节的气候、物候变化情况就可以分析全年的气候、物候、病候情况。这也就是原文所谓的：“阳之动，始于温，盛于暑，阴之动，始于清，盛于寒，春夏秋冬，各差其分。”“彼春之暖，为夏之暑，彼秋之忿，为冬之怒，谨按四维，斥候皆归，其终可见，其始可知。”

（4）由于人与天地相应，因而人体的脉象变化与气候变化密切相关。一年四季的气候变化是一个由弱而强、由盛而衰、由渐变到突变的连续移行过程，因而人体的脉象变化自然也表现为一个由弱而强、由盛而衰由渐变到突变的连续移行过程。春脉弦，但由于春脉是在冬脉的基础上发展而来，所以春脉可以出现沉象。夏脉洪，但由于夏脉是在春脉的基础上发展变化而来，所以夏脉可以出现弦象。秋脉浮，但由于秋脉是在夏脉的基础上发展而来，所以秋脉可以出现数象。冬脉沉，但由于冬脉是在秋脉的基础上发展而来，所以冬脉可以出现涩象。这就是说人体脉象变化与自然气候变化密切相关，如影随形，脉象与四时相应是正常，反之就是不正常。这也就是原文中所谓的：“春不沉，夏不弦，冬不涩，秋不数，是谓四塞。”“参见曰病，复见曰病，未去而去曰病，去而不去曰病。反者死。”“气之相守司也，如权衡之不得相失也。”

（5）由于自然气候变化与人体生理变化密切相关，因而气候变化正常与否就直接影响着人体的健康与疾病。气候变化正常，人体就不容易发生疾病；反之，气候变化不正常，则人体也就往往相应失常而容易发生疾病。这也就是原文中所谓的：“阴阳之气，清静则生化治，动则苛疾起。”

据上所述，本节所讨论的中心问题主要是季节气候之间的关系及各个季节之间的连续性及统一性，以及在人体脉象上的具体表现等问题。它提示人们在分析气候、物候、病候时，必须从运动的观点出发，从人与天地相应的观点出发。对任何气候、物候、病候表现，都不能孤立地、片面地、机械地来对待。这是本节原文的主要精神，也是贯穿整个《内经》的指导思想。是中医学中的精华所在。过去，有人提出，四时脉象中的春脉弦，夏脉钩，秋脉毛，冬脉石等与此处所述之春沉、夏弦、秋数、冬涩互相矛盾，并从而据此认为中医理论本身前后自相矛盾，并无统一认识。我们认为，提出这样问题至少还是由于质疑者对《内经》还缺乏深入的学习和理解，对于中医学的指导思想和理论基础，还缺乏真正了解。此非经义自相矛盾而不可解也，乃非难者未得其要领也。

【原文】

帝曰：幽明何如(1)？岐伯曰：两阴交尽，故曰幽(2)，两阳合明，故曰明(3)，幽明之配，寒暑之异也(4)。

帝曰：分至何如(5)？岐伯曰：气至之谓至，气分之谓分，至则气同，分则气异(6)，所谓天地之正纪也。

帝曰：夫子言春秋气始于前，冬夏气始于后(7)，余已知之矣。然六气往复，主岁不常(8)也，其补泻奈何？岐伯曰：上下所主(9)，随其攸利，正其味(10)，则其要也，左右同法(11)。大要曰：少阳之主，先甘后咸(12)；阳明之主，先辛后酸(13)；太阳之主，先咸后苦(14)；厥阴之主，先酸后辛(15)；少阴之主，先甘后咸(16)；太阴之主，先苦后甘(17)。佐以所利，资以所生，是谓得气(18)。帝曰：善。

【讲解】

（1）幽明何如："幽"，有阴暗之义，其在阴阳属性上属于阴。"明"，有光明之义，其在阴阳属性上属于阳。此处是问一年之中季节气候变化，如何用阴阳概念来加以说明。

（2）两阴交尽，故曰幽：以下是回答前句如何以阴阳概念来说明一年之中的季节气候变化。

"两阴"，指太阴与少阴。"两阴交尽"，指厥明。因为从阴气的多少来看，太阴为三阴，阴气最多，少阴为二阴，阴气次多，厥阴为一阴，阴气最少，所以厥阴应在太阴、少阴之后，因此前文曾明确指出："厥阴何也……两阴交尽也。""幽"，指阴暗，其在阴阳属性上属于阴。从季节变化来看，秋冬阴气盛，昼短夜长，属阴，因此“幽”应和四季中的秋冬相合。但是从一年之中阴阳之气的消长进退来看，阴气总是由衰到盛，盛极又衰，阴尽阳生。厥阴既为两阴交尽，阴气最少，则阴尽阳始生，寒尽温生，冬去春来。因此，厥阴从阴阳属性来看属阴，在“幽明”为“幽”，但是从阴阳气的消长进退来看，主阴尽阳生，故厥阴在季节上合于春，为初之气，主温，主生。

（3）两阳合明，故曰明：“两阳”，指太阳与少阳。“两阳合明”，指阳明。因为从阳气的多少来看，太阳为三阳，阳气最多，阳明为二阳，阳气次多，少阳为一阳，阳气最少。其中由于阳明居于太阳、少阳之间，因此前文明确指出：“阳明何谓也……两阳合明也。”“明”，指光明，其在阴阳属性上属于阳。从季节变化来看，春夏阳气盛，昼长夜短，属阳，因此“明”应和四季中的春夏相合。但是从一年之中阴阳之气的消长进退来看，阳气也总是由衰到盛，盛极又衰，阳尽阴生。阳明既为两阳合明，属二阳，阳气相对始衰，阳衰到阴始生，热尽凉生，夏去秋来。因此阳明从阴阳属性来看属阳，在“幽明”为“明”，但是从阴阳气的消长进退来看，主阳衰阴始生，故阳明在季节上合于秋，为五之气，主凉，主收。

关于“两阴交尽，故曰幽，两阳合明，故曰明”一节的解释，历代注家多从《灵枢·阴阳系日月》篇来加以解释，如王冰、张介宾等。但我们认为，该篇是从人体之气与月份及针刺的关系加以论述，与本篇所述内容不同。因此，不从王、张等注，详见前述。高世栻注此云：“秋清冬寒，两阴交尽而始春，故曰幽。春温夏热，两阳合明而始秋，故曰明。日月运行，一寒一暑，故幽明之配，乃寒暑之异也。知寒暑之往来，则知一岁之幽明也。”高氏从阴阳气的消长进退来阐明厥阴属阴曰幽而合于春，阳明属阳曰明而合于秋的含义，对此节的理解与注释，确属高明可取。

（4）幽明之配，寒暑之异也：“幽明之配”，指前述以厥阴、阳明来表示一年当中阴阳之气消长进退的开始。“寒暑之异”，指每年气候变化有寒热的不同。全句意即由于一年之中的气候变化有寒有热，而这种寒热变化又总是始于温，盛于暑，始于清，盛于寒，由渐而来，因此这种变化也就完全可以用阴阳的消长变化来加以说明，因为阴阳的变化也总是由少而多，由衰而盛，阳之动，始于厥阴，阴之动，始于阳明，其来也渐，所以原文谓：“幽明之配，寒暑之异。”

(5) 分至何如：“分”，指每年节气中的“二分”，即春分和秋分。“至”，指每年节气中的“二至”，即夏至和冬至。此句是问每年节气中的二分二至命名的依据及气候特点以及其与前述“幽明之配”的关系。

(6) 气至之谓至，气分之谓分，至则气同，分则气异：“气”，指气候。句中的前一个“至”字，指到极点，后一个“至”字，指二至，即夏至和冬至。前一个“分”字，指区分，后一个“分”字，指“二分”，即春分和秋分。“同”，指季节与气候变化相同。“异”，指季节与气候变化不同。“气至之谓至”，指气候变化到此极盛，所以叫“至”。夏气极盛之时，叫“夏至”。冬气极盛之时，叫“冬至”。“至则气同”，谓气候变化与季节完全一致。“夏至”之时，气候极热，冬至之时，气候极寒。“气分之谓分”，谓气候变化到此与上一季节气候变化有所区分，所以叫分。由春转夏之时，叫春分，由秋转冬之时，叫秋分。“分则气异”，谓气候变化至此与上一季节开始区分。春分之时，气候开始由温转热。秋分之时，气候开始由凉转寒。“二分”、“二至”、加上“四立”，即再加上立春、立夏、立秋、立冬等四个节气，古人谓之“八节”，亦称“八正”，认为是一年之中气候变化的转折点，与人体生理及病理生理变化密切相关，因此十分重视。关于二分、二至、四立的问题，张介宾论述颇详。其论云：“由四季而分为八节，则春秋有立而有分，夏冬有立而有至。四季何以言立？立者，建也，谓一季之气建立于此也。春秋何以言分？分者，半也，谓阴阳气数，中分于此也。故以刻数之多寡言。则此时昼夜各得五十刻，是为昼夜百刻之中分。以阴阳之寒暄言，则春分前寒而后热，秋分前热而后寒，是为阴阳寒热之中分。以日行之度数言，则春分后，日就赤道之北，秋分后，日就赤道之南，是以日行南北之中分，故春分曰阳中，秋分曰阴中也。夏冬何以言至？至者，极也，言阴阳气数消长之极也。故以刻数言，则夏至昼长五十九刻，夜长四十一刻，冬至昼长四十一刻，夜长五十九刻，是为昼夜长短之至极。以阴阳之寒暄言，则冬至阴极而阳生，夏至阳极而阴生，是为阴阳寒热之至极，以日行之度数言，则冬至日南极而北返，夏至日北极而南返，是为日行南北之至极，故冬至曰阳始，夏至曰阴始也”（《类经图翼·气数统论》）张氏的这一段论述，我们认为这是对本节经文最好的注释，论中张氏明确解释了二分、二至命名的依据，即根据昼夜的长短，气候的寒热、日行的度数，即一切都是根据客观自然现象总结而来。同时也说明了二分二至与阴阳相配的关系，他说：“冬至阴极而阳生，夏至阳极而阴生。”“冬至曰阳始，夏至曰阴始。”“阳之始，始于少阳，阴之始，始于厥阴。”因此本节原文中所谓的“幽明之配，寒暑之异”，质言之，也就是以少阳配冬至之时，这也就是后世书中所谓的“冬至一阳生”，及《金匮要略·脏腑经络先后病脉证》中所谓的“冬至之后，甲子夜半少阳起”。以厥阴配夏至之时，这也就是后世书中所谓的“夏至一阴生”。

（7）春秋气始于前，冬夏气始于后：春气始于夏气之前，秋气始于冬气之前，故曰：“春秋气始于前。”冬气始于秋之后，夏气始于春之后，故曰：“冬夏气始于后。”全句意即一年之中春夏秋冬的气候变化过程，即温热凉寒的移行过程。由温到热就是春气始于前，夏气始于后；由凉到寒就是秋气始于前，冬气始于后。张志聪注：“春秋之气始于前者，言春在岁半以上之前，秋在岁半以下之前。夏冬之气在二气之后。”高世栻注：“阳之动，始于温，阴之动，始于清，是春秋之气始于前也。阳盛于暑，阴盛于寒，是冬夏之气始于后也。”均属此义。

（8）六气往复，主岁不常：“六气”，即风、热、火、湿、燥、寒六气。“往复”，即司天在泉之气来回运转。“主岁”，即主时之气，此处指前述春夏秋冬的正常气候变化。“不常”，即经常有变化。全句意即春夏秋冬在气候上虽然各有特点，但由于司天在泉之气逐年来回运转，每年不同，因此各年的各个季节气候也不尽相同。张志聪注：“六气往复，主岁不常者，谓加临之客气，六期环转，无有常位也。”即属此义。

（9）上下所主：以下是谈在不同气候变化情况下所引起的不同疾病的治疗问题。“上”，指司天之气，“下”，指在泉之气。“上下所主”，意即在治疗上要着重针对该年司天在泉之气进行治疗。

（10）随其攸利，正其味：“其”，此处指司天在泉之气。“攸”（yōu 音幽），此处可作“所”讲。“随其攸利”，即随其所利之意。“正其味”，即用药物或食物进行治疗。此句是承上句言，意即对于不同气候变化所引起的不同疾病，其治疗要点是：根据该年的司天在泉之气选用适当的药物或食物进行治疗。此句与前篇《六元正纪大论》中所述“调之正味从逆”同义。张介宾注：“司天在泉，上下各有所主，应补应泻，但随所利而用之，其要以正味为主也。”亦属此义。

（11）左右同法：“左右”，指左右间气。“同法”，指治法与前述相同。关于“左右同法”，注家有两种解释。一种解释是：左右间气的治法与司天在泉之气的治法相同，亦即司天之左右间气按司天之气来治，在泉之左右间气按在泉之气来治。这种解释以张介宾为代表。其注云：“司天在泉，上下各有所主，应补应泻，但随所利而用之，其要以正味为主也。左右间气，上者同于司天，下者同于在泉，故曰同法。”另一种解释是：司天在泉四间气均各有其所主，因此在治疗上各随其气。这也就是说左右间气是什么就按什么进行针对性治疗。这种解释以张志聪、高世栻为代表。张注云：“上下所主及左右之间气，当随其攸利，正其味以调之”。高世栻注云：“一岁之中，司天在泉，上下所主，自有常气，当随其所利而正其味，则其补泻之大要也。上下止二气，合上下之左右而六气同，故曰左右同法。六气补泻正味，上下言之详矣。”这两种解释，我们认为张注、高注比较合乎《内经》精神，同意张注、高注。

（12）少阳之主，先甘后咸：“少阳之主”，即少阳相火主时之时。“先”，指少阳相火主时的前一段时间，亦即少阳相火开始主时之时。“后”，指少阳相火主时的后一段时间，亦即少阳相火主时终末之时。这里所谓的“先后”，与《六微旨大论》中所述之“初中”同义，亦即六气六步每一步各占六十天又八十七刻半，其中“初”和“中”各占三十天多一点。“先”与“初”同义，“后”与“中”同义。这就是说每气主时之“先”占三十天多一点，每气主时之“后”占三十天多一点。这也就是《六微旨大论》中所谓“初凡三十度而有奇，中气同法。”“甘咸”，指具有甘味和咸味的药物和食物。全句从总的精神来说，意即六气主时，虽然在主时上各有其气候特点，但由于六气主时的这一段时间中，气候变化上有先有后，有盛有衰而且其来也渐，不能一刀切，因而在治疗上也就有先后缓急轻重的不同。少阳均主火，但少阳之始，亦即主时的前三十天中，火气未盛，所以在治疗上要用甘，因为甘寒可以养阴，可以清热。从清火的角度来说，甘寒属于轻剂，火气未盛之时，轻剂即可。少阳之末，亦即少阳主时的后三十天中，火气已极，所以在治疗上要用咸，因为咸寒可以通便，可以泻热。从清火的角度来说，咸寒属于重剂。火气亢极之时，非重剂不除。我们认为这就是原文所谓“少阳之主，先甘后咸”的实质。应该指出，这里所说的内容与本篇前文所述“火位之主，其泻以甘，其补以咸”，“少阳之客，以咸补之，以甘泻之，以咸软之”以及“火淫于内，治以咸冷”，“少阳之胜，治以辛寒，佐以甘咸”等文字，从表面看似有出入，但实际并无矛盾，因为前文是从火气偏胜时总的治疗情况来说，而此处则是从火气偏胜时的发展变化来谈，比前文所论更深入一步，是对前文有关火气偏胜治疗的补充。张志聪注此云：“岁运七篇，圣人反复详论，曲尽婆心，文有似乎雷同，而旨义各别，学者亦宜反复参阅，不可以其近而忽之。”实属语重心长之语，发人深省。以下“阳明之主，先辛后酸”等类似文字，其义同此，不再详释。

（13）阳明之主，先辛后酸：“阳明之主”，即阳明燥金主时之时。“先辛后酸”，即阳明主时的前一段时间中，在治疗上应选用辛味的药物或食物进行治疗。因为辛可以宣肺，辛可以散寒，可以使寒凉之邪从外而解。阳明之始，燥、凉之气未盛，燥、凉之邪对人体损伤不大，此时稍事鼓舞人体正气寒凉之邪即可一汗而解，所以此时用辛即可。在阳明主时的后一段时间中，则应使用酸味药物或食物进行治疗。因为酸甘可以化阴，可以敛肺，阳明之末，燥、凉之气已盛。燥胜可以伤阴，外凉可以内热，人体正气已有损伤，所以此时应该用酸。从肺来说，酸为补，用酸即是补肺。

（14）太阳之主，先咸后苦：“太阳之主”，即太阳寒水主时之时。“先咸后苦”，即太阳主时的前一段时间中，临床上应选用咸味药物或食物进行治疗。因为太阳主时之时，人体可以因寒郁于外而出现热盛于内的表寒里热现象。从清里热的角度来说，需要用具有清热作用的药物或食物进行治疗。而甘寒、咸寒、苦寒这三类清热药物中，咸寒与苦寒相较，作用较强，副作用较小。太阳之始，寒而未盛，里热现象相对较轻，所以此时选用咸寒治疗即可。太阳主时的后一段时间中，临床上则应选用苦味药物或食物进行治疗。因为太阳之末，寒气至极，外寒里热的现象比较明显，因热生湿的湿热现象也比较突出，肾的封藏作用受到损伤而出现相火妄动的现象。苦寒药物或食物可以清热、泻火、燥湿。因此此时应用苦寒药物进行治疗，热邪得到清除，肾的封藏作用才能恢复。因此对肾来说，苦为补，用苦即是补肾。

（15）厥阴之主，先酸后辛：“厥阴之主”，即厥阴风木主时之时。“先酸后辛”，即在厥阴主时的前一段时间中，临床上应选用酸味的药物或食物进行治疗。因为厥阴主时之时，人体可以因风气偏胜外感风邪而出现肝气偏胜的现象，酸主收，酸味的药物或食物可以使亢盛之肝气得到收敛或减弱，因此对肝来说酸就是泻。厥阴之始，风气未盛。肝气偏胜者，泻肝即可，所以厥阴主时之前一段时间在治疗上用酸即可。厥阴主时的后一段时间中临床上则应选用辛味的药物或食物进行治疗。因为厥阴之末，风气极盛，肝气也必然随之而亢极，此时在治疗上单纯泻肝一般已经不能使此亢极之肝气得到平抑，必须同时疏其血气使邪从外解，始能使肝气恢复和调。辛主散，有疏风的作用，所以厥阴主时的后一段时间在治疗上必须同时用辛，采取表里同治。这种以增加肝本身的疏泄职能以疏风使邪外解的治疗方法，也就是《素问·脏气法时论》中所谓的：“肝欲散，急食辛以散之。”因此对肝来说，辛为补，用辛即是补肝。

（16）少阴之主，先甘后咸：“少阴之主”，即少阴君火主时之时。“先甘后咸”，即在少阴主时的前一段时间中，临床上应选用甘寒药物或食物对患者进行治疗。少阴主时的后一段时间中，临床上应选用咸寒药物或食物对患者进行治疗。“少阴之主”为什么要“先甘后咸”？其意与“少阳之主，先甘后咸”基本相同。因为少阳主火，少阴主热，火热属于一类，所以在治法上也基本相同。

（17）太阴之主，先苦后甘：“太阴之主”，即太阴湿土主时之时。“先苦后甘”，即在太阴主时的前一段时间中，临床上应选用苦寒或苦温的药物或食物对患者进行治疗。因为太阴主时的前一段时间中，气候上偏湿偏热，人体也容易出现湿热病症。苦寒可以清热，苦温可以燥湿，所以太阴主时的前一段时间中治宜用苦。太阴主时的后一段时间中，临床上则应选用甘寒或甘温的药物或食物对患者进行治疗。因为在太阴主时的后一段时间中，气候上湿热虽仍然存在，但已逐渐向凉、燥过渡，人体也容易因此而出现燥象或寒象。甘寒可以清热润燥，甘温可以散寒化温，所以太阴主时的后一段时间中治宜用甘。太阴属脾，在五行上属土。对于脾土来说，苦为泻，甘为补。这也就是本篇前文所述的：“土位之主，其泻以苦，其补以甘。”因此用甘即是补脾。

（18）佐以所利，资以所生，是谓得气：“佐”，即辅佐，亦即辅助或配合。“利”，此处可以作完善、适当讲。“资”，指资助。“生”，此处可以作本源来理解。“得气”，指取得对六气偏胜时比较完善的治疗。全句意即对于六气主时的治疗，前面所讲的只是主要的治疗方法。除此以外，还要从整体出发，根据具体情况配合其他的治疗，才能使治疗上更加完善、适当，从而使人体的偏胜之气归于和平。张介宾注：“自补泻正味之外，而复佐以所利，兼其所宜也。资以所生，助其化源也，是得六气之和平也。”本篇前节中所述的许多内容，例如前述的“风淫于内，治以辛凉，佐以苦，以甘缓之，以辛散之”，“热淫于内，治以咸寒，佐以甘苦，以酸收之，以苦发之”，“湿淫于内，治以苦热，佐以酸淡，以苦燥之，以淡泄之”，“火淫于内，治以咸冷，佐以苦辛，以酸收之，以苦发之”，“燥淫于内，治以苦温，佐以甘辛，以苦下之”，“寒淫于内，治以甘热，佐以苦辛，以咸泻之，以辛润之，以苦坚之”等等，都是在正味治疗以外，“佐以所利，资以所生”的具体内容。

【述评】

本节内容主要是在前几篇有关治疗原则的基础之上进一步论述季节气候的变化与人体疾病治疗方面的问题。归纳如下：

（1）根据一年当中气候变化的特点及其转折，形成了节气上的“分”和“至”。这也就是原文所述：“气至之谓至，气分之谓分，至则气同，分则气异。”

（2）一年之中四季气候的变化过程是一个整体，同时也是一个连续的移行变化过程。这也就是原文所谓的“春秋气始于前，冬夏气始于后”。同时还指出，每一种气候变化本身也同样是一个连续移行变化过程，因而对六气本身提出了再分为“先后”的问题，把六气所主的每一步分为先后，各占三十天而有奇，亦即《六微旨大论》中所提出的：“初凡三十度而有奇，中气同法。”

（3）由于气候变化有先有后，因而在治疗上也相应有先有后，原文在此明确提出了先后的具体治疗问题。这也就是原文所谓的“少阳之主，先甘后咸，阳明之主，先辛后酸”等等。

（4）上述治疗大法，在临床具体运用上，还要根据具体情况，具体对待，全面考虑，综合运用。这就是原文所谓的“佐以所利，资以所生，是谓得气”。

（5）通过上述进一步论证了前述三阴三阳的含义以及三阴三阳命名的物质基础，完全是从气候变化的实际观察中总结而来。这也就是原文所谓的“幽明之配，寒暑之异也。”于此有力地论证了《天元纪大论》中所谓的：“寒暑燥湿风火，天之阴阳也，三阴三阳上奉之。”“阴阳之气各有多少，故曰三阴三阳也。”本篇所谓的：“阴阳之三也，何谓？气有多少，异用也。”并从而对厥阴和阳明的概念作出了明确的回答。

据上所述可以看出，中医理论完全是在认真观察自然变化及其与人体健康的关系中总结而来。它是中医学指导思想整体恒动观及人与天地相应理论的物质基础。

【原文】

夫百病之生也，皆生于风寒暑湿燥火，以之化之变也(1)。经言盛者泻者，虚者补之(2)，余锡以方士，而方士用之尚未能十全(3)，余欲令要道必行，桴鼓相应，犹拔刺雪污(4)，工巧神圣(5)，可得闻乎？岐伯曰：审察病机，无失气宜(6)，此之谓也。帝曰：愿闻病机何如？岐伯曰：诸风掉眩，皆属于肝(7)。诸寒收引，皆属于肾(8)。诸气膹郁，皆属于肺(9)。诸湿肿满，皆属于脾(10)。诸热瞀瘈，皆属于火(11)。诸痛痒疮，皆属于心(12)。诸厥固泄，皆属于下(13)。诸痿喘呕，皆属于上(14)。诸禁鼓慄，如丧神守，皆属于火(15)。诸痉项强，皆属于湿(16)。诸逆冲上，皆属于火(17)。诸胀腹大，皆属于热(18)。诸躁狂越，皆属于火(19)。诸暴强直，皆属于风(20)。诸病有声，鼓之如鼓，皆属于热(21)。诸病胕肿，疼酸惊骇，皆属于火(22)。诸转反戾，水液混浊，皆属于热(23)。诸病水液，澄澈清冷，皆属于寒(24)。诸呕吐酸，暴注下迫，皆属于热(25)。故大要曰：谨守病机，各司其属(26)，有者求之，无者求之(27)，盛者责之，虚者责之(28)，必先五胜(29)，疏其血气，令其调达，而致和平(30)。此之谓也。帝曰：善。

【讲解】

(1) 夫百病之生也，皆生于风寒暑湿燥火，以之化之变也：“百病之生也”，此处是指人体各种疾病发生的原因。“皆生于风寒暑湿燥火，以之化之变也”句中的“之”字，指风寒暑湿燥火六气。此句意即各种疾病的发生，与气候变化密切相关。此与前文所述“故百病之起，有生于本者，有生于标者，有生于中气者”之义基本相同。疾病发生的原因是多方面的，有外感内伤、六淫七情、金刃虫兽、跌仆损伤各方面的原因。《灵枢·口问》篇也明确指出：“夫百病之生也，皆生于风雨寒热，阴阳喜怒，饮食居处。”但原文在此提出“皆生于风寒暑湿燥火”，如何理解？要回答这个问题，首先必须明确以下两个问题：其一，《内经》认为，人秉天地正常之气而生存，即没有正常的自然气候变化也就没有人的生命存在。自然界气候变化正常，人的生命现象也就正常。自然界气候变化异常，人的生命现象也就异常。这也就是《素问·宝命全形论》中所谓的："人以天地之气生，四时之法成。""人能应四时者，天地为之父母。"《天元纪大论》中所谓的："太虚寥廓，肇基化元。"由于如此，所以人体生理活动中的各种反常现象，亦即各种疾病现象的发生，从大的方面来说，自然也就与季节气候变化密切相关。因此，原文在此直接指出"百病之生也，皆生于风寒暑湿燥火。"其二，本节原文主要是讨论病机。所谓"病机"，亦即发病机理。质言之，也就是在致病因素作用后所产生的各种病理生理变化。前文已述及，中医学对于人体的各种病理生理改变，基本上是从观察分析自然界气候变化与人体疾病表现之间的相应关系总结而来。疾病多发生在春季者，由于春季气候偏温，风气偏胜，肝病居多，其临床表现以眩晕、抽搐、脉弦、色青等为多见，所以就把这一类症状和体征命名曰风。以后这类临床表现即使不在春季出现，也可以叫风病。疾病多发生在夏季者，由于夏季气候偏热，火气偏胜，心病居多，其临床表现以疮疡、斑疹、红、肿、热、痛，脉洪、色赤等为多见，所以就把这一类症状和体征命名曰火曰热。以后这类临床表现即使不在夏季出现，也可以叫火病或热病。疾病多发生在长夏季节者，由于长夏季节下雨较多，气候偏湿偏热，脾病较多。其临床表现以吐泻、胀满、浮肿、脉濡、色黄等为多见，所以就把这一类症状和体征命名曰湿。以后这类临床表现即使不在长夏季节出现也可以叫湿病。疾病发生在秋季者，由于秋季气候偏凉，燥气偏胜，肺病居多。其临床表现以咳嗽、气逆、疟疾、脉浮、色白等为多见，所以就把这一类症状和体征命名曰燥。以后这类临床表现即使不在秋季出现也可以叫燥病。疾病多发在冬季者，由于冬季气候严寒，寒气偏胜，肾病居多。其临床表现以畏寒、形冷、骨节疼痛、脉沉、色黑等为多见，所以就把这一类症状和体征命名曰寒。以后这类临床表现既使不在冬季出现也可以叫寒病。这也就是说人体在遭受各种致病因素产生的各种症状和体征，基本上都可以用风、火、湿、燥、寒加以归类，而这些名称又是根据季节气候变化特点演绎而来，推本溯源，所以原文在此指出："百病之生，皆生于风寒暑湿燥火。"把病因和病机直接联系起来。上述这两个问题十分重要。古人在"中风"这一疾病的病因学认识上所出现的"中风"与"非风"之争，近人对中医学"六淫"为病及中医病名所提出的各种质疑，我们认为均与未能正确理解风寒暑湿燥火等中医术语的真正含义有关，因此必须加以深入探讨和理解。

（2）盛者泻之，虚者补之："盛"，指六气有余。"泻"，指治疗中的泻法。"虚"，指六气不及。"补"，指治疗中的补法。此句意即风、寒、暑、湿、燥、火六气，其临床表现为偏胜有余者，在治疗上就应该用泻法；其临床表现为虚衰不及者，在治疗上则应该用补法。质言之，也就是针对患者临床表现进行对应性处理，以药食性味之偏来矫正人体病理生理变化之偏。这也就是对本篇前文中所述"治诸胜复，寒者热之，热者寒之，温者清之，清者温之，散者收之，抑者散之，燥者润之，急者缓之，坚者软之，脆者坚之，衰者补之，强者泻之，各安其气，必清必静，则病气衰去，归其所宗"的高度概括。

（3）锡以方士，而方士用之尚未能十全："锡"，同"赐"，给予之义。"方士"，指医生。"十全"，即尽善尽美，完全满意。张介宾注："十全，无一失也。"此句是承上句而言，意译之，即上述"盛者泻之，虚者补之"这一治疗原则，医生在临床运用时，还不是完全满意。

（4）令要道必行，桴鼓相应，犹拔刺雪污："要道"，注家有两种解释，一种解释，"要道"就是天地人之道。这种解释以张志聪为代表。其注云："要道者，天地人三才之道也。"另一种解释则认为此处所谓的"要道"，即指前述"盛者泻之，虚者补之"这一治疗原则。这种解释以张介宾为代表。张氏论述颇详。其注云："愚按气交变，五常政，至真要等论，皆详言五运六气各有太过不及，而天时民病，变必因之，故有淫胜，反胜，客胜，主胜之异。盖气太过则亢极而实，气不及则被侮而虚，此阴阳盛衰自然之理也。本篇随至真要大论之末，以泛言病机，故脏五气六各有所主，或实或虚，则亦无不随气之变而病有不同也。即如诸风掉眩，皆属于肝矣，若木胜则四肢强直而为掉，风动于上而为眩，脾土受邪，肝之实也。木衰则血不养筋而为掉，气虚于上而为眩，金邪乘木，肝之虚也。又如诸痛疮痒，皆属于心矣。若火盛则炽然为痈，心之实也。阳衰则阴胜为疽，心之虚也。故本篇首言盛者泻之，虚者补之。末言有者求之，无者求之，盛者责之，虚者责之。盖既以气宜言病机矣，又特以盛虚有无贯一篇之道尾，以尽其义。此正先圣心传，精妙所在，最为吃紧纲领。"以上两种解释，从表面上看好像有一致之处，因为张介宾讲的也可以说是天地人之道，但仔细分析，显然有别。张志聪对下文注云："桴鼓相应者，谓天地人之五行六气，如声气之感应也，拔刺者，谓天地阴阳之邪，犹刺之从外入，宜拔而去之。雪污者，谓在内所生之病机，使之如汗而发泄也。"如此等等，显然有些文不对题，并非本节经文原意，而张介宾之论则十分精辟，并联系本节内容，处处落在实处。因此完全同意张介宾所注。这里所说的"要道"，是指前述的盛泻虚补这一治疗原则而言，"必行"，即一定要使这一治疗原则在治疗中取得完全满意的效果。"桴"，是打鼓用的鼓槌。"拔刺"，即把进入皮肤中的刺拔掉。"雪污"，即把污秽洗净。"桴鼓相应，犹拔刺雪污"一句，是形容在治疗上疗效准确显著，如同以槌击鼓，以手拔刺，用水洗污一样有把握。全句是问如何才能使前述"盛者泻之，虚者补之”这一治疗原则，在临床运用上能够做到十全。

（5）工巧神圣：“工巧神圣”，此处是指医生诊病的技术高明。“工巧神圣”一语，《难经》对此作过较具体的解释。其文云：“望而知之谓之神，闻而知之谓之圣，问而知之谓之工，切脉而知之谓之巧。”又云：“望而知之者，望见其五色以知其病。闻而知之者，闻其五音以别其病。问而知之者，问其所欲五味，以知其病所起所在也。切脉而知之者，诊其寸口，视其虚实，以知其病，病在何脏腑也。”这就是说，所谓“工巧神圣”，也就是指“望闻问切”四诊。“工巧神圣可得闻乎？”一句，是承上句而言，上句问如何才能在治疗上做到完全有把握，此句是问如何才能在诊断上做到准确无误。

（6）审察病机，无失气宜：此句是对前句“工巧神圣，可得闻乎”的回答。“病机”，即发病机理。“无失”，即非常准确。“气”，即六气。“宜”，即适当。全句意即要在诊断上做到正确无误，必须认真分析发病机理，掌握风、热、火、湿、燥、寒六气的变化。如何才能做到掌握风、热、火、湿、燥、寒六气的变化？其方法那就是本篇前文所述的：“必明六化分治，五味、五色所生，五脏所宜。”“谨候气宜，无失病机。”“谨察阴阳所在而调之，以平为期。”所谓“六化分治”，是指六气在气候物候上的各种特点，“五味、五色所生，五脏所宜”，是指六气与五味、五色、五脏之间的关系各有所属。“阴阳所在”，是指各种病候所在的部位与性质。这就是说、“审察病机”的方法也就是“谨候气宜”，亦即以风、热、火、湿、燥、寒六气为中心来联系临床表现及其与五脏的关系，从而对各种临床表现进行定位与定性。我们认为这就是原文所谓的“谨候气宜，无失病机”或“审察病机，无失气宜”的全部内涵。

（7）诸风掉眩，皆属于肝：以下十九节，就是后世一般所称的“病机十九条”。这十九条是前述“审察病机，无失气宜”

精神在临床中如何具体运用的举例。在举例中，不但指出了临床常见的一些病症的定位与定性问题，同时也指出了辨证论治的步骤和方法问题，十分重要。

“诸风”，是指各种风病。“掉”，张介宾注：“掉，摇也。”即抽动。“眩”，张介宾注：“眩，运也。”即眩晕。“肝”，即人体五脏中的肝脏。“诸风掉眩，皆属于肝”一句，直译之，即各种风病，例如抽搐、眩晕等，在定位上应定位在肝，属于肝病。

为什么“诸风掉眩，皆属于肝”？其理由之一是，肝属木，与六气中的风同属于一类。风主动，因此肝也主动。“掉”，指人体肢体抽搐。“眩”，指人体出现眩晕，天旋地转，如坐舟车。因此“掉”和“眩”的症状特点是以动为主，所以说“诸风掉眩，皆属于肝”。这也就是《阴阳应象大论》中所谓的：“在天为风……在脏为肝。”理由之二是：肝与筋同属一类。《素问·六节藏象论》所谓：“肝者……其充在筋。”筋主动，与人体肢体活动正常与否密切相关。肢体抽搐属于肢体活动障碍，筋病即肝病，所以应属于肝。这也就是《阴阳应象大论》中所谓的：“肝生筋。”“在体为筋，在脏为肝。”王冰注此云：“风性动，木气同之。”张介宾注此云：“风主动摇，木之化也，故属于肝。”均属此义。

“诸风掉眩，皆属于肝”，以“掉眩”属肝，这只不过是举例而言。如果从肝病的定位来说，临床上可以定位在肝的疾病还很多。根据《内经》有关论述加以归纳，凡属具有下述情况者，均可以考虑定位在肝，诊为肝（胆）病。①临床表现部位在足厥阴肝经或足少阳胆经循行部位者：足厥阴肝经和足少阳胆经的循行部位主要在人体头部的两颞侧及巅顶部位，眼及耳周围部位，两胁肋部位，少腹及腹股沟部位，外阴部位以及两下肢两经相应循行部位。因此，凡属患者症状表现在上述部位时，例如：头顶及两颞侧头痛，眼部、耳部疾患，两胁肋部位胀满疼痛，少腹痛，腹股沟疾患，外阴疾患，下肢相应部位疾患等等，均可以定位在肝（胆），属于肝（胆）病。《素问·五脏生成》谓："诊病之始，五决为纪，欲知其始，先建其母。所谓五决者，五脉也。是以……徇蒙招尤，目瞑耳聋，下实上虚，过在足少阳厥阴，甚则入肝。"即属此义。②临床表现属于肝（胆）的功能失调所致者：肝（胆）在功能上的特点，根据《内经》有关论述加以归纳，主要有：主疏泄，藏血，主筋，易动，主决断，藏魂等几个方面，因此凡属有上述功能方面的失调，例如由于肝疏泄失职而出现气滞血瘀，胁肋胀满痞积，出血，运动障碍；由于肝不藏魂而出现失眠、易惊、不能自制、病态决断不能等等，均可定位在肝（胆），属于肝（胆）病。③具有肝（胆）病的体征者：肝（胆）在体征上的特点，根据《内经》有关论述加以归纳，主要是"其华在爪"，"开窍于目"，"在志为怒"，"在声为呼"，"在变动为握"，"在味为酸"，"色青"，"脉弦"等等。因此凡属见有上述体征，例如爪甲干瘪、眼活动障碍、直视、斜视、视物不清，精神反常表现以易怒、呼叫为特点，肢体不能屈伸自如，反酸，面色青暗，脉弦而紧等等，均可以定位在肝（胆），属于肝（胆）病。④发病在春季或初之气所属的这一段时间中，或发病之年的岁运或岁气属风木主事，或发病在每天的子时、丑时，亦即在每天夜晚 11 时至次晨 3 时这一段时间中，均可以考虑定位在肝（胆），属于肝（胆）病。⑤发病前有明显的受风病史或发病前有明显的忿怒抑郁病史者，亦可考虑定位在肝（胆），属于肝（胆）病。

（8）诸寒收引，皆属于肾："诸寒"，指各种寒病。"收引"，即痉挛、拘急。"肾"，即人体五脏中的肾脏。"诸寒收引，皆属于肾"一句，直译之，即各种寒病，例如形体拘挛等，在定位上应定位在肾，属于肾病。

为什么"诸寒收引，皆属于肾"？其理由之一是：肾属水，与六气中的寒同属一类。寒主凝，所以肾也主凝。形体拘挛等症多与阳气不达，寒凝于内，营卫不行有关，所以原文谓："诸寒收引，皆属于肾。"这也就是《素问·阴阳应象大论》中所谓的："在天为寒……在脏为肾。"理由之二是：肾主骨生髓，与肝密切相关。形体拘挛，属于肝病，但因寒而发生的形体拘挛，则系由于肾病而引起肝病，所以应属于肾病。这也就是《素问·阴阳应象大论》中所谓的："肾生骨髓，髓生肝。"王冰注此云："收，谓敛也，引，谓急也。寒物收缩，水气同也。"张介宾注此云："肾属水，其化寒，凡阳气不达，则营卫凝聚，形体拘挛，皆收引之谓。"均属此义。

"诸寒收引，皆属于肾。"以"收引"属肾，亦只不过举例而言。如果从肾病的定位来说，临床上可以定位在肾的疾病很多。根据《内经》有关论述加以归纳，凡属具有下述情况者，均可以考虑定位在肾。

①临床表现主要在足少阴肾经或足太阳膀胱经者：足少阴肾经和足太阳膀胱经的循行部位主要在人体头部的巅顶，枕后位，项部，脊背部，腰部，少腹部，膝部，腘部，足跟，足心，外阴等部位。因此，凡属症状表现在上述部位时，例如头痛以枕后部位为主，或疖肿发生在头枕部，或项背疼痛，腰脊痛或不能转侧俛仰，少腹痛，膝部或足跟痛，外阴疾患等等，均可以定位在肾（膀胱），或同时定位在肾与膀胱，属于肾病或膀胱病。《素问·五脏生成》谓："头痛，巅疾，下虚上实，过在足少阴巨阳，甚则入肾。"即属此义。②临床表现属于肾或膀胱功能失调所致者：肾（膀胱）在功能上的特点，根据《内经》有关论述加以归纳，主要有藏精，主生长发育生殖，主骨，生髓，通脑，主水等几个方面。因此，凡属有上述方面的功能失调，例如：人体中精液或津液不能固藏而反常排出体外，如遗精、早泄、遗尿、尿血、阴道大量排液、消渴、多尿、生长发育障碍、水液运行失调等等，在一定条件下，均应

考虑定位在肾（膀胱），属于肾（膀胱）病。③具有肾病或膀胱病的体征者：肾（膀胱）在体征上的特点，根据《内经》有关论述加以归纳，主要是“其华在髮”，“主骨”，主齿，开窍于耳及前后二阴，“在声为呻，为欠”，“在志为恐”，“在变动为慄”，“在味为咸”，色黑，脉沉等等。因此，凡临床见有上述体征时，例如：脱髮，髮早白，齿动，耳鸣，喜伸欠，战慄，恐惧，口中发咸，面黑，皮肤黑，沉脉等等，均可以考虑定位在肾（膀胱），属于肾（膀胱）病。④发病在冬季或终之气所属的这一段时间中，或发病之年的岁运或岁气属于太阳寒水主事，或发病在每天申时、酉时，亦即在每天午后3时至7时这一段时间中，均可考虑定位在肾（膀胱），属于肾（膀胱）病。⑤发病前有明显的受寒史或受惊史或房劳过度史者，应考虑定位在肾（膀胱），属于肾（膀胱）病。

（9）诸气膹郁，皆属于肺：“诸气”，是指各种气病。“膹”，同膨，有胀满之义，此处指气喘。“郁”，即郁积，此处指闷堵不通。张介宾注：“膹，喘急也。郁，否闷也。”“肺”，即人体五脏中的肺脏。“诸气膹郁，皆属于肺”一句，直译之，即各种气病，例如胸闷、气逆等，在定位上应定位在肺，属于肺病。

为什么“诸气膹郁，皆属于肺”？其理由之一是：肺属金，与凉、燥同属一类。凉主收，主杀，所以肺也主肃降。胸闷气逆等症，多与肺失肃降有关，所以原文谓“诸气膹郁，皆属于肺”。理由之二是肺为相傅之官，主治节，主一身之气。胸满气逆属于气病，属于治节失调，所以应该属于肺病。王冰注：“膹，谓膹满，郁，谓奔迫也，气之为用，金气同之。”张介宾注：“肺主气，故诸气膹郁者，其虚其实，皆属于肺。”高世栻注：“诸气而胸膈忿郁，病皆属于肺，诸气通于肺也。”均属此义。

“诸气膹郁，皆属于肺”，以“膹郁”属肺，亦只不过举例而言，如果从肺病的定位来说，临床上可以定位在肺的疾病很多，根据《内经》有关论述加以归纳，凡属具有下述情况者，均可以考虑定位在肺。

①临床表现主要在手太阴肺经或手阳明大肠经者：手太阴肺经和手阳明大肠经的循行部位主要在人体鼻部，咽部，下牙床，肩背部，胸部，腋部，肛门部，两上肢肘部，手大指、次指等部位。凡属症状出现在上述部位，例如：鼻病，咽喉病，下齿龈病，肩部疾患，胸疼，咳唾引痛，手大指次指不用，肘疼，肛门疾病等等，均可以定位在肺（大肠）或同时定位在肺、大肠，属于肺（大肠）病。《素问·五脏生成》谓："咳嗽上气，厥在胸中，过在手阳明、太阴。"即属此义。②临床表现属于肺或大肠功能失调所致者：肺（大肠）在功能上的特点，根据藏象学说主要为"主治节"，"主气"，"司呼吸"，"藏魄"，"主声"，"知香臭"，"主传导"等几个方面。所谓"魄"，张介宾释云："魄之为用，能动能作。""初生时，耳目心识，手足运动，此魄之灵也，及其精神意识，渐有知觉，此则气之神也。"说明"魄"实际上就是指人体本能的动作和感觉。凡属上述功能方面的失调，例如一切本能活动方面的障碍，如汗出异常，大小便的异常；呼吸道的疾病，如咳嗽、哮喘、声嘶或失声；以及感觉运动方面的障碍等等，均可以定位在肺（大肠），属于肺（大肠）病。③具有肺病或大肠病体征者：肺（大肠）在体征上的特点，主要是"肺合皮毛"，"开窍于鼻"，"在声为哭"，"在志为悲"，"在变动为咳喘哮"，"在味为辛"，"色白"，"脉浮"等等。因此，凡见有上述体征，例如皮毛枯槁，肌表调节功能障碍如自汗、盗汗，面色白，咳喘，口辛，精神反常表现以喜哭善悲为特点，脉浮等等，均可以定位在肺（大肠），属于肺（大肠）病。④发病在秋季或五之气所属的这一段时间中，或发病之年的岁运或岁气属于阳明燥金主事，或发病在每天的寅时、卯时，亦即每天早晨3时至7时这一段时

间中，均可以考虑定位在肺（大肠），属于肺（大肠）病。⑤发病前后有悲伤过度或过食辛燥之物，或发病与天气清凉或气候干燥明显有关者，均可以考虑定位在肺（大肠），属于肺（大肠）病。

（10）诸湿肿满，皆属于脾："诸湿"，指各种湿病。"肿"，指浮肿。"满"，指胀满。"脾"，即人体五脏中的脾脏。"诸湿肿满，皆属于脾"一句，直译之，即各种湿病，例如浮肿、胀满等，在定位上应定位在脾，属于脾病。

为什么"诸湿肿满，皆属于脾"？理由之一是：脾属土，与六气中的湿同属于一类。土主湿，所以脾也主湿。浮肿或胀满等症，均属湿邪内蕴，所以原文谓："诸湿肿满，皆属于脾。"理由之二是：脾主运化，主敷布津液，脾的作用正常，人体津液的敷布也就正常；脾的作用失常，则津液便不能得到正常的敷布，停留于表则为浮肿，停留于里则为胀满。所以原文谓："诸湿肿满，皆属于脾。"王冰注："土薄则水浅，土厚则水深，土平则干，土高则湿，湿气之有，土气同之。"张介宾注："脾主土，其化湿，土气实则湿邪盛行……脾主肌肉，故诸湿肿满等证，虚实皆属于脾。"均属此义。

"诸湿肿满，皆属于脾"，以"肿满"属脾，亦不过是举例而言。如果从脾病的定位来说，临床上可以定位在脾的疾病还很多。根据《内经》有关论述加以归纳，凡属具有下述情况之一者，均可以定位在脾，属于脾病或胃病。

①临床表现主要在足太阴脾经或足阳明胃经者：足太阴脾经和足阳明胃经的循行部位主要在人体的鼻根部，头角部，前额部，下颌部，舌部，上齿龈部，胃脘部，腹股沟部，下肢胫骨外侧，均属于脾（胃）部位或属于与脾（胃）密切相关的部位。因此凡属患者症状出现在上述部位时，例如前顶或额部疼痛，下颌开合不利，上齿龈肿或上齿痛，舌部疾患，胃脘疼痛或胀满等等，均可以定位在脾（胃），诊断脾病或胃病。《素

问·五脏生成》谓："腹满䐜胀，支鬲胠胁，下厥上冒，过在足太阴阳明。"即属此义。②临床表现属于脾或胃功能失调所致者：人体脾（胃）在功能上的特点，根据藏象学说主要是：主运化，司受纳，布津液，统血，藏意，主肌肉，主四肢等几个方面。因此，凡属有上述功能失调表现，例如：一般消化道症状，如食欲不振，呕吐，腹泻，胃脘胀痛等。津液敷布失调现象，如水肿、腹水、消渴等；某些出血性疾病，记忆力减退甚至严重健忘，四肢肌肉无力、萎缩，吞咽障碍等等；以上均可以定位在脾（胃），诊断脾病或胃病。③具有脾病或胃病体征者：脾（胃）在体征上的特点，根据藏象学说主要是：其华在唇，开窍于口，在志为思，在声为歌，在变动为呕吐噫呃，在味为甘，在色为黄，脉濡等表现。因此凡见有上述体征，例如口唇苍白无华，或焦枯皴揭，口腔溃疡，精神反常表现以歌唱为特点，呕吐，噫气，呃逆，口中甜或排出物发甜，皮肤黄疸，濡脉，均可以定位在脾（胃），诊断脾病或胃病。④发病在长夏季节或四之气所属的这一段时间中，或发病之年的岁运或岁气是太阴湿土主事，或发病在每天辰时、巳时，亦即每天上午7时至11时这一段时间中，均可以考虑定位在脾（胃），属于脾病或胃病。⑤发病前有忧思过度或饮食不节史，或患者发病与气候潮湿、环境潮湿明显相关者，亦均可以考虑定位在脾（胃），诊断脾病或胃病。

（11）诸热瞀瘛，皆属于火："诸热"，即多种热病。"瞀"（mào 音冒），指目眩、眼花或心绪烦乱。"瘛"（chì 音翅），有抽搐之意。《素问·玉机真脏论》谓："病筋脉相引而急，病名曰瘛。""火"，即六气中的火。"诸热瞀瘛，皆属于火"一句，直译之，即各种热病，例如头晕，眼花，心烦，抽搐等，都属于火病。

为什么"诸热瞀瘛，皆属于火"？这是因为"瞀"、"瘛"等证，与火的特性相类。在火气偏胜的情况下就容易发生上述疾病。“火”的特性，根据《内经》有关论述加以归纳，主要有以下四点：其一，火曰炎上，所谓“炎”，即热盛，“上”，即上升。其二，火性温热。其三，火性明亮。其四，火能化物。热病患者在临床上一般都有发热、面赤、心烦等表现，阳气亢盛于上就可以出现头晕、眼花。热极生风就可以出现抽搐。所以原文谓：“诸热瞀瘛，皆属于火。”

“诸热瞀瘛，皆属于火”，以“瞀瘛”属火，亦不过是举例而言，如果从火病定性来说，临床上可以定性为火的疾病还很多，根据《内经》有关论述加以归纳，凡属具有下列情况之一者，均可考虑定性为火。

①临床表现与上述火的特性相类者：火（热）的特点已如前述，为炎上，温热，明亮，化物。因此，在临床表现上以兴奋、亢进、冲上为特点者，例如发热、躁狂、红肿热痛、消谷善饥、烦渴引饮、便结、溲赤等等，均可以定性为火（热）病。本节后文提出了许多疾病，在性质上属火（热），就是在这一原则之上提出的。②发病在夏季或三之气所属的这一段时间中，或者发病之年的岁运或岁气是少阳相火或少阴君火主事，或患者发病明显与受热有关，例如在酷暑或在高温环境中得病等等，均可以考虑定性为火病或热病。

（12）诸痛痒疮，皆属于心：“诸痛”，即各种疼痛。“痒”，即皮肤瘙痒。“疮”，即皮肤生疮。“心”，即人体五脏中的心脏。“诸痛痒疮，皆属于心”一句，直译之，即各种疼痛及皮肤搔痒、生疮等症，在定位上应定位在心，属于心病。

为什么“诸痛痒疮，皆属于心”？理由之一是：心属火，疼痛、疮痒属于火（热）者居多，所以原文谓：“诸痛痒疮，皆属于心。”张介宾注：“热甚则疮痛，热微则疮痒，心属火，其化热，故疮疡皆属于心也。”即属此义。理由之二是：心主血，主脉，疼痛的发生多与脉道不通，血行失调有关。如《素问·举痛论》谓：“经脉流行不止，环周不休，寒气入经而稽迟，泣而不行，客于脉外则血少，客于脉中则气不通，故卒然而痛。”皮肤疮疡的发生也与血脉失调有关，如《灵枢·痈疽》谓：“寒邪客于经脉之中则血泣，血泣则不通，不通则卫气归之，不得复反，故痈肿。”由于如此，所以原文谓“诸痛痒疮，皆属于心。”

“诸痛痒疮，皆属于心”，以“痛痒疮”属心，亦不过是举例而言。如果从心病的定位来说，临床上可以定位在心的疾病很多。根据《内经》有关论述加以归纳，凡属具有下述情况之一者，均可以考虑定位在心（小肠），诊断为心（小肠）病。①临床表现主要在手少阴心经或手太阳小肠经者：手少阴心经和手太阳小肠经的循行部位主要在人体两眼的内外眥，面颧部，胸部正中，肩胛，腋窝，手掌心，上肢内侧沿中指、小指线上相应部位，均属心（小肠）部位。另外在左乳下心尖搏动处，名曰“虚里”，是脉宗气所在部位，由于心主脉，脉属于心，所以左乳下部位可以属于足阳明胃，也可以同时属于心（小肠）的部位。由于如此，所以凡属患者症状表现在上述部位时，例如：眼角糜烂，面颧部发红如涂朱，肩胛痛，腋或肘疾病，手心潮热或多汗，手中指小指不用，胸前闷痛或心跳心慌，左乳下虚里部位其动应衣等等，均可以定位在心（小肠）或同时定位在心、小肠，诊断为心病或小肠病。《素问·五脏生成》谓：“心烦头痛，病在鬲中，过在手巨阳、少阴。”即属此义。②临床表现属于心或小肠功能失调所致者：人体心（小肠）功能上的特点，根据藏象学说主要是：主神明，主血脉，主火，主热，主化等方面。因此凡属出现上述功能方面的失调，例如：神志昏迷，精神错乱，各种出血症状，皮肤斑疹，消谷善饥等等，均可以定位在心（小肠），诊断为心（小肠）病。③具有心病或小肠病体征者：心（小肠）在体征上的特点，根据藏象学说主要是：其华在面，开窍于舌，在声为笑，在志为喜，在变动为厥，在味为苦，在液为汗，藏神，色红，脉洪或脉律不齐等。因此凡属见有上述体征，例如面赤或面部疮痒，舌烂，口苦，精神反常表现以笑为主，多汗，脉洪或脉律不齐如结、代、促、涩等等，均可以定位在心（小肠），诊断心（小肠）病。④发病在夏季或二之气、三之气所属的这一段时间中，或发病之年的岁运或岁气为少阴君火或少阳相火主事，或发病在每天午时、未时，亦即每天上午 11 时至下午 3 时这一段时间中，均可考虑定位在心（小肠），属于心（小肠）病。⑤发病前喜乐兴奋过度，或汗出过多，或过食苦寒，亦可考虑定位在心（小肠），诊断为心（小肠）病。

（13）诸厥固泄，皆属于下："厥"，即厥证。关于"厥"字的解释，《伤寒论》谓："凡厥者，阴阳气不相顺接便为厥。"张介宾注："厥，逆也"。这就是说，所谓"厥"，即人体阴阳气血逆乱，生理活动严重反常。所谓"厥证"，质言之，也就是人体在遭受致病因素作用以后所产生的急性生理活动严重混乱现象。"固"，张介宾解释为"前后不通"，亦即大小便不通。"泄"，张介宾解释为"二阴不固"，亦即大小便失禁。"下"，一般均认为是指人体下焦。因此，"诸厥固泄，皆属于下"一句，直译之，即厥证中的大小便不通或大小便失禁等症，可以定位在下焦，属于下焦疾病。

为什么"诸厥固泄，皆属于下"？理由之一是，下焦是指人体肝肾而言，肝主疏泄，与风同属一类，风的特性是善行而数变，因此凡属各种卒发性疾病都可以定位在肝，定性为风。大小便失禁或不通均属于卒发性疾病，属于厥证的临床表现之一，所以可以定位在肝，定性为风。由于肝肾均属于下焦，所以原文谓："诸厥固泄，皆属于下。"理由之二是，人体下焦的作用是"下焦如渎"，"下焦主出"。大小便不通或大小便失禁均属于下焦的作用丧失，水道不行所致，所以原文谓："诸厥固泄，皆属于下。"

"诸厥固泄，皆属于下"，以"固"、"泄"属于下焦，如同前述一样，也只是举例而言。实则凡属具有下列情况之一者，均可以定位在下焦，在临床上诊断为下焦疾病。①临床上可以定位在肝肾的疾病，如以三焦定位，均可诊断为下焦疾病。②人体脐以下的部位属于下焦部位，因此凡属症状表现在脐以下部位者，例如少腹部的癥瘕积聚，疝气，水臌，前后阴疾病，妇女经带胎产疾病等等，均可以定位在下焦，诊断为下焦疾病。③急性热病的后期，由于温病“始于上焦，终于下焦”的原因；慢性疾病的晚期，由于久病“穷必及肾”的原因；所以也可以多考虑定位下焦，诊断为下焦疾病。

（14）诸痿喘呕，皆属于上：“痿”，即痿证。“痿”，王冰谓：“痿，谓痿弱无力以运动。”痿证的分类，《素问·痿论》有“痿躄”、“脉痿”、“筋痿”、“肉痿”、“骨痿”之不同，故原文谓“诸痿”。“喘”，即气喘。“呕”，即呕吐。“上”，一般均认为是指人体上焦。因此“诸痿喘呕，皆属于上”一句，直译之，即各种痿证，气喘，呕吐等证，都可以定位在上焦，属于上焦疾病。

为什么“诸痿喘呕，皆属于上”？理由之一是上焦是指人体心肺而言。心主血，肺主气，人体的气血运行正常与否，与人体心肺功能正常与否密切相关。痿证在临床上虽然有“痿躄”，“脉痿”，“筋痿”，“肉痿”，“骨痿”之不同，但从痿证的主要临床表现来看，均有肌肉不仁，肢体不用等症状和体征，而各种痿证的肌肉不仁，肢体不用，从病机来说，又均属于气血不足或失调所致。心肺为气血之主，所以原文谓“皆属于上”，亦即认为各种痿证虽然有五脏之分，但从总的来说都可以定位在心肺。理由之二是：“喘”和“呕”，其临床表现均是气逆。“喘”是肺气上逆，“呕”是胃气上逆。而人体上焦的作用是“上焦主纳”，气上逆就是“不纳”。因此“喘”和“呕”也就是上焦作用失调的表现。所以原文认为“喘”、“呕”应定位在上焦，属于上焦疾病。张介宾注：“气急曰喘，病在肺也。

呕而有物有声曰呕，病在胃口也。逆而不降，是皆上焦之病。”即属此义。

“诸痿喘呕，皆属于上”，注家解释不一。王冰注：“上谓上焦心肺气也，炎热薄烁，心之气也，承热分化，肺之气也，热郁化上，故病属上焦。”王注把“上”字注为上焦心肺是正确的，但为什么痿证属上焦？五脏之痿又如何与心肺相联系，并没有说清楚。《新校正》注：“详痿之为病，似非上病，王注不解所以属上之由，使后人疑议，今按痿论云：五脏使人痿者，因肺热叶焦，发为痿躄，故云属于上也，痿又谓肺痿也。”张介宾注与《新校正》同，其注云：“凡肢体痿弱，多在下部，而曰属于上者，如痿论云：五脏使人痿者，因肺热叶焦，发为痿躄也，肺居上焦，故属于上。”林、张之注，都引《素问·痿论》为依据来作解释，认为五脏痿证，都是由于“肺热叶焦”，而肺属上焦，以此论证痿证皆属于上。实际上细读原文不难看出，如此引证实有断章取义之嫌。《素问·痿论》谓：“黄帝问曰：五脏使人痿何也？岐伯对曰：肺主身之皮毛，心主身之血脉，肝主身之筋膜，脾主身之肌肉，肾主身之骨髓。故肺热叶焦，则皮毛虚弱急薄著，则生痿躄也。心气热，则下脉厥而上，上则下脉虚，虚则生脉痿。肝气热，则胆泄口苦，筋膜干，筋膜干则筋急而挛，发为筋痿。脾气热，则胃干而渴，肌肉不仁，发为肉痿。肾气热，则腰脊不举，骨枯而髓减，发为骨痿。”原文在此明确指出了由于五体分属五脏，因此，五脏痿证虽表现为相应的五体不用，其病因实由于五脏有热。原文虽有“五脏因肺热叶焦，发为痿躄”之言，但仍是指“痿躄”的病因而言，并非统指五脏痿证的病因，原文更没有“五脏使人痿者，因肺热叶焦，发为痿躄”之文。林、张之注，滥觞所及，影响甚大。现在不少中医书中均以肺热之说概言痿证之因，因此有必要提出商榷。

“诸痿喘呕，皆属于上”，以痿证，喘、呕等证属于上焦，和前述一样，也是举例而言。实则凡属具有下列情况之一者，均可以定位在上焦，在临床上诊断为上焦疾病。①临床上可以定位在心肺的疾病，如以三焦定位，均可以定位在上焦，诊断为上焦疾病。②人体膈以上的部位属于上焦部位，因此凡属症状表现在膈以上部位者，例如胸闷、胸痛、头面咽喉诸病，均可以定位在上焦，诊断为上焦疾病。③热病初起，具发热、恶寒、无汗或发热、恶风、有汗、咽疼等表寒或表热症状和体征者，也可以定位在上焦，属于上焦疾病。

（15）诸禁鼓慄，如丧神守，皆属于火："禁"，同噤，即牙关紧闭，口噤不开。"鼓"，即鼓颔，"慄"，即寒战。"神守"，指正常的精神状态。"如丧神守"，即精神不定，烦躁不安。全句意即口噤不开，恶寒战慄，如同时有烦躁不安者，则属于火证。

前曾述及，火的特性是炎上，温热，明亮，化物，临床表现符合上述特点者，才能诊断火证。但此处所谓"诸禁鼓慄"，似属寒冷之象，为什么也属于火证？"诸禁鼓慄"，从现象来看属于寒象是肯定的，但是由于寒证有真寒、假寒之不同，也就是说临床上可以出现真热假寒的现象，因此必须加以鉴别。原文在此处以"诸禁鼓慄"这一寒象为例来谈在临床上如何鉴别真寒假寒的问题。"如丧神守"，即烦躁不安。烦躁与火的炎上特性相类，因此烦躁不安属于火证。这就是说，"诸禁鼓慄"，从现象来看是属于寒证，但如果同时出现烦躁不安等心神不守的症状者，则应考虑为真热假寒证。所以原文谓："诸禁鼓慄，如丧神守，皆属于火。"刘完素谓："禁慄燥急，如丧神守，悸动怔忪，皆热之内作。"（《素问病机气宜保命集·病机论第七》）即属此义。

（16）诸痉项强，皆属于湿："诸痉"，即各种痉病。"痉病"的定义，《金匮要略·痉湿暍病脉证治》谓："痉者，身热，足寒，颈项强急，恶寒，时头热，面赤，目赤，独头动摇，卒口噤，背反张者，痉病也。”“痉为病，胸满，口噤，卧不着席，脚挛急，必龂齿。”“湿”，其义有二：其一，指气候潮湿；其二，指人体在遭受致病因素作用以后所产生的各种液态病理产物。“诸痉项强，皆属于湿”一句，直译之，即各种痉病，其发生多与湿邪有关，因而临床上可以诊断为湿病。

为什么“诸痉项强，皆属于湿”？理由之一是：痉病常在每年四之气所属的这一段时间中发生。每年四之气所属的这一段时间为太阴湿土主时，气候偏湿，人体容易外感湿邪发病，所以原文谓“诸痉项强，皆属于湿”。理由之二是：“湿”的产生与脾的运化功能失调有关，而脾的功能失调又必然直接影响人体肾和膀胱，使肾和膀胱发生疾病。痉病临床上以项背强为特点，而项背部分属于足太阳膀胱经循行部位。这也就是说痉病项强虽然是足太阳膀胱经的疾病，但由于与脾病有关，与湿胜有关，所以原文谓“诸痉项强，皆属于湿”。本篇前文曾谓：“湿淫所胜……少腹肿痛，不得小便，病冲头痛，目似脱，项似拔，腰似折，髀不可以回，腘如结，腨如别。”“湿气大来，土之胜也，寒水受邪，肾病生焉。”王冰注：“流于膀胱。”均属此义。

“诸痉项强，皆属于湿”，以痉病属湿，仍只不过是举例而言，实则痉病的发生并不都是由于湿，也可以由于风，也可以由于火，也可以由于寒。而湿病的临床表现也很多，凡属具有下述情况之一者，均可以定性为湿，临床上诊断为湿病。①患者临床症状和体征具有湿的特点者：湿的特点是：“湿胜则肿”，“湿胜则濡泻”，“湿流关节”等。因此，“湿”，也就是一种停留于人体之内的液态物质，因而凡属患者在临床表现上以上述物质偏多或潴留为特点者即属湿病，例如：浮肿，多痰，泻痢，白带多，黄疸，排泄不畅如小便不利、无汗等等，均可以定性为湿，在临床上诊断为湿病。②患者发病在长夏季节，或患者发病明显与受湿有关，例如冒雨，居住或工作环境潮湿较重等，均可以定性为湿，诊断湿病。

由于如此，所以“诸痉项强，皆属于湿”，只不过作为痉病的病因病机的举例而言，即痉病可以定性为湿，但绝不等于凡属痉病都必然定性为湿。因此，对此必须正确理解，不能机械片面地对待。

（17）诸逆冲上，皆属于火：“诸逆”，指各种气逆。“冲上”，即表现为上冲。临床上表现为气逆上冲的疾病很多，如咳嗽，气喘，呕，吐，噫，呃及自觉气上冲胸，如水逆病等，或自觉有物自少腹上冲咽喉如奔豚病等均属于“气逆上冲”，所以原文谓“诸逆”。“火”，即火气偏胜。“诸逆冲上，皆属于火”一句，直译之，即各种气逆上冲的疾病，在定性上多属于火，因而在临床上多可诊断为火病。

为什么“诸逆冲上，皆属于火”？理由之一是：火的特性是“炎上”，气逆上冲与炎上同一性质，所以原文谓：“诸逆冲上，皆属于火。”理由之二是：气逆上冲等病，如咳喘呕呃等，由于郁热在里而发生者多，所以原文谓：“诸逆冲上，皆属于火。”

需要指出的是，“诸逆冲上”之病，虽然多“属于火”，但其属于虚寒者亦不少见。张介宾注此云：“火性炎上，故诸逆冲上者，皆属于火，然诸藏诸经，皆有逆气，则其阴阳虚实有不同矣。其在心脾胃者，如脉解篇曰：太阴所谓上走心为噫者，阴盛而上走于阳明，阳明络属心，故曰上走心为噫也。有在肺者，如脏气法时论曰：肺苦气上逆也。有在脾者，如经脉篇曰：足太阴厥气上逆则霍乱也。有在肝者，如脉要精微论曰：肝脉若搏，令人喘逆也。有在肾者，如脉解篇曰：少阴所谓呕咳上气喘者，阴气在下，阳气在上，诸阳气浮，无所依从也。又缪刺篇曰：邪客于足少阴之络，令人无故善怒，气上走贲上也。又示从容论曰：咳喘烦冤者，是肾气之逆也。又邪气脏腑病形篇曰：肾脉微缓为洞，洞者食不化，下咽还出也。有在胃者，如宣明五气篇曰：胃为气逆为哕也。又阴阳别论曰：二阳之病发心脾，其传为息贲也，有在胆胃者，如四时气篇曰：善呕，呕有苦，长太息，心中憺憺，恐人将捕之，邪在胆，逆在胃也。有在小肠者，曰少腹控睾引腰脊，上冲心也。有在大肠者，曰腹中常鸣，气上冲胸，喘不能久立也。又缪刺篇曰：邪客在手阳明之络，令人气满胸中喘息也。有在膀胱者，如经脉别论曰：太阳经独至，厥喘虚气逆，是阴不足阳有余也。有在冲督者，如骨空论曰：冲脉为病，逆气里急，督脉生病，从少腹上冲心而痛，不得前后，为冲疝也。凡此者，皆诸逆冲上之病，虽诸冲上皆属于火，但阳盛者火之实，阳衰者火之虚，治分补泻，当于此详察之矣。”张氏在此，列举《内经》有关气逆冲上原文加以分析，认为人体诸脏诸经皆有气逆，但这些气逆有虚有实，因而在治疗上也有补有泻，因而对于气逆冲上诸病也就不能一概以火对待。张氏之论是符合本节原文精神的，也是符合临床实际情况的。因此，对于“诸逆冲上，皆属于火”，应从《内经》总的精神加以理解，不可拘执。

（18）诸胀腹大，皆属于热：“诸胀”，指各种原因而引起的胀满，其中包括胸胁部胀满、胃脘部胀满、少腹部胀满。“腹大”，指腹部胀大，其中包括各种鼓证。“热”，即火热之气偏胜。“诸胀腹大，皆属于热”一句，直译之，即各种胀满或单腹胀大，一般多属于热证。“热”，此处可以作为“实”字来理解。换言之，也就是说各种胀满或腹大一般均属于实证。

为什么“诸胀腹大，皆属于热（实）”？理由是：人体出现胀满或腹大的原因，都是由于相应部位有物瘀积。由于瘀积的原因，所以才在相应部位出现胀满或肿大。这些积聚一般不外气、血、水、虫等类。由于气郁、气积而致胀满腹大者，属于气胀或气臌；由于血瘀、血积而致胀满或腹大者，属于血胀或血鼓；由于水停水积而致胀满或腹大者，属于水胀或水鼓；由于虫积而致之胀满腹大者，属于虫胀或虫鼓。各种胀满之中以气胀为最多见，各种鼓证之中以水鼓为多见。气、血、水、虫等，中医学认为均属于“邪”，这些物质滞留不行，即属于邪气偏盛。“邪气盛则实”，因此，胀满鼓等，一般来说均属于实证。所以原文谓：“诸胀腹大，皆属于热。”

需要指出的是，从胀满鼓本身来说固然是邪气实，所以可以说胀满鼓是实证，但是从胀满鼓患者整个发病过程来看，则多数又属于正气虚。气滞、血瘀、水停、虫积等常系在正虚的基础之上所继发，因此胀满鼓等从本质上来看则又多属虚证或虚中挟实证。由于如此，所以对于“诸胀腹大，皆属于热”原文也必须从《内经》总的精神来理解，不可机械对待。张介宾注：“岁火太过，民病胁支满，少阴司天，肺䐜腹大满，膨膨而喘咳，少阳司天，身面胕肿腹满仰息之类，皆实热也。然岁水太过，民病腹大胫肿，岁火不及，民病胁支满，胸腹大；流衍之纪，其病胀；水郁之发，善厥逆痞坚腹胀；太阳之胜，腹满时减；阳明之复，为腹胀而泄，又如五常政大论曰：适寒凉者胀。异法方宜论曰：脏寒生满病。经脉篇曰：胃中寒则胀满。此皆言热不足、寒有余也。仲景曰：腹满不减，减不足言，宜与大承气汤。言实胀也。腹胀时减复如故，此为寒，当与温药。言虚胀也。东垣曰：大抵寒胀多，热胀少，岂虚语哉。故治此者，不可以诸胀腹大，悉认为实热而不察其盛衰之义。”张氏在此列举《内经》中有关胀满鼓的论述及仲景、东垣之论，认为胀满鼓证有寒有热，有实有虚，因而在治疗上必须察其盛衰，辨证论治。张氏之论完全正确，值得我们认真学习。

（19）诸躁狂越，皆属于火：“躁”，即烦躁或躁动。“狂”，即发狂。“越”，即翻墙越屋。“诸躁狂越”，是指人体在致病因素作用以后所发生的狂躁现象。《素问·脉要精微论》所谓“衣被不敛，言语善恶不避亲疏”，《素问·阳明脉解篇》所谓“弃衣而走，登高而歌，或至不食数日，逾垣上屋，所上之处，皆非其素所能也”，《素问·厥论》所谓“面赤而热，妄见而妄言”，以及《难经》所谓“狂疾之始发，少卧而不饥，自高贤也，自辨智也，自倨贵也，妄笑，好歌乐，妄行不休是也”等等，都是指这些狂躁现象的临床表现而言。“火”，即火气偏胜。“诸躁狂越，皆属于火”一句，直译之，也就是临床上所出现的各种躁狂现象，都属于火象，因而都可以定性为火，诊断火证。

为什么“诸躁狂越，皆属于火”？理由之一是：“火曰炎上”，“诸躁狂越”的各种临床表现，从其性质上来看均属于一种兴奋亢进现象与火相似，所以谓之“诸躁狂越，皆属于火”。理由之二是：火与人体中的心同属一类。心为君主之官，主神明。上述各种临床表现如“衣被不敛，言语善恶不避亲疏”，“妄见而妄言”等等，均属于神明之乱的临床表现，所以原文谓“诸躁狂越，皆属于火”。

不过也应该指出，躁狂现象虽然一般来说属火者多，但是也有阴阳盛衰的问题值得注意。张介宾注文对此辨析颇详，仍录张注以供读者参考。张谓：“躁，烦躁不宁也。狂，狂乱也。越，失常度也。热盛于外，则支体躁扰，热盛于内，则神志躁烦，盖火入于肺则烦，火入于肾则躁，烦为热之轻，躁为热之甚耳。如少阴之盛，心下热，呕逆躁烦；少阳之复。心热烦躁便数憎风之类，是皆火盛之躁也。然有所谓阴躁者，如岁水太过，寒气流行，邪害心火，民病心热烦心躁悸，阴厥谵妄之类，阴之胜也，是为阴盛发躁，成无已曰：虽躁欲坐井中，但欲水不得入口是也。东垣曰：阴躁之极，欲坐井中，阳已先亡，医犹不悟，复指为热，重以寒药投之，其死也何疑焉？况寒凉之剂入腹，周身之火，得水则升走矣。且内热而躁者，有邪之热也，病多属火；外热而躁者，无根之火也，病多属寒。此所以热躁宜寒，阴躁宜热也。狂，阳病也。宣明五气篇曰：邪入于阳则狂。难经曰：重阳者狂。如赫曦之纪，血流狂妄之类，阳狂也。然复有虚狂者，如本神篇曰：肝悲哀动中则伤魂，魂伤则狂妄不精。肺喜乐无极则伤魄，魄伤则狂，狂者意不存人。通天篇曰：阳重脱者易狂。腹中论曰：石之则阳气虚，虚则狂，是又狂之有虚实补泻，不可误用也。”张氏之论，十分全面。不过，从我们的临床体验来看，躁狂患者仍以火证较多，即使是虚证，亦以阴虚为主。张氏论中所举“本神”、“通天”、“腹中”诸论，我们认为实际上多属阴虚所致之躁狂。因此，我们认为在对躁狂患者的治疗方面，使用温热药物仍应特别谨慎才是。

(20) 诸暴强直，皆属于风：“暴”，指突然发作。张介宾注：“暴，猝也。”“强直”，即肢体拘急痉挛不用。“风”，即风气偏胜。“诸暴强直，皆属于风”一句，直译之，即各种突发性的肢体拘急强直，均属于风气偏胜，因而均可以定性为风，在临床上诊断为风病。

为什么“诸暴强直，皆属于风”？理由之一是：风的特性之一是“善行而数变”，凡属卒发性疾病都可以定性为风。“诸暴强直”，是卒发性疾病，所以“皆属于风”。理由之二是：风的特性之二是“风以动之”，“风主动”，“诸暴强直”属于肢体运动方面的障碍，所以“皆属于风”。

“诸暴强直，皆属于风”，以“强直”属风，也不过只是举例而言，实则“诸暴强直”也可以有多方面的原因，因而也就可以有不同的定性。即以十九条中有关条文而论，列举“强直”临床表现者就有四条。一条是“诸寒收引，皆属于肾”，“收引”，亦有强直、拘急之义，但这里是定性为寒；一条是“诸热瞀瘛，皆属于火”，“瘛”，亦有强直之义，但这里定性为火；一条是“诸痉项强，皆属于湿”，“痉”，“项强”，均有强直、拘急、收引之义，但这里定性为湿。于此可见，同一强直、拘急、收引现象，有的是属于风，有的是属于寒，有的是属于火，有的是属于湿。同一临床表现可以有不同的病机，予以不同的定性。反之，风病的临床表现也很多，绝对不仅限于“诸暴强直”。凡属具有风病的特点者，即可以定性为风，诊断风病。风病的特点，前已述及，主要有两方面：其一是“善行而数变”，其二是“风以动之”。因此各种疾病凡属在临床表现上以变化较快、来去不定、游走窜动、颤动抽搐、麻木瘫痪，例如阵发性头痛，游走性关节肌肉痛，阵发性皮疹，癫痫发作，半身不遂等等，均可以定性为风，诊断风病。此外，由于春主风，因此凡属发病在每年春季，或厥阴风木主事之时，或发病明显与受风有关的也均可以定性为风，诊断风病。

“诸暴强直”，虽然“皆属于风”，但是风病的本身也都有阴阳虚实的问题。这一点，注家中仍以张介宾辨析较详。张谓：“肝主筋，其化风，风气有余，如木郁之发，善暴僵仆之类，肝邪实也。风气不足，如委和之纪，其动緛戾拘缓之类，肝气虚也。此皆肝木本气之化，故曰属风。非外来虚风八风之谓。凡诸病风而筋为强急者，正以风位之下，金气乘之，燥逐风生，其燥益甚，治宜补阴以制阳，养营以润燥，故曰治风先治血，血行风自灭，此最善之法也。设误认为外感之邪而用疏风、愈风等剂，则益燥其燥，非惟不能去风，而适所以致风矣。”张氏认为，治风“宜补阴以制阳”，并引宋人“治风先治血，血行风自灭”之论以为论证，这是正确的。不过，“诸暴强直”属于寒盛拘急者，临床上亦不少见。《伤寒论》谓：“太阳病，发汗，遂漏不止，其人恶风，小便难，四肢拘急，难以屈伸者，桂枝加附子汤主之。”又谓：“吐利汗出，发热恶寒，四肢拘急，手足厥冷者，四逆汤主之。”此处之“四肢拘急”，应该属于“诸暴强直”的范围，但仲景均用附子。于此说明对于风病仍应根据病机之不同辨证论治。“同病异治”，这是中医辨证论治的特点之一，从本条及前述有关条文中，即可充分说明此点。

(21) 诸病有声，鼓之如鼓，皆属于热：“有声”，指有声音可以听到，例如咳嗽、哮喘、呕吐、噫气、呃逆、矢气、腹鸣等等，均可谓“有声”。“鼓之如鼓”句中的前一个“鼓”字，是指扣打患者胸腹部，相当于现在西医的叩诊。后一个“鼓”字，则是指乐器中击鼓之声。“鼓之如鼓”，意即敲扣患者的胸腹部可以发出中空的鼓音。“热”，指火热偏胜。此处是指实证而言。“诸病有声，鼓之如鼓，皆属于热”一句，直译之，即各种疾病，特别是脾胃病，如果同时伴有呕吐、呃逆、噫气或腹胀如鼓，扣之有声者，临床上多可定性为热，诊断为热证、实证。

为什么“诸病有声，鼓之如鼓，皆属于热”？理由是：“诸病有声”，说明人体内部有邪停滞，正邪交争，正气迫使邪气外出，所以有声。例如呕吐、呃逆、噫气、腹鸣、矢气等，多数情况下都是在气滞或食积的情况下发生，是正邪交争、正气祛邪外出的一种表现。“鼓之如鼓”，说明腹胀甚重，腹胀而至鼓之如鼓，说明气体很多，邪气很盛。根据《内经》“邪气盛则实”，“有者为实”的原则，所以原文谓：“诸病有声，鼓之如鼓，皆属于热（实）。”

“诸病有声”，是否“皆属于热”？并不尽然。临床上呕吐、呃逆之属于虚寒者，相当多见。张介宾注亦力主要辨明虚实。其注云：“鼓之如鼓，胀而有声也。为阳气所逆，故属于热。然师传篇曰：胃中寒则腹胀，肠中寒则肠鸣飧泄。口问篇曰：中气不足，肠为之苦鸣，此又皆寒胀之有声也。”《金匮要略·痰饮咳嗽病脉证并治》也有“水走肠间，漉漉有声，谓之痰饮……病痰饮者，当以温药和之”的记载。于此可以看出，“诸病有声”并不一定“皆属于热”，但是此处为什么认为“皆属于热”？我们认为关键在“鼓之如鼓”四字上。“鼓之如鼓”，说明腹胀十分严重，说明气滞、血瘀、食积、水停均达极度，否则就不可能鼓之如鼓。既然气滞、血瘀、食积、水停等已达极度，而这些又都属于邪的范围。根据前述“邪气盛则实”，

"有者为实"的原则，所以不论其发病原因是否应再分虚实，但从其极度腹胀这一点来说，其属实证，则无疑义。这也就是说，"诸病有声"，例如呕吐、呃逆之类，未必皆是热证、实证，但是如果呕吐、呃逆等而至腹部极度胀满、鼓之如鼓者，则必然要考虑热证、实证或正虚邪实，或寒热错杂证，而在治疗上应采取先治其标，或标本同治，或攻补兼施，或寒热并用的治疗方法。《素问·标本病传论》谓"中满者，治其标"，"大小不利治其标"，即属此义。

（22）诸病胕肿，疼酸惊骇，皆属于火："胕肿"，即浮肿。张介宾注："胕肿，浮肿也。""疼"，即疼痛。"酸"，即酸胀。"惊骇"，即惊恐骇怕。"诸病胕肿，疼酸惊骇，皆属于火"，直译之，即浮肿而合并酸痛，或合并精神不宁、惊恐骇怕等症状者，即属于火证。

为什么"诸病胕肿，疼酸惊骇，皆属于火"？其义有二：其一，"浮肿"一证，一般来说有寒有热，但临床上寒证出现浮肿者更多，因为"浮肿"从病机上来说，是人体在病因作用下所出现的水饮潴留的外在表现，而人体水饮潴留通常又均是由于肺脾肾气虚所致。张介宾谓："肿胀之病……气水二字，足以尽之……故治水者，当兼理气，气化则水自化也。"又谓："夫所谓气化者，谓肾中之气也，即阴中之火也，阴中无阳，则气不能化，所以水道不通，溢而为肿。"（《景岳全书·杂证谟·肿胀》）其二，"疼酸惊骇"，一般来说也有寒有热，但临床上热证出现疼酸惊骇者更多。刘完素谓："疼酸由火实制金，不能平木……心火甚则善惊。"（《素问病机气宜保命集》）张介宾亦谓："胕肿疼酸者，阳实于外，火在经也，惊骇不宁者，热乘阴分，火在脏也。"全句加以综合分析，意即肿胀一证，虽然是有寒有热，但如果浮肿而同时出现疼酸惊骇等症状者，则属热证或火证，所以原文谓："诸病胕肿，疼酸惊骇，皆属于火。"言外之意，反之则否。因此，此句也是针对浮肿的鉴别诊断而言，如同前文“诸禁鼓慄，如丧神守”，“诸病有声，鼓之如鼓，皆属于热”之义相似。

（23）诸转反戾，水液混浊，皆属于热：“转”，即转筋。“反戾”，即拘挛。张介宾注：“诸转反戾，转筋拘挛也。”“水液”，此处指小便。“混浊”，此处指黄赤不清。“水液混浊”，即小便黄赤，混浊不清。刘完素注：“热则小便浑而不清，寒则洁而不浊，故井水煎汤沸则自然混浊也。”（《素问病机气宜保命集》）“诸转反戾，水液混浊，皆属于热”一句，直译之，即临床上所见的各种转筋拘挛，小便混浊，多属热证。

为什么“诸转反戾，水液混浊，皆属于热”？从“诸转反戾”来说，凡属转筋拘挛，均属肝病，风病。肝主筋，筋需要阴血来濡养。在肝热的情况下，由于热盛可以伤阴，热极筋失所养可以生风，所以人体可以出现转筋拘挛。刘完素注：“热气燥烁于筋，故筋转而痛。”从“水液混浊”来说，水在加热的情况下则自然变浊，天气热则江水混浊。人体在里热的情况下，小便一般也自然变为黄赤混浊。刘完素谓“热则小便浑而不清”即是指此而言。

“诸转反戾”是否“皆属于热”？“水液混浊”是否“皆属于热”？从临床体验来看，则未必尽然。热证固多，寒证也不少。张介宾注：“其中亦各有虚实之不同者，如伤暑霍乱而为转筋之类，宜用甘凉调和等剂，清其亢烈之火者，热之属也。如感冒非时风寒，或因暴雨之后，湿毒中藏而为转筋霍乱，宜用辛温等剂，理中气以逐阴邪者，寒之属也。大抵热胜者必多烦躁焦渴，寒胜者必多厥逆畏寒。故太阳之至为痉，太阳之复为腰脽反痛，屈伸不便，水郁之发为大关节不利，是皆阳衰阴盛之病也。水液之浊，虽为属火，然思虑伤心，劳倦伤脾，色欲伤肾，三阴亏损者，多有是病。治宜慎起居，节劳欲，阴虚者壮其水，阳虚者益其气，金水既足，便当自清。若用寒凉，病必益甚。故玉机真脏论曰：冬脉不及则令人少腹满，小便变。口问篇曰：中气不足，溲便为之变，阴阳盛衰，义有如此，又岂可尽以前证为实热。”张氏之论，十分精辟，不但符合《内经》的基本精神，而且也符合临床实际情况，有助于对此段原文的全面理解。

“诸转反戾”及“水液混浊”可以由于热，也可以由于寒，已如上述，但是原文在此为什么又如此肯定地指出“诸转反戾，水液混浊，皆属热”，其故安在？我们认为，此处原文并不是分别讨论“诸转反戾”和“水液混浊”的问题，而是以“诸转反戾”为例来讨论对于疾病的鉴别诊断问题。这就是说，人体在致病因素作用以后所出现的转筋拘挛等症可以有寒有热。例如前文所述的“诸暴强直，皆属于风”，“诸寒收引，皆属于肾”，“诸痉项强，皆属于湿”，“诸热瞀瘛，皆属于火”等等，即其例证。但是如果同时出现“水液混浊”，则属于热证。这也就是说，“诸转反戾”同时并有“水液混浊”者，即属热证。从病机十九条的基本精神来看，对于人体在致病因素作用下所出现的任何症状，都不能孤立地对待，必须综合全身情况进行具体分析，特别要结合其合并症的情况来对主证进行鉴别诊断。十九条中单列主证者计有十三条。同时列出合并症者，计有六条。这六条是：“诸禁鼓慄，如丧神守”，“诸病有声，鼓之如鼓”，“诸病胕肿，疼酸惊骇”，本节所提出的“诸转反戾，水液混浊”，以及下节所提出的“诸病水液，澄澈清冷”，“诸呕吐酸，暴注下迫”等六条。这列出合并症的六条，均是谈结合合并症来对主证作鉴别诊断的问题。我们认为，这是病机十九条的基本精神之一。

（24）诸病水液，澄澈清冷，皆属于寒：“水液”，此处所指范围较上条为广，人体中的各种排出物，包括疮疡渗出物在内的各种液态物质均属水液的范围。王冰注：“上下所出，及吐出溺出也。”张介宾注：“水液者，上下所出皆是也。”“澄澈”，即透明而不混浊。“清冷”，即外观灰白，不黄不赤，一片寒凉之象。“诸病水液，澄澈清冷，皆属于寒”一句，直译之，即人体在致病因素作用下的各种排出物，如果外观不黄不赤，清冷透明而不混浊，即属寒证。

为什么“诸病水液，澄澈清冷，皆属于寒”？这是因为人体的各种排出物可以反映出疾病的性质。人体在火气正常或火气偏胜时，由于火主化物的原因，其排出物必然会发生变化。反之，人体在火衰的情况下，所纳入的水谷不能发生正常变化，因此排出物或渗出物也必然“澄澈清冷”，火衰为寒，所以原文谓：“诸病水液，澄澈清冷，皆属于寒。”张介宾注：“水体清，其气寒，故或吐或利，水谷不化而澄澈清冷者，皆得寒水之化，如秋冬寒冷，水必澄清也。”即属此义。

这一条也是对人体在致病因素作用以后出现的各种排出或渗出物的鉴别诊断而言，与前条“水液混浊”相对，亦即人体在致病因素作用下产生的吐泻物，或皮肤疮疡的渗出物，其黄赤混浊者属于热，其灰白稀薄、澄澈清冷或完谷不化者则属于寒。

（25）诸呕吐酸，暴注下迫，皆属于热：“呕”，即呕吐。“吐酸”，即吐酸水。“暴注”，即暴发性腹泻。张介宾注：“暴注，卒暴注泄也。”“下迫”，即里急后重。张介宾注：“下迫，后重里急迫痛也。”“诸呕吐酸，暴注下迫，皆属于热”一句，直译之，即呕吐泛酸而同时合并暴发性腹痛、腹泻、里急后重等症者，即属热证。

为什么“诸呕吐酸，暴注下迫，皆属于热”？这是因为胃热可以使胃气上逆而发生呕吐，肝热可以出现反酸。“暴注下迫”，多为大肠湿热下注，正气驱邪外出之象。刘完素注：“故吐呕吐酸者，胃膈热甚，则郁滞于气，物不化而为酸也……暴主者，是注泄也，乃肠胃热而传化失常，经所谓清气在下则生飧泄，下迫者，后重里急，仓迫急痛也。”（《素问病机气宜保命集》）所以原文谓“诸呕吐酸，暴注下迫，皆属于热”。

这一段也是就如何对“呕吐反酸”进行鉴别诊断而言。因为呕吐反酸不都是热证。由于脾胃虚寒而出现呕吐反酸的，临床上并不少见。关于这方面张介宾在《类经》中注释颇为精详，读后爱不忍释，兹转录原注以飨读者。张注云：“河间曰：胃膈热甚则为呕，火气炎上之象也，酸者肝木之味也，由火盛制金，不能平木，则肝木自甚，故为酸也。暴注，卒暴注泄也，肠胃热甚而传化失常，火性疾速，故如是也。下迫，后重里急迫痛也，火性急速而能燥物故也。是皆就热为言耳。不知此云皆属于热者，言热化之本也，至于阴阳盛衰，则变如冰炭，胡可偏执为论。如举痛论曰，寒气客于肠胃，厥逆上出，故痛而呕也。至真要等论曰：太阳司天，民病呕血善噫；太阳之复，心胃生寒，胸中不和，唾出清水，乃为哕噫；太阳之胜，寒入下焦，传为濡泄之类，是皆寒胜之为病也。又如岁木太过，民病飧泄肠鸣，反胁痛而吐甚；发生之纪，其病吐利之类，是皆木邪乘土，脾虚病也。又如岁土不及，民病飧泄霍乱；土郁之发，为呕吐注下；太阴所至为霍乱吐下之类，是皆湿胜为邪，脾家本病，有湿多成热者，有寒湿同气者，湿热宜清，寒湿宜温，无失气宜，此之谓也。至于吐酸一证，在本节则明言属热，又如少阳之胜为呕酸，亦相火证也，此外别无因寒之说，惟东垣曰：呕吐酸水，甚则酸水浸其心，其次则吐出酸水，令上下酸涩不能相对，以大辛热剂疗之必减酸味者，收气也，西方肺金旺也，寒水乃金之子，子能令母实，故用大咸热之剂泻其子，以辛热为之佐，以泻肺之实，若以河间病机之法作热攻之者，误矣。盖杂病酸心，浊气不降，欲为中满，寒药岂能治之乎？此东垣之说，独得前人之未发也。又丹溪曰：或问吞酸素问明以为热，东垣又以为寒何也？曰：素问言热者，言其本也，东垣言寒者言其末也。但东垣不言外得风寒，而作收气立说，欲泻肺金之实；又谓寒药不可以治酸，而用安胃汤，加减二陈汤，俱犯丁香，且无治热湿郁积之法，为未合经意。余尝治吞酸，用黄连茱萸各制炒，随时令迭为佐使，苍术茯苓为辅，汤浸蒸饼为小丸吞之，仍教以粝食蔬果自养，则病亦安。此又二公之说有不一也。若以愚见评之，则吞酸虽有寒热，但属寒者多，属热者少，故在东垣则全用温药，在丹溪虽用黄连而亦不免茱萸苍术之类，其义可知。盖凡留中焦，郁久成积，湿多生热，则木从火化，因而作酸者，酸之热也，当用丹溪之法；若客寒犯胃，顷刻成酸，本非郁热之谓，明是寒气，若用清凉，岂其所宜？又若饮食或有失节，及无故而为吞酸嗳腐等证，此以木味为邪，肝乘脾也，脾之不化，火之衰也，得热则行，非寒而何？欲不温中，岂可得乎？故余愿为东垣之左袒而特意表出之。欲人之视此者，不可概由于实热。”张氏这一段议论十分精彩，完全符合《内经》原意。不过张氏论述中认为“吐酸”一症，《内经》中只言为热，“别无因寒之说”，认为“东垣之说，独得前人之未发”，未免有失《内经》原旨。仅以运气七篇而言，《五常政大论》所述“三气之纪”中，“敷和之纪”为木之平气，曰“其味酸”；“发生之纪”为木运太过，曰“其味酸甘平”；“委和之纪”为木运不及，曰“其味酸辛”。平气、太过、不及均其味酸，木之太过属于温热，而木之不及则属于寒凉了。就人体来讲，肝气太过与不及均可出现泛酸，泛酸既可由于温热，亦可由于寒凉。可见《内经》认为肝气不及的情况下也可以出现吐酸现象。本条中也明确指出“诸呕吐酸，暴注下迫，皆属于热”这也就是说，呕吐吞酸只有在合并“暴注下迫”的情况下才是热证。本节精神在于说明只有在呕吐吞酸的同时还合并有其他实热证者，才可径直确诊为热证。《内经》并没有说凡属“诸呕吐酸，皆属于热”。由于如此，所以我们认为张氏之论确属精彩，高出一般，但对十九条原文也还有未尽理解之处，是为美中不足。

（26）谨守病机，各司其属：以下一段文字是对前述十九条的小结。“谨守病机”，即临床辨证论治中必须坚持认真分析病机。“各司其属”，即根据临床表现进行相应分类。此句意即辨证论治必须认真作病机分析，而分析病机的方法，主要就是进行定性定位。以五脏定病位，例如前述的“诸风掉眩，皆属于肝”、“诸湿肿满，皆属于脾”等等。以六气定病性，例如前述的“诸暴强直，皆属于风”、“诸热瞀瘛，皆属于火”等等。这就是“各司其属”的具体内容。至于在定性举例方面，十九条中虽无“燥”字，但《内经》讨论燥证的内容很多，本节一开始也指出：“夫百病之生也，皆生于风寒暑湿燥火，以之化之变也。”因此在定性方面的“各司其属”，肯定包括燥证在内。由于病机十九条主要是阐述分析病机的方法，所列十九条是作为分析病机的举例，因此，其中火占多少，热占多少，还缺一燥证的例子等等问题，我们认为无碍根本。但后世不少学者以此作为火病热病居多的依据，甚至认为《内经》在辨证方面少“燥”而补缺等等，把自己置于补《内经》之所未及的地位，我们认为实无必要。责其胶柱鼓瑟、画蛇添足也许过分，但其对《内经》病机学说、特别是对病机十九条的基本精神，在理解上实有肤浅之处。

（27）有者求之，无者求之：“有”，此处指实证。《素问·调经论》谓：“有者为实。”“无”，此处指虚证。《素问·调经论》谓：“无者为虚。”“求”，即追求或探索。张介宾注：“有者言其实，无者言其虚。求之者，求有无之本也，譬犹寻物一般，必得其所，取之则易。”全句意即分析病机除了前述的五脏定位、六气定性以外，最重要的是还要再定虚实。

（28）盛者责之，虚者责之：“盛”，即实证。“虚”，即虚证。“责”，与前述之“求”字义同，亦具探索之义。此句与前句“有者求之，无者求之”之义相同，亦即要求医生从病机上来分析如何而实，如何而虚，因为只有在认真分析病机的基础上，才能对疾病究应谁属作出正确的判断。

（29）必先五胜：“胜”，即偏胜。“五胜”，指五脏之气偏胜。“必先五胜”，意即在分析病机过程中，首先要明确“各司其属”，根据患者的临床表现作出相应的定位定性，然后再“有者求之，无者求之，盛者责之，虚者责之”，分清其虚实谁孰，在此基础上，还要再着重分析出现这些临床表现是由于五脏中的哪一脏出现了偏胜，五气中的哪一气出现了偏胜。因为中医学认为“亢则害，承乃制”，“亢”，是产生“害”的原因。弄清楚究竟是什么地方出现了偏胜，也就弄清了病本所在，然后才能作到“治病求本”。这也就是前文所述的“病反其本，得标之病，治反其本，得标之方”。为什么在病机分析上继对疾病进行定性定位之后，弄清虚实盛衰之后还要“必先五胜”？我们认为，这是由于人体五脏相关，虚实之间常常是互为因果。因为临床表现可以是原发，也可以是继发；邪实可以是由于正虚，正虚又常导致邪实。为了要把发病器官和人体其他器官之间的关系搞清楚，把虚实之间、因果之间的关系搞清楚，所以“必先五胜”是病机分析中不可缺少的一步。质言之，“必先五胜”，也就是根据患者的临床表现在全面分析病机以后的最后判断。因此，“必先五胜”也是中医辨证论治的关键所在，是整体恒动观在临床辨证论治中的具体运用。此段原文，张介宾注文十分透辟。其注云：“上文一十九条，即病机也。机者，要也，变也，病变所由出也。凡或有或无，皆谓之机。有者言其实，无者言其虚。求之者，求有无之本也。譬犹寻物一般，必得其所，取之则易，如太阴雨化，施于太阳；太阳寒化，施于少阴；少阴热化，施于阳明；阳明燥化，施于厥阴；厥阴风化，施于太阴。凡淫胜在我者，我之实也，实者真邪也。反胜在彼者，我之虚也，虚者假邪也。夫六气之虚实，即所谓有无也。然天地运气虽分五六，而阴阳之用，水火而已。故阳胜则阴病，阴胜则阳病。泻其盛气，责其有也，培其衰气，责其无也，求得所本而直探其赜，则排难解纷，如拾芥也。设不明逆顺盈虚之道，立言之意而凿执不移，所谓面东者不见西墙，面南者不睹北方，察一曲者不可与言化，察一时者不可以言大，未免实实虚虚，遗人害矣。”张氏在这里明确提出偏胜之邪有真有假，偏胜之属于原发者才是真邪，即张氏所谓“淫胜在我者”；偏胜之属于继发者则是假邪，邪气之胜，系由于本脏之虚，即张氏所谓“反胜在彼者，我之虚也”。张氏之论十分精辟地说明了“必先五胜”的实质。

(30) 疏其血气，令其条达，而致和平：“疏”，即疏通。“血气”，指人体气血。“条达”，即气血运行流畅，通顺条达，无所不至。“和平”，指正常健康状态。此句意即如果能够认真分析病机，从辨证求本而做到治病求本，那么就能够使人体气血流畅，恢复健康。王冰注：“寒之不寒，责其无水，热之不热，责其无火，热之不久，责心之虚，寒之不久，责肾之少。有者泻之，无者补之，虚者补之，盛者泻之，适其中外，疏其壅塞，令上下无碍，气血通调，则寒热自和，阴阳条达矣。”王注说明了“必先五胜”与“疏其血气，令其条达，而致和平”的关系，是一段很精当的注文。张介宾赞曰：“夫规矩准绳，匠氏之法，一隅三反，巧则在人，知此文者，惟王太仆乎。究其所注最妙而人多忽者何也？余深佩之。”张氏对王冰此段注文所作评价甚为得当。

【述评】

本段就是后世所谓的“病机十九条”。全文可分为三个部分。第一部分谈分析病机的重要性和必要性；第二部分谈分析病机的方法；第三部分谈分析病机的步骤。这是《内经》中极为重要的一段文字，是中医学中最早、最系统、最集中地论述辨证论治的内容、方法和步骤的一段文字，几千年来一直有效地指导着中医临床。兹根据我们的认识和体会对这段经文的基本精神小结如下。

(1) 本段首先指出了人体疾病的发生与自然气候变化密切相关。这就是原文所谓的“夫百病之生也，皆生于风寒暑湿燥火”，因而对于病机的分析也就自然地把六气和五脏联系起来，并且以六气来归类人体在致病因素作用以后的各种临床表现。这是中医气化学说的理论基础，也是气化学说在临床中的具体运用。

（2）由于自然气候变化有盛有衰，有太过，也有不及，因此在人体疾病变化方面，从总的来说也就可以用阴阳、气血、虚实、寒热来加以概括，在性质上可以总分为亢盛和衰退两大类，因而在治疗上也就可以相应地分为“补”和“泻”两种方法。这也就是原文中所谓的“皆属于上”，“皆属于下”，“盛者泻之”，“虚者补之”及后文中所谓的“治热以寒”，“治寒以热”。

（3）但是，单凭临床表现上辨证寒热虚实和治疗上施以温清补泻是不够的，有时不但不能够达到治疗的目的，反而会出现新的问题，产生相反的治疗效果。这就是原文中所谓的“而方士用之尚未能十全”，以及后文所谓的“有病热者，寒之而热，有病寒者，热之而寒，二者皆在，新病复起”。

（4）如果要提高疗效，那就必须进一步分析病机，使诊断治疗与病机完全符合。这就是原文中所述“余欲令要道必行，桴鼓相应，犹拔刺雪污”，“审察病机，无失气宜”。

（5）分析病机的方法，首先是根据患者发病有关的各种表现进行脏腑定位，亦即首先确定患者的病变所在部位谁孰。这就是原文所列举的“诸风掉眩，皆属于肝。诸寒收引，皆属于肾。诸气膹郁，皆属于肺。诸湿肿满，皆属于脾……诸痛痒疮，皆属于心”等例。然后再进一步定性，亦即进一步确定其证候性质。这也就是原文中所列举的“诸热瞀瘈，皆属于火”，“诸逆冲上，皆属于火”，“澄澈清冷，皆属于寒”等例。同时还必须进一步在相类的证候中进行鉴别诊断，亦即从相同的证候中求不同。这也就是原文所举的“诸热瞀瘈，皆属于火”，“诸痉项强，皆属于湿”，“诸暴强直，皆属于风”，“诸寒收引”

等例。上述例子说明了同一抽搐、拘急、痉厥症状，有的属火，有的属风，有的属湿，有的属寒。其临床症状相同，但病机不同。也还要从不同的证候中求相同。这也就是原文中所举的“诸腹胀大，皆属于热”，“诸躁狂越，皆属于火”，“诸逆冲上，皆属于火”等例。上述例子说明腹胀、呕逆、狂躁等在临床表现上虽然各不相同，但在病机上却相同，在证候的性质上同属火热。除此之外，还要进一步鉴别所见证候性质的真假。这也就是原文所列举的“诸禁鼓慄，如丧神守，皆属于火”，“诸病有声，鼓之如鼓，皆属于热”，“诸转反戾，水液混浊，皆属于热”，“诸病胕肿，疼酸惊骇，皆属于火”，“诸病水液，澄澈清冷，皆属于寒”，“诸呕吐酸，暴注下迫，皆属于热”等例。上述举例说明确定疾病性质，不但要看其主证，同时还要看其合并症，只有综合全身症状来分析，才能正确判断其寒热虚实真假。疾病的病位、病性确定了，疾病寒热虚实的真假确定了，然后就要进一步分析其所以然，为什么出现虚？为什么出现实？这就是原文所谓的“有者求之，无者求之，盛者责之，虚者责之”。再进一步，还必须确定是哪一脏腑，哪一种病理生理变化在疾病中起主导作用。这也就是本节原文中所谓的“必先五胜”，以及后文中所谓的“必伏其所主，先其所因”，“寒之而热者取之阴，热之而寒者取之阳，所谓求其属也”等等。

（6）病位确定了，病性确定了，疾病的寒热盛衰原因弄清了，因而相应的治疗方法也就自然确定了。人体在致病因素作用以后的病理变化是十分复杂的，但是从总的来说不外气血失调。因此，疏调气血又是治疗中要中之要。气血调畅了，人体健康自然也就恢复了。这也就是原文所谓的：“疎其血气，令其条达，而致和平。”

综上所述，可以看出，中医学在运气学说的基础上提出并总结出了病机学说，并且在病机学说的基础上又归纳出了中医辨证论治的具体步骤和方法，从而形成了一套完整的理论体系。论而有据，言而有证。当前在如何理解辨证论治和如何运用辨证论治这一问题上，中医界的认识不尽统一。我们认为这并不是中医学本身的问题，而是由于对中医病机学说的来源及其基本精神还缺乏深入的研讨和足够的重视。因此，进一步认真学习运气七篇，深入领会病机十九条的基本精神，无论从中医理论研究或中医临床规范化方面来看，都是一个十分迫切的问题，切勿等闲视之。

【原文】

五味阴阳之用(1)何如？岐伯曰：辛甘发散为阳(2)，酸苦涌泄为阴(3)，咸味涌泄为阴(4)，淡味渗泄为阳(5)。六者或收，或散，或缓，或急，或燥，或润，或耎，或坚(6)，以所利而行之，调其气，使其平(7)也。

帝曰：非调气而得者(8)，治之奈何？有毒无毒，何先何后(9)？愿闻其道。岐伯曰：有毒无毒，所治为主(10)，适大小为制(11)也。帝曰：请言其制。岐伯曰：君一臣二，制之小也(12)；君一臣三佐五，制之中也(13)；君一臣三佐九，制之大也(14)。寒者热之，热者寒之(15)，微者逆之，甚者从之(16)，坚者削之，客者除之(17)，劳者温之，结者散之(18)，留者攻之，燥者濡之(19)，急者缓之，散者收之(20)，损者温之，逸者行之(21)，惊者平之，上之下之(22)，摩之浴之，薄之劫之(23)，开之发之，适事为故(24)。

帝曰：何谓逆从？岐伯曰：逆者正治，从者反治(25)，从少从多，观其事也(26)。帝曰：反治何谓？岐伯曰：热因寒用，寒因热用，塞因塞用，通因通用(27)，必伏其所主而先其所因(28)，其始则同，其终则异(29)，可使破积，可使溃坚，可使气和，可使必已(30)。帝曰：善。气调而得者何如(31)？岐伯曰：逆之，从之，逆而从之，从而逆之，踈气令调，则其道也(32)。帝曰：善。

【讲解】

（1）五味阴阳之用：“五味”，即辛、甘、酸、苦、咸。“阴阳之用”，即其作用以及其在阴阳中的属性。此句是问辛、甘、酸、苦、咸五味的作用及其阴阳属性如何。

（2）辛甘发散为阳：此句以下，是回答上句“五味阴阳之用”。“辛”、“甘”，即具有辛味而兼有甘味的药物或食物。“发散”，即发汗散寒。辛味而兼有甘味的药物或食物，一般均具有发汗散寒解表作用，发汗散寒可以使邪从外出，外为阳，所以原文谓：“辛甘发散为阳。”

（3）酸苦涌泄为阴：“酸”、“苦”，即具有酸味或苦味的药物或食物。“涌”，指涌吐。“泄”，指泄泻。酸味或苦味的药物或食物，主要入里，有的具有涌吐或通便清里的作用，可以使邪从里而出，里属阴，所以原文谓：“酸苦涌泄为阴。”

（4）咸味涌泄为阴：“咸”，即具有咸味的药物或食物。咸味的药物如芒硝可以使人泻下，浓盐汤可以催吐，使病邪从里而出，所以原文谓“酸苦涌泄为阴”。联系上句，意即酸味、苦味、咸味，由于其作用均在里，在下，所以均属于阴。

（5）淡味渗泄为阳：“淡味”，即味淡或无味的药物或食物。“渗泄”，即利尿。王冰注：“渗泄，小便也，言水液自回肠泌别汁渗入膀胱之中，自胞气化之而为溺以泄出也。”淡味药物或食物，一般具有利尿作用，由于利尿作用系依靠水液气化作用而产生。气属阳，所以原文谓：“淡味渗泄为阳。”联系上句，意即辛味、甘味、淡味，由于其作用在表在外，而且其发汗、利尿作用的产生主要是通过气化作用而进行，所以均属于阳。

（6）六者或收，或散，或缓，或急，或燥，或润，或软，或坚：“六者”，指辛、甘、酸、苦、咸、淡六种味道。“或”，指这六种味的不同作用。“收”，即收敛，属于酸味的作用；“散”，即发散，属于辛味的作用；“缓”，即缓和，缓解，属于甘味的作用；“急”，指紧张，亦有收敛之义，属于酸味的作用；“燥”，指干燥，属于苦味或甘味的作用，因为苦寒可以燥湿，甘温也可以燥湿；“润”，即滋润，属于甘味的作用，因为甘寒可以养阴润燥；“软”，即软坚，属于咸味的作用；“坚”，即坚硬，或坚守，属于苦味的作用，苦可以坚阴。全句意即辛、甘、酸、苦、咸各有其自己的特殊作用，亦即辛散，酸收，甘缓，苦坚，咸软。

(7) 以其所利而行之，调其气，使其平：“以”，此处作“用”或根据解。“其”，指五味。“所利”，指前述五味的不同作用。“行之”，即运用它来作治疗。“调其气”，即矫正其偏胜之气。“使其平”，即使之恢复到正常状态。全句意即人体在致病因素作用后出现邪气偏胜时，医生即可根据其偏胜情况，根据五味的不同作用，选用适当的药物或食物进行治疗，使偏胜之气得到调整恢复正常状态，亦即恢复健康。《素问·脏气法时论》谓：“辛散，酸收，甘缓，苦坚，咸软，毒药攻邪，五谷为养，五果为助，五畜为益，五菜为充，气味合而服之，以补益精气。此五者，有辛酸甘苦咸，各有所利，或散或收，或缓或急，或坚或软，四时五脏，病随五味所宜也。”即属此义。

(8) 非调气而得者：“调气”，即根据人体在致病因素作用以后所表现的邪气偏胜情况，以药物或食物的不同性味特点进行相应的针对性处理。“非调气”，即不属于上述处理方法。“非调气而得者”一语，意即对于患者的治疗，除了“调气”的治疗方法以外，还有“非调气”的治疗方法。

关于“非调气”一语，历代注家或作强解，或加回避，认识上很不一致。王冰注：“夫病生之类，其有四焉。一者始因气动而内有所成，二者不因气动而外有所成，三者始因气动而病生于内，四者不因气动而病生于外。夫因气动而内成者，谓积聚、癥瘕、瘤气、瘿气、结核、癫痫之类也；外成者，谓痈肿疮疡、痂疥疽痔、掉瘛浮肿、目赤瘭胗、胕肿痛痒之类也；

三者不因气动而病生于内，谓留饮澼食、饥饱劳损、宿食霍乱、悲恐喜怒、想慕忧结之类也；四者不因气动而病生于外，谓瘴气贼魅、虫蛇蛊毒、蜚尸鬼击、冲薄堕坠、风寒暑湿、斫射刺割捶扑之类也。凡此四类，有独治内而愈者，有兼治内而愈者，有独治外而愈者，有兼治外而愈者；有先治内后治外而愈者，有先治外后治内而愈者，有须齐毒而攻击者，有须无毒而调引者。其疾或重或轻，或缓或急，或收或散，或润或燥，或软或坚，用各有所宜也。”张介宾注：“非调气，谓病有不因于气而得者也。”马莳注：“此言病有气不调而得者，亦有气调而得者。”张志聪注：“然五脏之病，又当以有毒无毒之药治之。”高世栻注：“承调气使平之言，谓非调气而得，则当以药治之。”上述诸家所注，我们认为没有把问题说清楚。王冰注和张介宾注认为病有因气而生和不因气而生者，所以治有调气与非调气的区别，一则违反了《内经》“百病生于气”的病因学认识及“疏其血气，令其调达，而致和平”的治疗原则，属于强解；二则从上下文义来看，这里重点是讨论治疗，还不是讨论病因，因此，所注不足为训。马莳注竟直言病可以由于气调而得者，更属奇谈怪论，闻所未闻。惟张志聪注和高世栻注认为此是指专用药物治疗而言，我们认为比较符合经文原意。因为前文已述“调其气，使其平”，是指以五味调治而言。“五味”，包括药物，也包括食物在内，见于《素问·脏气法时论》“毒药攻邪，五谷为养，五果为助，五畜为益，五菜为充，气味合而服之，以补益精气”之文。不过，如联系以下文字来看，单以药物治疗来解释“非调气”三字，仍有未足。因为前述“调气使平”治疗中也包括有药物治疗在内。根据本篇下文“坚者削之，客者除之，劳者温之，结者散之，留者攻之，燥者濡之，急者缓之，散者收之，损者温之，逸者行之，惊者平之，上之下之，摩之浴之，薄之劫之，开之发之，适事为故”一段原文，我们认为“非调气而得者”一句，在此处还应当有用药物等对患者作局部处理或对症治疗之意。这也就是说，对于疾病的治疗方法有两类，一类是“调气”，即进行全身调整，治病求本。一类是“非调气”，即针对局部表现进行对症处理。前述所引“结者散之，留者攻之，燥者濡之，急者缓之”等等，就是针对局部进行对症处理而言。属于调气治疗者，可以用药物治疗，也可以用饮食调理；属于非调气治疗者，则指用药物或其他专用治疗手段进行处理。由于如此，我们认为，张、高之注，言是而未尽，遂据已见补之，以与读者共商。

(9) 有毒无毒，何先何后：“有毒无毒”，均指药物而言。“有毒”，指药物之有毒者，“无毒”，指药物之无毒者。“先后”，指用药先后。此处是指在对症治疗中对有毒和无毒药物的运用规律。此句是问在对症治疗或对患者做局部处理时，对有毒和无毒药物应如何选择使用。

(10) 有毒无毒，所治为主：此句是承上句，是对上句“有毒无毒，何先何后”问话的回答。“有毒无毒，所治为主”，直译之，亦即什么时候用有毒药物，什么时候用无毒药物，一切以病情需要而定。张介宾注：“治之之道，有宜毒者，有不宜毒者，但以所治为主，求当于病而已。”即属此义。

(11) 适大小为制：“适”，即适合。“大小”，指大方和小方。“制”，即制方。“适大小为制”，也是承上句言，直译之，亦即根据患者病情需要情况分别予以大方或小方。张介宾注：“故其方之大小轻重，皆宜因病而为之制也。”即属此义。

(12) 君一臣二，制之小也：以下是说制方大小的规定。“君”，指治病的主要药物，即原文谓“主病之谓君”。“臣”，指帮助主要药物发挥治疗作用的药物，即原文谓“佐君之谓臣”。“君一臣二，制之小也”，直译之，即只有一味主要药物和两味辅助药物的处方就属于小方。应该指出，这里所谓的大方小方与本篇前文在谈“治有缓急，方有大小”、“大则数少，小则数多，多则九之，小则二之”时所说的大方和小方含义不同。前文中所说的大方是指药味少而量重的处方，小方是指药味多而量轻的处方。此处大方则是指药味多的处方，小方是指药味少的处方。二者是从不同的角度来谈大方和小方，各有内容，因此我们也要从不同的角度加以理解和运用，不能机械对待。

（13）君一臣三佐五，制之中也："君一"，指一味主要治疗药物。"臣三"，指三味辅助主要药物发挥治疗作用的药物。"佐"，即佐使药物，原文谓："应臣之谓使。"佐药，亦即辅助臣药发挥治疗作用的药物。"佐五"，即五味佐使药物。"君一臣三佐五，制之中也"，直译之，即具有一味主要药物，三味辅助主要药物的药物，五味辅助臣药的佐使药物的处方，就属于中等量的处方。再看本篇中有关大小方的原文，前文中所述大小方，文中并无中方的提法，此处则明确提出"君一臣三佐五，制之中也"，说明了此处所谓的大中小方完全是以药物多少为主，药味少就是小方，药味多就是大方，药味介于二者中间就是中方。此与前文所述的大小方，含义完全不同。

（14）君一臣三佐九，制之大也："君一"，指一味主要治疗药物。"臣三"，指三味辅助君药的药物。"佐九"，指九味辅助臣药的药物。"君一臣三佐九，制之大也"，直译之，即具有一味主要药物，三味辅助君药的药物，九味佐使药物的处方，就属于大方。"君一臣三佐九"，共有十三味药物，与前述中小方相比，药味最多，所以称为"大方"。

（15）寒者热之，热者寒之：以下是谈在对症治疗或局部处理中的一般治疗原则。"寒"，此处是指寒冷或具有寒凉作用的药物。"热"，此处是指温热或具有温热作用的药物。"寒者热之"，意即患者临床表现恶寒或局部出现寒冷者，即可用温热药物加以治疗。"热者寒之"，意即患者临床表现发热或局部有温热者，即可用寒凉药物加以治疗。

（16）微者逆之，甚者从之："微者"，即病之轻者，"逆之”，即逆治法，亦即前句所述之“寒者热之，热者寒之”。“甚者”，即病之重者。“从之”，即从治之法，亦即在前面已讲述过的“治热以热，治寒以寒，治病求本”。此句应该是承上句“寒者热之，热者寒之”而言，意即病之轻者，亦即一般情况下，临床上可以采取“寒者热之，热者寒之”的逆治法，亦即对症治疗。但是在病之重者，亦即在病情复杂的情况下则不能满足于简单的对症处理，必须分析病机，采取从治法以治其本。这是对前述“非调气”治疗的注解，并于此说明了对症疗法的局限性和临时性。

(17) 坚者削之，客者除之：“坚”，即坚硬，此处是指患者在致病因素作用以后所出现的各种坚满证。“削”，即消削。“坚者削之”，意即患者如果在临床上出现坚满证，例如出现皮肤硬结或腹中癥瘕积聚等证者，一般情况下，就可以选择具有消积、行滞、活血、化瘀、软坚等作用的药物作对症治疗。“客”，指外来病邪。“除”，即清除。“客者除之”，意即患者临床表现系属于明显的外来病邪所致者，例如由于过饮、过食或食物药物中毒所出现的腹痛吐泻等症者，一般情况下，就可以选用具有催吐、通便等作用的药物，使患者发生吐下，从而使侵入人体的外邪因吐泻而排出体外。应该指出，“客者除之”，从治疗上来说属于治本，所举之例属于“通因通用”，也属于从治范围。因此“客者除之”，不能说是对症治疗或局部处理，但是由于患者临床表现明显系由于外邪所致者比较简单，容易判断，所以也可以列属对症处理的范围之内。

(18) 劳者温之，结者散之：“劳”即辛劳，此处有过用或消耗之意。“温”，即温补。张介宾注：“温之，温养之也。”“劳者温之”，意即辛劳之人，器官过用，消耗增多，因此在治疗上应予温补。“结”，指瘀结或凝结。“散”，即消散。“结者散之”，意即有瘀结或凝结表现，例如有结核或肿块等症者，治疗上则应予具有消散作用的药物来作治疗。

(19) 留者攻之，燥者濡之：“留”，即停留。“攻”，即攻下。“留者攻之”，意即人体内有病邪停留，例如人体在致病因素作用以后出现水饮潴留，或饮食积滞，大便秘结不通，中有燥屎等症者，一般情况下可以用攻下药物来作治疗。“燥”，即干燥。“濡”，即濡养或滋润。“燥者濡之”，意即人体出现干燥现象，例如人体在致病因素作用以后出现口干、便干者，一般情况下临床上可用具有滋润濡养作用的药物进行治疗。

(20) 急者缓之，散者收之：“急”，指痉挛拘急。“缓”，指缓和或缓解。“急者缓之”，意即人体在致病因素作用以后临床表现痉挛拘急者，一般情况下均可选用具有缓急解痉作用的药物作对症治疗。“散”，即散失。“收”，即收敛。“散者收之”，意即人体在致病因素作用以后，临床表现为汗出、虚脱、正气欲散者，一般情况下均可以用具有收敛作用的药物作对症治疗。

(21) 损者温之，逸者行之：“损”，指虚损。“温”，指温补。“损者温之”，与前述“劳者温之”之义同，亦即对于虚损患者，一般均可以用具有温补作用的药物进行对症治疗。“逸”，指逸留或呆滞不动。“行”，即使其行动或流通。“逸者行之”，与前述“结者散之”，“留者攻之”之义相似，亦即对于气滞血瘀患者，一般均可以用具有行滞活血的药物作对症治疗。

(22) 惊者平之，上之（者）下之：“惊”，即惊怕不安或肌肉瞤动。“平”，即平定或镇静。“惊者平之”，意即人体在致病因素作用以后而出现精神不安或肌肉瞤动等症状时，一般情况下均可以用具有平定镇静作用的药物作对症治疗。“上”，指气逆向上，例如呕吐、气喘等均属于气逆向上。前文谓“诸痿喘呕，皆属于上”。“上之”，疑为“上者”之误。“下”，即降逆，使上逆之气下行。“上者下之”，意即人体在致病因素作用之后所出现的各种气逆症状，一般情况下均可以用具有降逆作用的药物作对症治疗，例如呕吐者可以用止吐药，气喘者可以用平喘药等等均是。

(23) 摩之浴之，薄之劫之：“摩”，指按摩。“浴”，指水浴。“薄”，有减轻之义。“劫”，同截，有强行制止之义。此句是承上句而言，意即在对症治疗中，除了药物以外，外治法中的按摩疗法及水疗等，亦有减轻或制止症状发作的作用。

(24) 开之发之，适事为故：这是对前述对症治疗的总结。“开”，即宣通。“发”，即升发。“适事”，即恰如其分。“开之发之，适事为故”，意即前述各种对症疗法，由于其系属对症处理，并非根本治疗，因此，一般应做到恰如其分，适可而止，不宜长用。

(25) 逆者正治，从者反治：“逆”，即治疗方法与临床表现相逆。例如治热以寒，治寒以热，即属“逆”。“正治”，即一般治疗方法。“从”，即治疗方法与临床表现相反，例如治热以热，治寒以寒即属“从”。“反治”，即不同于正治的治疗方法。全句直译之，即逆治属于正治法，从治属于反治法。关于逆治和从治，正治和反治的问题，在前面讲解中已经多次提到，请参看前文，不予赘述。

(26) 从少从多，观其事也：“从”，即前述之从治法。“事”，此处是指疾病的变化情况。“从少从多，观其事也”一句，直译之，即在临床治疗中，使用从治法治疗时，其从多从少，还要根据患者疾病变化的实际情况而定。张介宾注此云：“必观其事之轻重而为之增损。”即属此义。

(27) 热因寒用，寒因热用，塞因塞用，通因通用：“热因寒用”，即热证用寒药。“寒因热用”，即寒证用热药。“塞”，指堵塞不行的临床表现或具有固涩作用的药物。“塞因塞用”，即临床表现为堵塞不通时，在治疗上还要用具有固涩作用的药物。例如便秘用补气药，尿少用固精药等等即属“塞因塞用”。“通”，指通利的临床表现或具有通利作用的药物。“通因通用”，即临床表现为通利，在治疗上还要用具有通利作用的药物。例如腹泻用泻下药，自汗用发汗药，呕吐用催吐药等等，即属于通因通用。上述“热因寒用”、“寒因热用”，治法与症状相逆，属于逆治法。上述“通因通用”、“塞因塞用”，治法与症状相比，属于从治法。有人认为，此节文字是回答上文“反治何谓”而言，因此疑“热因寒用，寒因热用”一文为“热因热用，寒因寒用”之误。我们同意这种看法。王冰、林亿、张介宾等认为“热因寒用、寒因热用”等，可以作热药凉服，寒药热服理解，并认为《五常政大论》中所述“治热以寒，温而行之，治寒以热，凉而行之”亦即“热因寒用、寒因热用”之义。虽然也可以讲通，但总觉勉强，因此认为本节文字仍以改为“热因热用，寒因寒用，塞因塞用，通因通用”为妥。

(28) 必伏其所主而先其所因：这是对上述逆治和从治，从本质上来加以说明。“伏”，有降伏之义，此处作治疗解。“所主”、“所因”，指疾病发生的主要原因所在。张介宾注此云：“必伏其所主者，制病之本也。先其所因者，求病之由也。”这也就是说，“治病必求于本”。逆治和从治，从表面上看，有逆有从并不一样，但从实质上看，逆治和从治并无本质上的区别。标本一致，本热标热者治以寒，本寒标寒者治以热，这就是治热以寒，治寒以热，属于逆治。标本不一致，本热标寒者治以寒，本寒标热者治以热，这就是治热以热，治寒以寒，属于从治。但是从治本的角度来看，逆治、从治，实际上都还是治热以寒，治寒以热，并无区别。“伏其所主，先其所因”，这是中医学在治疗上的根本原则，也是逆治和从治的共同的理论基础。

(29) 其始则同，其终则异：“始”，即开始。此处可以解释为开始时的临床表现。“终”，即终结，此处可以理解为病变结果。“其始则同，其终则异”，意即患者临床表现虽然可以有相似处，但其病变过程有的却并不完全相同，因此各种症状表现在性质上也就有真有假，因而治疗上也就有逆有从。

（30）可使破积，可使溃坚，可使气和，可使必已：“破积”，即积滞被破除。“溃坚”，即坚硬被击溃。此处是指顽难大病得到了治愈。“气和”，即正气恢复。“必已”，即疾病一定能够治愈。全句是承上句而言，意即如果能够注意到区别真假，伏其所主，先其所因，根据临床特点采取逆治或从治的方法来对患者进行治疗，则一定能够治愈疾病，使患者恢复健康。

关于在临床上如何区分寒热虚实的真假以及治疗上的逆治从治问题，张介宾在《类经》中作了十分深透的讨论，兹节录原注以供读者参考。他说：“愚按治有逆从者，以病有微甚，病有微甚者，以证有真假也。寒热有真假，虚实亦有真假，真者正治，知之无难，假者反治，乃为难耳。如寒热之真假者，真寒则脉沉而细，或弱而迟，为厥逆，为呕吐，为腹痛，为飧泄下利，为小便清频，即有发热，必欲得衣，此浮热在外而沉寒在内也。真热则脉数有力，滑大而实，为烦躁喘满，为声音壮厉，或大便秘结，或小水赤涩，或发热掀衣，或胀疼热渴，此皆真病。真寒者宜温其寒，真热者宜解其热，是当正治者也。至若假寒者，阳证似阴，火极似水也。外虽寒而内则热，脉数而有力，或沉而鼓击，或身寒恶衣，或便热秘结，或烦渴引饮，或肠垢臭秽。此则恶寒非寒，明是热证，所谓热极反兼寒化，亦曰阳盛格阴也。假热者，阴证似阳，水极似火也。外虽热而内则寒，脉微而弱，或数而虚，或浮大无根，或弦芤断续，身虽炽热而神则静，语虽谵妄而声则微，或虚狂起倒而禁之则止，或蚊迹假斑而浅红细碎，或喜冷水而所用不多，或舌胎面赤而衣被不撤，或小水多利，或大便不结，此则恶热非热，明是寒证，所谓寒极反兼热化，亦曰阴盛格阳也。此皆假病。假寒者清其内热，内清则浮阴退舍矣；假热者温其真阳，中温则虚火归原矣，是当从治者也。又如虚实之治，实则泻之，虚则补之，此不易之法也。然至虚有盛候，则有假实矣；大实有羸状，则有假虚矣。总之，虚者正气虚也，为色惨形疲，为神衰之怯，或自汗不收，或二便失禁，或梦遗精滑，或呕吐隔塞，或病久攻多，或气短似喘，或劳伤过度，或暴困失志，虽外证似实而脉弱无神者，皆虚证之当补也。实者邪气实也，或外闭于经络，或内结于脏腑，或气壅而不行，或血留而凝滞，必脉病俱盛者，乃实证之当攻也。然而虚实之间，最多疑似，有不可不辨其真耳。如通评虚实论曰：邪气盛则实，精气夺则虚，此虚实之大法也，设有人焉，正已夺而邪方盛者，将顾其正而补之乎？抑先其邪而攻之乎？见有不的，则死生系之，此其所以宜慎也，夫正者本也，邪者标也。若正气既虚，则邪气虽盛亦不可攻，盖恐邪未去而正先脱，呼吸变生，则措手无及。故治虚邪者，当先顾正气，正气存则不至于害。且补中自有攻意。盖补阴者所以攻热，补阳者所以攻寒，世未有正气复而邪不退者，亦未有正气竭而命不倾者。如必不得已，亦当酌量缓急，暂从权宜，从少从多，寓战于守斯可矣，此治虚之道也。若正气无损者，邪气虽微，自不宜补。盖补之则正无与而邪反盛，适以借寇兵而资盗粮。故治实证者，当直去其邪，邪去则身安。但法贵精专，便臻速效，此治实之道也。要之，能胜攻者，方是实证，实者可攻，何虑之有？不能胜攻者，便是虚证，气去不返，可不寒心？此邪正之本末，有不可不知也。惟是假虚之证不多见，而假实之证最多也；假寒之证不难治，而假热之治多误也。然实者多热，虚者多寒，如丹溪曰：气有余，便是火，故实能受寒，而余续之曰：气不足，便是寒，故虚能受热。世有不明真假本末而曰知医者，余则未敢许也。”张氏寒热虚实真假之论，说理深刻透辟，确系经验之谈，值得认真加以思考和学习。

(31) 气调而得者何如：前文主要是论述“非调气而得者”

的各种治疗方法。自“何谓逆从”以后，则主要是论调气的治疗方法。此处是在前述讨论逆治从治的基础上进一步问逆治、从治法在调气治疗中如何具体运用。

（32）逆之，从之，逆而从之，从而逆之，疏气令调：这里是对前句“气调而得者何如”的回答。“逆之”，即“热者寒之”、“寒者热之”的逆治法。“从之”，即“寒因寒用，热因热用，塞因塞用，通因通用”的从治法。“逆而从之”，即以逆治为主辅以从治的治法。“从而逆之”，即以从治为主辅以逆治的治法。“疏气令调”，即通过上述的各种治疗方法使人体气血恢复正常流畅从而恢复健康。此句意即调气的治疗，亦即“伏其所主而先其所因”的治疗。其治疗方法或逆治，或从治，或逆从并用。张介宾注：“气调而得者……若其治法，亦无过逆从而已，或可逆者，或可从者，或先逆而后从者，或先从而后逆者，但疏其邪气而使其调和，则治道尽矣。”即属此义。

【述评】

本段主要论述了以下三个问题：

（1）五味的作用及其阴阳属性，这就是原文所谓的：“辛甘发散为阳，酸苦涌泄为阴，咸味涌泄为阴，淡味渗泄为阳。”

（2）调气治疗与非调气治疗的特点。调气治疗的特点是运用五味在性味上的特点以矫正人体在致病因素作用以后所出现的偏胜状态。这就是原文所谓的：“以所利而行之，调其气，使其平。”非调气治疗的特点是针对患者临床表现作对症处理。这就是原文所谓的“结者散之”，“留者攻之”，“燥者濡之”等等。

（3）治疗方法上基本上可以区分为“逆治”和“从治”两大类。调气治疗时，逆治、从治均可应用。其治疗机转是“伏其所主而先其所因”。非调气治疗时，由于其纯属对症治疗，所以主要是逆治。由于非调气治疗系属对症治疗，所以应中病则止，这也就是原文所谓的“适事为故”。而且非调气治疗只能在轻症或一般情况下使用。如果是重症或对症处理无效时，仍应进行调气治疗，“伏其所主”，“先其所因”，考虑从治。这也就是原文所谓的：“微者逆之，甚者从之。”

根据以上三方面的内容，可以看出，中医学在治疗上强调了“伏其所主而先其所因”，也就是强调“治病求本”。但是也把对症治疗放在一定的地位上，并明确了它的适应证及运用原则，这些都是古人实践经验的总结。

【原文】

病之中外何如[1]？岐伯曰：从内之外者，调其内[2]；从外之内者，治其外[3]；从内之外而盛于外者，先调其内而后治其外[4]；从外之内而盛于内者，先治其外而后调其内[5]；中外不相及，则治主病[6]。帝曰：善。

【讲解】

（1）病之中外何如：“中外”，即内外，此处是指病所，亦指内在病变器官与外在临床表现。“病之中外何如?”是问疾病所在部位之间或内在病变器官与外在临床表现之间与治疗上的关系。

（2）从内之外者，调其内：“从内之外”，即从内到外。“调”，即前述的调气。“从内之外者，调其内”，意即从内到外者，其本在内，其末在外，内为原发，外为继发，根据治病求本的原则，所以要“从内之外者，调其内”。张介宾注：“从内之外者，内为本……但治其本，无不愈矣。”张志聪注：“从内之外者，内因之病而发于外也，故当调其内。”

（3）从外之内者，治其外：“从外之内”，即从外到内。“治”，即治疗。“从外之内者，治其外”，意即疾病从外到内者，其本在外，其末在内，外是原发，内是继发。根据治病求本的原则，所以要“从外之内者，治其外”。张介宾注：“从外之内者，外为本，但治其本，无不愈矣。”张志聪注：“从外之内者，外因之病而及于内也，故当治其外。”需要指出，原文在治“内”时用“调”字，而在治“外”时则用“治”字，内中有深意存焉，意即其病在内者，其病深且与全身密切相关，因此，必须从全身情况考虑全面调整，所以用一“调”字。病在外者，其病浅，多属局部病变，所以文中用一“治”字。《内经》的语言极其准确，于此可见一般。

（4）从内之外而盛于外者，先调其内而后治其外：“盛”，指旺盛，此处指表现明显。“从内之外而盛于外者，先调其内而后治其外”，意即病发于内而外在症状表现明显重笃者，亦即继发病比原发病更为突出者，此时在治疗上仍应先调其内，亦即在治疗原发病的基础之上来治疗继发病。张介宾注：“病虽盛于标，治必先其本而后可愈。此治疗之大法也，故曰治病必求其本。”

（5）从外之内而盛于内者，先治其外而后调其内：此句之义与前句基本相同，意即病虽原发于外，但继发的全身症状表现更为突出者，此时在治疗上仍应先治其外以求本。

（6）中外不相及，则治主病：“中外不相及”，指疾病内外并不关联，不存在原发和继发的问题。“主病”，即本病。此句意即如果本病是独立的，不涉及原发和继发的问题时，则无所谓先治什么后治什么，直接对本病治疗即可。

【述评】

本段主要论述了“治病求本”以及如何“治病求本”的问题。关于“治病求本”的原则，人所共知，但是如何求本，在认识上很不统一。或曰“生之本，本于阴阳”，因此认为和调阴阳就是求本。或曰：“人以胃气为本”，因此保养胃气就是求本。这些提法，虽然原则上并无错误，《内经》也均有论及，但是结合临床运用，殊嫌空泛，很难掌握，并具体化。本节在“治病求本”上特别指出了“从内之外”、“从外之内”、“中外不相及”的问题，亦即从原发和继发的角度来具体阐述什么是治病求本以及如何治病求本，言简意赅，毫不含糊，值得我们重视并深入体会。后世注家对此节理解，仍以王冰为好。其注“从内之外者调其内，从外之内者治其外”时谓：“各绝其源。”其注“从内之外而盛于外，先调其内而后治其外，从外之内而盛于内者，先治其外而后调其内”时谓：“皆谓先除其根属，后削其枝条也。”其注“中外不相及则治主病”时谓：“中外不相及，自各一病也。”可谓要言不繁，画龙点睛之笔。马莳注解《内经》，少有卓识独见之处，惟对此节注解颇佳，其注云：“此言治表里之病有三法，有本标，有先后，有分主也。病有从内而之外，则内为本而外为标，有从外而之内，则外为本而内为标，皆止调其本而不必求之标也。病有从内之外而外病盛，有外之内而内病盛，皆当先治其病之为本而后调其标之病盛也。然有病在内而不及之外，病在外而不及之内，则各自为病，中外不相及，或以治内，或以治外，皆治其主病耳。”注释简明而透彻。至于其他注家，或谓外为外感，内为内伤；或谓“内因之病，脏腑之气病也，外因之病，六淫之邪也”。高明如张介宾亦以外因、内因、不内外因来解释此节，均有失《内经》原义，于此亦可见治学之难也。

【原文】

火热复恶寒(1)，发热有如疟状(2)，或一日发，或间数日发(3)，其故何也？岐伯曰：胜复之气，会遇之时，有多少也(4)。阴气多而阳气少，则其发日远(5)；阳气多而阴气少，则其发日近(6)。此胜复相薄，盛衰之节(7)，疟亦同法(8)。

【讲解】

（1）火热复恶寒：“火热”，即高热。“恶寒”，即怕冷。“火热复恶寒”，指临床上的高热恶寒或寒热往来。

（2）发热有如疟状：此句直译之，即上述发热恶寒或寒热往来等证状与疟疾相似，如疟而非疟。于此说明发热恶寒或往来寒热等症状，多种热病均可发生，并不是疟疾所独有的临床表现。张介宾注：“凡病寒热，多由外感，然有不因风寒而火热内盛者，亦为恶寒发热，其作有期，状虽似疟而实非疟证。”即属此义。

（3）或一日发，或间数日发：“一日发”，即每天发作一次。“间数日发”，即间隔一天、两天或几天时间反复发作。

（4）胜复之气，会遇之时，有多少也：以下是解释发热恶寒或寒热往来间时发作的发病机理。“胜复之气”，即胜气与复气。关于胜复，前文已经作过详细解释和讨论，质言之，胜复之气，是一种自然调节现象。“会遇之时有多少”，即胜气与复气会合的时间有多有少。人体在致病因素作用之后而出现的发热恶寒现象，实质上是人体正气与邪气相互斗争的一种表现，发热恶寒，意味着邪气偏胜，亦即胜气此时在临床表现中居于主导地位。这也就是《素问·疟论》中所谓：“卫气之所在，与邪气相合则病作。”正邪斗争中或者正气战胜了邪气，或者迫使邪气暂时受到了抑制，因而发热恶寒也就停止发作。这种情况意味着正邪相争暂时休止，亦即复气此时在临床表现中居于主导地位。这也就是《素问·疟论》中所谓：“极则阴阳俱衰，卫气相离，故病得休。”胜复之气相互作用，亦即正邪相争。其结果有二：一是邪气被彻底打败，疾病治愈；一是邪气暂时受到抑制，但不久又卷土重来，正邪之间再度遭遇，又出现发热恶寒症状，如果正邪往复相争，那就会出现间日作或间数日作的临床表现。这也就是《素问·疟论》中所谓：“卫气集，则复病也。”“邪气与卫气客于六腑，而有时相失，不能相得，故休数日乃作也。”由于在邪气再燃过程中有早有晚，因而与正气相会的时间也就有多有少，所以发热恶寒也就有一日发，或间数日发的不同。正邪交争的过程，也就是胜复的过程。因此原文在回答前句“火热复恶寒，发热如疟状，或一日发，或间数日发，其故何也”时，便以“胜复之气，会遇之时有多少也”作以回答。

（5）阴气多而阳气少，则其发日远：此以下是解释寒热发作时间远近的原因及病理机转。“阴气”，此处指邪气。“阳气”，此处指正气。前已述及，寒热的发生是人体正邪相争的一种外在表现。正邪相争必须是在正气比较旺盛的时候，亦即正邪之间旗鼓相当的情况下才能进行。“阴气多而阳气少”，说明邪气偏胜，正气尚无力相争，必须到正气有力抗邪时才能相争，因此其发日远，需要间日或间数日才能发作。中医认为寒热之发作日远者，属于阴证，示病重、病深。《伤寒论》谓：“病有发热恶寒者，发于阳也，无热恶寒者，发于阴也。”（第7条）亦属此义。

（6）阳气多而阴气少，则其发日近：此句与上句相互对应，“阳气多而阴气少”，说明正气偏胜，随时均有力量与邪气相争，人身之卫气日行全身一周，一日一夜复会于手太阴，所以其发日近，每日一作。

（7）胜复相薄，盛衰之节：“薄”，此处作交争解。“胜复相薄”，意即上述症状的发生是胜气与复气相争，亦即正邪相争的表现。“盛”，指邪气盛。“衰”，指正气衰。“节”，指节制，此处亦可作为决定来解。“盛衰之节”，意即上述症状出现之所以有远有近，是由正气与邪气之间力量对比所决定的。

（8）疟亦同法：“疟”，即疟疾。“同法”，即同理。“疟亦同法”，意即此处虽然讲的是“如疟”。而非疟，但是疟疾的临床特点也是发热恶寒或寒热往来，间日或间数日发作，因此，疟疾的病机与此基本相同。“疟亦同法”一语，说明了中医临床上虽然也有辨病和辨证的不同，但是辨证是主要的，于此也可看出辨证论治在中医临床上居于根本地位。

【原文】

帝曰：论言治寒以热，治热以寒(1)，而方士不能废绳墨而更其道(2)也。有病热者，寒之而热，有病寒者，热之而寒，二者皆在，新病复起(3)，奈何治？岐伯曰：诸寒之而热者取之阴(4)，热之而寒者取之阳(5)，所谓求其属(6)也。帝曰：善。服寒而反热，服热而反寒，其故何也[7]？岐伯曰：治其王气，是以反也[8]。帝曰：不治王而然者何也[9]？岐伯曰：悉乎哉问也！不治五味属也[10]。夫五味入胃，各归所喜攻[11]，酸先入肝，苦先入心，甘先入脾，辛先入肺，咸先入肾[12]，久而增气，物化之常也，气增而久，夭之由也[13]。帝曰：善。

【讲解】

(1) 论言治寒以热，治热以寒："论"，即前述经文有关论述。"治寒以热"，即治寒证用热药，"治热以寒"，即治热证用寒药。

(2) 方士不能废绳墨而更其道："方士"，指医生。"绳墨"，即木工制作木器所用的墨线，此处以喻标准。"更"，改变。此句是承上句而言，意即一般说来，疾病分寒热虚实，治疗上寒者热之，热者寒之，虚者补之，实者泻之，这是医生不能随意更改的治疗原则。

(3) 有病热者，寒之而热，有病寒者，热之而寒，二者皆在，新病复起：此句是承上句言。"有病热者，寒之而热"，意即有些患者，临床表现为热证，但用寒凉药治疗并不能退热。"有病寒者，热之而寒"，意即有些患者，临床表现为寒证，但用温热药治疗并不能祛寒。"二者皆在"，是说原来的热证或寒证，仍然存在。"新病复起"，是说反而增加了新的疾病。这是对上述"治寒以热，治热以寒，而方士不能废绳墨而更其道"提出质疑和反问，以此说明上述治疗原则并非绝对完善。

(4) 寒之而热者取之阴：以下是对上述质疑的具体回答。本句中的"寒"字，是指寒凉药物。"热"字，是指临床表现。"阴"，指阴证。"寒之而热者取之阴"，意即热证在辨证上一般均属于阳证，"热者寒之"，所以一般情况下应该用寒凉药物进行治疗。但是如果"寒之而热"，亦即用寒凉药物治疗无效，热证仍然存在时，则要考虑该证是否真正属于热证。因为热证的发生，可以是真热，但也可以是真寒假热，还可以是阴虚内热；可以是阳证，但也可以是阴极似阳或阴盛格阳，还可以是阴虚阳旺。由于如此，所以临床上对于阳证而按阳证处理无效时，便应该从阴的方面来考虑。其属于真寒假热、阴盛格阳者，不但在治疗上不能用寒药而且还要用温药才能取效。其属于阴虚内热者，由于苦寒而易化燥伤阴，所以也不宜再用苦寒药而要用甘寒、咸寒类以养阴补阴才能奏效。这就是“寒之而热者取之阴”的丰富内涵。

（5）热之而寒者取之阳：本句中的“热”字，是指温热药物。“寒”字是指临床表现。“阳”，指阳证。“热之而寒者取之阳”，意即寒证一般在辨证上均属于阴证。“寒者温之”，所以一般情况下应该用温热药物进行治疗。但是如果“热之而寒”，亦即用温热药物治疗无效，寒证仍然存在时，则要考虑该证是否真正属于寒证。因为寒证的发生，可以是真寒，但也可以是真热假寒，可以是热郁于里，热深厥深；可以是阴证，但也可以是阳极似阴或阳盛格阴，还可以由于阴竭阳脱。由于如此，所以在临床上对于阴证而按阴证处理无效时，便应该从阳的方面来考虑。其属于真热假寒、阳盛格阴者，不但在治疗上不能用温热药而且必须用清热甚至攻下药才能有效。这就是《伤寒论》中所谓的：“厥深者，热亦深，厥微者热亦微，厥应下之。”（第 335 条）其属于阴竭阳脱者，由于温热可以伤阴，所以在治疗上也不能单用温热药而要用救阴、补阴或气阴两补的药物才能奏效。这也就是《温病条辨·下焦篇》中所谓：“热邪深入，或在少阴，或在厥阴，均宜复脉。”“下焦温病，热深厥甚，脉细促，心中憺憺大动，甚则心中痛者，三甲复脉汤主之。”这就是“热之而寒者取之阳”的丰富内涵。

（6）求其属：“属”，是指各种临床表现它本身应有的真正归属。“求其属”，就是要求在临床上认真分析病机，找出各种临床表现真正的归属。这些临床表现在病位上属于五脏中的何脏？孰为主？孰为次？孰为原发？孰为继发？在定性上寒热虚实谁孰？孰为主？孰为次？孰为原发？孰为继发？一句话加以总结就是前文中所述的“必先五胜”，“治病求本”。这就是原文所谓的“求其属”。

(7) 服寒而反热，服热而反寒，其故何也：“服”，指服药。“寒”，指寒凉药物，亦指寒证的临床表现。“热”，指温热药物，亦指热证的临床表现。此句承上句言，是问前述的热证服寒药而无效，寒证服热药而无效的道理何在。

(8) 治其王气，是以反也：“王”，同旺，此处是指表面现象。“反”，指相反的结果。此句是回答上句的问话，意即服寒而反热、服热而反寒的原因，是只看到疾病的表面现象，未认真地做病机分析，未求其属，治标而未治本，所以就出现了相反的结果，服寒而反热，服热而反寒。

(9) 不治王而然者何也：这是承上句进一步提问。“不治王而然者何也?”直译之，即已经做到了“求其属”，并不是只治表面症状，但是有时也仍然无效，这是为什么?

(10) 不治五味属也：这是回答上句。“属”，即五味之所属。质言之，亦即药物和食物都有它的归经，亦即它们各有其发生作用的部位。“不治五味属”，意即虽然在定性上作到了“求其属”，但在定位上未“求其属”，或者在药物治疗上未“求其属”，没有注意到药物应有的归经，所以虽然诊断无误，但是治疗上却仍然无效，适得其反，服寒反热，服热反寒。因为尽管同属热证，肺热与肝热不同；同一寒证，心寒与肺寒各异。用温肺的药去温肾，用清胃的药去清肝，其治疗无效是必然的。

(11) 五味入胃，各归所喜攻：上文谈到了药物归经的问题，所以下文就谈药物的归经情况。“五味”，指药物或食物。“五味入胃”，即药物或食物进入人体以后。“喜攻”，即主要作用部位。“五味入胃，各归所喜攻”，直译之，亦即药物或食物进入人体后，各有其主要的作用部位，这也就是后世所谓的

"归经"。"攻"字，有攻邪之义，此处有治疗作用的含义。现在有人提出，此句中的"攻"字有误，断句也有问题，主张改为："五味入胃，各归所喜。"把"攻"字改为"故"字，读如："五味入胃，各归所喜，故酸先入肝……"我们认为没有必要，仍以"五味入胃，各归所喜攻"为好。

（12）酸先入肝，苦先入心，甘先入脾，辛先入肺，咸先入肾：这是具体说明辛、甘、酸、苦、咸五味的归经情况。关于五味与五脏的关系问题，《内经》中论述很多。七篇大论中亦曾多次涉及。《素问·宣明五气》谓："五味所入，酸入肝，辛入肺，苦入心，咸入肾，甘入脾，是谓五入。"与此处文字义同。其实五味与五脏之间的关系还很复杂，五味的作用和作用部位也还不是如上述那样简单。关于这方面，《素问·脏气法时论》论述颇详，我们在前面五脏补泻用药中也曾讲解过，读者可自行参看有关篇章。

（13）久而增气，物化之常也，气增而久，夭之由也："久"，指长期服用或偏食。"增气"，即产生偏胜之气。"物化"，即物质变化。"常"，即正常规律或必然现象。"夭"，即短命，此处指发生疾病，失去健康。此句是承上句"五味所入"而言。全句意即在治疗或饮食上，如果长期服用某一种作用的药物或食物，则必然会导致人体之气发生偏胜现象。如果人体气机长期处于偏胜状态，则必然会发生疾病，失去健康。《素问·生气通天论》谓："阴之所生，本在五味，阴之五宫，伤在五味。是故味过于酸，肝气以津，脾气乃绝。味过于咸，大骨气劳，短肌，心气抑。味过于甘，心气喘满，色黑，肾气不衡，味过于苦，脾气不濡，胃气乃厚。味过于辛，筋脉沮弛，精神乃央。是故谨和五味，骨正筋柔，气血以流，腠理以密，如是则骨气以精，谨道如法，长有天命。"这一段文字，明确地指出了五味过用与人体健康及寿夭之间的关系，是中医学整体恒动观在临床中的具体运用，值得我们加以高度重视。

【述评】

本段是对前文病机十九条一段基本精神的进一步论证和补充，全段以问答形式，逐步深入加以讨论，层次井然，系统而全面，是《内经》中相当精彩的一段文字。

本段内容可以归纳为以下六点：

（1）首先肯定了“治热以寒”、“治寒以热”的一般治疗原则。这就是原文所述：“治寒以热，治热以寒，而方士不能废绳墨而更其道也。”

（2）但是，从实际情况来看，简单的“治热以寒”、“治寒以热”还不能满足实际临床需要，不能做到十全。有时不但无效，而且还会产生新的问题。这就是原文指出的：“有病热者，寒之而热，有病寒者，热之而寒，二者皆在，新病复起。”这和病机十九条一段所述“余锡以方士，而方士用之尚未能十全”的精神完全一致。

（3）如何才能提高疗效，本段提出了“寒之而热者取之阴，热之而寒者取之阳，所谓求其属也”的治疗原则。这是对病机十九条“谨守病机，各司其属”的进一步阐述和补充。

（4）为了说明服寒反热和服热反寒的道理，本节提出了“治其王气，是以反也”的问题。这也是对病机十九条中所述“未能十全”的原因做进一步的说理和补充。

（5）除上述而外，本段还比较突出地提出了药食性味归经与疗效的关系问题，认为辨证尽管无误，但不重视药物性味归经，其结果和辨证错误一样，同属无效。这就是原文所谓的：“不治五味属也。”这是病机十九条中没有论及的内容，是对前文的重大补充。

（6）本段还提到了长期服用同一性味的药物和食物对人体健康的危害性。这就是原文所谓的“久而增气，物化之常也，气增而久，夭之由也”。这也是病机十九条中没有论及的内容，因而也是对前文的重大补充。

据上所述可以看出，本段与前述病机十九条的基本精神是一致的，它在很大程度上论证了病机十九条的基本内容，同时又作了很多重大的补充。因此可以作为病机十九条的姊妹章节。我们在学习研究中医病机学说时，应注意前后参照，综合分析。这样就必然会有助于我们对《内经》病机学说的深入认识和领会。

我们在反复学习该段经文时，深为其义理之精深，论述之严密而赞叹不已，同时也对注家未能阐明其义而深感遗憾。尤其是对“寒之而热者取之阴，热之而寒者取之阳”以及“治其王气，是以反也”等重要论点的注解上，言不及义者居多。因此在讲解此段文字时，未尽从注家，主要提出我们自己的认识与体会与读者交流并就正于读者。

【原文】

方制君臣(1)何谓也？岐伯曰：主病之谓君，佐君之谓臣，应臣之谓使(2)，非上下三品(3)之谓也。帝曰：三品何谓？岐伯曰：所以明善恶之殊贯(4)也。帝曰：善。

【讲解】

(1) 方制君臣：“方制”，即制方。“方制君臣”，即处方中要分君臣。此句是问在制方中如何按排君臣佐使。

(2) 主病之谓君，佐君之谓臣，应臣之谓使：这是对上句的回答。“主病”，即治疗疾病的主要药物。“主病之谓君”，即制方中的“君”，就是指治疗疾病的主要药物。“佐”，即辅助。“佐君之谓臣”，即制方中的臣药，就是辅助主要药物发生作用的药物。“应臣”，即与臣药相呼应。“应臣之谓使”，即制方中的使药，就是辅助臣药发生作用的药物。张介宾注此云：“主病者，对证之要药也，故谓之君。君者，味数少而分两重，赖之以为主也。佐君者，谓之臣，味数稍多而分两稍轻，所以匡君之不迨也。应臣者，谓之使，数可出入而分两更轻，所以备通行向导之使也。此则君臣佐使之义。”对原文作了进一步的解释和补充。

(3) 非上下三品："上下三品"，即上中下三品。这是我国古代对药物的一种分类方法。在我国第一部药学专著《神农本草经》中载药365种。其中根据药物毒性的大小有无及其作用，将药物分为上中下三品。上品为君，主养命以应天，无毒，可以久服；中品为臣，主养性以应人，有毒无毒均有，不可久服；下品药为佐为使，主治病应地，多毒，不可久服。于此可以看出，《神农本草经》上中下三品之中亦有君臣佐使之义。但它与《内经》中所谓的君臣佐使含义完全不同。所以原文谓"非上下三品"。这也就是说这里讲的君臣佐使与《神农本草经》中所讲的上中下三品含义不同。

(4) 明善恶之殊贯：此句是对上句"三品何如"的回答。"明"，即明确，此处有区分之义。"善恶'，此处主要是指有毒无毒。"殊贯"，马莳注："殊贯者，异等也。"全句意即上中下三品主要是根据药物的有毒无毒、毒性大小来区分，并以此来说明药物的不同等级。

以上这一节是对本篇前述有关方剂组成原则及命名方面的补充，读者可前后参看。

【原文】

病之中外何如(1)？岐伯曰：调气之方，必别阴阳，定其中外，各守其乡，内者内治，外者外治(2)，微者调之，其次平之，盛者夺之，汗之下之，寒热温凉，衰之以属(3)，随其攸利(4)，谨道如法，万举万全，气血正平，长有天命(5)。帝曰：善。

【讲解】

(1) 中外何如："中外"，即内外。关于疾病的内外及其治疗原则问题，前段有关论述中已经多次讲到。此次再问者，是补充前文之所未及。张介宾注此云："此下与前本出同篇，但前篇问病之中外，伯答以标本之义，故此复问者，盖欲明阴阳治法之详也。”

（2）调气之方，必别阴阳，定其中外，各守其乡，内者内治，外者外治：“调气”，即治疗。“阴阳”，指疾病的阴阳属性。“中外”，即内外，亦即疾病的发病部位。“各守其乡”，即各司其属或各归其属。全句意即对疾病的诊断治疗原则是首先定性，即原文所谓的“必别阴阳”；然后定位，即原文所谓的“定其中外”；然后综合分析疾病的定性定位情况，各归其所属，即原文所谓的“各守其乡”，并在此基础上进行根本性的治疗，即原文所谓的“内者内治，外者外治”。这是对前文所述诊断治疗原则的重申，也是对前文的小结。

（3）微者调之，其次平之，盛者夺之，汗之下之，寒热温凉，衰之以属：“微者”，即疾病的轻微者。“微者调之”，意即病之微者，不宜用重剂猛剂，根据其症状性质以药物或食物调和之即可。“其次”，是指疾病之较重者。“平之”，是指选用药物作用之较强者，因为药物作用较强者才能对疾病产生平定作用。“其次平之”，意即疾病之较重者，一般用药也宜较重。“盛者”，即邪气很盛，亦即疾病之急重者。“夺之”，即夺邪，亦即使邪气迅速排出体外。“盛者夺之”，意即疾病之重笃者，在用药上必须重剂夺邪。“汗之下之”是承上句言，上句言“盛者夺之”，如何夺法？此句回答“汗之下之”，亦即发汗攻下就是夺邪的一般常用方法。“寒热温凉”，是指药物的药性。“衰”，即衰减，此处指使病邪衰减。“属”，即所属，此处是指疾病的性质和所在部位。“寒热温凉，衰之以属”，意即在治疗时，要根据其相应的病性和病位给药。这也是“各其司属”及“求其属”之意。这一节文字很重要。它指出了在治疗上的一个十分重要的原则问题，即对疾病的治疗应以调和全身，恢复正气为主，毒药攻邪为辅，只有在邪气很盛的时候，才允许重剂攻邪。这是《内经》的一项基本精神，也是中医学辨证论治的一个重要特点。

(4) 随其攸利："攸"，张介宾注："攸，所也。""随其攸利"，是承上句"寒热温凉，衰之以属"而言。此句意即在用药上根据病位、病性，随其所利。高世栻注："逆治，从治，各随其所利而行之。"

(5) 谨道如法，万举万全，气血正平，长有天命："谨"，在此有认真之义。"道"，即疾病诊断治疗上的规律性。"如法"，即按照上述方法。"万举万全"，即百分之百有效。"气血正平"，指人体正常健康。"长有天命"，即健康长寿。这几句是本篇的结束语。全句意即如果认真遵照本篇中所论述的有关疾病的诊断治疗法则去做，那么就一定能够取得治疗效果从而使人们健康长寿。

【本篇小结】

本篇是运气七篇的总结，也是七篇大论中讨论运气学说在中医临床上如何具体运用的专篇。内容十分丰富，十分重要。本篇内容基本上可归纳为以下五个方面：

(1) 本篇在总结气候变化与物候、病候之间密切相关的基础之上，提出由于气候、物候、病候密切相关，所以医者必须认真研究运气学说，必须懂得气候与物候、病候之间的关系。只有这样才能正确认识疾病及疾病变化的规律。这就是原文所述的："故治病者，必明六化分治，五味五色所生，五脏所主，乃可以言盈虚病生之绪也。"由此说明了运气学说在中医学中的根本地位以及学习和掌握运气学说的重要性和必要性。

(2) 本篇指出了由于气候与物候密切相关，因此不同气候变化有不同的病变部位和不同的症状和体征。根据这一规律，本篇在对疾病的辨证论治方面提出了"各司其属"和"求其属"的诊断治疗原则。疾病之好发于风气偏胜之时或因风气偏胜而发病者，根据其临床表现就可以定位在肝，定性为风，诊断为肝病、风病。疾病之好发于火气偏胜之时或因火热之气偏胜而发病者，根据其临床表现就可以定位在心，定性为火为热，诊断为心病、火病、热病。疾病之好发于湿气偏胜之时或因湿气偏胜而发病者，根据其临床表现就可以定位在脾，定性为湿，诊断为脾病、湿病。疾病之好发于燥气、凉气偏胜之时，或因燥气、凉气偏胜而发病者，根据其临床表现就可以定位在肺，定性为燥，诊断为肺病、燥病。疾病之好发于寒气偏胜之时，或因寒气偏胜而发病者，根据其临床表现就可以定位在肾，定性为寒，诊断为肾病、寒病。由于气候变化有盛有衰，有太过有不及，所以前述的五脏、五气病变也就有盛有衰，有太过也有不及。这就是本篇病机十九条中所述的基本内容，也是中医学脏腑虚实寒热辨证论治体系形成及中医临床中各种术语提出的客观物质基础。于此可以看出中医辨证论治理论体系正是在运气学说的基础之上形成的。

（3）本篇指出了气候与物候密切相关，因此不同的气候变化会有不同的物质产生，因而各种物质也就有其不同的性能。根据这一认识，本篇认为，不同的药物各有其性能上的特异性，因而运用食物或药物治疗疾病，就要根据其性味特点选择使用。同时，本篇还认为，药物的质量与采药时间的气候特点密切相关，因而提出了“质同而异等”，“气味有厚薄，性用有躁静，治保有多少，力化有浅深”和“司岁备物”等问题。在药物的作用方面提出了“五味所入”，亦即药物的性味与五脏之间的关系问题。在方剂分类上提出了大、小、缓、急、奇、偶、复“七方”的问题。在方剂的配伍上提出了君臣佐使的问题。在服药上、进食上提出了“久而增气”的问题。综上所述，都说明了药物和食物的性能与自然气候变化密切相关，因而药物和食物在临床治疗上的各种运用，实际上也就是运气学说在这方面的具体体现。

（4）本篇指出了由于气候与病候密切相关，所以人体疾病常常是由于天气偏胜从而导致人气偏胜的结果。由于气候与物候密切相关，所以不同气候变化下所生长的不同药物或食物也就或寒或热各有其性味上的偏胜。由于病气与药食之气各有偏胜，因此在治疗上也就可以利用药物或食物之偏来矫正人体疾病之偏以求恢复其平。根据这一认识，本篇在治疗方面提出了以治胜气为主的治疗原则。这就是原文中所谓的："夫气之胜也，微者随之，甚者制之，气之复也，和者平之，暴者夺之，皆随胜气，安其屈伏，无问其数，以平为期。""治诸胜复，寒者热之，热者寒之……各安其气，必清必静，则病气衰去，归其所宗。""上淫于内，所胜平之，外淫于内，所胜治之。""谨察阴阳所在而调之，以平为期。"本篇所提出的这些治疗原则是运气学说中"亢害承制"理论在临床治疗中的具体运用。

(5) 本篇指出了由于气候变化有标本中气之不同，有客气、主气的差异，因此气候变化也就十分复杂。而气候与病候密切相关，因此人体疾病也是错综复杂，变化万端。在对自然气候的变化分析上可以或从本，或从标，或从中气。因而在对人体疾病的分析上和治疗上也可以从标本中气的角度来考虑，本篇提出了在治疗上或治本，或治标，或治标本，或治中气，或逆治或从治的问题。这也就是原文所谓的："故百病之本，有生于本者，有生于标者，有生于中气者，有取本而得者，有取标而得者，有取中气而得者，有取标本而得者，从逆取而得者，有从取而得者。"以及"主胜逆，客胜从"等等，中医学在治疗上有关上述标本逆从方面的认识，从本篇中可以看出，实际上是从运气学说中演绎而来。

综上所述，本篇所论述的内容是极为广泛而深刻的。它以整体恒动的观点，阐述了自然界气候变化与物候、疾病之间的密切关系，指出了六气的运动变化不断以胜复的形式进行着自稳调节，并且认为这是自然界普遍存在着的规律，所谓："有胜则复，无胜则否。""复已而胜，不复则害，此伤生也。"在此基础上，阐述了中医对疾病的一系列系统性的认识——对病因的认识，对病机的认识及其分析方法，诊断治疗疾病的许多重要原则和具体运用方法，制方原则，药物的性味、归经、作用、采备等等，从而从理法方药等各个方面较全面地奠定了中医学辨证论治体系的基础。

运气七篇的原文讲解，至此结束了。读者可以看到，运气七篇系统完整地阐述了中医学的自然观、生命观。它从人与自然界广泛而密切的联系中来认识人体生命活动、疾病现象及其本质，从而探求疾病发生发展和治疗规律。这种认识方法无疑是科学的。运气七篇对自然界和人体疾病的病因、病机、诊断、治疗等一系列认识，正是在这一正确方法指导下，通过长期、反复的观察、实践这一认识途径总结出来的，所谓“候之所始，道之所生”。从运气七篇中，我们可以清楚地看到中医理论体系的渊源和它的形成过程，从而更深刻地理解它，掌握和运用它。运气七篇中所阐述的对人体生理、病理生理、诊断治疗原则等，已经成为中医理论体系中不可缺少的组成部分，而且至今仍有效地指导着中医临床，从而充分论证了它的科学性。不仅如此。运气七篇中不少天才的认识，随着人们对自然、人体疾病的不断探索和认识的不断深化，还必将给我们以新的启示，从中发掘出更多的宝藏而造福于人类。这也正是我们试图讲解运气七篇原文的立意所在。我们想，这大概也是读者不惜时间和我们一起研讨本书的目的之所在吧。

主要参考书目

一、针灸甲乙经　晋・皇甫谧
清・光绪十一年四明存存轩刻本

二、黄帝内经太素　隋・杨上善
人民卫生出版社 1955 年据兰陵堂仿宋嘉佑本影印本

三、补注黄帝内经素问　唐・王冰
人民卫生出版社 1956 年据顾从德翻宋刻本影印本

四、灵枢经　宋・史崧
人民卫生出版社 1956 年影印本

五、难经本义　元・滑寿
商务印书馆据明古今医统正脉全书铅印本

六、伤寒论　汉・张机
重庆人民出版社 1955 年据明赵开美翻刻本

七、金匮要略方论　汉・张机
人民卫生出版社 1963 年重印本

八、诸病源候论　隋・巢元方
人民卫生出版社 1955 年据周澂之校刊本影印本

九、备急千金要方　唐・孙思邈
人民卫生出版社 1955 年据日本江户医学本影印本

十、三因极一病证方论　宋・陈言
人民卫生出版社 1957 年铅印本

十一、梦溪笔谈　宋・沈括
中华书局 1955 年新校正本

十二、素问玄机原病式　金・刘完素
人民卫生出版社 1956 年据古今医统正脉全书本影印本

十三、素问病机气宜保命集　金・刘完素
人民卫生出版社 1963 年据古今医统正脉全书本校勘后加句排印本

十四、类经　明·张介宾
人民卫生出版社 1957 年据明金阊童涌泉刊本重排本
十五、类经图翼附类经附翼　明·张介宾
人民卫生出版社 1965 年据明金阊童涌泉本重排本
十六、景岳全书　明·张介宾
上海卫生出版社 1958 年据岳峙楼藏板影印本
十七、素问灵枢合注　明·马莳　清·张志聪
上海锦章书局石印本
十八、黄帝素问直解　清·高世栻
清光绪十三年丁亥（1877 年）浙江书局重刊本
十九、医经原旨　清·薛雪
千顷堂书局石印本
廿、医部全录　清·陈梦雷
人民卫生出版社 1963 年本
廿一、黄帝内经素问白话解　山东省中医研究所
人民卫生出版社 1958 年本
廿二、黄帝内经素问译释　南京中医学院医经教研组
上海科学技术出版社 1959 年本
廿三、竺可桢文集　竺可桢
科学出版社 1979 年本
廿四、中国天文学源流　郑文光
科学出版社 1979 年本
廿五、《黄帝内经》中的天文历法问题　卢央
内部资料
廿六、中国天文学史　中国天文学史整理研究小组
科学出版社 1981 年本
廿七、周易探源　李镜池
中华书局 1978 年本
廿八、周易大传今注　高亨
齐鲁书社 1979 年本

06检